Airway-Management

Airway-Management
Die Sicherung der Atemwege

Herausgegeben von Claude Krier und Rainer Georgi

Mit Beiträgen von

F. Bach	R. Hagen	F. Mertzlufft
P. G. Bender	U. Handke	J. Pahnke
E. Biermann	A. Henn-Beilharz	W. Pothmann
L. Blazon	F. Kienzle	A. Rieger
St. Czarnecki	U. Klein	U. Schuss
G. Daake	A. Koster	I. Steele
B. Dirks	H. Krause	W. Ullrich
N. Doktor	C. Krier	D. Weingart
M. Frass	H. Langenstein	K. Wiedemann
R. Georgi	M. Lipp	R. Zander
M. Goerig	T. Lukaschewski	
N. Golecki	J. Lutz	

249 Abbildungen
106 Tabellen

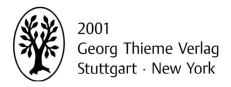

2001
Georg Thieme Verlag
Stuttgart · New York

*Die Deutsche Bibliothek –
CIP-Einheitsaufnahme*

Airway-Management : die Sicherung der Atemwege / Hrsg.: Claude Krier und Rainer Georgi. Betr. von: P.G. Bender . . . – Stuttgart : Thieme, 2001

Wichtiger Hinweis: Wie jede Wissenschaft ist die Medizin ständigen Entwicklungen unterworfen. Forschung und klinische Erfahrung erweitern unsere Erkenntnisse, insbesondere was Behandlung und medikamentöse Therapie anbelangt. Soweit in diesem Werk eine Dosierung oder eine Applikation erwähnt wird, darf der Leser zwar darauf vertrauen, dass Autoren, Herausgeber und Verlag große Sorgfalt darauf verwandt haben, dass diese Angabe **dem Wissensstand bei Fertigstellung des Werkes** entspricht.

Für Angaben über Dosierungsanweisungen und Applikationsformen kann vom Verlag jedoch keine Gewähr übernommen werden. **Jeder Benutzer ist angehalten**, durch sorgfältige Prüfung der Beipackzettel der verwendeten Präparate und gegebenenfalls nach Konsultation eines Spezialisten festzustellen, ob die dort gegebene Empfehlung für Dosierungen oder die Beachtung von Kontraindikationen gegenüber der Angabe in diesem Buch abweicht. Eine solche Prüfung ist besonders wichtig bei selten verwendeten Präparaten oder solchen, die neu auf den Markt gebracht worden sind. **Jede Dosierung oder Applikation erfolgt auf eigene Gefahr des Benutzers.** Autoren und Verlag appellieren an jeden Benutzer, ihm etwa auffallende Ungenauigkeiten dem Verlag mitzuteilen.

© 2001 Georg Thieme Verlag
Rüdigerstraße 14
D- 70469 Stuttgart
Unsere Homepage: http://www.thieme.de

Printed in Germany

Zeichnungen: Helmut Holtermann, Dannenberg
Umschlaggestaltung: Martina Berge, Erbach-Ernsbach
Satz: Mitterweger & Partner, Plankstadt
Druck: Freiburger Graphische Betriebe, Freiburg

ISBN 3- 13-124361-9   1 2 3 4 5 6

Geschützte Warennamen werden **nicht** besonders kenntlich gemacht. Aus dem Fehlen eines solchen Hinweises kann also nicht geschlossen werden, dass es sich um einen freien Warennamen handele.

Das Werk, einschließlich aller seiner Teile, ist urheberrechtlich geschützt. Jede Verwertung außerhalb der engen Grenzen des Urheberrechtsgesetzes ist ohne Zustimmung des Verlages unzulässig und strafbar. Das gilt insbesondere für Vervielfältigungen, Übersetzungen, Mikroverfilmungen und die Einspeicherung und Verarbeitung in elektronischen Systemen.

*Unseren Kindern
Marline und Yves,
Juliane und Maximilian
gewidmet*

Vorwort

Sauerstoffmangel aufgrund inkompetenter Atemwege führt – falls nicht schnell behoben – zu irreversiblen Schäden vieler Organsysteme des Menschen – allen voran dem Gehirn, mit dramatischen Folgen, von der schweren zerebralen Schädigung bis zum Tode. Die Wiederherstellung eines suffizienten Atemweges und die Zufuhr von Sauerstoff gehört deshalb zu den elementaren Techniken aller im Gesundheitswesen tätigen Personen.

Die Sicherung der Atemwege gehört zweifellos in die Kernkompetenz des Anästhesisten. Daher nimmt diese Thematik eine zentrale Position in der Aus- und Weiterbildung innerhalb des anästhesiologischen Fachgebietes ein. Auch Intensiv- und Notfallmediziner - gleich welcher Fachdisziplin sie angehören - müssen mit der Atemwegssicherung bestens vertraut sein. Das medizinische Pflegepersonal in Anästhesie, Intensiv- und Notfallmedizin muss täglich Hilfeleistungen bei der Atemwegssicherung geben oder in Notfallsituationen die Atemwege selbstständig sichern. Nicht zuletzt sollte jeder approbierte Arzt in der Lage sein und ist rechtlich dazu verpflichtet, im Notfall die Atemwege eines Patienten zu sichern, im Extremfall eine Koniotomie durchzuführen.

Das vorliegende Buch richtet sich an alle Berufsgruppen, die – geplant oder im Notfall – einem Patienten, der durch Hypoxie bedroht ist, Sauerstoff zuführen müssen. Dabei steht die endotracheale Intubation – nach wie vor der Goldstandard bei der Sicherung der Atemwege – bewusst nicht im Vordergrund der Ausführungen, sondern alle Möglichkeiten der Zufuhr von Sauerstoff - von den einfachen Hilfsmitteln bis zu den komplexen Techniken mit „high-tech"-apparativer Ausstattung - werden möglichst praxisnah beschrieben. Im Addendum sind die Bezugsquellen aller im Buch erwähnten Instrumente aufgelistet. Oberstes Ziel ist die Zufuhr von Sauerstoff um eine fortdauernde Hypoxämie mit irreversiblen Organschäden zu verhindern. Dies trifft sowohl für Patienten mit normalen als auch mit schwierigen Atemwegsverhältnissen gleichermaßen zu.

Schwierige Verhältnisse bei der Atemwegssicherung sind nach wie vor ein erhebliches Risiko für den Patienten und eine Herausforderung für jeden Anästhesisten, insbesondere dann, wenn sie unerwartet auftreten. Innerhalb des Qualitäts- und Riskmanagements zur Verhinderung hypoxischer Schäden ist es von besonderer Wichtigkeit,

- eine schwierige Atemwegssituation durch spezielle Voruntersuchungen und gezielte Anamnese-Erhebung im Voraus zu erkennen und
- alle Vorkehrungen für die Beherrschung der erwarteten, also planbaren, und unerwartet schwierigen Sicherung der Atemwege zu treffen.

Die Minderung des Risikos einer Hypoxie hängt von vier Faktoren ab:
- einer ausreichenden apparativen Ausstattung,
- den theoretischen Kenntnissen,
- der Ausarbeitung eines innerbetrieblichen organisatorischen Konzeptes (Handlungsalgorithmus),
- der ausreichenden praktischen Erfahrung aller Beteiligten.

Lehrbücher können nur die theoretischen Grundkenntnisse vermitteln, Seminare und Workshops mit der Thematik „Schwierige Atemwegssicherung" können Gelegenheit für erste Schritte im manuellen Umgang mit dem erforderlichen Instrumentarium bieten. Die strukturierte Aus- und Weiterbildung muss dann die Expertise bei der Sicherung der Atemwege durch kontinuierliches Training vertiefen.

Das vorliegende Buch möchte die im deutschen Schrifttum bestehende Lücke zwischen Theorie und Praxis der Atemwegssicherung schließen und über die einschlägigen Anästhesie-Lehrbücher hinaus die Komplexität des „Airway Managements" erstmals in deutscher Sprache übersichtlich darstellen. Neben der möglichst detaillierten Beschreibung aller Techniken zur Oxygenierung eines Patienten, sollen unterschiedliche klinische Situationen und darauf abgestimmte Handlungsanweisungen dargestellt werden. Dabei ist ein „Königsweg" bei der Sicherung des Atemweges leider nicht vorhanden und viele technische Varianten müssen beherrscht und zum richtigen Zeitpunkt eingesetzt werden. Bei der schwierigen Aufgabe, „zur richtigen Zeit" das „richtige Verfahren" einzusetzen, spielt die klinische Erfahrung, basierend auf grundlegenden anatomischen Kenntnissen des Atemweges und der physiologischen Hintergründe des Sauerstofftransportes und der tägliche Umgang mit dem normalen und schwierigen Atemweg eine wichtige Rolle.

Wir freuen uns, dass wir aus allen Bereichen Experten für dieses Buch gewinnen konnten. Die Herausgeber bedanken sich bei allen Autoren für die qualifizierten und praxisrelevanten Beiträge und bei Herrn

Dr. Thomas Scherb für die gute Betreuung. Besonderer Dank gilt den Mitarbeitern des Georg Thieme Verlages Frau Ursula Biehl-Vatter und Frau Marion Ueckert für ihren unermüdlichen Einsatz. Das Buch berücksichtigt neben internationalen Richtlinien und Standards die in Deutschland herrschenden Umstände im Gesundheitswesen und weist im internationalen Vergleich Defizite und Handlungszwänge bei der Bewältigung der Problematik der Sicherung der Atemwege auf. Kein Patient sollte aufgrund mangelnder technischer oder personeller Ausstattung, fehlender theoretischer Kenntnisse und/oder nicht ausreichender praktischer Erfahrung durch atemwegsbedingten Sauerstoffmangel zu Schaden kommen. Möge dieses Buch seinen Teil dazu beitragen, dieses Ziel zu erreichen und die Leser zu einer vertieften Beschäftigung mit der Problematik der Sicherung der Atemwege anregen.

Stuttgart, im Dezember 2000

Claude Krier
Rainer Georgi

Geleitwort

Die Sicherung der Atemwege ist ein sehr wichtiges Standbein der anästhesiologischen Tätigkeit im Operationssaal, auf der Intensivpflegestation und im Rettungsdienst. Der tägliche Umgang mit Methoden zur Atemwegssicherung ist dem Anästhesisten vertraut. In diesem Zusammenhang ist das wichtigste Behandlungsziel die Vermeidung von hypoxischen Ereignissen. Nach einer internationalen Erhebung aus 6 großen Studien mit jeweils mehr als 100 000 untersuchten Fällen beträgt die reine anästhesiologische Mortalität, also ohne Einbeziehung von chirurgischen Komplikationen, 0,4 – 2 auf 10 000. Man kann schätzen, dass etwa 30 – 50% davon durch nicht beherrschte Atemwegsprobleme verursacht sind. Aus der Gutachtertätigkeit, von Fallberichten und Diskussionen unter Fachkollegen kann man ableiten, daß die Dunkelziffer für schwerwiegende hypoxische Komplikation viel häufiger ist, als diesen Angaben zu entnehmen ist. Dabei sind insbesondere die „Beinahekatastrophen", über die es keine Zahlen gibt, nicht so selten, dass nicht jeder Anästhesist damit konfrontiert wird.

Es ist das Verdienst der Herausgeber C. Krier, R. Georgi und aller Autoren, erstmals für den deutschsprachigen Raum ein dringend benötigtes, umfassendes Werk zum Thema Airway Management zu präsentieren. Die Idee dazu hat sich aus den Stuttgarter Kursen zu diesem Thema entwickelt. Es werden die Grundlagen einschließlich der geschichtlichen Entwicklung von Airway Management dargestellt, die Erkennung des schwierigen Atemweges, die verschiedenen konventionellen und alternativen Methoden der Atemwegsfreihaltung, Strategien und Algorithmen, besondere klinische Situationen sowie Ausbildungsprobleme und medikolegale Gesichtspunkte. Alle Autoren sind ausgewiesene Experten für Airway Management.

Besonders bemerkenswert ist die breite Darstellung der alternativen Methoden der Atemwegsfreihaltung. Es gibt in Deutschland und den anderen deutschsprachigen Ländern einen guten anästhesiologischen Standard, jedoch gleichzeitig eine unerklärliche Zurückhaltung, neue Methoden zu prüfen und in das Repertoire mit aufzunehmen. Viele schwerwiegende Zwischenfälle erklären sich dadurch, dass im kritischen Moment alternative Techniken, etwa die Larynxmaske, der Combitube, Tubuswechsler oder die Koniotomie, nicht bedacht werden und nicht zu Verfügung stehen. Mit diesem Konzept füllt das Buch eine Lücke im medizinischen Schrifttum und es ist zu erwarten, dass es mit dazu beiträgt, die vielfältigen technischen Möglichkeiten im Sinne der Patientensicherheit zu propagieren und zu verbreiten.

Es wäre jedoch ein Trugschluss, zu erwarten, dass jeder Anästhesist alle Methoden beherrschen sollte. Vielmehr geht es darum, nach sorgfältiger Abwägung die Methoden für den eigenen Betrieb auszuwählen, die einzeln und in Kombination die Anforderungen für das eigene Krankengut am besten erfüllen. Darüber hinaus ist ein Spektrum von Notfallmaßnahmen unverzichtbar.

Im übrigen müssen wir in Deutschland den Lehr- und Ausbildungsaspekt stärker betonen. „Learning by doing" reicht allein schon lange nicht mehr aus. Die theoretische Vorbereitung, Übungen an Lehrmaterialien, die schrittweise praktische Einweisung am Patienten sowie eine qualifizierte Weiterbildung im Sinne von Airway Rotation sind die Elemente von Lehre und Ausbildung, die heute bei diesem Thema angemessen sind. Auch zu den Ausbildungs- und Trainingsfragen leistet das Buch einen beachtlichen Beitrag.

Ich möchte den Herausgebern, Autoren und dem Verlag zu ihrer Leistung herzlich gratulieren und wünsche dem Buch viel Erfolg.

Göttingen, im Dezember 2000

Prof. Dr. U. Braun
Präsident der
„Society for Airway Management"

Anschriften

Dr. med. Friedhelm Bach
Krankenanstalten Gilead GmbH BETHEL
Klinik für Anaesthesiologie
und operative Intensivmedizin
Kantensiek 19
33617 Bielefeld

Paul-Gerhard Bender
Klinikum Stuttgart Katharinenhospital
Klinik für Anästhesiologie
und operative Intensivmedizin
Kriegsbergstr. 60
70174 Stuttgart

Dr. iur. Elmar Biermann
Berufsverband
Deutscher Anästhesisten
Roritzerstr. 27
90419 Nürnberg

Dr. med. Liljana Blazon
Klinikum Stuttgart Katharinenhospital
Klinik für HNO-Krankheiten
Kriegsbergstr. 60
70174 Stuttgart

Dr. med. Stefan Czarnecki
Klinikum Stuttgart Katharinenhospital
Klinik für Anästhesiologie
und operative Intensivmedizin
Kriegsbergstr. 60
70174 Stuttgart

Dr. med. Gert Daake
Klinikum Stuttgart Katharinenhospital
Klinik für Kiefer- und Gesichtschirurgie
Plastische Operationen
Kriegsbergstr. 40
70174 Stuttgart

Dr. ret. nat. Dr. med. Burkhard Dirks
Universitätsklinikum für Anästhesiologie
Sektion für Notfallmedizin
Prittwitzstr. 43
89075 Ulm

Norbert Doktor
Klinikum Stuttgart Katharinenhospital
Weiterbildungsstätte für
Intensivpflege
Postfach 10 26 44
70022 Stuttgart

Univ.-Prof. Dr. med. Michael Frass
AKH Wien
Universitäts-Klinik für Innere Medizin I
Währinger Gürtel 18–20
A-1090 Wien

Dr. med. Rainer Georgi
Klinikum Stuttgart Katharinenhospital
Klinik für Anästhesiologie
und operative Intensivmedizin
Kriegsbergstr. 60
70174 Stuttgart

Dr. med. Michael Goerig
Universitätsklinikum Hamburg-Eppendorf
Klinik und Poliklinik
für Anästhesiologie
Martinistr. 52
20246 Hamburg

Dr. med. Nikoluas Golecki
Johannes-Gutenberg-Universität
Klinik für Anästhesiologie
Langenbeckstr. 1
55131 Mainz

Prof. Dr. med. Rudolf Hagen
Klinikum Stuttgart Katharinenhospital
Klinik für HNO-Krankheiten,
Plastische Operationen
Kriegsbergstr. 60
70174 Stuttgart

Ulrich Handke
Klinikum Stuttgart Katharinenhospital
Klinik für Anästhesiologie
und operative Intensivmedizin
Kriegsbergstr. 60
70174 Stuttgart

Dr. med. Albrecht Henn-Beilharz
Klinikum Stuttgart Katharinenhospital
Klinik für Anästhesiologie
und operative Intensivmedizin
Kriegsbergstr. 60
70174 Stuttgart

Dr. med. Frank Kienzle
Klinikum Stuttgart Katharinenhospital
Klinik für Anästhesiologie
und operative Intensivmedizin
Kriegsbergstr. 60
70174 Stuttgart

Prof. Dr. med. Uwe Klein
Friedrich-Schiller-Universität Jena
Klinik für Anästhesiologie
und Intensivtherapie
Bachstr. 18
07740 Jena

Dr. med. Andreas Koster
Institut für Anästhesiologie
Deutsches Herzzentrum Berlin „DHZB"
Augustenburger Platz 1
13353 Berlin

Dr. med. Helmut Krause
Krankenhaus Waldfriede
Argentinische Allee 40
14163 Berlin/Zehlendorf

Prof. Dr. med. Claude Krier
Klinikum Stuttgart Katharinenhospital
Klinik für Anästhesiologie
und operative Intensivmedizin
Kriegsbergstr. 60
70174 Stuttgart

Dr. med. Holger Langenstein
Ruhr Universität Bochum
Knappschafts-Krankenhaus Bochum-Langendreer
Anästhesie und operative Intensivtherapie
In der Schornau 23–25
44892 Bochum

Prof. Dr. Dr. Markus Lipp
Johannes-Gutenberg-Universität
Klinik für Anästhesiologie
Langenbeckstr. 1
55131 Mainz

Thorsten Lukaschewski
Klinikum Stuttgart Katharinenhospital
Klinik für Anästhesiologie
und operative Intensivmedizin
Kriegsbergstr. 60
70174 Stuttgart

Dr. med. Johannes Lutz
Klinikum Stuttgart Katharinenhospital
Klinik für Anästhesiologie
und operative Intensivmedizin
Kriegsbergstr. 60
70174 Stuttgart

Prof. Dr. med. Fritz Mertzlufft
Krankenanstalten Gilead GmbH BETHEL
Klinik für Anaesthesiologie und
operative Intensivmedizin
Kantensiek 19
33617 Bielefeld

Priv.Doz. Dr. med. Jan Pahnke
Universitätsklinik
HNO-Klinik
Josef-Schneider-Str. 11
97080 Würzburg

Dr. med. Werner Pothmann
Universitätsklinikum Hamburg-Eppendorf
Klinik und Poliklinik
für Anästhesiologie
Martinistr. 52
20246 Hamburg

Priv. Doz. Dr. med. Armin Rieger
DRK-Krankenhaus Neuwied
Abteilung für Anästhesie und Intensivmedizin
Marktstr. 74
56564 Neuwied

Dr. med. Udo Schuss
Klinikum Stuttgart Katharinenhospital
Klinik für HNO-Krankheiten
Kriegsbergstr. 60
70174 Stuttgart

Ingrid Steele
Klinikum Stuttgart Katharinenhospital
Klinik für Anästhesiologie
und operative Intensivmedizin
Kriegsbergstr. 60
70174 Stuttgart

Dr. med. Wolfgang Ullrich
Diakoniekrankenhaus
Klinik für Anästhesiologie und
operative Intensivmedizin
Diakoniestr. 10
74523 Schwäbisch-Hall

Prof. Dr. med. Dr. med. dent. Dieter Weingart
Klinikum Stuttgart Katharinenhospital
Klinik für Kiefer- und Gesichtschirurgie,
Plastische Operationen
Kriegsbergstr. 60
70174 Stuttgart

Prof. Dr. med. Klaus Wiedemann
Thoraxklinik Heidelberg GmbH
Akademisches Lehrkrankenhaus der
Universität Heidelberg
Abteilung für Anästhesiologie und Intensivmedizin
Amalienstr. 5
69126 Heidelberg

Prof. Dr. med. Rolf Zander
Johannes Gutenberg-Universität
Institut für Physiologie
und Pathophysiologie
Saarstr. 21
55099 Mainz

Inhaltsverzeichnis

1 Grundlagen...1

1.1 Geschichte der Sicherung der Atemwege...2
 M. Goerig

1.2 Spezielle Anatomie der oberen Luftwege...13
 R. Hagen, J. Pahnke

1.3 Spezielle Anatomie und funktionelle Aspekte des Kauorgans...40
 G. Daake

1.4 Spezielle Physiologie der Atmung...50
 R. Zander

1.5 Monitoring bei der Atemwegssicherung...56
 F. Mertzlufft, A. Koster, F. Bach

2 Atemwegssicherung und Intubation...69

2.1 Einfache Maßnahmen...70
 R. Georgi

2.2 Maskenbeatmung...73
 S. Czarnecki

2.3 Laryngoskopie und endotracheale Intubation...79
 W. Pothmann

2.4 Endotracheale Tuben und Cuff-Druckregulierung...87
 W. Pothmann

2.5 Larynxmaske...96
 U. Handke, C. Krier

3 Definitionen, Inzidenz und Diagnostik des schwierigen Atemwegs...105

3.1 Definitionen...106
 R. Georgi

3.2 Inzidenz der schwierigen Atemwegssicherung...108
 R. Georgi

3.3 Diagnostik der schwierigen Atemwegssicherung...113
 R. Georgi

3.4 Intubationsschäden: Inzidenz, Komplikationen, Konsequenzen...138
 A. Rieger

4 Werkzeuge und Techniken der schwierigen Atemwegssicherung ... 155

4.1 Einfache Hilfsmittel ... **156**
W. Ullrich, R. Georgi

4.2 Laryngoskopmodifikationen und starre Optiken ... **164**
A. Henn-Beilharz

4.3 Das Intubationstracheoskop („Notrohr") ... **171**
L. Blazon, U. Schuss

4.4 Flexible Optiken ... **173**
R. Georgi

4.5 Die fiberoptische Intubation des wachen Patienten ... **179**
R. Georgi

4.6 Fiberoptische Intubation – videogestützte Teaching-Systeme ... **196**
M. Lipp, N. Golecki

4.7 Aufbereitung, Sterilisation und Aufbewahrung flexibler Optiken ... **201**
N. Doktor

4.8 Der Stellenwert der Larynxmaske bei schwieriger Intubation ... **204**
H. Langenstein

4.9 Combitube® – Ösophago-trachealer Doppellumentubus ... **214**
M. Frass

4.10 Koniotomie ... **223**
U. Schuss, A. Henn-Beilharz

4.11 Retrograde Intubation ... **228**
W. Ullrich

4.12 Tracheotomie ... **231**
U. Schuss

4.13 Mobile Einheit „Schwieriger Atemweg" ... **236**
R. Georgi

5 Strategien und Algorithmen ... 241

5.1 Präoxygenierung ... **242**
F. Mertzlufft, A. Koster

5.2 Anästhetikaauswahl beim schwierigen Atemweg ... **252**
W. Ullrich

5.3 Management der schwierigen Atemwegssicherung ... **257**
R. Georgi, C. Krier

5.4 Die Extubation nach schwieriger Intubation
F. Kienzle

5.5 Patientennachsorge und Dokumentation ... **279**
F. Kienzle, R. Georgi

6 Spezielle klinische Situationen...283

- 6.1 Sicherung der Atemwege bei Kindern...284
  H. Krause
- 6.2 Sicherung der Atemwege in der Geburtshilfe...293
  H. Krause
- 6.3 Sicherung der Atemwege in der Notfallmedizin...297
  B. Dirks
- 6.4 Der nicht nüchterne Patient...304
  W. Pothmann
- 6.5 Aspiration von Fremdkörpern...312
  R. Georgi
- 6.6 Laryngospasmus...320
  F. Kienzle
- 6.7 Besonderheiten der Atemwegssicherung in der Zahn-, Mund-, Kiefer- und Gesichtschirurgie...325
  R. Georgi, D. Weingart
- 6.8 Besonderheiten der Atemwegssicherung in der Hals-Nasen-Ohren-Heilkunde...336
  A. Henn-Beilharz, R. Hagen
- 6.9 Besonderheiten der Atemwegssicherung in der Thoraxchirurgie...348
  K. Wiedemann, U. Klein
- 6.10 Besonderheiten der Atemwegssicherung in der Intensivmedizin...362
  T. Lukaschewski
- 6.11 Sicherung der Atemwege und Latexallergie...375
  J. F. Lutz, I. Steele, P. G. Bender

7 Ausbildung und Training der Atemwegssicherung...379

- 7.1 Airway management im Spiegel der Rechtsprechung...380
  E. Biermann
- 7.2 Ausbildung, Empfehlungen, Standards...389
  R. Georgi, C. Krier

Addendum...398
Literaturverzeichnis...405

1 Grundlagen

1.1 Geschichte der Sicherung der Atemwege
M. Goerig

Die Pioniere der Anästhesie haben die neu entdeckten Inhalationsnarkotika zunächst nur bei sehr kurz dauernden operativen Eingriffen angewandt, so dass von einer chirurgischen Anästhesie in unserem heutigen Verständnis nicht gesprochen werden kann. Ermutigt durch die nahezu problemlose Anwendung wagten Chirurgen in der Folgezeit immer umfangreichere, kompliziertere und langwierigere Eingriffe, in deren Verlauf es dann häufig zu bislang nicht beobachteten Komplikationen des Herzkreislauf- und vor allem des Atemwegsystems mit Behinderung der Atmung durch die zurückfallende Zunge kam. Überzeugt, dass diese Phänomene ursächlich mit der Zufuhr des Narkotikums zusammenhingen, unterbrach man meist sofort die weitere Zufuhr, wodurch sich das Problem meist von selbst löste. Weitergehende Bedeutung hat man aber dem Phänomen der stockenden oder behinderten Atmung zunächst nicht beigemessen (Wilkinson 1992).

Jahrzehntelang haben Chirurgen diese Anästhesiepraxis beibehalten und in Lehrbüchern die Forderung erhoben, dass „die Narkose...nicht tiefer sein soll als unbedingt erforderlich. Bei der überwiegenden Mehrzahl aller Operationen kann sie, vorausgesetzt dass der Kranke gut fixiert ist, so flach sein, dass der Hornhautreflex in der Regel nicht verschwindet, die Atmung nicht schnarchend wird und der Kehldeckel nicht zurücksinkt. Es schadet durchaus nichts, wenn die Narkose einmal zu flach ist, es schadet auch nichts, wenn sich der Kranke einmal bewegt, es schadet nur, wenn die Narkose unnötig tief ist" (Braun 1914). Die Sorge um den freien, gesicherten Atemweg war daher allgegenwärtig.

Daran hat sich bis heute nichts geändert, denn auch heute wird dem Problem einer möglichen Atemwegsverlegung allergrösste Beachtung geschenkt (American Society of Anaesthesiologists Task Force on Management of the Difficult Airway 1993).

Mit den zur Verfügung stehenden Möglichkeiten gelingt es nahezu immer, die eventuell lebensbedrohliche Situation zu erkennen und zu beherrschen (Benumof 1991). Die dabei zur Anwendung kommenden Techniken und Hilfsmittel sind aber keineswegs, wie man häufig den Eindruck hat, Errungenschaften unserer Tage. Sie wurden in der Mehrzahl schon vor Jahrzehnten aufgrund empirischer Beobachtungen entwickelt und zur Anwendung empfohlen. Dieses Kapitel soll einige historische Grundzüge unseres heute praktizierten „Airway Managements" aufzeigen und an „the men behind the technique" erinnern.

◼ „Erscheinungen der Erstickungsgefahr – Folge einer schlechten Anwendung" des Äthers bei Narkosen

Der Berliner Chirurg Johann Friedrich Dieffenbach (1792–1847), der zu den Pionieren der Äthernarkosen im deutschsprachigen Raum gezählt werden kann, wies in seinem 1847 erschienenen Büchlein „Der Aether gegen den Schmerz" auch auf mögliche Gefahren bei der Anwendung des Narkotikums hin (Dieffenbach 1847). Er erwähnte u. a. „Erscheinungen der Erstickungsgefahr" und glaubte, dass diese „Folge einer schlechten Anwendung" seien. Zweifelsohne hatte er damit Recht, machte aber keine weitergehenden Angaben, um welche es sich hierbei im Einzelnen gehandelt hatte. Vielmehr empfahl er, „sogleich Sauerstoffgas, welches dem Blute seine rothe, arterielle Beschaffenheit zurückgiebt, einathmen zu lassen." Sein Erlanger Kollege Johann Heyfelder (1798–1869) vermutete im Auftreten von Schnarchen während Narkosen ebenfalls kein Gefahrenmoment, sondern interpretierte dieses Phänomen lediglich als „ein Zeichen der bald erfolgenden Empfindungslosigkeit" (Heyfelder 1847).

Auch John Snow (1813–1858), der englische Pionier auf dem Gebiet der Anästhesiologie, machte in seinem 1847 erschienenen Buch auf die bei einer Narkose auftretenden Phänomene einer behinderten Atmung aufmerksam (Snow 1847). Detailliert schilderte er das klinische Bild einer Atemwegsobstruktion durch die zurückfallende Zunge, erkannte aber wie seine deutschen Kollegen darin keinerlei Gefahren für den Patienten. Im Gegensatz zu beiden empfahl er aber, die Narkotikazufuhr zu unterbrechen, wodurch sich das Problem meist wieder von selbst lösen würde : „If there is the least snoring I always leave off the vapour entirely....The snoring now and then increases for a quarter or half a minute after the inhalation is left off, the breathing becoming deep, accompanied with heaving of the chest, and sometimes blowing of the lips; but this stertorous breathing always subsides again in a minute or two, and need therefore excite no alarm; it should, however, always be looked on as an indication for discontinuing the ether for a time".

Snow war sich über die hieraus ergebenden eventuell auftretenden Gefahrenmomente nicht bewußt, denn sonst hätte er in seinem Jahre später erschienen Lehrbuch zur Chloroformnarkose nicht zum Ausdruck gebracht, „that the falling back of the tongue into the throat, under deep influence of chloroform, might be the cause of death by suffocation; but this appears to be an error; for the muscles of the larynx and neighbouring parts preserve their action as long as the diaphragm, and contract consentaneously with it" (Snow 1858).

Snows Festhalten an althergebrachten Vorstellungen überrascht vor allem deshalb, weil schon zu diesem Zeitpunkt der ebenfalls in London arbeitende Marshall Hall (1792–1858) die pathophysiologischen Zusammenhänge bei der Verlegung der Atemwege geklärt und auf die fatalen Folgen durch die zurückfallende Zunge hingewiesen hatte (Hall 1856). Halls Aussage führte auch zu unterschiedlichen Richtlinien der intraoperativen Patientenüberwachung: während manche Chirurgen vor allem auf die Kontrolle eines regelmässigen Pulses achteten, empfahl der schottische Chirurg James Symes (1799–1870), das Hauptaugenmerk auf eine regelmässige und unbehinderte Atmung zu legen. Schon bei den ersten Zeichen einer Obstruktion durch die zurückfallende Zunge sollte diese mit einer Zange gefasst und herausgezogen werden. Symes war damit einer der ersten Chirurgen, der auf fatale Konsequenzen einer Atemwegsobstruktion während der Narkose aufmerksam machte und ein zielgerichtetes, erfolgversprechendes Konzept propagierte.

Eine einfache Massnahme zur Wiederherstellung freier Atemwege: Der Esmarch-Heiberg-Handgriff

Jahre vergingen, ohne dass weitere bedeutende Publikationen zu den vielseitigen Möglichkeiten der behinderten Atmung bei Narkosen veröffentlicht wurden. 1877 erschien dann das von dem Kieler Chirurgen Friedrich von Esmarch (1823–1908) herausgegebene „Handbuch der kriegschirurgischen Technik" (Esmarch 1877). Im Kapitel „Die Chloroformnarkose" wies er auf einige bei jeder Narkose zu treffende Vorsichtsmassnahmen hin und empfahl beim Auftreten einer stockenden Atmung infolge einer akuten Atemwegsobstruktion durch die zurückfallende Zunge, „sogleich den Mund zu öffnen und den Unterkiefer mit beiden Händen ... so nach vorne zu ziehen, dass die untere Zahnreihe vor die obere trete". Da er das Vorgehen durch eine Abbildung verdeutlichte, wurde der Handgriff allgemein als Esmarch-Handgriff bekannt (Abb. 1.1), und von Esmarch galt fortan als Erstbeschreiber dieses einfachen Handgriffs.

Dies war aber nicht zutreffend, denn schon Jahre zuvor hatte der norwegische Arzt Jacob Heiberg (1843–1888) in einer „Ein neuer Handgriff bei der Chloroformirung" überschriebenen Mitteilung das gleiche Vorgehen empfohlen (Esmarch 1874, Heiberg 1874a, Heiberg 1874b). Es sind die „verschiedenen Zufälle", schrieb er weiter, „welche bei der Chloroformirung vorkommend, den Operateur und seine Assistenten in eine gewisse Unruhe versetzen. Diese bestehen in einer röchelnden, aussetzenden Respiration, einer blauen oder blassen Gesichtsfarbe, einem kleinen Puls etc. Es ist besonders die unvollständige Respiration, welche beunruhigt und man bekommt den Eindruck, als ob eine Klappe den Eingang der Luftröhre obturiert. Gegen diesen Zustand, welcher in jeder Klinik ja tagtäglich vorkommt, hat man eine besondere Behandlung methodisirt." Er schilderte dann verschiedene damals zur Anwendung kommende Verfahren zum Freimachen der Atemwege, lehnte sie aber wegen der zahlreichen Verletzungsgefahren für den Patienten als „wenig sympathisch" ab (Heiberg 1874b). Als Alternative empfahl er dann folgendes Vorgehen: „Wenn die röchelnde, unvollständige Respiration anfängt, in allen den Fällen, in welchen man sonst die Zähne auseinandertreibt und die Zunge hervorzieht, ziehe ich den Unterkiefer hervor....die untere Zahnreihe steht vor der oberen und der Patient bekommt die Gesichtsformation, welche die Dänen „Underbid", die Franzosen „Ganasche" nennen. ...Ist einem dieser Handgriff gelungen, dann wird man bemerken, dass eine tiefe vollständige Respiration sofort folgt... Die Hinderung der Respiration ist verschwunden, das Röcheln hat aufgehört, kurz man erreicht genau denselben Effect, als ob die Zunge hervorgezogen wäre."

In den folgenden Jahren fand der Handgriff in allen gängigen Chirurgie- und Anästhesielehrbüchern Erwähnung. Auch der Schweizer Chirurg Otto Kappeler

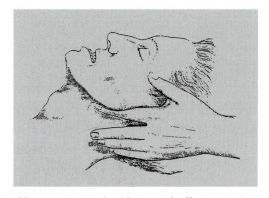

Abb. 1.1 Der Esmarch-Heiberg-Handgriff, um 1877 (aus Esmarch F. Handbuch der kriegschirurgischen Technik. Carl Rumpler, Hannover 1877).

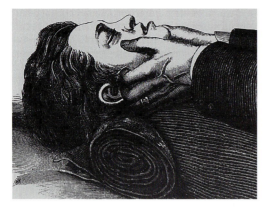

Abb. 1.2 Der Kappeler-Handgriff, um 1880 (aus Kappeler O. Anaesthetica. Enke Verlag, Stuttgart 1880).

(1841–1909) machte wenige Jahre später in seinem 1880 erschienenen Lehrbuch „Anästhetica" – übrigens der ersten deutschsprachigen Monographie über dieses Spezialgebiet – auf ihn aufmerksam und beschrieb dann eine von ihm bevorzugte Variante. Sie wurde allgemein als Kappeler-Handgriff bekannt (Goerig 1992, Kappeler 1880) (Abb. 1.2).

Lagerungstechniken zur Herbeiführung freier Atemwege

In zahlreichen anästhesiebezogenen Publikationen wurde immer wieder auf die Bedeutung freier Atemwege und auf die lebensbedrohlichen Gefahren einer Atemwegsobstruktion durch die zurückfallende Zunge hingewiesen. Mit Abbildungen versuchten die Autoren, die pathophysiologischen Zusammenhänge aufzuzeigen und die Wirkweise des Esmarch-Manövers oder des Hervorziehens der Zunge mit einer Zungenzange verständlich zu machen.

Da es häufig mit den geschilderten Massnahmen nicht gelang, eine unbehinderte Atmung unter Narkosebedingungen sicherzustellen, versuchte man, dieses Ziel durch spezielle Lagerungstechniken zu erreichen. Als einer der ersten Chirurgen wies um die Jahrhundertwende der Düsseldorfer Chirurg Oskar Witzel (1856–1925) in zahlreichen Publikationen auf diese Möglichkeit hin, man kann seine Lagerungstechnik als eine „forcierte Reklination des Kopfes" beschreiben (Witzel 1902) (Abb. 1.3). Wiederholt rühmten seine chirurgischen Kollegen die Effizienz der Witzel-Lagerung, so dass seine Empfehlung lange Zeit angewandt wurde.

Wenige Jahre später – um 1910 – machte der Hamburger Chirurg Walter Kühl (1882–1962) in einer zunächst wenig beachteten Mitteilung auf eine andere

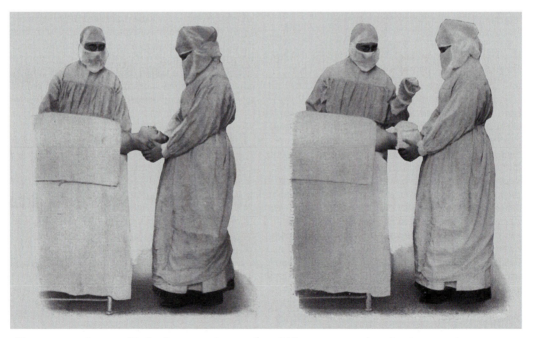

Abb. 1.3 Die von dem Düsseldorfer Chirurgen Oskar Witzel empfohlene Lagerung während Narkosen, um freie Atemwege sicherzustellen, um 1900 (aus Witzel O. Wie sollen wir narkotisieren? Münch Med Wochenschr 1902; 48 : 1994–1998).

interessante Möglichkeit aufmerksam, freie Atemwege durch ein einfach durchzuführendes Lagerungsmanöver zu erreichen (Kühl 1909). Aufgrund anatomischer Überlegungen befürwortete er schon vor Auftreten ernster Atemwegsprobleme, das Kinn des Patienten maximal zur Schulter hin zu drehen, wodurch der Zungengrund angehoben und in den meisten Fällen die Behinderung der Atmung aufgehoben würde (Henle 1882). Kühl sprach aufgrund seines Lagerungsmanövers von einem „Kinn-Schulter-Griff" (Kühl 1921). Da der Handgriff auch unter erschwerten Verhältnissen von Laien auszuführen war, fand er schon während des 1. Weltkriegs in einer truppenärztlichen „Erste-Hilfe"-Anweisung Erwähnung (Milner 1917).

Die auf dem Gebiet der Rettungsmedizin ausgewiesenen Berliner Mediziner Adolf Loewy (1862–1937) und George Meyer (1860–1923) konnten bereits 1918 aus dem klinischen Alltag bekannte Beobachtungen röntgenologisch bestätigen und nachweisen, dass es bei der von Kühl empfohlenen Seitwärtsdrehung des Kopfes zu einer erheblichen Erweiterung des Aditus laryngis und damit zu einer Beseitigung der Atemwegsobstruktion kommen konnte (Loewy 1918). In Lehrbüchern der Notfallmedizin wurde wiederholt auf die Effizienz des „Kinn-Schulter-Griffs" aufmerksam gemacht, in Chirurgie- oder Anästhesielehrbüchern unterblieben – von wenigen Ausnahmen abgesehen – allerdings bis heute unverständlicherweise entsprechende Hinweise (Bruns 1928, Kühl 1922, Schlatter 1920).

▣ Zungenzange und Mundsperrer – über Jahrzehnte beliebte „Marterwerkzeuge" beim „Airway Management"

Konnte die Atemwegsobstruktionen durch die geschilderten Lagerungsmassnahmen nur unzureichend oder gar nicht beseitigt werden, griffen Chirurgen auf andere, seit Jahrhunderten vielfach angewandte Hilfsmittel wie beispielsweise Mundöffner und Zungenzange zurück. Schon bei den ersten Anzeichen einer Atemwegsverlegung wurde häufig der Mund mit einem Mundsperrer gewaltsam geöffnet, die Zunge mit einer Zange gefasst und dann nach vorne gezogen (Czempin 1897, Moritsch 1949). Im deutschen Sprachraum fand der erstmals 1743 beschriebene gerade oder gebogene Kiefersperrer des Chirurgen Lorenz Heister (1683–1758) grosse Verbreitung (Dumont 1903). Auch der um die Jahrhundertwende von dem Marburger Chirurgen Wilhelm Roser (1817–1888) und seinem Göttinger Kollegen Franz König (1832–1910) entwickelte gleichnamige Mundsperrer war sehr populär. Im angloamerikanischen Sprachraum waren es Modelle eines Mundsperrers, der ursprünglich von dem New Yorker Pädiater Joseph O'Dwyer (1841–1898) für Intubationszwecke entwickelt worden war. Auch von den Zungenzangen gab es die verschiedensten Formen, allen gemeinsam war jedoch, dass die Zunge nur selten unverletzt blieb. Da Patienten zuweilen mehr über die an der Zunge vorhandenen Schmerzen als über die eigentliche Operationsschmerzen klagten, sprachen vor allem sie von einem „Marterwerkzeug ersten Ranges" (Böhrer 1994).

Auch die von dem Münchner Chirurgen Johann Nussbaum (1829–1890) empfohlene Methode, im Falle durch die Zunge auftretender Atemwegsverlegung das Zungenbein mit einem Häkchen zu fassen und nach vorn oben anzuheben, war häufig nicht atraumatisch durchführbar und daher mit grossen Schmerzen behaftet. Es ist wichtig, darauf hinzuweisen, dass Mundsperrer, Zungenspatel, Zungenzange und Zungenhaken keineswegs nur bei der notfallmässigen Beseitigung asphyktischer Zustände oder Wiederbelebungsmassnahmen zur Anwendung kamen, sie gehörten, wie schon eingangs erwähnt, jahrzehntelang zum notwendigen Rüstzeug eines jeden Narkosearztes (Abb. 1.4) (Kappeler 1880).

Zum Hervorziehen der Zunge wurde über viele Jahre auch ein spezieller Zungenhalter benutzt, den der „Kaiserliche Botschaftsarzt Hans Dr. Leyden" (1876–1934) 1903 hierfür entwickelt hatte (Leyden 1904). Er bestand aus zwei gelenkig miteinander verbundenen Platten, mit denen die Zunge gefasst und durch Federkraft aneinander gepresst wurde. Ein

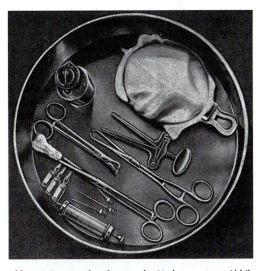

Abb. 1.4 Das Handwerkzeug des Narkosearztes – Abbildung aus einem Anästhesielehrbuch aus dem Jahre 1953 (aus Moritsch P. Die Schmerzverhütung bei chirurgischen Eingriffen. Verlag Wilhelm Maudrich, Wien, 1949).

Hineingleiten in die Mundhöhle wurde durch eine Metallplatte, die sich an Ober- und Unterlippe anlegte, verhindert. Leyden war – wie er in seiner Originalpublikation anmerkte – zu seiner Entwicklung angeregt worden, nachdem ein „Sauerstoffwiederbelebungsversuch deshalb illusorisch verlief, weil das Herausziehen und instrumentelle Festhalten der zurückgesunkenen Zunge leider übersehen worden war." Aufgrund seiner problemlosen Anwendung fand der Zungenhalter eine vielfache Verbreitung und gehörte zur Standardausrüstung vieler Rettungskästen.

◼ Der Gontermann-Handgriff – eine atraumatische Alternative zu Zungensperrer und Zungenzange

Obwohl die spezielle Zungenklemme ein weitgehend atraumatisches Hervorziehen der Zunge erlaubte, griffen Chirurgen auch auf andere Techniken zurück, um akute Atemwegsobstruktionen durch die zurückfallende Zunge zu beseitigen. Zu diesen zählte ein Vorgehen, auf das der Berliner Chirurg Carl Gontermann (1875–1954) erstmals 1911 aufmerksam gemacht hatte (Gontermann 1911). Nach Öffnen des Mundes führte er unter einer rotierenden Bewegung einen breiten und festen Stieltupfer in den Rachen so ein, dass die Zunge durch die Drehung nach vorne gezogen und die Atemwegsverlegung aufgehoben wurde (Abb. 1.5). Das geschilderte Verfahren überzeugte auch renommierte Chirurgen wie beispielsweise Martin Kirschner (1879–1942), der das auch als „Gontermann-Handgriff" bekannt gewordene Verfahren in seiner Chirurgischen Operationslehre beschrieb und mit einer Abbildung verständlich machte (Kirschner 1927).

◼ Auf dem Weg zum modernen „Airway Management" – Rachenkanülen werden verfügbar

Da man mit den geschilderten Massnahmen die aufgetretenen Atemwegsprobleme häufig nur unzureichend behandeln konnte, fanden die nach der Jahrhundertwende entwickelten Modifikationen eines ursprünglich erstmals 1908 von Frederic Hewitt (1857–1916) beschriebenen Oropharyngealtubus rasche Verbreitung (Hewitt 1908). Als Anästhesist im Charing Chross Hospital in London mit den vielseitigen Problemen des „Airway Managements" konfrontiert, hatte er schon 1890 einen als klassisch zu bezeichenden Übersichtsartikel über Ursachen und Therapie eingetretener Atemwegsbehinderungen verfasst. Die von ihm als „artificial airway" bezeichnete Atemwegsbrücke fand in den folgenden Jahren weltweite Verbreitung und war der Beginn der Entwicklung zahlreicher ähnlicher, heute noch verfügbarer Modelle. Die von Joseph Edward Lumbard (1865–1947), Arthur Ernst Guedel (1883–1956), Charles Mayo (1869–1939) und nach Ralph Milton Waters (1883–1979) angegebenen Modifikationen haben dabei die grösste Verbreitung gefunden (Guedel 1933, Lumbard 1912, Schulte am Esch 1997, Wendl 1998). Im deutschen Sprachraum erwähnte der Hamburger Chirurg Helmut Schmidt (1895–1979) erstmals 1925 das Vorhandensein entsprechender Oropharyngealtuben. Aufgrund der problemlosen und sicheren Anwendung wollte er auf das „humane, praktische und stets erfolgreiche" Hilfsmittel bei Narkosen nicht mehr verzichten und zählte es fortan zum notwendigen Rüstzeug eines jeden Anästhesisten (Schmidt 1925) (Abb. 1.6).

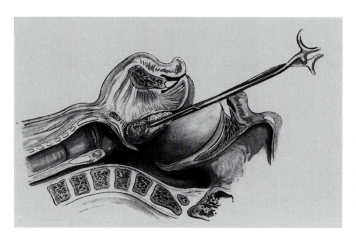

Abb. 1.5 Gontermann-Handgriff: mit einem Stieltupfer wurde der Zungengrund angehoben, um freie Atemwege herzustellen, um 1910 (aus Kirschner M, A Schubert. Allgemeine und Spezielle Chirurgische Operationslehre. Erster Band, Allgemeiner Teil. Springer, Berlin 1927).

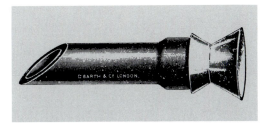

Abb. 1.6 Die von Frederic Hewitt 1910 beschriebene „Luftbrücke", der Vorläufer der heute üblichen Oropharyngealtuben (aus Hewitt FW. An artificial „airway" for the use during anaesthetisation. Lancet Febr. 1908; 490–491).

Auf dem Weg zur Larynxmaske

Neben diesen Rachenkanülen gab es schon frühzeitig Überlegungen, aufblasbare pharyngeale, laryngeale oder bukkale Tubussysteme zu verwenden (Ball 1997). Es ist weitgehend unbekannt geblieben, dass sich der Wegbereiter der endotrachealen Narkosetechnik, der Kasseler Chirurg Franz Kuhn (1866–1929), auch eingehend mit dieser Möglichkeit beschäftigt hat, während Narkosen freie Atemwege sicherzustellen. Schon 1905 berichtete er über seine diesbezüglichen Entwicklungen (Kuhn 1905). Da aber die Herstellung der Rachenkanülen mit aufblasbaren Ballons technisch kaum zu bewerkstelligen war und auch die Anwendungen am Patienten nicht zu seiner Zufriedenheit verliefen, sah er von weiteren Entwicklungen ab (Abb. 1.7).

Kuhns Bemühungen gerieten daher in Vergessenheit und es sollten noch Jahrzehnte vergehen, bis seine Idee erneut aufgegriffen wurde, denn erst 1935 stellte Sir Francis Shipway (1875–1968), ein Anästhesist vom Guy's Hospital in London, eine mit einem aufblasbaren Cuff versehene Rachenkanüle vor. Schon zwei Jahre später berichtete der Kanadier Charles Leech (1898–1960) über erste Erfahrungen seines „pharyngeal bulb gasway" (Leech 1937). Im Gegensatz zu den bisherigen Rachenkanülen besass sein Modell einen im Larynx liegenden anatomisch geformten Gummiwulst, der eine weitgehende Abdichtung des Oropharynx gewährleistete. Neben dem Freihalten der Atemwege sollte dadurch eine weitgehend gefahrlose Anwendung des hochexplosiven Cyclopropan unter Umgehung einer Intubation in einem als „geschlossen" zu betrachtendem Kreissystem möglich werden, ein Grund, weshalb Leech auch von „gasway" und nicht „airway" sprach.

Obwohl Leechs Atemwegshilfe mit der Jahrzehnte später vorgestellten Larynxmaske des englischen Anästhesisten Arthur Brain (1942–) eine gewisse konzeptionelle Ähnlichkeit aufwies, fand seine Ent-

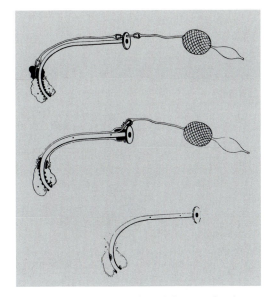

Abb. 1.7 Bukkale, larnygeale und pharyngeale Tubussysteme, wie sie von Franz Kuhn entwickelt worden sind, um 1905 (aus Kuhn F. Perorale Tubage mit und ohne Druck. II. Teil. Perorale Tubage mit Überdrucknarkose. Dtsch Zschr f Chir 1905; 78: 148–207).

wicklung bei Kollegen nur wenig Beachtung und Verbreitung. Eine mögliche Erklärung für die geringe Resonanz mag darin gelegen haben, dass er in der Publikation vor allem den sicheren Umgang mit dem explosiblen Narkotikum hervorgehoben, auf die unzweideutigen Vorteile zur Sicherung der Atemwege aber eher beiläufig hingewiesen hatte.

Weitere Hilfsmittel zum Freihalten der Atemwege

Zu einem Zeitpunkt, als im deutschen Sprachraum die Verwendung oropharyngealer Tuben populär wurde, machte der Hildesheimer Chirurg Ernst Becker (1862–1940) auf seine Lösungsmöglichkeit aufmerksam, das, wie er schreibt, „Ereignis fast jeder normalen Narkose" nach „physikalischen und physiologischen Überlegungen" zu beseitigen (Becker 1926). Da Patienten auch unter Narkosebedingungen ohne grosse Mühen einen Kaudruck von 80–100 kg aufbringen konnten, war für ihn klar, „dass es nur sehr muskelkräftigen Narkotisierenden unter Umständen möglich sein wird, eine solche Kraft durch den Händedruck aufzuwenden." Um diese Kräfte ohne grosse Mühen und ohne Verletzungen des Patienten überwinden zu können, entwickelte Becker einen speziellen Kieferheber, der ein problemloses Hervorziehen des Unterkiefers erlaubte

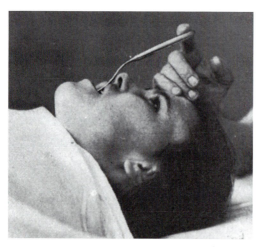

Abb. 1.8 Der Becker-Kieferhebel, um 1925 (aus Becker E. Ein einfacher Handgriff bei Narkosenasphyxie. Dtsch Zschr f Chir 1925; 192:345–347).

(Becker 1925) (Abb. 1.8). Die einfache Handhabung überzeugte offenbar zahleiche Chirurgen, so dass Beckers Hilfmittel im Gegensatz zu zahlreichen ähnlichen Entwicklungen eine gewisse Verbreitung gefunden hat. Noch 1952 zählte der Autor eines renommierten Chirurgielehrbuches den Becker-Mundsperrer zum notwendigen „Instrumentarium für die Inhalationsnarkose und Mittel zur Beseitigung von Operationsstörungen" (Kingreen 1952).

Andere Chirurgen änderten den von Becker beschriebenen Kieferhebel dahingehend, dass auch mit aufgelegter Narkosemaske ein problemloses Freihalten der Atemwege gegeben war. Diese Entwicklungen sind beispielsweise mit den Namen der Chirurgen Hans Ullrich Kallius (1899–1973) oder Imre Lang (1895–1949) verbunden (Kallius 1928, Lang 1929) (Abb. 1.9). Neben diesen Instrumenten wurde in Lehrbüchern wiederholt auch auf den von dem Karlsruher Arzt Alexander Gutsch (1859–1932) entwickelten Kieferhalter hingewiesen (Abb. 1.10) (Pels-Leusden 1910).

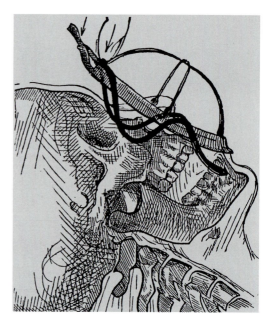

Abb. 1.9 Die von Kallius angegebene Modifikation des Becker-Kieferhebels. Sie erlaubte die gleichzeitige Anwendung des Kieferhebels und einer Narkosemaske, um 1925 (aus Kallius HU. Ein einfacher Kieferhalter an der üblichen Narkosemaske. Zbl f Chir 1928; 38: 408–40931).

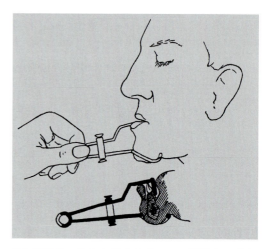

Abb. 1.10 Der Gutsch-Kieferhalter, um 1920 (aus Pels-Leusden F. Chirurgische Operationslehre für Studierende und Ärzte. Urban & Schwarzenberg, Berlin-Wien, 1910).

Von der Tracheotomie zur Intubation

Die Durchführung einer Narkose über ein zuvor operativ angelegtes Tracheostoma geht auf den Chirurgen Friedrich Trendelenburg (1844–1924) zurück. Er empfahl dieses Vorgehen schon 1869, um einen Aspirationsschutz vor allem bei solchen Patienten zu gewährleisten, die im Oropharynxbereich operiert werden mussten. Er führte daher zunächst eine Tracheotomie durch und applizierte dann über die spezielle, mit einem Tubuscuff versehene Tamponkanüle das Narkotikum (Brandt 1983b) (Abb. 1.11). Nach weiteren erfolgversprechenden Publikationen wurde sein Verfahren rasch in ganz Deutschland populär. Dennoch wurde immer wieder über Komplikationen

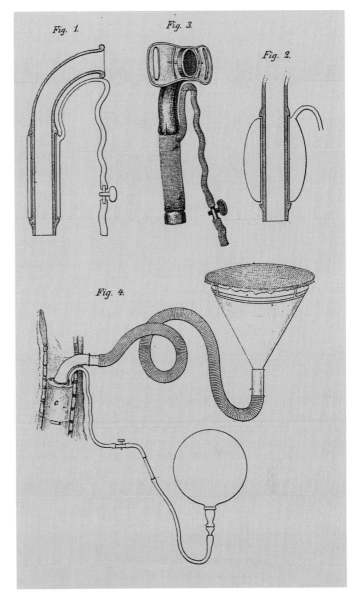

Abb. 1.11 Friedrich Trendelenburgs Tracheotomietubus mit Blockermanschette und einem Narkosetrichter zur Chloroformapplikation, um 1869 (aus Brandt L, H Pokar, H Schütte. 100 Jahre Intubationsnarkose Anästhesist 1983; 32 : 200–204).

bei dieser Vorgehensweise berichtet, so dass andere Autoren empfahlen, durch orotracheales Einführen eines Tubus die Tracheotomie zu umgehen. Die orotracheale Intubation war aber keine Entdeckung dieser Zeit, denn sie wurde schon seit dem 18. Jahrhundert in England bei Wiederbelebungsmassnahmen Asphyktischer oder Ertrunkener häufig durchgeführt. Aus unbekannten Gründen blieb das Verfahren in der operativen Chirurgie über Jahrzehnte unbeachtet, bis 1880 der schottische Chirurg William Macewen (1848–1924) erstmals über erfolgreich verlaufene Intubationsnarkosen berichtete (Brandt 1983a) (Abb. 1.12). Andere Pioniere dieser Technik waren der Prager Chirurg Karel Maydl (1853–1903) und der Wiener Hals-Nasen-Ohrenarzt Victor Eisenmenger (1864–1932). Victor Eisenmengers Tubus stellte den Urtyp aller späteren Gummituben dar, denn er verfügte bereits an der distalen Öffnung über seitliche Löcher und eine aufblasbare Manschette mit einem Ausgleichsballon (Eisenmenger 1893) (Abb. 1.13).

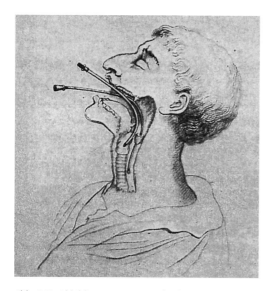

Abb. 1.12 Abbildung einer orotrachealen Intubation aus dem Jahre 1818 (aus Brandt L, H Pokar, H Schütte. 100 Jahre Intubationsnarkose Anästhesist 1983; 32 : 200–204).

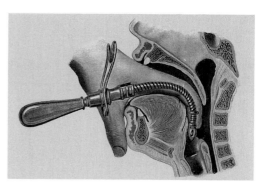

Abb. 1.14 Darstellung der digitalen Intubation, wie sie von Franz Kuhn propagiert und praktiziert wurde. Der linke Zeigefinger zieht die Zunge und den Kehldeckel nach vorne, während der mit einem Mandrin versehene Tubus mit der rechten Hand am linken Zeigefinger entlang in den Kehlkopf geschoben wird, um 1940 (aus Kirschner M, A Schubert. Allgemeine und Spezielle Chirurgische Operationslehre. Erster Band, Allgemeiner Teil. Springer, Berlin 1927).

Die Verwendung eines aus Metall hergestellten Tubus empfahl kurz nach der Jahrhundertwende in zahlreichen Publikationen der Kasseler Chirurg Franz Kuhn (1866–1929). Da er in zahlreichen Übersichtsarbeiten zur Durchführung detailliert Stellung genommen und neben den Intubationsindikationen wiederholt auch auf die Gefahren der von ihm zunächst „Tubage der Luftwege" genannten Technik hingewiesen hatte, gilt er als der eigentliche Wegbereiter endotrachealer Verfahren (Goerig 1991) (Abb. 1.14). Seine Intention, die Patienten zu intubieren, diente immer nur dem einem Zweck, freie Atemwege zu schaffen: „Während der Narkose wird die Athmung ungenügend oder sistiert, die Notwendigkeit der künstlichen Respiration ist gegeben, was muss das erste sein? Luftwege frei! Wie könnte man diese Bedingung rascher, ungefährlicher und sicherer erreichen als mit der Hilfe der peroralen Tubage." Auch im Falle eingetretener Aspyhxie war nach seiner Meinung nach „die perorale Tubage das A und Z unserer Rettungsvorschriften." Nachhaltig plädierte er daher dafür, das „Tubagerohr gegen-

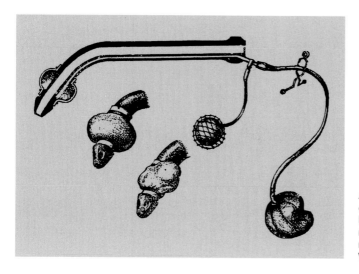

Abb. 1.13 Der Hartgummitubus, der von Victor Eisenmenger 1893 beschrieben wurde (aus Eisenmenger V. Zur Tamponade des Larynx nach Prof. Maydl. Wien Med Wochenschr 1893; 43 : 199–200).

wärtig zu haben, resp. es in den Rettungskästen auf Rettungsstationen...vorrätig zu halten."

Leider fand Kuhn bei seinen Zeitgenossen mit seinem Eintreten für die Intubation nur wenig Zustimmung und Anerkennung und dies, obwohl Kuhns Intubationsverfahren über Jahrzehnte in gängigen Lehrbüchern der operativem Medizin und der Anästhesie beschrieben worden war (Goerig 1991). Zahlreiche führende Chirurgen lehnten das Verfahren ab und zögerten nicht, darauf hinzuweisen, dass es Kuhn selbst während einer öffentlichen Demonstration auf einem Chirurgenkongress nicht gelungen war, einen Patienten zu intubieren.

Vom Laryngoskop zur Fiberoptik – bewährte Hilfsmittel beim „Airway Management"

Möglicherweise wäre Kuhn das Missgeschick erspart geblieben, wenn er – wie heute allgemein üblich – den Tubus unter Sicht mit einem bereits damals vorhandenen, elektrisch beleuchteten Laryngoskop in die Trachea eingeführt hätte. Die Entwicklung des Laryngoskops ist eng mit dem Namen des Berliner HNO-Arztes Alfred Kirstein (1863–1922) verknüpft. Obwohl Kirstein sein Gerät zunächst „Autoskop" nannte und beim Blick in das Kehlkopfinnere von „Autoskopie" sprach, wurde es bald allgemein als „Laryngoskop" bekannt und der Vorgang als „Laryngoskopie" bezeichnet (Kirstein 1895) (Abb. 1.15). Der Berliner Gustav Killian (1860–1921) und Chevalier Jackson (1865–1958) aus Philadelphia machten in zahlreichen Publikationen die Technik der Laryngoskopie populär und berichteten über Modifikationen des Kirstein-Geräts. Nachdem zunächst ausschliesslich Laryngoskope mit einem geraden Spatel zur Verfügung gestanden hatten, stellte schon 1913 Theodore Caldwell Janeway (1872–1917) ein weitgehend unbeachtetes Modell mit einem gebogenen Spatel vor. Im Gegensatz zu den Anfang der 40er Jahre vorgestellten Modellen des Amerikaners Robert Albert Miller (1906–1976) und des englischen Anästhesisten Robert Macintosh (1897–1989) wurde Janeways Laryngoskop allerdings wenig populär (Jephcott 1984, Miller 1972).

Zu einer zunehmenden Anwendung der Laryngoskope kam es dann in den 50er Jahren, als die Patienten in tiefer Narkose und unter Verwendung von Muskelrelaxanzien intubiert wurden. Dieses Vorgehen war für die Patienten in vieler Hinsicht angenehmer als die bisherigen Intubationstechniken, bei welcher der Tubus meist in örtlicher Betäubung eingeführt wurde, es war aber auch mit nicht kalkulierbaren Risiken für den Patienten verbunden, wenn unerwartet Intubationsprobleme auftraten.

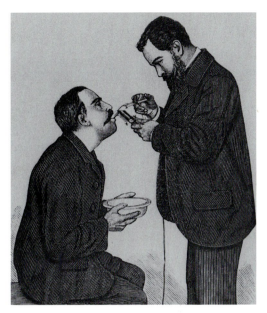

Abb. 1.15 Alfred Kirsteins Autoskopietechnik, um 1895 (aus Kirstein A. Autoskopie des Larynx und der Trachea. [Besichtigung ohne Spiegel]. Bln Klin Wochenschr 1895; 22:476–478).

„Schwierige Intubation" – heutzutage ein lösbares Problem

Seit vielen Jahrzehnten schenkt man daher der rechtzeitigen Erkennung einer „schwierigen Intubation" besondere Bedeutung. Neben der Beachtung anatomischer oder spezieller krankheitsbedingter Auffälligkeiten entwickelten Anfang der 80er Jahre verschiedene Arbeitsgruppen in hohem Mass zutreffende klinische Screeningverfahren bezüglich einer schwierigen Intubation (Mallampati 1983). In diesen Fällen hat sich zur sicheren und atraumatischen Tubusplatzierung die Verwendung fiberoptischer Systeme bewährt, eine Möglichkeit, auf die erstmals 1968 japanische Autoren aufmerksam gemacht hatten (Ikeda 1969). Seither zählt nicht nur bei Anästhesisten die Beherrschung fiberoptischer Intubationen zum Repertoire des „Airway Managements", und es steht ausser Frage, dass sich dank dieses Hilfsmittels nicht selten bedrohliche Atemwegsprobleme und Nottracheotomien vermeiden liessen. Ein in vielen Fällen vergleichbar sicheres und atraumatisches Vorgehen wird durch die 1983 von dem bereits erwähnten Arthur Brain (1942–) vorgestellte Larynxmaske erreicht (Brain 1983). Mit ihr scheint die Entwicklung eines einfachen, nicht endotrachealen Hilfsmittels zur Sicherung freier Atemwege vorerst abgeschlossen zu sein. Bereits in seiner ersten

Publikation sprach Brain von „a new concept in airway management", eine Aussage, die aus heutiger Sicht nach den millionenfachen erfolgreichen Anwendungen keineswegs übertrieben ist. Ja, es sieht sogar so aus, als könne die Larynxmaske unser bisheriges Konzept, freie Atemwege nur durch eine endotracheale Intubation zu erreichen, in Frage stellen. Da die Handhabung der Larynxmaske als problemlos gilt und ihre Verwendung sogar zur Sicherung der Atemwege bei schwierigen Intubationsverhältnissen beiträgt, erfüllt sie auch unter diesem Aspekt eine uralte Forderung von John Snow: mit einfachen und wenig invasiven Hilfsmitteln freie Atemwege während der Narkose zu gewährleisten (Benumof 1996a, Goerig 1993).

1.2 Spezielle Anatomie der oberen Luftwege
R. Hagen, J. Pahnke

Der lebensnotwendige Gasaustausch findet in dem Organ Lunge statt. Die Verbindung zwischen den Lungenalveolen und der Körperoberfläche wird durch das dynamische Röhrensystem der oberen und unteren Luftwege gewährleistet. Die oberen Luftwege beginnen mit den Körperöffnungen Nase und Mund, die unteren enden mit den Bronchiolen als Eintrittsöffnung, über die die Ein- und Ausatemluft in die Gasaustauschkammern der Lunge, die Alveolen, geleitet werden. Jeder, der sich mit einer künstlichen Beatmung des Menschen auseinandersetzt, muss die anatomischen Grundlagen dieser Verbindungsstrecke kennen.

Der natürliche Weg in die Luftröhre führt zum einen über die Nase, den Naso- und Oropharynx und den Larynx und zum anderen über den Mund, den Oropharynx und den Larynx (s. Abb. 1.16).

Die Mundhöhle

Anatomische Strukturen und physiologische Aufgaben

Die Mundhöhle ist der Eingang in den Speisetrakt, Hauptaufgabe der in der Mundhöhle lokalisierten Strukturen sind demzufolge Nahrungsaufnahme (Lippen, Zähne) und -aufbereitung für den Weitertransport über Schlund und Speiseröhre in den Magen (Zerkleinern durch die Zähne, Einspeicheln für den Weitertransport). Die Zunge – ein extrem beweglicher Muskelapparat – hat eine wichtige Bedeutung für den Speisetransport, aber auch für die Artikulation (Modifikation der im Kehlkopf erzeugten Töne in Sprache). In der Zunge sind die als „Geschmacksknospen" bezeichneten sensorischen Nervenendigungen des Geschmackssinns lokalisiert, ebenso sensible Strukturen für die Tast- und Temperaturempfindung. Bei der Atmung hat der Mund ebenfalls eine wichtige Funktion. Reicht die über die Nase zuströmende Luft nicht für eine suffiziente Sauerstoffversorgung aus, können über die Mundatmung grosse Mengen an Luft hin- und herbewegt werden. Aufgrund der grossen Öffnung und der guten Einsehbarkeit ist die Mundhöhle bevorzugter Ort für das Einführen des Beatmungstubus bei der Narkose.

Die *knöchernen Strukturen,* welche Form und Funktion der Mundhöhle bestimmen, sind der *Ober- und der Unterkiefer* sowie der *harte Gaumen* (s. Abb. 1.17).

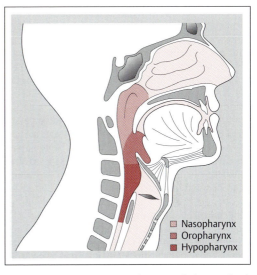

Abb. 1.16 Schema eines Mediansagittalschnitts durch Gesichtsschädel und Hals. Gekennzeichnet ist die Etagengliederung des Pharynx.

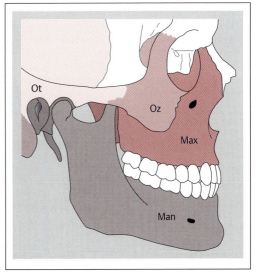

Abb. 1.17 Schema knöcherne Strukturen seitlich, Skizze der Kiefer und angrenzenden Knochen. Max = Maxilla, Man = Mandibula, Oz = Os zygomaticum, Ot = Os temporale.

Der Zugang zur Mundhöhle wird daher durch die maximale Öffnung im Kiefergelenk sowie die in die Kiefer integrierten Zähne bestimmt.

Der bogenförmige *Unterkiefer (Mandibula)* wird in der anatomischen Nomenklatur in 2 Teile unterglidert, den horizontalen Körper (Corpus mandibulae) und die beiden Unterkieferäste (Singular: Ramus mandibulae). Dem Corpus mandibulae aufgelagert ist der Alveolarkamm (Processus alveolaris), der die Zahnwurzeln enthält. Der Unterkieferast hat 2 Fortsätze: Nach ventral weist der Muskelfortsatz, an dem der M. temporalis ansetzt (Processus coronoideus), nach dorsal erstreckt sich der Gelenkfortsatz (Processus condylaris), der mit seinem Gelenkkopf in der Fossa mandibularis des Schläfenbeins (Gelenkpfanne) zu liegen kommt.

Der Gegenpart für den Unterkiefer ist der kaudale Anteil des *Oberkiefers (Maxilla)*, d. h. der Processus alveolaris, in den die Oberkieferzähne eingelassen sind. Die Gelenkpfanne des Kiefergelenks wird vom Schläfenbein, dem Os temporale, gebildet. Der maximale Abstand zwischen Ober- und Unterkieferzähnen bei geöffnetem Mund bestimmt somit die Zugangsmöglichkeiten zum Mund.

Ein weiterer wichtiger Bestandteil der knöchernen Mundhöhle ist der harte Gaumen, der als Widerlager für die Zunge beim Schluckvorgang dient. Die vorderen zwei Drittel des harten Gaumens bildet der Processus palatinus des Oberkiefers, das hintere Drittel wird vom Gaumenbein, dem Os palatinum, gebildet. Wichtige Durchtrittsöffnungen der an der knöchernen Mundhöhlenbegrenzung beteiligten Knochen sind:

- *Foramen mandibulae* an der Innenseite des Unterkieferastes (Abb. 1.**18**) – hier tritt der N. alveolaris inferior (Hauptast des 3. Trigeminusastes, des N. mandibularis) in seinen knöchernen Kanal im Unterkiefer ein, versorgt die Zähne und das Zahnfleisch des Unterkiefers sensibel und tritt ventral am

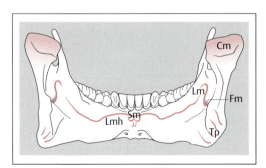

Abb. 1.**18** Schema der Mandibula, Ansicht von dorsal. Cm = Caput mandibulae, Fm = Foramen mandibulae, Lm = Lingula mandibulae, Lmh = Linea mylohyoidea, Sm = Spina mandibulae, Tp = Tuberositas pterygoidea.

- *Foramen mentale* beidseits unter dem 2. Prämolaren als N. mentalis wieder aus; seine Endäste versorgen Unterlippe und Kinnregion sensibel,
- *Foramen palatinum majus* nahe am Hinterrand des knöchernen Gaumens zwischen Os palatinum und Oberkiefer, durch das der N. palatinus major (aus dem parasympathischen Ganglion pterygopalatinum) austritt und die Region des harten Gaumens (Schleimhaut und Drüsen) versorgt,
- *Foramen incisivum* hinter den oberen Schneidezähnen, durch das der gleichnamige Nerv in die Mundhöhle austritt. Dieser N. incisivus (aus dem parasympathischen Ganglion pterygopalatinum) versorgt die vorderen Anteile der Gaumenschleimhaut und das benachbarte Zahnfleisch.

Die erforderlichen Bewegungen für Mundöffnung und Mundschluss sowie die Kaubewegungen werden durch 3 Muskelgruppen vermittelt:
- Mundbodenmuskulatur (Abb. 1.**19a**),
- Kaumuskulatur (Abb. 1.**19b**),
- mimische Muskulatur (Abb. 1.**19c**).

Die Mundbodenmuskulatur ermöglicht – abgesehen von der Schwerkraft des Unterkiefers und der anhängenden Weichteilgewebe – das aktive Öffnen des Mundes. Folgende muskuläre Untereinheiten werden differenziert: der M. mylohyoideus, der M. geniohyoideus und der Venter anterior des M. digastricus.

- Der *M. mylohyoideus* bildet den Hauptteil des Mundbodens, auch Diaphragma oris genannt. Er entspringt an der Innenfläche des Unterkiefers und zieht nach kaudal zum Zungenbeinkörper. Die Innervation erfolgt durch den gleichnamigen N. mylohyoideus, einem motorischen Ast aus dem N. mandibularis (3. Trigeminusast). Durch alleinige Kontraktion dieses Muskels würde lediglich das Zungenbein nach oben vorne gezogen. Ist dieses jedoch durch die infrahyoidale Muskulatur nach unten fixiert, bewirkt die Kontraktion eine Mundöffnung.
- Der *M. geniohyoideus* zieht von der Innenfläche des Unterkiefers in Kinnregion (Spina mentalis) ebenfalls zum Zungenbeinkörper und liegt dem M. mylohyoideus auf. Die Innervation erfolgt über motorische Äste aus dem Plexus cervicalis (C I), die über den N. hypoglossus den Mundboden erreichen. Er hat die gleiche Funktion wie der M. mylohyoideus.
- Der vordere Bauch (Venter anterior) des *M. digastricus* liegt dem M. mylohyoideus von unten auf und zieht medial vom Unterkiefer zur Zwischensehne des Digastrikus am kleinen Zungenbeinhorn. Im Gegensatz zum hinteren Bauch (N. facialis) wird dieser ebenfalls über den aus dem Trigeminus stammenden N. mylohyoideus innerviert. Bei Kontraktion unterstützt er die oben genannten Funktionen der Mundbodenmuskulatur.

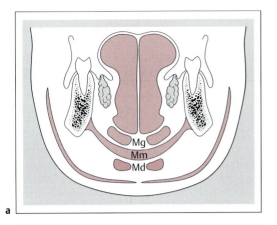
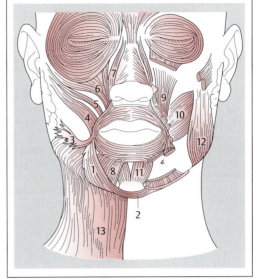
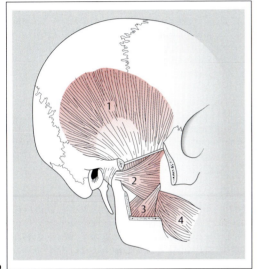

Abb. 1.19 a Schema des Mundbodens, Frontalschnitt. Mg = M. geniohyoideus, Mm = M. mylohyoideus, Md = M. digastricus, Venter anterior.
b Kaumuskulatur (nach Feneis H: Anatomisches Bildwörterbuch. H.Feneis, Hrsg., Thieme Verlag Stuttgart, 1974, S. 81 B). 1 = M. temporalis, 2 = M. pterygoideus lateralis, 3 = M. pterygoideus medialis, 4 = M. buccinator
c Mimische Muskulatur (nach Feneis H: Anatomisches Bildwörterbuch. H.Feneis, Hrsg., Thieme Verlag Stuttgart, 1974, S.81 A). 1 = M. depressor anguli oris, 2 = N, transversus menti, 3 = M. risorius, 4 = M. zygomaticus major, 5 = M. zygomaticus minor, 6 = M. levator labii superioris, 7 = M. levator superioris alaeque nasi, 8 = M. depressor labii inferioris, 9 = M. levator anguli oris, 10 = M. buccinator, 11 = M. mentalis, 12 = M. masseter, 13 = Platysma

Die *Kaumuskulatur* ermöglicht das Schliessen der Kiefer und die zum Zerkleinern der Nahrung notwendigen Mahlbewegungen der Kiefer gegeneinander.
- Der *M. masseter* (Kaumuskel) ist beim Zubeissen gut von aussen zu erkennen. Anatomisch wird er in 2 Teile aufgeteilt, einen oberflächlichen (Pars superficialis) und einen tiefen Teil (Pars profunda). Der oberflächliche Teil entspringt an den vorderen zwei Dritteln des Jochbogen-Unterrands, zieht nach hinten unten und setzt nahe dem Kieferwinkel an der Aussenfläche des Unterkiefers (Tuberositas masseterica) an. Der tiefe Teil entspringt an den hinteren zwei Dritteln der Jochbogen-Innenfläche, zieht senkrecht nach unten und setzt am aufsteigenden Kieferast bis herauf zum Processus coronoideus an. Innerviert wird der Masseter durch den N. massetericus aus dem N. mandibularis (3. Trigeminusast).
- Der *M. temporalis* (Schläfenmuskel) ist ein breitgefächerter Kaumuskel, der am Planum temporale

sowie der Fascia temporalis entspringt und konvergierend zum Processus coronoideus des Unterkiefers abwärtszieht. Er wird ebenfalls durch Äste aus dem N. mandibularis (Nn. temporales profundi) motorisch versorgt. Neben dem Anheben des Unterkiefers ermöglicht der Schläfenmuskel auch das Rückführen des Unterkiefers.

- Der *M. pterygoideus lateralis* (äusserer Flügelmuskel) entspringt zum einen von der Crista infratemporalis (Aussenfläche des grossen Keilbeinflügels) und zum anderen von der Aussenfläche der Lamina lateralis des Flügelfortsatzes (Processus pterygoideus), verläuft horizontal nach hinten und setzt am Unterkieferköpfchen (Fovea pterygoidea) und am Kiefergelenk (Discus articularis) an. Innerviert wird er über den gleichnamigen N. pterygoideus lateralis, ebenfalls aus dem N. mandibularis. Wie aus dem Muskelverlauf zu ersehen, zieht der M. pterygoideus lateralis den Unterkiefer nach vorne.
- Der *M. pterygoideus medialis* (innerer Flügelmuskel) entspringt in der Fossa pterygoidea (zwischen den beiden Blättern des Flügelfortsatzes) des Keilbeins, zieht nach hinten unten und setzt an der Innenfläche des Unterkieferwinkels (Tuberositas pterygoidea) an. Hier steht er durch einen Sehnenstreifen mit dem M. masseter in Verbindung. Die Innervation erfolgt durch den gleichnamigen N. pterygoideus medialis, ebenfalls aus dem N. mandibularis. Funktionell unterstützt dieser Muskel den Masseter und den M. temporalis beim Kieferschluss.

Teile der *mimischen Muskulatur* beeinflussen die Mundöffnung, die Kaufunktion und im Zusammenspiel mit der Zunge die Beförderung der Nahrung. Daher soll kurz auf die wichtigsten Muskeln eingegangen werden.
Im Gegensatz zu den Kaumuskeln, die entwicklungsgeschichtlich dem 1. Viszeralbogen entstammen und daher eintheitlich vom N. trigeminus innerviert werden, wird die mimische Muskulatur vom N. facialis versorgt (embryologisch 2. Viszeralbogen). Umgrenzt wird die Mundöffnung durch den *M. orbicularis oris*. Durch eine enge Verbindung mit der darüberliegenden Haut und anderen Nachbarstrukturen ermöglicht er die vielfältigen Verformungen, zu denen die Lippen in der Lage sind.
Kleinere Muskelstrukturen setzen an den Lippen an und erweitern die mimischen Möglichkeiten der Mundregion (M. depressor anguli oris, M. depressor labii inferioris, M. risorius, M. levator labii superioris alaeque nasi, M. levator labii superioris, Mm. zygomaticus minor und major, M. levator anguli oris). Grundlage der Wange bildet der *M. buccinator*, der sich von der bindegewebigen Verbindung zwischen Unterkiefer und Keilbein (Raphe pterygomandibularis) und vom Alveolarfortsatz der letzten Molaren des Ober- und Unterkiefers nach ventral zum Mundwinkel und zum M. orbicularis oris erstreckt. Er bestimmt die Weite des Mundvorhofs (Raum zwischen Zahnreihen und Wangen bzw. Lippen) und bringt so die Speiseanteile, die beim Kauen in den Mundvorhof gleiten, wieder auf die Kauflächen.

Eine sowohl für die Nahrungsaufnahme, aber auch für die Kommunikation besonders wichtige Struktur der Mundhöhle ist die Zunge. Durch ihre extreme Beweglichkeit ermöglicht sie, die durch die Zähne zerkleinerte Nahrung mit Speichel zu vermengen, zu einem Bolus zu formen und so in den Mundrachen zu transportieren, dass dort durch Auslösen des Schluckreflexes der rasche Weitertransport in die Speiseröhre erfolgen kann. Für die Bildung der Vokale ist die Stellung der Zunge im Mund und dadurch bedingt auch die Weite des Resonanzraumes im Pharynx entscheidend, auch für die Formung verschiedener Konsonanten spielt die Stellung der Zunge zum weichen und harten Gaumen sowie den Zahnreihen und den Lippen eine wichtige Rolle.

Die Zunge wird in der anatomischen Nomenklatur in 3 Teile untergliedert:

- die dem Mundboden aufgelagerte, vor dem Kehldeckel gelegene Zungenwurzel (Zungengrund, Radix linguae),
- die frei bewegliche Zungenspitze (Apex linguae),
- den dazwischenliegenden Zungenkörper (Corpus linguae).

Die Zungenbinnenmuskulatur ist durch eng verwobene, in unterschiedlicher räumlicher Orientierung angeordnete Muskelstränge gekennzeichnet (Mm. longitudinalis superior und inferior, M. transversus linguae, M. verticalis linguae), zusätzlich strahlen von den benachbarten knöchernen Haltestrukturen Muskelzüge in den Zungenkörper.

- Der *M. genioglossus* erstreckt sich von der Innenfläche des Unterkiefers (Spina mentalis) fächerförmig von der Zungenspitze bis zum Zungengrund. Er zieht die Zunge nach vorn bzw. kinnwärts.
- Der *M. hyoglossus* entspringt am Zungenbeinkörper und am grossen Zungenbeinhorn und strahlt seitlich in die Zunge ein. Er zieht den Zungengrund nach hinten und unten.
- Der *M. chondroglossus* verläuft ähnlich, er entspringt jedoch am kleinen Zungenbeinhorn.
- Der *M. styloglossus,* der vom Processus styloideus entspringt und von oben kommend seitlich in die Zunge einstrahlt, zieht die Zunge nach hinten oben.

Die Zungenoberfläche weist einige Besonderheiten auf. Die Schleimhaut ist fest mit der darunterliegenden Bindegewebsplatte (Aponeurosis linguae) verwachsen, dadurch wird das Ansetzen der Zungenbinnenmuskulatur erleichtert. In Zungenmitte verläuft eine mediane Längsfurche (Sulcus medianus linguae), auch vertikal ist die Zunge durch ein bindegewebiges Septum linguae kompartimentiert. Am Übergang zwischen Zungengrund und Zungenkörper sitzt median eine kleine Vertiefung, das Foramen caecum, ein entwicklungsgeschichtliches Überbleibsel des Ductus thyroglossus (hier hat sich die Schilddrüsenanlage eingesenkt).

In die Schleimhaut integriert finden sich verschiedene Schleimhautformationen, die *Zungenpapillen*, mit unterschiedlichen Anordnungen und Funktionen.

Die zahlreichen fadenförmigen *Papillae filiformes* geben der Zungenoberfläche ihr samtartiges Aussehen. Sie sind an ihrer Oberfläche verhornt und haben ausschliesslich mechanische Aufgaben (Festhalten der Nahrung). An der Zungenspitze und am Zungenrand finden sich kleine pilzförmige Papillen, *Papillae fungiformes*, in die Geschmacksknospen eingelagert sind. Die *Papillae foliatae*, Blätterpapillen, sind am hinteren seitlichen Zungenrand als faltenartige, durch Furchen getrennte Erhebungen zu finden und enthalten ebenfalls zahlreiche Geschmacksknospen. Im Übergangsbereich zwischen Zungenkörper und Zungengrund sind die grössten Papillen, die *Papillae vallatae*, v-förmig (Spitze weist zum Foramen caecum) angeordnet. Sie ragen ringförmig über das umgebende Epithel hinaus, in die ringgrabenähnlichen Vertiefungen sind zahlreiche Geschmacksknospen eingelassen.

Die arterielle Gefässversorgung der Zunge erfolgt durch die A. lingualis, dem zweiten vorderen Ast der A. carotis externa. Der venöse Abfluss verläuft entsprechend als V. lingualis, die direkt oder via V. facialis in die V. jugularis interna mündet. Die Versorgung mit Lymphgefässen ist ausserordentlich dicht. Der Abfluss erfolgt entweder nach ventro-kaudal in die submentalen Lymphknoten oder seitlich in die submandibulären Lymphknoten, teilweise jedoch auch direkt in die tiefen Halslymphknoten entlang der V. jugularis interna. Zu beachten ist, dass durch die innige Verflechtung der Lymphgefässe und die enorme Beweglichkeit der Zunge der Lymphabfluss auch auf die kontralaterale Seite erfolgt.

Die nervale Versorgung der Zunge umfasst 3 Funktionen:
1. motorische Versorgung der Zungenmuskulatur,
2. sensorische Versorgung der Oberfläche,
3. sensorische Geschmacksfunktion.

ad 1: Alle Zungenmuskeln werden vom N. hypoglossus motorisch versorgt. Dies bedeutet im Falle einer Nervenläsion den Ausfall aller Zungenmuskeln, was funktionell ungünstig ist. Während bei einer einseitigen Läsion durch die gesunde Seite und die unterstützende Funktion der Mundbodenmuskulatur rasch eine Kompensation erzielt werden kann, bringt ein beidseitiger Ausfall des N. hypoglossus extreme Probleme sowohl für die Atmung (Rückfall des Zungengrunds) wie auch für das Schluckvermögen (fehlende Bolusbildung).

ad 2: Sensibel wird die Zungenoberfläche durch den N. glossopharyngeus (hinteres Zungendrittel, siehe Oropharynx) und durch den N. lingualis versorgt. Der N. lingualis entspringt unterhalb des Foramen ovale dem N. mandibularis, verläuft zwischen dem M. pterygoideus medialis und dem M. pterygoideus lateralis und zieht bogenförmig in den Mundboden. Besonders gefährdet ist er im Bereich der unteren Weisheitszähne, wo er direkt unter der Schleimhaut verläuft. Er versorgt die vorderen zwei Drittel der Zunge und die Mundbodenregion sensibel.

Der N. glossopharyngeus tritt mit dem N. vagus und dem N. accessorius durch das Foramen jugulare und zieht von hier schräg hinter dem M. stylopharyngeus nach kaudal zum Pharynx, wo er einen Teil der Schlundmuskulatur motorisch versorgt. Die sensiblen Äste versorgen die Rachenschleimhaut, die Tonsillen und das hintere Zungendrittel.

ad 3: Sowohl der N. lingualis wie auch der N. glossopharyngeus führen Geschmacksfasern mit sich, die die oben erwähnten Geschmacksknospen in den Zungenpapillen versorgen. Der Geschmackssinn ist in der Lage, 4 verschiedene Geschmacksqualitäten zu differenzieren: süss, salzig, sauer und bitter. Alle anderen, als besonderer Geschmack empfundenen Wahrnehmungen kommen durch Mischung mit der Geruchswahrnehmung zustande. Manche Papillen können nur eine Geschmacksempfindung vermitteln, andere mehrere. Süss wird vorwiegend an der Zungenspitze wahrgenommen, salzig und sauer am Zungenrand, bitter in den Papillae vallatae am Übergang zum Zungengrund.

Die Schleimhaut der Mundhöhle enthält darüber hinaus zahlreiche Schleim- und Speicheldrüsen. Neben den sogenannten kleinen Speicheldrüsen (Glandulae labiales, buccales, palatinae, linguales) münden auch die grossen Kopfspeicheldrüsen in den Mundraum. Der Ausführungsgang der Ohrspeicheldrüse (Glandula parotis), die prä- und subaurikulär der Kaumuskulatur aufgelagert ist, zieht vor dem Vorderrand des M. masseter durch den M. buccinator und mündet neben dem zweiten oberen Molaren in die Mundhöhle.

Im Mundboden findet sich der Ausführungsgang von Glandula submandibularis und Glandula sublingualis. Neben der median liegenden Schleimhautfalte von der Zunge zum Mundboden, dem Frenulum linguae, erhebt sich rechts und links die warzenförmige Caruncula sublingualis. In ihr mündet der Ausführungsgang der Glandula submandibularis (Wharton-Gang) und der Hauptausführungsgang der Glandula sublingualis. Während die Glandula sublingualis innen der Mundbodenmuskulatur aufliegt und somit

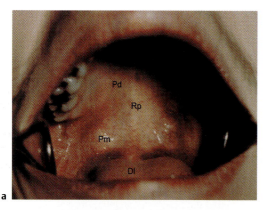

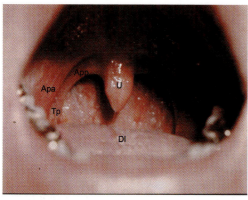

Abb. 1.**20**a u. b Inspektionsbefund Mundhöhle a Mundhöhle, Gaumen. Pd = Palatum durum (harter Gaumen), Pm = Palatum molle (weicher Gaumen), Rp = Raphe palati (mediane Schleimhautleiste), Dl = Dorsum linguae. b Mundhöhle, Gaumenbögen. Apa = Arcus palatoglossus (vorderer Gaumenbogen), Tp = Tonsilla palatina (Gaumenmandel), App = Arcus palatopharyngeus (hinterer Gaumenbogen), U = Uvula (Zäpfchen), Dl = Dorsum linguae (Zungenrücken).

Die Mundhöhle ist einer *Inspektion* gut zugänglich, bei der Untersuchung sollte darauf geachtet werden, alle anatomischen Unterbezirke bewusst zu begutachten. So dürfen auch Mundvorhof und Zähne sowie der Mundboden durch Heben der Zungenspitze nicht vergessen werden.

Die Zungenoberfläche gibt nicht selten Hinweise auf Systemerkrankungen. Die Zungenmotilität wird ebenso geprüft wie die Beweglichkeit des Gaumens. Auch die Ausführungsgänge der Speicheldrüsen sollten inspiziert werden. Auf die Bewegung des Unterkiefers beim Öffnen und Schliessen des Mundes muss geachtet werden.
Die *Palpation* spielt eine wichtige Rolle zur Beurteilung von krankhaften Prozessen, insbesondere wenn es um eine Infiltration durch solche Veränderungen geht.
In allen Fällen, bei denen Inspektion und Palpation für eine sichere Beurteilung nicht ausreichen, muss die notwendige Information über *bildgebende Verfahren* (Ultraschall, Röntgenaufnahmen, Computertomographie, Magnetresonanztomographie) gewonnen werden.

Bezug zur Intubation

Da die allermeisten Intubationen auf orotrachealem Weg erfolgen, ist die Kenntnis der speziellen Anatomie der Mundhöhle für die erfolgreiche Intubation wichtig.

Neben einer ausreichenden Mundöffnung kommt natürlich der Zunge eine wichtige Bedeutung zu. So kann z. B. eine einfache Hyperplasie des Tonsillengewebes am Zungengrund die Sicht auf und den Zugang zum Kehlkopfeingang erheblich behindern.

Besonders bei tumorösen Prozessen muss man sich ein Bild von der Beweglichkeit und der Infiltration des Tumors machen, bei exophytischen Geschwülsten ist zu berücksichtigen, dass bereits beim Einführen des Intubationsspatels Blutungen auftreten können, die eine für die Intubation ausreichende Sicht verhindern. Bei entzündlichen Prozessen, wie z. B. von der Tonsillenloge ausgehenden Abszessen, behindert nicht nur die eingeschränkte Mundöffnung, sondern auch das häufig ausgedehnte Begleitödem. Im Falle von Traumata kann eine Hämatombildung rasch zu einem Verlegen der Atemwege führen.

direkt unter der Schleimhaut im Mundboden zu liegen kommt, ist die Glandula submandibularis aussen dem M. mylohyoideus aufgelagert. Der Ausführungsgang schlingt sich, begleitet von Drüsensubstanz, um den Hinterrand des M. mylohyoideus und zieht dann im Mundboden bis zur Caruncula sublingualis.

Untersuchungsmethoden der Mundhöhle
(Abb. 1.**20**a und **b**)

Anamnese: Zu achten ist auf Schmerzen, Schluckstörungen, Geschmacksstörungen, Foetor ex ore, Speichelfluss, Mundtrockenheit und Störungen der Mundöffnung.

Die Mundhöhle 19

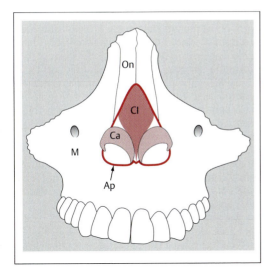

Abb. 1.21 Skelett der Außennase. Cl = Cartilago nasi lateralis (Seitenknorpel), Ca = Cartilago alaris major (Nasenflügelknorpel), Ap = Apertura piriformis (knöcherne Nasenöffnung: zu zwei Dritteln von der Maxilla gebildet, das obere Drittel vom On = Os nasale), M = Maxilla (Oberkiefer).

Die Nase

Anatomische Strukturen und physiologische Aufgaben

Nachdem bereits in der 10. Embryonalwoche die komplette Trennung von Nase und Mund vollzogen ist, kommen der Nase bzw. den in ihr lokalisierten Unterstrukturen verschiedene Funktionen zu.

Die äussere Öffnung der Nase wird durch ihre knöchernen und knorpeligen Strukturen bestimmt (Abb. 1.21). Die knöcherne Öffnung, die Apertura piriformis, wird durch die Ausformung von Oberkiefer (Maxilla) und Nasenbein (Os nasale) beider Seiten festgelegt. Diese sind in der Mittellinie vereint. Rechte und linke Nasenhaupthöhle werden durch das knorpelige (Cartilago septi nasi) und knöcherne (Vomer und Lamina perpendicularis ossis ethmoidalis) Septum getrennt. Die indviduelle Anatomie des Nasenseptums zeigt, dass es eher selten als strikte Medianstruktur zu finden ist. Häufig weist es Ausziehungen (Bodenleisten, Spornbildungen), Verbiegungen, eine geburtstraumatisch bedingte Subluxation oder anderweitig traumatisch bedingte Verformungen bis hin zum völligen Septumquerstand auf, die die Passage nicht nur für die Atemluft, sondern auch für einen einzuführenden Beatmungstubus behindern.

Die Form der Nasenlöcher (Nares) als sichtbare Nasenöffnung wird jedoch wesentlich durch die knorpeligen Stützstrukturen, v. a. die beiden Nasenflügelknorpel (Cartilago alaris major), aber auch durch die beiden Lateralknorpel (Cartilago nasi lateralis) bestimmt. Die anatomischen Varianten dieser Strukturen bestimmen das äussere Bild der Nase, wobei auch rassenspezifische Unterschiede bekannt sind. Der Unterrand der Seitenknorpel schiebt sich meist etwas unter die Flügelknorpel und begrenzt (als innere Nasenklappe bezeichnet) den Übergang vom Nasenvorhof (haaretragendes Plattenepithel) in die Nasenhaupthöhle (Flimmerepithel tragende Schleimhaut). In der Nasenhaupthöhle erfolgen Erwärmung, Anfeuchtung und Filterung der Atemluft, physiologisch wichtige Funktionen, die die tieferen Atemwege schützen. Um diese Funktionen zu ermöglichen, ist die Nase mit einer Flimmerepithel tragenden und zahlreiche Becherzellen und Schleimdrüsen enthaltenden Schleimhaut ausgekleidet. Auf den oberflächlichen Sekretfilm gelangte Partikel werden durch die Zilien des Flimmerepithels in den Nasenrachen befördert (Passagezeit bei intaktem Flimmerepithel etwa 20 min). Eine gesunde Nase ist in der Lage, im Rahmen der nasalen Luftpassage eine Wasserdampfsättigung mit einer Erwärmung auf etwa 33° Celsius bis zum Erreichen des Nasenrachens zu bewerkstelligen; bis zu 70 % der in der Luft enthaltenen Staubpartikel werden vom Nasenschleim gebunden. Die für diese enorme Leistung erforderliche grosse Schleimhautfläche wird durch die Nasenmuscheln erreicht (Abb. 1.22), die in die Nasenhaupthöhle ragen und zu einer erheblichen Einengung des freien Lumens beitragen. Für die Durchgängigkeit der Nase ist v. a. die untere Nasenmuschel (Concha nasalis inferior) von Bedeutung. Die von der seitlichen Nasenwand in das Lumen ragende knöcherne Muschel ist nicht nur von Flimmerepithel bedeckt,

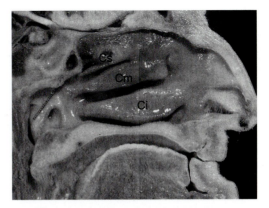

Abb. 1.22 Nasenhöhle, anatomisches Präparat.
Cs = Concha nasalis superior (obere Nasenmuschel),
Cm = Concha nasalis media (mittlere Nasenmuschel),
Ci = Concha nasalis inferior (untere Nasenmuschel).

sondern weist submukös einen ausgeprägten muskelstarken Venenplexus auf, der über arteriovenöse Anastomosen verfügt und als Schwellkörper wirkt. Gesteuert über das vegetative Nervensystem (Nervenendigungen von Sympathikus und Parasympathikus im Schwellgewebe) weisen die Muscheln einen stark schwankenden Schwellungszustand auf. Im zirkadianen Nasenzyklus wird die Durchgängigkeit jeder Nasenseite anhand von Temperatur, Luftfeuchtigkeit und körperlicher Belastung gesteuert. So wechselt die Durchgängigkeit von rechter und linker Seite im Abstand weniger Stunden, dies soll u. a. auch der Regeneration der Schleimhaut dienen. Aufgrund des physiologischen Schwellungszustands der Muscheln kann die Nasenhaupthöhle normalerweise nicht komplett eingesehen werden, so dass zur sicheren Befunderhebung prinzipiell ein Abschwellen der Nasenmuscheln erforderlich ist. Die weiter kranial liegende mittlere Nasenmuschel ist Teil des Siebbeines (Os ethmoidale), einem grossen individuellen Schwankungen unterworfenen Knochenzellsystem. Der Kopf der mittleren Nasenmuschel begrenzt von medial her die Ausführungsgänge von Kieferhöhle, Siebbeinzellsystem und Stirnhöhle. Die kleine obere Nasenmuschel ist ebenfalls Teil des Siebbeines und inseriert an der frontalen Schädelbasis. Sie gehört zur Regio olfactoria der Nase, einem begrenzten Schleimhautbezirk am Dach der Nasenhöhle und an den obersten Abschnitten des knöchernen Nasenseptums, der das Riechepithel enthält. Die in die Nase aufgenommene Luft wird durch die Anordnung der Nasenmuscheln so verwirbelt, dass ausreichend Zeit für Reinigung, Anwärmung und Anfeuchtung besteht und gleichzeitig die enthaltenen Riechstoffe an das Riechepithel in den obersten Nasenabschnitten gelangen können. Der Hauptluftstrom bewegt sich dabei zwischen unterer und mittlerer Nasenmuschel.

Gefäss- und Nervenversorgung

Das Naseninnere wird sowohl von Ästen der A. carotis externa wie auch der A. carotis interna versorgt (Abb. 1.23). Aus dem stärksten Endast der A. carotis externa, der A. maxillaris, entspringt die A. sphenopalatina. Diese zieht durch das gleichnamige Foramen in die Nasenhaupthöhle und verzweigt sich dort in verschiedene Endäste (Aa. nasales posteriores, laterales et septi), die die Schleimhäute der Nasenhaupthöhle und die Schwellkörper der Nasenmuscheln versorgen. Das Gefäss kann bei besonderer Disposition auch ohne nennenswerte Traumata rupturieren und dann Ursache von heftigem Nasenbluten sein. Wesentlich häufiger treten jedoch Blutungen am vorderen Abschnitt des Nasenseptums auf, dem sogenannten Locus Kiesselbachii, da hier die Gefässe im Schleimhautniveau verlaufen und diese

Region Prädilektionsort für Schleimhautschäden jeglicher Art ist (Entzündungen, v. a. Schleimhautveränderungen durch zu trockene Umgebungsluft: „Rhinitis sicca anterior"). Die kranialen, schädelbasisnahen Abschnitte der Nase werden durch Äste aus der A. ethmoidalis anterior und der A. ethmoidalis posterior versorgt. Diese entspringen innerhalb der Orbita aus der A. ophthalmica (Ast der A. carotis interna), treten durch die gleichnamigen Foramina durch die mediale knöcherne Wand der Augenhöhle (Lamina papyracea) und ziehen von lateral nach medial über die frontale Schädelbasis (meist in einem hauchdünnen knöchernen Kanal, jedoch z. T. auch ohne knöcherne Bedeckung). Der venöse Abfluss verläuft parallel zu den versorgenden Arterien.

Die sensible Innervation des Naseninneren erfolgt über Äste des N. trigeminus (aus dem 1. und 2. Ast), darüberhinaus werden die Schwellkörper der Nasenmuscheln und die Drüsen der Nasenschleimhaut von Fasern des Sympathikus und des Parasympathikus versorgt. Eine sympathische Stimulation führt zu einer Schleimhautabschwellung und Reduktion der Sekretion, eine parasympathische Stimulation verstärkt die Schleimhautkongestion und auch die Sekretabsonderung. Über die enge nervale Verschaltung zwischen sensiblen Trigeminusästen und Sympathikus und Parasympathikus laufen verschiedene Reflexe wie z. B. Nies- oder Tränenreflex, aber auch die tieferen Abschnitte der Luftwege können über solche Reflexe beeinflusst werden (nasopulmonaler Reflex: Veränderung der Lungencompliance, nasobronchialer Reflex: Veränderung des Bronchialwiderstandes, nasokardialer Reflex: Veränderung der Pulsfrequenz).

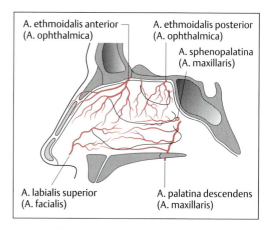

Abb. 1.23 Blutversorgung der Nasenhöhle über die A. carotis externa (A. facialis, A. maxillaris) und A. carotis interna (A. ophthalmica).

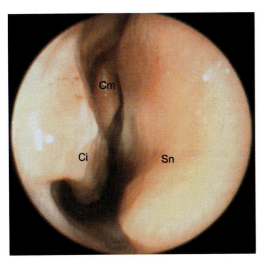

Abb. 1.24 Endoskopisches Bild am Naseneingang (rechte Seite von vorn). Sn = Septum nasi (Nasenscheidewand), Ci = Concha nasalis inferior (untere Nasenmuschel), Cm = Concha nasalis media (mittlere Nasenmuschel).

Untersuchungsmethoden der Nase
(Abb. 1.24)

Anamnese: Zu achten ist auf eine Behinderung der Nasenatmung (ein-/beidseitig, tageszeitabhängig, berufliche Noxen, Begleitsymptome wie Niesreiz, Sekretion, tränende Augen etc.), pathologische Sekretion (wässrig, schleimig, eitrig, blutig), Formveränderungen, Geruchswahrnehmung und Schmerzen (Lokalisation, Zeitpunkt, Dauer und Art, Begleitsymptome).

Die äussere *Inspektion* der Nase erlaubt nur beschränkte Rückschlüsse auf die Verhältnisse im Naseninneren. Die vermeintlich weitere grosse und breite Nase kann durch Variationen an Nasenseptum und Nasenmuscheln genauso eng sein wie eine kleine oder schmale Nase. Eine Beurteilung der Engstelle am Naseneingang (Nasenklappe: Winkel zwischen Nasenseptum und Lateralknorpel, s.o.) kann durch ein Anheben der Nasenspitze erfolgen. Eine grobe Untersuchung (vorderer bis mittlerer Septumabschnitt, Kopf der unteren Nasenmuscheln) ist mit einem Nasenspekulum ohne Abschwellen der Schleimhäute möglich.

Für eine vollständige Untersuchung ist ein Abschwellen (sympathomimetisch wirkende Nasentropfen) und wenn möglich eine Schleimhautanästhesie (z.B. Lidocain-Spray) erforderlich. Neben der Form der endonasalen Strukturen werden Zustand der Schleimhaut (Entzündung, Polypenbildung, Borkenbildung, Granulationen etc.) und Absonderung von pathologischem Sekret insbesondere aus den Nebenhöhlenostien beurteilt.

Röntgenologisch bietet die okzipito-dentale Aufnahme als HNO-Standardaufnahme ausreichend Übersicht über die knöchernen Strukturen und insbesondere die Nasennebenhöhlen (Ausnahme Siebbeinzellen). Entzündliche Schleimhautschwellungen bis hin zur kompletten Verschattung einer Nebenhöhle können gut erkannt werden. Bei speziellen Fragestellungen ist die Computertomographie Standard geworden (axiale und koronare Schichtführung). Zur Beurteilung der Weichteilverhältnisse kann eine Kernspintomographie erforderlich sein.

Der Wert der *Ultraschalluntersuchung* für die Beurteilung der Nase und der Nasennebenhöhlen ist umstritten, allenfalls zur Beurteilung der Kieferhöhlen (akute Entzündung, Verlaufskontrollen nach konservativer Therapie) kommt der Ultraschall noch routinemässig zum Einsatz.

Die *Funktionsprüfungen* der Nase umfassen Rhinomanometrie (quantitative Bestimmung der Luftdurchgängigkeit), akustische Rhinometrie (Bestimmung der endonasalen Querschnittsflächen durch Schallreflexion) sowie Riechprüfungen (subjektive Riechprüfung: Präsentation von Riechreizstoffen und Gefühlsreizstoffen, objektive Riechprüfung: Ableitung von Nervenpotentialen).

Bezug zur Intubation

Bei speziellen Eingriffen in der Mundhöhle oder an Ober- und Unterkiefer, aber auch bei einer Langzeitbeatmung kann eine Intubation über die Nase notwendig werden. Im Prinzip sollte vor einer nasalen Intubation eine endoskopische Untersuchung der Nase nach Abschwellen erfolgen, um vermeidbare Schäden beim Vorschieben des Tubus in den Nasenrachen zu vermeiden. Alternativ dazu kann die Inspektion der Nase im Rahmen der nasalen Intubation erfolgen, wenn diese mit einem flexiblen Endoskop vorgenommen wird. In der Regel liegt der Tubus zwischen unterer und mittlerer Nasenmuschel (günstiger Krümmungsradius).

Durch diese Tubuslage kommt es in kürzester Zeit zu einer Beeinträchtigung im Abflusssystem der Nasennebenhöhlen, welche berücksichtigt werden sollte.

Zu bedenken sind folgende Schädigungen:
akut:
- Einreissen der Schleimhaut mit nachfolgender Blutung,

- Verletzung oder Teilablösung einer Nasenmuschel,
- Verletzung des knorpligen oder knöchernen Nasenseptums,
- Abscheren von Schleimhautüberschüssen oder Nasenpolypen mit Verlegung von Tubus oder Luftwegen,
- selten eine Läsion einer oberflächlich verlaufenden A. sphenopalatina mit kräftiger arterieller Blutung,
- die theoretisch denkbare Verletzung der Orbita oder der frontalen Schädelbasis bei Vorliegen anatomischer Besonderheiten;

bei längerer Tubuslage:
- Druckschädigung an den Nasenknorpeln (v. a. im Bereich der Kolumella des Nasenseptums und dem Nasenflügelknorpel), die in kurzer Zeit zu einer Begleitinfektion führen und bleibende Formveränderungen und Funktionsstörungen verursachen können, auf die Wahl der richtigen Tubusstärke, eine rechtzeitige Antibiose, eine schonende Tubusbefestigung und lokale Pflege (tägliche Inspektion!) ist zu achten,
- Ausbildung einer floriden Nebenhöhleninfektion – innerhalb weniger Tage ist mit der Ausbildung einer Sinusitis zu rechnen, eine rechtzeitige antibiotische Abschirmung ist daher zu empfehlen.

Hindernisse für eine nasale Intubation:
- knorplige oder knöcherne Deviationen oder Leistenbildungen am Nasenseptum (häufig),
- hyperplastische Nasenmuscheln,
- posttraumatische Verengungen (v. a. nach komplexen Mittelgesichtsfrakturen),
- Fehlbildungen im Bereich des Naseninneren wie z. B. eine Choanalstenose/-atresie,
- Fehlbildungen bis hin zur Meningozele oder Meningoenzephalozele,
- Nasenschleimhautveränderungen (akute Entzündungen, Polyposis nasi, borkige Rhinitis sicca, Morbus Wegener, Morbus Osler),
- tumoröse Formationen (z. B. Nasenrachenfibrom, Papillome, Malignome).

Der Nasenrachen (Nasopharynx = Epipharynx)

Anatomische Strukturen und physiologische Aufgaben

Der Pharynxschlauch stellt sich anatomisch als dorsolateral einheitlich aufgebauter Muskelschlauch dar, dessen vornehmliche Aufgabe es ist, Nahrung und Speichel in den Ösophagus weiterzuleiten. Die ventralen Öffnungen zu den Nasenhöhlen über die Choanen und zur Mundhöhle über den Isthmus faucium sowie die funktionell besonders bedeutende Aufhängung des Kehlkopfes im unteren Teil des Schlunds machen jedoch die gängige Unterteilung des Pharynx in die 3 Kompartimente Nasopharynx (= Epipharynx), Oropharynx (= Mesopharynx) und Hypopharynx sinnvoll (s. Abb. 1.16).

Der Nasopharynx ist dabei durch folgende Begrenzungen definiert (vgl Abb. 1.25):
- ventral: Choanen mit Septumhinterkante, Rückfläche des weichen Gaumens,
- kranial: Schädelbasis (Clivus) am Rachendach mit aufgelagerter Rachenmandel,
- lateral: Pharynxseitenwand bis in Höhe des Übergangs zwischen hartem und weichem Gaumen, enthält die Tubenöffnung und die Rosenmüller-Grube,
- dorsal: Rachenhinterwand bis in Höhe des Überganges zwischen hartem und weichem Gaumen.

Dem Nasenrachen kommt wegen der Verbindung zum Mittelohr über die Tuba Eustachii und dem funktionellen Abschluss des Nasenraums beim Schluckvorgang eine wichtige Funktion zu.

Die Choanen stellen die Öffnungen der jeweiligen Nasenhaupthöhle zum Nasenrachen dar. Begrenzt werden die Choanen medial von der Hinterkante des knöchernen Septums, dem Vomer, ventral vom knöchernen Gaumen, dem Os palatinum, lateral von der Lamina medialis des Flügelfortsatzes des Keilbeins (Processus pterygoideus) und kranial vom Keilbeinkörper (Clivus).

Auch im Nasenrachen ist die Schleimhaut mit Flimmerepithel und Becherzellen versehen, die von der Nase in den Nasenrachen transportierten Staubpartikel werden weiter in den Oropharynx befördert und dann geschluckt.

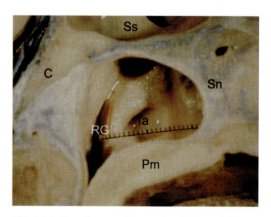

Abb. 1.25 Nasopharynx im anatomischen Präparat. Sn = Septum nasi (Nasenscheidewand), Pm = Palatum molle (weicher Gaumen), Ss = Sinus sphenoidalis (Keilbeinhöhle), C = Clivus, Ta = Tuba auditiva, RG = Rosenmüller Grube

Der Nasenrachen (Nasopharynx = Epipharynx)

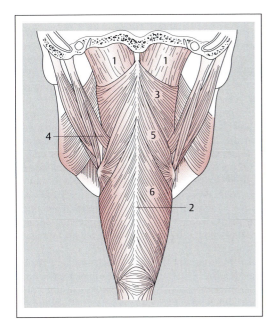

Abb. 1.26 Schema der Schlundmuskulatur (nach Feneis H: Anatomisches Bildwörterbuch. H.Feneis, Hrsg., Thieme Verlag Stuttgart, 1974 S.118 C). 1 = Fascia pharyngobasilaris, 2 = Raphe pharyngis, 3 = M. constrictor pharyngis superior, 4 = M. stylopharyngeus, 5 = M. constrictor pharyngis medius, 6 = M. constrictor pharyngis inferior.

Die Schlundmuskulatur lässt sich in eine innere Ringmuskulatur (Schlundschnürer oder Konstriktoren) und eine äussere Längsmuskulatur (Schlundheber oder Levatoren) unterteilen (Abb. 1.26). Die Ringmuskulatur vereinigt sich über die gesamte Länge des Pharynxschlauches dorsal in Form der kräftigen bindegewebigen Raphe pharyngis und wird anatomisch und funktionell ebenfalls in 3 Etagen eingeteilt: die Mm. constrictor pharyngis superior, constrictor pharyngis medius und constrictor pharyngis inferior.

Die Muskelfasern der Schlundmuskulatur verlaufen nicht rein zirkulär, sondern schräg von dorsal kranial nach ventral kaudal. Der M. constrictor pharyngis superior wird vom Plexus pharyngeus innerviert, an dem Äste aus dem N. vagus, dem N. glossopharyngeus und dem Halssympathikus beteiligt sind. Hauptfunktion der Schlundschnürer ist die Kontraktion des Pharynxschlauches beim Schluckakt.

Die Levatoren (Abb. 1.26: M. stylopharyngeus: Ursprung am Processus styloideus, M. salpingopharyngeus: Ursprung am Tubenknorpel, M. palatopharyngeus: Ursprung an der Aponeurose des weichen Gaumens) ziehen von lateral nach unten, durchbrechen die Ringmuskulatur und strahlen fächerförmig in die straffe Bindegewebsmembran des Schlundschlauchs ein. Abgesehen vom M. stylopharyngeus (N. glossopharyngeus) werden auch die Levatoren vom N. vagus innerviert. Hauptfunktion der Levatoren ist das Anheben des Schlunds sowie die Unterstützung der Kehlkopfelevation beim Schluckakt (wichtig für den Kehlkopfverschluss).

Ebenso komplex ist die Anatomie der seitlichen Nasopharynxwand, insbesondere Aufbau und Funktion der Tuba auditiva, deren knorpelige Öffnung sich in die Seitenwand vorwölbt. Die für eine korrekte Mittelohrbelüftung wichtige Ventilfunktion der Tube wird neben der Rückstellkraft des hakenförmig angelegten Tubenknorpels durch muskuläre Aktionen der Gaumenmuskulatur bestimmt (M. levator veli palatini, M. tensor veli palatini). So kommt es beim Schluckakt nicht nur zu einem Abdichten des Schlunds durch die Dorsalbewegung des Gaumens und die Schnürbewegung der Schlundmuskulatur, sondern auch zu einer Öffnung der Tubenmündung durch Zug am Tubenknorpel. Hinter der Tubenöffnung liegt der Recessus pharyngeus (Rosenmüller-Grube), der besonders schwer einsehbar ist.

Die am Rachendach lokalisierte Rachenmandel (Tonsilla pharyngea) gehört zu den lymphoepithelialen Gewebeansammlungen, die in ihrer Gesamtheit als Waldeyer-Rachenring bezeichnet werden. Neben der Rachenmandel gehören dazu die beiden Gaumenmandeln (Tonsillae palatinae), die Zungenmandeln (Tonsillae linguales), die Seitenstränge an der Rachenhinterwand rechts und links sowie zahlreiche in die Schlundschleimhaut eingelassene Lymphfollikel.

Die Rachenmandel ist vor allem in den ersten Lebensjahren („immunologische Lernphase") hochentwickelt. Wegen dieser hohen Aktivität kann es zu einer Verlegung des Nasenrachens durch Mandelgewebe kommen. Dies führt zum einen zu einer behinderten Nasenatmung, die betroffenen Kinder atmen fast ausschliesslich über den Mund, was Zahnschäden und einer Fehlentwicklung des Gesichtsschädels Vorschub leistet. Darüber hinaus kommt es zu einer verstärkten Infektanfälligkeit (mangelnde Filtration, Erwärmung und Anfeuchtung der Atemluft) sowie rezidivierenden Mittelohrentzündungen, da die Mittelohrbelüftung durch die verlegte Tubenöffnung behindert wird. Daher besteht bei solchen betroffenen Kindern häufig die Indikation zur Rachelmandelentfernung (Adenotomie). Nach der hochaktiven Phase im Kindesalter atrophiert die Rachenmandel bis zum Erwachsenenalter, so dass in den meisten Fällen nur noch Reste von lymphoepithelialem Gewebe zu finden sind. Im Bereich der Mittelfurche der Rachenmandel kann auch im Erwachsenenalter eine tiefe Schleimhauttasche (Bursa pharyngea) persistieren, auch die Ausbildung einer Zyste („Tornwaldt-Zyste") ist möglich. Kommt es durch Retention von infektiösem Material zu rezidivierenden Entzündungen im Nasopharynx (überriechende Sekretion), kann die

Ausschälung dieser Tasche oder Zyste zusammen mit dem Resttonsillengewebe erforderlich werden.

Die sensible nervale Versorgung des Nasenrachens findet durch Äste des 2. Trigeminusastes aus dem Ganglion pterygopalatinum statt, die motorische Innervation der Konstriktor-Muskulatur erfolgt über den hauptsächlich vom N. vagus und dem N. glossopharyngeus dominierten Plexus pharyngeus (s.o.). Von den für die Tubenöffnung verantwortlichen Muskeln wird der M. levator veli palatini ebenfalls vom N. vagus, der M. tensor veli palatini vom N. trigeminus (Äste aus dem N. mandibularis) innerviert.

Untersuchungsmethoden (Abb. 1.27)

Anamnese: Leitsymptome pathologischer Nasenrachenprozesse sind die behinderte Nasenatmung, ein geschlossenes Näseln, die begleitende Tubenventilationsstörung mit Ausbildung eines Paukenergusses, bei Malignomen eine eitrig-blutige Sekretion sowie progrediente Hirnnervenausfälle.

Aufgrund der versteckten Lage des Nasenrachens ist die sichere *Inspektion* für den Anfänger nicht leicht. Die bisher gängige Standardmethode, das Spiegeln mit dem Epipharynxspiegel (Rhinoscopia posterior) ist im Zeitalter der Endoskopie nicht mehr ausreichend. Trotzdem kann man sich einen schnellen Überblick über die anatomischen Verhältnisse verschaffen.

Ein besonders übersichtliches Bild des Nasenrachens wird durch eine transorale Endoskopie mit einer starren 90°-Optik erzielt. Da das Instrument bis in den Rachen vorgeschoben werden muss, gelingt diese Untersuchung bei vielen Patienten nicht suffizient, weil der ausgelöste Würgereflex eine ausreichend lange Betrachtung verhindert.

In vielen Fällen wird daher der Nasenrachen durch die Nase endoskopiert. Wie erwähnt, bedarf dies eines Abschwellens und einer Anästhesie der Nasenschleimhaut (s.o.). Bei ausreichender Durchgängigkeit der Nasenhaupthöhle kann eine dünne starre 0°- oder 30°-Optik bis in den Nasenrachen vorgeschoben werden, häufiger wird jedoch eine dünne flexible Glasfaseroptik benutzt.

Die früher regelmässig durchgeführte transorale *Palpation* – eine für den Untersuchten unangenehme Prozedur – konnte durch die Möglichkeiten der endoskopischen Untersuchung weitgehend verlassen werden.

Bei allen Prozessen, die über die Schleimhautoberfläche hinausgehen, ist eine *Computertomographie* oder – bei Fragestellungen nach Weichteilprozessen – eine *Kernspintomographie* empfehlenswert. Die komplizierte Anatomie mit unmittelbarer Nachbarschaft lebenswichtiger Strukturen im Parapharyngealraum (A. carotis interna, Hirnnerven) lässt sich nur durch eine qualitativ hochwertige Schichtbildführung beurteilen. Durch Kontrastmittel kann die Abbildungsqualität weiter verbessert werden.

Die früher häufig eingesetzte seitliche *Schädelröntgenaufnahme* zeigt u.a. auch die Weichteile im Nasenrachenraum. Dies wurde bei unkooperativen Kindern zur Indikationsstellung von Adenotomien genutzt. Bei Prozessen an der Schädelbasis und im Parapharyngealraum wurde in der Regel eine axiale Schädelaufnahme angefertigt. Diese konventionellen Röntgenaufnahmen sind jedoch durch Computertomographie und Magnetresonanztomographie fast vollständig verdrängt.

Bezug zur Intubation

Auch der Nasenrachen muss bei der nasalen Intubation passiert werden.

Da Nasenboden und Pharynxschlauch in einem Winkel von 90° zueinander stehen, ist hier ein Umlenken des Tubus erforderlich. Auf der anderen Seite wird der einzuführende Tubus durch die endonasalen Strukturen (Nasenseptum und Nasenmuscheln) so in den Nasenrachen geleitet, dass er nach Passage der betreffenden Choane auf das stabile und schräg gestellte Knochenmassiv des Clivus trifft, so dass keine ernsthafte Gefahr einer Via falsa besteht.

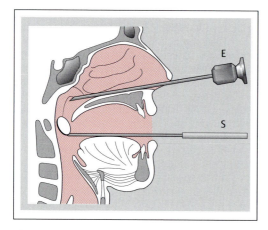

Abb. 1.27 Untersuchung des Nasopharynx transnasal mit einem starren Endoskop und transoral mit einem Spiegel. S = indirekte Spiegelung mit dem Epipharynxspiegel (Rhinoscopia posterior), E = direkte Endoskopie mit dem starren Endoskop.

Wenn die nasale Intubation nicht endoskopisch erfolgt (Vorschieben des Tubus über das liegende flexible Endoskop, kann es erforderlich sein, durch vorsichtige Drehbewegungen das Vorwärtsgleiten der angeschrägten Tubusspitze durch die Choanalöffnung zu unterstützen. Aufgelockertes oder gar blockierendes Rachenmandelgewebe kann dabei abgeschert werden und zu einer vorübergehenden Blutung führen. Dies ist aufgrund der unbedeutenden arteriellen Versorgung dieses Gewebes in der Regel nicht relevant. Der Tubenknorpel ist ebenfalls sehr stabil, so dass keine schwerwiegende Läsion der Tube zu befürchten ist. Bei einer längerfristigen nasalen Intubation muss, ähnlich wie im Bereich der Nebenhöhlen, auch im Bereich des Mittelohrs mit einer aufsteigenden Infektion gerechnet werden, da keimhaltige Sekrete am Tubus entlang in den Nasenrachen gelangen, so dass eine Keimaszension über die Tube möglich wird.

Tumoren des Nasenrachens als Passagehindernis sind selten (Nasenrachenkarzinome, Nasenrachenfibrome), erhöhte Vorsicht ist bei Schädelhirntraumata mit begleitenden Mittelgesichtsfrakturen geboten, da Frakturpsysteme auch den Karotiskanal betreffen können.

▰ Der Mundrachen (Oropharynx = Mesopharynx)

Anatomische Strukturen und physiologische Aufgaben

Der Mundrachen ist das erste gemeinsame Segment von Speise- und Luftweg und somit funktionell von besonderer Bedeutung. Die präzise anatomische Abgrenzung als separates Kompartiment fällt schwer, da durch den Übergang in den Mund, den Nasenrachen und den Hypopharynx die Grenzziehung willkürlich erscheint. Trotzdem ist zur präzisen Beschreibung von Krankheitsherden und Funktionsstörungen diese klare Definitionsbildung unerlässlich.

Der Oropharynx ist dabei durch folgende Begrenzungen definiert: (Abb. 1.**28**):
- ventral: Zungengrund hinter den Papillae vallatae (hinteres Zungendrittel) und Vallecula,
- kranial: vordere Oberfläche des weichen Gaumens mit der Uvula,
- lateral: Gaumenmandel mit Tonsillarnische und Gaumenbögen sowie seitliche Pharynxwand von Höhe des Übergangs zwischen hartem und weichem Gaumen bis in Höhe der Epiglottisspitze,
- dorsal: Rachenhinterwand von Höhe des Überganges zwischen hartem und weichem Gaumen bis in Höhe der Epiglottisspitze.

Der weiche Gaumen stellt damit den Übergang zwischen Nasen- und Mundrachen dar (Vorderfläche gehört zum Oropharynx, Rückfläche zum Nasopharynx). Als beweglicher Weichteilabschluss zum Nasenraum beim Schluckvorgang kommt der Gaumenmuskulatur eine besondere Bedeutung zu. Zu den bereits erwähnten, an der Tubenöffnung beteiligten Muskeln (M. tensor veli palatini: N. trigeminus, M. levator veli palatini: N. vagus) kommt noch der M. uvulae. Die Vorderfläche ist wie die Mundhöhle mit nicht verhornendem Plattenepithel bedeckt, das zahlreiche muköse Drüsen enthält, die Rückfläche mit dem Flimmerepithel der Nase.

Die Rückwand des Pharynx wird knöchern in Fortsetzung des Klivus durch die Halswirbelkörper begrenzt, in Höhe des Oropharynx liegen der vordere Atlasbogen sowie der Körper des 2. Halswirbels (Axis = Epistropheus; vgl. Abb. 1.**16**). Ventral befindliche pathologische Prozesse dieser beiden Halswirbel können ebenso wie ventrale Klivusprozesse auf transoralem Weg erreicht werden. Stabilisiert und zum Pharynx abgegrenzt wird die Halswirbelsäule durch Bindegewebsbänder (Membrana atlantooccipitalis anterior, Lig. longitudinale anterius) sowie den M. longus capitis und den M. longus colli.

Im Bereich des Oropharynx beschränkt sich die Schlundmuskulatur auf den Konstriktor (vgl. Abb. 1.**26**), durch den Verlauf von dorso-kranial nach ventro-kaudal kommt jedoch nicht nur eine Konstriktion, sondern auch eine Elevation (Anhebung des Larynx) zustande. Der M. constrictor pharyngis medius verläuft zwischen dem Zungenbein und der bindegewebigen Raphe pharyngis in der dorsalen Mittellinie, beide Untereinheiten (Pars chondropharyngea: Ur-

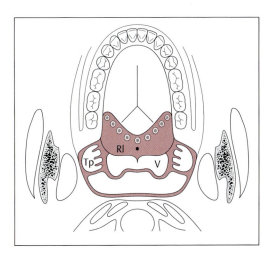

Abb. 1.**28** Schema Oropharynx (rot umrandet) axialer Schnitt. Rl = Radix linguae (Zungenwurzel = Zungengrund), Tp = Tonsilla palatina (Gaumenmandel), V = Vallecula epiglottica.

sprung am kleinen Zungenbeinhorn, Pars ceratopharyngea: Ursprung am grossen Zungenbeinhorn) werden vom Plexus pharyngeus (N. vagus) motorisch versorgt. In die Seitenwand des Oropharynx integriert ist die Gaumenmandel (Tonsilla palatina), die, wie beim Nasenrachen erwähnt, als Teil des Waldeyer-Rachenrings eine wichtige immunologische Funktion besitzt. Im Gegensatz zur Rachenmandel ist die Gaumenmandel von nicht-verhornendem Plattenepithel bedeckt. Die Gaumenmandel besitzt eine bindegewebige Pseudokapsel, die eine Verschiebung auf dem peritonsillären Gewebe ermöglicht. Durch die im Laufe des Lebens auftretenden Entzündungen des Tonsillengewebes kommt es jedoch zu einer zunehmenden narbigen Verwachsung mit diesem Bindegewebe, so dass eine Fixierung im Tonsillenbett resultiert.

Die Gefässversorgung der Tonsillen erfolgt über die A. palatina ascendens (aus der A. facialis) oder die A. pharyngea ascendens, also über den Karotis-externa-Kreislauf (vgl. Abb. 1.23). Die sensible Versorgung der Oropharynxregion übernimmt der N. glossopharyngeus, der zusammen mit dem N. vagus und dem N. accessorius mit der V. jugularis interna die Schädelbasis durch das Foramen jugulare verlässt. Die unmittelbare Nachbarschaft dieser Gefässe und Nerven zur Tonsillenloge im sogenannten Parapharyngealraum – auch die A. carotis interna verläuft hier – macht Prozesse gefährlich, bei denen eine Entzündung oder ein Tumor sich über den Pharynxschlauch hinaus ausdehnen. Auch eine Arrosion der A. carotis externa oder interna bei anlagebedingtem Verlauf entlang der Pharynxwandung infolge einer Tonsillitis und der begleitenden entzündlichen Gewebsauflockerung kann zu einem lebensbedrohenden Zwischenfall führen.

Der Lymphabfluss führt über zahlreiche Lymphgefässe aus der Tonsillenloge und der Zungengrundregion zu den Lymphknoten im oberen Venenwinkel (Einmündung von V. facialis und V. retromandibularis in die V. jugularis interna) und von hier weiter entlang der tiefen jugulären Lymphknoten. Aufgrund der hohen Lymphgefässdichte kommt es bei Tumoren des Oropharynx sehr früh zur Absiedlung regionaler Lymphknotenmetastasen.

Begrenzt wird die Tonsillenloge und damit der laterale Teil des Isthmus faucium nach ventral durch den M. palatoglossus, der den vorderen Gaumenbogen bildet und vom N. vagus innerviert wird. Bei Kontraktion hebt er den Zungengrund und senkt den weichen Gaumen, hat also Levatorfunktion. Die hintere Begrenzung der Tonsillenloge erfolgt durch den M. palatopharyngeus, der am Gaumen und dem medialen Teil des Flügelfortsatzes des Keilbeines entspringt und als Levator in die seitliche Pharynxwand einstrahlt (Innervation ebenfalls durch den N. vagus). Die ventrale untere Begrenzung des Oropharynx er-

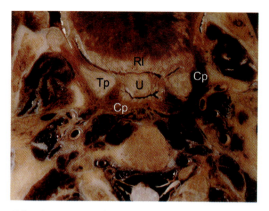

Abb. 1.29 Anatomisches Präparat Oropharynx (axialer Schnitt). Rl = Radix linguae (Zungenwurzel = Zungengrund), Tp = Tonsilla palatina (Gaumenmandel), U = Uvula (Zäpfchen), Cp = Constrictor pharyngis medius.

scheint zunächst akademisch, da das hintere Zungendrittel scheinbar willkürlich separat zum Oropharynx gerechnet wird. Funktionell gesehen ist diese Aufteilung aus 2 Gründen sinnvoll. Erstens enthält der Zungengrund ebenfalls lymphoepitheliales Gewebe, die Zungengrundtonsillen sind Bestandteil des Waldeyer-Rachenrings. Zweitens gehört der Zungengrund von der Muskelfunktion her bereits zum pharyngealen Abschnitt der Schluckstrasse (Abb. 1.29). Das Tonsillengewebe ist individuell sehr unterschiedlich ausgeprägt, nicht selten kommt es nach Entfernung der Gaumenmandeln zu einer kompensatorischen Hyperplasie der Zungengrundmandeln, die – bei entsprechender Ausprägung – erhebliche Schluckbeschwerden verursachen kann. Aufgrund des dichten und gekreuzten Lymphabflusses in diesem Areal kommt es auch bei Tumoren des Zungengrunds frühzeitig zu einer lymphogenen Metastasierung. Eine ausgeprägte Zungengrundhyperplasie kann darüberhinaus auch ein Intubationshindernis darstellen, wenn die Epiglottis durch das Tonsillengewebe so nach kaudal verlagert wird, dass der direkte Weg in den Larynx versperrt wird. Unmittelbar hinter der Reihe der Papillae vallatae (definierte Grenze zwischen Mundhöhle und Oropharynx) liegt median das Foramen caecum linguae, das als Residuum des embryologischen Ductus thyreoglossus die Einsenkung der Schilddrüsenanlage markiert. Bei einer Persistenz des Ductus thyreoglossus muss dies bei einer Exstirpation beachtet werden. Selten findet sich auch Schilddrüsengewebe im Zungengrund, das Ursache von Schluckbeschwerden oder rezivierenden Blutungen sein kann. Vor Exstirpation einer solchen Zungengrundstruma sollte eine szintigraphische Abklärung erfolgen, um Informationen über weiteres funktionsfähiges Schilddrüsengewebe zu erhalten.

Untersuchungsmethoden

Anamnese: Leitsymptom ist die Schluckstörung (Schmerzen, Klossgefühl, Schluckunfähigkeit), auch nach Rauch- und Trinkgewohnheiten sollte gefragt werden (zunehmende Zahl an Malignombildungen des Oropharynx). Ein Foetor ex ore hat nicht selten seine Ursache in krankhaften Prozessen des Oropharynx.

Inspektion: Normalerweise bereitet es keine Schwierigkeiten, den weichen Gaumen sowie Hinter- und Seitenwand des Oropharynx im Rahmen der Mundhöhlenuntersuchung mit zu kontrollieren.
Dazu muss die Zunge mit einem geeigneten Instrument (Mundspatel) nach unten gedrückt werden. Die Zungengrundregion wird wie bei der Spiegelung von Larynx und Hypopharynx mit einem entsprechend angewärmten Kehlkopfspiegel inspiziert (Abb. 1.**30**). Dazu wird der Patient aufgefordert, die Zunge herauszustrecken, damit im Oropharynx ein ausreichender Raum für die Untersuchung entsteht. Der Untersucher fasst mit einer Mullkompresse die Zunge mit der linken Hand (Daumen auf der Zunge, Mittelfinger an der Unterseite der Zungenspitze). Mit dem Zeigefinger kann bei Bedarf die Oberlippe angehoben werden. Das Licht (Stirnreflektor oder Kaltlichtquelle) wird auf die Uvula gerichtet, der Kehlkopfspiegel in den Mund eingeführt und der weiche Gaumen mit der Uvula mit der Spiegelrückfläche vorsichtig nach hinten oben angehoben. Durch Drehbewegungen am Spiegelstiel lassen sich nun Zungengrund, aber auch Larynx und Hypopharynx untersuchen. Man sollte einen Kontakt mit der Zungengrundregion vermeiden, da ansonsten eine sichere Befunderhebung durch den ausgelösten Würgereflex unmöglich wird. Bei einem starken Würgereiz kann durch Aufsprühen eines Schleimhautanästhetikums (z. B. Lidocain) eine gewisse Unempfindlichkeit erreicht werden, die die Untersuchung erleichtert. Trotzdem gelingt eine suffiziente Inspektion nicht bei allen Patienten. Da die Zungengrundregion insbesondere bei unregelmässiger Oberfläche der Zungengrundtonsille nicht ganz einfach zu beurteilen ist, sollte auch hier grosszügig auf die Möglichkeiten zurückgegriffen werden, die durch entsprechende Endoskope geboten werden. So kann die Zungengrundregion mit einer starren 90°-Optik transoral inspiziert werden. Da auch dabei der Würgreflex limitierend sein kann, bleibt in vielen Fällen nur die transnasale Untersuchung mit einer dünnen Glasfaseroptik, wie sie oben beschrieben wurde (nach Abschwellen und Anästhesieren der Nasenschleimhaut). Besonderer Vorteil bei dieser Untersuchung ist, dass auch die Funktion (Gaumenbewegung, Larynxelevation, Stimmbandbeweglichkeit etc). in Ruhe beurteilt werden kann.

Die *Palpation* von Tonsille oder Zungengrund ist eine für den Patienten unangenehme Untersuchung, bietet aber in manchen Fällen die einzige Möglichkeit, rasch Auskunft über die Infiltration eines Krankheitsprozess zu erhalten. Bei Malignomverdacht besteht die Indikation zu einer Narkoseuntersuchung, bei der die schwer einsehbaren Areale mit einem starren Rohr eingestellt werden und eine Untersuchung mit dem Operationsmikroskop erfolgen kann. Natürlich lassen sich auch eine Probeentnahme oder die bimanuelle Palpation von aussen und innen in Narkose und Relaxation wesentlich besser durchführen.

Bei den *bildgebenden Untersuchungsverfahren* wurden die klassischen Röntgenaufnahmen (seitliche Schädelaufnahme, axiale Schädelaufnahme) zu Gunsten der Schichtbildverfahren zurückgedrängt. Trotzdem kann im Einzelfall eine solche einfache Röntgenaufnahme wichtige Informationen liefern, z. B. zur Beurteilung der Halswirbelsäule, der prävertebralen Weichteile bei Verdacht auf Retropharyngealabszess oder bei röntgendichten Fremdkörpern. Während die computertomographische Untersuchung (mit Kontrastmittel) bei vielen tumorösen Prozessen durch die präzise Beurteilbarkeit der knöchernen Strukturen überlegen ist, kommt der Kernspintomographie bei Weichteilprozessen eine besondere Bedeutung zu. Darüber hinaus entfallen die bei der computertomographischen Untersuchung dieser Region limitierenden Artefaktbildungen durch Zahnmetalle, die die Beurteilbarkeit nicht selten einschränken.

Zur Beurteilung von Prozessen, die sich in die Tiefe und über die Pharynxwandung hinaus ausdehnen, ist auch die Sonographie geeignet. Während die Gefässnervenloge, also der parapharyngeal liegende Raum, von aussen gut sonographisch dargestellt wer-

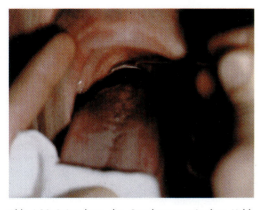

Abb. 1.**30** Spiegelung des Oropharynx mit dem Kehlkopfspiegel.

den kann, bietet sich für enorale oder pharyngeale Prozesse die endosonographische Untersuchung an (ggf. im Rahmen einer Narkoseuntersuchung).
Wenn es um Funktionsabläufe im komplexen Verlauf des Schluckakts geht, bietet die Hochgeschwindigkeitskinematographie hervorragende Möglichkeiten zur Analyse von Störungen, die durch statische Untersuchungen nicht ausreichend beurteilt werden können. Die Aufzeichnung des Schluckakts über eine Videokette erlaubt die präzise Befunderhebung, da die einzelnen Phasen des Vorgangs wiederholt betrachtet und ausgewertet werden können.

Bezug zur Intubation

Der Oropharynx muss sowohl bei der oro- wie auch bei der nasotrachealen Intubation überbrückt werden. Krankheitsprozesse dieser Region haben daher einen direkten Bezug zur Intubation.

Bereits im Kindesalter kann eine ausgeprägte Hyperplasie der Gaumenmandeln den Blick auf den Kehlkopf behindern. Ähnlich kann im Erwachsenenalter eine stark vergrösserte Zungengrundtonsille das Einführen des Tubus erschweren.

Entzündliche und tumoröse Prozesse des Oropharynx werden aus verschiedenen Gründen gefürchtet. Greifen solche Erkrankungen auf den Parapharyngealraum über, tritt häufig eine ausgeprägte Kieferklemme (myogen, arthrogen) auf, so dass eine ausreichende Mundöffnung nicht mehr gewährleistet ist. Die begleitende entzündlich oder tumorös – durch Lymphstau – bedingte Schwellung des pharyngealen Weichteilgewebes kann die Sicht extrem behindern. Diese ist z. B. bei Abszessbildungen im peri- oder retrotonsillären Raum besonders ausgeprägt.

Lebensbedrohliche Situationen können sich entwickeln, wenn die durch kompensatorische Muskelaktionen mühsam offen gehaltene Pharynxregion nach Gabe eines Muskelrelaxans kollabiert und die mechanische Beatmung über die Gesichtsmaske unmöglich wird.

Zeigt sich dann ein verlegender Tumor, der eine rasche Intubation unmöglich macht, kann im Ernstfall eine Koniotomie (siehe Kapitel 4.10) erforderlich werden. Eine ähnlich gefährliche Situation kann sich entwickeln, wenn bereits nach Einsetzen des Laryngoskopspatels Tumorblutungen auftreten, die die Sicht auf die veränderte Anatomie zusätzlich erschweren, sowie bei komplexen Fehlbildungen im Gesichts- und Schädelbereich. Aus diesen Gründen muss präoperativ ein auch die Intubationssituation berücksichtigender Befund erhoben und mögliche gefährliche Situationen besprochen werden, damit Vorsorge getroffen werden kann.

Der Hypopharynx

Anatomische Strukturen und physiologische Aufgaben

Streng genommen stellt der Hypopharynx kein gemeinsames Segment von Atem- und Speiseweg dar, schliesst sich doch an die Vallecula nach kaudal die zum Kehlkopf gehörende Epiglottis unmittelbar an (vgl. Abb. 1.**16**). Der normale Intubationsweg führt direkt in den Larynx, ohne den seitlich liegenden Hypopharynx zu tangieren. Auf der anderen Seite ist der Larynx so komplex im Hypopharynx aufgehängt, dass dieser unterste Abschnitt des Schlundes mit dem Übergang in die Speiseröhre bei einer Betrachtung der oberen Luftwege mit einbezogen werden muss. Fehlintubationen finden in diesem Segment statt, ebenso die gefürchtete Komplikation einer Pharynxperforation, wenn der Tubus forciert in den Sinus piriformis gedrückt wird.
Die Grenzen des Hypopharynx sind dabei wie folgt definiert:
- ventral die vom Schildknorpel begrenzte Vorderwand des Sinus piriformis beidseits und die Postkrikoidregion, das heisst der Abschnitt von den zum Larynx gehörenden Aryknorpeln bis zum Unterrand des Ringknorpels mit dem Ösophagusmund,
- kranial geht der Hypopharynx in den Oropharynx über, eine abgrenzende anatomische Struktur ist nicht definiert,
- lateral die ebenfalls vom Schildknorpel begrenzte Seitenwand des Sinus piriformis bis in Höhe des Zungenbeins,
- dorsal die Rachenhinterwand von Höhe der Vallecula bis zum Fundus der beiden Sinus piriformes.

Als unterstem Abschnitt des Pharynxschlauchs fällt dem Hypopharynx eine entscheidende Rolle beim Schluckvorgang zu. Beim Eintritt des Speisebolus in den Oropharynx müssen nicht nur dessen Vorwärtstreiben, sondern auch die rechtzeitige und ausreichende Öffnung des Ösophagusmundes und die Elevation und der Verschluss des Larynx im Bruchteil einer Sekunde koordiniert werden. Im Gegensatz zur Tierwelt ist der menschliche Kehlkopf im Laufe der Entwicklung soweit nach kaudal gewandert, dass (abgesehen von Säuglingen mit physiologischem Larynxhochstand) ein gleichzeitiges Trinken und Atmen nicht möglich ist. Der unwillkürlich ab-

laufende Wechsel zwischen frei geschaltetem Atemweg und dazwischen liegenden Schluckvorgängen bedarf einer ungestörten neuromuskulären Koordination.
Dorsal grenzt der Hypopharynx wie auch der Oropharynx an die Halswirbelsäule, wobei sich die Region des Hypopharynx über den 3.–6. Halswirbelkörper erstreckt (vgl. Abb. 1.16). Wie im Bereich des Oropharynx wird die Halswirbelsäule ventral durch das Lig. longitudinale anterius und den M. longus colli stabilisiert. Als weitere Grenzschicht zum Pharynxschlauch findet sich die Lamina praevertebralis der Fascia cervicalis.
Der unterste Abschnitt der Konstriktor-Muskulatur, der M. constrictor pharyngis inferior, weist ebenfalls 2 Unterheiten auf: die Pars thyreopharyngea (Ursprung: Linea obliqua des Schildknorpels) und die Pars cricopharyngea (Ursprung: am Ringknorpel). Die motorische Innervation erfolgt durch den Plexus pharyngeus (s.o.). Da auch im unteren Abschnitt des Konstriktors eine Orientierung der Muskelfasern von dorso-kranial nach ventro-kaudal vorhanden ist, kommt es am Übergang zum Ösophagus mit dessen Ring- und Längsmuskulatur zu einem muskelschwachen bzw. muskelfreien Areal an der Hinterwand. Dieses Areal ist die Prädilektionsstelle für die Entwicklung eines Hypopharynx-Divertikels (Zenker-Divertikel), wenn durch eine Koordinationsstörung im Schluckablauf zu grosser Druck auf diese Schwachstelle ausgeübt wird (Abb. 1.31).

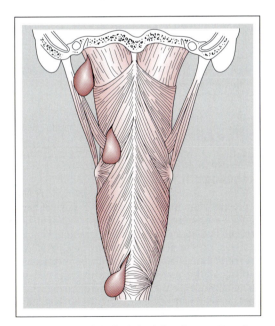

Abb. 1.31 Divertikel (dunkelrot) des Pharynx. Von oben nach unten: Pertik-Divertikel, laterales Pharynxdivertikel, Zenker-Divertikel.

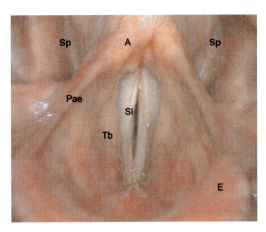

Abb. 1.32 Lupenlaryngoskopisches Bild des Kehlkopfes, Phonation. A = Aryhöcker, Pae = Plica aryepiglottica, Sl = Stimmlippe, Tb = Taschenband, E = Epiglottis, Sp = Sinus piriformis.

Untersuchungsmethoden (Abb. 1.32)

Anamnese: Leitsymptom ist ebenfalls die Schluckstörung, wobei bei Krankheitsprozessen im Hypopharynx häufiger über eine Aspiration geklagt wird. Infiltrierende Prozesse führen über eine nervale Irritation nicht selten zu Schmerzen, die in die gleichseitige Ohrregion ausstrahlen. Dysphonie und Dyspnoe weisen auf eine Beteiligung des Larynx hin (entzündlich oder tumorös bedingte Rekurrensparese, Verlegung des Kehlkopfs durch entzündliches Ödem oder Tumorgewebe). Speisenregurgitation kann ein Hinweis auf eine Divertikelbildung sein.

Inspektion: Standarduntersuchungsmethode des Hypopharynx ist die Spiegelung mit dem Kehlkopfspiegel (s.o.). In Inspirationsstellung kann der Hypopharynx nur unvollständig eingesehen werden, da durch die Stellung der beiden Aryknorpel der Sinus piriformis auf beiden Seiten nicht entfaltet ist. Der Patient wird daher aufgefordert, ein „Hi" zu phonieren. Bei der Phonation kommt es durch die Medialbewegung der beiden Aryknorpel zu einem Schluss der Stimmbänder, dadurch entfalten sich beide Sinus piriformes und werden einem Einblick zugänglich.

Trotzdem gelingt eine suffiziente Untersuchung nicht bei allen Patienten, die optischen Möglichkeiten über das Spiegelbild sind eingeschränkt. Daher sollte die Spiegeluntersuchung nur für einen groben Überblick genutzt werden. Einen wesentlich besseren Befund liefert die Untersuchung mit einer starren 90°-Optik. Da auch dabei der Würgreflex limitierend sein kann, bleibt in vielen Fällen nur die transnasale Untersuchung mit einer dünnen Glasfaseroptik, wie sie oben beschrieben wurde. Doch auch mit dieser Methode lassen sich nicht alle Abschnitte des Hypopharynx zuverlässig einsehen, so können die Postkrikoidregion (Vorderwand des Hypopharynx), der Fundus der Sinus piriformes und der Ösophagusmund nicht sicher beurteilt werden. Bei allen klinisch relevanten Fragestellungen (Fremdkörper, Tumoren, unklare Schluckstörungen) müssen weitere Untersuchungen folgen.

Die zuverlässigste endoskopische Methode ist die Narkoseuntersuchung mit starren Instrumenten, da hierbei alle Areale sicher eingestellt und untersucht werden können. Durch ein Abstützen des Endoskopes mit einem Halteapparat auf dem Brustbein des Patienten hat der Untersucher beide Hände frei, um das Operationsmikroskop zu bedienen, mit dem die Oberfläche unter beliebiger Vergrösserung betrachtet werden kann. Aber auch Instrumente oder verschiedene Optiken können durch das starre Endoskop eingeführt werden, so dass eine sichere Inspektion und ggf. Probeentnahme gewährleistet ist.

Bei den *bildgebenden Untersuchungsverfahren* wurden die klassischen Röntgenaufnahmen (Hals anterior-posterior, seitliche Halsweichteilaufnahme) zu Gunsten der Schichtbildverfahren zurückgedrängt. Die Sonographie ist zur Untersuchung des Hypopharynx weniger geeignet, die durch den Kehlkopf bedingten Überlagerungen machen eine sichere Befundung von aussen unmöglich. Im Rahmen einer starren Narkoseendoskopie kann eine Endosonographie bei der Frage nach der Tiefe einer Wandinfiltration zusätzliche Informationen geben.

Bezüglich der Funktionsuntersuchungen gilt das im Abschnitt „Oropharynx" Erwähnte.

Bezug zur Intubation

Obwohl der Hypopharynx bei der Intubation nicht passiert wird, besteht dennoch ein wichtiger Bezug zur Intubation. Ist der Patient nicht ausreichend relaxiert, kommt es durch den unkontrollierten Stimmbandschluss zu einem Glottisverschluss (Stimmbandebene).

Beim Versuch, den Tubus einzuführen, gleitet dieser dann häufig ab und rutscht in den Hypopharynx bzw. oberen Ösophagus. Muss die Intubation ohne ausreichende Sicht (Blutung, Trauma, Notfall, schlecht einsehbarer Kehlkopf) erfolgen, kann der Druck, der zur Überwindung einer verschlossenen Glottis aufgewendet wird, bei einer Fehlintubation zu einer Perforation am Boden des Sinus piriformis führen, was zu gefährlichen Entzündungen im Hals und im Mediastinum führen kann, da der Schlund nie keimfrei ist.

Eine andere gefürchtete Komplikation ist die Regurgitation aus dem Magen mit Aspiration von Speisen oder Magensaft, was bei nicht ausreichend langer Nüchternzeit oder auch bei Manipulationen im Pharynx auftreten kann.

Natürlich können auch Tumoren des Hypopharynx bedrohliche Situationen bei der Intubation verursachen, sei es durch eine Verlegung des Kehlkopfeingangs oder durch eine durch den einzuführenden Tubus bedingte Blutung.

Bei Narkoseendoskopien zur Fremdkörperentfernung aus dem Hypopharynx besteht das Risiko der Fremdkörperluxation in den Kehlkopf, was ebenfalls nicht ungefährlich ist.

Wie erwähnt, können sich ähnlich prekäre Situationen bei komplexen Fehlbildungen im Gesichts- und Schädelbereich ergeben, wenn nicht vorab eine Analyse des Intubationsweges vorgenommen wurde.

Besondere Vorsicht ist geboten, wenn eine akzidentiell oder suizidal durchgeführte Verätzung der oberen Speisewege vorliegt.

Wenn im Mundrachen tiefreichende Schleimhautläsionen zu erkennen sind, kann eine Intubation – abgesehen vom Risiko einer Regurgitation oder einer reaktiven Verschwellung – auch mit einer erhöhten Perforationsgefahr einhergehen.

Der Kehlkopf

Anatomische Strukturen und physiologische Aufgaben

Der Kehlkopf ist unser wichtigstes Kommunikationsmittel. Krankheiten, die dieses Organ zerstören, bedrohen diese Möglichkeit, mit der Umwelt in Kontakt zu treten. Die Platzierung des Larynx im unteren Teil des Schlunds stellt einige Anforderungen an Anatomie und Physiologie, um eine freie Atempassage und ein aspirationsfreies Schlucken zu gewährleisten (s.o.).

Das knorpelig-knöcherne Grundgerüst bilden Schild- und Ringknorpel (Abb. 1.**33**). Weitere wichtige Stützstrukturen sind der Kehldeckel (Epiglottis) und die beiden Stellknorpel (Cartilago arytaenoidea = Aryknorpel).

Der Kehlkopf

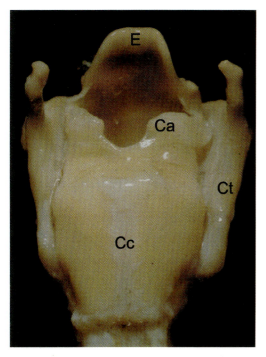

Abb. 1.33 Kehlkopfpräparat von dorsal. E = Epiglottis, Ca = Cartilago arytaenoidea (Stellknorpel), Ct = Cartilago thyroidea (Schildknorpel), Cc = Cartilago cricoidea (Ringknorpel).

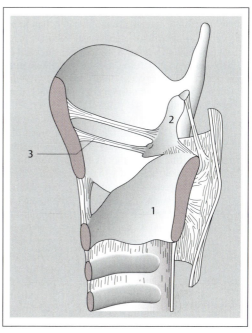

Abb. 1.34 Aufhängung der Stellknorpel im Kehlkopf, Schema (nach Feneis H: Anatomisches Bildwörterbuch. H.Feneis, Hrsg., Thieme Verlag Stuttgart, 1974 S.141 D). 1 = Cartilago cricoidea (Ringknorpel), 2 = Cartilago arytaenoidea (Stellknorpel), 3 = Lig. vocale (Stimmband)

Der prominenteste Teil ist der Schildknorpel (Cartilago thyroidea), der den von aussen gut sicht- und tastbaren Adamsapfel (Prominentia laryngea) bildet. Zwei Knorpelplatten formen die bugförmige Grundkontur des Kehlkopfs, indem sie einen nach vorn gerichteten rechten Winkel bilden und nach dorsal ein dreieckförmiges Lumen aufspannen. Die beiden Knorpelplatten weisen dorsal je 2 hornförmige Ausläufer auf, das Cornu superius für die sehnige Verbindung mit dem Zungenbein (Lig. thyrohyoideum) und das Cornu inferius für die gelenkige Verbindung mit dem darunter liegenden Ringknorpel. Die feste bindegewebige Verbindung mit dem Zungenbein wird durch die Membrana thyrohyoidea gewährleistet, welche den gesamten Oberrand des Schildknorpels mit dem Unterrand des Zungenbeins verbindet. Im mittleren Abschnitt ist diese Membran zum Lig. thyrohyoideum verstärkt. Die kaudale bindegewebige Verbindung zum Ringknorpel erfolgt ventral durch das kräftige Lig. cricothyroideum (= Lig. conicum), dorsal durch eine gelenkige Verbindung, die Articulatio cricothyroidea, welche Kipp- und Gleitbewegungen zwischen den beiden Grundknorpeln des Kehlkopfes ermöglicht.

Der Ringknorpel hat die Form eines Siegelrings, wobei der schmale Bogen (Arcus cartilaginis cricoideae) nach ventral weist und die Ringknorpelplatte (Lamina cartilaginis cricoideae) nach dorsal, wo sie die knorpelig-knöcherne Begrenzung zum Hypopharynx darstellt. Neben dem erwähnten gemeinsamen Gelenk mit dem Schildknorpel liegt am seitlichen Oberrand der Ringknorpelplatte die gelenkige Verbindung mit dem Stellknorpel.
Die beiden Stellknorpel sind Ansatzpunkt für die Bänder und Muskeln, die den Verschluss des Kehlkopfs und die für die Stimmerzeugung notwendige Spannung der Stimmbänder ermöglichen. (Abb. 1.34). Die pyramidenförmigen Knorpel sind über die Articulatio cricoarytaenoidea, ein walzenförmiges Gelenk, das dem Stellknorpel viel Freiraum für die erforderlichen Bewegungen lässt, mit dem Ringknorpel verbunden.
Jeder Stellknorpel hat 3 Ausläufer: erstens den nach vorne gerichteten Processus vocalis, an dem das gleichnamige Ligament anheftet, zweitens den nach seitlich und hinten gerichteten Processus muscularis für den Ansatz zweier Kehlkopfmuskeln und drittens die nach hinten und oben gebogene Spitze

(Apex cartilaginis arytaenoideae). Diese Spitze bildet mit dem ihr aufgelagerten kleinen zusätzlichen Knorpel (Cartilago corniculata = „Santorini-Knorpel") das bei der Kehlkopfinspektion sichtbare Höckerchen (Tuberculum corniculatum), das die dorsale Begrenzung des Kehlkopfeingangs (Interaryregion) von der von hinten nach seitlich vorne gerichteten Plica aryepiglottica trennt (vgl. Abb. 1.32).

Für den sicheren Larynxverschluss spielt der Kehldeckel (Epiglottis) eine wichtige Rolle. Diese aus elastischem Knorpel bestehende schuhlöffelförmige Struktur ragt mit ihrem oberen freien Rand bis in Höhe der Zungengrundmitte, so dass zwischen Zungengrund und Epiglottis eine muldenförmige Vertiefung (Vallecula epiglottica) besteht. Nach kaudal ist die Epiglottis mit ihrem bindegewebigen Stiel (Petiolus epiglottidis) an der Innenfläche des Schildknorpels verankert. Ein weiterer Bindegewebszug fixiert die Epiglottis am Zungenbein (Lig. hyoepiglotticum). Die oben erwähnte dorsolaterale Begrenzung des Kehlkopfeingangs (Plica aryepiglottica) wird durch den M. aryepiglotticus gebildet, der vom N. recurrens versorgt wird und den Kehldeckel beim Schluckakt nach unten zieht.

Der einzige äussere Kehlkopfmuskel (M. cricothyroideus) verläuft vom Unterrand des Schildknorpels zur Aussenfläche des Ringknorpels und ermöglicht durch ein Absenken und Vorziehen des Schildknorpels eine zusätzliche Spannung der Stimmbänder (Abb 1.35). Als einziger Kehlkopfmuskel wird dieser durch den N. laryngeus superior versorgt.

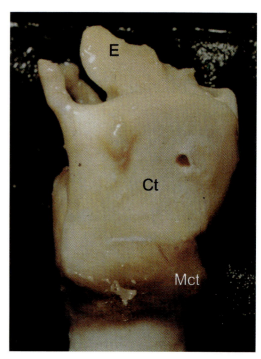

Abb. 1.35 Anatmoisches Präparat der äußeren Kehlkopfmuskulatur. E = Epiglottis (Kehldeckel), Ct = Cartilago thyroidea (Schildknorpel), Mct = M. cricothyroideus.

Das Kehlkopfinnere wird in verschiedene Etagen eingeteilt (Abb. 1.36).

Als Kehlkopfeingang (Aditus laryngis) wird der Raum zwischen der Epiglottis, den beiden aryepiglottischen Falten und der Interaryregion bezeichnet. Er trennt das Kehlkopfinnere (Cavum laryngis) vom Pharynxlumen. Die für die Stimmbildung entscheidende Struktur, das Stimmband, wird durch das Lig. vocale (Bindegewebsband zwischen dem Processus vocalis des Aryknorpels und der Innenfläche des Schildknorpels) und die in diesem Niveau verlaufenden Muskeln gebildet. Eine weitere die Form des Kehlkopflumens beeinflussende Struktur wird durch das Taschenband (Lig. vestibulare) gebildet, das kranial vom Stimmbandniveau ebenfalls zwischen Aryknorpel und Schildknorpel ausgespannt ist. Da sich beide Taschenbänder praktisch parallel zur Stimmbandebene erstrecken und auch an den Stellknorpeln ansetzen, können sie bei Ausfall der Stimmbänder (z. B. nach tumorbedingter Entfernung) für eine Ersatzphonation genutzt werden.

Durch das Vorspringen von Stimm- und Taschenbändern entsteht ein taschenförmiger Raum dazwischen, der Ventriculus laryngis („Sinus Morgagni"). Die Schleimhaut weist hier neben submukös gelegenen Drüsen auch Lymphfollikel auf. Anlagebedingt

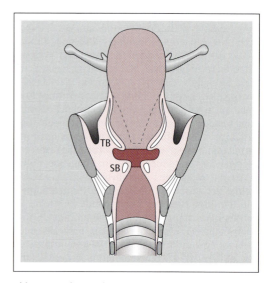

Abb. 1.36 Schema der verschiedenen Kehlkopfetagen. Supraglottischer, glottischer und subglottischer Raum. SB = Stimmband, TB = Taschenband

oder erworben können sich aus diesem Sinus Morgagni Aussackungen bilden, die sich von kleinen Ausziehungen (Sacculus laryngis) bis hin zu inneren oder sogar äusseren Laryngozelen entwickeln können. Diese Laryngozelen können Probleme bei der Intubation bereiten und müssen nicht selten operativ entfernt werden, da sie mit zunehmender Grösse das Kehlkopflumen einengen.

Der Raum zwischen Kehlkopfeingang und dem Oberrand der Taschenfalten wird als Vestibulum laryngis bezeichnet, der Raum zwischen den beiden Taschenfalten als Rima vestibuli und der Raum zwischen den beiden Aryknorpeln und den Stimmbändern als Rima glottidis (Stimmritze). Die Glottis ist der stimmbildende Teil des Kehlkopfs (beide Stimmlippen). Die Stimmritze wird dabei nochmals in eine Pars intermembranacea (zwischen den Stimmbändern) und eine Pars intercartilaginea (zwischen beiden Aryknorpeln) unterteilt.

Klinisch werden die verschiedenen Kehlkopfregionen in 3 Abschnitte unterteilt:
- Die Region der Supraglottis entspricht dabei dem Vestibulum laryngis, also dem Raum vom Kehlkopfeingang bis zu den Taschenfalten.
- Die Region der Glottis umfasst die Strukturen im Niveau der Stimmbänder.
- Die Region der Subglottis erstreckt sich vom unteren Abhang der Stimmbänder bis zum Unterrand des Ringknorpels, hier erfolgt der Übergang in die Trachea.

Für nomenklatorische Verwirrung sorgen die unterschiedlichen Bezeichnungen für die Stimmbänder. Rein anatomisch betrachtet ist das Lig. vocale eine nicht muskuläre Struktur, also lediglich die bandartige Verbindung zwischen Processus vocalis des jeweiligen Aryknorpels und dem Schildknorpel. Als Stimmlippe (Plica vocalis) wird dagegen die gesamte tonerzeugende Struktur (Schleimhaut, Ligament und Muskulatur) bezeichnet.

Die Vielzahl der in dem kleinen Raum des Kehlkopfes arbeitenden Muskeln zeigt, wie komplex die Abläufe in diesem Organ sind. So weisen die Kehlkopfmuskeln auch die größte Dichte an motorischen Endplatten aller menschlicher Muskeln auf, was die Feinmotorik des Systems unterstützt.

Unterteilt man die Kehlkopfmuskulatur in 3 Funktionsbereiche, so fällt die Zuteilung der einzelnen Muskeln etwas leichter. Man unterscheidet:
1. Stimmlippenspanner,
2. Stimmritzenöffner,
3. Stimmritzenschließer: (Abb. 1.**37** und 1.**38**).

ad 1: Der einzige äußere Kehlkopfmuskel, der *M. cricothyroideus* (s.o.) bewirkt durch die Kippbewegung zwischen Schild- und Ringknorpel (ventrale Annäherung der Knorpel) ein Anspannen der Stimmbänder. Dieser äußere Kehlkopfmuskel wird als einziger nicht vom N. recurrens sondern vom N. laryngeus superior versorgt. Dies hat sowohl funktionelle wie auch differentialdiagnostische Bedeutung. Funktionell bedeutender ist der eigentliche Stimmlippenmuskel, der *M. vocalis*. Er inseriert an der Innenfläche des Schildknorpels (neben der Mittellinie) und setzt

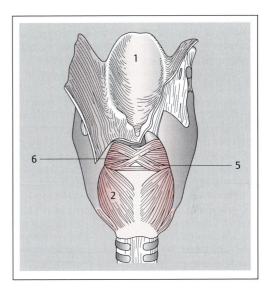

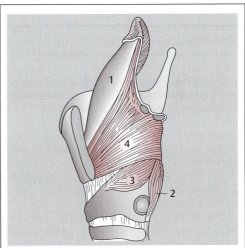

Abb. 1.**37** und 1.**38** Schemata der Funktionsbereiche der Kehlkopfmuskulatur (nach Feneis H: Anatomisches Bildwörterbuch. H.Feneis, Hrsg., Thieme Verlag Stuttgart, 1974 S.143 B u.D). 1 = Epiglottis (Kehldeckel), 2 = M. cricoarytaenoideus posterior (Stimmritze öffnen), 3 = M. cricoarytaenoideus lateralis (Stimmlippen spannen), 4 = M thyroarytaenoideus (Stimmlippen spannen), 5 = M. arytaenoideus obliquus (Stimmritze schließen), 6 = M. arytaenoideus transversus (Stimmritze schließen).

am Processus vocalis des Aryknorpels an. Durch unterschiedliche Anspannung ändert dieser Muskel die Eigenschwingung des Stimmbands und damit die Tonhöhe.

ad 2: Das für die Atmung entscheidende Öffnen der Stimmritze wird durch einen einzigen Muskel bewerkstelligt, den *M. cricoarytaenoideus posterior* (M. posticus). Durch den Ansatz dorsal am Processus muscularis und den Verlauf der Muskelfasern von latero-kranial nach medio-kaudal an die Ringknorpelrückfläche kommt es bei der Kontraktion zu einer Auslenkung des Processus vocalis (und damit der Stimmbänder) nach oben und aussen.

ad 3: Für die Tonerzeugung ist nicht nur die richtige Spannung der Stimmlippen wesentlich, sondern auch ihr enges Aneinanderlegen, damit der Luftstrom in tongebende Schwingungen versetzt werden kann. Dies wird zum einen durch Muskelzug am ventralen Teil des Processus muscularis und zum anderen durch Muskelzüge zwischen den beiden Aryknorpeln gewährleistet. Der *M. cricoarytaenoideus lateralis,* der seitlich am oberen Rand des Ringknorpel entspringt und am ventralen Anteil des Processus muscularis ansetzt, übernimmt den Verschluss der Stimmritze von ventral bis zum Processus vocalis (vordere zwei Drittel der Glottis). Die bei der Kontraktion ausgelöste Bewegung des Processus muscularis nach seitlich vorne führt zu einer Medialbewegung des Processus vocalis und damit zum Verschluss der Stimmlippen. Unterstützt wird dieser Muskel durch Muskelfasern, die seitlich vom M. vocalis zwischen Schildknorpelinnenfläche und Processus muscularis des Aryknorpels verlaufen, den M. thyroarytaenoideus.

Die Annäherung des hinteren Drittels der Glottis erfolgt durch Muskelzug zwischen den beiden Aryknorpeln. Diese Funktion übernimmt im wesentlichen der *M. arytaenoideus transversus,* der an der Rückfläche beider Aryknorpel ansetzt und bei Kontraktion diese aneinander annähert. Diese Funktion unterstützt der M. arytaenoideus obliquus, schräg von der Spitze jedes Aryknorpels nach kaudal zur Rückfläche des gegenseitigen Aryknorpels verlaufende Muskelfasern.

2 kleinere Muskeln wirken zusätzlich beim Verschluss des Kehldeckels mit, indem sie bei Kontraktion die Epiglottis nach kaudal ziehen: erstens der M. thyroepiglotticus, der an der vorderen Schildknorpelinnenfläche entspringt und an der Epiglottis sowie der Bindegewebsmembran zwischen aryepiglottischer Falte und Taschenband (Membrana quadrangularis) ansetzt, zweitens der oben erwähnte M. aryepiglotticus, der sich zwischen der Spitze des Aryknorpels und dem seitlichen Rand der Epiglottis ausspannt und die aryepiglottische Falte formt. In dieser Falte findet sich häufig noch ein kleiner eingelagerter Knorpel (Cartilago cuneiforme), der das beim Spiegeln des Kehlkopfes sichtbare Höckerchen (Tuberculum cuneiforme) bildet.

Gefässversorgung

Die Gefässversorgung des Kehlkopfes (Abb. 1.**39**) erfolgt im wesentlichen über die A. laryngea superior und die A. laryngea inferior. Die A. laryngea superior ist ein Endast der A. thyroidea superior, die als erster Ast aus der A. carotis externa kurz nach der Karotisgabel nach medial entspringt. In Höhe der Membrana thyrohyoidea zweigt diese Endarterie ab und durchquert die Membran nach medial in den Kehlkopf. Gelegentlich tritt das Gefäss auch durch eine Öffnung im Schildknorpel ein (Foramen thyroideum). Zusammen mit der Arterie verläuft die gleichnamige Vene, aber auch sensible Äste des N. laryngeus superior aus dem N. vagus. Im weiteren Verlauf gibt die obere Schilddrüsenarterie auch noch den R. cricothyroideus ab, der den gleichnamigen Muskel (s.o.) versorgt und Anastomosen zum Kehlkopfinneren bildet. Die A. la-

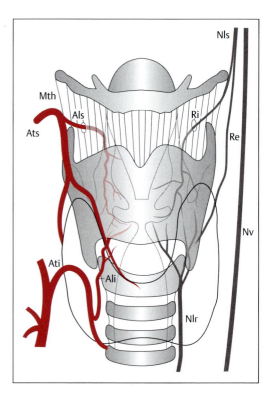

Abb. 1.**39** Gefäß- und Nervenversorgung des Larynx. Mth = Membrana thyrohyoidea, Ats = A. thyroidea superior, Als = A. laryngea superior, Ati = A. thyroidea inferior; Ali = A. laryngea inferior, Nls = N. laryngeus superior, Ri = Ramus internus des Nls, Re = Ramus externus des Nls, Nv = N. vagus, Nlr = N. laryngeus recurrens.

ryngea inferior entspringt aus der A. thyroidea inferior (Abgang aus der A. subclavia bzw. einem Truncus thyrocervicalis), verläuft hinter der Trachea nach kranial und tritt von hinten durch den M. constrictor pharyngis in den Kehlkopf ein. Der venöse Abfluss erfolgt über die V. laryngea superior und inferior. Die obere Vene begleitet die Arterie bei ihrem Durchtritt durch die Membrana thyrohyoidea, die untere mündet in den Schilddrüsenabfluss (Plexus thyroideus impar, V. thyroidea inferior).

Lymphabfluss

Der Lymphabfluss erfolgt ebenfalls in 2 Richtungen. Die supraglottischen und glottischen Kehlkopfabschnitte drainieren über ein sehr dichtes oberflächliches Schleimhautsystem und ein tiefer gelegenes Kollektorensystem über die oben erwähnten Gefässnervenbündel. Das bedeutet, die Lymphgefässe ziehen ebenfalls durch die Membrana thyrohyoidea nach lateral zu den hypopharyngealen Lymphkollektoren und von hier weiter zu den jugulären Lymphknoten im Bereich des oberen Venenwinkels. Klinisch von Bedeutung ist, dass die Stimmlippen nur spärlich mit Lymphgefässen versorgt sind, d.h. oberflächliche tumoröse Prozesse selten metastasieren, während die supraglottischen Abschnitte durch das dichte Lymphgefässnetz frühzeitig und – bei nahe der Mittellinie gelegenen Befunden – auch beidseits Lymphknotenabsiedlungen setzen. Die früher postulierte strikte Trennung von supraglottischem/glottischem und subglottischem Lymphabfluss (entwicklungsgeschichtlich begründet) existiert nicht, das oberflächliche Lymphgefässnetz setzt sich kontinuierlich auch nach subglottisch fort. Die subglottische Drainage führt zu den tiefen jugulären, aber v.a. auch zu den prälaryngealen, prätrachealen, präthyroidalen und paratrachealen Lymphknoten und damit in das Mediastinum.

Nervale Versorgung (Abb. 1.**39**)

Die nervale Versorgung erfolgt über zwei Äste des N. vagus, den N. laryngeus superior und den N. laryngeus recurrens. Der N. laryngeus superior entspringt unterhalb der Schädelbasis aus dem unteren Vagus-Ganglion, verläuft medial der A. carotis interna bis in Höhe des Zungenbeins und zweigt sich dort in 2 Äste auf, einen R. internus und einen R. externus. Der R. internus begleitet die A. laryngea superior durch die Membrana thyrohyoidea und versorgt sensibel die Region des Kehlkopfeingangs und des Kehlkopfinneren bis in Stimmbandhöhe. Der R. externus zieht weiter nach kaudal, gibt Äste an den M. constrictor pharyngis inferior ab und innerviert motorisch den M. cricothyroideus.

Eine *Läsion des N. laryngeus superior* hat demnach 2 Folgen: zum einen eine Verschlechterung der Stimmfunktion (Heiserkeit) wegen der eingeschränkten Stimmbandspannung (s.o.), zum anderen aber auch eine deutliche Schluckstörung, da eine Einschränkung der Sensibilität und eine verminderte Koordination im unteren Konstriktor-Bereich das empfindliche Gleichgewicht des Schluckakts beeinträchtigt.

Der N. laryngeus recurrens zweigt erst intrathorakal ab. Rechts verläuft er unter der A. subclavia, links um den Aortenbogen und zieht dann in der Rinne zwischen Trachea und Ösophagus zum Kehlkopf. Dabei gibt er kleinere Äste an die Trachea (Rr. tracheales) und den Ösophagus (Rr. oesophagei) ab, bevor er als N. laryngeus inferior zwischen Ringknorpel und unterem Schildknorpelhorn den M. constrictor pharyngis durchquert und sämtliche inneren Kehlkopfmuskeln versorgt. Die Anastomosen zum N. laryngeus superior haben für die motorische Funktion keine Bedeutung.

Bei einem *einseitigen Ausfall des N. recurrens* sind alle inneren Kehlkopfmuskeln der betroffenen Seite gelähmt. Da sowohl Stimmbandspanner, Stimmritzenöffner und Stimmritzenschliesser ausfallen, bleibt das betroffene Stimmband in einer Mittelstellung stehen. Weil der vom N. laryngeus superior innervierte externe M. cricothyroideus (Stimmbandspanner) jedoch weiter funktionsfähig ist, kommt es durch dessen Kontraktion zu einer Medianbewegung, das Stimmband steht in einer „Paramedianstellung" evtl. sogar in der Mittellinie still. Klinisch resultiert daraus eine geringe Heiserkeit mit Verlust der Singstimme und leichter Ermüdbarkeit der Stimme.

Bei einer *beidseitigen Lähmung des N. recurrens* kommt es dagegen aufgrund der doppelten Paramedianstellung häufig zu einer bedrohlichen Atemnot mit einem kräftigen inspiratorischen Stridor. Die Stimmfunktion ist dagegen durch die enge Stellung der Stimmlippen noch erhalten. Die Atemnot macht dabei gelegentlich ein rasches Vorgehen erforderlich.

Handelt es sich um eine dauerhafte Schädigung (z.B. nach Entfernung eines Schilddrüsenkarzinoms mit Nervenresektion), wird unter Vermeidung einer Tracheotomie frühzeitig eine lumenerweiternde Operation auf endoskopischem Weg angestrebt (z.B. partielle Resektion von Weichteilgewebe im hinteren Kehlkopfabschnitt mit dem CO_2-Laser). In allen Fällen, bei denen eine Restitution der Nervenfunktion nicht ausgeschlossen ist, erfolgt bei entsprechender Atemnot zunächst eine Tracheostoma-Anlage.

Kommt es durch eine komplexe Schädigung des N. vagus zu einem *einseitigen Ausfall von N. laryngeus superior und N. recurrens,* so resultiert neben einer Schluckstörung auch eine ausgeprägte Heiserkeit. Das gelähmte Stimmband steht etwas weiter lateral (auch die Stimmbandspannung über den M. cricothyroideus entfällt) in einer sogenannten „Intermediärstellung". Eine Notsituation durch eine Einschränkung des Atemwegs besteht in der Regel nicht.

Fallen durch die Vagusschädigung auch die motorischen Fasern für die Schlundmuskulatur aus, so kann die Schluckstörung im Vordergrund stehen und aufgrund der rezidivierenden Aspiration das dauerhafte Einlegen einer Magensonde (transnasal, perkutane endoskopische Gastrostomie = PEG) und eine Tracheostomaanlage zum Schutz der tiefen Luftwege notwendig werden.

Bei Störungen der laryngealen Vagusfunktionen ist daher eine exakte Topodiagnostik erforderlich um Hinweise auf die Läsionsstelle zu erhalten. Die genaue Einordnung des laryngealen Befundes kann wegweisend für den Krankheitsherd sein.

Tritt ein Ausfall des N. larngeus inferior nach Strumektomie auf, sollte durch Rücksprache mit dem Operateur geklärt werden, ob der intraoperative Situs eine dauerhafte Schädigung annehmen lässt (z. B. radikale Resektion bei Schilddrüsen-Malignom). In allen Fällen, bei denen eine Restitutio wahrscheinlich ist, steht die symptomatische Behandlung (unterstützende logopädische Behandlung, ggf. frühzeitige Kollageninjektion) im Vordergrund. Bei beidseitiger Parese nach Strumektomie (v. a. bei Rezidiv-Operationen) steht die Atemwegssicherung im Vordergrund. Da die Regeneration eines nur funktionell unterbrochenen Nerven zeitlich schwer vorauszusagen ist, kommt der Analyse der Atmungssituation eine wichtige Rolle zu. Bei günstigem Stimmbandstand oder dem Vorliegen einer Teilparese mit Restfunktion kann durchaus eine Tracheostomaanlage vermieden werden, besteht jedoch ein Risiko – auch durch die kardiopulmonale Belastung durch die Stenose, sollte die temporäre Tracheostoma-Anlage vorgezogen werden. Sobald eine ausreichende Funktion zurückgekehrt ist, kann das Tracheostoma wieder verschlossen werden. Neben malignen Schilddrüsenerkrankungen sollten Mediastinalprozesse (Bronchialkarzinom, Aortenaneurysma etc.) durch bildgebende Verfahren ausgeschlossen werden. Trotz ausführlicher Diagnostik gibt es nicht wenige Fälle einer „idiopathischen" Parese, die auf eine (unbewiesene) virale Nervenschädigung zurückgeführt wird.

Bei einem kombinierten Ausfall von N. laryngeus superior und N. recurrens oder bei einem kompletten Vagusausfall sind Erkrankungen der Schädelbasis (Tumoren) sowie sonstige bulbäre Prozesse auszuschließen.

Untersuchungsmethoden (vgl. Abb. 1.32)

Anamnese: Auf folgende Symptome muss geachtet bzw. eingegangen werden: Heiserkeit, Husten, Atemprobleme, Schmerzen und Schluckstörungen. Gefragt wird ferner nach Traumata und Voroperationen (mit Intubation, am Hals).

Eine Heiserkeit (akut, chronisch) weist dabei auf entzündliche (Laryngitis), tumoröse (Kehlkopf-, Hypopharynxkarzinom) oder funktionelle (Fehlfunktion durch Überlastung, Schwäche, Paresen, s.o.) Störungen hin.

Akuter oder chronischer Husten als Zeichen einer Reizung der laryngotrachealen Schleimhaut kann nicht nur entzündlich, sondern auch durch Fremdkörper oder Tumoren oder eine Schluckstörung (Aspiration) bedingt sein.

Atemnot wird, abgesehen von kardiopulmonalen Prozessen, durch Einengungen auf dem Weg vom Pharynx bis zu den Hauptbronchien ausgelöst. Neben allergischen, entzündlichen, traumatischen und tumorösen Veränderungen muss im Kindesalter stets an Fremdkörper gedacht werden.

Auf den Kehlkopf projizierte Schmerzen weisen auf entzündliche Prozesse im Kehlkopf oder Schlund hin, bei fortgeschrittenen Tumoren von Larynx und Hypopharynx kommt es zu Schmerzsensationen, die ins Ohr fortgeleitet werden.

Inspektion und *Palpation* der Kehlkopfregion gehören zur äusseren Untersuchung des Halses (siehe dort) und sind zur Grundinformation geeignet. Das Kehlkopfskelett wird dabei seitenvergleichend abgetastet, um Formunregelmässigkeiten (Tumoren), Druckschmerzen (Perichondritis) und die Beweglichkeit des Kehlkopfs beim Schluckvorgang festzustellen. Dabei kann das Aufsteigen des Adamsapfels zusammen mit der Schilddrüse sowohl inspektorisch wie auch palpatorisch gut erfasst werden. Hinweise auf einen stenosierenden Prozess erhält man neben einem auffälligen Atemgeräusch (inspiratorischer Stridor) auch durch die Betrachtung des Jugulums (oberhalb des Sternums). Auffällige Einziehungen bei der Inspiration sprechen für ein Passagehindernis im Kehlkopf (Parese, Tumor).

Standarduntersuchungsmethode des Larynx ist die Spiegelung mit dem Kehlkopfspiegel (s.o.). In Inspirationsstellung kann nicht nur der Larynx, sondern auch der obere Abschnitt der Trachea eingesehen werden. Zur Untersuchung der Stimmbandfunktion wird der Patient aufgefordert, ein „Hi" zu phonieren. Es kommt zu einem Schluss der Stimmbänder, der sich bereits bei der einfachen Spiegeluntersuchung gut beurteilen lässt. Wie oben erwähnt, wird die Phonation auch dazu genutzt, den Hypopharynx, der durch die Medialbewegung der beiden Aryknorpel einsehbar wird, zu untersuchen.

Trotzdem gelingt eine suffiziente Untersuchung nicht bei allen Patienten, die optischen Möglichkeiten über das Spiegelbild sind eingeschränkt. Daher sollte die Spiegeluntersuchung nur für einen groben Überblick genutzt werden. Einen wesentlich besseren Befund liefert die Untersuchung mit einer starren 90°-Optik (Lupenlaryngoskop). Da auch dabei der Würgreflex limitierend sein kann, bleibt in vielen Fällen nur die transnasale Untersuchung mit einer dünnen Glasfaseroptik, wie sie oben beschrieben wurde (nach Abschwellen und Anästhesie der Nasenschleimhaut). Geht es um Prozesse, die sich unterhalb des Stimmbandniveaus abspielen (subglottisch, Trachea), kann durch eine Lokalanästhesie (Spray) der Larynxschleimhaut die notwendige Unempfindlichkeit erzielt werden, um mit dem flexiblen Endoskop das Glottisniveau passieren zu können.

Die zuverlässigste endoskopische Methode ist die Narkoseuntersuchung mit starren Endoskopen, da hierbei auch Areale sicher eingestellt und untersucht werden können, die beim geraden Blick von oben nicht ausreichend einsehbar sind (s. „Hypopharynx").

Bei den *bildgebenden Untersuchungsverfahren* wurden die klassischen Röntgenaufnahmen (Hals anterior-posterior, seitliche Halsweichteilaufnahme) zu Gunsten der Schichtbildverfahren zurückgedrängt (s.o.). Die Sonographie ist zur Untersuchung des Larynx nur bei bestimmten Fragestellungen geeignet, da das Larynxlumen durch die Anordnung des Larynxskelettes nur bedingt untersucht werden kann. Die Beurteilung der Stimmfunktion erfolgt mit verschiedenen Spezialuntersuchungen (Stroboskopie, Stimmtests, Stimmfeldmessung), die hier nicht abgehandelt werden sollen.

Bezug zur Intubation

Der Larynx ist das letzte und entscheidende Hindernis auf dem Wege zum Zielort, der Trachea. Das sichere Einstellen des Larynxeingangs ist für jede Intubation der entscheidende Moment. Erlauben die anatomischen Verhältnisse oder krankhafte Prozesse nicht, zumindest die Epiglottis darzustellen, ist der Intubationsversuch mit dem Risiko einer Fehlintubation in den Hypopharynx behaftet.

In der anästhesiologischen Routine kommt es natürlich regelmässig vor, dass keine optimale Einstellung möglich ist. Wird der Tubus strikt in der Mittellinie eingeführt, so gelingt bei Gegendruck auf den Larynx von aussen die Intubation vielen Fällen trotzdem. Liegt zum Zeitpunkt des Intubationsversuchs keine ausreichende Relaxierung mit Erschlaffung der Stimmbänder vor, so wird zum einen die Intubation zusätzlich erschwert, zum anderen besteht das Risiko, dass unnötige Schäden im Kehlkopf (Stimmbandverletzung, Luxation eines Aryknorpels) gesetzt werden.

Auf die technischen Hilfsmittel (starre/flexible Optiken) bei schwierigen Intubationsverhältnissen wird in weiteren Kapiteln des Buchs (Kapitel 4) eingegangen.

Die anästhesiologische Voruntersuchung sollte klären, ob mit Störungen bei der Intubation gerechnet werden muss. Besondere Vorsicht ist bei entzündlichen (z. B. Epiglottitis) oder tumorösen (z. B. Larynxkarzinom) Prozessen geboten. Dabei kann nach Applikation des Muskelrelaxans die Maskenbeatmung erschwert sein, wenn die kompensatorische Muskelaktivität entfällt, die gegen die Schwellung oder den Tumor den Larynx offengehalten hat.

Bei Langzeitintubation ist der Kehlkopf besonders gefährdet. Durch die Tubuslage im Bereich der hinteren Kommissur (Region mit dem grössten Druck aufgrund der Tubuskrümmung) kommt es besonders bei abwehrgeschwächten Patienten frühzeitig zu Schleimhautnekrosen mit Ulzerationen am Processus vocalis. Begleitende entzündliche Prozesse können trotz aller Vorsichtsmassnahmen zu ausgeprägten Stenosierungen des Kehlkopfs führen, die erhebliche funktionelle Störungen verursachen und operativ nur schwer zu korrigieren sind.

Neben der frühzeitigen Entscheidung zur nasalen Umintubation (weniger Druck auf die hintere Kommissur) bzw. Tracheotomie (Punktionstracheotomie, ggf. sogar Tracheostomaanlage) bei Beatmungspflicht über mehrere Tage sollte der Lokalbefund beim Entfernen des Tubus kontrolliert werden, damit rechtzeitig lokale Massnahmen (Wundreinigung, Abtragen von Granulationen, regelmässiges Entfernen ausgedehnter Wundbeläge zur besseren Epithelisierung etc.) eingeleitet werden können.

Die Luftröhre (Trachea)

Anatomische Strukturen und physiologische Aufgaben

In der Regel stellt die Luftröhre den Zielpunkt der Intubation dar. Nur bei wenigen Spezialeingriffen erfolgt die Atemwegssicherung weiter peripher im Bereich der Hauptbronchien. Die Platzierung des Beatmungstubus in der Trachea wird normalerweise auf natürlichem Weg über den Kehlkopf erreicht, es gibt jedoch immer wieder geplante und ungeplante Situationen, bei denen zur Sicherstellung der Beatmung ein direkter Weg in die Trachea gewählt werden muss.

Die Trachea schliesst sich in Höhe des 6. oder 7. Halswirbelkörpers an den Kehlkopf (Ringknorpel) an und reicht bis etwa in Höhe des 4.–5. Brustwirbelkörpers nach intrathorakal (Gesamtlänge ca. 12 cm, Lumendurchmesser 12–18 mm). Die stabil-elastische Röhrenkonstruktion wird durch 12–16 hufeisenförmige Knorpelspangen (Cartilagines tracheales) gebildet, die durch feste Bindegewebsbänder (Ligg. annularia = tracheales) verbunden sind (Abb. 1.40). Die Rückwand, die unmittelbar an die Speiseröhre grenzt, ist bindewebig (Pars membranacea) und enthält Muskelfasern (M. trachealis), über die eine Annäherung der Knorpelenden stattfinden kann. Durch den membranösen Aufbau der Rückwand kann die Trachea bei der Passage eines grösseren Speisebolus nachgeben. Aufgrund der elastischen Faserverbindung der Trachealknorpel ist eine erhebliche Verlängerung der Luftröhre (z. B. beim Heben des Kopfes) möglich, bereits in Ruhe steht die Trachea unter einer bestimmten Längsspannung (bei traumatischem Abriss Dislokation der Enden). Die Auskleidung besteht aus Flimmerepithel, dessen Zilien in Richtung Kehlkopf schlagen. Durch Becherzellen und submukös liegende Schleimdrüsen (Glandulae tracheales) wird der Luftröhrenschleim erzeugt, der die Luftröhre feucht hält und Staubpartikel auffängt.

Die Blutversorgung erfolgt überwiegend aus den unteren Schilddrüsengefässen, die nervale Versorgung über Rr. tracheales aus dem Rekurrens bzw. dem Vagusstamm und dem Grenzstrang.

Enge Nachbarschaftsbeziehungen bestehen zur Schilddrüse, zum N. laryngeus recurrens und den grossen mediastinalen Blutgefässen.

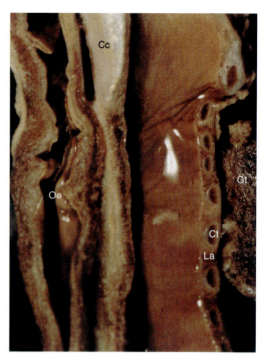

Abb. 1.40 Anatomisches Präparat der Trachea und des Oesophagus. Cc = Cartilago cricoidea (Ringknorpel), Ct = Cartilago trachealis, La = Lig. annulare, Gt = Glandula thyroidea, Oe = Oesophagus.

Untersuchungsmethoden

Anamnese: Patienten mit pathologischen Veränderungen in der Trachea klagen über Hustenreiz und Auswurf, bei stenosierenden Prozessen über Luftnot. Erst bei hochgradiger Einengung (mehr als zwei Drittel des freien Lumens) kommt es zu bedrohlichen Atemnotzuständen. Hochsitzende Stenosen verursachen wie im Kehlkopfbereich einen inspiratorischen Stridor, tieferliegende Einengungen einen in- und exspiratorischen Stridor.

Bereits bei der *Inspektion* des Kehlkopfs lassen sich in der Regel die kranialen Abschnitte der Trachea mitbeurteilen, vor allem bei Verwendung einer flexiblen Optik. Durch Erweiterung der Lokalanästhesie (anästhesierendes Spray translaryngeal oder durch Punktion des Lig. conicum von aussen mit direkter Injektion des Lokalanästhetikums) gelingt es in der Regel problemlos, mit dem flexiblen Instrument die Glottis zu passieren und die tieferliegenden Trachealabschnitte zu untersuchen.

Bei Fremdkörperverdacht oder wenn endoluminal therapeutische Massnahmen vorgesehen oder zu erwarten sind (z. B. endoskopische Tumorabtragung), bietet die starre Tracheoskopie Vorteile. Durch das starre Rohr kann mit verschiedenen Operationsinstrumenten gearbeitet werden, besonders bei stärkeren Blutungen bewährt sich die Übersichtlichkeit.

Bezug zur Intubation

Abgesehen von pathologischen Veränderungen in der Trachea selbst ist die Atemwegssicherung erreicht, wenn der Beatmungstubus in der Trachea platziert ist. Bei Eingriffen an der Luftröhre kommen Alternativen zum Einsatz: temporäre Apnoe mit kurzfristiger Entfernung des Tubus und gezielter endoskopischer Replatzierung, Beatmung über Jet-Katheter, Platzierung eines bzw. zweier dünnlumiger Tuben in den Hauptbronchien.

Die Trachealschleimhaut reagiert vor allem bei abwehrgeschwächten Patienten sehr empfindlich auf Traumata, so kann durch den Druck des Tubus-Cuffs bereits eine Wundfläche induziert werden. Eine strikte Kontrolle des Cuff-Drucks, ein regelmässiger Wechsel der Cuff-Lage durch unterschiedliche Positionierungen sowie eine endoskopische Kontrolle der Trachea sind daher bei längerdauernden Intubationen wichtig.

Neben einer Infektion des Knorpelgerüsts mit nachfolgender erheblicher Stenosenbildung ist v. a. das Ausbilden einer ösophagotrachealen Fistel eine gefürchtete Komplikation bei diesen Patienten.

Auch nach Anlage eines Tracheostomas kann es zu schwerwiegenden tubus- bzw. kanülenbedingten Trachealschäden kommen. Durch Einbeziehung umliegender Organe und Strukturen (Mediastinalgefässe, v. a. Truncus brachiocephalicus) können sich im Extremfall lebensbedrohliche Komplikationen (Gefässarrosion) entwickeln. Eine entsprechende Pflege und Kontrolle der Trachealschleimhaut ist daher Bestandteil der pflegerischen und ärztlichen Behandlung im Bereich der Intensivmedizin.

Direkte Zugänge zur Trachea werden in den entsprechenden Kapiteln (Kapitel 4.12, Kapitel 6.10) abgehandelt.

1.3 Spezielle Anatomie und funktionelle Aspekte des Kauorgans
G. Daake

Das Kauorgan oder stomatognathe System beinhaltet als Funktionseinheit alle am Kauakt beteiligten Gewebe wie die Kaumuskulatur, die Zähne, das Zahnfleisch, die Kiefer mit den Kiefergelenken, die Wangen, Lippen und Zunge sowie die zugehörigen Nerven und Gefässe. Es wird mit dem von diesen Strukturen gebildeten bzw. umschlossenen Raum, der Mundhöhle, von der deskriptiven Anatomie üblicherweise dem Verdauungstrakt zugerechnet, da es in erster Linie der Nahrungsaufnahme dient. Zudem wird die überwiegende Anzahl der Intubationen orotracheal vorgenommen, von fachspezifischen Ausnahmen abgesehen, die hauptsächlich bei Eingriffen der Mund-Kiefer-Gesichtschirurgie eine frei zugängliche Mundhöhle und damit eine nasotracheale Intubation erfordern.

Anatomische Grundlagen

Die Mundhöhle

Durch die Mundspalte gelangt man zunächst in den Mundhöhlenvorhof (Vestibulum oris), der nach vorn und lateral von den Innenseiten der Lippen und Wangen und nach innen durch die vom Zahnfleisch überzogenen Kiefer- oder Alveolarkämme mit den von diesen getragenen Zähnen begrenzt wird. Innerhalb der Zahnreihen kommt man in die eigentliche Mundhöhle, Cavum oris proprium, die bis zur Rachenenge, dem Isthmus faucium, reicht. Das Dach der Mundhöhle wird vom Gaumen gebildet: vorn der vom Oberkieferknochen und den Gaumenbeinen knöchern unterlegte harte Gaumen, daran sich dorsal anschliessend der weiche Gaumen, auch Gaumensegel oder Velum genannt. Die seitliche Begrenzung bilden die Innenflächen der Alveolarkämme und Zahnreihen. Die kaudale Begrenzung stellen der Mundboden und die Zunge dar (s. Abb. 1.41).

Der Mundboden

Der Mundboden besteht ausschliesslich aus Weichteilen. Seine Grundlage bildet das Diaphragma oris, bestehend aus den beiden Mm. mylohyoidei, dazu kommen verschiedene weitere Muskelzüge. Die Zunge ist ein rein muskuläres Organ. Die sie bedeckende Schleimhaut bildet beim Übergang in die Mundbodenschleimhaut in der Mittellinie eine Falte, das Zungenbändchen.

Der Mundboden wie auch die Zunge sind ausserordentlich gut durchblutet, Verletzungen können daher zu starken Blutungen führen.

Die Mundspeicheldrüsen

Der Mensch hat auf jeder Seite 3 grosse Mundspeicheldrüsen. Die vor dem Ohr und am aufsteigenden Unterkieferast gelegene *Glandula parotis* ist die grösste; ihr Ausführungsgang mündet an der Wangeninnenseite neben der Krone des zweiten oberen Molaren. Die *Glandula submandibularis* liegt innerhalb des horizontalen Unterkieferkörpers vor dem Kieferwinkel; ihr Ausführungsgang verläuft zunächst nach dorsal bis zum Hinterrand des Diaphragma oris und biegt hier nach vorn um, um im Mundboden neben dem Zungenbändchen zu münden. Die *Glandula sublingualis* ist die kleinste; sie liegt auf dem Diaphragma oris direkt unter der Mundbodenschleimhaut und besitzt zahlreich kurze Ausführungsgänge, die direkt oberhalb in der Mundschleimhaut münden. Zusätzlich finden sich in der gesamten Mundschleimhaut zahlreiche kleine Schleim- und Speicheldrüsen (s. Abb. 1.42).

Das Gebiss

Das Gebiss des Erwachsenen

Die Gesamtheit der Zähne ist das Gebiss. Es besteht beim Erwachsenen (als bleibendes Gebiss) aus 32 Zähnen, jeweils 16 im Ober- und Unterkiefer, also 8 Zähnen in jeder Kieferhälfte bzw. jedem Quadranten. Zur schnelleren Orientierung wird das von der Fédération Dentaire Internationale (FDI) 1970 eingeführte internationale Zahnschema benutzt, das jeden Zahn mit zwei Zahlen belegt: Die erste Zahl gibt den Quadranten an, in dem sich der Zahn befindet (oben rechts Quadrant 1, oben links Quadrant 2, unten links Quadrant 3 und unten rechts Quadrant 4), die zweite Zahl bezieht sich auf den Zahn: Man zählt von der Mitte nach aussen und bezeichnet somit mit 1 den mittleren Schneidezahn, mit 2 den seitlichen Schnei-

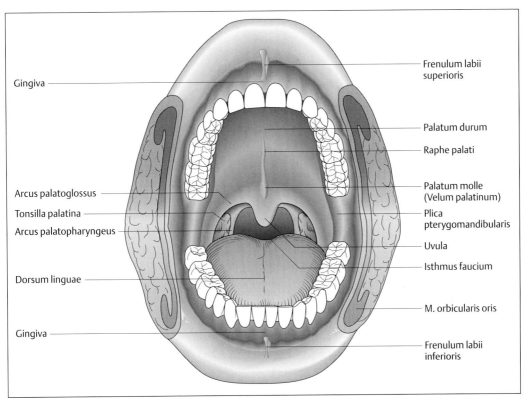

Abb. 1.41 Mundhöhlenvorhof und Mundhöhle mit Rachenenge, Anschnitt der Wangen und Lippen (aus Tillmann B. Farbatlas der Anatomie etc., Thieme 1997; S. 99, Abb. 2.239).

dezahn, mit 3 den Eckzahn, mit 4 und 5 den ersten bzw. zweiten Prämolar (oder Backenzahn), mit 6 und 7 den ersten bzw. zweiten Molar (oder Mahlzahn) und schliesslich mit 8 den dritten Molar oder Weisheitszahn. So trägt z. B. der mittlere Schneidezahn oben rechts die Zahl 11 (gesprochen einseins), der Eckzahn oben links ist der Zahn 23 (zwei-drei) und der rechte untere Weisheitszahn wird mit 48 (vier-acht) bezeichnet (s. Abb. 1.**43**).

Das Gebiss des Kindes

Das Milchgebiss des Kindes besteht nur aus 20 Zähnen: Pro Quadrant sind dies von der Mitte nach aussen der mittlere und seitliche Schneidezahn (Zahn 1 und 2), der Eckzahn (Zahn 3) und der erste und zweite Molar (Zahn 4 und 5). Zur Unterscheidung von den Zähnen des bleibenden Gebisses werden hier die Quadranten mit 5 (oben rechts), 6 (oben links), 7 (unten links) und 8 (unten links) bezeichnet. Zahn 62 (sechs-zwei) wäre also der seitliche Milchschneidezahn oben links und Zahn 75 (sieben-fünf) der zweite Milchmolar unten links (s. Abb. 1.**44**).

Der Zahndurchbruch beginnt in aller Regel als 1. Dentition mit einem halben Jahr mit den mittleren Milchschneidezähnen; mit etwa 2 Jahren ist diese abgeschlossen und das Milchgebiss vollständig. Mit etwa 6 Jahren beginnt die 2. Dentition, während der die Milchzähne durch die bleibenden Zähne ersetzt werden; das Gebiss wird jetzt als Wechselgebiss bezeichnet. Mit etwa 12–13 Jahren ist die 2. Dentition mit dem Durchbruch der zweiten Molaren abgeschlossen und das bleibende Gebiss bis auf die Weisheitszähne vollständig. Letztere zeigen eine ausserordentlich grosse Variationsbreite bezüglich des Durchbruchs, sie sind häufig retiniert oder auch gar nicht angelegt. Während des Wechselgebisses können die Milchzähne, die kurz vor ihrem natürlichen Verlust stehen, erheblich lose sein und teilweise nur noch an wenigen „Fasern" hängen.

Zahnhalteapparat

Bei einem gesunden Gebiss ist nur die Krone des Zahnes bis zum Zahnhals zu sehen; der Rest, die Zahnwurzel, steckt im Zahnfach des Kiefers, der Alveole.

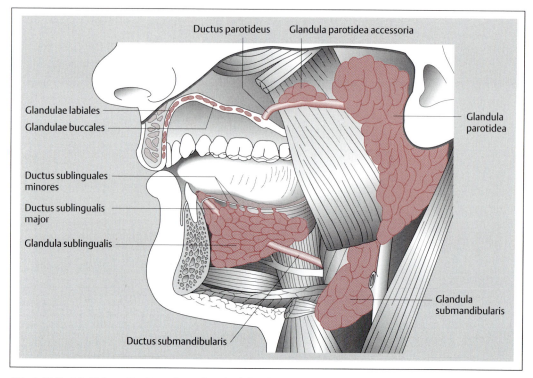

Abb. 1.42 Speicheldrüsen. Zur Darstellung der Glandula sublingualis wurde der Unterkiefer auf der linken Seite entfernt. (aus Tillmann B. Farbatlas der Anatomie etc., Thieme 1997; S. 127, Abb. 2.320).

Die Verbindung der Zähne mit dem Kiefer wird durch den Zahnhalteapparat oder das Parodontium gebildet; diese ist keine knöchern starre, sondern die Zähne sind im Alveolarfortsatz der Kiefer elastisch aufgehängt. Bei einem gesunden Parodontium zeigt der Zahn lediglich eine ganz geringe federnde Be-

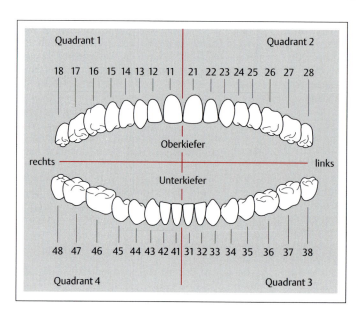

Abb. 1.43 Zahnschema des bleibenden Gebisses.

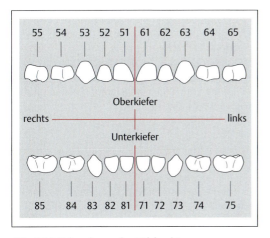

Abb. 1.44 Zahnschema des Milchgebisses.

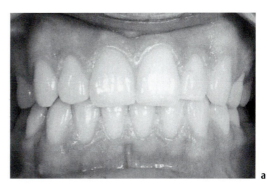

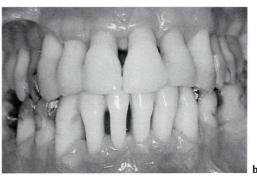

Abb. 1.45 a Gesundes Parodontium, b freiliegende Zahnwurzeln bei Parodontose (aus: Rateitschak KH. Farbatlanten der Zahnmedizin, Band 1 [Parodontologie], Thieme 1984.

weglichkeit. Bei einer degenerativen (Parodontose) oder entzündlichen Erkrankung des Zahnhalteapparates (Parodontitis), bei der durch den damit in aller Regel verbundenen Zahnfleischschwund die Zahnwurzeln unterschiedlich weit freiliegen, können die betroffenen Zähne unter Umständen sehr stark gelockert sein (s. Abb. 1.45a und b).

Die Kiefergelenke

Der Unterkiefer ist in den Kiefergelenken beweglich mit dem Schädel verbunden. Die Kiefergelenke stellen in mehrfacher Hinsicht eine Besonderheit dar. Zum einen sind die beiden Gelenke durch den Unterkiefer zu einer funktionellen Einheit verbunden, d. h. ein Kiefergelenk kann niemals allein, sondern immer nur mit dem gegenseitigen Gelenk zusammen bewegt werden, zum anderen ist zwischen der Gelenkfläche an der Schädelbasis und dem Gelenkkopf (Kieferkopf), der am Gelenkfortsatz des aufsteigenden Unterkieferastes sitzt, eine Knorpelscheibe, der Discus articularis, eingelagert. Dieser Diskus sitzt dem Kieferkopf wie eine Kappe auf; er hat die Funktion einer verschieblichen Gelenkpfanne und teilt das Kiefergelenk auch funktionell in einen oberen und unteren Abschnitt (s. Abb. 1.46).

Etwas vereinfacht dargestellt führt der Unterkiefer im unteren Gelenk zwischen Gelenkkopf und Diskus eine *Rotationsbewegung* aus, bei Bewegungen im oberen Gelenk zwischen Diskus und Gelenkfläche an der Schädelbasis kommt es durch Vorwärtsgleiten des Diskus (mitsamt dem Kieferkopf) an der Gelenkbahn zum Vorschieben des Unterkiefers oder zur *Translation*. Mahlbewegungen können durch abwechselnde Rotation und Translation in den Gelenken ausgeführt werden. Bei der normalen Mundöff-

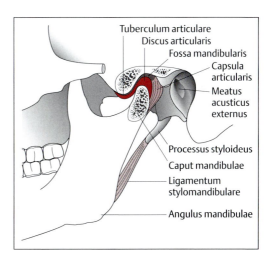

Abb. 1.46 Sagittalschnitt durch ein linkes Kiefergelenk (aus Tillmann B. Farbatlas der Anatomie etc., Thieme 1997; S. 62, Abb. 2.148).

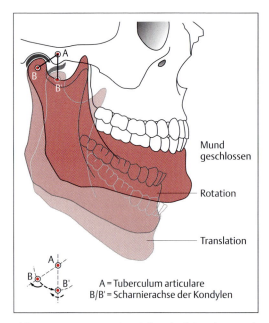

Abb. 1.47 Bewegungen im Kiefergelenk bei der Mundöffnung: 1. Bewegungsphase der Mundöffnung (mittelrot): Rotation, 2. Bewegungsphase bei maximaler Mundöffnung (hellrot): Translation.

nung wird zunächst bis zu einem Abstand von etwa 25 mm nur im unteren Gelenk rotiert; eine weitere und die maximale Mundöffnung sind nur möglich, wenn auch im oberen Gelenk die Translation nicht behindert ist (s. Abb. 1.47).

Bei schlaffer Gelenkkapsel und flacher Gelenkbahn kann es bei weiter Mundöffnung (z. B. beim Gähnen) zur einseitigen oder beidseitigen Luxation der Kiefergelenke kommen; Hinweis für eine derartige Luxation ist bei einseitiger Manifestation eine nach vorn gerichtete Abweichung des Unterkiefers zur kontralateralen Seite, bei beidseitigem Auftreten ein deutlich vorstehender Unterkiefer. Weiterhin gehört zur Kiefergelenkluxation eine *Kiefersperre*: Der Patient kann den Mund bzw. die Zahnreihen nicht schliessen, der Unterkiefer ist in vorgeschobener Stellung federnd fixiert.

Die Kaumuskulatur

Die paarigen Kaumuskeln sind der M. temporalis, M. masseter, M. pterygoideus medialis und lateralis; mit den ersten dreien wird im wesentlichen der Mund geschlossen, und wegen der zum Kauen erforderlichen Kräfte handelt es sich dabei um ausserordentlich kräftige Muskeln; mit dem M. pterygoideus lateralis wird der Unterkiefer ein- oder beidseitig nach vorn bewegt, er dient also in erster Linie der Translation.

Gegenüber den übrigen Muskeln des Körpers nehmen die Kaumuskeln insoweit eine Sonderstellung ein, als sie vom Wundstarrkrampf (Tetanus) zuerst befallen werden.

◼ Funktionelle Aspekte

Für den Anästhesisten von besonderer Bedeutung sind Befunde, die die „line of vision" (Kap. 3.3), d. h. die Sichtlinie von den Kanten der oberen Schneidezähne bis zum Tuberculum corniculatum bei der Laryngoskopie beeinflussen. Ganz im Vordergrund steht dabei die Einschränkung der Mundöffnung; weiterhin spielen eine Rolle vorstehende oder verlängerte obere Schneidezähne, eine voluminöse Zunge, ein verkürzter aufsteigender Unterkieferast und ein insgesamt kleiner Unterkiefer.

Einschränkung der Mundöffnung

Die Behinderung der Mundöffnung wird *Kieferklemme* genannt. Sie kann unterschiedlich stark ausgeprägt sein und im Extremfall soweit gehen, dass der Patient den Mund bzw. die Zahnreihen überhaupt nicht mehr öffnen kann. Gründe für eine Kieferklemme sind:
- Veränderungen der Kaumuskulatur,
- Veränderungen der Kiefergelenke,
- Veränderungen der Haut oder Schleimhaut,
- sonstige Veränderungen.

Veränderungen an der Kaumuskulatur

Die häufigste Ursache für eine *myogene Kieferklemme* sind fortgeleitete Entzündungen, die im Kiefer- und Gesichtsbereich überwiegend odontogener Natur sind (Kap. 6.7), d. h. sie gehen von den Zähnen aus: ein erschwerter Durchbruch (Dentitio difficilis) insbesondere der unteren Weisheitszähne oder eine Zahnwurzelentzündung (apikale Parodontitis). Bei Verschleppung derartiger Erkrankungen kann es zu einem Logenabszess kommen. Ein solcher Abszess kann durch die schwellungsbedingte Einengung der Atemwege einen lebensbedrohlichen Zustand hervorrufen. Die Behandlung besteht in der Abszessinzision und Drainage, die in Intubationsnarkose stattfinden muss.

Bei der laryngoskopischen Intubation ist besondere Vorsicht geboten, da kurz vor dem Spontandurchbruch stehende Abszesse zum Mundinneren (z. B. am Zungengrund) durch den Druck mit dem Laryngoskopspatel aufbrechen und dabei die Mundhöhle mit Eiter überschwemmen können. Daher sind Abszesse des Mundbodens und Zungengrunds eine Indikation für die primäre fiberoptische Intubation des wachen Patienten (Kapitel 4.5 und 6.7).

Wenn sich aus einer pyogenen Entzündung eine Phlegmone der Weichteile im Gesichts- oder Halsbereich entwickelt, liegt stets eine lebensgefährliche Erkrankung vor, da ein solcher Prozess zur schrankenlosen Ausbreitung in die Umgebung (Mediastinum, Schädelbasis) neigt. Bei einer Halsphlegmone muss mit einer bretthharten Schwellung des gesamten Halses gerechnet werden, die Mundöffnung kann völlig aufgehoben sein. Auch innen kann es im ganzen Oropharynx zu erheblichen Schwellungen der Weichteile mit entsprechender Verlegung der Atemwege kommen. Erschwerend kommt hinzu, dass bei einer Ausbreitung der Phlegmone in den unteren Halsbereich und das Jugulum eine Tracheotomie unter Umständen nicht mehr möglich ist. Die Therapie besteht neben einer antibiotischen Behandlung in der schnellstmöglichen breiten Eröffnung, gegebenenfalls auch durch mehrfache Inzisionen und Gegeninzisionen, und anschliessende Drainage. Dieser Eingriff muss wiederum in Allgemeinnarkose vorgenommen werden, anschliessend sollte eine intensivmedizinische Überwachung erfolgen.

Seltenere Entzündungen sind eine Osteomyelitis der Kieferknochen, spezifische Entzündungen wie eine Tuberkulose oder eine Aktinomykose, eine Parotitis, eine Otitis media oder eine Myositis rheumatica.

Nach Verletzungen kann es durch Narbenbildung in der Kaumuskulatur zu einer myogenen Kieferklemme kommen.

Veränderungen der Kiefergelenke

Eine *arthrogene Kieferklemme* kann entstehen durch eine Polyarthritis rheumatica, eine im Gelenkbereich lokalisierte Osteomyelitis und eine angeborene oder erworbene Ankylose. Nicht selten sind Arthrosen der Kiefergelenke (Arthropathia deformans), die eine deutliche Beeinträchtigung der Mundöffnung zur Folge haben können, insbesondere wenn sie mit einer Luxation des Diskus einher gehen. Frische knöcherne Verletzungen im Bereich der Kiefergelenke (Kapitulumfrakturen, Kollumfrakturen) führen üblicherweise ebenfalls zu einer Kieferklemme. Aber auch durch alte, möglicherweise in Fehlstellung verheilte Frakturen kann die Mundöffnung behindert sein.

Veränderungen der Haut oder Schleimhaut

Eine *dermatogene Kieferklemme* kann bei Narbenkontrakturen der Haut oder der Mundschleimhaut, letzteres besonders nach Tumoroperationen im Mund- und Kieferbereich, auftreten. Auch bei einer Sklerodermie ist eine eingeschränkte Mundöffnung nichts Seltenes.

Neurogene Ursachen einer Kieferklemme

Eine *neurogene Kieferklemme* im Sinne eines Kaumuskelkrampfs (Trismus) ist besonders beim Tetanus bekannt. Schliesslich kann es bei verschiedenen Fehlbildungssyndromen, die mit einer Verkleinerung der Mundspalte (Mikrostomie) einher gehen, zu einer Beeinträchtigung der Mundöffnung kommen.

Fehlstellungen der oberen Schneidezähne

Sagittale Abweichungen

Die Achsrichtung der oberen Schneidezähne lässt sich auf speziellen seitlichen Schädelaufnahmen bestimmen. Normalerweise sollen sie in einem Winkel von 22° zu einer Ebene stehen, die durch die knöcherne Nasenwurzel und die Vorderkante des Oberkiefers zu denken ist. Eine Vergrösserung dieses Winkels, die klinisch als ein Vorstehen der Zähne imponiert, wird *Protrusion* genannt. Wenn zusätzlich zu den Zähnen auch der Kieferkamm nach vorn deformiert ist, handelt es sich um eine *alveoläre Protrusion*, bei der das klinische Bild noch wesentlich auffälliger ist.

Vertikale Abweichungen

Bei leicht geöffnetem Mund und entspannten Lippen sollen üblicherweise nur die Schneidekanten der oberen Frontzähne hinter der Oberlippe zu sehen sein. Bei einer Verlängerung (Elongation) dieser Zähne werden sie nicht mehr in diesem Ausmass von der Oberlippe bedeckt. Ist gar das Zahnfleisch zu sehen (Gummy smile), handelt es sich um eine ausgeprägte Verlängerung.

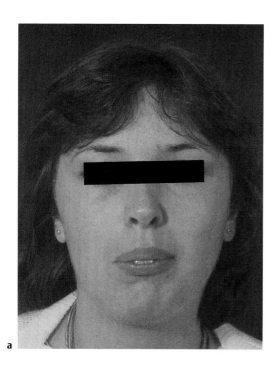
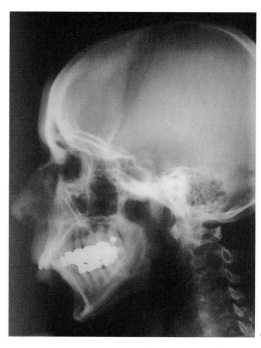
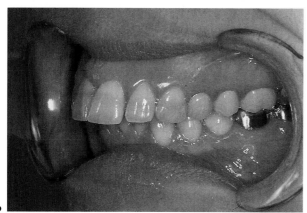
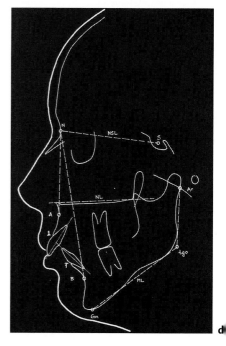

Abb. 1.48 Alveoläre Protrusion bei einer 35–jährigen Patientin.
a Der Lippenschluss ist sichtbar erschwert; auch bei geschlossenen Lippen sind die Schneidekanten der oberen Frontzähne noch zu sehen.
b Die oberen Schneidezähne sind verlängert und stehen erheblich vor.
c seitliches Fernröntgenbild.
d Durchzeichnung des Röntgenbildes und orientierende Auswertung: Der Winkel der Schneidezahnachse zu der durch die Punkte N und A führenden Linie, welcher im Normalfall 22° betragen sollte, ist mit 32° deutlich vergrößert.

Ein Zusammentreffen von alveolärer Protrusion und Elongation ist in aller Regel mit einem deutlich erschwerten bis unmöglichen Lippenschluss verbunden. Besondere Vorsicht ist geboten, da es beim unachtsamen Einsetzen des Larygoskopes sehr leicht zu Luxationen dieser Zähne kommt (s. Abb. 1.**48a-d**).

Vergrösserungen der Zunge

Das Zungenvolumen unterliegt starken individuellen Schwankungen. Eine echte Makroglossie, d. h. Übergröße der Zunge, ist eher selten. Sie findet sich z. B. bei einem angeborenen Lymphangiom oder Hämangiom der Zunge (cave bei Hämangiom: Verletzungen können zu höchst unangenehmen Blutungen führen!). Weiterhin sind Zungenvergrösserungen beim Mongolismus oder bei der Akromegalie beschrieben. Aber auch Zystenbildungen im Mundboden (Speichelretentionszysten, mediane Halszysten) können eine ausgeprägte Aufwölbung der Zunge zur Folge haben, ebenso wie Schwellungen der Speicheldrüsen, insbesondere der Glandula sublingualis.

Fehlbildungen des Unterkiefers

Abweichungen von Grösse, Form oder Lage der Kiefer gehen in aller Regel Hand in Hand mit einer Störung des Bisses; sie werden als Dysgnathie bezeichnet. Sie können den Oberkiefer, den Unterkiefer oder auch beide Kiefer betreffen.

Von besonderer Bedeutung für den Anästhesisten sind Veränderungen, die mit einer Rücklage oder Unterentwicklung des Unterkiefers verbunden sind; sie werden als mandibuläre Retrognathie (teilweise auch als Mikrogenie oder Retrogenie) bezeichnet.

Eine solche mandibuläre Retrognathie kann bei sonst gesunden Menschen vorhanden sein. Sie findet sich aber auch bei verschiedenen Fehlbildungssyndromen, wie z. B. beim Franceschetti-Syndrom (Dysostosis mandibulo-facialis), dem Goldenhar-Syndrom oder der gar nicht so seltenen Pièrre-Robin-Sequenz. Eine wesentliche mandibuläre Retrognathie ist bereits äusserlich an dem kleinen Unterkiefer und einem zurückliegenden oder gar fliehenden Kinn zu erkennen (Kapitel 6.7).

Komplikationen

Iatrogene Schäden

Iatrogene Schäden im Bereich des mund-kiefer-gesichtschirurgischen Fachgebietes bei der endotrachealen Intubation werden in einem Drittel bis zu einer Hälfte an der Gesamtzahl der narkoseassoziierten Schädigungen beschrieben (Folwaczny 1998). Sie sind aber insgesamt ein seltenes Ereignis. Dennoch sollte, wer nicht routinemässig mit Erkrankungen des Kauorgans zu tun hat, daran denken, dass die Mundschleimhaut bei manchen Erkrankungen sehr vulnerabel sein kann. So können z. B. Hämangiome im Mundbereich bei Verletzungen sehr unangenehm bluten. Auch Prozesse, die mit ulzerösen Läsionen einher gehen, wie z. B. bösartige Tumoren der Mundschleimhaut, sind sehr vorsichtig zu behandeln. Weiterhin kann die Widerstandsfähigkeit der Kieferknochen sehr stark beeinträchtigt sein: Knochenzysten im Kiefer können die Stabilität wesentlich herabsetzen, ebenso wie eine altersbedingte Kieferatrophie, durch die z. B. ein Unterkiefer bis auf die Dicke eines Bleistiftes reduziert sein kann. In solchen Fällen besteht bei forcierter Laryngoskopie eine erhebliche Gefahr eines Kieferbruches (s. Abb. **1.49**).

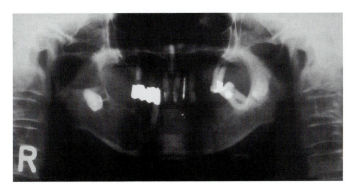

Abb. **1.49** Ausgedehnte follikuläre Zyste im Unterkiefer auf der rechten Seite bei einer 74-jährigen Patientin, ausgehend vom verlagert retinierten Zahn 48. Die Zyste nimmt die dorsale Hälfte des Unterkieferkörpers und den gesamten aufsteigenden Ast ein. Durch die Ausdünnung des Knochens ist der Unterkiefer hochgradig frakturgefährdet.

Zahnverletzungen

Für Verletzungen von Zähnen sind die oberen Frontzähne prädestiniert (vgl. Kapitel 3.4). Deppe et al. geben in einer Untersuchung aus dem Jahr 1998 eine Inzidenz von 1 : 6000 für das intubationsbedingte Frontzahntrauma an.

Aufmerksamkeit ist geboten bei ungepflegten Gebissen mit deutlich sichtbaren kariösen Läsionen. Zähne, die derart vorgeschädigt sind, können ausserordentlich leicht abbrechen. Zu berücksichtigen ist, dass eine tiefe Karies auf der Rückseite eines Frontzahnes nicht immer auf den ersten Blick zu sehen ist, den Zahn aber trotzdem äusserst brüchig werden lässt (Abb. 1.**50**, 1.**51a+b**).

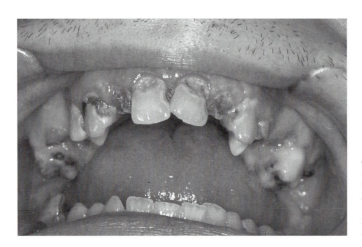

Abb. 1.**50** Verwahrlostes Gebiss eines 24-jährigen Patienten mit fortgeschrittenen kariösen Defekten und Zerstörung zahlreicher Zähne. Die oberen mittleren Schneidezähne sind durch die zirkuläre Karies am Zahnhals stark frakturgefährdet.

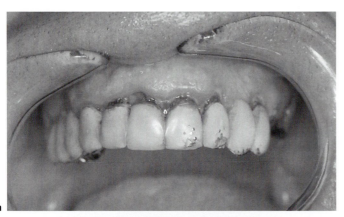

a

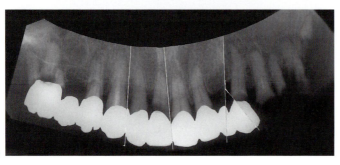

b

Abb. 1.**51 a** Obere Zahnreihe eines 60–jährigen Patienten, mit einer Brücke versorgt. Die Brücke erscheint klinisch noch fest. An den Zahnhälsen sind oberhalb der Kronenränder Defekte durch Sekundärkaries zu erkennen.
b Das Röntgenbild zeigt das Ausmass der Läsionen: Mehrere Brückenpfeiler sind am Zahnhals „durchgefault", die Brücke hält nur noch auf wenigen Zähnen. Vorsicht ist geboten: wenn das Laryngoskop versehentlich an der oberen Zahnreihe abgestützt wird, kann die Brücke komplett abbrechen!

Bei unachtsamem Vorgehen besteht die Gefahr, dass Zähne in toto aus dem Zahnfach herausluxiert werden. Dies gilt besonders bei parodontal vorgeschädigten und dadurch bereits gelockerten Zähnen. Derart eluxierte Zähne können gegebenenfalls erfolgreich replantiert werden. Dazu sollte das Zahnfach des eluxierten Zahnes möglichst nicht wesentlich traumatisiert sein. Weitere wichtige Kriterien für den Erfolg einer Replantation sind die Art der extraalveolären Aufbewahrung und die extrakorporale Verweildauer des eluxierten Zahnes; je länger diese ist, um so geringer sind die Aussichten, dass der replantierte Zahn wieder einheilt.

Wird ein eluxierter Zahn in einem feuchten Milieu (physiologische Kochsalzlösung, Ringerlösung, Zahnrettungsbox) aufbewahrt und innerhalb von 1 h replantiert, sind die Erfolgsaussichten recht gut; bei trockener Aufbewahrung über 2 h ist eine Replantation nahezu ohne Aussicht auf Erfolg. Der Zahn muss also so schnell wie möglich entsprechend gelagert werden; Manipulationen wie z. B. der Versuch, einen auf den Boden gefallenen eluxierten Zahn zu säubern, sollten unbedingt unterlassen werden. Er kann auch, wenn keine Aspirationsgefahr besteht, wieder in das Zahnfach zurückgesteckt werden.

Die weitere Behandlung sollte dem Zahnarzt oder dem Mund-Kiefer-Gesichtschirurgen, der schnellstmöglich konsiliarisch hinzuzuziehen ist, überlassen bleiben. Dies ist auch aus forensischen Gründen wichtig, damit eine fachspezifische Untersuchung und Befunddokumentation vorgenommen werden kann.

1.4 Spezielle Physiologie der Atmung
R. Zander

Auswirkungen einer Apnoe

Der isolierte Atemstillstand, also eine Apnoe bei erhaltener Funktion von Herz und Kreislauf, weist einige Besonderheiten auf, die für die klinische Praxis von Bedeutung sind, da diese Apnoe täglich im Rahmen der Einleitung zur Intubationsnarkose gefordert ist.
Ab dem Zeitpunkt der Ventilations-Unterbrechung wird die Abgabe von CO_2 vom Blut an die Alveole fast vollständig aufgehoben, während die O_2-Aufnahme von der Alveole in das Blut solange fortgesetzt werden kann, bis der zufällig im Alveolarraum vorhandene O_2 mit dem zirkulierenden Blut abtransportiert worden ist. Somit wird der Anstieg des arteriellen CO_2-Partialdrucks im Sinne einer Hyperkapnie sofort beginnen, während der Abfall des arteriellen O_2-Partialdrucks, d. h. die arterielle Hypoxie, deutlich protrahierter verlaufen wird.

Hypoxie und Hypoxygenation

Die Apnoe verursacht primär eine Abnahme des arteriellen O_2-Partialdrucks (paO_2), sogenannte arterielle Hypoxie, unter den Normalwertbereich von 78–95 mmHg, je nach Alter. Diese Hypoxie muss sekundär auch zu einer Abnahme der arteriellen O_2-Sättigung (saO_2) unter den Normalwert von 96 % führen, was tertiär einen Abfall des arteriellen O_2-Gehalts (caO_2) unter den Normalwert von 18,5–20,5 ml/dl je nach Geschlechtszugehörigkeit bedingt, d. h. eine arterielle Hypoxämie ist die Folge.

Unter klinisch-praktischen Bedingungen hingegen wird heute als diagnostisches Kriterium meistens nicht mehr der paO_2 (Hypoxie), sondern die saO_2 (Hypoxygenation) bevorzugt, weil sie unabhängig von der Geschlechtszugehörigkeit nur einen Normalwert aufweist und zudem methodisch leichter zugänglich ist.

Die Messmethode der Wahl ist das Pulsoxymeter, das am Patienten nicht-invasiv und kontinuierlich die sogenannte partielle arterielle O_2-Sättigung ($psaO_2$) mit einem Normalwert von nunmehr, methodenbedingt, 98 % erfasst.

Methodenbedingt bedeutet, dass vom Pulsoxymeter eine O_2-Sättigung unter Vernachlässigung von Carboxy- und Met-Hämoglobin gemessen wird, die zusammen unter physiologischen Bedingungen etwa 1–2 % des Hämoglobins ausmachen.
Gemäss der O_2-Bindungskurve, also psO_2 als Funktion von pO_2, wird sich eine Hypoxie erst bei paO_2-Werten unterhalb von 60 mmHg bemerkbar machen, also $psaO_2$-Werten unterhalb von 90 %.

Fakultative und obligatorische Grenzwerte der akuten arteriellen Hypoxie

Grenzwerte einer akuten arteriellen Hypoxie können dem Anästhesisten ein eventuelles, fakultatives, oder unbedingtes, obligatorisches Handeln nahelegen, z. B. im Sinne einer Beatmung oder Erhöhung der inspiratorischen O_2-Konzentration.
Eine realistische Ableitung von Grenzwerten findet sich bei Nunn (1993): Limitierendes Organ der akuten arteriellen Hypoxie dürfte das Gehirn mit seiner speziellen O_2-Versorgung sein, der Bewusstseinsverlust tritt bei einem jugularvenösen pvO_2 von 20 mmHg ein: Ohne Änderung der Durchblutung – unrealistisch – und ohne Bewusstseinsverlust wird ein paO_2 von 36 mmHg ($psaO_2$ 68 %) abgeleitet, mit Verdopplung der Durchblutung – realistisch – ein paO_2 von 27 mmHg ($psaO_2$ 50 %).
Eine pragmatische Herleitung wurde mit den pulsoxymetrischen $psaO_2$-Werten von fast 500 Touristen unternommen, die sich als Flugpassagiere oder Höhentouristen einer plötzlichen Hypoxie von weniger als einer Stunde unterwarfen (Zander 1996): Die untersuchten Touristen im Alter von 10–90 Jahren tolerieren eine mittlere Abnahme der $psaO_2$ auf ca. 75 % bzw. des paO_2 auf 40 mmHg. Eine gegenüber der Normoxie durch die Hypoxie zusätzlich betonte Altersabhängigkeit der $psaO_2$ kann nicht nachgewiesen werden.

Therapeutische Grenzwerte für eine akute arterielle Hypoxie, nämlich $psaO_2$ 90 % bzw. paO_2 60 mmHg (fakultativ) und 75 % bzw. 40 mmHg (obligatorisch), können somit als gut begründet angesehen werden und gelten für Patienten beiderlei Geschlechts mit weitgehend normaler Hb-Konzentration in körperlicher Ruhe.

Selbst bei einem paO$_2$ von 40 mmHg bzw. einer psaO$_2$ von 75 % sind für den klinischen Alltag weitere Sicherheitsreserven vorhanden, die zusätzliche Unwägbarkeiten für das Gehirn kompensieren können, z. B. eine leichte Anämie (Abnahme der cHb auf 10–12 g/dl mit Zunahme der avDO$_2$), eine Zerebralsklerose (verminderte hypoxische Durchblutungs-Anpassung) oder eine Hypokapnie (Linksverlagerung der O$_2$-Bindungskurve, hypokapnische Durchblutungsabnahme).

Hyperkapnie

Während einer Apnoe setzt sich der pCO$_2$ des gemischtvenösen Blutes (p$\bar{v}$CO$_2$) ins Gleichgewicht mit dem alveolären pCO$_2$ (pACO$_2$) und damit auch mit dem paCO$_2$.

Innerhalb der ersten Minute einer Apnoe steigt der paCO$_2$ aus folgenden Gründen um 10–13 mmHg an:
a) Äquilibrierung des paCO$_2$ (40 mmHg) durch den p$\bar{v}$CO$_2$ (46 mmHg), da praktisch kein CO$_2$ an die Alveole abgegeben wird,
b) Anstieg des paCO$_2$ um etwa 3 mmHg über den p$\bar{v}$CO$_2$ als Folge des Christiansen-Douglas-Haldane-Effektes, d. h. O$_2$-Aufnahme in das Blut ohne CO$_2$-Abgabe (Mertzlufft 1989),
c) Anstieg des p$\bar{v}$CO$_2$ und damit des paCO$_2$ um 3–4 mmHg als Folge der CO$_2$-Produktion des Organismus, im weiteren Verlauf der Apnoe abnehmend auf 2–3 mmHg.

Von der 2. bis zur 10. Minute einer hyperoxischen Apnoe wurde beim Menschen von vielen Autoren ein mittlerer paCO$_2$-Anstieg von 3–4 mmHg/min gemessen, danach allerdings weniger (Zander 1994). Die entsprechenden Daten für diese hyperoxische Hyperkapnie sind in Abbildung **1.52** zusammengestellt.
Für den Fall einer Apnoe von 10 min Dauer kann dementsprechend angenommen werden, dass der paCO$_2$ und damit auch der pACO$_2$ um ca. 40 mmHg ansteigen, also bei einem Ausgangswert von 40 mmHg auf 80 mmHg am Ende der Apnoe.
Für den Alveolarraum bedeutet dies, dass sich die FACO$_2$ von 0,053 verdoppelt, d. h. eine Zunahme der alveolären CO$_2$-Konzentration um 5,3 % auf 10,6 %. Diese zusätzlichen 5,3 % CO$_2$ machen allerdings im Alveolarraum nur 160 ml CO$_2$ aus (5,3 % der FRC von 3000 ml), d. h. von den innerhalb von 10 min gebildeten 2100 ml CO$_2$ (210 ml/min bei einem RQ von 0,85) diffundieren weniger als 10 %, nämlich nur 160 ml, in den Alveolarraum.
Der Grund für dieses bemerkenswerte Phänomen ist in der Tatsache zu suchen, dass sich CO$_2$ zwischen Gas (Alveole) und Blut im Verhältnis von etwa 1 : 10 verteilt: Beim physiologischen pCO$_2$ (40 mmHg) weist der Alveolarraum nur ca. 5 % CO$_2$ im Vergleich zu Blut mit immerhin ca. 50 % auf (50 ml CO$_2$/100 ml Blut).

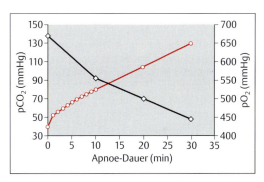

Abb. 1.52 Hyperoxische Hyperkapnie: Darstellung der zu erwartenden Änderungen des arteriellen CO$_2$- und O$_2$-Partialdrucks (pCO$_2$, pO$_2$, mmHg) während einer Apnoe von 30 min Dauer. Die Hyperkapnie (rot) wird vom Patienten toleriert, weil der alveoläre pO$_2$ nach optimaler intrapulmonaler O$_2$-Speicherung unter apnoischer Oxygenierung selbst nach 30 min Dauer noch über 400 mmHg liegt.

Ein Anstieg des CO$_2$-Partialdruckes um 40 mmHg während hyperoxischer Apnoe von 10 min Dauer ist mit Sicherheit unproblematisch für den Patienten, da beim Menschen Werte zwischen 160–170 mmHg (Birt 1965, Payne 1962) und 200–250 mmHg (Ellison 1955, Frumin 1959) ohne Nebeneffekte beobachtet worden sind.

Dementsprechend haben Versuche mit Tauchern ohne Atemgerät gezeigt, dass bei hyperoxischen Tauchgängen bis zu immerhin 15 min Dauer ein maximaler paCO$_2$ von 85 mmHg von wachen Probanden toleriert wird. Dies wurde zusätzlich erleichtert, indem der Anfangs-pCO$_2$ durch entsprechende Hyperventilation mit 100 % O$_2$ vor dem Tauchgang auf ca. 30 mmHg gesenkt wurde (Neubauer 1996).

■ Intrapulmonaler O$_2$-Speicher unter Normoxie und Hyperoxie

Mit Beginn der Apnoe muss der Patient für eine begrenzte Zeit seinen O$_2$-Verbrauch allein aus dem physiologischen O$_2$-Speicher decken, der relativ schnell erschöpft ist (Tab. **1.1**): Lediglich 235 ml O$_2$ befinden sich unter Normoxie in der funktionellen Residualkapazität eines Erwachsenen. Bei einem O_2-Verbrauch von ca. 250 ml/min reicht dieser Speicher gerade einmal für etwa 1 min, danach ist dann die arterielle O_2-Sättigung von normoxisch 96 auf hypoxisch 75 % abgefallen. Von jetzt an zeigt das arterielle Blut die gleiche O_2-Sättigung von 75 % wie das gemischtvenöse Blut, d. h. das Blut fliesst ohne jegliche Oxygenierung funktionell an der Lunge vorbei. Bei dieser Betrachtung wird vernachlässigt, dass aus der Entsättigung des arteriellen Blutes weitere 35 ml O_2 freigesetzt werden. Die arterielle O_2-Sättigung von 75 % bzw. der zugehörige paO_2 von 40 mmHg limitieren als obligatorische Grenzwerte einer Hypoxie eine weitere Nutzung des intrapulmonalen O_2-Speichers.

Unter Hyperoxie hingegen kann der intrapulmonale O_2-Speicher ganz erheblich vergrössert werden (Tab. 1.1), wenn die FRC des Erwachsenen von ca. 3000 ml vollständig mit 100 % O_2 aufgefüllt wird. Voraussetzung dafür ist, den Stickstoff der FRC vollständig durch O_2 zu ersetzen und ein weiteres Eindringen von N_2 aus der Luft zu verhindern. Nach einer optimalen Denitrogenisierung des Alveolarraumes kann der alveoläre O_2-Partialdruck (pAO_2) auf ca. 670 mmHg (theoretisch 673 mmHg) ansteigen, wenn folgende Annahmen gemacht werden: Barometerdruck (pB) 760 mmHg, alveolärer CO_2-Partialdruck ($pACO_2$) 40 mmHg, alveolärer Wasserdampfpartialdruck (pH_2O) 47 mmHg. Dies würde einer FAO_2 von 0,882 (88,2 % O_2) entsprechen und der intrapulmonale O_2-Speicher würde nun ca. 2650 ml ausmachen (88,2 % der FRC von 3000 ml).

Unter der Annahme, dass dieser O_2-Pool bis zu einer arteriellen O_2-Sättigung von 75 % genutzt würde ($pAO_2 = paO_2 = 40$ mmHg), stehen nun insgesamt ca. 2500 ml O_2 zur Verfügung, ein Betrag, der bei körperlicher Ruhe gerade den O_2-Verbrauch für 10 min sicherstellen kann.

Klinischer Nutzen des intrapulmonalen O_2-Speichers

Die routinemässige Einleitung der Narkose unter Verwendung eines Muskelrelaxans führt zur Apnoe, Voraussetzung für die nachfolgende Intubation und Beatmung des Patienten. Somit muss der „Notfall" Apnoe jeden Tag neu gemeistert werden, in Deutschland etwa 20.000 – mal pro Tag.

Die klinische Erfahrung lehrt täglich, dass Intubationsschwierigkeiten weit häufiger sind als die geschätzten Zahlen von 1 – 18 % aller Intubationen (Langenstein 1996) vorgeben. Selbst wenn die Intubation nach längerem Intervall von einigen Minuten meistens doch noch gelingt, bleiben immer noch Fälle, in denen weder intubiert noch mit Maske beatmet werden kann.

Daraus ergibt sich die logische Konsequenz, Vorsorge für eine möglicherweise länger dauernde Apnoe zu treffen, d. h. die stets drohende Hypoxie mit ihren potentiell letalen Folgen zu vermeiden. Diese Vorsorge wird Präoxygenierung genannt und soll beschreiben, dass eine zeitliche Voratmung mit reinem Sauerstoff (100 % O_2, inspiratorische O_2-Fraktion FIO_2 1,0) den intrapulmonalen O_2-Speicher optimal mit Sauerstoff auffüllen kann (Kap. 5.1).

Das Ergebnis einer optimalen Präoxygenierung ist ein pAO_2 von mehr als 600 mmHg, im Idealfalle 673 mmHg, und damit eine abolute Sicherheit gegenüber Hypoxie für eine Apnoe-Dauer von ca. 10 min.

Das zu erwartende Verhalten der pulsoxymetrisch gemessenen arteriellen O_2-Sättigung nach Einsetzen einer normoxischen und hyperoxischen Apnoe ist für den Erwachsenen in Abb. 1.53 dargestellt: Der Abfall der psO_2 auf 75 % erfolgt unter Normoxie, d. h. ohne Präoxygenierung, bereits nach etwa 1 min, während dieser Abfall nach optimaler Präoxygenierung erst nach ca. 9 min beginnt und dann innerhalb von ca. 1 min schnell bis 75 % weiter abnimmt.

Als eindrucksvoller Beleg für die Richtigkeit dieser Art von Bilanzierung kann erneut der publizierte „Rekord" im Atemanhalten von 15 min Dauer bei Tauchern nach „Präoxygenierung" angeführt werden. Diese Versuche wurden bei maximaler Inspiration durchgeführt, d. h. bei einer Totalkapazität von ca. 7 l betrug der intrapulmonale O_2-Speicher jetzt ca. 6 l O_2, der den O_2-Verbrauch in Ruhe für gut 20

Tabelle 1.1 Intrapulmonaler O_2-Speicher des Menschen unter Hyperoxie bzw. Normoxie, abgeleitet aus den jeweiligen Änderungen des alveolären O_2-Partialdruckes (pAO_2) bzw. der O_2-Fraktion (FAO_2) unter der Annahme einer funktionellen Residualkapazität (FRC) von 3000 ml

Grösse (ml)	Intrapulmonaler Speicher	Utilisation
2250	Hyperoxie/FRC	hyperoxisch → normoxisch
	FRC × ΔFAO$_2$	pAO_2 670 → 100 mmHg
	3000 ml × (0,882 – 0,132)	saO_2 98 → 96 %
235	Normoxie/FRC	normoxisch → hypoxisch
	FRC × ΔFAO$_2$	pAO_2 100 → 40 mmHg
	3000 ml × (0,132 - 0,053)	saO_2 96 → 75 %

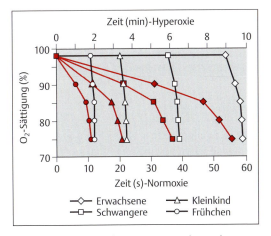

Abb. 1.53 Verhalten der zu erwartenden pulsoxymetrisch gemessenen O₂-Sättigung eines Erwachsenen, einer Schwangeren, eines Kleinkinds und eines Frühgeborenen (1,5 kg) nach Atemstillstand ohne O₂-Speicherung (Normoxie, rote Symbole) in Sekunden (s) und nach optimaler intapulmonaler O₂-Speicherung (Hyperoxie, offene Symbole) in Minuten (min).

min decken kann, die pulsoxymetrisch gemessene psO_2 betrug daher immer 98 % (Neubauer 1996).

Einschränkungen des intrapulmonalen O₂-Speichers: Schwangerschaft, Neu- und Frühgeborene

3 Patientenkollektive weisen bezüglich der intrapulmonalen O₂-Speicherung Besonderheiten auf, die unbedingt zu berücksichtigen sind.

Bei Schwangeren ist die FRC um ca. 20 % deutlich verkleinert und der gewichtsbezogene O₂-Verbrauch ist mit ca. 20 % erheblich grösser, wie dies in Tabelle 1.2 beschrieben ist. Neugeborene und insbesondere Frühgeborene, in Tabelle 1.2 ist als Beispiel ein solches mit nur 1,5 kg Körpergewicht aufgeführt, weisen eine relativ kleine FRC bei einem deutlich erhöhten, gewichtsbezogenen O₂-Verbrauch auf. Dies führt zu einer nach Apnoebeginn sehr schnell einsetzenden Hypoxie.

Betrachtet man dazu die sogenannte O₂-Reserve, also diejenige Zeitdauer unter Apnoe, die bis zur Abnahme der arteriellen O₂-Sättigung auf den limitierenden hypoxischen Wert von 75 % verstreicht, so liegen diese Zeiten unter Normoxie zwischen ca. 60 s für den Erwachsenen und ca. 10 s für ein Frühgeborenes. Sie verlängern sich unter optimaler pulmonaler Oxygenierung ganz erheblich auf immerhin ca. 10 min beim Erwachsenen und ca. 2 min beim Frühgeborenen.

Diese O₂-Reserve spiegelt somit das Verhältnis wider von O₂-Verbrauch (ml/min) einerseits zu intrapulmonalem O₂-Speicher (ml) andererseits, der sich seinerseits aus dem Produkt von FRC und FAO_2 ergibt.

Wichtig ist der Hinweis, dass die pulsoxymetrische Kontrolle der arteriellen psO_2 leider nur den schnellen, in Sekunden ablaufenden Abfall wiedergibt, also nur ein Negativ-Monitoring für den bereits erschöpften intrapulmonalen O₂-Speicher. Die Abbildung 1.53 demonstriert dies für die 3 Problem-Patientengruppen eindrucksvoll.

Die psO_2 wird vom Pulsoxymeter unter Hyperoxie solange stabil mit annähernd 100 % angezeigt, nämlich über ca. 9 min beim Erwachsenen und ca. 2 min beim

Tabelle 1.2 Die O₂-Reserve (min bzw. s) von drei Risikopatienten beim Wechsel von Hyperoxie zu Normoxie bzw. Hypoxie für eine Schwangere (Abnahme FRC, Zunahme O₂-Verbrauch), ein Kleinkind (6,5 kg KG) und ein Frühgeborenes (1,5 kg KG) im Vergleich zum Erwachsenen (65 kg KG). Die O₂-Reserve beschreibt die Zeitdauer unter Apnoe bis zur Abnahme der arteriellen O₂-Sättigung (saO_2) auf 96 % (Normoxie) bzw. den limitierenden Wert von 75 % (Hypoxie). Sie ermittelt sich aus dem Verhältnis von O₂-Verbrauch (ml/min) zu intrapulmonalem O₂-Speicher (ml) (FRC × FAO_2)

	Erwachsener	Schwangere	Kleinkind	Frühgeborenes
FRC (ml)	3000	2400	200	25
O₂-Pool (ml)				
normoxisch-hypoxisch (saO_2 96 → 75 %)	235	190	15	2
hyperoxisch-normoxisch (saO_2 98 → 96 %)	2250	1800	150	19
O₂-Verbrauch (ml/min)	250	300	45	10,5
O₂-Reserve				
normoxisch-hypoxisch (s)	≈ 60	≈ 40	≈ 20	≈ 11
hyperoxisch-normoxisch (min)	≈ 9	≈ 6	≈ 3	≈ 1,8
hyperoxisch-hypoxisch (min)	≈ 10	≈ 6,5	≈ 3,5	≈ 2

Frühgeborenen, bis die Normoxie in die Hypoxie übergeht und die psO_2 in 60 s beim Erwachsenen bzw. ca. 10 s beim Frühgeborenen auf 75 % abfällt.

Diese Vorhersagen können exemplarisch auf die tägliche klinische Praxis der Anästhesie bei Sectio caesarea übertragen werden: Wenn gemäss einer Umfrage aus den Jahren 1994/95 bei 14 % der Fälle eine Präoxygenierungsdauer von nur 2 min für ausreichend gehalten und lediglich in 33 % der Krankenhäuser bei der Narkoseführung vor Abklemmung der Nabelschnur eine FIO_2 über 0,5 eingesetzt wird (Meuser 1998), dann bedarf dies weiteren Umdenkens.

Apnoische Oxygenierung

Nach optimaler Präoxygenierung kann ein Patient trotz Stillstands der Atmung für etwa 1 h „atmen" und den Atemstillstand überleben, wenn nur dafür gesorgt wird, dass das vom Patienten aufgenommene Gas aus 100 % O_2 besteht.

Dieses beeindruckende Phänomen, erstmals 1908 von Volhard beschrieben, zwischenzeitlich „Diffusionsatmung" und später apnoische Oxygenierung genannt (Tab. 1.3), also Sauerstoff-Aufnahme trotz Atemstillstands (Zander 1994), kommt wie folgt zustande: Der Patient nimmt in jeder Minute weiterhin z. B. 250 ml O_2 von der mit O_2 gefüllten Lunge in sein Blut auf, gibt maximal aber nur etwa 20 ml CO_2 vom Blut an die Lunge ab und „saugt" somit in jeder Minute 230 ml Gas in die Lunge, die im Idealfalle aus reinem Sauerstoff bestehen. Ursache dafür, dass von den in jeder Minute gebildeten 210 ml CO_2 (RQ = 0,85) nur ca. 20 ml in den Alveoalraum diffundieren, ist die Tatsache, dass sich CO_2 zwischen dem Gas der Alveole und dem Blut im Verhältnis von etwa 1 : 10 verteilt (s.o.). Der Patient verbraucht also von seinem O_2-Speicher von ca. 2500 ml in jeder Minute nur jeweils 20 ml. Eine einfache Bilanzierung zeigt, dass der alveoläre pO_2 nach einer Apnoe von 30 min Dauer immer noch über 400 mmHg liegen muss (Abb. 1.53). Bereits 1959 können Frumin et al. (Frumin 1959) zeigen, dass Patienten auf diese Weise einen Atemstillstand bis zu 55 min Dauer überleben können, der höchste gemessene $paCO_2$-Wert wird von den Autoren mit 250 mmHg angegeben (Tab. 1.3). Mit 2 eindrucksvollen Schilderungen soll gezeigt werden, dass die O_2-Aufnahme unter Apnoe tatsächlich aufrechterhalten und die CO_2-Abgabe fast vollständig zum Erliegen kommt (Tab. 1.3):

- Dem Wunsch des Chirurgen nach längerer Unterbrechung der Beatmung zur Ruhigstellung des Operationsfelds kommt der Anästhesist dadurch nach, dass er den Patienten für jeweils 20 min Dauer ohne Ventilation über den Tubus aus einem angeschlossenen Beatmungsbeutel von 2,5 l mit O_2 versorgt, die Abnahme des Beutelvolumens um ca. 1 l in jeweils 4 min ist sichtbarer Ausdruck des entsprechenden O_2-Verbrauchs des Patienten (Biedler 1995).
- Ein Taucher beginnt seinen Tauchgang in maximaler Inspirationsstellung und hat zum Ende der Apnoe den O_2-Speicher soweit entleert, dass er in maximaler Exspirationsstellung auftaucht, d. h. lediglich das Residualvolumen steht noch als Gasraum zur Verfügung; somit wurde der verbrauchte O_2 nur unwesentlich durch CO_2 ersetzt (Neubauer 1996).

Die wichtigsten historischen Stationen der Entwicklung der apnoischen Oxygenierung sind in Tabelle 1.3 zusammengestellt.

Tabelle 1.3 Historische Beispiele zur Anwendung der apnoischen Oxygenierung

Autoren	Jahr	Anwendung
Volhard	1908	Tiere unter Kurare überleben 1–2 h, wenn O_2 am offenen Maul vorbeigeleitet wird
Draper Whitehead	1944	N_2-Elimination aus dem Alveolarraum ist Voraussetzung für die „Diffusions-Atmung"
Enghoff Holmdahl Risholm	1951	„Diffusions-Atmung" erstmals am Menschen, Apnoe-Dauer fast 8 min
Frumin Epstein Cohen	1959	Apnoe-Zeiten bis 55 min am Patienten unter apnoischer Oxygenierung, maximaler $paCO_2$ 250 mmHg
Kettler Sonntag	1971	Bronchographie am Patienten unter apnoischer Oxygenierung bis zu einer Dauer von 14 min
Biedler Mertzlufft Feifel	1995	Apnoische Oxygenierung bis zu 20 min am intubierten Patienten, Atembeutel am Tubus, O_2-Verbrauch als Abnahme des Volumens
Neubauer Zander	1996	Tauchrekord: Atemanhalten über 15 min am wachen Probanden

Es ist offensichtlich, dass die apnoische Oxygenierung nach optimaler pulmonaler O$_2$-Speicherung, z. B. in Form der Präoxygenierung, dem Patienten für viele Minuten einen absoluten Hypoxie-Schutz bieten kann. Dabei ist zusätzlich die Feststellung erlaubt, dass selbst eine extreme Hyperkapnie vom Menschen toleriert wird, wenn simultan eine Hyperoxie sichergestellt werden kann (Zander 1994).

Das Indikationsfeld zur apnoischen Oxygenation muss als sehr breit eingestuft werden: Als Beispiel kann wegen der einfachen Handhabung das Spektrum der diagnostischen und therapeutischen Eingriffe an den Atemwegen genannt werden, auch wenn andere Autoren dort die Jetventilation bevorzugen (Biro 1999).

Fazit

- Die psO$_2$ wird vom Pulsoxymeter unter Hyperoxie solange stabil mit annähernd 100 % angezeigt, nämlich über ca. 9 min beim Erwachsenen und ca. 2 min beim Frühgeborenen, bis die Normoxie in die Hypoxie übergeht und die psO$_2$ in 60 s beim Erwachsenen bzw. ca. 10 s beim Frühgeborenen auf 75 % abfällt.
- Die logische Konsequenz zur Vorsorge für eine möglicherweise länger dauernde Apnoe mit drohender Hypoxie und ihren potentiell letalen Folgen ist die Präoxygenierung, die zeitliche Voratmung von reinem Sauerstoff (100 % O$_2$, inspiratorische O$_2$-Fraktion FIO$_2$ 1,0), die den intrapulmonalen O$_2$-Speicher optimal mit Sauerstoff auffüllen kann.
- Das Ergebnis einer optimalen Präoxygenierung ist ein pAO$_2$ von mehr als 600 mmHg, im Idealfalle 673 mmHg, und damit eine absolute Sicherheit gegenüber Hypoxie für eine Apnoe-Dauer von ca. 10 min.
- Nach optimaler Präoxygenierung kann ein Patient trotz Stillstands der Atmung für etwa 1 h „atmen" und den Atemstillstand überleben, wenn nur dafür gesorgt wird, dass das vom Patienten aufgenommene Gas aus 100 % O$_2$ besteht.

1.5 Monitoring bei der Atemwegssicherung
F. Mertzlufft, A. Koster, F. Bach

Die anästhesiologische Überwachung bei der Sicherung der Atemwege gilt der lebenserhaltenden Atemfunktion. In jedem Falle muss eine akute arterielle Hypoxie vermieden werden (paO_2 40 mmHg, saO_2 75 %), die dadurch entsteht, dass unser Organismus nur vorübergehend (für ca. 2 bis 4 min) von den physiologischen Sauerstoffvorräten in der Lunge (etwa 400 ml) leben kann, der O_2-Verbrauch aber unvermindert mit etwa 250 ml/min weiterläuft. Diese Forderung wird dadurch unterstrichen, dass etwa 55 % der innerklinischen Herzstillstände auf Oxygenierungsfehlern beruhen sollen (Keenan und Boyan 1985).

Ziel des Monitorings ist eine ausreichende O_2-Versorgung und CO_2-Entsorgung, die prinzipiell am genauesten durch Messung der arteriellen Sauerstoff- und Kohlendioxidpartialdrücke (paO_2, $paCO_2$; mmHg) überwacht werden, je nach Situation ergänzt um die zentralvenösen Werte (Tab. 1.4). Allerdings ist dies nur invasiv und diskontinuierlich möglich und – zumindest bezogen auf die p_aO_2-Messung in Hyperoxie – mit dem Risiko ausgeprägter Messfehler und Fehleinschätzungen verbunden (Mertzlufft 1998, Risch 1999, Risch 2000).

Im Idealfall erfolgt das Monitoring bei der Atemwegssicherung kontinuierlich und nicht-invasiv, so dass ein frühzeitiges Erkennen bedrohlicher Ereignisse, rechtzeitige Therapie, Vermeidung invasiver Massnahmen und kontinuierliche Datenakquisition ohne zeitliche Verzögerung möglich sind. Durch die komplexen Wechselwirkungen zwischen dem Atmungssystem und anderen Organen ist die parallele kardiozirkulatorische Überwachung immer, die neurologische seltener erforderlich.

◘ Methoden mit eingeschränktem Nutzen

Klinisches Monitoring

Auge, Ohr und Tastsinn sind als natürliche Monitore unabdingbar, verlieren als Monitoring bei der Atemwegssicherung aber ihren exklusiven Charakter. Beobachtung der Hautfarbe, der Thoraxbewegung und des Atembeutels sowie die Auskultation treten insofern in den Hintergrund. Schliesslich müssen die Verbindung zwischen Arzt und Patient bzw. zwischen Maschine/Hilfsgerät und Patient kontrolliert und O_2-Versorgung und CO_2-Entsorgung sofort objektiviert werden können.

Inspiratorische O_2-Fraktion

Die Messung der inspiratorischen O_2-Konzentration (cIO_2; %) oder O_2-Fraktion (FIO_2; dimensionslos) – oder des inspiratorischen O_2-Partialdruckes (pIO_2; mmHg) – ist zwingend zur Detektion eines hypoxischen Gasgemisches. Die Messgenauigkeit sollte

Tabelle 1.4 Arterielle und zentralvenöse Blutgaswerte bei unterschiedlichen zirkulatorischen Bedingungen (modifiziert nach Adrogué HJ, Rashad MN, Gorin AG et al 1989)

	Normal*	Moderater HZV-Abfall#	Schweres Kreislaufversagen	Herzstillstand und Beatmung	Einseitige Beatmung
pHa	7,38	7,38	7,31	7,36	7,38
pHv	7,35	7,33	7,21	7,01	7,36
$paCO_2$ (mm Hg)**	38	36	43	25	44
$pvCO_2$ (mm Hg)	43	43	68	76	43
paO_2 (mm Hg)	400~	400~	80°	118°	300~
pvO_2 (mm Hg)	64	59	30	17	62

* = Herzindex ca. 2,5 l/min/m²
\# = Herzindizes zwischen 1 und 2,5 l/min/m²
~ = ein Pulsoxymeter würde hier unverändert 98 bis 99 % $psaO_2$ anzeigen
° = die $pasO_2$ des Pulsoxymeters wäre, bedingt durch die Messung am peripheren Messorgan, möglicherweise erniedrigt (s. auch Tab. 1.5)
** = Verhältnisse für den $petCO_2$ des Kapnometers siehe Tabelle 1.5

Tabelle 1.5 Gegenüberstellung von Monitoringverfahren bezüglich Eignung zur gezielten und rechtzeitigen Diagnose bei Akutsituationen im Rahmen der Atemwegssicherung (modifiziert nach Gravenstein 1990) [1, 2, 3]

Monitoring	Herz-stillstand	Schock	Narkose-tiefe	Niedrige FIO$_2$	Ösopha-geale Intubation	Endo-bronchiale Intubation	Tubus-obstruktion	Geräte-fehler
EKG	ja	nein °°	nein	nein *	nein *	nein *	ja *	nein *, ##
Blutdruck	ja	ja	nein °	nein °	nein	nein	ja	nein
Pulsoxymetrie	ja °°°	ja °°°	nein	ja #, °°°	ja #	ja #	ja #, ##	ja #, ##, §, $
Kapnographie	ja ###	ja ###	nein ###	nein	ja	nein ~	ja	ja
Oxygraphie	ja ###	ja ###	nein ###	ja	ja	nein	ja	ja ^
Narkosegase	ja **	ja **	ja	nein	ja	nein	ja	ja ***, $
Klinik	ja	ja §	ja §	nein §	nein §	ja §	ja §	nein
Atemwegs-druck	nein	nein	ja §	nein	nein §	ja §	ja	ja $
Spirometrie	nein	nein	nein	nein	nein §	nein	ja	ja $

[1] = Unterstellt wurden ein heutiger moderner Kapnograph (Biedler 1996, Biedler 1999, Zander 1992), der die in- und exspiratorischen O$_2$- und CO$_2$-Partialdrücke auf ± 1 mmHg genau messen kann (AGM 1304, Brüel & Kjær, Dänemark) sowie ein Pulsoxymeter (OxyShuttle, Criticon, Hamburg) mit einer Genauigkeit von ± 2 % (Zander 1998)
[2] = Gerätefehler subsumieren Diskonnektion, Leckagen, Ventilfehlfunktion und falsche Gaszusammensetzung
[3] = Blutgasveränderungen (arteriell, zentralvenös) siehe Tabelle 1.4

* Spezifische Veränderungen erst bei bereits manifester Hypoxie
** Bei erniedrigtem oder fehlendem pulmonalem Blutfluss ist oft die Gasaufnahme über die Lunge beeinträchtigt
*** Wenn der Fehler zur Verringerung der Gaskonzentrationen führt
° Blutdruck ist allenfalls ein indirekter Indikator
°° EKG zeigt Veränderungen erst, wenn ein schwerer Schockzustand schon eine gewisse Zeit vorliegt
°°° Pulsoxymeter messen am peripheren Messorgan und versagen daher häufig bei Schockzuständen, und reagieren bei Herzstillstand u. U. sehr verzögert
\# Pulsoxymeter zeigen die Gefahr der O$_2$-Versorgungsstörung erst dann an, wenn die vorhandenen O$_2$-Vorräte bereits verbraucht sind: je höher zuvor die FIO$_2$, und je verzögerter die Kreislaufzeit, desto später erfolgt die Anzeige einer fallenden psaO$_2$; der FIO$_2$-Abfall wird vom FIO$_2$-Messer im Beatmungsgerät weitaus früher gemeldet
\#\# nur wenn die Fehlfunktion zur Hypoxie führt
\#\#\# petCO$_2$ und petO$_2$ reagieren deshalb so gezielt und schnell, weil pulmonal weniger O$_2$ aufgenommen und CO$_2$ abgegeben wird
^ falls die Fehlfunktion zur Erniedrigung der FIO$_2$ führt
~ Auswirkung auf paCO$_2$ gering, so dass alveolär meist nicht detektierbar
§ verspätet, wenn überhaupt
$ je nach Ursache (siehe [2], Gerätefehler)

mindestens 2 % betragen, die Reaktionszeit weniger als maximal 10 s, und eine relative Feuchtigkeit von 30–90 % sollte die Messgenauigkeit ebensowenig beeinflussen wie die Anwesenheit anderer in- oder exspirierter Gase.

Die häufig vor Ort vorhandenen polarographischen oder galvanischen Verfahren sind für eine atemsynchrone Messung und Überwachung der Atemwegssicherung ungeeignet. Sie taugen vor allem nicht zur Erkennung einer Diskonnektion oder Fehllage des Endotrachealtubus (oder anderer Hilfsmittel). Beachtet werden muss ferner, dass je nach Frischgasfluss der Zusammenhang zwischen O$_2$-Konzentration im Frischgas und inspiratorischer O$_2$-Konzentration verloren gehen kann.

Bei Verwendung paramagnetischer oder massenspektrometrischer Apparate liegt die Ansprechzeit unter 1 s, so dass die in- und exspiratorische Gaspartialdruck- oder Gaskonzentrationsdifferenz erhalten werden kann, die als Monitoring der O$_2$-Versorgung bei der Atemwegssicherung geeignet wäre (vgl. unter Oxygraphie, Tab. 1.5, Abb. 1.54 und Abb. 1.61, S. 66).

Atemwegsdruck

Die Druckmessung in den Atemwegen ist von hohem Wert zur Erkennung einer Diskonnektion oder einer Obstruktion, hingegen von geringem Wert bei Vorliegen z. B. eines Pneumothorax oder Lungenödems. Zur

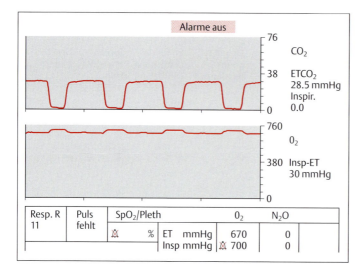

Abb 1.54 Originalregistrierung eines Kapnogramms (oben) und eines Oxygramms (unten) mit dem AGM 1304 (Brüel & Kjær) und dem Videoprinter (UP – 850, Sony). Dargestellt ist eine Atemzug-zu-Atemzug-Analyse nach problemloser Intubation einer 50-jährigen Patientin (Laparotomie bei Verdacht auf Ileus) und vorheriger Präoxygenierung mittels NasOral-System® (LogoMed GmbH); pB = 747 mmHg. Zu erkennen ist die im Verhältnis zum Kapnogramm typische Kurvenabfolge des Oxygramms und der Beweis für die korrekte Tubuslage auch über die bei reiner Sauerstoffbeatmung erhaltenen alveolären pO_2-Werte von vorliegend 700 mmHg (inspiratorisch) und 670 mmHg (exspiratorisch).

Beurteilung einer Systemundichtigkeit ist die Atemwegsdruckmessung unter Umständen gut geeignet (Tab. 1.5).

Hubvolumen

Je nachdem, welches Hilfsmittel als „Sauerstoffquelle" bei der Sicherung der Atemwege benutzt wird, kann das Frischgas direkt oder über ein Reservoir angeboten werden. Entsprechend der durch die Ventile bestimmten Flussrichtung kann das Frischgas bei einigen Respiratoren das Inspirationsvolumen möglicherweise erhöhen. Beispielsweise kann bei einem Frischgasfluss von 6 l/min und einer Atemfrequenz von 10/min der Frischgasfluss pro Atemzyklus 600 ml betragen, d. h., dass bei einem Inspirations-/Exspirationsverhältnis von z. B. 1 : 2 etwa ein Drittel des Frischgasflusses zum vorhandenen Volumen hinzukommen würde (also etwa weitere 200 ml/Hub). Ohne Atemgasreservoir kann die Abhängigkeit des Hubvolumens vom Frischgasfluss bis zu 50 % betragen, mit Reservoir sollte sie bei etwa 10 % liegen.

Spirometrie

Die Spirometrie (mechanische Verfahren, Anemometrie) erfasst das vom Patienten ventilierte Volumen. Im Gegensatz zur Volumetrie wird aber nicht das Volumen selbst gemessen, sondern aus dem Gasfluss und der Zeit errechnet. Der mittlere „Messfehler" liegt hierbei um den Bereich von etwa 8 %, und hoher Frischgasfluss erzeugt falsch-hohe Werte.

Spirometer detektieren rasch Diskonnektion, Hypoventilation und Verlegung der Atemwege, sind bei ösophagealer Intubation aber nahezu wertlos (vgl. Tab. 1.5). Auch bei hohen Beatmungsdrücken, hoher Compliance der Atemschläuche und großem Totraum sind sie weitgehend untauglich.

Kutaner O_2- und CO_2-Partialdruck

Beide Verfahren messen zwar kontinuierlich, haben sich aufgrund der technischen Gegebenheiten und Probleme als Monitoring der Atemwegssicherung beim Erwachsenen aber nicht bewährt. Nur bei Säuglingen kann die kutane pO_2-Messung ($petO_2$; mmHg) unter Umständen hilfreiche Ergänzung sein und bei längerer Anwendung hoher FIO_2-Werte helfen, Schaden abzuwenden (Mertzlufft 1998).

Geeignete Methoden

Nur die Änderungen bezüglich der Zusammensetzung des Blutes (O_2, CO_2) geben alle summarischen Informationen über die Effektivität der O_2-Versorgung und CO_2-Entsorgung auf seiten des Patienten. Standard sind deshalb Pulsoxymetrie und Kapnometrie (heute geräteseitig oft ergänzt um Oxygraphie, Anästhetikographie und Atemfrequenz): die Pulsoxymetrie zum kontinuierlichen nicht-invasiven Monitoring der O_2-Versorgung, die „Kapnometrie" zum nicht-invasiven und nahezu kontinuierlichen Monitoring der CO_2-Entsorgung.

Pulsoxymetrie

Mit Pulsoxymetern erfolgt das Monitoring der O_2-Versorgung über die Messung der arteriellen O_2-Sättigung am peripheren Messorgan (meist Fingerbeere oder Ohrläppchen), wobei aufgrund des speziellen Messprinzips (zwei Wellenlängen) nicht die tatsächliche O_2-Sättigung (saO_2, %; Normalwert 96 %), sondern lediglich die partielle arterielle O_2-Sättigung ($psaO_2$; Normalwert 98 %) erhalten wird (Mertzlufft 1993, Mertzlufft 1991, Zander 1998).

Pulsoxymeter hängen vereinfacht ausgedrückt von der pulsatilen Perfusion des peripheren Gewebes ab und generieren ein für die Geräte typisches und manchmal hilfreiches Plethysmogramm (Abb. 1.55). Der Messwert der Geräte wird deshalb „partielle arterielle O_2-Sättigung" genannt (Mertzlufft 1993, Mertzlufft 1991, Zander 1998), weil nur ein Teil des Hämoglobins betrachtet wird (O_2Hb im Verhältnis zu $O_2Hb + Hb$) und andere Derivate wie Carboxy-Hämoglobin und oxidiertes Hämoglobin (Hämiglobin bzw. Met-Hämoglobin) mehr oder weniger unberücksichtigt bleiben. Weil die Geräte werksseitig kalibriert werden, ist eine genaue Justierung durch den Anwender nicht möglich. Die Messgenauigkeit im Sättigungsbereich zwischen 80 und 100 % ist mit einigen Geräten kaum besser als ± 4 % (95 %-Konfidenzintervall) (Gravenstein 1990). Unterhalb eines Wertes von 80 % wird die Unzuverlässigkeit möglicherweise noch grösser, und zwar unvorhersagbar für die betreffende Situation und das jeweilige Gerät (Gravenstein 1990). Auch die Forderung nach einer Genauigkeit von ± 3 % (ECRI 1989) ist vorliegend inakzeptabel. Gewährleistet sein muss eine Genauigkeit von ± 2 % (Bereich 70–100 % $psaO_2$) (Zander 1998). Nur dann könnte beispielsweise ein Abfall des paO_2 auf 70 mmHg (falsche Intubation, fehlende Beatmung) durch die gleichzeitige Abnahme der $psaO_2$ auf 94 % nachgewiesen werden (vgl. Abb. 1.57, S. 62). Dies ist bei vielen der heute verfügbaren Geräte auch der Fall, einschliesslich der Reproduzierbarkeit bei Mehrfachmessung (Zander 1998). Probleme durch COHb bestehen mit modernen Geräten offensichtlich nicht mehr (Mertzlufft 1993, Mertzlufft 1991, Zander 1998). Im Falle erhöhter MetHb-Konzentrationen gilt dies aber nicht (Gravenstein 1990, Mertzlufft 1993, Mertzlufft 1991, Zander 1998): bei Hypoxie und gleichzeitiger Met-Hämoglobinämie wird die $psaO_2$ zunehmend falsch-hoch angegeben (Mertzlufft 1993, Mertzlufft 1991, Zander 1998).

Auch bei Anwesenheit von Farbindikatoren (z. B. Methylenblau, lackierte Fingernägel) und Lipidemulsionen existieren Genauigkeitsprobleme (Mertzlufft 1993, Mertzlufft 1991, Zander 1998). So könnte unter kontinuierlicher Gabe von Etomidate oder Propofol eine „dosisabhängige" Hypoxie vorliegen (Zander 1998), die eine tatsächliche Hypoxiegefahr verschleiern würde oder fälschlich (durch Unterschätzung) eine misslungene Atemwegssicherung andeuten könnte.

Ausgeschlossen werden können dagegen Fehler durch fetales Hämoglobin (HbF) und andere Farbstoffe (Gravenstein 1990, Mertzlufft 1993, Mertzlufft 1991, Zander 1998). Zu beachten ist ferner, dass die $psaO_2$ bei einem Missverhältnis zwischen Perfusion und Ventilation in unterschiedlichen Lungenabschnitten abfällt. Dieser O_2-Sättigungsabfall (oder ein fehlender oder vermeintlich ungenügender Wiederanstieg) findet sich beispielsweise in Seitenlage oder im Fall einer Unterdrückung der pulmonalvaskulären Reflexe durch Anästhetika, am häufigsten jedoch in Situationen mit Hypotension und erniedrigtem Herzzeitvolumen (Tab. 1.4 und 1.5).

Generell gilt jedoch, dass der pulsoxymetrische Messwert weder ein Parameter der systemischen Perfusion noch der systemischen O_2-Sättigung ist, da die Messung am peripheren Messorgan stattfindet (Gravenstein 1990, Mertzlufft 1993, Mertzlufft 1991, Zander 1998).

Die $psaO_2$ erlaubt auch keine Aussage über den arteriellen pO_2. Zwischen $psaO_2$-Werten von 80 und 99 % kann der pO_2 lediglich sehr grob geschätzt werden, je nach Begleitumständen (s. Tab. 1.4 und 1.5). Doch selbst bei einem $psaO_2$-Wert von 99 % unter Beatmung mit reinem Sauerstoff ist unklar, ob die Atemwegssicherung erfolgreich war: der paO_2 kann jetzt zwischen 90 und über 600 mmHg liegen, obwohl

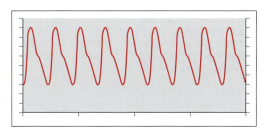

Abb. 1.55 Typisches Plethysmogramm eines heutigen in ein Kapnometer (AGM 1304, Brüel & Kjær) integrierten Pulsoxymeters, bei dem die Skala für die Amplitudenauslenkung vom Anwender beliebig festgelegt oder auch fixiert werden kann (vorliegend willkürlich auf 7), so dass geräteseitig nur noch der Ausgangswert justiert wird und Veränderungen (z. B. Abnahme des Kurvengipfels während der Inspirationsphase unter Beatmung bei Hypovolämie) beobachtet und aufgezeichnet (Video – Printer UP – 850, Sony) werden können.

er bei reiner O_2-Beatmung theoretisch bei etwa 660 mmHg liegen müsste.

Auch als Frühwarnmonitor für eine Hypoxie sind Pulsoxymeter dann untauglich, wenn inspiratorisch mehr als 21 % Sauerstoff angeboten werden (Tab. 1.**4** und 1.**5** sowie Abb. 1.**57**). Die Geräte taugen in diesem Falle lediglich als Negativkontrolle, d.h., sie zeigen nach einer Phase trügerischer Stabilität (vergrössertes O_2-Reservoir, O_2-Bindungskurve) durch plötzlich sehr schnell fallende Werte an, dass eine gravierende Störung der O_2-Versorgung vorliegt, die unmittelbar behandelt werden muss.

Umgekehrt gilt, dass die $psaO_2$ nach erfolgreicher Therapie (z.B. Intubation und Beatmung) wieder zügig (Kreislaufzeit beachten) schrittweise ansteigen muss. Absolut sicher gestellt sein muss dabei, dass mögliche Fehlmessungen durch Bewegungsartefakte (Messort, Sensor, Kabel), Umgebungslicht und periphere Durchblutungsstörungen ausgeschlossen sind (besonders am Messort Fingerbeere).

Kapnometrie

Kapnometrie bezeichnet die fortlaufende Messung des CO_2 in der Ausatemluft. Als Messwert angegeben wird entweder die CO_2-Konzentration am Ende der Exspiration ($cetCO_2$, Vol.-%; $FECO_2$) oder, unter Berücksichtigung des aktuellen Luftdrucks, der entsprechende CO_2-Partialdruck ($petCO_2$, mmHg). Ideal ist ein Gerät, wenn zusätzlich zum angezeigten endexspiratorischen (alveolären) Wert der zeitliche Verlauf des Atemzyklus als Kurve dargestellt wird (Kapnographie), weil diese Kurve einen singulären und unverwechselbaren Charakter hat (Abb. 1.**56**) und eine Reihe relevanter Akutveränderungen unter Umständen besser widerspiegelt als nur ein numerischer Wert allein.

Die Kapnometrie konzentriert sich darauf, ob nach Passage des Blutes durch die Lungenkapillaren ein physiologischer CO_2-Partialdruck als Folge der CO_2-Elimination erhalten wird. Beträgt der pCO_2 annähernd 40 mmHg, so muss die CO_2-Elimination des durch die Lunge geflossenen Blutes intakt sein.

Änderungen dieses CO_2-Partialdruckes von 40 mmHg bedeuten – vor allem unter Beatmung (manuell, Maschine) – , dass die Beatmung entweder
- anatomisch (z.B. Ösophagus),
- bezüglich der Gaszusammensetzung (hypoxisches Gemisch) oder

- apparativ (Leckage, Diskonnektion, Verlegung) gestört ist und/oder sich
- die Lungenperfusion und/oder
- das Herzzeitvolumen geändert haben und/oder
- die nutritive Perfusion peripherer Organe beeinträchtigt ist.

Der herausragende Stellenwert der Methode liegt darin, dass nicht nur die Ventilation erfasst wird, sondern auch CO_2-Produktion und -Elimination integriert sind, so dass drei Vitalfunktionen in einem Parameter zusammengefasst sein können (Tab. 1.**5**).

Während der Barometerdruck (pB) bei heutigen Nebenstromkapnometern keinen Einfluss mehr auf die Messung hat, muss dies nicht für Hauptstromkapnometer gelten. Bei pB-Schwankungen von z.B. 20 mmHg kann hier der Messfehler etwa 6 % betragen (ca. 1,1 mmHg bei einem pCO_2 von 40 mmHg) (Zander 1992). Liegt ein Krankenhaus beispielsweise auf einer Höhe von 600 m über N.N. (pB = 708 mmHg), so wür-

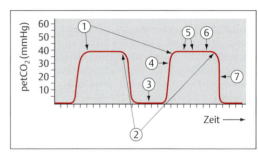

Abb. 1.**56** Darstellung einer Checkliste für ein normales Kapnogramm (aus Gravenstein JS, Paulus DA, Hayes TJ. Capnography in clinical practice. Butterworths, Stoneham, 1989):
1. Beginn des Plateaus während der Exspiration (Hinweis auf Atmung/Beatmung?)
2. Plateau/Spitzenwert (Sind die Spitzenwerte der Situation angemessen? Sind die Einstellungen des Beatmungsgerätes und die Werte des Patienten mit dem Kapnometerwert und dem Kapnogramm in Einklang zu bringen?)
3. Grundlinie (Ist der inspiratorische CO_2 Null [normale Null-Grundlinie] oder gibt es Hinweise auf eine Rückatmung [angehobene Grundlinie]?)
4. Aufstrichphase in der Exspiration (Hinweise auf verlangsamte Ausatmung [verzerrter oder abgeflachter Aufstrichbereich]?)
5. Horizontales Plateau (Hinweis auf ungleiche Lungenfunktion?)
6. Plateauabflachung (Hinweis auf Unterbrechung der Ausatmung durch Einatmungszeichen?)
7. Abstrichsphase bei Inspiration (Steilheit normal? Hinweis auf verlangsamte Einatmung oder partielle Rückatmung?).

de der pCO_2 dadurch um etwa 3 mmHg zu hoch bestimmt. Bei Nebenstromgeräten wiederum müssen die Probleme der Wasserdampfkorrektur („STPD-/BTPS-Problem" [1]) und der Querempfindlichkeit gegenüber anderen Gasen (z. B. O_2, N_2) berücksichtigt werden. Allerdings wurde gezeigt, dass viele der heutigen Geräte eine Messgenauigkeit von ± 1 mmHg erfüllen (Biedler 1996, Biedler 1999, Zander 1992) und einige sogar beim Kleinkind diesbezüglich sehr verlässlich arbeiten (Farr 2000). Im präklinischen Bereich müssen naturgemäss die hier herrschenden Rahmenbedingungen einbezogen werden. So zeigte sich, dass zum Teil erhebliche Unterschiede und Messungenauigkeiten beim Wechsel der Umgebungstemperatur entstehen (etwa beim Verlassen des Rettungswagens zu einem Einsatz im Freien mitten im Winter) (Biedler 1999).

Eine *Erniedrigung* des kapnometrischen CO_2-Wertes kann prinzipiell sowohl durch eine Zunahme der Ventilation bedingt sein (etwa Eigenatmung des Patienten, Hyperventilation) als auch durch Verminderung des Herzzeitvolumens, zunehmende Unterkühlung und Medikamente (vor allem Adrenalin), insbesondere jedoch durch Diskonnektion, Leckagen oder fehlgegangener Atemwegssicherung (z. B. Tubusfehllage) (s. Tab. 1.5).

Eine *Erhöhung* des CO_2-Messwertes kann hervorgerufen werden durch Hypoventilation, Obstruktion der Luftwege, Verbesserung der Kreislaufverhältnisse, Zunahme des Metabolismus (z. B. Erwärmung) und durch Infusion von Natriumbikarbonat.

Erleichtert und auf einen Blick einordenbar wird die Interpretation der alveolären CO_2-Veränderung bei der Kontrolle der Atemwegssicherung, wenn eine graphische Darstellung den gesamten in- und exspiratorischen Atemzyklus anzeigt.

Der typische Kurvenverlauf (Abb. 1.54 und 1.56) ist in der Literatur hinreichend belegt und durch die jeweiligen Geräteprospekte jederzeit vor Ort anschaulich verfügbar.

Gekennzeichnet ist die CO_2-Kurve durch einen steilen Anstieg zu Beginn der Exspiration, ein nahezu horizontales Plateau während der Entleerung der alveolären Lungenanteile und einen steilen Abfall auf praktisch Null mit Beginn der Inspiration (wie eine Schlange, die einen Elefanten verspeist hat) (Abb. 1.54 und 1.56). Danach wäre ein ansteigendes oder unvollständiges Plateau ein direkter Hinweis auf eine mögliche Obstruktion, während Einbuchtungen im alveolären Plateau eine Eigenaktivität des Patienten bedeuten könnten (vgl. Abb. 1.57 bis 1.59).

Klinische Beispiele

Inadäquate Ventilation

Normalerweise reflektiert der endexspiratorische pCO_2 ($petCO_2$) den alveolären ($pACO_2$) und dieser wiederum den arteriellen ($paCO_2$) – bis auf eine sehr kleine Differenz ($AaDCO_2$) von etwa 0.8 bis 1 mmHg (Gravenstein 1990, Zander 1992). Alveolo-arterielle Unterschiede ($AaDCO_2$) von etwa 4 bis 6 mmHg können über anatomische Shunts (z. B. die Thebesii-Venen) und geringe Ventilations-/Perfusionsstörungen erklärt werden. Die $AaDCO_2$ kann jedoch deutlicher zunehmen, wenn das Atemminutenvolumen für einen individuellen Patienten nicht richtig eingestellt ist – jedoch sollte der $petCO_2$ bei einem Tidalvolumen von etwa 10 ml/kg KG und einer Atemfrequenz von etwa 10/min normal sein.

Fallen ungewöhnlich niedrige $petCO_2$-Werte bei gleichbleibend normaler $psaO_2$ des Pulsoxymeters auf, liegt meist eine Leckage vor, durch die dem Inspirationsgemisch Raumluft zugeführt wird (Tab. 1.5). Dramatische Veränderungen ergeben sich dagegen bei Intubation der Speiseröhre oder einseitiger Intubation. Beides sind lebensbedrohliche Komplikationen, die sofort erkannt und behoben werden müssen (Larsen 1999).

Intubation des Ösophagus

Aufblähen der Magenwand bei Beatmung und gurgelndes Geräusch, fehlende Rippenbewegungen, ggf. Abfall der O_2-Sättigung und zunehmende Zyanose sind sehr unzuverlässige diagnostische Zeichen (Tab. 1.5). Am zuverlässigsten und praktisch sofort erkannt werden kann die ösophageale Fehlintubation mittels Kapnographie (Tab. 1.5).

Auch die sogenannte „Cola-Komplikation" (Zbinden 1989) – die ösophageale Intubation bei gleichzeitig im Magen befindlicher kohlensäurehaltiger Flüssigkeit – kann anhand der von Atemzug zu Atemzug

---

[1] STPD – /BTPS – Problem (STPD = Standard Temperature and Pressure, Dry (trockenes Gas, z. B. Sauerstoff aus der Wandleitung), BTPS = Body Temperature and Pressure, Saturated (mit Wasserdampf (pH_2O) gesättigtes Gas, z. B. eines Patienten)): weil Nebenstromkapnometer das vom Patienten angesaugte Gasgemisch (BTPS, pH_2O = 47 mmHg) sekundär trocknen (STPD), ist dies bei der Kalibration und/oder der Umrechnung (Wasserdampfkorrektur) für die Messgenauigkeit relevant, vor allem wenn ein Gerät automatisch von STPD – zu BTPS-Bedingungen umrechnet; als Folge der Trocknung wasserdampfgesättigter Ausatemgase wurde bei Normalbedingungen eine Zunahme des gemessenen Wertes um etwa 6 % beschrieben (Zander 1992).

Abb. 1.57 Situation bei einseitiger endobronchialer Intubation oder Bronchusobstruktion (modifiziert nach Gravenstein 1990): Beide Lungen sind perfundiert, aber nur eine Hälfte ist ventiliert; dargestellt sind arterielle Blutgase (paO_2, $paCO_2$; mmHg), endexspiratorischer Kapnometerwert ($petCO_2$; mmHg) und Pulsoxymeterwerte ($psaO_2$; %) vor und nach endobronchialer Intubation. Unter Beatmung mit reinem O_2 würde die $psaO_2$ zunächst nicht reagieren.

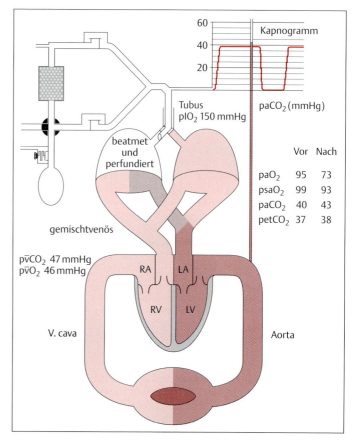

sich rasch abflachenden CO_2-Kurve erkannt werden (Garnett 1989), selbst bei Herzstillstand (Sayah 1990).

Ein normales Kapnogramm hingegen und in der Folge unverändert normale Kurven, die sich nicht von der initial angezeigten Kurve unterscheiden, sind ein sicheres Zeichen für eine korrekte endotracheale Tubuslage und gesicherte Atemwege (Linko 1983, Guggenberger 1989).

Einseitige endobronchiale Intubation

Führend sind hier die klinischen Zeichen: asymmetrische oder nicht seitengleiche Thoraxbewegung und abgeschwächtes Atemgeräusch auf der betroffenen Seite (Tab. 1.5). Die Kapnographie hilft hier wenig, weil die alveolären Werte der beatmeten Lunge normal sein können, obwohl diese Lunge hyperventiliert sein müsste (Tab. 1.5, Abb. 1.57).

Allenfalls das Pulsoxymeter könnte hier zusätzlich auf das Problem hinweisen (Tab. 1.5): der vergleichsweise grosse intrapulmonale Shunt beeinflusst den paO_2 weit mehr als den $paCO_2$, weil die normale Differenz zwischen gemischtvenösem und arteriellem pO_2 gross, die zwischen gemischtvenösem und arteriellem pCO_2 hingegen klein ist. Die Vermischung gleicher Mengen venösen Bluts mit arteriellem Blut wirkt sich deshalb stark auf den pO_2 aus, hingegen wenig auf den pCO_2 (Abb. 1.57).

Luftwegsverengung

Bei einer Verengung der Atemwege (z. B. bei Asthma oder anderen Atemwegserkrankungen) reflektieren die endexspiratorischen Werte nicht unbedingt die alveoläre Situation. Das Kapnogramm zeigt dies mit einer typischen Verlaufskurve (Abb. 1.58, Tab. 1.5).

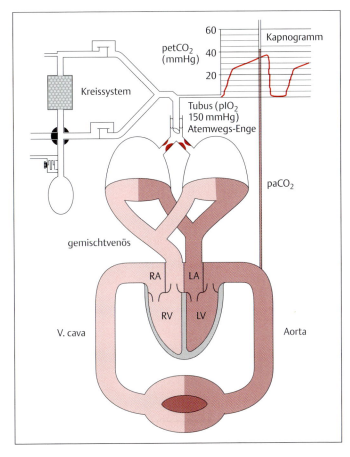

Abb. 1.58 Situation bei verengten Atemwegen (modifiziert nach Gravenstein 1990) und das hierbei typische Kapnogramm (vgl. Abb. 1.56); sowohl die AaDO$_2$ als auch die AaDCO$_2$ sind hier signifikant vergrößert.

Tubusobstruktion

Verlegungen der Atemwege oder des Tubus sind immer vital gefährdend und müssen sofort erkannt und behandelt werden. Unter den verschiedenen Ursachen gilt die Ballonhernie des Tubus als akut lebensbedrohliche Situation. Das Kapnogramm würde hier zunächst stetig abfallende und dann keine Werte zeigen, das Pulsoxymeter hingegen die resultierende Hypoxie erst sehr verzögert (Tab. 1.5), wenn zuvor mit einer FIO$_2$ > 0,3 beatmet wurde.

Führend für die rasche Diagnose einer Tubusobstruktion sind der kontinuierliche und exzessive Anstieg des Beatmungsdrucks (Tab. 1.5), Blutdruckabfall und – bei zu spätem Erkennen – die Hypoxie mit folgendem Herzstillstand. Ähnlich ist das Bild auch bei Anliegen der distalen Tubusöffnung an der Tracheahinterwand, etwa infolge asymmetrisch aufgeblasener Tubusmanschette.

Nach Korrektur (Tubusentfernung bzw. Entblockung und Sondierung mittels Absaugkatheter) müssen psaO$_2$ und petCO$_2$ sofort reagieren: die psaO$_2$ (Kreislaufzeit beachten) steigt wieder an, das Kapnometer zeigt normale Kurven, und der Beatmungsdruck normalisiert sich schlagartig.

Inadäquate Perfusion

Hierzu zählen Veränderungen des Herzzeitvolumens (Tab. 1.4 und 1.5), pulmonale Gefässobstruktion (Abb. 1.59) und anatomische Shunts, die im Rahmen des Monitorings der Atemwegssicherung bei der Interpretation der Messergebnisse als mögliche Einflussfaktoren bedacht werden müssen.

Herzzeitvolumenveränderungen

Bei erniedrigtem Herzzeitvolumen können die Kapnometerwerte zunächst normal bleiben, selbst dann,

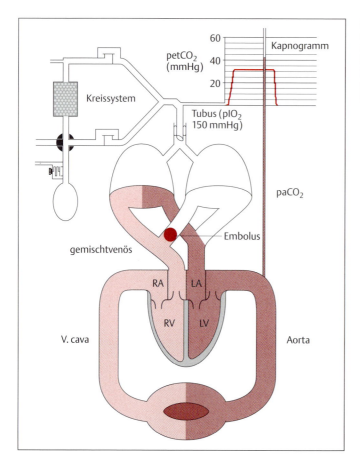

Abb. 1.59 Situation bei Obstruktion einer Pulmonalarterie (modifiziert nach Gravenstein 1990) durch einen Embolus (oder durch ein chirurgisches Manöver): Lunge ventiliert, aber nicht perfundiert – mit resultierender sehr großer AaDCO$_2$.

wenn es zum plötzlichen Herzstillstand kommt. Allerdings fällt der petCO$_2$ mit jedem weiteren Atemzug als Ausdruck der CO$_2$-Auswaschung ab, und nur die Blutgase wären beweisend (Tab. 1.4 und 1.5).

Pulmonale Gefässobstruktion

Durch Emboli, Thromben oder Tumormassen können Segmente der Pulmonalarterie verschlossen sein, so dass Teile der Lunge ventiliert, aber nicht perfundiert sind und einen alveolären Totraum darstellen (Abb. 1.59). Das Gas aus der unperfundierten Lunge wird ohne vorherige O$_2$-Abgabe und CO$_2$-Aufnahme exspiriert. Die endexspiratorischen (alveolären) pCO$_2$-Werte sind daher deutlich erniedrigt (die alveoläre O$_2$-Konzentration hingegen normal), die alveoloarterielle Differenz nimmt deutlich zu (Abb. 1.59), und das Kapnogramm ist typisch (Abb. 1.59).

Anatomische Shunts

In diesem Falle ist der pO$_2$ weit stärker betroffen als der pCO$_2$, so dass über den erniedrigten paO$_2$ die psaO$_2$ abfallen kann (je nach FIO$_2$ mehr oder weniger schnell), während der pCO$_2$ nur geringfügig ansteigt und mit einem Kapnometer über den petCO$_2$ kaum messbar ist.

■ Weitere Monitoring-Möglichkeiten

Oxygraphie

Die Oxygraphie bedeutet die Messung des alveolären pO$_2$ (pAO$_2$) über den endexspiratorischen Wert (petO$_2$) und liefert durch die bei gesunder Lunge auch in Hyperoxie nahezu unveränderten niedrige alveolo-arterielle pO$_2$-Differenz (AaDO$_2$) von etwa 10 mmHg eine gute Näherung für den arteriellen Wert (paO$_2$) (Risch 2000). Die Oxygraphie zeigt spiegelbildlich zum Kapnogramm niedrige Werte wäh-

Abb 1.60 Originalregistrierung eines Kapnogramms (oben) und eines Oxygramms (unten) mit dem AGM 1304 (Brüel & Kjær) und dem Videoprinter (UP-850, Sony). Dargestellt ist eine Atemzug-zu-Atemzug-Analyse unmittelbar nach der Intubation eines 40-jährigen Patienten zur Operation eines Glomustumors (vorhergehende herkömmliche Präoxygenierung mittels Kreissystem [Ventilog, Drägerwerk AG]). Zu erkennen ist das typische inverse (treppenförmige) Oxygramm der Sauerstoffeinwaschung, das bei normalem Kapnogramm (oder auch ohne) die korrekte Tubuslage sofort und zweifelsfrei beweist.

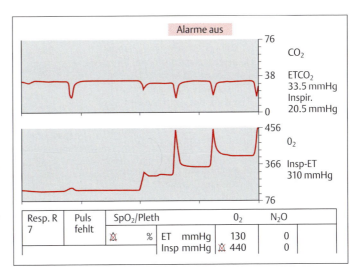

rend Exspiration und hohe Werte während Inspiration (Abb. 1.**54** und 1.**60**).

Wird vor, während und nach Atemwegssicherung gemessen, sollte sich neben dem normalen Kapnogramm entweder das dazu passende Oxygramm darstellen oder, sofern zuvor eine Hypoxie oder Hypoventilation vorlagen, die für Sauerstoffeinwaschung typische Kurve (Abb. 1.**60**). Die korrekte Tubuslage oder die gelungene Atemwegssicherung und sachgerechte O_2-Versorgung mit anderen Hilfsmitteln wird damit sofort und zweifelsfrei bewiesen (Tab. 1.**5**, Abb. 1.**60**).

Sofern die Technik der apnoischen Oxygenierung (AO) zur Atemwegssicherung eingesetzt wird, muss das alveoläre Monitoring (pAO_2, $pACO_2$) zu Beginn der Maßnahme erfolgen, also nach intrapulmonaler O_2-Speicherung (Kap. 5.1), und im Idealfall ergänzt werden durch Messungen im arteriellen Blut (paO_2, $paCO_2$). Mit dieser Wertekombination kann die für die AO zur Verfügung stehende Zeit recht gut abgeschätzt werden, wenn die funktionelle Residualkapazität (FRC) des Patienten berücksichtigt wird.

Während der Anwendung der AO kann lediglich die Pulsoxymetrie mit stabilen O_2-Sättigungswerten (um 98 %) anzeigen, dass der intrapulmonale O_2-Partialdruck (pAO_2) noch ausreichend hoch sein muss, um die O_2-Diffusion von den Alveolen in das Blut zu gewährleisten. Fällt die $psaO_2$ ab, ist die funktionelle Residualkapazität als O_2-Speicher entleert, und es muss sofort Sauerstoff verabreicht werden.

Falls Jet-Ventilation oder eine ihrer Varianten im Rahmen der Atemwegssicherung zur Anwendung kommen, kann die Überwachung der O_2-Versorgung und CO_2-Entsorgung heute neben der Pulsoxymetrie auch mit modernen Kapnometern problemlos erfolgen, weil diese zeitgleich sowohl ein Kapnogramm als auch ein Oxygramm verfügbar machen.

Stickstoffmessung

Wenn reiner Sauerstoff zugeführt wird, muss gleichzeitig der in der Lunge vorhandene Stickstoff (N_2) weitgehend ausgewaschen werden. Dies kann über die Differenz aus in- und exspiratorischem O_2-Partialdruck (oder über die Differenz aus FIO_2 und FEO_2) abgelesen werden, sofern der vorhandene Monitor nicht die direkte Stickstoffmessung erlaubt. Diese alveoläre O_2-Differenz muss bei gesicherten Atemwegen anfänglich sehr gross sein und bei Gabe von reinem Sauerstoff von Atemzug zu Atemzug immer kleiner werden (Abb. 1.**54** und 1.**60**). Bei Verwendung einer FIO_2 von 1,0 kann die Stickstoffauswaschung jedoch aufgrund technischer Probleme lediglich bis zu einer FEO_2 von etwa > 0,80 (Kap. 5.1) beurteilt werden.

Die indirekte N_2-Messung (vgl. Abb. 1.**54**) ist ferner von grossem Nutzen, wenn eine Luftembolie vorliegt. In diesem Falle müsste N_2 im exspirierten Gas erscheinen und die Differenz zwischen FIO_2 und FEO_2 (bzw. pIO_2 und $petO_2$) plötzlich sehr gross werden.

Qualitatives CO_2 – Monitoring

Einfache qualitative – kolorimetrische – Verfahren zum Nachweis von CO_2 in der Ausatemluft über einen Farbumschlag gibt es seit etwa 80 Jahren (Marriott 1916, Owen 1985). Ein tragbares kolorimetrisches Disposable – Gerät (Easy Cap, Nellcor, Hayward, California (ursprünglich unter dem Namen FENEM bekannt)) zum Erkennen einer ösophagealen Intubation existiert seit etwa 12 Jahren (O'Callaghan 1988, Denman 1990, Goldberg 1990, Anton 1991, MacLeod 1991) und ist auch für den innerklinischen Transport beschrieben worden (Daugherty 1991). Die klinische Relevanz (Sensitivität und Spezifität) des kolorimetrischen CO_2 – Monitorings wird mittlerweile jedoch kontrovers beurteilt, und zwar sowohl im Sinne von brauchbar (Goldberg 1990, Anton 1991, MacLeod 1991) als auch mit Vorbehalt (Higgins 1990). Insgesamt geht man heute davon aus, daß diese Verfahren zwar prinzipiell eingesetzt werden können, jedoch relevante Limitationen im Vergleich zu heutigen tragbaren und batteriebetriebenen Kapnometern aufweisen.

Zu den Nachteilen kolorimetrischer Nachweisverfahren von CO_2 gehören das Fehlen eines Kapnogramms und alphanumerischer pCO_2 – Werte sowie die geringe Zuverlässigkeit bei Herzstillstand.
Ferner sind limitierend die kurze Einsatzzeit und die Anfälligkeit gegenüber Luftfeuchtigkeit (die im Ausatemgas jedes Patienten aber enthalten ist).
Ineffektiv ist das kolorimetrische CO_2 – Monitoring auch bei Lungenödem und in jenen Fällen, in denen Adrenalin oder andere Pharmaka endotracheal appliziert werden und so zur Kontamination führen.

Für heutige batteriebetriebene transportable Kapnometer wurden dagegen unter klinischen Bedingungen akzeptable Ergebnisse mitgeteilt (mit nur geringen Abweichungen von der zu fordernden Meßgenauigkeit von 2 mmHg) (Biedler 1999).

■ Fazit

- Im Rahmen der Atemwegssicherung können zu bereits bestehenden Störungen (O_2-Mangel, CO_2-Entsorgungsbehinderung) oft weitere hinzukommen, beispielsweise eine Verringerung der funktionellen Residualkapazität um bis etwa 20 %, Veränderungen des Ventilationsmusters, Muskelrelaxierung, Änderung des Inspirationsgasgemisches, Änderungen von Druck und Volumen während Beatmung sowie eine Beeinflussung des Ventilations-/Perfusionsverhältnisses.

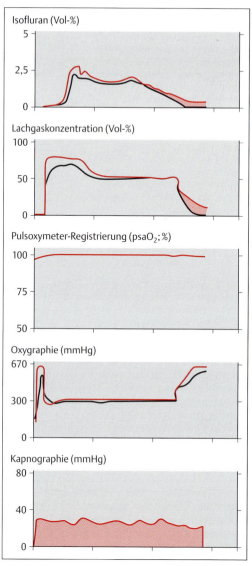

Abb. 1.61 Originalregistrierung aller alveolär messbaren Gase im OP einschließlich Pulsoxymetermessung bei einem 23-jährigen Patienten (Operation wegen eines Cholesteatoms rechts, balancierte Anästhesietechnik). Dargestellt ist eine Trendaufzeichnung über den gesamten Verlauf, mit der die Relevanz der abgebildeten Überwachungsparameter (s. auch Tab. 1.5) für die Atemwegssicherung und den gesamten Narkoseverlauf verdeutlicht wird.

- Ein verlässliches Monitoring von O_2-Versorgung und CO_2-Entsorgung ist daher zwingend, obwohl Monitorinformationen nicht automatisch den tatsächlichen Zustand des Patienten reflektieren müssen (Tab. 1.4 – 1.5).

- In jedem Falle gelten Pulsoxymeter (O_2-Versorgung) und Kapnometer (CO_2-Entsorgung) hierbei als Standard, auch wenn die blutig und diskontinuierlich erhaltenen Blutgase die in der Regel zuverlässigere Diagnose liefern.
- Werden die wenigen Besonderheiten der beiden nicht-invasiven kontinuierlichen Verfahren Pulsoxymetrie und Kapnometrie berücksichtigt, sind sie in der Akutsituation und auch sonst ein optimales Monitoring v. a. bei der Atemwegssicherung (Abb. 1.**61**), im Idealfall ergänzt um die Oxygraphie.

2 Atemwegssicherung und Intubation

2.1 Einfache Maßnahmen
R. Georgi

■ Freimachen der Mundhöhle

Das Freimachen der Mundhöhle ist die oberste Voraussetzung für die Gewährleistung einer suffizienten Spontanatmung bzw. einer künstlichen Beatmung. Entfernt werden müssen Fremdkörper, Zahnprothesen, Speisereste, Erbrochenes, Sekret und Blut. Festes Material kann mit den Fingern oder mit Hilfe einer Magillzange entfernt werden, flüssiges Material durch Auswischen mit einer Kompresse entfernt oder mit weitlumigen Absaugkathetern abgesaugt werden. Bei allen Manipulationen ist darauf zu achten, daß in der Mundhöhle befindliche Fremdkörper nicht in die Atemwege vorgeschoben werden. Die Entfernung sollte, wenn möglich unter Sicht, ggf. unter Zuhilfenahme eines Laryngoskops erfolgen.

■ Esmarch-Handgriff

Für das Freimachen der Mundhöhle wird der Kopf überstreckt und zur Seite gedreht. Die Öffnung des Mundes erfolgt mit Hilfe des Esmarch-Handgriffs. Die Sicherung der Mundöffnung kann mit dem sog. Kreuzgriff erfolgen (Zeigefinger an obere Zahnreihe bzw. Oberkiefer, Daumen an untere Zahnreihe bzw. Unterkiefer) (Abb. 2.1).

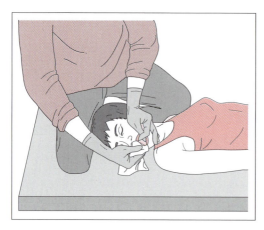

Abb. 2.1 Auswischen der Mundhöhle mit einer Kompresse. Der Mund wird mit dem Kreuzgriff geöffnet. Der Kopf ist überstreckt (aus: Hempelmann, G., Adams, H.-A., Sefrin, P.: Notfallmedizin. Thieme, Stuttgart 1999).

Bei der zweiten Möglichkeit wird der vorgezogene und angehobene Unterkiefer mit einer Hand krallenartig umfasst, indem der Daumen im Mund positioniert wird, die übrigen Finger unterhalb des Kinns.

Die mechanische Obstruktion bei Bewusstlosen durch die Zunge mangels Muskeltonus lässt sich leicht mit dem Esmarch-Handgriff (Esmarch 1877) bzw. gering modifiziert durch das Safar 'triple-airway'-Manöver (Safar 1981) beheben:
1. durch das Überstrecken des Kopfes wird der Mundboden angespannt, der Zungengrund von der Rachenhinterwand abgehoben und die Luftwege wieder passierbar.
2. das gleichzeitige Vorschieben des Unterkiefers und
3. das Öffnen des Mundes unterstützt dieses Bemühen und erlaubt darüberhinaus eine gute Inspektion des Mund-Rachenraumes (Abb. 2.**2 a-c**).

Am einfachsten ist dieser Dreifach-Handgriff (Kopf zurück, Unterkiefer vor, Mund auf – „head tilt, jaw thrust, open mouth") mit beiden Händen von einem am Kopf positionierten Helfer auszuführen. Die Anwendung ist bei Verletzungen der HWS eingeschränkt, hier sollte eine Überstreckung unterbleiben.
Kommt es zu einer kompletten Verlegung der oberen Atemwege durch Fremdkörper, kann der „Bolustod" eintreten: plötzliche Asphyxie, reflektorische Bradykardie und Herz-Kreislauf-Stillstand.

■ Woran erkennt man eine Atemwegsobstruktion?

Die klinische Symptomatik wurde 1982 von Netter sehr eindrücklich beschrieben: „Der davon Betroffene ist außerstande zu atmen, zu husten und zu sprechen. Meist führt er instinktiv seine Hand an die Kehle, um damit anzudeuten, dass er am Ersticken ist. Oft steht er aber auch in stummer Panik wie angewurzelt da oder aber zieht sich unauffällig zurück, wenn ihm als schüchternem Menschen die Situation peinlich ist. Passiert der Zwischenfall im Sitzen, versucht der Betroffene oft aufzustehen, was allerdings nicht immer gelingt. Innerhalb weniger Augenblicke wird das Gesicht aschgrau und in weite-

Woran erkennt man eine Atemwegsobstruktion?

rer Folge zunehmend zyanotisch; der Betroffene verliert das Bewusstsein und bricht über dem Tisch oder auf dem Boden zusammen. Zu diesem Zeitpunkt besteht unmittelbare Lebensgefahr.

Sobald die durch die Atemwegsobstruktion entstandene Krise erkannt worden ist, muß sofort gehandelt werden; ansonsten tritt innerhalb von 4 Minuten der Tod ein."

Die Sofortmaßnahme in dieser Situation besteht in dem Versuch der Fremdkörpermobilisation durch kurze kräftige Schläge mit der flachen Hand zwischen die Schulterblätter (Abb. 2.**3a+b**) idealerweise in Oberkörper-Kopf-Tieflage (auch in Seitenlage möglich).

Bei Versagen dieser Maßnahme kann der Heimlich-Handgriff (subdiaphragmale abdominale Kompression) durchgeführt werden (Heimlich 1975 und 1976). Entweder werden im Liegen gezielte Druckstöße auf das Epigastrium ausgeführt oder der stehende Patient wird von hinten umschlungen und es werden mit der Faust kurze kräftige Druckstöße auf das Epigastrium ausgeführt (Abb. 2.**4a-c**).

Die dadurch auftretende intrathorakale Druckerhöhung soll den Fremdkörper mobilisieren, Organrupturen, Rippen- und Sternumfrakturen sind möglich. Als Kontraindikationen gelten fortgeschrittene Schwangerschaft, Anwendung bei Kindern, extrem adipöse Patienten und der Ertrinkungsunfall. Das Heimlich-Manöver wird nicht von allen Autoren empfohlen (Redding 1979, Handley 1997).

Bei einem Komplettverschluß der Trachea und Unmöglichkeit der Mobilsation des Fremdkörpers nach außen, kann versucht werden, diesen bei der Intubation mit dem Tubus in einen Hauptbronchus zu schieben. Damit ist zumindest eine Ein-Lungen-Beatmung möglich (Adams 1999).

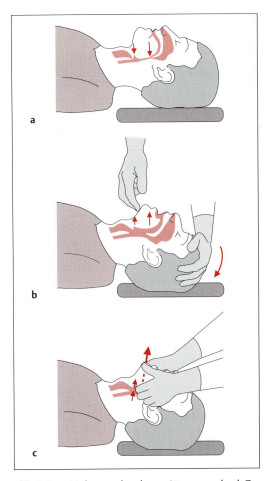

Abb. 2.**2a-c** Verlegung der oberen Atemwege durch Zurückfallen des Zungengrundes gegen die Rachenhinterwand. (**a**) Zum Freimachen und Freihalten der Atemwege wird der Esmarch-Handgriff angewandt: Überstrecken des Kopfes (**b**) und Vorziehen und Anheben des Unterkiefers (**c**) (aus: Hempelmann, G., Adams, H.-A., Sefrin, P.: Notfallmedizin. Thieme, Stuttgart 1999).

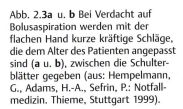
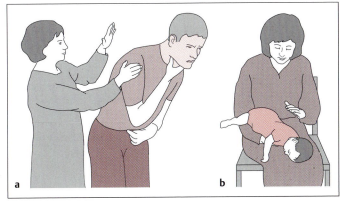

Abb. 2.**3a** u. **b** Bei Verdacht auf Bolusaspiration werden mit der flachen Hand kurze kräftige Schläge, die dem Alter des Patienten angepasst sind (**a** u. **b**), zwischen die Schulterblätter gegeben (aus: Hempelmann, G., Adams, H.-A., Sefrin, P.: Notfallmedizin. Thieme, Stuttgart 1999).

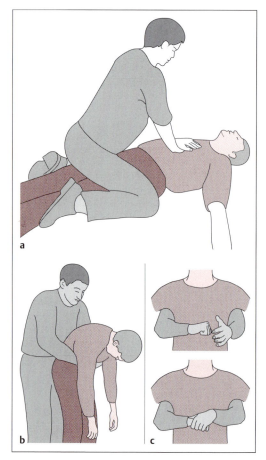

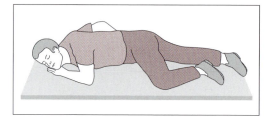

Abb. 2.5 Stabile Seitenlagerung, die Erste-Hilfe-Maßnahme der Wahl bei bewußtlosen Patienten, bei suffizienter Spontanatmung (aus: Hempelmann, G., Adams, H.-A., Sefrin, P.: Notfallmedizin. Thieme, Stuttgart 1999).

- Der Helfer kniet seitlich vom Patienten
- Der Arm auf der Helferseite wird in Supination unter das Gesäß des Patienten geschoben
- Das gegenüberliegende Bein wird im Kniegelenk gebeugt
- Das gebeugte Knie wird über das ausgestreckte Bein gezogen. Dabei erfolgt ein Zug an der gegenüberliegenden Schulter in Richtung Helfer
- Der zuvor unter das Gesäß geschobene Arm wird nach der Drehung unter dem Patienten nach dorsal vorgezogen und zur Stabilisierung der Seitenlage im Ellbogen gebeugt.
- Nach der Überstreckung des Kopfes wird er in dieser Position fixiert, in dem die andere Hand mit der Dorsalseite unter die Wange geschoben wird.

Abb. 2.**4a-c** Heimlich-Handgriff. **a** Applikation am liegenden Patienten durch Druckstöße auf das Epigastrium. **b** Applikation am stehenden Patienten: Umfassen des Patienten von hinten, Faustschluß über dem Epigastrium (**c**), Umfassen der Faust mit der anderen Hand und Ausüben eines ruckartigen gezielten Drucks auf das Epigastrium (aus: Hempelmann, G., Adams, H.-A., Sefrin, P.: Notfallmedizin. Thieme, Stuttgart 1999).

Stabile Seitenlagerung

Als Notfallmaßnahme bei bewußtlosen Patienten ist die stabile Seitenlage (recovery position) die Methode der Wahl zur Freihaltung der Atemwege und Vorbeugen einer Aspiration, bis eine Intubation erfolgt Abb. 2.**5**).

Fazit

- Bis zur definitiven Sicherung der Atemwege oder in Ermangelung des entsprechenden Instrumentariums werden bewußtlose spontanatmende Patienten in die stabile Seitenlage gebracht.
- Das Freimachen der Mundhöhle ist die Voraussetzung für das Freihalten der oberen Atemwege mit dem Esmarch-Griff.
- Bei Fremdkörperaspiration und drohendem Bolustod muß versucht werden, den Fremdkörper durch kurze kräftige Schläge mit der flachen Hand zwischen die Schulterblätter zu mobilisieren. Alternativ kommt auch der sog. Heimlich-Handgriff zur Anwendung.

2.2 Maskenbeatmung
S. Czarnecki

■ Bedeutung

Die Maskenbeatmung stellt die einfachste und nach wie vor schnellste Methode zur Sicherung der Atemwege dar und schafft darüberhinaus erst die Voraussetzungen für alle anderen Massnahmen im airway management.

Die erste, wohl bekannteste Ausführung, die Schimmelbusch-Maske, war ein mit Stoff bespanntes Drahtmodell und diente nicht der Atemwegssicherung, sondern einzig der Applikation von Inhalationsanästhetika im offenen Narkosesystem. Erst im Laufe der Jahre mit der Entwicklung der Beatmungstechnologie und der Narkosegeräte erlangte die Maske Bedeutung im Rahmen der Ventilation als Verbindungsstück zu den Luftwegen des menschlichen Organismus. Heute, im Zeitalter der Intubation und der Larynxmaske, scheint sie im Bereich der Narkoseführung an Gewichtung verloren zu haben, sie wird allerdings zur Präoxygenierung und Ventilation vor endotrachealer Intubation unverändert angewandt, ebenso in der Notfallmedizin. In der Intensivmedizin gewinnt sie im Rahmen der nichtinvasiven Beatmung derzeit an Bedeutung.

■ Gesichtsmasken

Zur eindeutigen Abgrenzung gegen nasale Masken und Larynxmasken (Standard- und Intubationslarynxmaske) (siehe Kap. 48) wird im folgenden immer von der Mund und Nase umschliessenden Gesichtsmaske gesprochen, an die über ein Nicht-Rückatemventil ein selbstfüllender Beatmungsbeutel mit Sauerstoffanschluss und Reservoir oder eine andere Beatmungseinheit angeschlossen ist. Abb. 2.**6** zeigt einige Beispiele verschiedener Typen und Grössen von Gesichtsmasken.

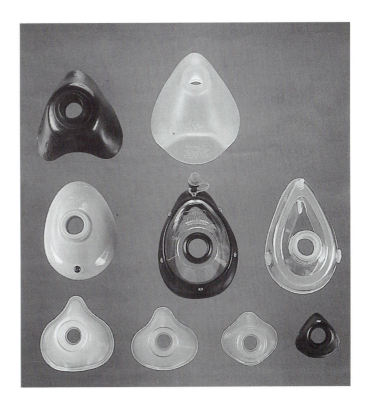

Abb. 2.6 Gesichtsmasken (von links nach rechts) obere Reihe: Narkosemaske aus Gummi (Willy Rüsch AG), Silikon-Anästhesiemaske groß (VBM Medizintechnik GmbH); mittlere Reihe: Allround-Narkosemaske aus Silikon (Willy Rüsch AG), Ambu-Maske (Willy Rüsch AG), Laerdal-Maske (Laerdal Medical GmbH & Co.); untere Reihe: Kindermasken nach Rendell-Baker-Soucek aus Silikon/Gummi in unterschiedlichen Größen (Willy Rüsch AG).

Alle Masken bestehen im wesentlichen aus drei Teilen: 1. dem Maskenkörper, der die Form und Grösse bestimmt, 2. dem Maskenwulst, der je nach Maskentyp aufblasbar ist und in Kontakt mit der Gesichtshaut kommt, und 3. dem genormten Konnektor (Durchmesser 22 mm), der sich meist medial an der Spitze des Maskenkörpers befindet und an den der Beatmungsbeutel bzw. das Beatmungssystem angeschlossen wird.

■ Vorteile der Maskenbeatmung

Die Maskenbeatmung weist wesentliche Vorzüge (Tab. 2.1) auf. Sie sind sowohl durch die Einfachheit als auch die Schnelligkeit der Anwendung begründet.

Ohne weitere Hilfsmittel kann mittels Maskenbeatmung die Ventilation aufrecht erhalten werden. Ausser einem Beatmungsbeutel wird keinerlei weiteres Instrumentarium benötigt.

Gerade in Akutsituationen hat sich dies in jahrzehntelangem Einsatz bewährt (Rumball 1997), kann doch so wertvolle Zeit zur Einleitung weiterer Massnahmen zur Sicherung der Atemwege gewonnen werden.
Der wesentlichste Vorteil der Maskenbeatmung liegt in seiner schnellen und einfachen Verfügbarkeit.

■ Nachteile der Maskenbeatmung

Auch bei sachgemässer Anwendung gewährleistet die Maskenbeatmung keinen definitiven und sicheren Luftweg.

Systembedingt müssen gewisse Nachteile (Tab. 2.2) in Kauf genommen bzw. jederzeit mit Komplikationen gerechnet werden. Die Nachteile ergeben sich aus der Tatsache, dass die Koppelung des künstlichen Luftweges an der Gesichtshaut stattfindet. Eine Gasleckage führt nicht nur zur Reizung der Augen-

Tabelle 2.1 Vorteile der Maskenbeatmung

- einfache Handhabung
- schnelle Verfügbarkeit
- universelle Passform
- kein zusätzliches Instrumentarium
- physiologische Klimatisierung und Reinigung der Ventilationsgase
- große Erfahrung über Jahrzehnte

Tabelle 2.2 Nachteile und Komplikationen der Maskenbeatmung

- kein sicherer Luftweg
- Gefahr des Laryngospasmus
- Aspirationsgefahr
- Gefahr der Mageninsufflation
- Verletzungsrisiko (Haut, Augen, Nerven)
- Gasleckage
- Gefahr der Hypoventilation
- Ventilationsprobleme bei anatomischen und pathologischen Besonderheiten
- keine freie Hand

schleimhäute und Corneae und ggf. zur Belastung der Umwelt mit Atemgasen, sondern birgt das grosse Risiko der Hypoventilation in sich. Darüberhinaus können - vor allem bei schlechtem Maskensitz - Druckläsionen an der Haut (Unterkiefer, Nasenrücken, Wangen), an Nerven (N.mentalis, N.infraorbitalis, N.facialis, N.supraorbitalis) und Augen entstehen (Collins 1993, Glauber 1986). Da im Pharynx keine Trennung von Luft- und Speiseweg vorliegt, ist die Gefahr der Mageninsufflation und der Aspiration erhöht (Rumball 1997), bei eintretendem Laryngospasmus ist eine Ventilation schliesslich gänzlich unmöglich. Ein wesentlicher Nachteil liegt auch darin begründet, dass beide Hände zur Ventilation benötigt werden, die eine zum Halten der Maske und die zweite für den Beatmungsbeutel. Dies ist einer der Gründe, warum die Gesichtsmaske bei der Narkoseführung von der Larynxmaske verdrängt wurde (Alexander 1993).

■ Probleme der Maskenbeatmung

Probleme bei der Beatmung via Maske müssen und können bereits im Vorfeld durch genaue Anamneseerhebung und Untersuchung des Patienten erkannt werden (Benumof 1991).
In Tab. 2.3 sind die anatomischen, physiologischen und pathologisch-pathophysiologischen Besonderheiten aufgeführt, die als Warnsymptome für eine schwierige Maskenbeatmung gelten. Abb. 2.7 zeigt als Beispiel eine Patientin mit einem ausgeprägten Basaliom der Nase. Eine Maskenbeatmung ist hier unmöglich.

Bevor die Maske auf das Gesicht des Patienten aufgesetzt wird, muss man sich davon überzeugen, dass die oberen Atemwege frei sind, d. h. beispielsweise Fremdkörper den Luftstrom nicht behindern (Kapitel 2.1).

Tabelle 2.3 Warnhinweise, die eine schwierige Maskenbeatmung erwarten lassen

- Vollbart
- Maxillo-mandibuläre Dysgnathie
- zahnloser Patient
- grosse Nase, grosse Zunge, dickes Gesicht
- kurzer, dicker Hals
- Übergewicht
- klossige Sprache
- eingeschränkte Mundöffnung
- eingeschränkte Kopf-Hals-Beweglichkeit, HWS-Trauma
- oropharyngeale Dysphagie
- Stridor
- nasale Polyposis
- liegende Bellocq-Tamponade
- Drainagen (Magensonde, Abszessdrainagen, etc.)
- Tumoren
- entzündliche Prozesse
- Verletzungen, Frakturen
- Blutungen

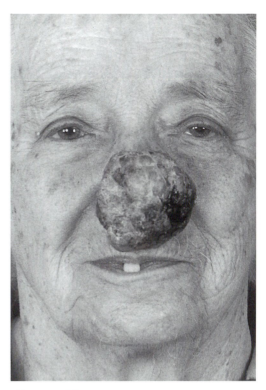

Abb. 2.7 64-jährige Patientin mit ausgeprägtem Basaliom der Nase. Da eine erschwerte oder unmögliche Maskenbeatmung angenommen wurde, erfolgte die primäre orotracheale fiberoptische Intubation im Wachzustand.

Maskenauswahl

Entscheidend für einen guten Sitz und eine hohe Effizienz ist weniger die Art der verwendeten Maske als vielmehr die Wahl der richtigen Grösse. Alle Maskentypen sind bei Patienten ohne wesentliche anatomische Besonderheiten des Gesichtsschädels bei korrekter Anwendung und ohne grossen Druck dicht zu halten, wobei sich leichte Vorteile für Masken mit aufblasbarem Wulst aufgrund ihrer grösseren Anpassungsfähigkeit an die Gesichtskonturen ergeben. Die Maske sollte in ihrer Größe so gewählt werden, dass Nase und Mund ausreichend abgedeckt sind. Bei zu kleiner Maske kann ebenso wie bei zu grosser Maske eine gute Dichtigkeit und damit eine ausreichende Kontrolle über die Ventilation nur schwer erzielt werden.

Es gibt verschiedene Möglichkeiten bei primär unzureichendem Maskensitz diesen zu optimieren:
– bei zu grosser Maske: Einlage eines Guedel-Tubus,
– bei zu kleiner Maske: Wechsel eines liegenden oropharyngealen Tubus gegen einen nasopharyngealen.

In seltenen Fällen können durch das Belassen festsitzender Zahnprothesen, ebenso wie durch Verschieben der Maske auf dem Nasenrücken um etwa 1–2 cm (Benumof 1992) bessere Ventilationsbedingungen erzielt werden.

Bei schlecht sitzenden Masken ist eine ausreichende Ventilation nicht gewährleistet und das Verletzungsrisiko erhöht.

Alle Masken vergrössern das Totraumvolumen der Atemwege, von Bedeutung ist dies aber nur bei insuffizienter Ventilation und bei Säuglingen und Kleinkindern. Besonders exakten Sitz und Passform bei minimalem Totraum bietet für diese Altersgruppe die Rendell-Baker-Maske in entsprechender Grösse (Kretz 1998).

Handhabung

Grundsätzlich werden optimale Bedingungen geschaffen, indem der Kopf des Patienten etwa 5 cm erhöht auf einem Kissen gelagert wird. In dieser „Schnüffelposition" werden die oberen Atemwege gestreckt und eine Obstruktion partiell aufgehoben.

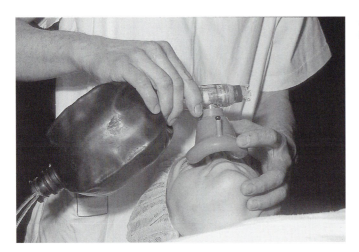

Abb. 2.8 Aufsetzen der Maske auf den Nasenrücken.

Die Maske wird vorsichtig auf den Nasenrücken des in Esmarch-Position gehaltenen Kopfes aufgesetzt (Abb. 2.8). Dann wird die Maske abgesenkt und nach Kontakt mit der Haut der untere Maskenwulst leicht gegen das Kinn gepresst. Die Fixierung der Maske erfolgt dann mit Daumen und Zeigefinger der linken Hand am Maskenkörper (sog. C-Griff). Mittel- und Ringfinger der linken Hand kommen dabei am Unterrand der Mandibula zu liegen und bewirken eine Aufwärtsbewegung des Unterkiefers gegen die Maske, der kleine Finger unterstützt die Vorwärtsbewegung des Unterkiefers (Abb. 2.9).

Während der wache Patient den Druck auf die Weichteile als unangenehm teilweise sogar als schmerzhaft empfindet, kann beim anästhesierten bzw. bewusstlosen Patienten der Druck auf die Mundbodenweichteile zu einer Einengung des pharyngealen Luftweges führen. Durch die oben beschriebene Handhabung mit Überstreckung des Kopfes und Zug am Unterkiefer kann dieser Verlegung der Atemwege aber entgegengewirkt werden.

Hilfsmittel

In wenigen Fällen wird kein ausreichender Maskenschluss erzielt und die Maske muss dann beidhändig auf dem Gesicht fixiert werden, während ein Helfer die Ventilation am Beatmungsbeutel übernimmt („verbesserter Esmarch-Handgriff"). Sollte eine Ventilation nicht oder nur erschwert d. h. mit erhöhtem Beatmungsdruck möglich sein, kann die Anwendung eines oropharyngealen (Guedel-Tubus) (Guedel 1933) oder eines nasopharyngealen (Wendl-) Tubus (Abb. 2.10) vor allem in Fällen der Obstruktion durch Rachenweichteile hilfreich sein. Auf die Wahl eines passenden oro- bzw. nasopharyngealen Tubus muss ausdrücklich hingewiesen werden, da bei zu kleinem / kurzem Tubus die Atemwege nicht ausreichend frei sind bzw. bei zu grossem / langem Tubus

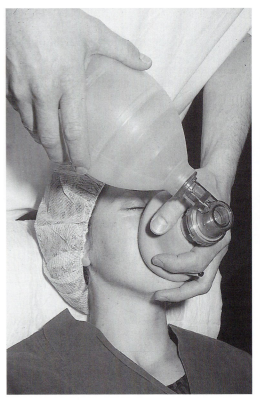

Abb. 2.9 Maskenhaltung mittels C-Griff und Unterstützung mit Mittel-, Ring- und Kleinfinger.

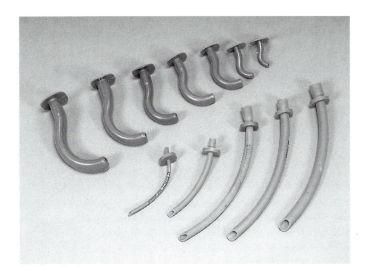

Abb. 2.10 Guedel- und Wendl-Tuben verschiedener Größen.

durch Luxation der Epiglottis auf den Larynx verschlossen werden können (Benumof 1992). Die richtige Grösse (Abb. 2.11 und Abb. 2.12) wird näherungsweise durch den Abstand vom Mundwinkel (Guedel-Tubus) bzw. Naseneingang (Wendl-Tubus) bis zum Ohrläppchen (Fitzal 1999) abgeschätzt.

Das Einsetzen des anatomisch angepassten Guedel-Tubus in die Mundhöhle erfolgt meist mit seiner konvexen Biegung zur Zunge bis zur Rachenhinterwand. Die endgültige Plazierung wird dann durch eine 180° Drehung erreicht. Die Insertion selbst kann beim Guedel-Tubus Schluck- und Hustenreflexe, Erbrechen und Laryngospasmus hervorrufen, in einigen Fällen kann das Pharynxlumen dennoch verlegt bleiben (Marsh 1991). Bei der Einlage des Wendl-Tubus muss mit starken Schmerzreaktionen und Epistaxis gerechnet werden, die allerdings durch topische Lokalanästhesie deutlich reduziert werden können. Oro- und nasopharyngeale Tuben verhindern aber einzig und alleine Verschluss oder Obstruktion der oberen Atemwege im Bereich des Zungengrundes. Einen Schutz gegen Mageninsufflation, Regurgitation und Aspiration bieten sie nicht. Dies können auch der sog. COPA-Tubus („cuffed oropharyngeal airway") oder der sog. Larynx-Tubus nicht (siehe auch Kap. 4.1).

Sollte mit allen diesen Hilfsmitteln keine ausreichende Ventilation erzielt werden, so müssen unverzüglich weitere Massnahmen zur Sicherung der Atemwege ergriffen werden.

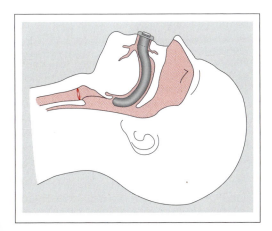

Abb. 2.11 Korrekte Lage des Guedel-Tubus (aus: Hempelmann, G. Adams, HA., Sefrin, P.: Notfallmedizin. Thieme, Stuttgart 1999).

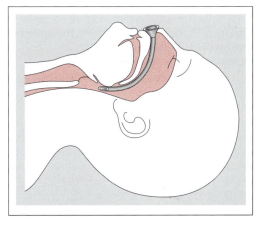

Abb. 2.12 Korrekte Lage des Wendl-Tubus (aus: Hempelmann G., Adams HA., Sefrin P.: Notfallmedizin. Thieme, Stuttgart 1999).

Oro- und nasopharyngeale Tuben erleichtern nur die Ventilation, sie bieten keinen Schutz vor Aspiration.

◼ Ventilationsparameter

Die Ventilation via Maske sollte grundsätzlich manuell über einen Atembeutel erfolgen, da nur so die Widerstände der zuführenden Atemwege und der Lunge fühlbar werden.

Mit zunehmendem Beatmungsdruck steigt das Risiko der Mageninsufflation mit Regurgitation und Aspiration, welches durch die gleichzeitige Anwendung des Krikoiddruckes nach Sellick (Sellick 1961, Brimacombe 1997a) durch eine Assistenzperson noch reduziert werden kann.

Der Atemwegsdruck ist manuell am Beatmungsbeutel abzuschätzen bzw. am Manometer des Beatmungsgerätes ablesbar. Er sollte entsprechend dem Verschlussdruck des unteren Ösophagussphinkters 20–25 cm H_2O nicht überschreiten. Allerdings kann es bereits ab einem Ösophagusdruck von 15–18 cm H_2O zur partiellen Insufflation des Magens kommen (Lawes 1987). Über die Grösse des Atemzugvolumens geben orientierend die Thoraxexkursionen Auskunft, genauer kann es am Volumeter des Beatmungsgerätes abgelesen werden.

◼ Einschränkungen und Kontraindikationen

Bei nicht nüchternen Patienten bzw. erhöhtem Aspirationsrisiko darf – ausser in Notfallsituationen – keine Maskenbeatmung durchgeführt werden.

Kontraindikationen für die Durchführung einer Anästhesie in Maskenbeatmung sind in Tab. 2.**4** aufgeführt.
Bei frontobasalen Verletzungen ist die Integrität der Hirnhäute mit der Gefahr der zerebralen Luftinsufflation nicht gewährleistet, während bei Laryngozelen aufgrund eines Ventilmechanismus die vollständige Verlegung der Atemwege auf Glottisebene mit nachfolgend extremen Intubationsschwierigkeiten droht (Georgi 1991).

Tabelle 2.**4** Kontraindikationen der Maskenbeatmung

- extreme Adipositas
- Kopftieflage
- nicht nüchterner Patient
- Ileus
- Laryngozele (Cave: Ventilmechanismus)
- tracheo-ösophageale Fisteln
- HWS-Verletzungen / Erkrankungen
- frontobasale Verletzungen
- Gesichtstrauma
- massive naso-oro-pharyngeale Blutung

Ist in Notfallsituationen nach Ausschöpfung aller Möglichkeiten (Bund 1996) eine Maskenbeatmung bei nicht nüchternen Patienten notwendig, müssen hohe Beatmungsdrucke (Lawes 1987), große Tidalvolumina, hohe Atemfrequenzen, eine zu schnelle Inspiration und PEEP unbedingt vermieden werden (Fitzal 1999). Da eine Insufflation des Magens nie sicher ausgeschlossen werden kann, sollte bei nicht sicher nüchternen Patienten und nach problematischer Maskenbeatmung zur Entlastung nach erfolgreicher Intubation eine Magensonde gelegt werden.

◼ Fazit

- Die Maskenbeatmung ist eine einfache und schnelle Methode zur Ventilation des Patienten.
- Auch bei sachgemässer Anwendung gewährleistet die Maskenbeatmung keinen sicheren Atemweg, da eine Aspiration nicht verhindert wird.
- Die Maskenbeatmung schafft die Voraussetzungen für alle anderen Massnahmen zur definitiven Sicherung der Atemwege. Vor der Relaxierung zur Intubation ist immer eine sichere Maskenbeatmung erforderlich.
- Probleme bei der Maskenbeatmung können bei anatomischen, physiologischen und pathologischen Besonderheiten auftreten.
- Optimierte Lagerung des Patienten, korrekte Auswahl der Maskengröße und exakte Technik sind Voraussetzungen, die Anwendung des Esmarch-Handgriffes und des verbesserten Esmarch-Handgriffes oder von Hilfsmitteln (Guedel-Tubus, Wendl-Tubus) erleichtern die Maskenbeatmung.
- Die Kontraindikationen der Maskenbeatmung sind unbedingt zu beachten; die wesentlichste Kontraindikation ist der nicht-nüchterne Patient.

2.3 Laryngoskopie und endotracheale Intubation
W. Pothmann

Laryngoskope ermöglichen die direkte orale Darstellung des Kehlkopfeingangs und erleichtern dadurch die sichere Plazierung eines endotrachealen Tubus in der Trachea. Die endotracheale Intubation dient dem Schutz und Erhalt offener Atemwege, der Anwendung von positiver Druckbeatmung, dem Erhalt einer ausreichenden Oxygenierung mit definierter FiO_2, der Applikation von PEEP, und letztendlich bietet sie die Möglichkeit der Bronchialtoilette.

■ Laryngoskope

Das starre Laryngoskop besteht aus einem abnehmbaren Spatel, der mit einem Batterie- oder Akku-beladenen Handgriff verbunden wird (Abb. 2.13 a-d). An der Spitze des Spatels ist eine Lampe angebracht, um den Pharynx und Larynxeingang auszuleuchten. Durch den Spatel wird die Zunge zur Seite verdrängt, der Mundboden komprimiert und der Unterkiefer heruntergedrückt.

Zwei Spatelgrundtypen werden unterschieden: der beim Erwachsenen am häufigsten benutzte gebogene Spatel (nach Macintosh) und der gerade Spatel (nach Miller mit gebogener Spitze bzw. Wisconsin oder Foregger mit gerader Spitze). Die Größen reichen von 0–4, wobei die kleinste Größe bei Neugeborenen, die größte bei Erwachsenen mit langem Hals bzw. schwierigen Atemwegen eingesetzt wird (Tab. 2.5). Während gerade Spatel im Neugeborenen- und Kleinkindesalter aufgrund der relativ langen und verformbaren Epiglottis leichter zu handhaben sind, ist die Auswahl bei größeren Kindern und bei Erwachsenen eher eine Frage von Gewohnheit und Neigung. In der Praxis sollte man sich mit beiden Spatel-

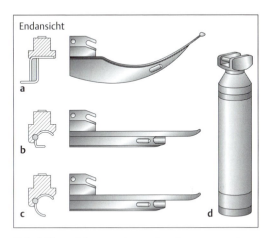

Abb. 2.13 a–d Laryngoskop mit gebogenem und geradem Spatel a Macintosh-Spatel; b Miller-Spatel; c Foregger-Spatel, die Endansicht der Spatel lässt die unterschiedliche Schienung für die Zunge erkennen; d Handgriff.

formen vertraut gemacht haben, da mindestens eine der beiden Formen eine ausreichende Darstellung der Glottis ermöglicht. So erleichtert der gerade Spatel die Darstellung des Kehlkopfeingangs bei reduzierter Mundöffnung oder anteriorer Larynxlage, der gebogene Spatel erlaubt eher den Einsatz von Hilfsmitteln wie der Magillzange, da der Oropharynx insgesamt vergrößert wird. Modifikationen der Grundspateltypen sind in Kapitel 4.2 beschrieben.

Tabelle 2.5 Größen der Intubationsspatel

	Macintosh	Spatellänge	Miller	Spatellänge
Nr. 0			Frühgeborene	7,5 cm
Nr. 1	Neugeborene, Kleinkinder	9 cm	Kleinkinder	10,2 cm
Nr. 2	Kinder	10,8 cm	Kinder	15,5 cm
Nr. 3	Erwachsene	13 cm	Erwachsene	19,5 cm
Nr. 4	Erwachsene	15,5 cm	Erwachsene	20,5 cm

◼ Weitere Hilfsmittel

Führungsstäbe

Führungsstäbe (Abb. 2.**14 a** u. **b**) bestehen aus biegsamem Metall und sind heute zur Vermeidung von Verletzungen i.d.R. mit einer Kunststoffschicht überzogen, ihr distales Ende hat deshalb auch keinen Metallkern. Sie schienen den endotrachealen Tubus und erleichtern dadurch seine Insertion. Bei Intubationsschwierigkeiten, bedingt durch die Unmöglichkeit, den Tubus mit seiner vorgeformten Krümmung in die Trachea einzuführen, kann die Form der Tubusspitze den jeweiligen Intubationsbedingungen angepasst werden. In der Praxis hat sich eine eishockeyschläger-ähnliche Form bewährt. In seltenen Fällen kann man den Führungsstab etwa 1 cm über das distale Ende des Tubus hinausragen lassen. Dies erleichtert das Auffinden der Glottis, wenn sie laryngoskopisch nicht sichtbar wird. Aufgrund der Steifigkeit des Führungsstabes muss dabei aber jeder feste Einführungsdruck vermieden werden, um Schäden der Weichteile von Larynx und Trachea zu vermeiden. Direkt nach Einführen in den Larynx sollte deshalb auch der Führungsstab in das Tubuslumen zurückgezogen werden.

Indiziert ist der Führungsstab bei der „rapid sequence induction", der Anwendung eines Spiraltubus, der sich aufgrund seiner unzureichenden Steifigkeit ohne Führungstab z. T. nicht inserieren lässt, und letztlich bei schwierigen Intubationsbedingungen.

Der Führungstab sollte mit einem Gleitmittel versehen sein, um das Einführen in und das Entfernen aus dem Tubuslumen zu erleichtern.

Intubationszangen

Die Magill-Zange ist eine Tubusfasszange, mit der das distale Tubusende nach Einsetzen des Laryngoskops unter Sicht direkt in den Kehlkopfeingang gelenkt wird. Eine Modifikation stellt die Zange nach Ehrensberger dar: durch Abwinkelung des distalen Endes und Verbreiterung der Branchen wird die Tubusführung verbessert (Abb. 2.**15 a-c**). Der Einsatz dieser Hilfsmittel beschränkt sich im wesentlichen auf nasale Intubationstechniken, da hier der Tubus nur unzureichend manuell geführt werden kann (s. Abb. 2.**19** – Seite 85). Dabei muss unbedingt vermieden werden, den Cuff des endotrachealen Tubus mit der Zange zu fassen, da dies regelhaft zu Leckagen führt, die einen Tubuswechsel notwendig machen. Mit der Zungenfasszange wird ein Zug auf den Zungengrund ausgeübt, der bei hyperplastischer Zunge die laryngoskopische Sicht auf die Glottis verbessern hilft.

◼ Die endotracheale Intubation

Die endotracheale Intubation ist der Goldstandard zur Sicherung der Atemwege. Für die Anästhesie ergibt sich eine Indikation zur Intubation und apparativen Beatmung bei nahezu allen Eingriffen im Bereich des Kopfes, Thorax und Oberbauches.

Zu Beginn muss der Anästhesist entscheiden, ob das vorgesehene Einleitungsverfahren für den Patienten die sicherste und beste Methode ist. Dazu werden noch einmal die Anamnese und die klinische Untersuchung der Atemwege überprüft. Aufgrund der Prämedikationsunterlagen und der eigenen Erkenntnisse werden individuell die Medikamente zur Narkoseinduktion als auch die Vorgehensweise und Art des künstlichen Atemweges bestimmt und angewandt.

Laryngoskopie und Intubation sind starke Reize, die schädliche respiratorische, neurologische und kardiovaskuläre Effekte nach sich ziehen können.

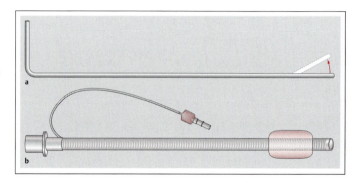

Abb. 2.**14 a** u. **b** Führungsstab mit Spiraltubus: **a** Vor bzw. nach Insertion in den Tubus wird die Spitze des Führungsstabes wie beim Eishockeyschläger (weiße Linie) gebogen, um den Einführwinkel zur Glottis hin zu verbessern, **b** Spiraltubus: aufgrund der Flexibilität des Materials wird zur Insertion häufig ein Führungsstab benötigt.

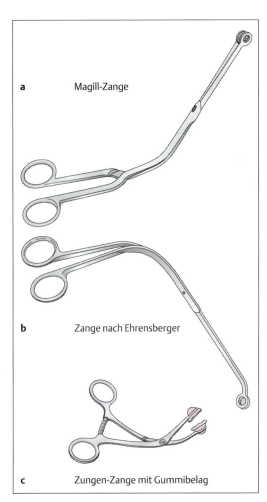

Abb. 2.15 a–c Intubationszangen: **a** Magill-Zange, **b** Zange nach Ehrensberger, **c** Zungen-Zange mit Gummibelag.

Während der Narkoseplanung müssen diese Reize entsprechend dem Risiko der Patienten (z. B. KHK, Asthma, ICP-Erhöhung, Aneurysma von Hirngefäßen) berücksichtigt werden (Black 1984, Bloor 1988, Thomson 1989, Mangano 1990, Kovac 1996). Grundsätzlich sollte die Intubation bei allen Patienten in Allgemeinanästhesie erfolgen. In Ausnahmefällen wird sie auch am wachen Patienten durchgeführt (s. u.). Ob der nasotracheale oder orotracheale Intubationsweg gewählt wird, hängt von den anatomischen Gegebenheiten des Patienten, dem operativen Vorgehen sowie der Dauer der postoperativen Beatmung ab.

Die orotracheale Intubation

Das gesamte Instrumentarium einschließlich des Beatmungsgeräts muss vorher auf Patienten- und Anwendersicherheit überprüft werden. Voraussetzung für die primär als unproblematisch eingeschätzte, endotracheale Intubation ist die sichere Beatmung des anästhesierten und relaxierten Patienten mit der Gesichtsmaske. Der übliche Ablauf beinhaltet eine intravenöse Einleitung, seltener per inhalationem, die Überprüfung der sicheren Maskenbeatmung und sodann die Verabreichung eines Muskelrelaxans.

Präoxygenierung

Die Präoxygenierung vor Einleitung einer Narkose dient dazu, die funktionelle Residualkapazität der Lungen (FRC) zu denitrogenieren (Auswaschen von Stickstoff) und mit Sauerstoff anzureichern, um durch die Nutzung des intrapulmonalen Sauerstoffspeichers während der narkotika- bzw. relaxansinduzierten Apnoe vor Intubation und Beatmung des Patienten eine Hypoxie zu vermeiden (Zander 1992a). Im Vordergrund der Präoxygenierung steht der absolut dichte Maskensitz, da durch eine Undichtigkeit während der Inspiration der Effekt der Stickstoffauswaschung und damit das Auffüllen der funktionellen Residualkapazität mit reinem Sauerstoff nicht erreicht wird.

Bei gesunder Lunge wird eine ausreichende Denitrogenierung bei Atemzügen mit Vitalkapazität nach etwa 60–90 s erreicht, die kranke Lunge benötigt eine längere Zeit zur Stickstoffauswaschung.

Es gelten unterschiedliche Kriterien zu ihrer Durchführung, abhängig davon, ob es sich um einen Normal- oder Risikopatienten handelt (siehe Kapitel 5.1).

Lagerung

Nach der Präoxygenierung mit reinem Sauerstoff über die Gesichtsmaske und Muskelrelaxierung muss zur Intubation eine ausreichende Narkosetiefe erreicht sein, um Reflexe wie z. B. Husten, Erbrechen, Laryngo- und Bronchospasmus zu vermeiden. Falls keine Kontraindikationen vorliegen, wird der Patient zur Intubation so gelagert, dass die direkte Laryngoskopie des Kehlkopfeingangs durch die Position der Schulter-Hals-Kopf-Achse möglichst erleichtert wird. Hierbei kann die Halswirbelsäule durch ein Intubationskissen leicht anteflektiert und der Kopf im Atlanto-okzipital-Gelenk nach dorsal geneigt wer-

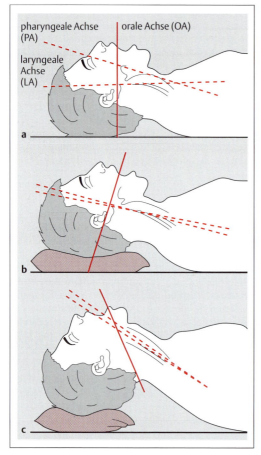

Abb. 2.16 a–c Orale, pharyngeale und tracheale Achsen
a Durch Anheben des Kopfes mit einem Kissen (**b**) in Verbindung mit einer Streckung im Atlanto-okzipital-Gelenk (**c**) kommen Mundhöhle, Pharynx und Glottis auf einer Ebene zu liegen (laryngeale Achse) und ermöglichen die direkte Sicht auf die Glottis.

den. In dieser Lagerung, die als Schnüffelposition („sniffing position") bezeichnet wird, ist der Abstand zwischen Zahnreihe und Kehlkopfeingang am kürzesten und Mundhöhle, Pharynx und Glottis liegen auf einer Ebene (Abb. 2.**16**). Diese Position erlaubt den einfachsten und sichersten laryngoskopischen Zugang zur Glottis.

Laryngoskopie

Rechtshänder führen den Spatel unter stetiger Sichtkontrolle mit der linken Hand vom rechten Rand der Mundöffnung an der Zunge entlang zur Mitte auf die Plica glossoepiglottica mediana (Epiglottis) zu. Dabei wird die Zunge mit dem Laryngoskopblatt nach links gedrängt. Linkshänder führen mit einem entsprechenden Spatel den Vorgang seitenverkehrt durch. Zur Optimierung der Sicht kann von einer Hilfskraft der rechte Mundwinkel des Patienten nach außen gezogen werden. Die Spitze eines gebogenen Intubationsspatels wird zwischen Zungengrund und Epiglottis in die Vallecula epiglottica plaziert. Durch Zug in Richtung des Mundbodens und ohne eine Hebelbewegung am Laryngoskopgriff mit der Gefahr einer Verletzung der Oberkieferzähne des Patienten wird die Epiglottis durch Druck auf das Ligamentum hyoepiglotticum aufgestellt und gibt den dahinterliegenden Kehlkopfeingang frei (Abb. 2.**17 a**-**d**). Bei Anwendung gerader Intubationsspatel wird die Epiglottis in der Regel aufgelegt und mit angehoben (Abb. 2.**18 a** u. **b**, S. 84).

Intubation

Bei unproblematischen anatomischen Verhältnissen der oberen Atemwege wird die gesamte Glottis sichtbar und der orotracheale Tubus wird unter Sicht von rechts seitlich durch die Stimmritze in die Trachea eingeführt. Die Auskultation nach der Intubation jeweils links und rechts über dem lateralen Thorax ist obligat. So kann eine einseitige Beatmung infolge zu tiefer endobronchialer Intubation am besten erkannt werden. Bei nicht sicherer endotrachealer Lage wird das Epigastrium auskultiert, um zu überprüfen, ob Luft in den Magen gelangt. Ein negativer Auskultationsbefund gibt jedoch keine 100 %ige Sicherheit für eine korrekte Tubuslage. Die sicheren und unsicheren Zeichen einer korrekten Tubuslage werden in Kapitel 1.5. detailliert dargestellt.
Nach korrekter Lage des Tubus muss dieser fixiert werden, um eine spätere endobronchiale Dislokation oder eine ungewollte Extubation im weiteren Verlauf zu verhindern.

Die Fixation erfolgt mit Hilfe eines Nackenbandes oder sorgfältig geklebten Pflasterstreifens, nachdem ein Beissschutz durch Einführen eines Guedel-Tubus oder einer Mullbinde gewährleistet ist. Im Normalfall wird der Tubus bei 23 cm (Männer) bzw. 21 cm (Frauen) auf Lippenhöhe befestigt und liegt mit dem distalen Ende etwa 4 cm oberhalb der Carina.

Zu tief inserierte Tuben führen zu einer endobronchialen Fehllage, aufgrund der anatomischen Gegebenheiten meist in den rechten Hauptbronchus. Kommt der Cuff wegen unzureichender Intubationstiefe im Bereich der Stimmlippen zu liegen, ist die Gefahr der akzidentellen Extubation groß, da der geblockte Cuff den Tubus in den Pharynx zurückdrücken kann. Die exakte Position kann sicher fiber-

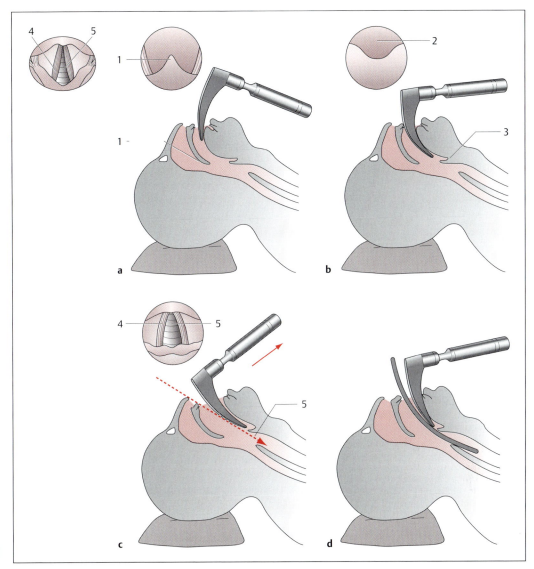

Abb. 2.17 a–d Oraler Intubationsvorgang mit laryngoskopischer Sicht: In „Schnüffelposition wird der Spatel an der Zunge entlang bis in die Vallecula plaziert, durch Zug (durchgezogener Pfeil) wird die Epiglottis aufgestellt und gibt die Sicht (gestrichelter Pfeil) auf die Glottis frei. 1 Uvula, 2 u. 3 Epiglottis, 4 Stimmbänder, 5 Glottis.

optisch festgestellt werden, dies ist aber in der Regel nicht notwendig.

Bei Kindern kann die Insertionstiefe nach folgender Formel abgeschätzt werden: $12 + Alter/2$.

Neben anatomischen Besonderheiten und pathologischen Veränderungen im Bereich der oberen Atemwege kann eine mangelnde Sicht auf die Glottis durch unzureichende Kopflagerung, zu kurze Intubationsspatel oder bei unerfahrenen Anwendern durch eine falsche Aufwärtsbewegung des Laryngoskops verursacht sein. Intubateur oder Hilfsperson können den Sitz des Larynx manipulieren und eventuell die Sicht auf die Glottis verbessern, indem sie den Larynx seitlich verschieben bzw. ihn nach kranial und dorsal drücken (s. Kapitel 4.1).

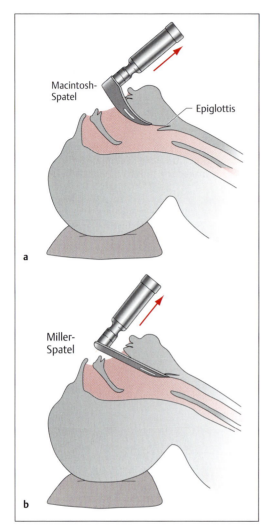

Abb. 2.18 a u. b Intubation mit gebogenem und geradem Spatel. **a** Bei gebogenem Spatel wird der Spatel bis in die Vallecula plaziert und durch Zug die Epiglottis aufgestellt, **b** mit dem geraden Spatel wird die Epiglottis aufgelegt und angehoben.

Die nasotracheale Intubation

Die nasale Intubation wird vorwiegend bei Operationen im Bereich der Mundhöhle oder des Ober-/Unterkiefers angewendet. Bei anatomischen Veränderungen wie Dysgnathien und Kiefergelenksdystrophien mit eingeschränkter Mundöffnung bietet sich der nasotracheale Intubationsweg ebenfalls an.

Kontraindikationen sind:
- ausgeprägte Koagulopathie,
- Neigung zu schwer stillbarem Nasenbluten,
- Septumverletzungen,
- pathologische intranasale Veränderungen,
- intranasale Abszesse,
- Nasenpolypen,
- hyperplastische Rachenmandeln,
- Choanalatresie,
- Frakturen der Schädelbasis (relative Kontraindikation),
- Liquorfisteln.

Nach Korrekturoperationen der Nase, z. B. Schönheitsoperationen, und Kieferhöhlenradikaloperationen darf die nasotracheale Intubation das OP-Ergebnis nicht gefährden. Falls der nasale Zugang kontraindiziert und der orale Zugang aufgrund der operativen Massnahmen nicht indiziert erscheint, muss mit dem Operateur das Risiko der nasalen und oralen Intubation im Vergleich zu alternativen submandibulären oder transtrachealen Zugangsmöglichkeiten abgewogen werden. Der nasale Weg zur endotrachealen Intubation wird zudem bei schwierigen Atemwegsverhältnissen im Rahmen der fiberoptischen Intubation bevorzugt, falls die direkte Laryngoskopie unmöglich erscheint oder ist. Zunächst erfolgt die topische Anästhesie mit einem Vasokonstriktorzusatz. Nach Narkoseeinleitung kann die Weite der Nasengänge zunächst durch einen kleinen Katheter (Absaugkatheter bzw. Magensonde) überprüft und danach der Zugang und die Tubusgrösse bestimmt werden. Nach ausreichender manueller Beatmung wird der endotracheale Tubus in den unteren Nasengang eingeführt und bis in den Mesopharynx vorgeschoben. Dies geschieht unter zarter Führung, um Verletzungen zu vermeiden. Der weitere Intubationsvorgang wird unter laryngoskopischer Kontrolle durchgeführt. Hierbei erscheint ein gebogener Intubationsspatel vorteilhafter, da er gegebenenfalls mehr Freiraum für eine zusätzliche Instrumentierung schafft. Unter direkter Sicht wird der Tubus in die Glottis eingeführt. Falls dies nicht möglich ist, kann der Tubus unter Schonung des Cuffs mit einer Magillzange gefasst und auf den Kehlkopfeingang hingeführt werden (Abb. 2.**19**). Das Vorschieben des Tubus geschieht dann unter Mithilfe einer zweiten Person, wobei starker Druck während des Einführens vermieden werden muss, um hypopharyngeale, oder laryngeale Schädigungen zu vermeiden. Während die Krümmung des endotrachealen Tubus das Auffinden der Glottis erleichtert, kann diese das weitere Einführen behindern, da aufgrund der nasalen Lage die Tubusspitze gegen die anteriore Trachealwand gerichtet ist. Eine Flexion des Kopfes bzw.

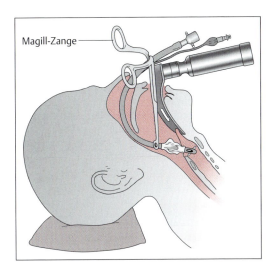

Abb. 2.19 Nasale Intubation: endotracheale Insertion unter Führung der Magillzange.

eine Drehung des Tubus um 180° erleichtert die weitere Insertion.
Die blind nasale Intubation unter Spontanatmung gilt heute aufgrund der Häufigkeit von Komplikationen als obsolet.
Lässt sich der Tubus primär nicht in die Trachea vorschieben, so kann nach Konnektion des Tubus mit dem Kreisteil zunächst der Patient über den mesopharyngeal liegenden Tubus beatmet werden (Bund 1996). Er übernimmt praktisch die Funktion eines nasopharyngealen Tubus. Dazu ist es allerdings notwendig, dass das andere Nasenloch und der Mund mit der Hand verschlossen werden. Auch bei Blutungen aus der Nasenpassage sollte der Tubus in situ belassen werden. Man blockt den Cuff im Rachen und zieht den Tubus gegen die Choanen zurück. Eine weitere Blutung in den Pharynx wird verhindert und eine Sichtbehinderung durch die Blutung vermieden.

Die nasale Intubation ist bis zum Erreichen des Mesopharynx ein blindes Verfahren. Verletzungen der Weichteile sind daher jederzeit möglich. Derartige Schädigungen reichen von einer leichteren Schleimhautblutung, Abscheren der Conchae, Septumverletzungen, Adenoidektomie bis hin zur via falsa in den retropharyngealen Raum mit einer Gefäss- und Nervenverletzung.

Zur Vermeidung wesentlicher Schäden und zum Schutz des Cuffs vor Perforationen bei der Passage der Nase kann eine Cuff-Schutzsonde (Willy Rüsch AG) benutzt werden. Die Sonde trägt an ihrem proximalen Ende eine fallschirmartige Plastikhülle, die über das distale Ende des Tubus einschließlich des Cuffs gelegt wird. Nach Vorschieben in den Mesopharynx wird die Cuff-Schutzsonde entfernt. Sie verhindert gleichzeitig, dass kontaminierte Nasensekrete in die tiefen Atemwege gelangen.

Die endotracheale Intubation am wachen Patienten

Die Intubation am wachen Patienten sollte als Alternative zur Intubation in Allgemeinanästhesie vor allem bei extremem Aspirationsrisiko bzw. bei nicht nüchternen Patienten mit erwartet schwieriger Intubation durchgeführt werden, da die Spontanatmung und der Hustenreflex erhalten bleiben. Die Intubation wird am mäßig oder nicht sedierten Patienten unter Lokalanästhesie der supraglottischen Schleimhaut mit einer für ihn minimalen Komforteinbusse durchgeführt, entweder im Rahmen einer direkten oder indirekten (fiberoptisch-endoskopischen) Laryngoskopie. Die Intubation am wachen Patienten erscheint besonders bei schwerkranken alten Patienten geeignet, die ohne Muskelrelaxation gute Laryngoskopie- und Intubationsbedingungen aufweisen. Die erfolgreiche Intubation wacher Patienten unter topischer Anästhesie wurde erstmals von MacEwen (1880) publiziert.

Indikationen zu dieser Art der Intubation sind im wesentlichen die bekannte, schwierige Intubation und der nicht nüchterne Patient.

Eine Ausnahme können unkooperative Patienten wie Kinder oder debile Erwachsene bilden.
Die Intubation des wachen Patienten kann durch eine Lokalanästhesie von Nase, Pharynx, Larynx und Trachea erleichtert werden (Latto und Rosen 1992). Zwei grundsätzliche Verfahren werden angewendet: *Periphere Nervenblockade des N. laryngeus superior bzw. N. glossopharyngeus* (Mullin 1996): Der N. laryngeus superior innerviert die Epiglottis, das Vestibulum, den Ventriculus laryngis sowie die Stimmbänder. Er kann über einen äusseren Zugang unterhalb des Zungenbeinhorns durch Injektion von 2–3 ml Lidocain 1 %ig blockiert werden. Diese Blockade ist bei Gerinnungsstörungen, lokalen pathologischen Verhältnissen und fehlender Nüchternheit kontraindiziert. Durch die Blockade des N. glossopharyngeus wird vor allem eine ausreichende Reflexdämpfung der Zunge erreicht. 2 ml Lidocain 1 % mit Adrenalin werden an der Schnittstelle zwischen Zungengrund und palatoglossaler Falte injiziert. *Oberflächenanästhesie durch orale, nasale bzw. transtracheale Applikation* (Graham 1992, Webb 1990) eines Lokalanästhe-

tikums (Lidocain 4 % o. 8 %): Das Lokalanästhetikum wird über einen Sprüher nasal und oral jeweils in der Inspirationsphase appliziert. Bei tiefer Inspiration des Patienten können auch Stimmbänder und Trachealschleimhaut ausreichend anästhesiert werden. Eine elegante, aber aufwendige Methode ist die Applikation des Lokalanästhetikums über einen Ultraschallvernebler (Abou-Madi 1975). Zur Verbesserung der subglottischen Anästhesieausbreitung werden durch das Lig. cricothyroideum in das Lumen der Trachea 2 – 4 ml 2 bis 4 %iges Lidocain am Ende der Inspiration injiziert. Durch eine gute Lokalanästhesie können kardiovaskuläre Reaktionen auf die Laryngoskopie und Intubation stark gedämpft werden. Aufgrund z. T. sehr unterschiedlicher Methodik in den zahlreichen Studien zur Anwendung der Lokalanästhetika ließen sich allerdings konstant positive Effekte nicht nachweisen (Latto und Rosen 1992, Kovac 1996). Beim wachen, nicht nüchternen Patienten werden durch die Anästhesie des Larynx und der Trachea der Hustenreflex beeinträchtigt und das Risiko der Aspiration erhöht. Die Absorption der Lokalanästhetika über die Schleimhäute der Atemwege erfolgt rasch und ist im unteren Respirationstrakt grösser als im Pharynx oder Larynx (Mahiou 1990). Am schnellsten erfolgt die Resorption bei Kindern, so dass hier besondere Vorsicht angebracht ist, um toxische Reaktionen der topischen Lokalanästhetikagabe zu vermeiden (Eyres 1983). Die von Herstellern empfohlenen Höchstdosen sollten nicht überschritten werden.

Die erfolglose tracheale Intubation

Jeder Anwender wird unabhängig vom Grad der Ausbildung bzw. klinischer Erfahrung mit unerwartet schwierigen Intubationsbedingungen konfrontiert werden. Dem sollte die Narkoseeinleitung Rechnung tragen, um im Folgenden geplant vorgehen zu können. Beim primär fehlgeschlagenen Intubationsversuch wird der Patient zunächst weiter manuell über die Gesichtsmaske beatmet, weitere Hilfspersonen, insbesondere ein in der schwierigen Intubation erfahrener Anästhesist, werden angefordert und die Situation wird neu eingeschätzt. Solange der Patient sich ausreichend über die Gesichtsmaske beatmen lässt, handelt es sich um keine absolute Notfallsituation. Bei vollem Magen sollte der Krikoiddruck aufrecht erhalten werden. Entsprechend des laryngoskopischen Primärbefundes werden eine Lagerungsänderung des Patienten, eine andere Spatelform oder -länge bzw. Tubusgrösse oder ein zusätzlicher Führungsstab notwendig sein.
Nach wiederholter, erfolgloser laryngoskopischer Intubation lässt man den Patienten entweder wach werden oder man versucht mit Techniken der schwierigen Intubation erneut eine Intubation. Soll der Patient aufwachen, muss er solange mit der Gesichtsmaske beatmet werden, bis die Wirkung nicht depolarisierender Muskelrelaxanzien und/oder hoher Dosen an Anästhetika ausreichend abgeklungen ist. Nun ist zu entscheiden, ob ein erneuter Intubationsversuch unter topischer Anästhesie am wachen Patienten durchgeführt oder bei nicht dringender Operationsindikation der Eingriff verschoben wird. Das weitere Vorgehen bei schwieriger Intubation wird im Kapitel 5.3 beschrieben.

■ Fazit

- Die endotracheale Intubation ermöglicht die Atemunterstützung bzw. den Ersatz der Atmung durch positiven Druck, den Erhalt einer ausreichenden Oxygenierung mit definiertem F_iO2, die Applikation von PEEP, den Schutz vor Aspiration und inspiratorischer Leckage sowie die tracheobronchiale Absaugung.
- Die Auswahl der Spatelform (gerade oder gebogen) des Laryngoskops ist eher eine Frage von Gewohnheit und Neigung. In der Praxis sollte man sich mit beiden Spatelformen vertraut gemacht haben, da mindestens eine der beiden Formen eine ausreichende Darstellung der Glottis ermöglicht.
- Führungsstäbe erleichtern die Insertion eines endotrachealen Tubus und sind bei der Anwendung eines Spiraltubus, der „Rapid sequence induction" und bei schwierigen Intubationsbedingungen indiziert.
- Laryngoskopie und Intubation sind starke Reize, die negative respiratorische, neurologische und kardiovaskuläre Effekte nach sich ziehen können. Während der Narkoseplanung müssen diese Reize entsprechend dem Risiko der Patienten berücksichtigt und unterdrückt werden.
- Die Präoxygenierung vor Einleitung einer Narkose dient zur Optimierung der pulmonalen Sauerstoffreserve.
- Die korrekte Tubusplazierung kann über die endexspiratorische CO_2-Messung ermittelt werden. Sichere Methoden zur Überprüfung der korrekten Tubusplazierung stellen lediglich die laryngoskopisch erkennbare Lage des Tubus zwischen den Stimmbändern und die fiberoptische Kontrolle der endotrachealen Tubusposition dar.
- Die Auswahl des Intubationsweges (naso- bzw. orotracheal) richtet sich nach anatomischen und pathologischen Gesichtspunkten und den Bedürfnissen des operativen Eingriffes. Bei der nasalen Intubation sind die entsprechenden Kontraindikationen zu berücksichtigen.

2.4 Endotracheale Tuben und Cuff-Druckregulierung
W. Pothmann

Funktion und Konstruktion endotrachealer Tuben

Endotracheale Tuben dienen der Freihaltung der Atemwege in der Anästhesie, der Notfallmedizin und der Intensivmedizin. Sie ermöglichen:
- die Atemunterstützung bzw. den Ersatz der Atmung durch positiven Druck,
- den Erhalt einer ausreichenden Oxygenierung mit definiertem FiO_2,
- die Applikation von PEEP,
- den Schutz vor Aspiration und inspiratorischer Leckage,
- die tracheobronchiale Absaugung.

Endotracheale Tuben werden über den oralen bzw. nasalen Zugang in die Trachea vorgeschoben und sollten weder während der Insertion noch aufgrund ihrer Lage zu einer Schädigung der Atemwege führen. Die lokale Toleranz eines endotrachealen Tubus wird wesentlich durch das Material und die Form sowie die Charakteristik des Cuffs bestimmt.

Das Tubusmaterial

Endotracheale Tuben sind durch internationale Standards definiert. Diese spezifizieren die unterschiedlichen Materialien und ihre Additive, einschließlich verschiedener qualitativer und quantitativer, chemischer und toxikologischer Testungen sowie Aufbau und Abmessungen (Durchmesser, Länge, Krümmung etc.) der Tuben mit verschiedenen spezifischen Leistungsprüfungen. Als Zeichen der getesteten Biokompatibilität sind die Tuben mit entsprechenden Aufschriften versehen (Z-79 ANSI = American National Standard Institut, IT = Implantattest). Die Standards erlauben den Herstellern innerhalb der Normen freie Materialwahl. Als Tubusmaterial (Tab. 2.6) wird zumeist Polyvinylchlorid (PVC) verwendet, weniger oft Silikon oder Polyurethan, selten Latex und Weichgummi (cave Latexallergie! siehe Kapitel 6.11). Als Additive werden Stabilisatoren, Weichmacher und Farbstoffe beigefügt. Folgende mechanischen, chemischen und biologischen Anforderungen werden an das Tubusmaterial gestellt:

Tabelle 2.6 Vergleich der Materialien bei Medical-Produkten

	Silikon	Latex	PUR Polyurethan	PVC Polyvinyl- chlorid	Teflon	PE Poly- ethylen	Nylon Poly- amid
Wandstärke	dick	sehr dick	sehr dünn	dünn	dick	dünn	sehr dünn
Härtegrad*	20–70	20–40	75–150	50–160	95	100–150	100–160
Elastizität	sehr gut	exzellent	sehr gut	gut	schlecht	schlecht	gut
Transparenz	milchig	undurch- sichtig	klar	klar	undurch- sichtig	milchig	klar
Verarbeitung	einfach	einfach	sehr schwierig	sehr einfach	schwer	sehr einfach	einfach
Fixierung	schlecht	schlecht	sehr gut	exzellent	unmöglich	unmöglich	schlecht
Thermo- sensibilität	keine	keine	vorhanden	vorhanden	keine	keine	keine
Magensaft- resistenz	schlecht	schlecht	exzellent	schlecht			
Biokompa- tibilität	exzellent	nicht	exzellent	nicht	exzellent	exzellent	nicht

hart – weich *Shore A Härteskala

- Flexibilität und Thermolabilität, um sich den Atemwegen anzupassen,
- Elastizität, die es trotz auftretender Deformationen ermöglicht, die ursprüngliche Form wieder anzunehmen,
- Tubusdicke mit dem günstigsten Verhältnis zwischen internem und externem Durchmesser, um einen möglichst geringen tubusbedingten Atemwegswiderstand zu erhalten,
- Biokompatibilität mit Schleimhaut und Epithel der Trachea,
- Transparenz, um ggf. exspiratorischen Atemdunst und bronchiale Sekrete zu erkennen,
- glatte innere und äußere Oberflächen zur Minimierung der Reibung bei Verschiebung des Tubus und zur endotrachealen Absaugung.

Die Tubusform

Endotracheale Standardtuben (Abb. 2.**20 a** u.**b**) haben einen Krümmungsradius von 14 cm und einen runden Querschnitt, der ihnen eine gewisse Knickfestigkeit gibt. Das proximale Ende trägt den genormten Adapter für das Y-Stück der Narkoseschläuche. Das distale Ende ist unterschiedlich angewinkelt, je nach nasaler oder oraler Intubationspassage. Endotracheale Tuben können mit einer zusätzlichen kreisrunden seitlichen Aussparung versehen sein, dem sog. Murphy-Auge. Diese Aussparung soll eine exspiratorische Ventilstenose verhindern, z. B. bei Cuffhernierung über die Tubusöffnung oder bei Trachealdeviation, wenn das distale Tubuslumen der Trachealwand aufliegt. Auch bei zu tiefer einseitiger Intubation in einen Hauptbronchus lässt sich die Gegenseite noch beatmen, sofern das Murphy-Auge innerhalb des Tracheallumens liegt. Zur Lagebeurteilung im Röntgenbild ist bei vielen endotrachealen Tuben ein röntgenkontrastgebender Streifen in die Tubuswand eingearbeitet.

2 Haupttypen endotrachealer Tuben können unterschieden werden (Tab. 2.7):
- Standardtuben zur oro- bzw. nasotrachealen Intubation mit und ohne Cuff bzw. Murphy-Auge;
- Spezialtuben (Doppellumentubus, Spiraltubus, anatomisch geformte Tuben, Tubus für laryngeale Eingriffe, mit Druckausgleichsfunktion für den Cuff).

Druckbedingte Schäden durch den endotrachealen Tubus sind nach Anästhesien, inbesondere aber nach Langzeitanwendung bei Intensivpatienten beschrieben worden (Blanc 1974, Bishop 1989). Aufgrund des annähernd S-förmigen Verlaufs der oberen Atemwege und der kreisförmigen Krümmung endotrachealer Tuben in sagittaler Ebene liegen prädestinierte Stellen im Bereich des posterioren Larynx, am Krikoid, der Arytenoidregion und an der Tubusspitze

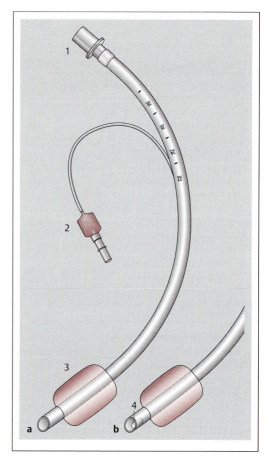

Abb. 2.**20 a** u. **b**
a Klassischer Magill-Tubus: 1 Standardkonnektor für y-Stück, 2 Pilotballon mit Schlauch, 3 Cuff, **b** Endotrachealer Tubus mit Murphy-Auge: 4 Murphy-Auge.

(Abb. 2.**21** – Seite 90). Die Ary- und der Ringknorpel stehen in Kontakt mit dem Tubus im Bereich seiner stärksten Krümmung. Idealerweise sollte die Kontaktfläche zwischen Tubus und Atemweg möglichst breit ausfallen, um den Druck auf diese kritischen anatomischen Flächen so gering wie möglich zu halten. Nackenbewegungen, Husten, Schlucken oder selbst einfaches Atmen können diese physikalischen Kräfte verstärken. Verlagerungen der endotrachealen Tubusspitze von bis zu 3,5 cm nach kaudal und kranial bei Flexion bzw. Extension des Kopfes konnten durch radiologische Untersuchungen nachgewiesen werden (Bishop 1989). In horizontaler Ebene stellt die Glottis die kritischste Region dar. Die offene Glottis hat die Form eines ungleichmässigen Fünfecks. Kontaktflächen zwischen Glottis und endotrachealem Tubus ergeben sich im Bereich der Stimmbänder und der hinteren Kommissur (Abb. 2.**22** – Seite 90).

Tabelle 2.7 Tubusarten und Cuff-Formen

Standardtuben	Magill		Standardtubus mit einem Krümmungsradius von 14 cm.
	Murphy		mit zusätzlicher kreisrunder seitlicher Aussparung am distalen Tubusende.
	Woodbridge		Tubus mit einer in die Wand eingearbeiteten Spiralfeder, die ein Abknicken oder eine Kompression verhindert, aufgrund seiner Flexibilität nur mit Führungsstab zu inserieren.
Spezialtuben	anatomisch geformt	RAE Tubus*	anatomisch vorgeformte orale bzw. nasale Tuben, die über den Unterkiefer oder die Stirn abgeleitet werden können.
		AGT Tubus**	wie RAE
		Tracheostomietuben	flexible und starre Tuben mit kurzem trachealen Schaft, die über ein Tracheostoma eingeführt werden.
		Kuhn-Tubus	S-förmig gebogen, soll durch Anpassung an die anatomische Form der Atemwege weniger Druckschäden verursachen (Lindholm Tubus).
	Lasertubus		speziell beschichteter, nicht entflammbarer Tubus mit doppeltem Cuff für die laryngeale Laserchirurgie.
	Oxford Tubus		mit rechtwinkligem Tubusschaft: geringe Abknicktendenz, „non kinking" und aufgrund seiner Kürze kaum Gefahr der zu tiefen Intubation in einen Hauptbronchus.
	Laryngealtuben		anatomisch vorgeformte oder flexible (Spiraltubus mit distaler Winkelung) Tracheostomie-Tuben mit langem externem Schaft.
	Doppellumentuben		zur gezielten Intubation des rechten oder linken Hauptbronchus mit proximaler trachealer und distaler bronchialer Manschette. Sie ermöglichen eine seitengetrennte Beatmung der Lunge. Lagekontrolle mit Fiberoptik!
		Carlens Tubus	linksseitiger Doppellumentubus mit Carinasporn
		White Tubus	rechtsseitiger Doppellumentubus mit Carinasporn
		Robertshaw T.	links oder rechtsseitiger Doppellumentubus ohne Carinasporn
	Bronchialblocker		Einlumentubus mit seitlichem Kanal, durch den ein Katheter mit Bronchusblockermanschette geführt werden kann.
	Brandt Tubus		verhindert den durch Lachgasdiffusion bedingten Druckanstieg des Cuffs durch Rediffusion

* RAE Tubus: nach den Anfangsbuchstaben der Erfindernamen Ring, Adair und Elwyn
** AGT-Tubus: Abkürzung für anatomisch geformter Tracheal-Tubus

Tubusauswahl

Neben der Gasflussgeschwindigkeit bestimmt der innere Durchmesser des endotrachealen Tubus den Atemwegswiderstand, weniger die Tubuslänge. Der äussere Durchmesser ist abhängig vom inneren Durchmesser und der Dicke der Tubuswand. Letzterer variiert zwischen den verschiedenen Herstellern. Üblicherweise werden Tuben in 0,5 mm Schritten von 2,5 bis 9 mm innerem Durchmesser (ID) angeboten. Dickwandige Tuben haben bei gleichem Außendurchmesser (ED) einen kleineren ID als dünnwandige Tuben (Tab. 2.8). Gelegentlich wird die Tubusgrösse noch über den Umfang ($2\pi r$) in Char-

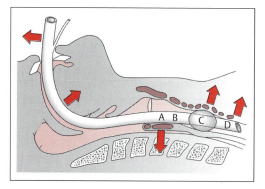

Abb. 2.21 Den oberen Atemwegen entsprechend wird der endotracheale Tubus in eine S-Form gezwungen. Druckbedingte Schäden treten am ehesten im Bereich der Innenfläche der Larynxrückseite (A), der Ringknorpelebene (B), der Tubusmanschette (C) und der Tubusspitze (D) auf.

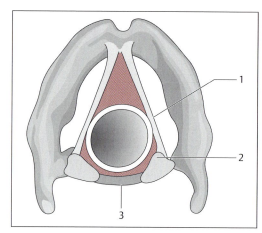

Abb. 2.22 Blick auf die Glottispassage des endotrachealen Tubus. Die kritischen Kontaktflächen zwischen Tubus und Larynx liegen im Bereich der Stimmbänder (1), der Aryknorpel (2) und des Ringknorpels (3).

rière French angegeben. Beim Erwachsenen limitiert die Ausdehnung der Glottis den Aussendurchmesser des Tubus, beim Kind die subglottische Enge (Krikoid), bei nasaler Intubation zusätzlich die Weite der Nasenwege. Zu grosse Tuben schädigen die anatomischen Strukturen, zu kleine Tuben erhöhen den Atemwegswiderstand. Verformungen des kreisförmigen Tubuslumens, besonders bei enger nasaler Passage, vergrössern den Atemwegswiderstand und erschweren die Bronchialtoilette mit Absaugkathetern. Zur individuellen Anpassung sollten daher jeweils mindestens eine grössere und kleinere Version des primär ausgewählten Tubus zur Verfügung stehen. Besonders bei Verdacht auf laryngeale oder tracheale Veränderungen sollten ausreichend kleine Tuben vorhanden sein.

Tabelle 2.8 Tubusgrösse und Insertionstiefe abhängig vom Alter

Alter	ID	ED*	French**	Abstand Lippe –+ Tracheamitte
Frühgeborenes	2,5	3,3	10	10
Neugeborenes	3	4,0 – 4,2	12	11
1 – 6 Monate	3,5	4,7 – 4,8	14	11
6-12 Monate	4,0	5,3 – 5,6	16	12
2 Jahre	4,5	6,0 – 6,3	18	13
4 Jahre	5,0	6,7 – 7,0	20	14
6 Jahre	5,5	7,3 – 7,6	22	15 – 16
8 Jahre	6,0	8,0 – 8,2	24	16 – 17
10 Jahre	6,5	8,7 – 9,3	26	17 – 18
12 Jahre	7,0	9,3 – 10	28 – 30	18 – 20
14 Jahre u. älter	7,0 – 7,5 Frauen 8,0 – 8,5 Männer	9,3 – 10 10,7 – 11,3	28 – 30 32 – 34	20 – 24 20 – 24

* variiert von Hersteller zu Hersteller
** French = mm × π Charrière
+ 2 cm mehr bei nasalen Tuben
Die Größen und Insertionstiefen müssen im Einzelfall an individuelle Patientenmaße angepasst werden.

Die heutzutage verwendeten endotrachealen Tuben stellen einen Kompromiss dar zwischen notwendiger anatomischer Atemwegsanpassung, Biokompatibilität und den Erfordernissen des freien Atemwegs zur Narkose und Langzeitbeatmung.

Zur Narkose wird ein endotrachealer Tubus ausgewählt, der durch einen ausreichend kleinen Aussendurchmesser Druckschäden der oberen Atemwege und der Trachea vermeidet und dessen Innendurchmesser dabei gross genug bleibt, um die notwendige Beatmung sowie die Bronchialtoilette problemlos zu gewährleisten

Tubusgrössen werden entsprechend dem Alter, Geschlecht und der Konstitution des Patienten ausgewählt. Bei Patienten von durchschnittlicher Grösse und Gewicht: ID Frauen 6–7 mm; Männer 7–8 mm; bei Kindern lautet eine grobe Formel (16 + Lebensalter)//4. Häufig werden bei Kindern bis zum 8. Lebensjahr aufgrund der subglottischen Enge endotracheale Tuben ohne Cuff angewendet. Bis zu einem Beatmungsdruck von 15–20 cm H_2O sollten cufflose Tuben keine hörbare Leckage aufweisen, ansonsten sind sie für den Patienten zu klein gewählt. Der Tubus führt beim Erwachsenen zu einer Verkleinerung des Totraums. Bei Kindern können sowohl lange Tuben sowie grosse Adapter, Konnektoren und Atemfilter den Totraum vergrössern.

Unterschiedlichste anästhesiologische bzw. operative Vorgehensweisen erfordern verschiedenste Tubusarten und werden in den entsprechenden Kapiteln (6.7, 6.8, 6.9) eingehend besprochen. Neben den klassischen Formen wie Magill- bzw. Oxford-Tubus (aufgrund der geringen Gefahr endobronchialer Fehllage besonders in der Notfallmedizin gebräuchlich) werden anatomisch vorgeformte nasale und orale Tuben, Tuben zur Jet-Beatmung und Laserchirurgie sowie Tuben zur seitengetrennten Beatmung angeboten (Abb. 2.**23 a-e**). Der Spiraltubus hat eine in das Plastik eingearbeitete Spiralfeder, die ein Abknicken oder eine Kompression des Tubus verhindert, z. B. bei Operationen im Kopf/Hals-Bereich und in Bauchlage.

Der Cuff

Zur Verbesserung der endotrachealen Abdichtung sind eine Vielzahl von Tuben mit einer aufblasbaren Manschette (Cuff) ausgerüstet (s. Abb. 2.**20** und 2.**24**).

Der Cuff endotrachealer Tuben hat neben der Abdichtung zur leckagefreien positiven Druckbeatmung die Funktion des Schutzes vor Aspiration von pharyngealer und/oder regurgitierter gastrointestinaler Flüssigkeit.

Material, Form und Funktion

Die Cuffs endotrachealer Tuben bestanden lange Zeit aus dickwandigem steifem Gummi von relativ derber Konsistenz. Sie hatten ein geringes Füllvolumen und benötigten daher zum Abdichten des endotrachealen Zwischenraumes einen sehr hohen Druck zwischen 160 und 300 mmHg (Hochdruckmanschette, low-volume-high-pressure-cuff). Aufgrund der kugeligen Cuff-Form resultierte eine kleine Kontaktfläche mit der Trachea. Sowohl die hohen Abdichtdrucke als auch das wenig verträgliche Cuff-Material selbst führten schon nach wenigen Anwendungsstunden zu erheblichen Veränderungen der Trachealschleimhaut bis hin zu Nekrosen. Darüber hinaus bewirken kleine Volumenvergrösserungen des Cuffs, z. B. durch Lachgasdiffusion, weitere Cuff-Druckanstiege (Brandt 1983b).

Die in der Folgezeit vollzogenen Veränderungen von
- Material (PVC, Silikon, Latex etc), Dicke (0,06 mm),
- Form (walzen-, kugel- oder birnenförmig) und
- Druckverhalten (Niederdruckmanschetten, high-volume-low-pressure-cuffs)

sowie die konsequente Cuff-Drucküberwachung führten zu einer deutlichen Reduzierung trachealer Schäden, auch nach Langzeitanwendung (Abb. 2.24**a-e**).

Der wesentliche Fortschritt wurde durch die Einführung der Niederdruckmanschette erzielt. Das Konzept wurde erstmals von Grimm und Knight (1943) vorgestellt. Der Cuff hat einen größeren äußeren Durchmesser als die Trachea und benötigt aufgrund seines großen Füllvolumens einen geringeren Druck zum Abdichten der Trachea.

Die Auswirkungen des Cuff-Drucks auf die tracheale Schleimhaut bei gegebenem Druck hängen von 4 Eigenschaften ab:
- dem Verhältnis zwischen Cuff- und Trachealdurchmesser,
- dem oberen Atemwegsdruck,
- der Weite des Cuffs,
- der Form und Steifigkeit des Materials.

Der Cuff ist über einen in der Tubuswand verlaufenden Schlauch mit einem Kontrollballon verbunden. Die Füllung des Cuffs erfolgt über den Kontrollballon mittels Spritze, der Cuff-Druck wird mit einem Manometer überprüft. Die heutzutage bis auf wenige Ausnahmen üblichen Niederdruckmanschetten

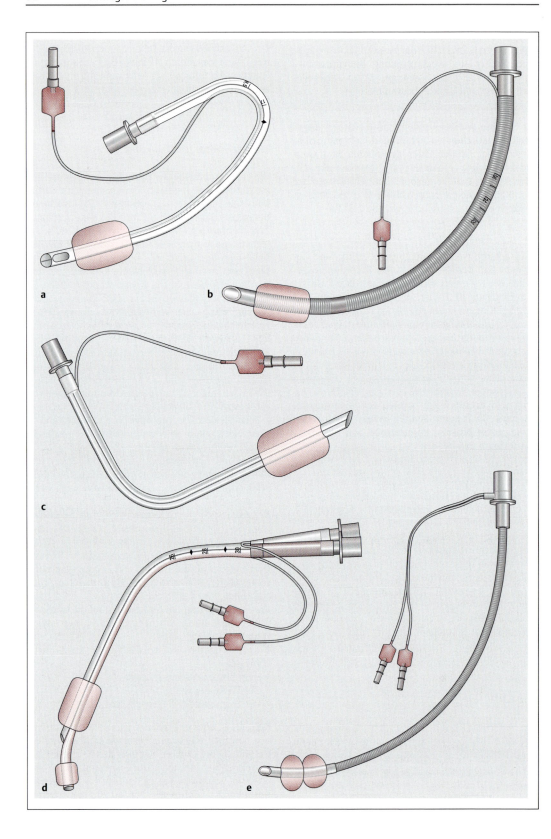

(high-volume-low-pressure-cuff, intermediate cuff und Anästhesie-Cuff) liegen der Schleimhaut grossflächig auf und erzeugen eine Gasdichtigkeit bei geringem Innendruck. Ischämische Druckschäden der trachealen Schleimhaut sollen dadurch weitgehend vermieden werden.

Eine ausreichende Cuff-Füllung der Niederdruckmanschette ist üblicherweise bei 20–25 cm H$_2$O erreicht. Eine Drucksteigerung über 35 cm H$_2$O sollte vermieden werden, da sonst der Perfusionsdruck der Trachealschleimhaut (35–45 cm H$_2$O) überschritten werden kann. Vor Anwendung des endotrachealen Tubus sollte der Cuff gefüllt werden, um die Symmetrie (Herniation) und eventuelle Leckagen zu überprüfen.

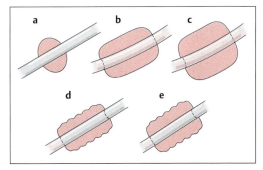

Abb. 2.24 a–e Verschiedene Cuffformen:
a Hochdruckmanschette, b Niederdruckmanschette, c Hochvolumige Niederdruckmanschette, d Niederdruckmanschette, wellenförmig, e Hochvolumige Niederdruckmanschette, wellenförmig.

Cuff-Druckänderungen

Lachgasdiffusion in den Cuff

Ein primär niedriger Cuff-Druck kann bei Verwendung von Lachgas (durch Diffusion in den Cuff) innerhalb von 30 bis 60 min deutlich ansteigen und dadurch die Mindestperfusion der Trachealschleimhaut gefährden. Die Geschwindigkeit und die Höhe des Druckanstiegs werden im wesentlichen von Form und Material des Cuffs sowie der Zusammensetzung des Inspirationsgases beeinflusst. Neben Lachgas sind im weitaus geringeren Maße noch die Sauerstoffdiffusion und die Erwärmung des Füllgases von Raum- auf Körpertemperatur an der Zunahme des Cuff-Drucks beteiligt.

Cuff-Druckabfälle über die Zeit

Nach Insertion sind frühe Änderungen des Manschettendrucks wahrscheinlich aufgrund der Compliance-Veränderungen des Manschettenmaterials durch endotracheale Wärme und Feuchtigkeit bedingt. Bei längerer endotrachealer Lage infolge einer Langzeitbeatmung treten Elastizitätsverluste der Trachea im Kontaktbereich mit dem Cuff auf, die ein vermehrtes Füllvolumen des Cuffs erfordern. Späte Druckverluste

Abb. 2.23 a–e Verschiedene endotracheale Tuben:
a Oraler RAE-Tubus, b Spiraltubus nach Woodbridge, c Oxford-Tubus, d Doppellumentubus zur seitengetrennten Beatmung und linksseitigen endobronchialen Intubation, e Lasertubus mit einem nicht entflammbaren, flexiblen Schaft und doppelter Tubusmanschette.

können zudem durch Veränderungen der Cuff-Lage oder des Winkels innerhalb der Trachea, durch Abdiffusion von Füllgasen, vor allem N$_2$ bei der üblichen Blockung mit Raumluft, oder durch Undichtigkeiten des Cuffs oder Einfüllventils verursacht werden.

Dynamische Cuff-Druckänderungen

Dynamische Manschettendruckänderungen während positiver Druckbeatmung, Spontanatmung, Husten und physiotherapeutischer Massnahmen sind beschrieben (Crawley 1975, MacKenzie 1976). Bei positiver Druckbeatmung wirkt sich die inspiratorische intratracheale Druckerhöhung auf den Manschettendruck aus und führt zu einer gleichgerichteten Druckerhöhung. Bei Spontanatmung ändert sich der Manschettendruck dagegen bei Inspiration in negativer und bei Exspiration in positiver Richtung. Aktive, patientenbedingte Änderungen des Pleuradrucks und direkte Modulationen durch die glatte Muskulatur der Trachea rufen während der Inspiration eine Trachealerweiterung und während der Exspiration eine Verkleinerung der Trachealdurchmessers hervor. Tracheale Lumenerweiterungen können zu einem Cuff-Druckabfall führen, im Extremfall bis auf 0 cm H$_2$O. Diese werden parallel von einem negativen Atemwegsdruck begleitet (Pothmann 1997). Dadurch wird die Abdichtfunktion der Tubusmanschette zusätzlich in einem erheblichen Masse beeinträchtigt, so dass selbst Makroaspirationen entlang des Cuffs möglich werden. Im klinischen Alltag sind Makroaspirationen während eines massiven Erbrechens zu beobachten, wenn neben dem Erbrochenem Sekrete identischer Zusammensetzung über den endotrachealen Tubus abgesaugt werden können. Kurzfristige hohe Manschettendrücke (bis 150 mm Hg) wurden beim Husten registriert. Diese Druckanstiege sind z. T. unabhängig vom intrathorakalen Druck, da sie auch bei Diskonnektion vom Beatmungsgerät beobachtet werden können. Als Ursache werden daher die extremen Querschnittsveränderungen der Trachea während eines Hustenstoßes angesehen. Erhöhte und erniedrigte Cuff-Drücke wurden ausserdem bei Patienten mit angestrengter Atmung und während physiotherapeutischer Massnahmen beobachtet (MacKenzie 1976).

Aspiration

Allmähliche Abnahmen des Cuff-Drucks, kurzfristige dynamische Cuff-Druckabfälle und fehlerhaft niedrige Cuff-Druckeinstellungen beeinträchtigen die Abdichtfunktion des Cuffs. Zudem ist der Umfang moderner Niederdruckmanschetten grösser als der der Trachea. An der Cuff-Oberfläche bzw. zwischen Cuff und Trachea treten Falten, Kniffe und Furchen auf. Aufgrund dieser Fältelungen bilden sich kapilläre Strukturen sowohl an der Manschettenoberfläche als auch zwischen Cuff und Trachealwand (Abb. 2.25). Diese ermöglichen eine Passage subglottischer Flüssigkeit am Cuff vorbei in die tiefen Atemwege und erhöhen das Risiko der Kolonisation und nosokomialen Infektion (Pavlin 1975, Petring 1986, Craven 1991).

Keimwanderungen vom oberen Respirations- und Verdauungstrakt in die tiefen Atemwege sind nicht nur durch Bakterientypisierung, sondern auch durch den Nachweis intragastral applizierter Tracer belegt (Mahul 1992). Aspirationen aufgrund kapillärer Strukturen sind sowohl in vitro als auch in vivo während Intubationsanästhesien und bei beatmeten Intensivpatienten mit oro-, naso- und transtrachealen Atemwegen nachgewiesen worden (Torres 1992, Oikkonen 1997). Im Lungenmodell (Young 1997) ließen sich weitere Faktoren der Leckage entlang geblockter Manschetten identifizieren: hohe hydrostatische Drucke der Flüssigkeit oberhalb des Cuffs, negative intratracheale Drücke durch tiefe Inspiration oder endotracheales Absaugen und niedrige Cuff-Drucke.

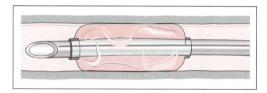

Abb. 2.25 Die Fältelungen der Cuffoberfläche in einer künstlichen Trachea.

Schon bei einer Manschettendruckreduktion auf 15 cm H_2O kommt es zu einer deutlichen Steigerung der Leckagerate.

■ Cuff-Druckregulierung

Der ideale Cuff dichtet die Trachea unter Erhalt der Kapillarperfusion der Trachealschleimhaut gegenüber Leckage und Aspiration komplett ab. Eine optimale Abdichtung ist nur unter Beeinträchtigung der Kapillarperfusion möglich, eine ungestörte Kapillarperfusion lässt sich nur bei unzureichender Cuffabdichtung erreichen.

In der Klinik stellt die Cuff-Druckeinstellung lediglich einen Kompromiss dar zwischen einerseits einem angemessen hohen Druck, um eine Beatmung ohne Verlust von Hubvolumen zu ermöglichen bzw. die Aspiration weitgehend zu vermeiden, und andererseits einem hinreichend niedrigen Druck, um eine suffiziente Schleimhautdurchblutung der Trachea zu gewährleisten.
Wünschenswert wären folgende Cuff-Eigenschaften:
- ein garantierter Druck, der langfristig 30 cm H_2O nicht überschreitet,
- ein Durchmesser, der etwas grösser ist als der der Trachea (1,2 : 1),
- nicht-irritierendes, biokompatibles Material,
- nicht deformierbar, auch im Falle einer Überdehnung, aber trotzdem weich,
- eine Dicke von < 0,06 mm und eine Compliance von < 0,15 ml/cm H_2O,
- ein Niedrigdruckventil, ein selbstregulierendes Ventil oder eine automatische Druckregulierung.

Weiterhin sollte der Cuff aus thermostabilem Material bestehen, damit er während der Insufflation nicht verformt wird und selbst bei Überfüllung seine symmetrische Form behält. Cuff-Hernienbildung aufgrund heterogener Materialstruktur mit partieller bzw. kompletter Obstruktion der Atemwege sind beschrieben worden (Szekely 1993). Es wird generell empfohlen, die Blockung des Cuffs bei Niederdruckmanschetten nicht permanent über 30 cm H_2O aufzufüllen.
Zur Vermeidung von Trachealschäden werden in der klinischen Routine 2 Methoden angewendet: bei der „just-seal"-Blockung wird der Cuff während der Inspirationsphase so lange gefüllt, bis kein Entweichen von Luft mehr hörbar ist (Saarnivaara 1981). Die Abdichtung erfolgt also mit kleinstmöglicher/m Füllung/Druck. Im 2. Fall wird die Manschette unabhängig von ihrem Volumen bis auf einen Druck von 25 - 30 cm H_2O geblockt. Die Verlaufskontrollen erfolgen

i.d.R. durch intermittierende Messung und Anpassung des Drucks an die individuellen Bedürfnisse. Die Blockung wird mit einer Spritze vorgenommen, der einzustellende Druck wird über ein integriertes Manometer abgelesen.

Zur Vermeidung von Cuff-Druckanstiegen während der Anästhesie durch Lachgasdiffusion sind mehrere Verfahren beschrieben worden:
- Überwachung des Cuff-Drucks und manuelle Entlastung,
- Füllung des Cuffs mit einem Gasgemisch, das dem Beatmungsgas entspricht,
- Gebrauch von Spezialtuben mit einem Rediffusionssystem, einem Niedrigdruckventil, einem selbstregulierenden Ventil bzw. mit selbstblockender Schaumstoffmanschette
- Anwendung eines automatischen Cuff-Druckregulators (Stanley 1975, Brandt 1983b, Morris 1985).

Hohe Inzidenzen trachealer Cuff-Schädigung sind überwiegend auf unzureichende Begrenzung der Maximaldrücke des Cuffs zurückzuführen. Diese als auch ein erhöhtes Aspirationsrisiko lassen sich nur durch regelmässige Kontrollen und Neueinstellungen des Cuff-Drucks vermeiden (Fernandez 1990, Stone 1992).

Zur Reduktion des Aspirationsrisikos werden vor allem für die Intensivmedizin folgende Empfehlungen gegeben:
- Vermeidung von Faltenbildung durch Anpassung des Cuff-Umfangs an den der Trachea (max. 1,2 : 1),
- Vermeidung hoher endotrachealer Druckdifferenzen entlang der Blockungsmanschette,
- zeitweilige Cuff-Druckerhöhungen während Phasen erhöhter Aspirationsgefahr,
- Plazierung der Blockungsmanschette direkt unterhalb der Glottis (Oikkonen 1997, Young 1997).

Neben dem selbstregulierenden Cuff-Drucksystem bzw. der selbstblockenden Schaumstoffmanschette scheint die Anwendung eines automatischen Cuff-Druckregulators aufgrund der Schnelligkeit der Cuff-Druckregelung die vielversprechendste Methode zu sein (Pothmann 1997).

Fazit

- Endotracheale Tuben sollten weder während der Insertion noch aufgrund ihrer Lage zu einer Schädigung der Atemwege führen.
- Die lokale Toleranz eines endotrachealen Tubus wird wesentlich durch sein Material und seine Form sowie die Charakteristik des Cuffs bestimmt.
- Zur Narkose wird ein endotrachealer Tubus ausgewählt, der durch einen ausreichend kleinen Aussendurchmesser Druckschäden der oberen Atemwege und der Trachea vermeidet und dessen Innendurchmesser dabei gross genug bleibt, um die notwendige Beatmung sowie die Bronchialtoilette problemlos zu gewährleisten (ID: Frauen 6–7 mm; Männer 7–8 mm).
- Vor Anwendung des endotrachealen Tubus wird der Cuff gefüllt, um die Symmetrie (Herniation) und eventuelle Leckagen zu überprüfen. Der Cuff wird während der Inspirationsphase so lange gefüllt, bis kein Entweichen von Luft mehr hörbar ist. Länger anhaltende Cuffdrucke über 30 cm H_2O sollten aufgrund der möglicher Trachealwandschädigung vermieden werden.
- Zur Vermeidung von Cuff-Druckanstiegen während der Anästhesie durch Lachgasdiffusion sind folgende Verfahren geeignet: Überwachung des Cuff-Drucks und manuelle Entlastung, Füllung des Cuffs mit einem Gasgemisch, das dem Beatmungsgas entspricht, Gebrauch von Spezialtuben mit einem Rediffusionssystem, ein selbstregulierendes Cuff-Ventil oder die Anwendung eines automatischen Cuff-Druckregulators.
- Zur Reduktion des Aspirationsrisikos werden vor allem für die Intensivmedizin folgende Empfehlungen gegeben: Vermeidung von Faltenbildung durch Anpassung des Cuff-Umfangs an den der Trachea, Vermeidung hoher endotrachealer Druckdifferenzen entlang der Blockungsmanschette, zeitweilige Cuff-Druckerhöhungen während Phasen erhöhter Aspirationsgefahr bzw. eine Plazierung der Blockungsmanschette direkt unterhalb der Glottis oder die Anwendung selbstregulierender Cuff-Drucksysteme, einer selbstblockenden Schaumstoffmanschette bzw. eines automatischen Cuff-Druckregulators.

2.5 Larynxmaske

U. Handke, C. Krier

Die Larynxmaske (LMA) (Laryngeal Mask Airway) wurde 1981 von Dr. A.I.J. Brain im Whitechapel Hospital London entwickelt und 1983 der Öffentlichkeit vorgestellt (Brain 1983). Bis zur industriellen Fertigung und dem ersten kommerziellen Verkauf in England vergingen weitere 5 Jahre. Seit 1991 ist die LMA auch in Deutschland erhältlich.

Brains Vorstellung bei der Entwicklung der LMA war, einen direkten Zugang zu den Luftwegen zu schaffen, der die Risiken und Probleme der konventionellen endotrachealen Intubation verringert und gleichzeitig mehr Sicherheit und Bedienungsfreundlichkeit gegenüber einer Gesichtsmaske bietet (Brain 1993b).

Von einer vielerorts belächelten Aussenseiterrolle ist die LMA innerhalb weniger Jahre zu einem integralen Bestandteil des anästhesiologischen Arsenals zur Atemwegssicherung geworden, dem der Brückenschlag zwischen Maskennarkose und Intubationsnarkose gelungen ist. Sie wurde schon sehr früh als das fehlende Bindeglied zwischen Tubus und Gesichtsmaske beschrieben. Nach den klinischen Studien und deutschsprachigen Veröffentlichungen (Hensel 1991, Pothmann 1992, Schulte am Esch 1993, Wedekind 1993, Braun 1994a, Krier 1994) in den frühen 90-er Jahren hat sich die LMA in Deutschland ebenfalls sehr schnell verbreitet und wird heute als Werkzeug zur Atemwegssicherung überall anerkannt.

Aufbau

Die LMA (Abb. 2.26) besteht aus einem aufblasbaren, blockbaren, ovalen Silikonkörper, an dem ein flexibler Schlauch tubusartig angebracht ist, der mit einem 15 mm Normkonnektor versehen wurde. Der Silikonkörper hat die Aufgabe, den Raum um und hinter dem Kehlkopf abzudichten. Es handelt sich im Gegensatz zum Prinzip der lateralen Abdichtung des endotrachealen Tubus um eine ko-axiale Abdichtung. An der Innenseite der Maske befindet sich eine Öffnung, die von 2 dünnen Silikonstreben durchzogen wird. Diese Öffnung soll im Idealfall der Epiglottis gegenüber liegen. Die Streben haben die Funktion, die Epiglottis an einem Einfallen in die Öffnung zu hindern und so den Luftweg frei zu halten. Die Maske passiert die Stimmbandebene nicht.

Maskentypen

Es stehen 8 verschiedene Grössen der Standard-LMA zur Verfügung, die eine Auswahl vom Neugeborenen bis zum grossen schwergewichtigen Erwachsenen ermöglichen (Tab. 2.9 ; Abb. 2.27).
Neben den Standardmasken (LMA-Classic) gibt es eine flexible Maske mit drahtverstärktem Spiraltubus (LMA-Flexible) für den Einsatz in der HNO- und Mund-Zahn-Kiefer-Chirurgie sowie Masken, die eine bessere blinde Intubation via LMA ermöglichen (LMA-Fastrach oder ILM „intubating laryngeal mask", siehe auch Kap. 4.7). Eine aus PVC gefertigte Einmalmaske für Patienten mit besonders hohem Infektionsrisiko (z. B. HIV) und notfallmedizinische Indikationsstellungen ist ebenfalls erhältlich (LMA-Unique).
Eine jüngste Weiterentwicklung der Standardlarynxmaske hat zum Ziel, die Gefahr der Mageninsufflation und der Aspiration zu verringern (Abb. 2.28). Über einen zusätzlich lateral zum Beatmungstubus angebrachten zweiten Tubus, der in der Maskenspitze endet, kann der Magen durch Absaugung entlastet werden. Zusätzlich kann über dieses zweite Lumen die korrekte Lage der Maske ermittelt werden. Eine Cufferweiterung in posteriorer Lage verbessert die Abdichtung gegenüber dem Pharynx. Erste Untersuchungen zeigten bei 30 Patienten einen um das zweifache erhöhten Abdichtungsdruck im Vergleich zur Standardlarynxmaske. Die blinde Einführung einer Magensonde über das zweite Lumen war in allen Fällen problemlos möglich (Brain 2000). Die LMA-ProSeal wird Anfang 2001 in Deutschland erhältlich sein.
Für den Einsatz der LMA in der Magnetresonanztomographie sind metallfreie Blockerventile zum Aus-

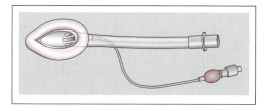

Abb. 2.26 Schematischer Aufbau einer Larynxmaske.

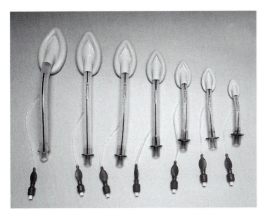

Abb. 2.27 Larynxmasken: verschiedene Grössen.

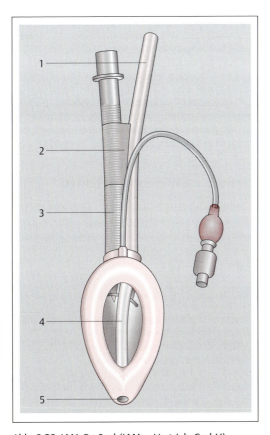

Abb. 2.28 LMA-ProSeal (LMA – VertriebsGmbH).
1 = Zweites Lumen für Magensonde (bis 18F)
2 = Beißblock
3 = Flexibles Lumen für Atmung/Beatmung (ID 9mm)
4 = Zweites Lumen und Ablenkvorrichtung für die Epiglottis („epiglottic deflector")
5 = Distale Öffnung des zweiten Lumens (für Absaugung bzw. Magensonde)

tauschen verfügbar. Alle Maskentypen sind latexfrei. Die Weiterentwicklung der Maskentypen ist noch nicht abgeschlossen und an der Optimierung der Anpassung der Maskenform an die anatomischen Gegebenheiten wird weiterhin gearbeitet. Derzeit wird die Integrierung eines Pulsoximeters in die LMA erprobt (Keller 2000).

Anweisungen für den Gebrauch

Vorbereitung

Nach Wahl der geeigneten Maske (Tab. 2.9) wird diese auf äusserliche Beschädigungen untersucht. Anschliessend sollte die Maske mit Hilfe einer Spritze mit Luft gefüllt werden, um ihre Dichtigkeit und die Funktion des austauschbaren Ventils zu überprüfen. Im Anschluss wird die Luft wieder vollständig entfernt. Um hierbei eine optimale Entlüftung und Form der Maske zu erreichen, steht eine Entlüftungshilfe (LMA-Cuff-Deflator) zur Verfügung, die unserer Meinung nach entbehrlich ist. Ein geringfügig verbleibendes Luftvolumen in der Maske kann die Plazierung erleichtern.

Nun wird nur die Rückseite der Maske mit Wasser befeuchtet oder ein Lubrikationsgel aufgetragen, nicht aber auf der Innenseite, die mit dem Larynx in Kontakt kommen kann (Laryngospasmusgefahr).

Narkose

Nach Einleitung der Narkose und vorheriger Präoxygenierung des Patienten wird bei tiefer Bewusstlosigkeit die Maske durch den Mund in den Rachen eingeführt. Es ist hierzu keine Relaxation des Patienten erforderlich.

Zur Narkoseinduktion empfiehlt sich unter Beachtung der Kontraindikationen Propofol (Scanlon 1993, Acalovschi 1995), das von allen Narkosemitteln die beste Reflexabschirmung im Mund-Rachenraum zu haben scheint und damit die Gefahr eines iatrogenen Laryngospasmus verringert. Aber auch mit allen anderen Einleitungshypnotika ist bei ausreichender Narkosetiefe die Insertion der LMA möglich.

Tabelle 2.9 Kehlkopfmaskengrößen

Maskengrößen	Patientengewicht (kg)	Füllvolumina des Cuffs (ml) (max.)	Tubusinnendurchmesser (mm)
Grösse 1	< 5	< 4	5,25
Grösse 1,5	5 – 10	< 7	6,1
Grösse 2	10 – 20	< 10	7,0
Grösse 2,5	20 – 30	< 14	8,4
Grösse 3	30 – 50	< 20	10
Grösse 4	50 – 70	< 30	10
Grösse 5	> 70	< 40	11,5
Grösse 6	>100	< 50	11,5

Standardtechnik

Zum Einführen der LMA sollte der Kopf wie zur Intubation leicht erhöht gelagert werden. Der Kopf wird vorsichtig rekliniert und der Mund (eventuell durch eine Hilfsperson) geöffnet. Die LMA wird nun wie ein Bleistift gefasst und streng im Kontakt zum Gaumen an der Rachenhinterwand entlang in den Hypopharynx vorgeschoben. Der Zeigefinger dient dabei als Führunghilfe (Abb. 2.**29 a** und **b**). Dabei übt der gestreckte, einführende Finger einen Druck in kranialer Richtung aus. Diese Vorgehensweise wird als Standardtechnik bezeichnet. Sie imitiert den normalen Schluckakt und sollte gefühlvoll und ohne Kraftaufwand erfolgen.

Die korrekt plazierte Maske kommt mit ihrer Spitze im oberen Ösophagussphinkter, die Seitenteile in den Recessus piriformes zu liegen. Der obere Anteil schliesst mit dem Zungengrund ab. (Abb. 2.**30**) Die Epiglottis ist entweder aufgerichtet oder liegt an der Innenseite der LMA vor den Silikonstreben. In 6–9 % der Fälle bleibt der Ösophaguseingang innerhalb der Maskenhöhlung sichtbar (Barker 1992).
Jetzt kann die LMA mit Luft geblockt werden. Hierbei kommt es zur „Selbstpositionierung" der Maske, das heisst, dass sich beim Füllen des Cuffs die Maske gewöhnlich etwas aufwärts bewegt, „sich stellt". Der Tubus der LMA sollte in der Gebissmitte, sein schwarzer Längsstreifen gegenüber der Oberlippe zum Liegen kommen.
Zur Überprüfung der korrekten Lage sollte nun der Patient über das distale Maskenende beatmet werden. Ist dies problemlos möglich, kann die LMA mit Pflaster fixiert werden. Es empfiehlt sich, vor der Fixation einen Beissschutz, z. B. in Form einer Mullbinde oder eines Guedel-Tubus einzuführen. Eine Auskultation über der Lunge und dem Magen zur Lagekontrolle ist empfehlenswert. Die Messung des endexspiratorischen CO_2 ist dringend zu empfehlen.

Narkoseführung

Die Narkose wird in Spontanatmung, assistierter oder maschineller Beatmung (Devitt 1994, Gursoy 1996) fortgeführt. Der Einsatz von Muskelrelaxantien ist nicht kontraindiziert, für den Einsatz der LMA grundsätzlich aber nicht erforderlich.
Bei einer Beatmung sollte der Beatmungsdruck so gering wie möglich sein, um das Risiko einer Magenblähung mit erhöhter Regurgitations- und Aspirationsgefahr sowie Maskenundichtigkeiten zu vermeiden. Pothmann (1992) wies fiberoptisch bei 10 von 100 Patienten eine Erweiterung des Ösophagusmundes bei Beatmungsdrücken über 25 cm H_2O nach.

Alternative Einführungstechniken

Ist das Einführen der LMA mit der Standardtechnik nicht möglich, gibt es hilfreiche Alternativen. Dingley (1996) zeigte, dass nur 32 % der Anästhesisten die Standardtechnik verwendeten.
Es gibt eine Vielzahl an Modifikationen:
- leichte Drehbewegung beim Vorschieben der Maske,
- geringes Aufblasen des Cuffs,
- stärkere Überstreckung des Kopfes,
- diagonales Einführen der LMA,
- Wahl einer anderen Maskengrösse,
- Zuhilfenahme eines Laryngoskops.

Besonders erwähnenswert sind noch die Daumen- und die Notfall-Insertionstechnik (Brimacombe 1997b). Bei der Daumentechnik wird anstelle des Zeigefingers der Daumen verwandt, um die Maske am harten Gaumen entlang in den Rachen einzuführen. Diese Variante bietet sich besonders an, wenn der Anwender nur vor oder seitlich vom Patienten stehen kann. Bei der Notfall-Insertionstechnik drückt der Zeigefinger oder Daumen den Tubus gegen den harten Gaumen, die Maske wird sodann am distalen Tubusende mit der anderen Hand vorgeschoben, bis

Anweisungen für den Gebrauch

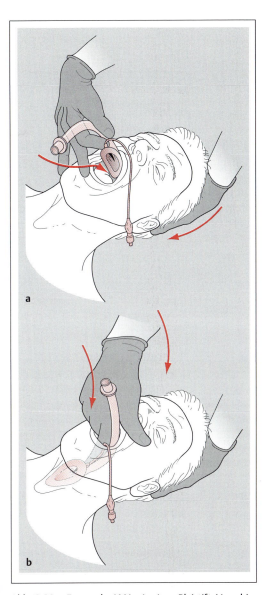

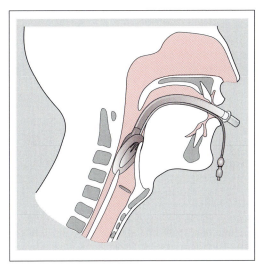

Abb. 2.30 Lage der korrekt plazierten Larynxmaske.

Abb. 2.29 **a** Fassen der LMA wie einen Bleistift, Vorschieben entlang des harten Gaumens, leichter kranial gerichteter Druck des Zeigefingers, um ein Knicken der LMA zu verhindern; **b** Die Maske an der Zunge vorbei unter Führung des Zeigefingers am hinteren Pharynx entlang vorschieben, bis ein leicht federnder Widerstand gespürt wird, Blockung der Maske, Beatmung über die Maske zur Überprüfung der Lage.

ein federnder Widerstand zu spüren ist. Einige Autoren empfehlen den Einsatz niedrig-dosierter Muskelrelaxantien zur Erleichterung der Maskeneinführung (Yoshino 1999)

Die Erfolgsquote der LMA-Plazierung liegt für geübte Anwender bei ca. 95–99 % (Van Damme 1994, Rose 1994, Verghese 1996, Lopez-Gil 1996).

Maskenentfernung

Am Ende der Narkose sollte die Maske erst entfernt werden, wenn der Patient soweit wach ist, daß er den Mund selbstständig öffnen kann. Die LMA wird in der Aufwachphase von den meisten Patienten sehr lange toleriert.
Beim Entfernen der Maske wird gleichzeitig die Luft aus dem Cuff gelassen. Es empfiehlt sich, eine geringe Restmenge Luft zu belassen, um mit der leicht geblockten Maske den sich im Oropharynxbereich angesammelten Speichel herauszubefördern.

Maskenaufbereitung

Die LMA wird unter Leitungswasser abgespült, anschliessend erfolgt eine Bürstenreinigung. Nach Einlage in eine denaturierende Lösung und völliger Luftentleerung wird die Maske vor der Wiederverwendung bei 134 °C dampfsterilisiert. Bei ordnungsgemässer Aufbereitung und Benutzung gibt der Hersteller eine Garantie für 40 Einsätze bzw. über den Zeitraum eines Jahres bei geringerer Einsatzzahl. Einige Autoren berichten von über 200 Wiederverwendungen (Leach 1991, Biro 1993). Bei zu häufiger Aufbereitung, kann das Material spröde werden; wir beobachteten den Fall eines kompletten querläufigen

Bruches der Larynxmaske im vorderen Drittel kurz nach Einführung einer sehr häufig wiederaufbereiteten LMA; dadurch war eine Ventilation nicht möglich, die defekte LMA und der abgebrochene vordere Teil der Maske konnten problemlos entfernt werden (Krier 2000, persönliche Mitteilung).

◼ Kontraindikationen, Komplikationen und unerwünschte Nebenwirkungen

Kontraindikationen

Vor der Anwendung der LMA müssen bestimmte Regeln beachtet werden, um eine möglichst hohe Sicherheit für den Patienten zu erreichen. Es gilt, absolute und relative Kontraindikatonen (s. Tab. 2.**10**) zu berücksichtigen, um das Risiko von Komplikationen und unerwünschten Nebenwirkungen auf ein Minimum zu reduzieren.

Komplikationen und Nebenwirkungen

Bei sorgfältigem Umgang mit der LMA ist die Rate der Komplikationen und Nebenwirkungen gering. Schwerwiegende Komplikationen sind:
- Laryngospasmus,
- Atemwegsobstruktion,
- Regurgitation und Aspiration.

Der *Laryngospasmus* (Kapitel 6.6) ist oft durch eine zu flache Narkose bedingt. Sofortige Narkosevertiefung, gegebenenfalls Relaxierung führen meist zur erfolgreichen Beseitigung des Problems.
Als Ursachen einer *Atemwegsobstruktion* kommen weiterhin Bronchospasmus, muskuläre Anspannung (Pressen), Tubusabknicken, Tonsillenhypertrophie, Hypopharynxtumoren, Strumaknoten, eine zu stark geblähte Maske, Fehlplazierung insbesondere bei Säuglingen in Frage.

Nicht das Entfernen einer korrekt plazierten LMA, sondern die Vertiefung der Narkose ist die vordringlichste Massnahme bei einer intraoperativen Atemwegsobstruktion (Rieger 1996).

Zuvor sollte eine Dislokation ausgeschlossen und die Cuff-Füllung überprüft werden, gegebenenfalls sind 5–10 ml Luft zu entfernen. Erst wenn diese Massnahmen nicht zum Erfolg führen, sollte man die Maske entfernen, was aber nur höchst selten erforderlich ist.

Die schwerwiegenste Komplikation (nach der Hypoxie bei Beatmungsunmöglichkeit) ist die *Regurgitation und Aspiration*. Die LMA bietet keinen absolut sicheren Aspirationsschutz. In 6–9 % der Patienten liegt der Ösophaguseingang innerhalb der Maskenöffnung (Barker 1992).

Die Aspirationsgefahr wird durch eine zu flache Narkose, zu hohe Beatmungsdrucke, lange Inspirationszeiten, ungewöhnliche Lagerungen (z. B. Bauchlage), eine liegende Magensonde (Führungsschiene) gefördert. Es ist dennoch eine sehr seltene Komplikation. Das Risiko wird von Brimacombe (1995) mit 1 : 5000 und von Vergehse (1996) mit 1 : 11.910 angegeben und ist damit nicht höher als bei der Intubationsnarkose. Ob die Weiterentwicklung der Standard-LMA mit einem zweiten Lumen und der Möglichkeit der Plazierung einer Magensonde (Pro-Seal, siehe weiter oben) die prinzipielle Gefahr der Aspiration vermin-

Tabelle 2.**10** Absolute und relative Kontraindikationen der Larynxmaske

Absolute Kontraindikationen	Relative Kontraindikationen
• nicht nüchterner Patient • extrem adipöser Patient • Notwendigkeit von hohen Beatmungsdrucken > 20 – 25 cm H$_2$O (Gefahr der Magenblähung) z. B. bei schlechter Lungencompliance, Asthma, Pneumonie, ARDS • Oberbauchchirurgie (z. B. Laparoskopien, Gallen-OP, Magenoperationen, akutes Abdomen) • Hiatushernie, gastro-ösophagealer Reflux • Schwangere ab der 14. Woche • Patienten mit verzögerter Magenentleerung (z. B. bei Trauma, Intoxikationen) • Glottische/subglottische Stenosen • Thoraxverletzungen	• extreme Seitenlagerung des Kopfes • Bauchlagerung (umstritten) • primär bekannte Intubationshindernisse (hier besser fiberoptische Wachintubation oder Regionalanästhesie) • extreme Einschränkung der Mundöffnung • hämorrhagische Diathesen

dern wird, müssen Untersuchungen mit diesem neuen Gerät zeigen.

Im Falle einer Aspiration empfiehlt Brain (1993a+c) eine sofortige Trendelenburg-Lagerung, um ein Abfliessen des Aspirates zu ermöglichen. Es sollte durch die LMA der Versuch des Absaugens des Aspirates unternommen werden, nachdem zuvor die Narkose vertieft wurde. Eine 100 %ige Sauerstoffgabe ist selbstverständlich. Die endotracheale Intubation, nach vorheriger Relaxierung, mit anschliessender Bronchoskopie sollte unserer Meinung nach so schnell wie möglich angestrebt werden (siehe Kapitel 6.5).

Lokale Schädigungen der Haut und Schleimhaut können sowohl beim Einführen der Maske als auch durch längere Liegedauer entstehen. Leichte Blutungen, Halsschmerzen, ein „klossiges" Gefühl im Rachen wurden beschrieben. Zusammenfassend ist die Inzidenz subjektiver und objektiver Beschwerden niedriger als nach Intubationsnarkosen (Wulf 1994). Dies betrifft auch die Inzidenz von Halsschmerzen, die in der Literatur mit ca. 10 % nach LMA-Narkosen angegeben wird (Hempel 1999). Nach Auffassung einiger Autoren hängen Inzidenz und Schweregrad postoperativer Halsschmerzen mit dem Maskeninnendruck zusammen (Burgard 1996). Nach Rieger (1997c) stehen weder die Inzidenz noch der Schweregrad von laryngopharyngealen Beschwerden nach LMA-Narkosen in Zusammenhang mit dem Maskeninnendruck. Der Mukosadruck und der Maskeninnendruck nehmen mit steigenden Füllungsvolumina der LMA zu (Brimacombe 1998, 1999).
Über *Uvula- und Epiglottisödeme, Aryknorpelluxationen* und *Schäden der N. laryngealis recurrens, N. lingualis, N. glossopharyngeus,* sowie *Zungenzyanosen* liegen vereinzelte Berichte vor (Brimacombe 1999).

Die Maskenplazierung sollte gewaltfrei erfolgen. Der Maskeninnendruck darf nicht zu groß sein. Bei der Verwendung von Lachgas ist an die Lachgasdiffusion zu denken und der Cuffdruck entsprechend nachzuregulieren.
Eine Arbeit von Hempel (1999) gibt eine Übersicht über Schäden und Gefahren durch den Einsatz der Larynxmaske.

Arbeitsplatzbelastung

Die Arbeitsplatzkontamination mit volatilen Anästhetika ist bei der Verwendung einer LMA gegenüber der normalen Gesichtsmaske deutlich geringer, reicht aber aufgrund eines individuell verschiedenen Leckagedruckes nicht an die niedrigen Werte einer Intubationsnarkose heran (Pothmann 1994), bei der der Cuff bis zur Dichtigkeit nachgeblockt werden kann. Bei ca. 30 % der untersuchten Patienten traten Maskenundichtigkeiten bei Beatmungsdrucken von 20 cm H_2O auf, bei 50 % der Patienten bei Beatmungsdrucken von 30 cm H_2O

Übung und Praxis

Der Umgang mit der LMA setzt einige Übung und Praxis voraus. Eine Lernphase von ca. 100–200 LMA-Narkosen bis zur routinierten Anwendung würden wir als realistisch bezeichnen. In einer Arbeit von Lopez (1996) konnte eine signifikante Abnahme der Komplikationen und Probleme anhand von 8 Anästhesisten im Verlauf von 75 Anwendungen gezeigt werden. Die sichere Handhabung muss also trainiert werden.

■ Indikationen und Einsatzgebiete der LMA

Seit der Einführung durch Brain hat die LMA, nach anfänglicher Skepsis vor allem im deutschsprachigen Raum, einen immer grösseren Stellenwert bei der Narkoseführung in fast allen operativen Bereichen erhalten. Über mögliche Einsatzgebiete gibt Tabelle 2.11 ohne einen Anspruch auf Vollständigkeit Auskunft. Die Einsatzmöglichkeiten werden ständig erweitert. Die Anwendung der LMA bei Patienten mit HWS-Frakturen wird derzeit wegen der Auswirkungen des Drucks bei der Einführung der LMA und des Cuff-Drucks auf die Halswirbel von einigen Autoren nicht empfohlen (Keller 1999b).
Die Vorteile der LMA gegenüber der Gesichtsmaske und dem Endotracheltubus (siehe Tab. 2.12) sind für viele Eingriffe nicht von der Hand zu weisen, erfordern aber häufiger den erfahrenen Anwender.
Die ASA Task Force hat 1993 die LMA in ihre Richtlinien zur schwierigen Atemwegssicherung aufgenommen (ASA Task Force, 1993, s. Kapitel 4.8 und 5.3). Sie hat sich als sehr wertvolles, schnell einsetzbares Instrument zur Verhinderung von Hypoxie in der gefährlichen „cannot-ventilate-cannot-intubate"-Situation sowohl bei Erwachsenen als auch bei Kindern (Walker 2000) bewährt (siehe auch Kapitel 4.5 und 5.3).
Modifikationen, vor allem die Verfügbarkeit einer LMA mit einem Spiraltubus, erlauben auch Einsätze in der Hals- Nasen- Ohrenheilkunde (Wehrle 1997, Schnurer 1997) und der Zahn-Mund-Kieferchirurgie, ohne ein Abknicken des Tubus fürchten zu müssen. In der HNO-Heilkunde ist der komplikationslose Einsatz der LMA bei Adenotomien- und Tonsillektomien möglich (Kretz 2000, Hempel 2000).

Tabelle 2.11 Mögliche Einsatzgebiete der Larynxmaske

Allgemeinchirurgie	Eingriffe an der Körperoberfläche und den Extremitäten, z. B.: Leistenhernien, Narbenhernien, Lipome, Hauttumore, Varizen, proktologische Eingriffe, Amputationen
Unfallchirurgie	Repositionen, Osteosynthesen, Bandrekonstruktionen, Kniespiegelungen, Endoprothetik
Gynäkologie/Geburtshilfe	vaginale Eingiffe, Mamma-PE, Ablatio mammae, Zerklage in Frühschwangerschaft, Sectio bei „can't-intubate"-Situationen
Urologie	ESWL, TUR-Blase und -Prostata, Zircumzision, Hoden-OP
HNO	Adenotomie, Parazentesen, Tonsillektomien, Halszysten- und Drüsenoperationen
Zahn-Mund-Kieferchirurgie	Abzesse von aussen, Zahnextraktionen, Jochbein-Reposition
Augenchirurgie	Tränengangssondierungen, Katarakt-OP, Lidverletzungen, Operationen am offenem Auge
radiologische Diagnostik	Untersuchungen im CT und MRT in Narkose
Strahlentherapie	Bestrahlungsplanung, Bestrahlung
Kinderchirurgie	bei gleicher Indikation und Kontraindikation wie in der Erwachsenenchirurgie
Notfallsituation	Can't-ventilate-can't intubate-Situationen

Tabelle 2.12 Vor- und Nachteile der Larynxmaske im Vergleich zur Gesichtsmaske bzw. Tubus

Vorteile	
LMA vs. Gesichtsmaske	**LMA vs. Tubus**
• Handfreiheit des Anästhesisten • bessere manuelle Beatmung • maschinelle Beatmung möglich • geringere Leckage • geringere Arbeitsplatzbelastung mit volatilen Anästhetika • guter Maskensitz meist auch bei Zahnlosen • besserer Aspirationsschutz • auch für längere Eingriffe geeignet	• kürzere Ein- und Ausleitungszeiten • bessere Toleranz der LMA bei geringerer Narkosetiefe (dadurch bessere Spontanatmung möglich) • geringerer Husten- und Würgereiz • keine Irritation der Glottis und Trachea bei Asthmapatienten • nur seltene und geringe postnarkotische Pharynx-Larynx-Tracheal-Beschwerden • Spareffekt für Muskelrelaxantien • Vermeidung von Zahnschäden • Vermeidung von Stimmbandschäden (z. B. Sänger) • geringere kardiovaskuläre Stimulation • keine einseitige Intubation möglich • schondendere Atemwegssicherung bei HWS-Schäden • Wiederverwendbarkeit/geringere Umweltbelastung (Müllvermeidung) • Möglichkeit der Atemwegssicherung in „verzweifelten Situationen ("can't-intubate-can't-ventilate)
Nachteile	
LMA vs. Gesichtsmaske	**LMA vs. Tubus**
• teurer Anschaffungspreis • grösserer Aufwand bei Maskenaufbereitung	• Aspirationsgefahr • Laryngospasmusgefahr • keine höheren Beatmungsdrucke möglich (Maskendichtigkeit, Gefahr der Magenüberblähung)

Die LMA wird in der Zahn-Mund-Kieferklinik bei einer Vielzahl von operativen Eingriffen eingesetzt (u. a. Zahnsanierung, Abzessspaltung von aussen, Jochbeinreposition, Halszysten- und -drüsenoperationen)(Bennett 1996, Hobbensiefken 1998). Der Einsatz der LMA sollte im Konsens mit dem Operateur erfolgen.

In der Augenklinik können zum Beispiel Strabismusoperationen, Kataraktoperationen und Tränenwegssondierung in LMA-Narkose durchgeführt werden. Langenstein et al. zeigten 1997, dass die LMA sicher und mit Vorteil bei Augenoperationen vom erfahrenen Anwender verwendet werden kann. Die LMA kann in der Kinderanästhesie bis zum gesunden Neugeborenen problemlos eingesetzt werden (Braun 1994, Lopez-Gil 1996). Lediglich bei Frühgeborenen können Probleme bei der Maskenplazierung auftreten.

In der ambulanten Anästhesie zeigte sich der Einsatz der LMA von besonders grossem Nutzen (hoher Patientenkomfort, günstige Kosten-Nutzen-Relation, organisatorische Vorteile) (Van Damme 1994).

Fazit

- Die LMA ist innerhalb weniger Jahre zu einem integralen Bestandteil der anästhesiologischen Möglichkeiten zur Atemwegssicherung geworden. Von der ASA Task Force for Managment of the Difficult Airway wurde sie als Instrumentarium zur Beherrschung des schwierigen Atemwegs aufgenommen.
- Bei richtiger Indikationsstellung, Berücksichtigung der Kontraindikationen und sorgfältiger Handhabung ist die LMA-Narkose ein sicheres Verfahren, da schwerwiegende Komplikationen äusserst selten auftreten.
- Im Vergleich zur Gesichtsmaske ergeben sich die Vorteile Handfreiheit des Anästhesisten, geringere Leckage, geringere Narkosegasbelastung, Möglichkeit der maschinellen Beatmung. Die LMA umgeht die Komplikationen und Nebenwirkungen der endotrachealen Intubation, bietet allerdings gegenüber dem endotrachealen Tubus einen geringeren Aspirationsschutz.
- Derzeit stehen 8 verschiedene Grössen der Standard-LMA (LMA-Classic) zur Verfügung, die vom Neugeborenen bis zum grossen schwergewichtigen Erwachsenen eine adäquate Auswahl ermöglichen. Eine flexible Maske mit drahtverstärktem Spiraltubus (LMA-Flexible) ist für den Einsatz in der HNO- und Mund-Zahn-Kiefer- Chirurgie bestimmt. Die LMA-Fastrach ermöglicht eine leichtere blinde Intubation und findet Anwendung bei der Beherrschung des schwierigen Atemwegs. Eine Neuentwicklung, die LMA-Proseal, soll die Abdichtung verbessern, höhere Beatmungsdrücke erlauben und einen höheren Schutz vor Aspiration bieten.
- Die Erfolgsquote der LMA-Plazierung liegt für geübte Anwender bei ca. 95–99 %. Der Umgang mit der LMA setzt einige Übung und Praxis voraus.
- Bei einer maschinellen Beatmung sollte der Beatmungsdruck so gering wie möglich sein, um das Risiko einer Magenblähung mit Regurgitation und Aspiration, sowie Maskenundichtigkeiten zu vermeiden.
- Als absolute Kontraindikatonen gelten: Der nichtnüchterne Patient, extreme Adipositas, intraabdominelle Eingriffe und erniedrigte Lungencompliance mit der Folge erhöhter Beatmungsdrucke. Seiten- oder Bauchlagerung, Einschränkungen der Mundöffnung und schwierige Intubationsverhältnisse sind relative Kontraindikationen.
- Schwerwiegende Komplikationen sind Laryngospasmus, Atemwegsobstruktion, Regurgitation und Aspiration. Für Laryngospasmus und Atemwegsobstruktion durch Glottisverschluss oder Bronchospasmus ist meist eine zu flache Narkose ursächlich. Sofortige Narkosevertiefung, ggf. Relaxierung, führen meist zur erfolgreichen Beseitigung des Problems.
- Die Inzidenz subjektiver und objektiver Beschwerden (lokale Schädigungen der Haut und Schleimhaut, leichte Blutungen, Halsschmerzen, ein „klossiges" Gefühl im Rachen) ist niedriger als nach Intubationsnarkosen.
- In der ambulanten Anästhesie ist der Einsatz der LMA von besonders grossem Nutzen.

3 Definitionen, Inzidenz und Diagnostik des schwierigen Atemwegs

3.1 Definitionen
R. Georgi

▸ Schwierige Ventilation (difficult ventilation)

Die Problematik der *schwierigen Ventilation* besteht, wenn trotz optimaler Lagerung des Patienten (Kopf- und Hals-Positionierung), optimaler Maskenposition, Verwendung eines Guedel- bzw. Wendl-Tubus keine ausreichenden Thoraxexkursionen und Atemgeräusche erzeugt werden können, um endexspiratorische CO_2-Werte zwischen 3 und 4 % bzw. Werte der arteriellen Sauerstoffsättigung >90 % zu erhalten. Dabei ist die Applikation von reinem Sauerstoff (FiO_2 = 1,0) Voraussetzung.

Eine Relaxierung des Patienten in dieser Phase, auch mit dem kurzwirksamen Succinylcholin, kann folgende dramatische Situation einleiten:
- der Patient ist trotz Relaxierung nicht zu beatmen (weder mit der Gesichtsmaske noch mit der Larynxmaske),
- eine Intubation ist nicht möglich (auch nicht mit dem Combitube®),
- der Weg in Richtung Spontanatmung ist für Minuten (neuromuskulär) blockiert.

Williamson et al. (1993) stellten fest, dass sich die gesamte anästhesiologische Literatur damit beschäftigt, „den Tubus in die Trachea zu bekommen". Alle Tests beschäftigen sich mit der Vorhersehbarkeit von Schwierigkeiten bei der Intubation, nicht bei der Ventilation, aber „jeder Anästhesist weiss (wenn er es auch gelegentlich vergisst), dass die Patienten nicht daran sterben, dass sie nicht intubiert werden konnten, sondern daran, dass sie nicht beatmet wurden" (Williamson 1993).

▸ Schwierige Laryngoskopie (difficult laryngoscopy)

Nach Cormack und Lehane (1984) liegt eine *schwierige Laryngoskopie* vor, wenn entweder nur die Spitze der Epiglottis (Grad III) oder die Epiglottis gar nicht mehr sichtbar ist (Grad IV).
Gradeinteilung der direkten Laryngoskopie nach Cormack und Lehane (s. Abb. 3.**1** und Tab. 3.**7**, Abschnitt „Diagnostik" 3.3):
Grad I: die Glottis ist zum grossen Teil einstellbar,
Grad II: nur die hintere Kommissur ist einstellbar,
Grad III: die Glottis ist nicht einstellbar,
Grad IV: die Epiglottis ist nicht einstellbar.

Durch besondere Massnahmen kann eine Verbesserung der Sicht erzielt und ein Befund nach Cormack IV oder III in einen niedrigeren Grad umgewandelt werden:
- Optimierung der Patientenlagerung
- Extension des Kopfes im atlanto-okzipitalen Gelenk
- Flexion des Halses
- Unterschiedliche Laryngoskop-Spateltypen bzw. Grössen
- Spezielle Laryngoskopmodifikationen und Winkeloptiken
- BURP-Manöver (backwards-upwards-rightwards-pressure, maximale Verschiebung des Schildknorpels nach rechts kranial)

Schwierige Intubation (difficult intubation)

Der Begriff der *schwierigen Intubation* beinhaltet
- Schwierigkeiten bei der Laryngoskopie *und* der endotrachealen Plazierung des Tubus
und/oder
- die Unmöglichkeit der Laryngoskopie und der endotrachealen Tubusplazierung.

Latto und Rosen (1992) definieren die schwierige Intubation als die Notwendigkeit des Gebrauchs von Hilfsmitteln und/oder aufwendigen Techniken und die Einschätzung einer solchen Situation durch einen „Fachmann" (erfahrenen Kollegen).

Die DGAI fordert in ihrer Liste der anästhesierelevanten Verlaufsbeobachtungen (AVB-Liste) die Einschätzung durch einen in der Intubation erfahrenen Arzt und die Unmöglichkeit der Intubation nach mehr als 3 Versuchen.

Die „ASA Task Force for the management of the difficult airway" (1993) definiert eine schwierige Intubation als die Unmöglichkeit der Tubusinsertion nach mehr als 3 Versuchen bzw. mehr als 10 min.

Einfache Hilfsmittel sind der Führungsdraht (gum elastic bougie) und die Magill-Zange. Eine „aufwendige Technik" ist die Anwendung der fiberoptischen Intubation.

Traumatische Intubation (traumatic intubation)

Bei der traumatischen Intubation können Verletzungen an Lippen, Zähnen, Kiefergelenken, Augen, Pharynx und Larynx, Blutungen, Schwellungen, Perforationen (Trachea, Ösophagus), Hautemphysem und Frakturen/ Luxationen der Halswirbelsäule auftreten.

Es liegt nahe, dass bei einer schwierigen Intubation gehäuft traumatische Schäden auftreten können. Doch gerade dies soll vermieden werden, da Traumatisierungen (z. B. Blutung mit nachfolgender Sichtbehinderung) die Sicherung der Atemwege weiter erschweren. Bei Vorliegen eines Algorithmus und alternativer Techniken sollte es möglich sein, eine schwierige Intubation atraumatisch durchzuführen oder abzubrechen.

Schwieriger Atemweg (difficult airway – cannot ventilate – cannot intubate)

Der Begriff „*schwieriger Atemweg*" ist eine Kombination der bisher genannten Probleme:
- unmögliche Maskenbeatmung,
- unmögliche Laryngoskopie,
- unmögliche endotracheale Intubation.

Die möglichen Folgen sind Traumatisierung der oberen Luftwege, irreversible Hirnschädigung, Hirntod, Herz-Kreislauf-Stillstand.

Bei der Definition „cannot ventilate, cannot intubate" wird die Unmöglichkeit der Beatmung mit einer Gesichtsmaske und die Unmöglichkeit der Laryngoskopie und Intubation beschrieben. Mit alternativen Techniken, z. B. Larynxmaske, Combitube®, fiberoptische Intubation, kann dennoch das Ziel, die Oxygenierung des Patienten, erreicht werden.

Das Ziel bei der Sicherung schwieriger Atemwege ist nicht die Intubation, sondern die Oxygenierung des Patienten.

Es stehen uns heute verschiedene Hilfsmittel und Verfahren zur Verfügung, um dieser Forderung gerecht zu werden. Es muss von jedem Anästhesisten verlangt werden, sich mit diesen Techniken vertraut zu machen, um seinen Erfahrungsstand und die individuelle apparative Ausstattung dem jeweiligen Patientenspektrum anpassen zu können. Anhand der eben erwähnten patientenorientierten Ausstattung muss ein Handlungskonzept (Algorithmus) vorliegen, das den Einsatz der einzelnen Hilfsmittel in den unterschiedlichen Phasen der Atemwegssicherung nahelegt.

3.2 Inzidenz der schwierigen Atemwegssicherung
R. Georgi

■ Unterschiedliche Angaben zur Inzidenz in der Literatur

Die Inzidenz der schwierigen Atemwegssicherung ist von verschiedenen Faktoren abhängig. Der Umfang der Voruntersuchungen und die Reproduzierbarkeit der Untersuchungsergebnisse durch verschiedene Untersucher spielen ebenso eine Rolle wie die Erfahrung des Untersuchers und die manuellen Fertigkeiten des Intubierenden. Ebenso sind die äusseren Umstände von Bedeutung (tagsüber im Routineprogramm oder nächtlicher Notfall). Viele Probleme und Schwierigkeiten können durch eine gründliche Vorbereitung von Patient und Ausrüstung vermieden werden.

Nach einer vertraulichen Umfrage über perioperative Todesfälle („Confidential enquiry into perioperative deaths", Devlin 1986) wird vermutet, dass jährlich weltweit 600 Patienten durch Schwierigkeiten bei der Intubation sterben.

Caplan et al. (1990) stellten fest, dass 85 % aller atemwegsbezogenen Komplikationen mit Hirnschaden oder Tod enden und dass mehr als $1/3$ aller Todesursachen während einer Narkose die Unmöglichkeit der Atemwegssicherung betreffen. Dabei entfallen 38 % auf eine inadäquate Ventilation, 18 % auf Fehlintubationen (Ösophagusintubation) und 17 % auf schwierige Intubationen. 72 % der Komplikationen wären mit einem besseren Monitoring vermeidbar gewesen.

In der Literatur der letzten 15 Jahre wird die Inzidenz der schwierigen Intubation sehr unterschiedlich angegeben. Das Spektrum reicht von 0,08 bis 17 % schwieriger Intubationen und 0,05 bis 0,35 % Fehlintubationen.

Cormack und Lehane (1984) fanden für den Grad 1 der schwierigen Laryngoskopie eine Inzidenz von 99 %, für den Grad 2 von 1 %, für den Grad 3 von 0,05 % und für den Grad 4 von 0,001 %.

Samsoon und Young (1987) ermittelten bei 13.380 allgemeinchirurgischen Patienten 6 schwierige Intubationen, eine Inzidenz von 0,05 % (1 : 2230). Hingegen fanden sie bei 1980 Patientinnen in der Geburtshilfe 7 schwierige Intubationen, eine Inzidenz von 0,35 % (1 : 280).

1988 ermittelte Wilson bei 778 Patienten eine Inzidenz von 1,5 % (jede 70. Intubation war schwierig). In dem Patientenkollektiv von Oates (1991) lag die Inzidenz bei 1,8 % (n = 675) und in dem von Frerk (1991) bei 4,5 % (n = 244). El-Ganzouri et al. (1996) ermittelten bei 10.567 Patienten eine Inzidenz von „Grad-4–Befunden" nach Cormack und Lehane von 1 % (107 Patienten) und „cannot-ventilate-Befunden" von 0,07 % (8 Patienten).

In keiner Studie ist eine Angabe über die Inzidenz der schwierigen Maskenbeatmung per se zu finden, alle Autoren schreiben über die schwierige Intubation und über „cannot-ventilate, cannot-intubate"-Situationen. Eine schwierige Maskenbeatmung kann mit Hilfe einer Larynxmaske oder einer Intubation übergangen werden, sofern dies möglich ist. Ausgehend von der unglücklichen Kombination der unmöglichen Maskenbeatmung und der unmöglichen Intubation, liegt die Inzidenz für die schwierige/unmögliche Maskenbeatmung bei 0,0001 – 0,07 %.

Rose und Cohen (1994) haben die Fehlerquote der laryngoskopischen Intubation und alternativer Techniken der Atemwegssicherung verglichen. Die direkte Laryngoskopie misslang in 0,3 % (n = 18.558). Bei 353 Patienten (1,9 %) aus diesem Kollektiv wurden primär alternative Techniken angewandt, davon waren 75 % die wache fiberoptische Intubation. Bei 11 von 353 Patienten (3,1 %) sind diese alternativen Verfahren misslungen, alle darauf folgenden sekundären Techniken (fiberoptische Intubation, direkte Laryngoskopie, retrograde Intubation) waren erfolgreich. In Tabelle 3.**1** sind die Fehlerquoten der primären Verfahren der Atemwegssicherung in Allgemeinanästhesie und im Wachzustand gegenüber gestellt.

Die grosse prozentuale Differenz bei der Inzidenz schwieriger Intubationen ist zum einen durch Unterschiede im jeweilig untersuchten Patientengut und zum anderen durch die Auswahl unterschiedlicher Kriterien für die Beurteilung einer schwierigen Intubation sowie vom Schwierigkeitsgrad der Laryngoskopie abhängig (s. Tab. 3.**2**). Die in Tabelle 3.**2** von Benumof zusammengestellten Daten stammen aus einer Literaturstudie von ca. 20 Autoren aus den Jahren 1971 – 1990.

In einer Studie von Deller (1990) mit über 8000 Intubationen waren 1,3 % der Patienten auch für einem zweiten erfahrenen Anästhesisten schwierig zu intubieren, und 0,08 % der Patienten konnten konventio-

Tabelle 3.1 Gegenüberstellung der Fehlerquoten alternativer Techniken zur Atemwegssicherung unter Allgemeinanästhesie und im Wachzustand (nach Rose 1996)

Primäre Technik	Patienten	Fehlerquote (%)
Allgemeinanästhesie		
blind nasale Intubation	12	0
fiberoptische Intubation	4	0
Transilluminationstechnik	1	0
Tracheostomie	1	0
Im Wachzustand		
direkte Laryngoskopie	32	6,3
blind nasale Intubation	20	20,0
fiberoptische Intubation	268	1,9
retrograde Intubation	2	0
Tracheostomie	13	0

nell *nicht* intubiert werden. Diese Patienten wurden fiberoptisch intubiert.
In einer Arbeit von Rose und Cohen (1996) wurde die Inzidenz von Atemwegsproblemen in Abhängigkeit von der Definition untersucht. In einem Patientenkollektiv von n = 3325 betrug bei der Einstufung in die Kategorie „laryngoskopische Sicht nach Cormack und Lehane Grad 3 und 4" die Inzidenz 10,1 %

Tabelle 3.2 Inzidenz der schwierigen Intubation in Abhängigkeit vom Schwierigkeitsgrad (Zahlen aus einer Literaturstudie der Jahre 1971 – 1990, modifiziert nach Benumof, 1991)

Schwierigkeitsgrad der Intubation	Inzidenz pro 10.000 Narkosen	%
Intubation erfolgreich: mehrere Versuche und/oder verschiedene Spatel; Cormack/Lehane-Grad II oder III	100 – 1800	1 – 18
Intubation erfolgreich: mehrere Versuche und/oder verschiedene Spatel und/oder unterschiedliche Anästhesisten; Cormack/Lehane-Grad III	100 – 400	1 – 4
Intubation nicht erfolgreich: Cormack/Lehane-Grad III	5 – 35	0,05 – 0,35
keine Maskenbeatmung und keine Intubation möglich; transtracheale Jet-Ventilation, Tracheostomie, Hirnschaden oder Tod	0,01 – 2,0	0,0001 – 0,02

(n = 336), bei der Einstufung in die Kategorie „3 und mehr Versuche bei der Laryngoskopie" 1,9 % (n = 63), bei „4 und mehr Laryngoskopieversuchen" 0,5 % (n = 16) und bei einer „unmöglichen direkten Laryngoskopie" lediglich noch 0,1 % (n = 3).
Williamson (1993) analysierte 2000 Berichte über Probleme bei der Atemwegssicherung (AIMS – Australian incident monitoring study). Dabei traten in 4 % (n = 85) Schwierigkeiten bei der Intubation auf, und von diesen 85 Patienten kam es bei 15 % (13 Patienten = 0,65 % des Gesamtkollektivs) zu der Situation „cannot ventilate, cannot intubate". Ein Drittel der schwierigen Intubationen waren nicht vorhersehbar. Die Ursachen wurden in 5 Kategorien aufgeteilt:

- Bei den *Patientenproblemen* standen im Vordergrund Übergewicht, eingeschränkte Kopf-Hals-Beweglichkeit und eingeschränkte Mundöffnung.
- Die *Unzulänglichkeiten bei der Ausrüstung* umfassten nicht vorhandene Führungsdrähte, leere Batterien im Laryngoskop u.ä..
- Bei den *Managementproblemen* wurden angeführt: unsachgemässer Krikoiddruck, Verwendung von Pancuronium anstatt Succinylcholin und die Verwechslung eines Patienten durch einen Anästhesisten mit einer hochgradigen Myopie, der die Information über den schwierigen Atemweg an der OP-Tafel einem anderen Patienten zuordnete.
- Die *Aufsichtsprobleme* machten ein Drittel der Inzidenzfälle aus: Anästhesisten am Anfang ihrer Ausbildung, unzulängliche Hilfspersonen, alleinarbeitender Anästhesist, Ignorieren der Prädiktoren aus Unkenntnis.
- *Probleme bei der Ausrüstung und apparativen Überwachung* waren die nicht vorhandene Kapnographie und/oder Pulsoxymetrie.

In einer Studie von Rose und Cohen (1994) wurden insgesamt 18.558 Patienten bezüglich einer schwierigen Atemwegssicherung und der Indikation für die primäre oder sekundäre Anwendung alternativer Techniken der Atemwegssicherung untersucht. Bei über 1/3 der Patienten war die präoperative Befunddokumentation unvollständig (17,0 %) bzw. fehlend (24,8 %). Es gab keinen Unterschied zwischen den Patienten, deren Befunddokumentation vollständig war und denen mit unvollständiger oder fehlender Befunddokumentation in Bezug auf den Schwierigkeitsgrad bei der Laryngoskopie oder den Einsatz alternativer Techniken zur Atemwegssicherung. Der Anteil der schwierigen Intubationen lag am höchsten bei Männern (56,4 %) zwischen 40 – 59 Jahren (44,5 %), bei ASA 3 – 4 – Patienten (31,1 %), bei Adipositas-Patienten (Frauen > 120 kg, Männer > 100 kg) (5,5 %) und bei Wirbelsäulenoperationen (6,7 %). Der primäre Einsatz alternativer Techniken der Atemwegssicherung lag am höchsten bei Männern

(65,7 %) > 60 Jahren (34,3 %), ASA 3–4-Patienten (47,3 %), bei Notfalleingriffen (21,2 %) und ebenfalls bei Wirbelsäulenoperationen (22,9 %).

◼ Gehäuftes Auftreten in den Fachbereichen HNO und ZMK

Bei hals-nasen-ohrenärztlichen bzw. kieferchirurgischen Patienten treten Probleme bei der Atemwegssicherung gehäuft auf.

Eigene Ergebnisse zeigen deutlich, dass die Prävalenz schwieriger Intubationen von dem jeweiligen Patientengut abhängt. 1997 wurden 13.753 Allgemeinanästhesien in den Fächern Allgemein-, Unfall-, Gefäss-, Neurochirurgie, Urologie und Augenchirurgie durchgeführt und 4187 Allgemeinanästhesien in den Fächern HNO und ZMK. In den allgemeinchirurgischen Fächern wurden 333 (2,4 %) schwierige Intubationen vorhergesagt, bei 46 Patienten (0,3 %) traten unerwartet schwierige Intubationen auf. In den Fachbereichen HNO und ZMK wurden 471 (11,2 %) schwierige Intubationen vorhergesagt, es traten 38 (0,9 %) unerwartet schwierige Intubationen auf (unveröffentlichte Ergebnisse). Als schwierige Intubation wurde die Definition der DGAI verwandt (mehr als 3 Versuche oder Intubation durch einen 2. Anästhesisten).

Nach einer Arbeit von Koay (1998) wurden über einen 1-Jahres-Zeitraum 5379 Intubationsnarkosen in den Fächern Allgemeinchirurgie, Orthopädie, HNO und ZMK durchgeführt. Die Inzidenz der schwierigen Intubation lag mit 37 Patienten in den Fachbereichen HNO und ZMK bei 0,69 %.

◼ Gehäuftes Auftreten in der Geburtshilfe

Auch im Bereich der Geburtshilfe gilt eine erhöhte Inzidenz (1 : 300). Diese ist durchschnittlich 8mal grösser als in einem allgemeinchirurgischen Patientengut. Intubationsschwierigkeiten sind an ca. 20–30 % der anästhesiologischen bedingten mütterlichen Todesfälle beteiligt und stellen mit der Aspiration die Hauptursache mütterlicher anästhesiebedingter Letalität dar.

Leider sind exakte Zahlen über anästhesierelevante Todesfälle in Deutschland nicht zu erhalten. In den „Reports on Confidential enquiries into maternal deaths" (Bericht über die vertrauliche Umfrage über mütterliche Todesfälle in England und Wales) werden sämtliche Todesfälle im Zusammenhang mit einer Schwangerschaft und Geburt in 3-Jahres-Zeiträumen seit 1952 erfasst. Der nächste Report wird im Jahr 2002 erscheinen und einen Rückblick auf 50 Jahre geben. Im Zeitraum 1982–1984 (Departement of Health, 1989) lag die Letalität bei 0,01 %. Von diesen Todesfällen traten 7,4 % im Zusammenhang mit der Anästhesie auf (9 Todesfälle auf 10.000 Schwangerschaften). Von diesen 7,4 % waren 4,1 % (5 auf 10.000 Schwangerschaften) schwierige Intubationen und 2 % (3 auf 10.000 Schwangerschaften) Aspirationen. May (1994) hat eine Zusammenfassung der anästhesiebedingten Todesfälle der letzten Jahre gegeben (s. Tab. 3.**3**). Der deutliche Rückgang der Inzidenz anästhesiebedingter Komplikationen (von 27 auf 4 anästhesiebedingte Todesfälle) ist unter anderem ein Ergebnis des verbesserten Monitoring des Patienten (SaO_2, $etCO_2$, neuromuskuläres Monitoring).

Tabelle 3.3 *Direkte* mütterliche Todesfälle in Zusammenhang mit einer Anästhesie (modifiziert nach May, 1994)

Zeitraum	Todesfälle in primärem Zusammenhang mit der Anästhesie (n)	Anzahl der direkten anästhesiebedingten Todesfälle/ 1 Million Schwangerschaften	Direkte anästhesiebedingte Todesfälle als Prozentsatz der direkten mütterlichen Todesfälle
England und Wales			
1973–1975	27	10,5	11,9
1976–1978	27	12,1	12,4
1979–1981	22	8,7	12,4
1982–1984	18	7,2	13
United Kingdom			
1985–1987	6	1,9	4,3
1988–1990	4	1,7	2,7

Tabelle 3.4 Ursachen der direkten mütterlichen Todesfälle in England und Wales 1988–1990 (nach May 1994)

Hypertonie	18,6 %
andere direkte Ursachen	16,6 %
Lungenembolie	16,6 %
Blutungen	15,2 %
extrauterine Schwangerschaft	10,3 %
Fruchtwasserembolie	7,6 %
Abort	6,2 %
Sepsis	4,8 %
Anästhesie	**2,8 %**
rupturierter Uterus	1,4 %

Eine wesentliche Aussage von Hunter und Moir (1983) ist: „Kein Notfall ist so dringend, dass auf ein ausreichendes Monitoring verzichtet werden muss." Unter den häufigsten mütterlichen Todesursachen stehen die anästhesiebedingten mit 2,8 % auf Platz 9 (s. Tab. 3.**4**).
Die anästhesierelevante Letalität ist durch eine Vielzahl an Ursachen bedingt:
- Nicht-Verfügbarkeit der intensivmedizinischen Behandlung,
- Nichtbenachrichtigung des Facharztes/Oberarztes,
- unzureichendes Monitoring,
- fehlende Medikamente,
- Gerätefehler,
- unzureichende Diagnostik,
- Aspiration, ARDS
- hypovolämischer Schock,
- hoher Beatmungsdruck,
- extreme Ängstlichkeit und Adipositas,
- Rauchen,
- Anämie,
- anamnestisch schwierige Intubation,
- Atemwegsverlegung nach der Extubation (z. B. Ödem),
- zerebrale Hypoxie, Hypoxie nach Extubation,
- Trachea- und Larynx-Kompression,
- Komplikationen der Epiduralanalgesie und Lungenembolie,
- anaphylaktische Reaktionen,
- akute Myokardischämie,
- Blutung, inadäquate Blutsubstitution.

Inzidenz der schwierigen Atemwegssicherung unter Notfallbedingungen

Für die schwierige Intubation unter Notfallbedingungen wird von Deller (1990) eine Inzidenz von 1 % angegeben. Typische Notfälle, die Intubationsprobleme nach sich ziehen, wie Epiglottitis, schwere traumatische Mittelgesichtsverletzungen, Unterkiefertrümmerfrakturen, Quincke-Ödeme, Abszesse, Hämatome, Tumoren, Verbrennungen im Bereich der oberen Luftwege, sind mitunter bei schlechten Bedingungen, mit unzureichender Ausrüstung und bei nur grob orientierender Voruntersuchung des Patienten sehr schwer zu beherrschen (siehe auch Kapitel 6.3).

Inzidenz der traumatischen Intubation

Über die Inzidenz einer Traumatisierung der oberen Luftwege im Zusammenhang mit einer schwierigen Intubation gibt es keine verlässlichen aktuellen Zahlen, der geschätzte Prozentsatz liegt bei ca. 17 % für bekannte schwierige Intubationen und bei ca. 63 % für nicht erwartete schwierige Intubationen.
Je grösser die Probleme bei der Atemwegssicherung sind, desto grösser sind auch die Kräfte, die auf die oberen Luftwege wirken (Zunahme der Kraft bei der Laryngoskopie = Zunahme des Verletzungsrisikos).

Verletzungen der oberen Luftwege, die nicht im Zusammenhang mit einer schwierigen Intubation stehen, werden auf ca. 5 % geschätzt (Benumof 1991). Die Verletzungen oder intubationsbedingten Schädigungen können „geringer" Art (ein luxierter Zahn) oder lebensgefährlich bzw. tödlich sein (s. Kapitel 3.4).

Schäden und Komplikationen nach schwieriger Atemwegssicherung

In einer „ASA closed claims study" (Caplan 1990) über die Jahre 1975–1985 wurden 1.541 abgeschlossene Schadensfälle untersucht.
Die 3 Hauptprobleme der 522 (34 %) respiratorischen Ereignisse waren:
- inadäquate Ventilation,
- Ösophagusintubation und
- schwierige Intubation.

Die 3 Hauptschäden (85 %) waren (s. Tab. 3.**5**):
- Tod,
- Nervenschäden und
- Hirnschädigung.

Die durchschnittlichen Regresssummen (in 72 % der Fälle war eine Zahlung fällig) betrugen 667.000$ für Komplikationen mit resultierendem Hirnschaden, 171.000$ für Todesfolge und 56.000$ für resultierende Nervenschäden. Die mittlere Regresssumme war mit 240.000$ am höchsten für die inadäquate Ventilation und mit 76.000$ für die schwierige Intubation am niedrigsten. 72 % aller Schäden wären, nach Auffassung der Autoren, mit einem besseren Monitoring sicher vermeidbar gewesen.

Tabelle 3.5 Verteilung der Schadensfälle nach respiratorischen Ereignissen (modifiziert nach Caplan 1990). In der Spalte 3 ist die prozentuale Verteilung der respiratorischen Komplikationen bezogen auf deren Gesamtzahl und in Spalte 4 bezogen auf die Gesamtzahl aller Schadensfälle dargestellt.

Ereignis: „respiratorische Komplikationen"	Anzahl der respiratorischen Komplikationen (n = 522)	Prozentuale Verteilung der respiratorischen Komplikationen (bezogen auf n = 522)	Prozentuale Verteilung der respiratorischen Komplikationen (bezogen auf n = 1541)
inadäquate Ventilation	196	38	13
Ösophagusintubation	94	18	6
schwierige tracheale Intubation	87	17	6
Atemwegsobstruktion	34	7	2
Bronchospasmus	32	6	2
Aspiration	26	5	2
verfrühte Extubation	21	4	1
akzidentelle Extubation	14	3	1
inadäquate FiO_2	11	2	1
endobronchiale Intubation	7	1	<1

In einer anderen „ASA closed claims study" (Cheney 1991) über die Jahre 1974–1987 wurden 2046 Fälle untersucht, von denen 762 (37 %) respiratorische Störungen betrafen. Die Verteilung der Komplikationen ist in Tabelle 3.6 aufgelistet.

▣ Wie häufig werden wir mit dem Problem „Schwierige Atemwegssicherung" konfrontiert?

Eine 1994 durchgeführte Umfrage hat ergeben, dass in Deutschland an 993 Krankenhäusern 8156 Anästhesiearbeitsplätze vorhanden sind, von denen 5517 gleichzeitig versorgt werden. 1998 betrug die Zahl der Anästhesisten, die in Krankenhäusern tätig waren, 11.099, und die der niedergelassenen 2131 (Thust 1999). Ausgehend von einer Inzidenz der Unmöglichkeit der laryngoskopischen Intubation von 0,08 % (Deller 1995) und in der Annahme, dass jeder Anästhesist nur 1 Narkose am Tag durchführt, so sind täglich in Deutschland mindestens 10 Anästhesisten vor die Aufgabe gestellt, ein alternatives „airway management" durchzuführen.

Bereits Cormack und Lehane (1984) haben bei einer Hochrechnung festgestellt, dass bei einer durchschnittlichen Facharztausbildungszeit von 8 Jahren 2 % der Anästhesisten niemals eine Cormack-Lehane-Grad-3 – Situation (lediglich die Spitze der Epiglottis ist bei der Laryngoskopie erkennbar) erleben.

Die schwierige Atemwegssicherung bleibt demnach ein relativ seltenes Ereignis, das aber eine hohe Morbidität und Letalität aufweist.

Für die Praxis:
Es ist sinnvoll, in jeder Anästhesieabteilung eine Inzidenz-Statistik der schwierigen Atemwege zu führen. Diese muss in regelmässigen Abständen oder aus gegebenen Anlässen mit allen Mitarbeitern besprochen werden. Damit ist eine Qualitätskontrolle möglich.
Das Risk-Management beinhaltet:
- die Optimierung der apparativen und instrumentellen Ausrüstung,
- die ständige ärztliche und pflegerische Fort- und Weiterbildung,
- eine effektive Organisation der Besetzung der anästhesiologischen Arbeitsplätze (besonders in den Bereitschaftsdiensten),
- die Etablierung gezielter Trainingsprogramme.

Tabelle 3.6 Prozentuale Verteilung der wesentlichen Komplikationen von anästhesiebedingten respiratorischen Störungen. (modifiziert nach Cheney et al. 1991)

Komplikationen	Anzahl der Fälle (n = 2046)	Prozent von n = 2046
Tod	720	35
Nervenschaden	308	15
Hirnschaden	253	12
kein offensichtliches Ereignis	102	5
Atemwegtrauma	97	5
Augenschaden	71	3
emotionaler Streß	71	3
Pneumothorax	67	3
Schlaganfall	52	3

3.3 Diagnostik der schwierigen Atemwegssicherung

R. Georgi

„Einen Test mit einer ausreichenden Vorhersagbarkeit der schwierigen Intubation zu gestalten, ist sehr schwierig, weil viele Faktoren einen Einfluss auf die Sichtbarkeit des Larynx haben" (Tse 1995).

„....wir sollten niemals vergessen, dass die Luftwege nicht isoliert vom Rest des Körpers existieren." (Hanowell 1996)

Anamnese und klinische Untersuchung des Patienten sind obligat im Rahmen der Vorbereitung auf eine Narkose. So werden bei der gewissenhaften Erhebung bzw. Untersuchung auch Probleme in Bezug auf eine schwierige Atemwegssicherung auffallen. Zur Anamnese gehört die Frage nach Besonderheiten bei früheren Narkosen, gegebenenfalls die Einsichtnahme alter Narkoseprotokolle bzw. eines sog. „Patientenpasses", den viele Anästhesieabteilungen dem Patienten aushändigen und hier Auffälligkeiten bei der Narkoseführung dokumentieren.

Die ideale Testmethode zur Vorhersage einer schwierigen Intubation sollte eine hohe Sensitivität und Spezifität haben und minimale falsch positive und falsch negative Ergebnisse liefern.

Begriffserklärung:
- Sensitivität: Prozentsatz der korrekt vorhergesagten schwierigen Intubationen als der Anteil aller Intubationen, die tatsächlich schwierig waren (= korrekte Erkennung schwieriger Intubationen).
- Spezifität: Prozentsatz der korrekt vorhergesagten leichten Intubationen als der Anteil aller Intubationen, die tatsächlich leicht waren (= korrekte Erkennung leichter Intubationen).
- Positiver Vorhersagewert: Prozentsatz der korrekt vorhergesagten schwierigen Intubationen als der Anteil aller schwierig vorhergesagten Intubationen.
- Positive Werte: eine schwierige Intubation, die als schwierige Intubation eingestuft wurde.
- Falsch positive Werte: eine leichte Intubation, die als schwierige Intubation eingestuft wurde. Negativer Vorhersagewert: Prozentsatz der korrekt vorhergesagten leichten Intubationen als der Anteil aller leicht vorhergesagten Intubationen.
- Negative Werte: eine leichte Intubation, die als leichte Intubation eingestuft wurde.
- Falsch negative Werte: eine schwierige Intubation, die als leichte Intubation eingestuft wurde.

Falsch positive Ergebnisse führen dazu, dass ein grösserer Aufwand bei der Vorbereitung der Intubation, z. B. die Vorbereitung des fiberoptischen Instrumentariums, getrieben wird, der nicht notwendig wäre, also „Falsche-Alarm-Situationen". Falsch negative Ergebnisse können zu den katastrophalen Folgen Hypoxie, Hirnschaden und Tod führen. Der positive Vorhersagewert sollte bei einem idealen Test sehr hoch sein, er drückt die tatsächliche Trefferquote aus. Zur Vorhersagbarkeit einer schwierigen Intubation hat Kleemann (1997) folgende Zusatzanforderungen gestellt:
- einfache und praktikable Durchführung,
- eindeutige Kriterien,
- geringe Interpretationsbreite zwischen unterschiedlichen Untersuchern.

Vorhersagbarkeit einer schwierigen Maskenbeatmung

Die Beatmung mit einer Gesichtsmaske ist die primäre Methode der Atemwegssicherung. Ist diese suffizient, besteht keine unmittelbare Gefährdung für den Patienten, auch wenn eine Intubation unmöglich ist.

Einen Test zur Vorhersagbarkeit einer schwierigen Maskenbeatmung gibt es bis heute nicht. Warnzeichen sollten u. a. sein:
- mandibuläre Retrognathie,
- Fehlbildungen/Traumata/Abszesse/Tumoren im Gesichts- und Halsbereich,
- grosse Zunge,
- eingeschränkte Kopf-Hals-Beweglichkeit,
- eingeschränkte Mundöffnung,
- klossige Sprache,
- Stridor,
- liegende Bellocq-Tamponade,
- ausgeprägte nasale Polyposis,
- Vollbart,
- Adipositas.

Vorhersagbarkeit einer schwierigen Intubation

Klassische Tests

In der Literatur werden verschiedene Untersuchungsmethoden und Tests beschrieben. Die klassischen sind die Tests nach Mallampati (1983) und Patil (1983b).

Der Test nach Mallampati

Bei der Untersuchungsmethode nach Mallampati wird der Patient aufgefordert, bei neutraler Kopfhaltung (keine Überstreckung im atlanto-okzipitalen Gelenk) den Mund so weit wie möglich zu öffnen und die Zunge so weit wie möglich herauszustrecken (ohne Phonation). Dabei wird die Sichtbarkeit der oropharyngealen Strukturen klassifiziert:
Klasse 1: Tonsillen, weicher Gaumen und Uvula sichtbar,
Klasse 2: Tonsillen und weicher Gaumen sichtbar, Uvula nicht sichtbar (verdeckt vom Zungengrund),
Klasse 3: nur der weiche Gaumen ist sichtbar.

Die Modifikation des Mallampati-Tests nach Samsoon und Young

Samsoon und Young (1987) haben den Mallampati-Test modifiziert (Ausleuchtung der Mundhöhle und des Rachens mit einer Pupillenlampe). Sie beurteilten 4 Klassen:
Klasse 1: weicher Gaumen, Gaumenbögen, Uvula und Tonsillen sichtbar,
Klasse 2: weicher Gaumen, Gaumenbögen und Uvula sichtbar,
Klasse 3: weicher Gaumen und die Basis der Uvula sichtbar,
Klasse 4: weicher Gaumen nicht mehr sichtbar (s Abb. 3.**1** und Tab. 3.**7**).

In der Literatur wird sowohl der klassische als auch der modifizierte Mallampati-Test bei den Untersuchungen verwandt.

Tabelle 3.**7** Vergleich zwischen Untersuchungsbefund nach Mallampati und Laryngoskopiebefund (nach Cormack RS, Lehane J. Difficult tracheal intubation in obstetrics, Anaesthesia 1984;39 : 1105 – 1111)

Mallampati 1	vordere Gaumenbögen, Tonsillen, Uvula komplett sichtbar
Cormack 1	gesamte Glottis sichtbar
Mallampati 2	vordere Gaumenbögen, Uvula teilweise sichtbar
Cormack 2	vordere Kommissur nicht mehr sichtbar
Mallampati 3	nur weicher Gaumen sichtbar
Cormack 3	Glottis nicht mehr sichtbar
Mallampati 4	weicher Gaumen nicht sichtbar
Cormack 4	Epiglottis nicht mehr sichtbar

Wertung des klassischen und modifizierten Mallampati-Test

Die Kritik am klassischen und modifizierten Mallampati-Test besteht u. a. darin, dass die Beurteilung der oropharyngealen Strukturen ohne Phonation erfolgt. Tham et al. (1992) haben in einer vergleichenden Studie den Einfluss der Körperhaltung (sitzend oder liegend) und der Phonation („Ah"-Sagen) auf den modifizierten Mallampati-Test untersucht. Lediglich die Unterschiede bei der Phonation waren statistisch signifikant. Durch Phonation kommt es zu einer eindeutigen Verbesserung der Sicht auf die pharyngealen Strukturen. Die Patienten mit Phonation konnten in eine bessere Mallampati-Klasse eingestuft werden. Mallampati hat in seiner Studie 210 allgemeinchirurgische Patienten klassifiziert. Nach der Narkoseeinleitung wurde die Sichtbarkeit auf die Glottis nach Gradeinteilung von Cormack und Lehane (1984) beurteilt. Die Sensitivität betrug ca. 93 %, die Spezifität fast 100 %. Dies wäre somit der ideale Test zur Erkennung einer schwierigen Intubation. Leider konnte keine der zahlreichen Nachuntersuchungen diese Ergebnisse reproduzieren. Als grob orientierender Test bei der Prämedikationsvisite ist der Mallampati-Test dennoch brauchbar (Benson 2000). Da er einfach durchführbar ist, wird er vielfach verwendet.

Gradeinteilung der Laryngoskopie nach Cormack und Lehane

Cormack und Lehane (1984) haben, von der Vorstellung ausgehend, dass die Zunge die Sicht auf die Rachenhinterwand und die Glottis blockiert, 3 Hauptfaktoren für eine Sichtbehinderung postuliert:

- ein anterior liegender Larynx,
- die oberen Schneidezähne,
- eine posterior liegende Zunge.

Schwierigkeiten bei der Mundöffnung und der Kopfüberstreckung kommen hinzu. Die Autoren leiten daher die Notwendigkeit ab, eine Gradeinteilung der laryngoskopischen Befunde vorzunehmen und den damit verbundenen Schwierigkeitsgrad einzuschätzen:

Grad 1: der grösste Teil der Glottis ist sichtbar (keine Schwierigkeit),
Grad 2: nur hintere Kommissur sichtbar (geringe Schwierigkeit, leichter Druck auf Larynx erforderlich),
Grad 3: kein Teil der Glottis ist sichtbar, nur die Epiglottis (ziemlich schwierige Intubation, aufwendiges Zusatzinstrumentarium erforderlich),
Grad 4: Epiglottis nicht sichtbar (Intubation unter Sicht nicht möglich).

In Abbildung 3.1 und Tabelle 3.7 ist der Laryngoskopiebefund in Narkose dem Untersuchungsbefund am wachen Patienten gegenübergestellt.

Die Modifikation der Cormack-Lehane-Graduierung nach Wilson

Wilson (1988) modifizierte die Gradeinteilung nach Cormack und Lehane. Er teilte die Befunde in 5 Grade ein:
- *Grad 1:* Stimmbänder komplett sichtbar (vordere und hintere Kommissur),
- *Grad 2:* nur die Hälfte der Stimmbänder ist sichtbar (ausschliesslich hintere Kommissur),
- *Grad 3:* nur Aryknorpel sichtbar,
- *Grad 4:* nur Epiglottis sichtbar,
- *Grad 5:* Epiglottis nicht sichtbar.

Der Test nach Patil (Der thyromentale Abstand)

Patil et al. (1983b) beschrieben die Messung des Abstands von der Kinn-Innenkante bis zur Incisura thyroidea des Schildknorpels (s. Abb. 3.2) mit Hilfe eines „intubation gauge", eines speziell für diesen Test entwickelten 6,5 cm langen Messgerätes.

Es wurden bei 75 Patienten entweder vor der Narkoseeinleitung oder nach dem Auftreten von Intubationsproblemen der thyromentale Abstand gemessen. Die Ergebnisse:

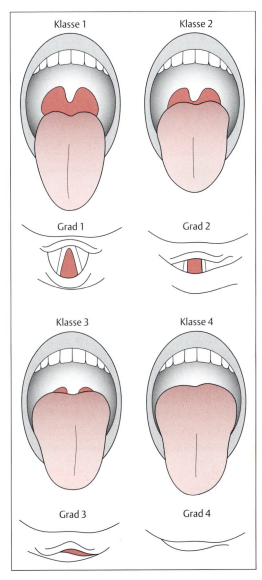

Abb. 3.1 Mallampati-Klassen (I bis III) (1983), modifiziert nach Samsoon und Young (I bis IV) (1987), Gradeinteilung der Laryngoskopiebefunde nach Cormack und Lehane.

- Bei normalen Erwachsenen ist die Distanz zwischen der Kinn-Innenkante und der Incisura thyroidea des Schildknorpels grösser/gleich 6,5 cm.
- Ist die Distanz kleiner als 6,0 cm, ist die Sicht auf den Kehlkopf bei der direkten Laryngoskopie unmöglich.
- Beträgt die Distanz 6,0 – 6,5 cm und der Patient hat weder prominente Oberkieferzähne, ein fliehen-

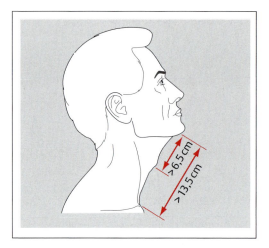

Abb. 3.2 Messung des Abstands Kinn-Innenkante zu Incisura thyroidea superior (**Test nach Patil, 1983b**), in der Literatur werden unterschiedliche Grenzwerte angegeben (6,5–7,0 cm) – unterhalb dieser Grenzwerte ist mit einer schwierigen Intubation zu rechnen. Messung des Abstands Kinn-Innenkante zur Oberkante des Sternums bei geschlossenem Mund und maximaler Extension im atlanto-okzipitalen Gelenk (**Test nach Savva, 1994**), in der Literatur werden auch für diesen Test unterschiedliche Grenzwerte angegeben (12,5 – 13,5 cm) – unterhalb dieser Grenzwerte ist mit einer schwierigen Intubation zu rechnen.

des Kinn noch Störungen im temporo-mandibulären Gelenk oder der Halswirbelsäule, sind die Laryngoskopie und die Intubation möglich, aber schwierig.
- Im letzteren Fall können ein Lagerungskissen unter dem Kopf, der Gebrauch eines geraden Spatels und der Druck auf den Kehlkopf von aussen die Sichtbarkeit auf den Kehlkopf verbessern.

Wertung des Patil-Tests

Frerk (1991) hat den Test nach Patil und den modifizierten Mallampati-Test miteinander verglichen. Bei der Untersuchung von 244 Patienten (nicht näher klassifiziertes Patientenkollektiv) betrug die Sensitivität für den modifizierten Mallampati-Test (schwierige Intubation bei Vorliegen der Klassen 3 oder 4) 81,2 % (Spezifität 81,5 %) und für den Patil-Test (schwierige Intubation bei einem thyromentalen Abstand von < 7 cm) 90,9 (Spezifität 81,5 %). Bei der Kombination beider Tests zur Vorhersage einer schwierigen Intubation betrug der positive Vorhersagewert nur noch ca. 2 % („falscher Alarm" bei 5 Patienten). Die Sensitivität blieb bei der Kombination beider Tests bei 81,2 %.

Werden nun die verschiedenen Studien, die die Messung des thyromentalen Abstands nach Patil als alleinigen Prädiktor für schwierige Intubationen untersuchen, miteinander verglichen, so wird durchschnittlich ein positiver Vorhersagewert von 36,3 % gefunden, d. h. ca. 1/3 der schwierigen Intubationen werden korrekt vorhergesagt. In 26,3 % gibt es falsche Alarmsituationen.

Frerk et al. stellten 1996 einen funktionellen Zusammenhang zwischen einem eingeschränkten atlantoaxialen und atlanto-okzipitalen Abstand als Ursache für eine eingeschränkte Kopfextension und dem thyromentalen Abstand als klinische Messmethode der Kopfextension fest. In dieser Arbeit wurde eine sehr gute Korrelation zwischen klinischen und radiologischen Messungen des thyromentalen Abstands gefunden, so dass die Autoren schlussfolgern, die Messung des thyromentalen Abstands sei bei sorgfältiger Durchführung eine sichere reproduzierbare Bedside-Methode.

Sternomentaler Abstand nach Savva und Ramadhani

Savva (1994) verglich 5 verschiedene Tests (modifizierter Mallampati-Test, thyromentaler Abstand nach Patil, sternomentaler Abstand, Mundöffnung und die Fähigkeit „Vorwärtsschieben des Unterkiefers"). Das „Best of five"-Ergebnis in dieser Studie fiel eindeutig zugunsten der Messung des sternomentalen Abstands (< 12,5 cm, s. Abb. 3.2) aus (Sensitivität 82 %, Spezifität 88 %, positiver Vorhersagewert 27 %, „Falsche-Alarm-Fraktion" 10,9 %).

Zu einem ähnlichen Ergebnis kamen auch Ramadhani et al. (1996), allerdings bei einem Grenzwert des sternomentalen Abstands von 13,5 cm. Bei Reduktion des Grenzwertes auf 12,5 cm fanden sie zwar einen Anstieg der Spezifität auf 87 %, aber einen Abfall der Sensitivität auf 44 %. Die Autoren schlussfolgerten, dass ein Grenzwert von 12,5 cm der bessere Prädiktor sei, ein Grenzwert von 13,5 cm aber das bessere Verhältnis zwischen Sensitivität und Spezifität darstelle.

In einem 1998 erschienenen „Letter" von Chou und Wu wird die Wertigkeit des thyromentalen Abstands als Prädiktor für eine schwierige Intubation relativiert. Im Vergleich werden die Faktoren „fliehendes Kinn" und „kurzer R. mandibulae" diskutiert. Die Autoren definieren eindeutig den „kurzer R. mandibulae" als den entscheidenden Prädiktor für eine schwierige Intubation.

Bei Patienten mit einem kurzen R. mandibulae scheinen der mandibulo-hyoidale und der thyromentale Abstand länger und somit wird eine falsche Vorgabe (falsch negatives Ergebnis) bei der alleinigen Betrachtung des thyromentalen Abstands gegeben.

Zusätzliche Prädiktoren

Mundöffnung

Zum Verständnis der Mundöffnung hilft uns die Betrachtung der Physiologie des Kiefergelenks (Kapitel 1.3). Die ersten 25 mm Mundöffnung werden durch die Rotationsbewegungen der Kiefergelenkköpfchen in den Gelenkpfannen erzeugt. Die weitere Mundöffnung ist durch eine Translation der Gelenkköpfe nach vorn in Richtung Tuberculum articulare möglich. Bei Gleiten der Gelenkköpfe über das Tuberkulum hinaus kommt es zur *Kiefersperre* (Unmöglichkeit des Mundschlusses). Bei einer Diskusluxation nach vorn ist demzufolge nur eine Mundöffnung bis ca. 25 mm möglich, da die Translation durch den luxierten Discus articularis verhindert wird. Eine Einschränkung der Mundöffnung ist ebenso zum Beispiel bei Abszessen im oropharyngealen Bereich, Tumorwachstum und arthritischen Veränderungen in den Kiefergelenken oder Kiefergelenkankylose die Folge.

Bei 6 % aller Patienten mit rheumatoider Arthritis ist die Ebene der Stimmbänder nach vorn und links verschoben, und die Stimmbänder selbst befinden sich in einer „Rechtsdrehung" (Randell 1996), was die Sicht bei der Laryngoskopie erschweren kann.

Bei der Maskenbeatmung wird im allgemeinen der Unterkiefer gegen den Oberkiefer gepresst, um den oropharyngealen Luftweg zu erweitern. Dabei tritt aber eine Blockierung in den Processus condyloidei, die mit dem temporomandibulären Gelenk artikulieren auf (Norton 1996). Dieses Phänomen behindert die Mundöffnung und die maximale Extension des Zungengrunds. Zur Vermeidung empfiehlt sich zunächst die Öffnung des Mundes und danach das Hoch- und Vorziehen des Unterkiefers. Damit kommt es zu einer Ventralverlagerung des Zungengrundes und somit zum beabsichtigten Effekt, der Vergrösserung des oropharyngealen Raums.
Die Schneidezahn-Kanten-Distanz (SKD), wird bei zahnlosen Patienten durch die Messung der Alveolar-Kanten-Distanz (AKD) ersetzt.

Nach Vaughan (1997) (in Latto und Vaughan, 1997) sollte der Patient in der Lage sein, bei maximal geöffnetem Mund die 3 mittleren Finger seiner rechten Hand zwischen die Zahnreihen bzw. die Alveolarkanten zu bringen (s. Abb. 3.3). Das entspricht einem Abstand von 4–6 cm. Für die laryngoskopische Intubation ist eine minimale Mundöffnung von 3–4 cm erforderlich. Für das Einführen einer Kehlkopfmaske reichen im allgemeinen 2 cm aus.

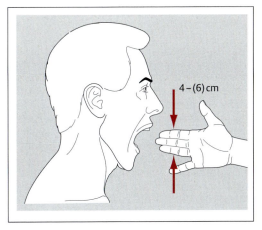

Abb. 3.3 Test der normalen Mundöffnung nach Vaughan (in Latto IP, Vaughan RS. Difficulties in tracheal intubation. W.B. Saunders Company Ltd. 1997, Mit freundlicher Genehmigung von W.B. Saunders Co. Ltd., London und Prof. R.S. Vaughan). Beim Erwachsenen passen normalerweise die drei mittleren Finger einer Hand zwischen die Zahnreihen bei maximal geöffnetem Mund.

Bei einer ausreichenden Mundöffnung und Zungenbeweglichkeit sollte die Uvula sichtbar sein.

Unterkieferbeweglichkeit

Die Fähigkeit „Vorwärtsschieben des Unterkiefers" (= Protrusion) kann in 3 Grade eingeteilt werden:
- Grad 1: die unteren Zähne können horizontal vor die oberen (mindestens 5 mm s. Abb. 3.4),
- Grad 2: die unteren Zähne können nur auf Höhe der oberen bewegt werden,

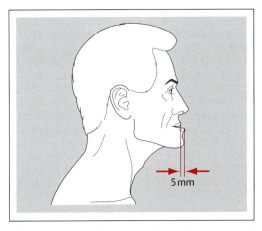

Abb. 3.4 Test: Fähigkeit zur Kinn-Protrusion (Translation).

- Grad 3: es ist nicht möglich, die unteren Zähne in Okklusionsstellung zu bringen.

Zum Test der Messung der Protrusion kann der Patient aufgefordert werden, sich in die Oberlippe zu „beissen". Eine schwierige Laryngoskopie/Intubation wird erwartet bei: mandibulärer Retrognathie, maxillärer Prognathie, Unterkieferhypoplasie, postoperativen Zustände mit Einschränkung der Unterkieferbeweglichkeit (z. B. maxillo-mandibuläre Fixation). Ein weiterer Test zur Messung der Kinn-Protrusion wird auf S. 135 (Abb. 3.**15**) beschrieben.
In der anglo-amerikanischen Literatur ist häufig der Begriff „Subluxation" für die Fähigkeit „Vorwärtsschieben des Unterkiefers" zu finden. Die Subluxation ist ein pathologischer Begriff. Damit wird das partielle Herausgleiten der Kiefergelenkköpfchen aus der Gelenkpfanne bezeichnet. Mit der „Subluxation" ist die Translation der Kiefergelenkköpfchen gemeint.

Die Retrognathie

Butler und Dhara (1992) untersuchten 250 allgemeinchirurgischen Patienten. Wurde die Retrognathie als Prädiktor für eine schwierige Intubation verwandt, war die Sensitivität 61 %, die Spezifität 86 % und der positive Vorhersagewert 28 %. Die Autoren schlussfolgerten, daß die Retrognathie ein Prädiktor für eine schwierige Intubation ist.

Zungengröße- und Beweglichkeit

Die Beurteilung der Zungengrösse und Beweglichkeit der Zunge lässt Rückschlüsse auf die Verdrängbarkeit des Organs durch das Laryngoskop zu.

Bewegungseinschränkungen der Zunge sind z. B. bei Zungen-Mundboden-Teilresektionen im Rahmen der Tumorchirurgie durch narbige Fixierung zu erwarten, eine Grössenzunahme des Organs bei Akromegalie oder bei einem Hämangiom der Zunge.

Bei der Akromegalie finden wir neben Intubationsproblemen sehr oft auch Beatmungsprobleme mit der Gesichtsmaske. Neben der vergrösserten Zunge weisen die Patienten meistens noch eine Prognathie und eine Anschwellung der pharyngealen und laryngealen Weichteile, eine mehr oder weniger ausgeprägte „Fixierung" der Stimmbänder und eine Hypertrophie der aryepiglottischen Falte und der Taschenfalte auf (Randell 1996).

Die Passierbarkeit der Mundhöhle und des Mesopharynx muss als Voraussetzung für das Einführen des Laryngoskops und des Tubus beurteilt werden. Zusammenfassend lässt sich sagen, dass es einen funktionellen Zusammenhang zwischen der Funktion des temporo-mandibulären Gelenks, der maximalen Mundöffnung, der Dentition und der Zungengrösse gibt.

Zahnstatus

Bei der Beurteilung des Zahnstatus sind besonders lockere Zähne und Zahnlücken im Oberkieferfrontzahnbereich, ein einzelner Oberkieferfrontzahn und vorstehende Oberkieferschneidezähne von Bedeutung. Diese Befunde können enorme Probleme bei der Laryngoskopie bereiten. Im Zweifelsfall kann eine zahnärztliche Untersuchung oder ein Zahnröntgenbefund Aufschluss über Zahnkrankheiten geben. Bei der Parodontitis marginalis profunda können die Zähne klinisch völlig fest erscheinen, obwohl die Verankerung im Alveolarknochen nur noch minimal ist. Freiliegende Zahnwurzeln bei der Inspektion und Patientenangaben über Zahnfleischbluten sollten Warnsymptome sein. Zur Vermeidung forensischer Konsequenzen ist eine exakte Dokumentation des Zahnstatus vor einer Intubationsnarkose von Bedeutung.

Atmung und Sprache

Das Vorliegen eines inspiratorischen Stridors ist ein Hinweis auf eine Stenosierung im supraglottischen und glottischen Raum. Ein alleiniger expiratorischer Stridor weist eher auf eine Obstruktion im Bereich der grossen Bronchien hin. Biphasische in- und expiratorische stridoröse Atemgeräusche treten meist bei subglottischen und trachealen Obstruktionen auf. Zur diagnostischen Abklärung kommen eine fiberoptische Pharyngo-Laryngo-Tracheo-Bronchoskopie oder eine hals-nasen-ohren-ärztliche Spiegeluntersuchung sowie die Bestimmung der expiratorischen und inspiratorischen Vitalkapazität und die Aufzeichnung eines Fluss-Volumen-Diagramms in Frage. Mit dieser einfachen und kostengünstigen Methode ist eine Differenzierung von Obstruktion und Restriktion möglich.

Tabelle 3.8 Pathologische Veränderungen im Oro-Pharynx- und Larynx-Bereich mit den dazugehörigen Symptomen

Symptome	pathologisches Substrat
Heiserkeit, Stridor	Larynx-Karzinome Glottis-Karzinome
uncharakteristisches Druck-, Fremdkörper-, Globusgefühl	alle Karzinome im Oropharynx-, Larynxbereich
Schluckbeschwerden	Pharynx-Karzinome
Schmerzen, in das Ohr ausstrahlend	Tonsillen-Karzinome, Oropharynx-Karzinome Hypopharynx-Karzinome supraglottische Kehlkopf-Tumoren
klossige Sprache	Zungengrund- und Zungenkörper-Karzinome
Foetor ex ore	Exulzerationen

Die Stimme des Patienten kann Aufschluss über anatomische oder pathologische Veränderungen geben.
- Eine klossige Sprache ist meistens ein Hinweiszeichen auf eine *supraglottische* Obstruktion, z. B. der Zunge im Rahmen der Makroglossie, eines Zungenhämangioms oder von Tumorwachstum.
- Eine krächzende, heisere Stimme liefert uns einen Hinweis auf Veränderungen im Bereich der *Glottisregion*, z. B. bei einem Stimmbandkarzinom.
- Bei *subglottischen* Veränderungen bleibt die Stimme klar, klingt aber schwach.

In Tabelle 3.8 sind die Symptome zusammengefasst, die auf pathologische Veränderungen im Oropharynx- bzw. Larynxbereich hinweisen. Dazu gehören Schluckbeschwerden, Druck-, Fremdkörper-, Globusgefühl im Oropharynxbereich, Schmerzen, die in das Ohr ausstrahlen, Foetor ex ore. Sie können Hinweise auf Tumorwachstum sein.

Hals

Die objektive Beurteilung eines *kurzen* Halses ist äusserst schwierig. Es gibt aber einen statistisch signifikanten Zusammenhang zwischen der Zunahme des *Halsumfangs* in Höhe des Kehlkopfes und dem Schwierigkeitsgrad der direkten Laryngoskopie. Als Grenzwert für den Halsumfang in Höhe des Kehlkopfes werden von Nath (1997) 33 cm angegeben.

Narbige Veränderungen durch Verbrennungen, Operationen im Bereich der Halsweichteile oder eine grosse Struma machen eine Reklination des Kopfes unmöglich. Ebenso ist eine Einschränkung der Beweglichkeit der Mundweichteile bei der Lateroposition der Zunge im Rahmen der Laryngoskopie zu erwarten.

White und Kander (1975) kamen zu dem Schluss, dass zwar immer bei einem kurzen Hals mit einer schwierigen Intubation zu rechnen ist, allerdings im retrospektiven Vergleich von jeweils 13 leicht und schwierig zu intubierenden Patienten keine signifikanten Unterschiede in Bezug auf Höhe der Wirbelkörper und Länge der Processus spinosus vorhanden waren.

Kopf-Hals-Beweglichkeit

Tests nach Vaughan

Latto und Vaughan (1997) beschrieben 2 Tests zur Untersuchung der Kopf-Hals-Beweglichkeit.
1. Die *allgemeine HWS-Beweglichkeit* wird überprüft, indem der Patient aufgefordert wird, den Kopf maximal zu beugen und zu strecken. Der Winkel zwischen den beiden Positionen sollte dabei im allgemeinen grösser als 90° sein. Die Flexion der Halswirbelsäule ist wichtig für die Einnahme der für die Intubation so bedeutenden „sniffing the morning air position".
2. Die *spezifische Beweglichkeit im atlanto-okzipitalen Gelenk* wird getestet, indem der Patient aufgefordert wird, die Hände mit verschränkten Fingern in den Nacken zu legen. Dabei wird das Kinn auf die Brust bewegt. Im Liegen schaut der Patient horizontal an die gegenüberliegende Wand, im Stehen senkrecht auf den Boden (bei einer Beugung im Becken um 90°). Der liegende Patient wird nun aufgefordert, einen Punkt an der Zimmerdecke zu fixieren, der stehende Patient einen an der Wand. Der Winkel zwischen den beiden Blickrichtungen beträgt bei normaler Beweglichkeit 90°. Bei weniger als 90° kommt es zu einer Zunahme des Schwierigkeitsgrads der Intubation (s. Abb. 3.5).

Der Test nach Delilkan

Beim Test nach Delilkan (1979) legt der Untersucher dem Patienten bei neutraler Kopfhaltung und geschlossenem Mund einen Zeigefinger unter die Kinnspitze und einen unter die Protuberantia occipitalis externa. Der Patient wird nun aufgefordert, den

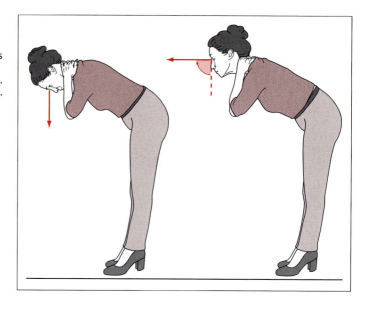

Abb. 3.5 Messung der atlanto-okzipitalen Extension nach Vaughan (in Latto IP, Vaughan RS. Difficulties in tracheal intubation. W.B. Saunders Company Ltd. 1997, Mit freundlicher Genehmigung von W.B. Saunders Co. Ltd., London und Prof. R.S. Vaughan).

Kopf maximal zu reklinieren. Wenn dabei der „Kinnfinger" höher liegt als der „Okzipitalfinger", entspricht dies einem sternomentalen Abstand von > 12,5 cm. Erreicht der „Kinnfinger" lediglich die gleiche Höhe wie der „Okzipitalfinger" oder bleibt er gar unter dessen Niveau, entspricht dies einem sternomentalen Abstand < 12,5 cm, und es ist mit einer schwierigen Intubation zu rechnen (s. Abb. 3.**6**).

Der Test nach Bellhouse und Doré

Bellhouse und Doré (1988) beschrieben einen Bedside-Test zur Messung der atlanto-okzipitalen Extension, in dem sie die Richtlinien der American Academy of Orthopedic Surgeons berücksichtigten. Mit Hilfe eines Winkelmessers wird der Winkel zwischen den unterschiedlichen Positionen der Kauflächen der Oberkieferzähne gemessen, der durch die Bewegung des Kopfes aus der neutralen Position in die Extensionsposition im atlanto-okzipitalen Gelenk entsteht (s. Abb. 3.**7 a** und **b**). Die Ergebnisse werden durch Vergleich mit der normalen Extensionsfähigkeit in 4 Grade eingeteilt:
- Grad 1 = keine Reduktion der Extension,
- Grad 2 = Reduktion um 1/3,
- Grad 3 = Reduktion um 2/3,
- Grad 4 = keine Extension möglich.

Komplikationen bei der Laryngoskopie werden bei Vorliegen der Grade 3 und 4 erwartet. Die Autoren warnen vor einer bei vielen Tests üblichen visuellen Schätzung der atlanto-okzipitalen Extension, da diese Methode zu ungenau sei (Nadal 1998, s. Abb. 3.**7b**).

Nach Horton et al. (1989) ist es nicht sinnvoll, die atlanto-okzipitalen und atlanto-axialen Gelenke getrennt zu betrachten, weil die Bewegungen der atlanto-okzipitalen Gelenke nicht isoliert von den Bewegungen des Dens axis zu betrachten sind. Die Besonderheit dieser Gelenke besteht darin, dass es keine Disci gibt und dass der Dens eine direkte ligamentäre Verbindung zum vorderen und lateralen Rand des Foramen magnum hat. Norton (1996) ordnet die Hauptbewegungen Flexion und Extension nicht dem atlanto-okzipitalen Gelenk zu, sondern der Halswirbelsäule zwischen C4 und C7. Röntgenvideoaufnahmen haben gezeigt, dass es nur bei maxi-

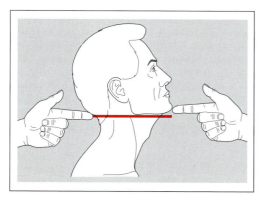

Abb. 3.6 Messung der atlanto-okzipitalen Extension (aus Delilkan AE. Pre-anaesthetic prediction of difficult intubation – a warning sign. Malaysian J Surg 1979; 5 : 68–72).

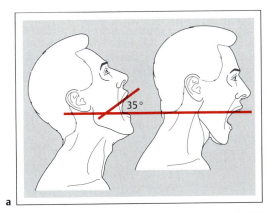

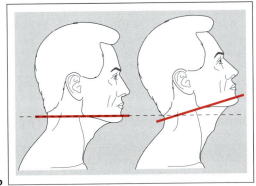

Abb. 3.7 a Messung der atlanto-okzipitalen Extension (aus Bellhouse CP, Doré C. Criteria for estimating likelihood of difficulty of endotracheal intubation with the Macintosh laryngoscope. Anaesth Intens Care 1988;16:329–337, unter Berücksichtigung der Richtlinien der American Academy of Orthopedic Surgeons). Mit einem Winkelmesser wird der Winkel transversal zu den Kauflächen der Oberkieferzähne zwischen den Positionen: Flexion der Halswirbelsäule und Extension im atlanto-okzipitalen Gelenk durch Einnehmen der Schnüffelposition gemessen. b Messung der maximalen Kopfextension (aus Nadal JLY, Fernandez BG, Escobar IC, Black M, Rosenblatt WH: The palm print as a sensitive predictor of difficult laryngoscopy in diabetes. Acta Anaesthesiol Scand 1998;42:199-203). Zunächst wird bei neutraler Kopfhaltung eine Linie durch Kinn und Kieferwinkel parallel zum Untergrund angelegt. Nach der maximalen Kopfextension wird der Winkel zwischen den von einander abweichenden Linien gemessen. Dieser Winkel sollte mindestens 35° betragen.

maler Extension zu einer Bewegung im atlanto-okzipitalen Gelenk kommt. Die Untersuchungen von Horton (1989) haben gezeigt, dass bei der üblichen Lagerung zur Intubation die untere Halswirbelsäule gerade und die Extension im atlanto-axialen Gelenk an der Obergrenze zum Normalen ist. Dieses Gelenk ist der beweglichste und instabilste Teil der gesamten Wirbelsäule.

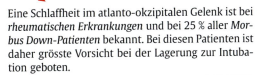

Eine Schlaffheit im atlanto-okzipitalen Gelenk ist bei *rheumatischen Erkrankungen* und bei 25 % aller *Morbus Down-Patienten* bekannt. Bei diesen Patienten ist daher grösste Vorsicht bei der Lagerung zur Intubation geboten.

Um diesen Patienten einen Komfort bei der Lagerung zu bieten, werden meistens Unterlagen unter dem Kopf plaziert. Bei zu dicken Unterlagen wird bei der Intubation die Mundöffnung behindert. Die Reflex-Bewegungen des Intubierenden sind bei dieser Problematik: die extreme Extension des Kopfes, Hochziehen des Kinns und Drücken des Kopfes gegen die Unterlage. Diese Manöver sind bei Patienten mit rheumatoider Arthritis bzw. atlanto-axialer Instabilität sehr gefährlich.

Beurteilung der Nasenpassage

Neben der Beurteilung der Passage der Mundhöhle und des Oropharynx ist bei einer geplanten nasotrachealen Intubation die Beurteilung der Passage der Nasenhöhle und des Nasopharynx erforderlich. Der Patient ist über Besonderheiten bei der Nasenatmung, Verletzungen und Operationen zu befragen.
Eine einfache Methode ist die Beurteilung der seitengetrennten Nasenatmung. Bei der Ausatmung gegen einen unter die Nase gehaltenen Spiegel kommt es zu einem Beschlagen des Spiegels durch die Ausatmungsluft. Diese Methode sagt nichts über eine mögliche Tubuspassage der Nase aus.
Die sicherste Methode für die Beurteilung der Nasenpassage ist die Rhinoskopie mit einem Spekulum. Dabei können Vestibulum, Septum, Muscheln und Choanen beurteilt werden. Es fallen Muschel- und Knorpelfehlbildungen, Septumdeviationen und Polypen auf. Diese Veränderungen können eine nasotracheale Intubation limitieren oder unmöglich machen.

Besonderheiten bei Adipositas-Patienten

Oates et al. (1991) mahnen zur Vorsicht bei Patienten mit einem Gewicht über 110 kg und empfehlen bei diesen Patienten weitere Untersuchungen zur Evaluierung der Atemwege.
Voyagis et al. (1998) untersuchten 1833 Adipositas-Patienten (Schwangere und kardiochirurgische Patienten waren nicht eingeschlossen) mit dem klassischen Mallampati-Tests zur Vorhersage einer schwie-

rigen Intubation. Das Übergewicht wurde in dieser Studie mit dem „body mass index" definiert (BMI = Körpergewicht × Körpergrösse^{-2} in kgm^{-2}). Die Ergebnisse zeigten eindeutig eine Zunahme des Risikos der schwierigen Intubation bei adipösen Patienten.

Die Adipositas ist kein sicherer Prädiktor zur Vorhersage einer schwierigen Intubation. Sie ist aber ein Warnzeichen für eine erschwerte Maskenbeatmung.

In einer Studie von Benson et al. (2000) waren lediglich der Mallampati-Test und das Körpergewicht als Prädiktoren für eine schwierige Laryngoskopie aus den routinemäßig erhobenen Patientendaten bei der Prämedikationsviste zuverlässig.

Nach Isono et al. (1997) kommt es bei Adipositas-Patienten durch das Vorwärtsziehen des Unterkiefers (Esmarch-Handgriff) lediglich zu einer Öffnung des Oropharynx, nicht aber zu einer Öffnung des Velopharynx. Aufgrund der direkten anatomischen Verbindung zwischen Unterkiefer und Zunge bewirkt das Vorwärtsziehen des Unterkiefers eine Vorwärtsbewegung des Zungengrunds. Dieser Mechanismus bewirkt jedoch keine ausreichende Vergrösserung des velopharyngealen Raums bei anästhesierten Adipositas-Patienten.

Schlaf-Apnoe-Syndrom

Eine Sonderform von funktionellen und anatomischen Veränderungen der Atemwege stellt, besonders bei adipösen Patienten, das Schlaf-Apnoe-Syndrom („*Zentrale, obstruktive und gemischte Schlafapnoe*") dar.

Die Ursache für die „Obstruktive Schlafapnoe" ist eine Rückwärtsbewegung der Zunge gegen die Rachenhinterwand durch eine Störung der dynamischen Kontraktion der pharyngealen und hypopharyngealen Muskeln. Ein ähnliches Phänomen tritt bei grossen Tonsillen und Adenoiden, Makroglossie, Mikrognathie und allgemein bei Patienten in Narkose oder bei Bewusstlosen auf.

Diese ventilatorischen und respiratorischen Komplikationen bei adipösen Patienten verdienen besondere Aufmerksamkeit bei der Maskenbeatmung und der Intubation. Eine Wachintubation ist in besonders ausgeprägten Fällen zu empfehlen.

Besonderheiten bei Diabetes-mellitus-Patienten

Das „Limited Joint Mobility Syndrom"

Bei dem „limited joint mobility syndrom" gibt es röntgenologisch keine Auffälligkeiten im Gelenk (Rosenbloom 1974). Besonders betroffen sind das Kiefergelenk, die Interphalangeal-Gelenke und das atlantookzipitale Gelenk. Bei Patienten, deren Diabetes mellitus 10 Jahre und länger besteht, ist in ca. 25–45 % dieses Syndrom zu finden. Es wurde eine positive Korrelation des Syndroms mit mikrovaskulären diabetischen Komplikationen gefunden. Es konnte keine Korrelation mit der Höhe des Blutzuckers oder der Insulindosis nachgewiesen werden. Die Ursachen sind vermutlich Bindegewebsstoffwechselstörungen und eine Glykosylierung in den Gelenken.

Als Ursachen für eine schwierige Intubation bei langjährigen Diabetikern sind möglich: Veränderungen der kleinen Gelenke an Kehlkopf, Halswirbelsäule und der Kiefergelenke.

Die diabetische Cheiropathie

Von den Interphalangeal-Gelenken sind am häufigsten die der Finger 4 und 5 betroffen, so dass die Finger und Handflächen nicht aneinandergelegt werden können. Dies wird allgemein als diabetische Cheiropathie oder als „prayer sign" (Hogan et al. 1988) bezeichnet (s. Abb. 3.**8**). Auch an den Fussgelenken gibt es ähnliche Veränderungen. Reissel et al. (1990) haben eine Graduierung der Handabdrücke vorgenommen:

- Grad 0: alle phalangealen Flächen sichtbar,
- Grad 1: Fehlen der interphalangealen Flächen der Finger 4 *und* 5,
- Grad 2: Fehlen der interphalangealen Flächen der Finger 2 *bis* 5,
- Grad 3: nur die Fingerspitzen sind sichtbar.

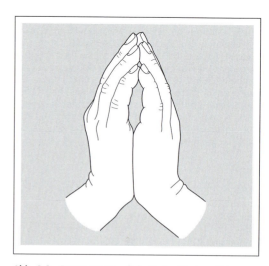

Abb. 3.8 „Prayer sign" = diabetische Cheiropathie

In einer prospektiven Studie von Nadal et al. (1998) wurde die „palm print"-Methode (Handabdruck der dominanten Hand) mit anderen Tests (klassischer Mallampati-Test, thyromentaler Abstand, Kopfextension) zur Vorhersage einer schwierigen Intubation bei Typ-1- und Typ-2-Diabetikern verglichen.

Die „Palm print-Methode" ist *bei Diabetikern* der sensitivste Prädiktor, verglichen mit anderen Tests, zur Vorhersage einer schwierigen Intubation.

Eine zusätzliche Gefährdung im Zusammenhang „Notoperation und schwierige Intubation" besteht bei diabetischen Patienten durch gastro-intestinale Motilitätsstörungen, dadurch verzögerte Magenentleerung mit Restinhalt und einer Hyperazidität (Nadal et al. 1998).
Zusammenfassend muß festgestellt werden, dass viele Untersuchungen und Tests zum Teil nicht standardisierbar sind, wie z.B. eingeschränkte Beweglichkeit im atlanto-okzipitalen Gelenk und im Kiefergelenk, niedrige Gewebe-Compliance von Zunge und submandibulärem Raum, kurzer Hals, starke Halsmuskulatur, vergrösserte Oberkieferschneidezähne. Die aussagekräftigsten Tests sind die, in denen möglichst viele Risikofaktoren erfasst werden und die auch nicht bei einer unterschiedlichen Prävalenz der schwierigen Intubation in unterschiedlichen Patientenkollektiven versagen. Bainton (1996) empfiehlt nicht die Suche nach dem „best test", sondern nach der „best algebraic sum" verschiedener Tests als befriedigendere Lösung.

Testkombinationen

Die Testkombinationen wurden nach dem Jahr der Veröffentlichung geordnet. Damit wird die bisher nicht abgeschlossene Suche nach dem perfekten Test deutlich.

Der Wilson-Risiko-Score

Der Wilson-Risiko-Score (1988) (s. Tab. 3.**9**) umfasst die Beurteilung von 5 Faktoren (Körpergewicht, Kopf- und Halsbeweglichkeit, Mundöffnung, Mikrognathie und vorstehende Schneidezähne). Eine Punktegraduierung für die einzelnen Faktoren zwischen 0 und 2 lässt eine Gesamtpunktzahl zwischen 0 und 10 zu. Bei einer Punktezahl von 2 wurde eine schwierige Intubation vorhergesagt. (Die Sensitivität lag in der Originalarbeit bei 75 %, der positive Vorhersagewert bei ca. 12 %).

Tabelle 3.**9** Wilson-Risiko-Score: IG = Intergnathenabstand, Slux = Fähigkeit zur Subluxation im Unterkiefer; bei einem Punktwert von > 2 ist eine schwierige Intubation zu erwarten (nach Wilson ME, Spiegelhalter D, Robertson JA, Lesser P. Predicting difficult intubation. Br J Anaesth 1988; 61 : 211 – 216)

Risikofaktor	Kategorie	Punkte
Körpergewicht	< 90 kg	0
	90 – 110 kg	1
	> 110 kg	2
Kopf-Hals-Beweglichkeit	> 90°	0
	ca. 90°	1
	< 90°	2
Mundöffnung	IG > 5 cm	0
	IG < 5 cm	1
	IG < 5 cm; Slux < 0	2
Mikrognathie	keine	0
	mässig	1
	stark	2
vorstehende Schneidezähne	keine	0
	mässig	1
	Stark	2

In einer Studie von Oates (1991) lag die Inzidenz der schwierigen Intubation bei 1,8 %. Die Sensitivität betrug sowohl beim Mallampati-Test (Klasse 3) als auch beim Wilson-Risiko-Score (2 und mehr Punkte) 42 %, die Spezifität für den Mallampati-Test 84 %, den Wilson-Risiko-Score 92 %, und der positive Vorhersagewert lag beim Wilson-Risiko-Score eindeutig höher (8,9 %) als beim Mallampati-Test (4,4 %). Die Autoren kommen zu dem Schluss, dass beide Tests gleichermassen einen falsch hohen positiven Anteil liefern und bestenfalls nur 50 % der schwierigen Intubationen vorhersagen. Sie geben dem Wilson-Risiko-Score den Vorzug, da der Mallampati-Test hohe interindividuelle Abweichungen bei verschiedenen Untersuchern und zwischen verschiedenen Testreihen aufweist.

„MOUTHS" nach Davies und Eagle

Davies und Eagle (1991) haben mit der Veröffentlichung mit dem Akronym „M.O.U.T.H.S." die wichtigsten Untersuchungen der Risikofaktoren zusammengefasst (s. Tab. 3.**10**). Anhand des Akronyms können bei der Prämedikationsvisite die wesentlichsten Faktoren abgearbeitet werden.
Eine Wertung oder Punktegraduierung der Ergebnisse wird in dieser Arbeit nicht gegeben.

Tabelle 3.10 Akronym „M.O.U.T.H.S." zur Einschätzung der oberen Luftwege (modifiziert nach Davies und Eagle, 1991)

Untersuchung	Beurteilung
M Mandible	Längenmessung, Messung der Translation in mm, Test nach Patil,
O Opening	Mühelosigkeit, Symmetrie, Messung der Mundöffnung in cm,
U Uvula	Beurteilung und Klassifizierung der sichtbaren oropharyngealen Strukturen,
T Teeths	Zahnstatus, Überprüfen der Zahnfestigkeit, Notieren von Zahnersatz,
H Head	Flexion, Extension, Rotation des Kopfes, Rotation der Halswirbelsäule,
S Silhouette	Oberkörper, Abnormalitäten der Vorderseite, Abnormalitäten der Rückseite, alle potentiellen Einflüsse auf die Laryngoskopie: grosse Brüste, Stiernacken, Kyphose usw.

Risiko-Kombinationen nach Rocke

Rocke et al. (1992) haben 1500 Schwangere vor einer Allgemeinanästhesie untersucht. Präoperativ wurden die Patientinnen nach dem modifizierten Mallampati-Test klassifiziert. Zusätzlich wurde die prozentuale Verteilung von 8 Risikofaktoren, deren Zusammenhang mit einer schwierigen Intubation naheliegt, bestimmt:
- kurzer Hals   14,9 %,
- Adipositas (durchschnittlich 104 kg)   7,1 %,
- fehlende Oberkieferschneidezähne   4,7 %,
- Gesichtsödem   2 %,
- Zungenschwellung   1,7 %,
- fliehendes Kinn   1 %,
- vorstehende Oberkieferschneidezähne   0,87 %,
- ein einzelner Oberkieferschneidezahn   0,2 %.

Das relative Risiko (95 %) für das Auftreten einer schwierigen Intubation war im Vergleich zur Mallampati-Klasse 1 bei der Mallampati-Klasse 4 11,3mal grösser, beim fliehenden Kinn 9,7mal, bei vorstehenden Oberkieferschneidezähnen 8mal, bei Mallampati-Klasse 3 7,6mal, bei einem kurzen Hals 5mal und bei der Mallampati-Klasse 2 3,2mal. So hat z.B. eine Patientin mit einer Mallampati-Klasse 4 und einem kurzen Hals ein kombiniertes Risiko (11,3 × 5,5) das 56mal höher ist als bei Patientinnen mit Mallampati-Klasse 1. Es war nicht möglich, eine präzise Quantifizierung einzelner Risikofaktoren im Zusammenhang mit einer schwierigen Intubation zu geben. Unter anderem lagen keine objektiven Kriterien für den kurzen Hals, die Adipositas und die Kopf- und Halsbeweglichkeit vor. Diese Kriterien wurden subjektiv eingeschätzt.

Die Berechnung des „performance index" nach Lewis

Lewis et al. (1994) haben 2 Tests (Mallampati- und Patil-Test) standardisiert, um reproduzierbare Ergebnisse zu erhalten und interindividuelle Unterschiede zu vermeiden. Sie fanden nach der Analyse von 24 Methoden-Kombinationen für jeden Test an 213 Patienten heraus, dass die aussagekräftigste Messposition der aufrecht sitzende Patient mit maximal überstrecktem Kopf und maximal herausgestreckter Zunge ist. In dieser Position wird der thyromentale Abstand gemessen, und beim Herausstrecken der Zunge muss der Patient phonieren. Nach der Untersuchung des Patienten empfehlen die Autoren die Berechnung eines „performance index":
Performance index (pi) = 2,5 × Mallampati-Klasse - MS-Länge in cm.
Dabei ist die MS-Länge („mandibular space lenght"), die Distanz zwischen Incisura thyroidea *superior* und der distalen Kinn-*Innen*kante (ein Mass für den mandibulären Raum). Die Kombination von Mallampati- und Patil-Test stellt, nach Aussagen der Autoren, die beste Kombination zur Vorhersagbarkeit einer schwierigen Intubation dar, wobei jeder Test für sich nur einen geringen Vorhersagewert hat.
Bei einem Grenzwert für den „performance index" von „2" kommt es zu einem Anstieg der Wahrscheinlichkeit schwieriger Intubationen auf 24 % und der Prozentsatz der Cormack Grad 1 und 2 Patienten, die als leicht zu intubieren vorhergesagt wurden, sinkt auf 93 %. Bei einer Zunahme der Prävalenz schwieriger Intubationen in einem bestimmten Patientenkollektiv von 5 auf 15 % bei einem „performance index" von „2", steigt die Wahrscheinlichkeit der schwierigen Intubation von 5 auf 40 %.
Eigene Ergebnisse zeigen deutlich (Kaptel 3.2), dass die Prävalenz schwieriger Intubationen von dem jeweiligen Patientengut (HNO, ZMK) abhängt.

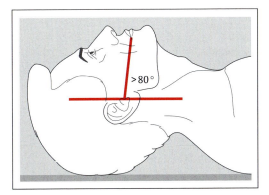

Abb. 3.9 Maß für die maximale Kopfextension (aus Tse JC, Rimm EB, Hussain A: Predicting difficult endotracheal intubation in surgical patients scheduled for general anesthesia: A prospective blind study. Anesth Analg 1995;81 : 254-258). Der Winkel, der zwischen einer gedachten Linie zwischen Mundwinkel und Tragus und einer Parallele zur Unterlage des Patienten entsteht, sollte größer als 80° sein.

Test-Kombinationen nach Tse

Tse et al. (1995) verglichen die Wertigkeit des klassischen Mallampati-Tests, des Patil-Tests und der maximalen Kopfextension (am liegenden Patienten: Winkel zwischen horizontaler Linie durch den Tragus und Verbindungslinie zwischen Mundwinkel und Tragus, der bei einer schwierigen Intubation < 80° beträgt (s. Abb. 3.9)). Die Laryngoskopiebefunde wurden nach der Graduierung von Cormack und Lehane vorgenommen (Grad 3 und Grad 4 = schwierige Intubation). Das Ergebnis zeigte, dass die Kombination aller Tests die niedrigste Sensitivität hatte, obwohl jeder einzelne Test eine höhere Sensitivität aufwies. 12,5 % der Patienten bei der Test-Kombination wurden als leicht zu intubieren eingestuft, waren aber schwierig zu intubieren – eine Situation, die fatale Folgen nach sich ziehen kann. Die niedrigste falsch negative Fraktion hatte die Mallampati-Klasse 3 (4,5 %), gefolgt vom thyromentalen Abstand (8,9 %) und der Kombination Mallampati-Klasse 3 – thyromentaler Abstand (10,4 %).

Der „airway risk index" nach El-Ganzouri

Einen umfassenden Test haben El-Ganzouri et al. (1996) vorgestellt, die Bestimmung des „airway risk index" (s. Tab. 3.11). Dieser Test ist eine Weiterentwicklung des Wilson-Tests (1988) (s. Tab. 3.9, S. 123). Nach der Untersuchung des Patienten erfolgt eine Punkteverteilung. Liegt die Gesamtpunktzahl höher als der angegebene Grenzwert von „4", ist mit einer schwierigen Intubation zu rechnen. Die Komplexität des Tests besteht unter anderem in der Berücksichtigung des thyromentalen Abstands, der Beurteilung der Mallampati-Klassifikation (ohne Phonation), in einer modifizierten Untersuchungsposition des Patientenkopfes (maximale Extension) und in der Berücksichtigung wesentlicher Risikofaktoren. El-Ganzouri et al. untersuchten 10.507 allgemeinchirurgische Patienten. Sie fanden bezüglich der Vorhersagbarkeit einer schwierigen Intubation beim Vorliegen der Cormack und Lehane Grade 3 und 4 eine durchschnittliche Sensitivität für die Mundöffnung (< 4cm) von 36,6 %, den Test nach Patil (< 6 cm) von 11,9 %, die Mallampati-Klasse 3 von 52,2 %, die Halsbeweglichkeit (< 80°) von 13,6 %, die Unfähigkeit „Vorwärtsschieben des Unterkiefers" von 21,3 %, die Adipositas (Körpergewicht > 110 kg) von 12,1 % und der positiven Anamnese bezüglich einer schwierigen Intubation von 6,9 %. Bei der Betrachtung aller 7 Faktoren wurde eine Sensitivität von 65 %, eine Spezifität von 94 % und ein positiver Vorhersagewert von 10 % gefunden.

Die Autoren schlußfolgern: die Kombination von Mallampati-Klasse 3, Patil-Test < 6 cm, Mundöffnung < 4 cm und einer positiven Anamnese (jeweilige

Tabelle 3.11 „Airway risk index": (SKD = Schneide-Kanten-Distanz, AKD = Alveolar-Kanten-Distanz, bei Zahnlosen), bei einem Punktwert von > 4 ist eine schwierige Intubation zu erwarten (nach El-Ganzouri AR, McCarthy RJ, Tuman KJ, Tanck EN, Ivanovich AD. Preoperative airway assessment: Predictive value of a multivariate risk index. Anesth Analg 1996;82 : 1197 – 1204)

Risikofaktor	Kategorie	Punkte
Mundöffnung (SKD/AKD)	> 4 cm	0
	< 4 cm	1
thyromentaler Abstand	> 6,5 cm	0
	6,0 – 6,5 cm	1
	< 6,5 cm	2
Mallampati-Klasse	I	0
	II	1
	III	2
Hals-Beweglichkeit (Extension/Flexion)	> 90°	0
	80 – 90°	1
	< 80°	2
Fähigkeit „Vorwärtsschieben des Unterkiefers	ja	0
	nein	1
Körpergewicht	< 90 kg	0
	90 – 110 kg	1
	> 110 kg	2
Anamnese (difficult airway?)	nein	0
	fraglich	1
	ja	2

Tabelle 3.12 Zuordnung der positiven Vorhersagewerte zu den wichtigsten Risikofaktoren (modifiziert nach Voyagis et al., 1995). Den grössten positiven Vorhersagewert hat die Beurteilung der Mundöffnung: 75 % aller schwierigen Intubationen wurden mit diesem Test korrekt vorhergesagt. Den geringsten positiven Vorhersagewert hat die Beurteilung der Adipositas mit dem BMI („body mass index"): lediglich 16,6 % aller schwierigen Intubationen konnten damit korrekt vorhergesagt werden.

Risikofaktoren	Positiver Vorhersagewert (%)
eingeschränkte Beweglichkeit im Kiefergelenk (Mundöffnung < 3,5 cm)	75,0
pathologische Atemwege (mit indirekter Laryngoskopie)	70,6
Zungen-Tumor oder -Zyste	64,3
extrem grosse Struma	61,5
vorstehende Oberkiefer-Schneidezähne	54,6
eingeschränkte Kopfbeweglichkeit (Winkel < 90°)	51,9
vorstehender Oberkiefer	40,9
fliehendes Kinn (Patil-Test < 6,5 cm)	37,2
lange enge Mundhöhle	35,3
kurzer muskulärer Hals	30,8
Adipositas (BMI > 40)	16,6

Tabelle 3.13 Oben: Scoring System zur Vorhersage schwieriger Intubationen. Bei einer Punktezahl > 6 ist mit einer schwierigen Intubation zu rechnen, bei einer Punktezahl < 5 mit einer leichten.
Unten: sog. „Kompensationsfaktoren", die die Punktezahl verbessern können. (nach Nath G, Sekar M. Predicting difficult intubation – A comprehensive scoring system. Anaesth Intens Care 1997; 25:482–486)

	Variable System	Score (Points)
I	thyromentaler Abstand < 7 cm	3
II	Mallampati Grad 3	2
III	eingeschränkte Kopfbeweglichkeit	2
IV	vorstehende Oberkieferzähne	2
V	Mundöffnung < 4 cm	2
VI	thyrosternaler Abstand < 7,5 cm	1
VII	Halsumfang > 33 cm	1

Variable System	Score (Points)
Subluxation/Translation möglich	1
Mundöffnung > 5 cm	1
Vertikale Halslänge > 8 cm	1
thyromentaler Abstand > 8 cm	1
Zahnlosigkeit	1

falsch negative Ergebnisse: 0,4, 0,8, 0,5 und 0,9 %) sind die besten Prädiktoren für einen Laryngoskopie-Grad 4 nach Cormack.
Voyagis et al. (1995) teilen die Auffassung der Arbeitsgruppe um El-Ganzouri. Sie fanden einen positiven Vorhersagewert von 75 % für die eingeschränkte Beweglichkeit im Kiefergelenk (Mundöffnung < 3,5 cm). In einer Tabelle, die hier modifiziert wiedergegeben wird, sind die positiven Vorhersagewerte der wichtigsten Risikofaktoren zusammengefasst. (s. Tab. 3.12).
Jacobsen et al. (1996) fanden eine andere Testkombination aussagekräftiger: Mallampati-Klasse 3 und Klasse 4 plus atlanto-okzipitale Extension (Winkel < 37,7° bei Mallampati-Klasse 3 und Winkel < 57,2° bei Mallampati-Klasse 4). Als Maß für die atlanto-okzipitale Extension wurde der Winkel zwischen neutraler Kopfhaltung und maximaler Beugung angegeben, der Drehpunkt war das Kiefergelenk. Die Kombination Länge der Mandibula und Patil-Test war nicht signifikant. Mit Hilfe der Kombination waren die Autoren in der Lage, alle Patienten, die schwierig zu intubieren waren, herauszufinden.

„Scoring System" nach Nath und Sekar

Eine ähnliche Prädiktoren-Kombination wie El-Ganzouri et al. (1996) stellten Nath und Sekar (1997) in ihrem „Scoring System" zusammen (s. Tab. 3.13). Sie erreichten damit eine Sensitivität von 96 % und eine Spezifität von 82 %. Der positive Vorhersagewert lag höher (31 %) als bei El-Ganzouri. Die Fraktion der falsch positiven Werte lag bei 50 von 282 Patienten. Die Besonderheit dieses „Scoring Systems" ist die Vergabe von sog. „Kompensationspunkten" für übernormale Faktorenbewertungen zur Erhöhung der Spezifität. So werden z.B. Punkte vergeben für einen thyromentalen Abstand > 8 cm oder eine Mundöffnung > 5 cm. Es konnte somit eine Reduktion der falsch positiven Fraktion auf 36 Patienten erzielt werden, aber die Sensitivität sank auf 87 %.

Die „Intubation Difficulty Scale" nach Adnet

Adnet et al. (1997) entwickelten eine „Intubation Difficulty Scale (IDS)". Es werden 7 Parameter, die mit einer schwierigen Intubation in Verbindung gebracht wurden, in einem der Glasgow-Coma-Scale ähnlichen Punktevergabesystem eingeordnet (s. Tab. 3.**14**).

Tabelle 3.**14** Intubation Difficulty Scale (IDS) (nach Adnet F, Borron SW, Racine SX, Clemessy JL, Fournier JL, Plaisance P, Lapandry C. The Intubation Difficulty Scale (IDS). Anesthesiology 1997;87: 1290–1297). In der Tabelle bedeuten N1 = Anzahl der Intubationsversuche, N2 = Anzahl der Intubierenden, N3 = Anzahl von Zusatzinstrumenten bzw. Techniken (Patientenlagerung, Spatelwechsel, Bougie, Fiberoptik usw.), N4 = 0 bei Vorliegen von Cormack und Lehane Grad 1 (N4 = 1 entspricht Cormack und Lehane Grad 2 usw.), N5 = 0 bei geringem Kraftaufwendung bei der Laryngoskopie (N5 = 1 bei subjektiver Zunahme der Kraftaufwendung), N6 = 0 kein Sellick-Handgriff erforderlich (N6 = 1 Sellick-Handgriff erforderlich), N7 = 0 Abduktionsstellung der Stimmbänder (N7 = 1 Adduktionsstellung der Stimmbänder).

Parameter	Punktezahl
Anzahl der Versuche	N1
Anzahl der Intubierenden	N2
Anzahl der alternativen Techniken	N3
Cormack Grade 1	N4
Kraftaufwand bei der Laryngoskopie • normal • erhöht	 N5 = 0 N5 = 1
Druck auf den Kehlkopf von aussen • nicht erforderlich • erforderlich	 N6 = 0 N6 = 1
Beweglichkeit der Stimmbänder • Abduktion • Adduktion	 N7 = 0 N7 = 1
Gesamt: IDS = Summe der Punktezahl	N1–N7

IDS-Score	Schwierigkeitsgrad
0	leicht
0 < IDS ≤ 5	gering schwierig
5 < IDS	moderat bis sehr schwierig
IDS = ∞	Intubation unmöglich

Die „Intubating Difficulty Scale" wurde verglichen mit der zur Intubation benötigten Zeit und mit einer visuellen Analogskala, die das subjektive Empfinden des Intubierenden für eine schwierige Situation aufzeichnete. Lediglich die „Intubation Difficulty Scale" erlaubte eine qualitative und quantitative Einschätzung des zunehmenden Schwierigkeitsgrades einer Intubation.

Die IDS erlaubt *keine* Vorhersagbarkeit des Schwierigkeitsgrades einer Intubation und liefert auch keine Aussage über die Ursache einer schwierigen Intubation. Die IDS wird in einer Einschätzung von Benumof (1997) aber als didaktisches Hilfsmittel positiv bewertet, mit dem die einzelnen Problemmöglichkeiten bei einer schwierigen Intubation aufgezeigt und die Lösungsmöglichkeiten reflektiert werden können. Ausserdem ist mit der IDS die Verlässlichkeit präoperativer Untersuchungen oder Tests durch Vergleiche der Schwierigkeitsgrade bei der Intubation möglich.

Der „Multifaktor-Risiko-Index" nach Arné

1998 hat ein Team um den Franzosen Arné den unserer Meinung nach umfassendsten Test zur Evaluierung schwieriger Intubationen in der Allgemein- und in der HNO-Chirurgie vorgestellt: den „Multifaktor-Risiko-Index". In Tabelle 3.**15** haben Arné et al. ihren Test mit denen von Wilson und El-Ganzouri verglichen. Die Patientendaten, die in der Studie von Arné erfasst wurden, sind in Tabelle 3.**16** wiedergegeben. Als schwierige Intubation wurde die Unmöglichkeit der Intubation durch 2 Anästhesisten (jeweils 2 Versuche) mit „best possible view" und der Gebrauch speziellen Instrumentariums (Bougie, Fiberoptik, Bullard-Laryngoskop) bezeichnet. In Tabelle 3.**17** (Seite 129) ist die Genauigkeit der einzelnen Risikofaktoren für die Vorhersage einer schwierigen Intubation wiedergegeben. Die Punkteverteilung der einzelnen Risikofaktoren ist in Tabelle 3.**16** zu sehen. Als Grenzwert zur Differenzierung in leichte und schwierige Intubationen wird ein Punktwert von 11 angegeben (bester Kompromiss zwischen Sensitivität und Spezifität). Bei einem Punktwert > 11 wird eine schwierige Intubation vorhergesagt, bei einem Punktwert < 11 kann eine schwierige Intubation, mit einem Risiko von 1–2 % der Falsch-Vorhersage, ausgeschlossen werden.

Die Hauptvorteile des „Multifaktor-Risiko-Index" von Arné et al. liegen in der hohen Spezifität und Sensitivität im Vergleich zum Wilson-Test und dem „airway risk index" von El-Ganzouri.

Tabelle 3.15 Vergleich der Tests nach Wilson, El-Ganzouri und Arné (modifiziert nach Arné et al. 1998)

Score	Definition	Patientengut	Inzidenz (%)	Sensitivität (%)	Spezifität (%)	Positiver Vorhersagewert (%)	Negativer Vorhersagewert (%)	Falsch negative Fraktion	Fehlerhafte Interpretationen (%)
Wilson et al.	Cormack 3 und 4	Allgemein	1,5	75	88	9	99	0,4	12
El-Ganzouri et al.	Cormack 4	Allgemein	1,0	65	94	10	99	0,3	7
Arné et al.	Zusätzliche Techniken	Gesamte Bevölkerung	3,8	93	93	34	99	0,3	7

Tabelle 3.16 Vereinfachter Score zur Vorhersagbarkeit schwieriger Intubationen. Die Regressions-Koeffizienten von jedem einzelnen Faktor wurden als Punkte für den „exact score" verwendet. Die Punkte des „exact score" wurden mit dem Faktor 3,15 multipliziert und gerundet, so entstanden die Punkte des hier dargestellten „simplified score". > 11 Punkte = schwierige Intubation, < 11 Punkte = leichte Intubation (modifiziert nach Arné et al. 1998).

Risikofaktoren	Punktezahl
schwierige Intubation in der Anamnese	
• nein	0
• ja	10
pathologische Veränderungen bezüglich einer schwierigen Intubation	
• nein	0
• ja	5
klinische Symptome pathologischer Atemwegsveränderungen	
• nein	0
• ja	3
Mundöffnung (SKD/AKD) und Fähigkeit zur Subluxation	
• SKD/AKD $\geq$ 5 cm oder $S_{Lux} > 0$	0
• 3,5 cm < SKD/AKD < 5 cm und $S_{Lux} = 0$	3
• SKD/AKD < 3,5 cm und $S_{Lux} < 0$	13
thyromentaler Abstand	
• $\geq$ 6,5 cm	0
• < 6,5 cm	4
maximal mögliche Kopf- und Halsbeweglichkeit	
• über 100°	0
• über 90° (90° ± 10°)	2
• weniger 80°	5
modifizierter Mallampati-Test	
• Klasse 1	0
• Klasse 2	2
• Klasse 3	6
• Klasse 4	8
Maximal mögliche Punktezahl	**48**

Die falsch negativen Ergebnisse sind mit 0,3 % relativ niedrig (bei rund 4 Patienten traten unerwartet schwierige Intubationsverhältnisse auf). Ein weiterer Vorteil ist die Anwendung des Tests auf unterschiedliche Patientenkollektive mit unterschiedlicher Prävalenz schwieriger Intubationen (s. Tab. 3.18 – Seite 130).

Tabelle 3.17 Genauigkeit der Risikofaktoren bei der Vorhersage einer schwierigen Intubation (nach Arné J, Descoins P, Fusciardi J, Ingrand P, Ferrier B, Boudigues D, Ariès J. Preoperative assessment for difficult intubation in general and ENT surgery: predictive value of a clinical multivariate risk index. Br J Anaesth 1998;80: 140–146)

Risikofaktoren	Positive Werte	Negative Werte	Falsch positive Werte	Falsch negative Werte	Sensitivität (%)	Spezifität (%)	Positiver Vorhersagewert (%)	Negativer Vorhersagewert (%)	Signifikanz
anamnestische Intubationsprobleme	7	1148	2	43	14	99	78	96	< 0,00001
pathologische Veränderungen	35	1002	148	15	70	87	19	99	< 0,00001
Symptome pathologischer Veränderungen	33	976	174	17	66	85	16	98	< 0,00001
SKD/AKD < 5cm und Translation < 0	21	1114	36	29	42	97	37	97	< 0,00001
kurzer dicker Hals	11	1065	85	39	22	93	11	96	0,001
thyromentaler Abstand < 6,5 cm	8	1090	60	42	16	95	12	96	< 0,01
Kopf- und Hals-Beweglichkeit < 90°	27	982	168	23	54	85	14	98	< 0,00001
Mallampati Klasse 3 und Klasse 4	39	982	168	11	78	85	19	99	< 0,00001
Zahnanomalien									nicht signifikant

Tabelle 3.18 Vergleich der statistischen Werte zwischen Patientenkollektiven mit unterschiedlicher Prävalenz schwieriger Intubationen (modifiziert nach Arné et al. 1998)

	Gesamt-Kollektiv	Allgemein-chirurgie	HNO-Allgemeinchirurgie	HNO-Tumorchirurgie
Inzidenz (%)	3,8	2,5	3,4	15,7
Sensitivität (%)	93	94	90	92
Spezifität (%)	93	96	93	66
positiver Vorhersagewert (%)	34	52	30	33
negativer Vorhersagewert (%)	99	99	99	98
Fehlinterpretationen (%)	7	4	8	30

Zusätzliche Untersuchungsmethoden

Bildgebende Verfahren

Bildgebende Verfahren geben Aufschluss über Ursache und mögliches Ausmass der Missverhältnisse der knöchernen Strukturen, die Hinweise auf eine schwierige Intubation darstellen. Sie sind keine Routineuntersuchungen zur Bestimmung einer schwierigen Intubation, sondern Zusatzuntersuchungen, wenn bereits schwierige Verhältnisse vorliegen, um das Ausmass besser abschätzen zu können; sie sind teuer, und die Strahlenbelastung des Patienten ist nicht zu vernachlässigen.

Mandibulo-hyoidaler Abstand

Nach Chou et al. (1993) ist der *schräg* gemessene thyromentale Abstand eng verbunden mit dem mandibulo-hyoidalen Abstand (*senkrechte* Entfernung zwischen Unterkante Mandibula und Oberkante Zungenbein im seitlichen Röntgenbild, s. Abb. 3.**14** S. 133). Patienten mit einem grossen thyromentalen Abstand haben auch einen grossen mandibulo-hyoidalen Abstand und umgekehrt. Dies stimmt mit den Untersuchungen von Horton et al. (1989) überein, die feststellten, dass das Verhältnis des Abstands zwischen Unterkieferrand und Zungenbein und dem Abstand zwischen Zungenbein und Glottis nahezu immer 50 % beträgt, d. h. das Zungenbein befindet sich nahezu in der Mitte zwischen Glottis und Unterkieferrand. Als Grenzwerte für den mandibulo-hyoidalen Abstand für Patienten, die leicht zu intubieren waren, werden nach der retrospektiven Untersuchung von Chou et al. (1993) 15,4 ± 6,3 mm für Frauen und 21,4 ± 8,6 mm für Männer angegeben, und für Patienten, die schwer zu intubieren waren, 26,4 ± 7,3 mm für Frauen und 33,8 ± 8,4 mm für Männer.

Bei einem weiter kaudal liegenden Zungenbein befindet sich der Hauptteil der Zunge im Hypopharynx und nicht in der Mundhöhle. Nach Untersuchungen von Horton et al. (1989) wird das Zungenbein bei der Laryngoskopie nach unten und vorn in Richtung Larynx bewegt. Dadurch wird ein grösserer Teil der Zunge in Richtung Pharynx verschoben. Dieses Phänomen wird in der angloamerikanischen Literatur treffend mit dem Begriff „peardrop effect" bezeichnet, der den Einfluss der Kräfte auf die Zunge und deren daraus resultierende „birnenförmige" Formänderung beschreibt. Dadurch ist zum Teil ein weiteres Vorschieben des Laryngoskops durch die vorgeschobene Zunge limitiert. Eine Annäherung der Epiglottis an die Pharynxhinterwand wird damit ebenfalls erklärt. Es muss deutlich mehr Kraft bei der Laryngoskopie aufgewendet werden, um die Zunge aus der Sichtlinie auf die Glottis zu bewegen. Dies stellt aber bei normaler Gewebe-Compliance kein grosses Problem dar.

Der Kraftaufwand bei der Laryngoskopie wird von 3 Faktoren bestimmt:
- Mundöffnung,
- Translation im Kiefergelenk und
- Anheben des Zungengrund-Komplexes.

Je mehr dieser Komplex ausserhalb der Sicht bei der Laryngoskopie liegt, um so mehr Kraft muss aufgewendet werden und um so schwieriger ist die Laryngoskopie. Das Zungenvolumen kann nur zwischen Laryngoskopspatel und Mandibula oder in den Raum unterhalb der Mandibula verdrängt werden.

Es wird immer ein bestimmtes Zungenvolumen („inevitable residual volume") geben, das nicht verlagert werden kann. Die Grösse des mandibulären Raums steht in enger Beziehung zur Beweglichkeit (Rotation und Translation = Subluxation) der Kiefergelenke, der Mundöffnung, dem Verhältnis zwischen Länge der Maxilla und Länge der Mandibula und der Dentition im Oberkiefer (Bucx 1992).

Submandibulärer Raum

Einen Test zur Schätzung der Grösse des submandibulären Raums haben Bellhouse und Doré (1988) vorgestellt. Dabei wird bei maximal geöffnetem Mund und Extension im atlanto-okzipitalen Gelenk eine gedachte Linie angenommen zwischen oberer Schneidezahnspitze und einem Punkt, der 1,5 cm hinter dem prominentesten Teil des Kehlkopfes liegt. Dieser Punkt entspricht annähernd der Position des Cartilagio corniculata (Spitzenknorpel Santorini). Der Cartilago corniculata ist ein kleiner Knorpel auf der Apex des Aryknorpels. Diese Linie entspricht der „line of vision" bei der direkten Laryngoskopie (s. Abb. 3.10a und b). Eine Senkrechte von der „line of vision" zur Kinnspitze erlaubt eine klinische Schätzung der Grösse des mandibulären Raums. Das Verhältnis zwischen Zungengrösse und mandibulärem Raum, der für die Lateroposition der Zunge bei der Laryngoskopie zur Verfügung steht, ist von Bedeutung.

Kommt es zu einer Verkleinerung des oropharyngealen Raums, kommt es auch zu einer Verkleinerung des Raums für die Zungentranslokation. Eine Sichtbehinderung bei der Laryngoskopie und Schwierigkeiten bei der Intubation können die Folgen sein.

■ Die mathematische Analyse des submandibulären Raums

Horton (1989) und Charters (1994) haben für die anatomischen Beziehungen im submandibulären Raum eine mathematische Erklärung gesucht. Mit Hilfe von radiologischen Vermessungen wurde eine Formel entwickelt, die diese Verhältnisse für jeden Patienten individuell berechenbar machen:

$$F = 100 \times XT/IT \times XS/JS \times \sin(\beta)$$

In dieser Formel sind die Strecken:
(„IT" = Verbindungslinie zwischen Oberkiefer-Schneidezahn-Spitze und einem Punkt im vorderen Kehlkopfeingang auf Höhe des Zungenbeins, „SJ" = Verbindungslinie zwischen innerem Mittelpunkt der Unterkiefer-Symphyse und Mittelpunkt der Verbindungslinie zwischen den beiden Unterkiefer-Kondylen). Im Schnittpunkt „X" zwischen den beiden Linien „IT" und „SJ" bildet sich ein Winkel (SXT). Bei einem Wert für „F" <15 wird mit einer schwerer werdenden Intubation gerechnet, Werte zwischen 5 und weniger bedeuten eine extrem schwierige Intubation und Werte nahe 0 bedeuten eine unmögliche Sicht auf die Glottis mit einem herkömmlichen Laryngoskopspatel.

Bellhouse und Doré (1988) haben anhand von 22 verschiedenen radiologischen Messungen und dem Vergleich von 5 verschiedenen Relationen als entscheidende Werte für die Vorhersage einer schwierigen Intubation die Kopfextension und das Verhältnis zwischen mandibulärem Raum und der antero-posterioren Ausdehnung der Zunge gefunden (s.

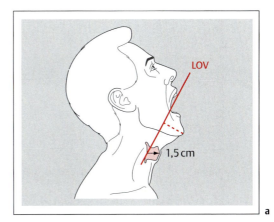

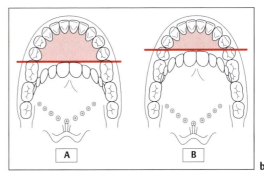

Abb. 3.10 a Rote Linie („line of vision" (LOV) bei der direkten Laryngoskopie): Von oberer Schneidezahnspitze bis zu einem Punkt 1,5 cm hinter der Kehlkopfprominenz. Dieser Punkt entspricht der Cartilago corniculata. (modifiziert nach Bellhouse und Doré 1988). b Schematische Sicht auf den Unterkiefer in Höhe der gestrichelten Horizontalen in der Abb. 3.10a. Überlagerung des mandibulären Raums (vor der roten Linie) durch den Unterkieferbogen. Die roten Linien stellen die „plane of vision" dar. Teil A: Großer mandibulärer Raum. Die Zunge muß nicht weit nach vorn verlagert werden bei der Laryngoskopie, um die Sicht auf den Larynx zu erhalten. Teil B: Kleiner mandibulärer Raum. Die Zunge muß relativ weit vorverlagert werden für die Sicht auf den Larynx, dafür steht aber nicht genügend Raum zur Verfügung – die Laryngoskopie ist schwieriger (modifiziert nach Bellhouse und Doré, 1988).

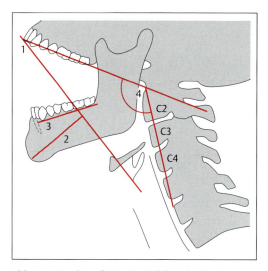

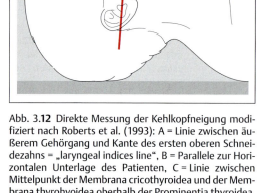

Abb. 3.11 1 = „line of vision" = Sichtlinie bei der Laryngoskopie von oberer Schneidezahnspitze bis Cartilago corniculata; 2 = senkrechter Abstand zwischen „line of vision" und Kinnspitze; 3 = die antero-posteriore Ausdehnung der Zunge; 4 = Winkel zwischen verlängerter Linie der Kauflächen der Oberkieferzähne und einer Linie zwischen vorderer unterer Kante der Halswirbel 1 und 6. Das Verhältnis 2 : 3 entspricht dem Verhältnis „Mandibulärer Raum zu Größe der Zunge" (modifiziert nach Bellhouse und Doré, 1988).

Abb. 3.12 Direkte Messung der Kehlkopfneigung modifiziert nach Roberts et al. (1993): A = Linie zwischen äußerem Gehörgang und Kante des ersten oberen Schneidezahns = „laryngeal indices line", B = Parallele zur Horizontalen Unterlage des Patienten, C = Linie zwischen Mittelpunkt der Membrana cricothyroidea und der Membrana thyrohyoidea oberhalb der Prominentia thyroidea. Der Winkel zwischen B und C gibt den Neigungswinkel des Kehlkopfes an, er wird durch eine Senkrechte zur „laryngeal indices line" in die Winkel „α" und „β" unterteilt (s. Text). Der Pfeil gibt die Kehlkopfneigung von der Horizontalen nach vorn an.

Abb. 3.11), was sich mit den Ergebnissen von Horton (1989), Bucx (1992) und Chou (1993) (s.o.) deckt.

Kehlkopfneigung

Roberts et al. (1993) definierten die Kehlkopfneigung als Winkel, der durch eine Linie zwischen der Prominenz der Thyrohyoid-Membran und dem vorderen Mittelpunkt der Krikothyroid-Membran und einer Horizontalen parallel zur Unterlage des liegenden Patienten (s. Abb. 3.12) entsteht. Der Neigungswinkel „A" kann mit Hilfe folgender Formel berechnet werden (s. Abb. 3.13):

A = anti tan (CTMD−THMD)/(CTMH−THMH).

Eine Kehlkopfneigung nach vorne um 20° oder mehr von der Senkrechten zur „laryngeal indices line" (Indirekte Messung: s. Abb. 3.13, Pfeil) ist immer mit einer Laryngoskopie-Situation Cormack Grad 3 verbunden. Die direkt, mit einem Neigungsmesser mit aufgeklebter Libelle („bubble inclinometer"), gemessene Kehlkopfneigung entspricht der Summe der Winkel α und β und liefert reproduzierbare, einfach erhältliche und mit der indirekten Messung vergleichbare Werte. Bei einer Larynx-Neigung ≥ 40° (direkte Messung: s. Abb. 3.12, Pfeil) liegt die Wahrscheinlichkeit des Vorfindens eines Cormack 3 oder 4 Laryngoskopiebefundes bei 70 %.

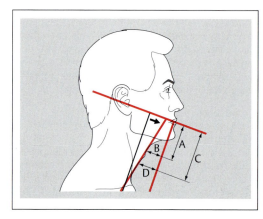

Abb. 3.13 Indirekte Messung der Kehlkopfneigung modifiziert nach Roberts et al. (1993): A = THMH = Thyro-Hyoid-Membrane-Height; C = CTMH = Crico-Thyroid-Membrane-Hight; B = THMD = Thyro-Hyoid-Membrane-Depth; D = CTMD = Crico-Thyroid-Membrane-Depth. Der Pfeil gibt den Winkel der Kehlkopfneigung an.

Atlanto-okzipitaler Abstand

Die Grösse des atlanto-okzipitalen Abstands ist (nach Untersuchungen von Nichol 1983) individuell sehr unterschiedlich, so dass die Festlegung eines Grenzwertes schwierig ist. Nach White (1975) sollte der Abstand zwischen Okziput und Processus spinosus von C1 > 4,99 mm und der Abstand zwischen C1 und C2 > 4,01 mm betragen. Diese Werte sind natürlich nur unter Zuhilfenahme bildgebender Verfahren zu gewinnen (s. Abb. 3.**14**). Nach White (1975) und Chou (1993) kommt es zu Intubationsproblemen bei einer Reduktion des atlanto-okzipitalen Abstands.
Bei geringem atlanto-okzipitalen Abstand wird bei den Extensionsversuchen im Gelenk die Halswirbelsäule lordosiert. Dadurch kommt es zu einem Vorwärtsschieben des Larynx, der damit ausserhalb des Sichtbereichs bei der Laryngoskopie liegt. Diese Problematik liegt z. B. bei *Säuglingen* und *Kleinkindern* vor und wird allgemein mit dem Begriff des „anterioren Larynx" bezeichnet.

Bei Säuglingen soll bei der Intubation keine Extension in der Halswirbelsäule erfolgen, sondern im atlanto-okzipitalen Gelenk (Herunterdrücken der Schultern des Kindes auf die Unterlage).

Bei Säuglingen und Kleinkindern liegt der Larynx relativ kranial. Die Glottis befindet sich auf Höhe der Mitte des 3. Halswirbels bei Neugeborenen und senkt sich dann im Erwachsenenalter bis auf die Höhe der Mitte des 5. Halswirbels ab. Bei einem kranial liegenden Larynx bringt die Flexion der Halswirbelsäule keine Sichtverbesserung auf die Glottis, weil keine Intervertebralgelenke oberhalb des Larynx für die Flexion vorhanden sind. Wesentlich effektvoller ist der äussere Druck auf den Larynx bei der Intubation.
Zusammenfassend können folgende radiologische Messungen ossärer Strukturen als Prädiktoren für eine schwierige Intubation (Abb. 3.**14**) angesehen werden:

Eine schwierige Intubation muß erwartet werden bei:
- einer posterioren Höhe der Mandibula > 2,7 cm (Korrelation in der Literatur nicht einheitlich beurteilt),
- einer anterioren Höhe der Mandibula > 4,8 cm (weniger aussagekräftig als die posteriore Höhe) (Korrelation in der Literatur nicht einheitlich beurteilt),
- einem Verhältnis effektive Länge der Mandibula zu posteriorer Höhe < 3,6,
- einem kleineren Abstand zwischen Okziput und Processus spinous von C1 (Patienten mit schwieriger Intubation = 2,6 mm, Patienten mit leichter Intubation = 7,38 mm),
- einer Abnahme des Abstands der Processus spinosus zwischen C1 und C2 (Patienten mit schwieriger Intubation = 2,61 mm, Patienten mit leichter Intubation = 5,54 mm),
- einer Verlängerung der Maxilla mit vorstehenden Schneidezähnen,
- einem weiter kaudal liegenden Zungenbein (bei einem kaudal liegenden Larynx), was der Vergrösserung des mandibulo-hyoidalen Abstands entspricht,
- einem weiter rostral liegenden Unterkieferwinkel (bei einer Reduktion des R. mandibulae), was dem phänotypischen Bild des fliehenden Kinns entspricht.

Bei normalen anatomischen Verhältnissen sind beim Erwachsenen folgende Zuordnungen möglich (s. Abb. 3.**14**):

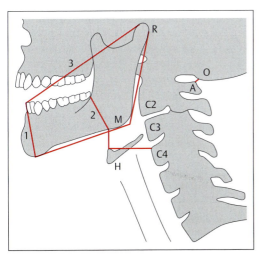

Abb. 3.**14** Radiologische Diagnostik der schwierigen Atemwegssicherung (modifiziert nach White und Kander 1975). Normale Verhältnisse liegen vor: Unterkieferwinkel auf Höhe der Unterkante von C2, Zungenbein (H) in Höhe von C3–C4, Oberkante des Zungenbeins in Höhe der Oberkante von C4, Abstand M – H (Unterkante Mandibula (M) zu Oberkante Zungenbein (H) bei Männern 21,4 cm, bei Frauen 15,4 cm, effektive Länge der Mandibula ca. 9 cm. A – O = atlanto-okzipitale Distanz > 5 mm, R = R. mandibulae, 1 = anteriore Höhe der Mandibula > 4,8 cm; 2 = posteriore Höhe der Mandibula > 2,7 cm, 3 = effektive Länge der Mandibula. (Verhältnis 3 : 2 > 3,6).

Tabelle 3.19 Vergleich der Vorhersagbarkeit einer schwierigen Laryngoskopie/Intubation zwischen Wilson-Risiko-Score, modifiziertem Mallampati-Test und indirekter Laryngoskopie (nach Yamamoto K, Tsubokawa T, Shibata K, Ohmura S, Nitta S, Kobayashi T. Predicting difficult intubation with indirect laryngoscopy. Anesthesiology 1997; 86 : 316 – 321)

Test	Sensitivität(%)	Spezifität (%)	Positiver Vorhersagewert (%)
Wilson-Risiko-Score	55,4	86,1	5,9
Mallampati-Test	67,9	52,5	2,2
indirekte Laryngoskopie	69,2	98,4	31,0

- Zungenbein – Höhe C3 – C4,
- Schildknorpel – Höhe C4 – C5,
- Glottis – Höhe C5,
- Ringknorpel – Höhe C6,
- Tracheabeginn – Höhe C7,
- Carina – Höhe Th5 (2. ICR).

Die Schallwellen-Reflexions-Messung nach Eckmann

Eckmann et al. (1996) fanden mit einem eigens für diesen Test konstruierten „Acoustic Pharyngometer" heraus, dass mit Hilfe der Schallwellen-Reflexions-Messung die Bestimmung des Volumens der oberen Luftwege (zwischen Zahnreihen und Glottis) möglich ist. Mit Hilfe des Gerätes werden Schallwellen über ein Mundstück ausgesandt und die Zeit bis zur Reflexion als Funktion der Entfernung, die die Wellen zurücklegen, gemessen. Sie verglichen die Daten von anamnestisch schwer zu intubierenden Patienten mit anamnestisch leicht zu intubierenden. Die leicht zu intubierenden Patienten hatten signifikant grössere obere Luftwege. Als Grenzwert legten die Autoren 40,2 ml fest. Keine signifikanten Unterschiede wurden zwischen beiden Gruppen mit der Mallampati-Klassifizierung, dem Patil-Test und der Beurteilung der Mundöffnung gefunden. Die untersuchten Gruppen waren sehr klein (jeweils 16 Patienten). Grössere Testreihen könnten Aufschluss über Sensitivität, Spezifität und positiven Vorhersagewert der Methode geben. Zusätzliche Risikofaktoren, wie eingeschränkte Beweglichkeit im Kopf-Hals-Bereich, werden nicht erfasst. So ist die Methode ein zusätzliches Verfahren zur möglichen Vorhersage einer schwierigen Intubation, das eine nicht unerhebliche apparative Ausrüstung (computergestützte Analyse) erfordert und somit als Routinemethode ausfällt.

Indirekte Laryngoskopie nach Yamamoto

Yamamoto et al. (1997) untersuchten 7270 Patienten (3698 nach dem Wilson-Risiko-Score und dem modifizierten Mallampati-Test und 3572 mit der indirekten Laryngoskopie). Für die indirekte Laryngoskopie mussten die Patienten die Schnüffelstellung einnehmen, die Zunge wurde vom Untersucher „herausgezogen". Die Sicht auf die Glottis wurde dabei mit einem indirekten Laryngoskop beurteilt. Nach der Narkoseeinleitung erfolgte ebenfalls die Beurteilung der laryngoskopischen Sicht. Als schwierig zu intubieren wurden eingestuft: Wilson-Risiko-Score ≥ 2, Mallampati-Klasse 3 und Klasse 4, und für die indirekte Laryngoskopie ein Grad 3 und Grad 4 entsprechend der Cormack und Lehane Einteilung. Die Ergebnisse fielen eindeutig zugunsten der indirekten Laryngoskopie aus (Tab. 3.**19**).

■ Reproduzierbarkeit der Testergebnisse

Eines der Hauptprobleme der verschiedenen Tests und Testkombinationen ist die fehlende Reproduzierbarkeit der Ergebnisse durch unterschiedliche Untersucher.

Williamson (1993) forderte für künftige Untersuchungen der schwierigen Laryngoskopie/Intubation eine exakte Beschreibung der Laryngoskopie-/Intubations-Situation:
- Kopf-/Hals-Position,
- Relaxation (ja/nein),
- korrekte Laryngoskopie-Technik (Haltetechnik, Zugrichtung, Spatelposition im Mund, Zungenposition),
- angemessene Spatelgrösse,
- Spatel-Spitzen-Position (anterior/posterior der Epiglottis,
- BURP-Manöver (*backwards-upwards-rightwards-pressure* auf den Kehlkopf von aussen),
- zunehmende Halsflexion.

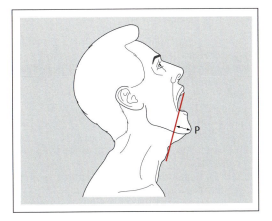

Abb. 3.15 Test zur Messung der Kinnprotrusion. Bei Flexion der HWS, Extension im atlanto-okzipitalen Gelenk und maximal möglicher Mundöffnung wird eine gedachte Linie zwischen oberer Schneidezahnspitze und dem prominentesten Teil des Schildknorpels angelegt und der senkrechte Abstand zwischen dieser Linie und der Kinnspitze gemessen. (aus Karkouti K, Rose DK, Ferris LE, Wigglesworth DF, Meisami-Fard T, Lee H. Inter-observer reliability of ten tests used for predicting difficult tracheal intubation. Can J Anaesth 1996; 43 : 554–559).

Bereits Cohen et al. (1992) stellten fest, dass es unmöglich ist, Risikofaktoren für eine schwierige Intubation in der täglichen Praxis zu objektivieren (Quantifizierung des Übergewichts, Benutzung eines Instruments zur Bestimmung der Kopfextension usw.). Ebenso gibt es interindividuelle Unterschiede in der Durchführung und Bewertung des Mallampati-Tests, die besprochen worden sind.

Karkouti et al. (1996) untersuchten die untersucherabhängige Zuverlässigkeit bzw. Reproduzierbarkeit von 10 verschiedenen Tests zur Vorhersage einer schwierigen Intubation. Die Autoren fanden heraus, dass die Mundöffnung und die Kinn-Protrusion (s. Abb. 3.15) die grösste Zuverlässigkeit bei der Durchführung der Tests durch unterschiedliche Untersucher bietet. Die geringste Zuverlässigkeit bot der klassische Mallampati-Test, die übrigen Untersuchungen waren mittelmässig.

Sensibilität für die Problematik der schwierigen Atemwegssicherung

In der gesamten Literatur werden die Messmethoden und Tests zur Vorhersage einer schwierigen Atemwegssicherung nach ihren statistischen Referenzen bewertet. Das liegt wahrscheinlich daran, dass niemand eine Arbeit akzeptieren würde, in der die Autoren schreiben, dass sie mit dem einen oder anderen Test die tägliche Routinearbeit und Extremsituationen bewältigen können, ohne dies statistisch zu untermauern.

Neben den statistischen Werten Sensitivität und Spezifität zur Vorhersage einer schwierigen Intubation ist die *Sensibilität* des Anästhesisten der entscheidende Faktor (Lewis, 1994).

Nach Jayousi und Charters (1996) ist der Alptraum eines jeden Anfängers („*Trainee Anaesthetist's Nightmare*") die Anzahl von Patienten, die als leicht zu intubieren eingestuft wurden, aber unerwartet schwierig zu intubieren waren. [TAN = 1 – NPV (negativer Vorhersagewert)]. Die Drangsal des Erfahrenen („*Experienced Anaesthetist's Tribulation*") ist die Anzahl von Patienten, die als schwierig zu intubieren eingestuft wurden, aber leicht zu intubieren waren [EAT = 1 – PPV (positiver Vorhersagewert)]. In diesen Fällen war die Anwesenheit bei angeblichen schwierigen Intubationen überflüssig.

Für die Praxis:

Die ausgewählten Tests müssen für die Patienten einfach verständlich und einfach durchführbar sein, notfalls sollte der Untersucher die Tests dem Patienten demonstrieren.
- Die Tests sollten vom Patienten 1 – 2 mal wiederholt werden, um die bestmöglichen Ergebnisse zu erhalten.
- Nach der Patientenuntersuchung sollte ein eindeutiges Ergebnis vorliegen: entweder wird die Atemwegssicherung als schwierig oder als leicht eingeschätzt.
- Im Zweifelsfall ist eine präoperative Inspektion der oberen Luftwege mit Hilfe der Fiberoptik unter topischer Anästhesie zur Evaluierung von Intubationsproblemen und/oder Beatmungsproblemen zu empfehlen.
- Sowohl bei der Untersuchung des Patienten durch einen Anfänger als auch durch einen Erfahrenen sollte das gleiche Ergebnis erhalten werden.
- In einer Anästhesieabteilung sollten eindeutige Vorgaben herrschen, welche Tests zur Anwendung kommen, wie die Testergebnisse zu erhalten und zu interpretieren sind.
- Die Untersuchung des Patienten und die Tests sollten immer der Situation Rechnung tragen, dass sie von einem Anfänger durchgeführt werden können ohne die Möglichkeit der Supervision durch einen Erfahrenen.
- Die Diagnostik muss abgeschlossen sein und der Plan für das Management potentieller Atemwegs-

probleme muss vorliegen, bevor der Patient in den Operations-Saal gebracht wird.
- Die Dokumentation der erhobenen Befunde auf dem Narkoseprotokoll ist unbedingt vorzunehmen.
- Beim Vorliegen eines unauffälligen Untersuchungsbefundes kann dennoch eine schwierige oder unmögliche Intubation auftreten. „These patients are the anaesthetist's nightmare, and ironically tend to present themselves when little extra assistance is available for example the middle of the night." (Cobley und Vaughan, 1992).
- Für unerwartet auftretende Probleme bei der Atemwegssicherung muss ein „airway-management-Algorithmus" vorhanden sein, um die Patienten vor den möglichen Folgen Hypoxie, Hirnschaden oder Tod zu bewahren.

Fazit

Als Ergebnis dieses Kapitels über das komplexe Thema der Diagnostik der schwierigen Atemwegssicherung sollen Entscheidungshilfen für die Durchführung bei der täglichen Prämedikationsvisite angeboten werden. Da einzelne Tests mitunter eine unzureichende Vorhersagbarkeit schwieriger Intubationen zulassen, müssen möglichst viele Faktoren bei der Untersuchung berücksichtigt werden.
Im folgenden sind Symptome, Konstitutionen und Erkrankungen zusammengestellt, die Hinweise auf eine schwierige Atemwegssicherung sein können:

Zeichen für eine schwierige Atemwegssicherung

Symptome

- Klossige Sprache,
- Heiserkeit, pathologisches Atemgeräusch,
- Globus-, Fremdkörpergefühl, Schluckbeschwerden,
- Schmerzen, in das Ohr ausstrahlend.

Konstitutionen

- Mundöffnung < 3 cm, Mikrostomie,
- Gebissanomalien (vorstehende/lockere Oberkieferzähne, lückenhaftes Gebiss),
- Makroglossie,
- fliehendes Kinn,
- hochstehender Larynx,
- Stiernacken,
- Adipositas,
- Vollmondgesicht,
- Vollbart-Träger.

Erkrankungen

- Bewegungseinschränkung des temporo-mandibulären Gelenks,
- Bewegungseinschränkung der atlanto-okzipitalen und atlanto-axialen Gelenke,
- Instabilität der Halswirbelsäule,
- Bewegungseinschränkung des Larynx,
- postoperative/posttraumatische Rigidität der Mund- und Halsweichteile,
- angeborene/postoperative/posttraumatische/ Gesichts-/Halsanomalien,
- Abszesse/Tumoren im Gesichts- und Halsbereich,
- Parodontose,
- Phlegmone des Mundbodens/der Halsweichteile,
- Epiglottitis,
- Mediastinitis,
- Stenosen der oberen Luftwege,
- Ausgeprägte Struma.

Obligate Tests bei der Prämedikationsvisite

Zu den Tests, die *routinemässig* bei *jeder* Prämedikationsvisite durchgeführt werden sollten, gehören:
- anamnestische Erhebungen (frühere Probleme bei der Atemwegssicherung),
- Prüfung der maximal möglichen Mundöffnung,
- Palpation der Kiefergelenkbewegungen,
- Inspektion der Mundhöhle und des Mesopharynx,
- Erhebung des Zahnstatus,
- Test nach Mallampati/Samsoon-Young,
- Test nach Patil/Savva (thyro-/sterno-mentaler Abstand),
- Überprüfung der Rigidität von Mund- und Halsweichteilen,
- Überprüfung der Kopfbeweglichkeit,
- Überprüfung der Kehlkopfbeweglichkeit,
- Überprüfung der Wirbelsäulenbeweglichkeit,
- Inspektion des äusseren Halses,
- seitengetrennte Prüfung der freien Nasenatmung (bei geplanter nasaler Intubation),
- Einschätzung der Physiognomie,
- Beurteilung der Atmung und Sprache.

Als *zusätzliche Empfehlung* gilt die Einstufung der Untersuchungsergebnisse in den „Multifaktor-Risiko-Index" nach Arné. Dieser Test ist der bisher umfassendste. Seine Anwendung ist sowohl in einem allgemeinchirurgischen als auch in einem tumorchirurgischen Patientgut mit hoher Sensitivität und Spezifität möglich. Die Durchführung des Test ist allerdings aufwendig.

Als Entscheidungshilfe für die tägliche Praxis wird der Diagnostik-Algorithmus nach Mallampati (1996) empfohlen (Abb. 3.**16**).

Zusatzuntersuchungen

Folgende Zusatzuntersuchungen können z. B. bei Patientenkollektiven mit einer erhöhten Inzidenz der schwierigen Atemwegssicherung durchgeführt werden, wenn mit den oben beschriebenen Tests kein eindeutiges Ergebnis zu erzielen ist. Eine Röntgendiagnostik, die aus operativer Indikation durchgeführt wurde, kann mit zur Beurteilung herangezogen werden. Ebenso ist eine Vorstellung des Patienten in der HNO- und ZMK-Ambulanz möglich:
- hals-nasen-ohrenärztliche Spiegel-Untersuchung bei unklaren Befunden im Hypopharynx-/Glottisbereich,
- fiberoptische Inspektion der oberen Luftwege in Lokalanästhesie bei unklaren Befunden im Hypopharynx-/Glottis- und im Nasopharynxbereich,
- Röntgenaufnahme des Thorax in 2 Ebenen zur Diagnostik einer Tracheaverlagerung und -einengung, Beurteilung des Mediastinums,
- Lungenfunktionsprüfung,
- Röntgenaufnahme des Schädels und des Halses in 2 Ebenen zur Diagnostik unklarer Befunde knöcherner Strukturen des Gesichtsschädels und der Halswirbelsäule, Bestimmung von Relationen und Vermessung knöcherner Strukturen (evtl. auch Zuhilfenahme von CT- oder MRT-Aufnahmen),
- zahnärztliche-/kieferchirurgische Untersuchung zur exakten Diagnostik pathologischer dentaler Befunde, z. B. Parodontose (evtl. auch Zuhilfenahme von Zahnröntgenaufnahmen).

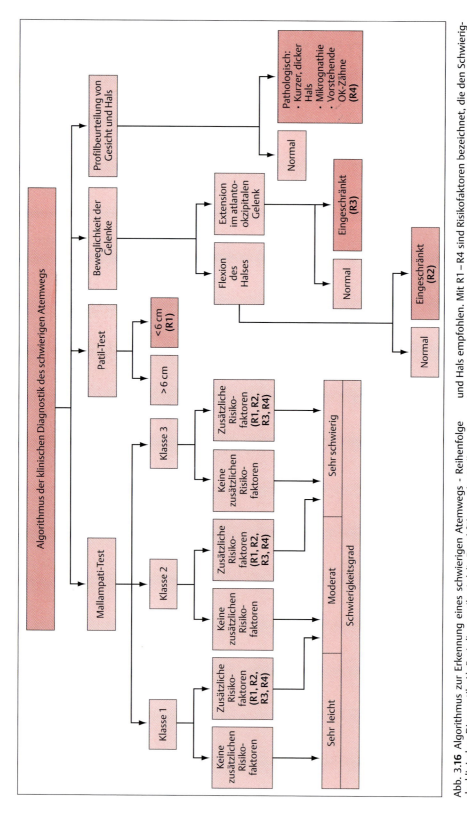

Abb. 3.16 Algorithmus zur Erkennung eines schwierigen Atemwegs - Reihenfolge der klinischen Diagnostik: Als Basisdiagnostik wird die Durchführung des Mallampati- und des Patil-Tests, sowie die Beurteilung der Beweglichkeit und des Profils von Kopf und Hals empfohlen. Mit R1 – R4 sind Risikofaktoren bezeichnet, die den Schwierigkeitsgrad der Atemwegssicherung erhöhen (modifiziert nach Mallampati, in Benumof JL: Airway management. Principles and practice. 1996)

3.4 Intubationsschäden: Inzidenz, Komplikationen, Konsequenzen
A. Rieger

Das Spektrum möglicher Verletzungen im Rahmen der anästhesiologischen, notfall- oder intensivmedizinischen Atemwegskontrolle reicht von banalen Lippenverletzungen bis zu perforierenden Traumen der Trachea und des Ösophagus mit hoher Letalität. Die Laryngoskopie und das Penetrieren des Larynx mit dem Endotrachealtubus bergen grundsätzlich ein Verletzungspotential. Dieses methodenimmanente Risiko kann nicht eliminiert, jedoch durch umsichtige Vorbereitung und Technik reduziert werden.

Im Zusammenhang mit Atemwegskomplikationen in der Anästhesie waren Verletzungen im Bereich der Atemwege Anlass für 5 % (97/2046) der in den Vereinigten Staaten innerhalb eines Zeitraumes von 13 Jahren abgeschlossenen Schadensersatzprozesse. Die häufigsten Verletzungsorte lagen im Bereich des Kehlkopfes, des Rachens und des Ösophagus (Abb. 3.17). Verletzungen der Zähne wurden in dieser Analyse nicht berücksichtigt (Cheney 1991). Nur bei 42 % dieser Fälle lagen schwierige Intubationsverhältnisse vor.

Oberste Maxime bei allen Massnahmen des Atemwegsmanagements muss sein, gewaltsame, manuell und optisch nicht kontrollierbare Manöver zu vermeiden, wobei auch und gerade dem Routinefall höchste Aufmerksamkeit gelten muss.

Oro-dentale Verletzungen

Verletzungen der Lippen und der Zunge, meist hervorgerufen durch das Instrumentieren mit dem Laryngoskop, sind in ihrer klinischen Konsequenz meist banal, für den Patienten in der postoperativen Phase jedoch sehr unangenehm. Durch behutsames Hantieren mit dem Laryngoskopspatel, sorgfältige Plazierung des Guedel-Tubus oder Beissschutzes und umsichtige Fixierung des künstlichen Atemwegs können derartige Verletzungen vermieden werden.

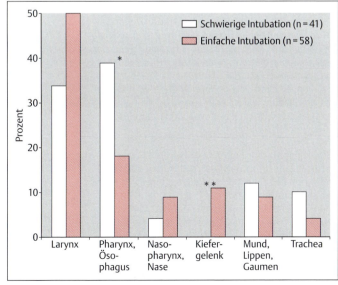

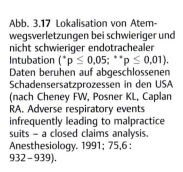

Abb. 3.17 Lokalisation von Atemwegsverletzungen bei schwieriger und nicht schwieriger endotrachealer Intubation ($^*p \leq 0{,}05$; $^{**}p \leq 0{,}01$). Daten beruhen auf abgeschlossenen Schadensersatzprozessen in den USA (nach Cheney FW, Posner KL, Caplan RA. Adverse respiratory events infrequently leading to malpractice suits – a closed claims analysis. Anesthesiology. 1991; 75,6: 932–939).

Zahnschädigungen

Zahnläsionen stellen die häufigsten iatrogenen Verletzungen im Rahmen der Atemwegskontrolle bei Allgemeinnarkosen dar. Rund die Hälfte aller dokumentierten Narkoseschäden beruht auf Verletzungen der oro-dentalen Gewebe (Wang 1992). Die Angaben zur Prävalenz von Zahnverletzungen variieren erheblich. Während retrospektive Analysen eine relativ geringe Inzidenz von Zahnverletzungen offenbaren, 1:1000 bis 1:6000 (Deppe 1998, Magnin 1991, Wang 1992), legen prospektive Studien nahe, dass oro-dentale Schädigungen mit einer Häufigkeit von 1:191 (Watanabe 1994) bis 1:8 (Chen 1990) ein nahezu alltägliches Problem darstellen können. Hierbei ist das Patientenkollektiv jedoch entscheidend. Eine aktuelle retrospektive Auswertung von 598.904 Narkosen ergab eine Inzidenz von 1:4537 Zahnverletzungen im Rahmen der anästhesiologischen Versorgung. Die Hälfte der Schädigungen wurde bei der Laryngoskopie hervorgerufen, in 23 % der Fälle wurde der Zahnschaden nach der Extubation festgestellt, 8 % der Zahnverletzungen entstanden während der Extubation. Immerhin knapp 5 % der Zahnschädigungen ereigneten sich bei Regionalanästhesieverfahren (Warner 1999).

Bis zu 20 % der Zahnverletzungen treten im Verlauf der Aufwachphase auf (Lockhart 1986). Durch das unkontrollierte Aufbeissen auf einen peroral eingelegten Guedel-Tubus kann sich ein Patient bei starker Lockerung der Frontzähne oder bei ausgeprägtem horizontalem Überbiss der Frontzähne des Ober- und Unterkiefers Zahnverletzungen zufügen (Rosenberg 1989). Zahnschädigungen sind auf diese Weise auch bei Anwendung der Larynxmaske möglich, wenngleich die Inzidenz sehr niedrig ist (Rieger 1997a).

Frakturen und Verluste der Zähne sind in vielen Fällen weniger auf Fehler bei der Atemwegskontrolle als vielmehr auf vorbestehende Erkrankungen des Kauapparates des Patienten zurückzuführen (Folwaczny 1998). Fast zwei Drittel aller Verletzungen entfallen auf Zähne, die bereits vor der Intubation kariös geschädigt waren oder eine Lockerung durch eine fortgeschrittene Parodontopathie aufwiesen.

Bei der Prämedikationsvisite muss durch den Anästhesisten eine Sichtung, klinische Prüfung und Dokumentation des Zahnstatus erfolgen. Keinesfalls sollte sich der Anästhesist mit der Frage an den Patienten und einer eher lapidar ablehnenden Antwort begnügen, sondern den Zahnstatus selbst erheben. Können Zahnschäden auch bei sorgfaltsgerechtem und vorsichtigem Vorgehen nicht sicher ausgeschlossen werden, so ist der Patient im Rahmen der Aufklärung auf dieses Risiko hinzuweisen. Ergibt der Zahnstatus ein besonders hohes Risiko, dann sollte der Patient im Rahmen der Aufklärung vorsorglich ausdrücklich darauf aufmerksam gemacht werden. Ist ein sorgfaltswidriges Verhalten auszuschliessen und dennoch eine Zahnverletzung aufgetreten, so hat sich – nach juristischer Diktion – ein immanentes Risiko verwirklicht (Biermann 1999). Wurde darüber aufgeklärt, trägt dies der Patient. Wurde das Risiko eines Zahnschadens nicht erwähnt, kann dies einen Aufklärungsfehler darstellen und eine Haftung seitens des Anästhesisten begründen.

Die oberen Frontzähne unterliegen einem deutlich erhöhten Schädigungsrisiko, wofür in erster Linie die Technik der direkten Laryngoskopie verantwortlich zu machen ist. Die oberen Schneidezähne werden vor allem dann verletzt, wenn sie bei der Laryngoskopie als Hypomochlion für den Laryngoskopspatel benutzt werden (Abb. 3.18). Bei dieser Laryngoskopietechnik wird auf die Schneidezähne des Oberkiefers eine Kraft von bis zu 49 Newton ausgeübt (Bucx 1994).

Druck auf die oberen Schneidezähne wird durch den Laryngoskopspatel nicht nur in der Hand des Uner-

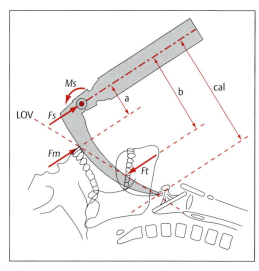

Abb. 3.18 Biomechanisches Modell der während einer Laryngoskopie einwirkenden Kräfte: Drehmoment (*Ms*) und Kraft (*Fs*) werden auf einen Sensor auf dem Laryngoskopspatel übertragen. Die Krafteinwirkung erfolgt auf die Schneidezähne des Oberkiefers (Fm) und auf die Zunge (Ft). cal Kalibrationslänge, *a* und *b* Abstand vom Mittelpunkt des Drucksensors zum Ort der Krafteinwirkung auf die Schneidezähne (*Fm*) und auf die Zunge (*Ft*), LOV Sichtlinie (nach Bucx MJL, Snijders CJ, van Geel RTM, et al. Forces acting on the maxillary incisor teeth during laryngoscopy using the Macintosh laryngoscope. Anaesthesia 1994; 49: 1064–1070).

fahrenen, sondern in gleichem Ausmass auch durch den erfahrenen Intubateur ausgeübt. Dies jedenfalls ist das Ergebnis einer Studie am Intubationsmodell (Bucx 1995). Hierbei zeigte sich, dass das Ausmass der Erfahrung zwar einen signifikanten Einfluss auf die Dauer der Laryngoskopie hatte, nicht jedoch auf die Drücke, die mit dem Macintosh-Spatel auf die oberen Schneidezähne ausgeübt wurden. Dies mag auch eine Erklärung dafür sein, dass der Ausbildungsstand des Anästhesisten offensichtlich keinen signifikanten Einfluss auf die Inzidenz dentaler Verletzungen hat (Gaiser 1998).
Neben der manuellen Laryngoskopietechnik spielen aber auch Form und Grösse des Laryngoskopspatels eine Rolle bei der Entstehung oro-dentaler Verletzungen. Bei Verwendung eines zu grossen Laryngoskopspatels wird der Abstand bis zur Schneidezahnkante unnötigerweise vermindert und somit das Verletzungsrisiko erhöht (Williamson 1988). Bei Verwendung eines gewinkelten Spatels (Belscope-Spatel) besteht ein deutlich weiterer Abstand vom Kamm des Laryngoskopspatels bis zur Kante der oberen Schneidezähne als bei Verwendung eines gebogenen Spatels (Macintosh-Spatel). Die schlechtesten räumlichen Verhältnisse in Bezug auf die Distanz zu den Schneidezähnen des Oberkiefers finden sich bei Benutzung der geraden Miller- und Wisconsin-Spatel (Watanabe 1994).

Nach iatrogenen oder autogenen Zahnschäden im Zusammenhang mit Massnahmen zur Atemwegskontrolle sollte – nicht zuletzt auch aus versicherungsrechtlichen Gründen – umgehend eine zahnärztliche Befunderhebung und Dokumentation erfolgen. In jedem Fall sollte nach einem Zahnschaden die Haftpflichtversicherung unverzüglich informiert werden (Biermann 1999).

Die Sicherung und Entfernung eines gelockerten oder vollständig luxierten Zahnes oder Zahnfragmentes aus der Mundhöhle ist unabdingbar, um eine Aspiration zu vermeiden. Fatale Folgen einer Zahndislokation mit Blutung, Aspiration und Verlust des Atemweges sind beschrieben (Lopes 1993).

Um die Aussichten auf eine vollständige Heilung von verletzten Zähnen nicht zu gefährden, ist die rasche Einleitung einer zahnärztlichen Behandlung notwendig. Nach vollständiger oder partieller Luxation eines Zahnes ist die Wiedereinpflanzung in die Alveole ohne grössere Verzögerung anzustreben. Die Replantation sollte möglichst innerhalb von 90 min erfolgen sein. Bis zum Zeitpunkt der Repositionierung muss der exartikulierte Zahn durch die Lagerung in physiologischer Kochsalzlösung geschützt und die Vitalität der Wurzelhaut aufrechterhalten werden (Folwaczny 1998). Die ältere Empfehlung, luxierte Zähne in der Wangentasche des Patienten zu lagern, kann bei Eintrübung des Patienten lebensbedrohliche Folgen haben (Deppe 1999). Für die Verwahrung von Zähnen oder Zahnteilen eignet sich in besonderer Weise die sogenannte Zahnrettungsbox (Dentosafe, Medice Chem.-Pharm. Fabrik, Iserlohn). Die Box enthält eine Nährlösung, die für Wurzelhautzellen von Zähnen optimal beschaffen ist und eine Konservierung bis zu 24 h ermöglicht.

Uvula

Verletzungen der Uvula im Rahmen der Atemwegskontrolle können durch Druck- und Scherkräfte eines Endotrachealtubus, eines peroral eingelegten Guedel-Tubus, eines nasal eingeführten Wendl-Tubus oder durch die Larynxmaske (Lee 1989, Diaz 1993) entstehen. Aber auch durch Absaugen des Pharynx mit sehr starkem Unterdruck (minus 500 mm Hg) kann die Uvula traumatisiert werden (Bogetz 1991). Ein Uvulaödem kann nicht nur zu Halsschmerzen und Schluckbeschwerden führen, sondern auch eine lebensbedrohliche Atemwegsobstruktion verursachen (Haselby 1983).
Postoperative Halsbeschwerden, ein Fremdkörpergefühl im Rachen, Würgen, Husten und eine Obstruktion der Atemwege beim Lagewechsel von der Rückenlage in die sitzende Position sollten zumindest den Verdacht auf ein Uvulaödem lenken. Die Diagnose ist bei einer direkten Pharyngoskopie leicht zu stellen. Die Behandlung ist konservativ (Luftbefeuchtung, Kortikosteroide, Bettruhe). Die Vernebelung von racemischem Epinephrin beschleunigt den Rückgang der Schwellung nicht. Ein Uvulaödem bildet sich folgenlos zurück.

◼ Auswirkungen des Intubationsvorganges auf Kiefergelenke und Halswirbelsäule

Kiefergelenke

Bis zu 44 % der Patienten erleiden nach orotrachealer Intubation passagere, leichte, aber messbare Störungen der Funktion des Kiefergelenkes (Lipp 1987). Die Kiefergelenksbeschwerden können sich am Operationstag klinisch in Form einer Einschränkung der Mundöffnung, Auftreten von Gelenkschmerzen, Deviationen des Unterkiefers und/oder Okklusionsstörungen äussern. Lipp (1988a) beobachtete in 4 %

der Fälle länger anhaltende Kiefergelenksbeschwerden nach endotrachealer Intubation.
Während der Mundöffnung zur endotrachealen Intubation werden die Kiefergelenke, abweichend von der normalen Mundöffnungsbahn, iatrogen in unphysiologische Positionen gebracht (Passivverlagerung nach kaudal, reine Rotationsbewegung). Die Einstellung der Trachea unter direkter Laryngoskopie führt zu einer massiven pathologischen Distraktion des Kiefergelenkes. Hierbei kann es zur Ruptur des Lig. laterale kommen (Lipp 1996a).

Es wurde gemeinhin angenommen, dass der erhöhte Kraftaufwand bei Intubationsschwierigkeiten für das manifeste Trauma der Kiefergelenke verantwortlich sei. Die Auswertung abgeschlossener Schadensersatzansprüche in den USA zeigte jedoch überraschenderweise, dass Verletzungen der Kiefergelenke, die Anlass zur Rechtsklage gaben, nicht bei schwierigen Intubationen, sondern nur bei Patienten auftraten, bei denen die endotracheale Intubation unproblematisch war (Cheney 1991). Wahrscheinlich lagen hier prädisponierende Veränderungen vor, die nicht erfasst wurden. So scheint eine Luxation des Kiefergelenkes im Rahmen des Intubationsmanövers nur bei vorbestehenden degenerativen Veränderungen im Bereich des Kiefergelenkes aufzutreten (Sosis 1987).

Bei einer Luxation des Kiefergelenkes sollte die Reposition noch während der Narkose mit Hilfe des Handgriffes nach Hippokrates erfolgen, da eine Rückführung des Gelenkkopfes häufig ebenfalls nur im Zustand der Muskelrelaxation gelingt (Krüger 1988). Bei Persistenz von postoperativen Kiefergelenksbeschwerden kann neben lokaler Wärmeapplikation, weicher Kost und krankengymnastischer Behandlung auch die passagere Verordnung einer Aufbissschiene notwendig sein.

Halswirbelsäule

Die direkte Laryngoskopie erfordert eine Extension des Kopfes im Atlantookzipitalgelenk um etwa 15°, um eine Visualisierung des Larynx zu ermöglichen. Dabei wird die Halswirbelsäule zwischen dem Okziput und dem 3. Halswirbelkörper um rund 45° überstreckt. Eine direkte Laryngoskopie kann bei Patienten mit Arthritis, Bandscheibenerkrankungen oder einer verminderten Beweglichkeit der Halswirbelsäule sehr erschwert sein. Die einem ankylotischen Segment benachbarten hypermobilen Segmente sind bei jeder Form der Krafteinwirkung gefährdet. Die Krafteinwirkung bei der direkten Laryngoskopie verläuft in anterograder Richtung. Zusätzlich tritt, in Abhängigkeit von der Reklination des Kopfes, eine Traktion in Längsrichtung auf (Hastings 1995). Funktionelle Blockierungen der Halswirbelsäule mit Bewegungseinschränkungen nach einer Intubationsnarkose sind mit einer Inzidenz von 2,5 % der Patienten nicht selten. Die Pathogenese ist jedoch multifaktoriell und kann in vielen Fällen nicht ausschliesslich der Laryngoskopie und Intubation zugeschrieben werden. Besonders prädestiniert für postoperative Halswirbelsäulenprobleme sind extreme Lagerungen in Reklination, wie sie z. B. bei Schilddrüsenoperationen angewandt werden (Goldmann 1996). Unter physikalisch-manueller Therapie mit Wärmeapplikation und leichter Massage lässt sich die Blockierung lösen, und die Beschwerden klingen in der Regel nach 2 Tagen langsam ab.

Postoperative Halsbeschwerden nach Allgemeinanästhesie

Halsbeschwerden sind eine typische Begleiterscheinung nach Allgemeinnarkosen (McHardy 1999). Die von den Patienten beklagten Symptome lassen sich differenzieren in:
- *Halsschmerzen,*
- *Schluckbeschwerden,*
- *Heiserkeit* und
- *Trockenheitsgefühl* im Rachen.

Abhängig von der Art der Atemwegskontrolle – Gesichtsmaske, Oropharyngealtubus, Larynxmaske oder Endotrachealtubus – können diese Symptome unterschiedlich stark ausgeprägt sein. Bei der postoperativen anästhesiologischen Visite sollten die Patienten immer direkt nach Anzeichen für eine pharyngeale oder laryngeale Verletzung gefragt werden. Persistierende Dysphonie, Halsschmerzen oder Schluckbeschwerden bedürfen spätestens nach 4 Tagen einer laryngologischen und phoniatrischen Abklärung. Wird der Anästhesist über postoperative Halsbeschwerden informiert, so ist er mitverantwortlich für die Verlaufsbeobachtung und die Anforderung gegebenenfalls erforderlicher HNO-ärztlicher Massnahmen.

Gesichtsmaske

Nach Allgemeinanästhesie mit einer Gesichtsmaske unter Verwendung von gewärmten und angefeuchteten Atemgasen werden von bis zu 20 % der Patienten postoperative Halsbeschwerden angegeben. Hierbei überwiegt allerdings die Missempfindung pharyngealer Trockenheit. Halsschmerzen nach Maskennarkosen empfinden immerhin rund 5 % der Patienten (Smith 1992), ohne Unterschied, ob ein Guedel-Tubus verwendet wurde oder nicht (Browne 1988). Überstreckung des Kopfes, Parästhesien des Gesichtsnerven durch Druckstellen der Gesichtsmaske und die Hand des Anästhesisten und Korneaverletzungen können weitere Beschwerden nach Maskennarkosen verursachen.

Cuffed Oropharyngeal Airway (COPA)

Bei Verwendung eines mit einem Cuff versehenen oropharyngealen Tubus (COPA) liegt die Rate für postoperative Halsschmerzen zwischen 4 und 36 %. Darüberhinaus hatten 20 % der Patienten nach Anwendung des COPA Schmerzen im Kiefer- und Nackenbereich, was auf die Notwendigkeit häufigerer Lagekorrekturen des Kopfes und Unterkiefers zurückgeführt wurde. Diese Untersuchungsergebnisse weisen darauf hin, dass der COPA die laryngo-pharyngealen Gewebe möglicherweise stärker traumatisiert als die Larynxmaske (Brimacombe 1998 a, Brimacombe 1998 b).

Larynxmaske

Da die Plazierung der Larynxmaske in der Regel ohne Hilfsmittel erfolgt und bei korrekter Plazierungstechnik und Positionierung kein Kontakt mit den inneren Strukturen des Kehlkopfes besteht, wurde ihr a priori zugestanden, ein minimal- oder non-invasives Verfahren zur Freihaltung der Atemwege zu ermöglichen (Rieger 1994b, White 1991). Während zunächst in deskriptiven Anwendungsbeobachtungen die Inzidenz postoperativer Halsbeschwerden mit rund 7–12 % angegeben wurde (Alexander 1989), gibt es bezüglich der „minor laryngopharyngeal morbidity" in neueren Untersuchungen Hinweise auf eine wesentlich höhere Rate von Beschwerden (Dingley 1994, Rieger 1997 b). Schwere Verletzungen der Atemwege bei Anwendung der Larynxmaske sind selten. Nach Auswertung einer repräsentativen Umfrage in Deutschland muss in einem Fall von rund 60.000 Narkosen mit einer Schädigung der Stimmlippen oder der Arytenoidknorpel gerechnet werden (Rieger 1997 a). In Fallberichten werden folgenschwere laryngeale Komplikationen geschildert (Tab. 3.20). Überwiegend lagen hierbei Fehler bei der Anwendungstechnik zu Grun-

Tabelle 3.20 Ernsthafte laryngo-pharyngeale Komplikationen nach Anwendung der Larynxmaske im Rahmen der Allgemeinanästhesie

Komplikation	Symptome
Hämatom der Uvula	starke postoperative Halsschmerzen
Ödem und Schleimhautverletzung der hinteren Pharynxwand	starke postoperative Halsschmerzen
Ödem der Epiglottis/Epiglottitis	• Heiserkeit • Luftnot
Hypoglossusparese	• Schwierigkeiten beim Schlucken • undeutliche Sprache • Abweichen der Zungenstellung nach rechts bzw. links
Uni-/bilaterale N. lingualis Parese	• Taubheitsgefühl der Zunge unmittelbar postoperativ • Verlust der Geschmacks-, Temperatur- und Berührungsempfindung der vorderen ⅔ der Zunge
Kompression der A. lingualis	reversible Zyanose der Zunge
Thrombose der V. lingualis	einseitige Makroglossie
Rekurrensparese	• Heiserkeit • Dysphonie • mäßige Halsschmerzen und Schluckbeschwerden • Parästhesie im Rachenbereich • Dysphonie bis Aphonie
Aryknorpelkompression/-luxation	• Stimmlippenstillstand • kein Husten möglich • kein Sprechen möglich • Aryknorpeldislokation • Parästhesie im Kehlkopfbereich • Dysphonie • heftigste Halsschmerzen

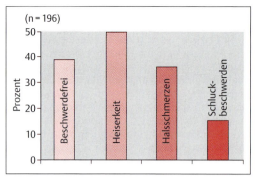

Abb. 3.19 Laryngo-pharyngeale Beschwerden nach zweistündiger endotrachealer Intubation bei Erwachsenen (nach Rieger A. Die Larynxmaske – Bewertung einer alternativen Technik zur Freihaltung der Atemwege in der Anästhesie [Habilitationsschrift]. Berlin: Fachbereich Humanmedizin der Freien Universität Berlin; 1997. 62 p. [d]).

de, oder es handelte sich um Patienten mit vorbestehenden prädisponierenden Begleiterkrankungen, die zu nervalen Schädigungen oder lokalen Kompressionssyndromen führten.

Endotrachealtubus

Halsbeschwerden nach endotrachealer Intubation treten mit einer hohen Inzidenz auf (Abb. 3.**19**). Nach eigenen Untersuchungen sind nur knapp 40 % der Patienten im Anschluss an eine endotracheale Intubation ohne Symptome einer pharyngo-laryngealen Beeinträchtigung (Rieger 1997 d). Lipp et al. (1988a) stellten nach endotrachealer Intubation bei 24,5 % ihrer Patienten postoperative Halsbeschwerden fest. Auch die Angaben anderer Autoren variieren erheblich (Kambic 1978, Mandoe 1992, McGovern 1971). Bei Bewertung der unterschiedlichen Angaben zur Inzidenz postoperativer Halsbeschwerden muss berücksichtigt werden, dass die Art der postoperativen Befragung einen erheblichen Einfluss auf das Ergebnis hat. So führt die direkte Fragestellung zu einer deutlich höheren Angabe postoperativer Halsbeschwerden als eine indirekte Frageform (Harding 1987). Während in einigen älteren Untersuchungen eine höhere Inzidenz der Halsschmerzen bei Frauen als bei Männern festgestellt wurde, konnten andere Untersucher dies nicht bestätigen (Rieger 1997 d).

Endotrachealtubus versus Kehlkopfmaske

Prospektive Studien, in denen postoperative Halsbeschwerden nach Larynxmaske und Endotrachealtubus verglichen wurden, belegen, dass die leichten postoperativen Beschwerden („minor morbidity") nach Larynxmaske und endotrachealer Intubation bei Erwachsenen (Rieger 1997b) und bei Kindern (Splinter 1994) gleich häufig sind. Die laryngo-pharyngealen Beschwerden nach Anwendung der Larynxmaske zeigen allerdings ein anderes Muster als nach endotrachealer Intubation (Abb. 3.**20**). Schluckbeschwerden nach Narkosen mit der Larynxmaske sind häufiger als nach Intubationsnarkosen, wohingegen Heiserkeit nach Anwendung der Larynxmaske signifikant seltener auftritt als nach endotrachealer Intubation. Alle Symptome zeigen in der Regel einen raschen und deutlichen Rückgang innerhalb von 2 Tagen.

■ Ursachen postoperativer Halsbeschwerden

Das Einatmen des trockenen und kühlen Inspirationsgasgemisches könnte dafür verantwortlich sein, dass selbst nach einer Maskennarkose Halsbeschwerden auftreten. Allerdings konnte bei der Larynxmaske durch die Verwendung von erwärmter und angefeuchteter Luft die Inzidenz postoperativer Halsschmerzen, Heiserkeit und pharyngealer Trockenheit nicht gesenkt werden (O'Neill 1994). Die direkte Laryngoskopie und der translaryngeal plazierte Endotrachealtubus können Mikrotraumen im Rachen- und Kehlkopfbereich hervorrufen. Schluckbeschwerden, Heiserkeit und Halsschschmerzen sind die Folge.

Laryngoskopie

Bei der Laryngoskopie mit dem Macintosh-Spatel wird mit einer Kraft von durchschnittlich 20 Newton auf die Zungenbasis gedrückt (Bucx 1992b). Bei Verwendung des McCoy-Spatels ist die erforderliche Kraftausübung deutlich geringer (McCoy 1996). Hinsichtlich postoperativer Halsbeschwerden bei Anwendung verschiedener Laryngoskopiespatel liegen keine vergleichenden Daten vor.

Tubusart und Cuff

Die Intubation des subglottischen Atemweges kann zu Verletzungen im Bereich der Glottis, der Subglottis, der Trachea und der Halsweichteile führen. Diese Regionen können isoliert, aber auch gemeinsam von

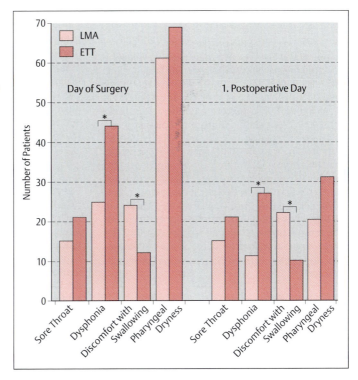

Abb. 3.20 Häufigkeit laryngo-pharyngealer Beschwerden nach Anwendung der Larynxmaske (LMA) und endotrachealer Intubation (ETT) am Abend des Operationstages und am folgenden Tag; *p < 0,05 (nach Rieger A, Brunne B, Hass I, Brummer G, et al. Laryngo-pharyngeal complaints following laryngeal mask airway and endotracheal intubation. J Clin Anesth 1997;9:42–47 [b]).

einer Schädigung betroffen sein (Abb. 3.21). Der Endotrachealtubus durchquert den Larynx und ruht, von der Zungenbasis nach dorsal gedrückt, auf der hinteren Kommissur, den Arytenoidknorpeln und dem hinteren Anteil des Ringknorpels. An diesen Auflageflächen kann es innerhalb von Stunden zu ischämischen Schädigungen kommen. Der Druck des Endotrachealtubus auf die dorsalen und medialen Anteile der Glottis kann mehrere hundert mm Hg betragen und ist abhängig von der Steifigkeit des Tubenmaterials.

Eine wesentliche Rolle für die Genese von Halsschmerzen und Heiserkeit post extubationem wird dem Durchmesser des Endotrachealtubus zugeschrieben. Stout (1987) konnte zeigen, dass Heiserkeit und Halsschmerzen signifikant zunehmen, wenn Endotrachealtuben mit grösserem Innendurchmesser (I.D.) verwendet wurden (7,0 mm versus 9,0 mm bei Männern, 6,5 mm versus 8,5 mm I.D. bei Frauen).

Die Art des Cuffs scheint für das Auftreten postoperativer Beschwerden nach kurzzeitiger Intubation eine untergeordnete Rolle zu spielen (Lipp 1988a). Tracheale Schädigungen beruhen fast immer auf Drucknekrosen durch den Cuff. Auch „high-volume, low-pressure" Cuffs können überinsuffliert werden und charakteristische Schädigungsmerkmale eines „Hochdruck-Cuffs" hervorrufen. Auf die Rolle des Cuff-Druckes bei Endotrachealtuben wird im Rahmen der Besprechung subglottischer und trachealer Schädigungen eingegangen.

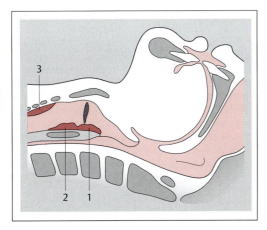

Abb. 3.21 Prädilektionsstellen für laryngo-tracheale Schädigungen durch Endotrachealtuben; 1 hintere Kommissur, Aryknorpel; 2 posteriorer Anteil der Subglottis; 3 anteriores Segment der proximalen Trachea (modifiziert nach Dudley 1984).

Larynxmaske und Cuff-Druck

Die Bedeutung des Cuff-Druckes für das Auftreten postoperativer Halsbeschwerden nach Anwendung der Larynxmaske wird kontrovers diskutiert (Burgard 1996, Rieger 1997 c). Es ist evident, dass der gemessene Cuff-Druck keinesfalls die Druckbelastung der pharyngealen Mukosa repräsentiert. Der direkt gemessene Druck auf die Mukosa ist deutlich geringer als der messbare Intra-Cuff-Druck (Keller 1999 b). Während der Druck des Cuffs auf die Mukosa bei der Standard-Larynxmaske den Perfusionsdruck der Mukosa bei Füllungsvolumina unter 40 ml nicht überschreitet, wird mit dem Cuff der Intubations-Larynxmaske der kapilläre Perfusionsdruck der Mukosa in der Regel überschritten (Keller 1999 c). Für die klinische Anwendung erscheint es ratsam, den Cuff der Larynxmaske so weit zu entlüften, bis die Maske gerade noch einen dichten Sitz aufweist („just-seal-pressure").

Gleitmittel und Medikamente

Die Applikation von lokalanästhetikahaltigen Gleitmitteln auf den Endotrachealtubus und laryngotracheal verabreichtes Lidocainspray reduzieren postoperative Halsbeschwerden nicht (Herlevsen 1992, McHardy 1999). Hydrocortisonhaltige Gleitmittel auf dem Endotrachealtubus verdoppeln fast die Inzidenz postoperativer Halsschmerzen (Stride 1990).
Sicherlich sehr selten, jedoch beachtenswert ist das Auslösen eines *angioneurotischen Ödems* im Rahmen der endotrachealen Intubation bei Einnahme von ACE-Hemmern. Hierbei dürfte die Aktivierung des Kininsystems durch Mikrotraumen bei der Instrumentierung der Atemwege eine Rolle spielen (Kharasch 1992).

◾ Verletzungen im Bereich des Larynx

Verletzungen im Bereich des Larynx stehen seit Einführung der endotrachealen Intubationstechnik im Brennpunkt der klinischen und wissenschaftlichen Diskussion. Chevalier Jackson, einer der Pioniere der endotrachealen Intubation, stellte 1915 anhand 80 postanästhesiologischer Lanyngoskopiebefunde fest, dass dieses Verfahren immerhin zu einer geringeren Reizung des Larynx führe als die direkte Inhalation von Ätherdämpfen. (Jackson 1915). 18 Jahre nach dieser optimistischen Einschätzung findet sich dann der erste Bericht über ein Granulom im Bereich des Larynx nach endotrachealer Intubation (Clausen 1932).

Geringfügige Schädigungen des Larynx sind nach heutigen Untersuchungen hingegen überraschend häufig. So fanden sich bei 86 % der Patienten, die 6 Monate zuvor weniger als 8 h endotracheal intubiert waren, Unregelmässigkeiten (Einrisse, Narben, kleine Laryngozelen) im Computertomogramm des Larynx. Nach Notfallintubationen ist die Wahrscheinlichkeit gering, einen völlig normalen Larynx zurückzubehalten (Avrahami 1995).

Laryngeale Granulome und Hämatome

Nach Angaben von Jones et al. (1992) klagten im Anschluss an eine Intubationsnarkose 32 % der Patienten über Heiserkeit, wobei diese bei knapp 3 % der Patienten länger als eine Woche bestehen blieb. Stimmlippengranulome werden bei 0,01 % bis 3,5 % der Patienten nach endotrachealer Intubation beobachtet (Jones 1992). Auch nach problemloser endotrachealer Intubation und relativ kurzer Intubationsdauer (4,5 h) ist die Ausbildung eines Stimmlippengranuloms möglich (Kaneda 1999). Kambic und Radsel (1978) stellten bei einer Untersuchung von 1000 Patienten bei 6,2 % eine laryngeale Verletzung fest. Neben Schleimhauteinrissen wurden vor allem Hämatome im Bereich des Larynx als Intubationsfolgen festgestellt. An den Stimmlippen befanden sich 87 % der Hämatome, während die übrigen in der supraglottischen Region lokalisiert waren. Bei einigen Patienten (0,7 %) liessen die Läsionen im Bereich der Stimmlippen Narben zurück, die zu persistierender Heiserkeit führten. Peppard und Dickens (1983) fanden bei 475 untersuchten Patienten bei 6,3 % traumatische Verletzungen des Larynx oder des Hypopharynx. Auch hier waren Hämatome im Bereich der Glottis die häufigste Verletzungsart. Als eine Ursache für postoperative Heiserkeit nach Verwendung eines inadäquat grossen Endotrachealtubus wurde in mehreren Fällen eine reversible Deformierung der Stimmlippen dokumentiert (Shimokojin 1998).
Intubationsgranulome sind in der Regel nicht die Folge eines direkten Intubationstraumas, also nicht einer Verletzung, die beim Einführen des Endotrachealtubus entsteht; vielmehr ist der Druck des Trachealtubus auf die hintere Kehlkopfregion für die Entwicklung eines Intubationsgranuloms verantwortlich.
Demzufolge ist weniger die Intubation als solche sondern vielmehr der ständige Druck des liegenden Tubus, der durch Pressbewegungen des Patienten beim Erwachen noch verstärkt werden kann, die auslösende Ursache für Intubationsgranulome.
Weiterhin scheinen geschlechtsgebundene Dispositionen eine Rolle zu spielen. Bei Frauen sind Intuba-

tionsgranulome häufiger zu beobachten (Böhme 1983). Die anatomischen Verhältnisse (Kehlkopf enger, Larynxschleimhaut dünner) werden als mögliche Ursache hierfür angesehen.

Die Heiserkeit durch Intubationsgranulome tritt nicht sofort nach der Intubationsnarkose auf, sondern stellt sich frühestens nach 10–14 Tagen ein, manchmal sogar erst nach Monaten.

Bevorzugte Stellen für Intubationsgranulome sind die hinteren Abschnitte der Stimmlippen (Gegend der Processus vocales). Intubationsgranulome sind häufiger einseitig als beidseitig. Ihre Ausdehnung kann von Stecknadelkopf- bis Erbsengröße betragen. Kleine Granulome können sich unter Stimmruhe und konservativen Maßnahmen spontan zurückbilden.

Neben persistierender Heiserkeit kann ein Stimmlippengranulom auch zu klinisch manifester Dyspnoe führen (Kaneda 1999).

Die Alterationen der Stimmlippen nach Entfernung des Endotrachealtubus können mit Hilfe der Laryngographie bzw. Videolaryngoskopie beurteilt werden (Ellis 1996).

Langzeitintubation und Komorbidität

Bei Langzeitintubationen scheinen neben der Intubationstechnik, der Dauer der Intubation, der Tubengeometrie und der Häufigkeit der Reintubationen auch Begleiterkrankungen des Patienten eine Rolle hinsichtlich des Auftretens von Intubationsschäden zu spielen (Santos 1994, Volpi 1987). Nach Angaben von Volpi et al. (1987) erhöhen vor allem Begleiterkrankungen wie Diabetes mellitus, Herzinsuffizienz, Schlaganfallanamnese und stattgehabte Tuberkulose das Risiko schwerer laryngealer Schädigungen. Bei mehr als 80 % der beatmeten Patienten einer Intensivstation muss post extubationem mit sichtbaren Veränderungen des Larynx (Erythem, Ulzeration, Granulom) gerechnet werden, die bei fast 10 % zu langfristigen Beeinträchtigungen führen (Thomas 1995).

Stimmlippenstillstand: nervale Schädigung oder Aryknorpelluxation?

Wird post extubationem ein Stimmlippenstillstand festgestellt, so kommen hierfür eine Alteration im Bereich des Krikoarytenoidgelenkes (Aryknorpelluxation) oder eine direkte oder indirekte Schädigung des N. recurrens in Frage (Rieger 1996). Stimmlippenstillstand ist somit nicht per se gleichbedeutend mit einer auf nervaler Ursache beruhenden Stimmlippenlähmung.

Aryknorpelluxation

Von der geringen Anzahl der Schilderungen über Schädigungen des Stellknorpelgelenkes in der anästhesiologischen Literatur kann nicht auf die tatsächliche Inzidenz dieses Intubationstraumas geschlossen werden. Die Diagnosestellung dieser Schädigungen erfolgt entweder kurz nach der Extubation oder zu einem späteren Zeitpunkt (bis zu 8 Jahren nach der Intubation!) (Obrebowski 1998). In der Mehrzahl ist der linke Aryknorpel betroffen.
In einer prospektiven Studie wurde unter 1000 endotracheal intubierten Patienten in einem Fall eine Aryknorpelsubluxation festgestellt (Kambic 1978). Aber auch nach Anwendung der Larynxmaske wurde bereits ein Fall einer Aryknorpelluxation berichtet (Cros 1997b). Subluxationen oder Luxationen des Aryknorpels wurden nach schwieriger, aber auch nach unkomplizierter endotrachealer Intubation beschrieben (Dudley 1984, Gauss 1993, Tolley 1990).
Da normalerweise ein starkes posteriores krikoarytenoidales Ligament vorhanden ist, bezweifeln einige Untersucher, dass eine Dislokation bei einem normalen Larynx überhaupt möglich ist. In älteren Fallberichten werden daher zusätzliche prädisponierende Faktoren erörtert. Laryngomalazie, terminale Niereninsuffizienz, Akromegalie oder Glukocorticoiddauermedikation können eine Schwächung des hinteren Bandes oder eine Degeneration des Krikoarytenoidgelenks verursachen (Dudley 1984).
Aktuelle experimentelle Untersuchungen zeigen, daß eine traumatische Einwirkung auf das Krikoarytenoidgelenk nicht per se zu einer Subluxation führt, sondern die Ausbildung eines Hämarthros und mögliche Frakturen der Gelenkkörper eine Fixierung der Gelenkoberflächen in einer Fehlstellung verursachen, die als Luxation oder Subluxation imponiert. Aufgrund dieser Veränderungen kann sich eine Ankylose entwickeln. Basierend auf diesen Erkenntnissen wird neuerdings vorgeschlagen, den Terminus „Aryknorpelluxation" durch „Postintubationelle Funktionsstörung des Krikoarytenoidgelenk zu ersetzen (Paulsen 1999).

Anteriore Aryknorpelluxation

Die direkte Krafteinwirkung in postero-anteriorer Richtung durch einen Laryngoskopspatel oder Endotrachealtubus wird für die anteriore Dislokation verantwortlich gemacht. Ein Aryknorpel kann von der distalen Öffnung des Tubuslumens erfasst und somit nach anterior und inferior disloziert werden (Abb. 3.**22**). Ein über das distale Tubuslumen hinausragender Führungsstab kann ebenfalls den Aryknorpel nach anterior und inferior luxieren (Debo 1989).

Posteriore Aryknorpelluxation

Eine Subluxation nach posterior und lateral wird den Krafteinwirkungen auf den Aryknorpel durch die konvexe Kurvatur des Endotrachealtubus bei der Plazierung und in situ angelastet (Abb. 3.**22b**). Beim Einführen des Endotrachealtubus über den rechten Mundwinkel drückt der konvex gebogene Schaft auf den linken Aryknorpel (McGovern 1971). Eine postero-laterale Dislokation ist auch durch das Entfernen des Endotrachealtubus möglich, wenn der Cuff nicht oder nur unvollständig entblockt ist. Auch hier müssen prädisponierenden Faktoren vorliegen (Dudley 1984).

Symptome und Diagnose der Aryknorpelluxation

Die Dislokation des Aryknorpels verursacht eine Verkürzung der ipsilateralen Stimmlippe (Abb. 3.**22**). Als Symptome dieser Schädigung werden:
- Stimmstörungen
  - schwache Stimme,
  - Flüsterstimme,
  - Heiserkeit,
  - Aphonie,
- schmerzhaftes Klossgefühl,
- Halsschmerzen,
- Stridor und Atemnot

beschrieben.
Auch bei postoperativer Atemnot oder Atemwegsobstruktion sollte an eine Stellknorpelverletzung gedacht werden (Tolley 1990). Oftmals wird in derartigen Situationen fälschlicherweise „nur ein Glottisödem" unterstellt.

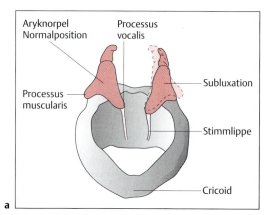

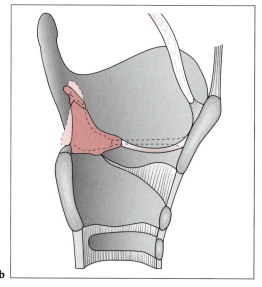

Abb. 3.22 **a** (Frontalansicht) Subluxation des linken Aryknorpels mit anteriorer, medialer und inferiorer Verlagerung im Vergleich zur anatomisch korrekten Position (gestrichelt). **b** (Seitenansicht) Neben der anterioren und inferioren Subluxation kommt hier die paradoxe posteriore Verlagerung des oberen Arytenoidpoles zur Darstellung. Beachte die aus der Subluxation resultierende Beugung der ipsilateralen Stimmlippe (modifiziert nach Whited 1985).

Diagnoseweisend bei der klinischen Untersuchung ist die Lage des Aryknorpels und das Erscheinungsbild der Stimmlippe auf der betroffenen Seite. Bei einer Dislokation ist der Aryknorpel nach anterior oder posterior verlagert, und die ipsilaterale Stimmlippe ist unbeweglich. Dieser Befund kann bei der Videolaryngoskopie dokumentiert werden (Hoffmann 1998). Daneben wird der Computertomographie (Spiral-CT) eine wichtige Rolle bei der Diagnosesicherung zugeschrieben (Alexander 1997). Eine Computertomographie ist vor allem dann indiziert, wenn die endoskopische Beurteilung des Larynx durch Ödem oder Hämatom erschwert oder unmöglich ist. Die Elektromyographie ist bei der Unterscheidung zwischen einer Luxation oder einer nervalen Stimmlippenlähmung hilfreich. Die stroboskopische Untersuchung (Beurteilung der Randkantenverschiebung der Stimmlippen) ergibt bei einer Schädigung des Stellknorpelgelenkes in der Regel einen Normalbefund, während eine verminderte Randkantenverschiebung typischerweise bei einer nervalen Schädigung beobachtet wird (Talmi 1996).

Therapie

Wird eine Dislokation nicht erkannt, kann das Krikoarytenoidgelenk in dieser Fehlstellung fibrosieren. Daher ist eine rasche Diagnose und Therapieeinleitung, möglichst innerhalb der ersten 48 h, erforderlich.

Da die Symptomatik einer Verletzung des Stellknorpelgelenkes aber einerseits sehr spezifisch, andererseits jedoch wenig sensitiv ist, werden Diagnostik und Therapie in der Regel erst nach einem längeren Intervall eingeleitet. Sataloff (1994) weist darauf hin, dass die Diagnose einer Aryknorpelluxation oder -dislokation sehr häufig als nervale Stimmbandlähmung fehlinterpretiert und somit eine frühzeitige Therapie verpasst wird. Nach einer schwierigen Intubation sollte allerdings immer an die Möglichkeit einer Aryknorpelluxation gedacht werden (Tolley 1990).
Die frühzeitige Diagnosestellung erlaubt die operative Reposition des Aryknorpels, bevor eine Fibrosierung und Ankylose des Gelenkes eintritt. Die endoskopische Reposition ist in den meisten Fällen zumindest partiell erfolgreich. Bei der anterioren, inferioren und medialen Subluxation führt ein leichter Druck in lateraler und posteriorer Richtung zum Erfolg. Bei der posterior-lateralen Verlagerung wird die Reposition durch Druck in die mediale und anteriore Richtung erreicht. Die Reposition in Lokalanästhesie wird von vielen Autoren befürwortet, da hierbei die sofortige sichtbare Darstellung des Effektes der Manipulation des Krikoarytenoidgelenkes beim wachen und kooperativen Patienten möglich ist. Obwohl eine Reposition innerhalb der ersten 24–48 h nach der Verletzung durchgeführt werden sollte, um Durchblutungsstörungen und eine Ankylose des Gelenkes zu vermeiden, scheint aber auch die verspätete Reposition sogar nach einigen Wochen noch einen günstigen Effekt zu haben (McGovern 1971, Sataloff 1994). Auch die spontane Reposition eines subluxierten Aryknorpels ist möglich (Gauss 1993).
Zur Gewährleistung eines funktionell befriedigenden Behandlungsergebnisses ist nach der operativen oder spontanen Reposition des Aryknorpels eine logopädische Therapie notwendig.

Rekurrenslähmung

Die Nn. recurrentes verlaufen nach dem Verlassen des Thorax in der ösophagotrachealen Rinne Richtung Larynx und teilen sich in hintere und vordere Äste auf. Die anterioren Äste sind dem Druck durch den Cuff des Endotrachealtubus ausgesetzt, da sie unterhalb der Mukosa und direkt medial der Wand des Schildknorpels liegen. So werden als ätiologische Faktoren einer nervalen Stimmlippenlähmung diskutiert:
- Druck auf den Kehlkopfnerven oder einen seiner Äste durch einen (ungeeigneten) Tubus oder durch dessen übermässige Blockung bei gleichzeitig herabgesetzter Elastizität der Trachea und des umgebenden Gewebes,
- erhöhte Verletzbarkeit des N. recurrens oder seiner umgebenden Hüllen durch (unklare) anatomische Veränderungen,
- eine übermässige Dehnung des Nerven durch Hyperextension der Wirbelsäule bei Intubation und Lagerung des Patienten (Heinemann 1982).

Eine Stimmlippenlähmung durch Traumatisierung des N. vagus oder dessen Äste ist eine wichtige, allerdings seltene Ursache für eine Obstruktion der oberen Atemwege nach der Extubation. Mehrere Autoren weisen darauf hin, dass eine Schädigung der Arytenoidgelenke nach einer Intubationsnarkose naheliegender und wahrscheinlicher ist als eine nervale Schädigung (Johannsen 1984, Sataloff 1994). Die Differentialdiagnose des Stimmlippenstillstandes ist auch nach Langzeitintubationen von Bedeutung (Johannsen 1984). Bis zu 20 % der Patienten nach Langzeitintubation zeigen post extubationem einen Stimmlippenstillstand (Santos 1994).
Vereinzelte Fallberichte über das Auftreten eines Stimmlippenstillstandes nach problemloser Anwendung der Larynxmaske weisen auf eine mögliche Traumatisierung des N. recurrens in der Fossa piriformis durch den Cuff der Larynxmaske oder den Maskenkörper hin (Cros 1997b, Lloyd Jones 1996).
Bei operativen Eingriffen im Halsbereich ist für die Schädigung des N. recurrens ungleich viel häufiger das chirurgische Trauma verantwortlich. So liegt das Risiko einer operationsbedingten Recurrensparese bei Schilddrüseneingriffen zwischen 1 % und 3 % (Kasemsuwan 1997, Thermann 1998) und erhöht sich bei Rezidiveingriffen auf rund 10 % (Horch 1989).

Therapie

Bei einer Recurrensparese ist eine logopädische Therapie indiziert. Die Behandlung gestaltet sich langwierig.

Prävention laryngealer Schäden nach endotrachealer Intubation

Lageänderungen des Kopfes bei intubierten Patienten sollten stets vorsichtig und keinesfalls ruckartig erfolgen, da Neuropraxie oder Verletzungen des Stellknorpelgelenkes durch Druck- und Scherkräfte des Tubusschaftes auch nach atraumatischer Intubation möglich sind. Selbstverständlich sollten alle Massnahmen und Vorkehrungen getroffen werden, um Manipulationen durch den Tubus im Bereich des Larynx zu minimieren. Hierzu gehören neben der umsichtigen Lagerung (keine Hyperextension der Halswirbelsäule und gleichzeitige Seitwärtsdrehung des Kopfes) und der korrekten Positionierung der Tubusmanschette auch die Kontrolle des Cuff-Druckes ebenso wie die Überprüfung des Tubusmaterials vor der Intubation.

▶ Schädigungen der Subglottis und Trachea

Nahezu alle Patienten, die im Rahmen einer Intensivtherapie länger als 24 h intubiert waren, erleiden eine Stenose des Tracheallumens, wobei der Schweregrad der Stenosierung stark variieren kann (Heffner 1991). Stauffer et al. (1981) berichteten, dass bei 19 % der Patienten, die translaryngeal intubiert waren, eine signifikante Stenosierung des Tracheallumens mit einer Abnahme des Durchmessers der trachealen Luftsäule um mehr als 10 % eintrat. Der Ort der Stenose lag entweder in Höhe der Subglottis oder im Kontaktbereich des Cuffs des Endotrachealtubus. Eine eindeutige Korrelation zwischen Intubationsdauer und Inzidenz oder Schweregrad der Stenosierung konnte nicht in allen Untersuchungen bestätigt werden (Stauffer 1981, Whited 1979). Exzessive Kopfbewegungen können auch bei kurzzeitiger Intubation zu einer Trachealstenose führen (Yang 1995). Schädigungen der Trachea durch Inhalationsanästhetika im Sinne einer erworbenen Tracheomalazie sind in der Literatur dokumentiert, aber extrem selten (Katoh 1995, Yamaya 1986).

Schädigungen der Trachea im Zusammenhang mit der endotrachealen Intubation oder Tracheostomie beruhen überwiegend auf Druckverletzungen der trachealen Mukosa durch den Cuff des Endotrachealtubus (Stauffer 1981). In Höhe des Cuffs können Schleimhautulzerationen, Abscherungen der Mukosa und freiliegende Trachealknorpelspangen auftreten, so dass bereits vor rund 30 Jahren die Rolle der Cuff-Drücke bei der Pathogenese dieser Schädigungen diskutiert wurde. Seegobin et al. (1984) konnten fiberoptisch zeigen, dass Gefässveränderungen in der Trachealschleimhaut vom Cuff-Druck abhängen. Cuff-Drücke über 30 cmH$_2$O (22 mm Hg) führten zu einer Abnahme des Gefässkalibers und zum Abblassen der Schleimhaut. Abhängig vom Material, der Konstruktion und Geometrie des Cuffs kann der auf die Trachealschleimhaut ausgeübte Druck vom gemessenen (Intra-)Cuff-Druck abweichen (Dobrin 1997). Der Druck auf die Mukosa ergibt sich nach MacKenzie (1976) näherungsweise aus der Beziehung:

$$P_{Mukosa} = P_{Cuff\text{-}in\ situ} - P_{Cuff\text{-}in\ vitro}$$

wobei P_{Mukosa} = Druck auf die Schleimhaut,
$P_{Cuff\text{-}in\ situ}$ = Cuff-Druck in endotrachealer Lage,
$P_{Cuff\text{-}in\ vitro}$ = Cuff-Druck vor Intubation bei gleichem Füllungsvolumen.

Da die Durchblutung der Trachealschleimhaut passiv vom Perfusionsdruck abhängt, wird die ischämische Schleimhautschädigung durch den Druck des Cuffs bei hypotensiven Kreislaufverhältnissen verstärkt (Bunegin 1993). Eine ischämische Schädigung der Trachealschleimhaut lässt sich möglicherweise vermeiden, wenn der Cuff-Druck unterhalb von 25 cm H$_2$O (18,4 mm Hg) gehalten werden kann (Joh 1987). Die Überblähung des Cuffs kann in seltenen Fällen sogar zu einer Ruptur der Pars membranacea der Trachea führen (Marty-Ane 1995).

Bei der subjektiven Beurteilung des Cuff-Druckes durch Palpation des Pilotballons mit Daumen und Zeigefinger wird in der Regel der tatsächliche Cuff-Druck unterschätzt. Wenn eine Cuff-Druckmessung nicht zur Verfügung steht, wird zumindest empfohlen, den Cuff nach initialer Blockung soweit zu entlüften, bis die Blockung gerade noch dicht ist ("just seal pressure").

Luftgefüllte „high-pressure" und „low-pressure Cuffs" nehmen im Verlauf einer Lachgasexposition während der Anästhesie deutlich an Volumen zu, da Lachgas in den luftgefüllten Cuff hineindiffundiert (siehe Kapitel 2.3).

Auch chirurgische Manipulationen bei Eingriffen im Halsbereich können zu einer Erhöhung des Cuff-Druckes führen. Bei diesen Eingriffen ist eine objektive Beurteilung des Cuff-Druckes angezeigt. Auch bei tracheostomierten Patienten mit geblockter Trachealkanüle muss der Cuff-Druck begrenzt werden. Möglicherweise können durch den Einsatz eines elektronisch gesteuerten Cuff-Druck-Reglers Schädigungen verringert werden (siehe Kapitel 2.3).

Perforierende Verletzungen der Trachea durch den Endotrachealtubus oder einen Führungsstab sind selten. Ein subkutanes Emphysem, Atemnot, ein Pneumomediastinum oder Pneumothorax weisen auf diese Komplikation hin. Fiberoptisch lassen sich die Diagnose sichern und die Verletzungsstelle orten.

Grosse tracheale Einrisse mit Atemnot erfordern die unverzügliche chirurgische Intervention, während kleine tracheale Defekte unter konservativer Therapie ausheilen können (Borasio 1997).

◼ Atemwegsverletzungen bei Kindern

Der Kehlkopf im frühen Kindesalter ist ein sehr empfindliches Organ, dessen Schäden nur sehr schwer zu behandeln sind und die lebenslange Entwicklung des Patienten nachhaltig verschlechtern können (Merritt 1998, Rieger 1994 a).

Jede Intubation, auch die durch den sehr Erfahrenen, führt insbesondere bei Kindern zu subepithelialem Ödem, kaum wahrnehmbaren Blutungen und kleinen Druckstellen der Schleimhaut.

Nach der Extubation ist die Stimme oft heiser, manchmal besteht ein mässiger oder starker Stridor. Ein Postextubationsstridor nach Narkosen wird bei knapp 5 % der Kinder beobachtet; Behandlungsnotwendigkeit besteht bei 0,02 – 0,1 % (Joshi 1972). Nach Langzeitintubationen muss bei fast 40 % der Kinder mit einem Postextubationsstridor gerechnet werden, bei fast jedem 5. Kind lässt sich eine Reintubation nicht vermeiden, und bei 4 % der Kinder ist eine Tracheostomie notwendig (Kemper 1991).
Schwere subglottische Stenosen durch direkte Intubationsverletzungen oder nach Kurzzeitintubationen sollten zu den sehr seltenen Ausnahmen gehören, da sie grundsätzlich vermeidbar sind (Holzki 1993).

Unerfahrenheit im Intubationsvorgang und vor allem die *fehlerhafte Auswahl der Tubusgröße* sind nach Holzki (1993) die wesentlichsten Ursachen für schwere Kehlkopfschäden bei Kindern.

Das Fehlen eines Lecks um den Tubus bei der Anwendung eines Beatmungsdruckes von 35 cmH$_2$O ist das wichtigste Warnzeichen, dass der eingeführte Tubus zu weitlumig ist (Holzki 1998). Ein schwierig zu plazierender Tubus muss nach Überwindung einer kritischen Situation gewechselt oder seine Lage endoskopisch überprüft werden.

Auch wenn Khine et al. (1997) zeigen konnten, dass adäquat ausgewählte Tuben mit Cuff keine Nachteile, sondern Vorteile bei Kindern unter 8 Jahren bieten, so wird für die klinische Routine zu bedenken gegeben, dass in dieser Altersgruppe Tuben ohne Cuff dazu beitragen, eine Traumatisierung der subglottischen Enge zu minimieren (Holzki 1993).

Früh- und Neugeborene und Kleinkinder sind insbesondere dann hinsichtlich einer subglottischen Stenosierung gefährdet, wenn sie länger als 25 Tage endotracheal intubiert waren, häufig reintubiert werden mussten, ein Postextubationsstridor auftrat, zu dicke Endotrachealtuben verwendet wurden oder Intubationsschwierigkeiten bestanden. Die Häufigkeit einer mässigen bis schweren subglottischen Stenose nach langdauernder Beatmungstherapie liegt zwischen 4 % und 7 % (Fan 1983, Sherman 1986). Eine erhöhte Mobilität des intubierten Kindes und Infektionen des Kehlkopfes stellen zusätzliche Risikofaktoren dar.

◼ Verletzungen des Hypopharynx und des Ösophagus

Hypopharynx und zervikaler Ösophagus können bei Intubationsmanövern perforiert werden, da der posteriore Ösophagusanteil in Höhe des Krikoids im Lannier-Dreieck nur von einer Faszienschicht bedeckt ist.

Eine Inzidenz dieser Verletzungen kann nicht angegeben werden, da sie nur sporadisch Gegenstand von Fallberichten in der Literatur sind. Dennoch lassen sich aus den vorliegenden Schilderungen Faktoren und Umstände ableiten, die das Risiko einer Perforation des Hypopharynx oder des Ösophagus im Rahmen der endotrachealen Intubation erhöhen:
- ungeübter Intubateur,
- steifer, gebogener Endotrachealtubus mit Führungsstab,
- schlechte Lagerung des Kopfes und
- Anwendung des Krikoiddrucks

sind häufig anzutreffende Merkmale des traumatischen Intubationsgeschehens. Insbesondere bei Notfallintubationen besteht eine erhöhte Gefahr, wobei auch mit alternativen Instrumenten zur Atemwegssicherung wie dem Combitube® Perforationen des Ösophagus möglich sind (Lee 1994, Richards 1998). Auch bei Anwendung der Intubations-Larynxmaske ist das Risiko einer Ösophagusperforation gegeben (Branthwaite 1999). Die Verwendung von Führungsstäben und Bougiersonden muss besonders sorgfältig und atraumatisch erfolgen (Kadry 1999).

Die iatrogene pharyngo-ösophageale Perforation bleibt zunächst unerkannt, bis die charakteristischen Zeichen der Mediastinitis:
- Schmerzen im Halsbereich,
- Fieber, Schluckbeschwerden,

- Leukozytose,
- Hautemphysem und
- Pneumomediastinum

zumeist innerhalb von 24–48 h festgestellt werden (Ku 1998).

Ein retropharyngealer Abszess kann auch erst 1–3 Wochen nach endotrachealer Intubation manifest werden (Stein 1999). Die Letalität dieser Komplikation ist hoch. Die rechtzeitige Diagnose ist entscheidend.

Ein Pneumomediastinum ist nahezu pathognomonisch für eine pharyngo-ösophageale Verletzung, da der Retropharyngealraum frei mit dem Mediastinum kommuniziert. Endoskopisch kann die Perforationsstelle nicht immer identifiziert werden. In der Computertomographie können die intramuralen und extraluminalen Manifestationen einer Ösophagusperforation (Wandverdickung des Ösophagus, periösophageale Flüssigkeits- oder Luftansammlung, Pleuraerguss, Mediastinalemphysem) dargestellt werden.

In vielen Fällen genügt eine Nahrungskarenz mit totaler parenteraler Ernährung, Einlage einer Magensonde und eine breit abdeckende, intravenöse antibiotische Therapie, bei der die Mischflora aus aeroben und anaeroben Keimen erfasst werden muss. Eine deszendierende zervikale Mediastinitis erfordert allerdings eine frühzeitige und aggressive chirurgische Intervention. Alle betroffenen Gewebeschichten, zervikal und mediastinal, müssen großflächig freigelegt und häufig gespült werden (Kiernan 1998).

◘ Risiken der nasotrachealen Intubation

Nasenbluten ist eine der häufigsten Komplikationen der nasotrachealen Intubation. Traumatisch bedingtes Nasenbluten ist bei Kindern häufiger als bei Erwachsenen, bei Männern häufiger als bei Frauen. Zumeist ist die Blutung jedoch nicht gravierend und sistiert spontan. Es finden sich jedoch auch Fallberichte über immer wiederkehrende Epistaxis-Episoden nach nasotrachealer Intubation (Chen 1996).

Die Anwendung von vasokonstringierenden Nasentropfen vor der nasotrachealen Intubation vermindert das Risiko einer Epistaxis und ist daher vor jeder nasalen Intubation indiziert. Generell wird zu einer zurückhaltenden Indikationsstellung für eine nasotracheale Intubation geraten.

Das traumatische Abscheren von Nasenmuscheln, Polypen und Adenoiden sind weitere Sofortkomplikationen der nasotrachealen Intubation (Williams 1999, Wilkinson 1986). Darüber hinaus sind schwerwiegende Verletzungen, wie die Perforation des Recessus piriformis oder der Vallecula epiglottica sowie retropharyngeale Dissektionen, im Zusammenhang mit der nasotrachealen Intubation möglich.

Bei anatomischen Alterationen (Muschelhypertrophie, Septumdeviation, Septumleisten, Polyposis nasi) kann die nasotracheale Intubation erschwert sein und das Risiko einer Traumatisierung steigen.

Kontraindikationen für eine nasotracheale Intubation:
- pathologische Veränderungen der Nasenhöhle,
- Choanalatresie,
- intranasale Abszesse, intranasale Abszessausbreitung,
- Infektionen der Nasennebenhöhlen,
- hyperplastische Tonsillen,
- Neigung zu Epistaxis, Gerinnungsstörungen.

Bei Patienten mit Schädelbasisfraktur oder Mittelgesichtsverletzungen sollte die nasotracheale Intubation niemals die primäre Form der Atemwegssicherung darstellen, auch wenn einige Untersucher keine erhöhte Inzidenz an Komplikationen feststellen konnten (Bähr 1992a+b, Rhee 1993). Intrakranielle Fehllagen sind von anderen Autoren in diesem Zusammenhang beschrieben und prognostisch eher ungünstig (Conetta 1992, Marlow 1997). Im Rahmen der operativen Versorgung von frontobasalen Schädelfrakturen ist eine behutsame laryngoskopisch bzw. fiberoptisch kontrollierte nasale Intubation möglich und aus operationstechnischen Gründen mitunter zweckmässig (Arrowsmith 1998) (siehe Kapitel 6.7).

Zu den Komplikationen und Langzeitfolgen einer nasotrachealen Intubation zählen entzündliche Veränderungen und Ulzerationen (Naseneingang und Nasenseptum), Nasenbluten, Frakturen der Nasenmuscheln, persistierende Probleme mit den Ohren oder den Nasennebenhöhlen, persistierende Pharyngitis, Rhinitis, Ulzerationen und Synechien zwischen Septum und unterer Nasenmuschel (Holdgaard 1993).

Affektionen der Nasennebenhöhlen

Abszessbildungen im Bereich des Nasenseptums und parapharyngeal sind bereits nach kurzer, weniger als 1 h andauernder nasotrachealer Intubation möglich. Die Inzidenz einer Sinusitis maxillaris steigt nach 5–

tägiger nasotrachealer Intubation dramatisch an (Pedersen 1991). Bei der transnasalen Einführung des Endotrachealtubus können die Ostien der Nasennebenhöhlen verletzt werden. Es kommt zum Ödem im Bereich der Abflusswege der Nasennebenhöhlen und zum Sekretstau als idealer Nährboden für Bakterien. Die Diagnose einer paranasalen Sinusitis wird am besten mit einer Computertomographie der Nasennebenhöhlen gestellt. Der Diagnosestellung geht oftmals ein Fieber bis dahin unklarer Ursache voraus. Bei Vorliegen einer paranasalen Sinusitis müssen sowohl der Nasotrachealtubus als auch die nasal eingeführte Magensonde entfernt werden. Neben einer kalkulierten antibiotischen Therapie ist bei Persistenz der Befunde eine operative Fensterung der Nasennebenhöhlen indiziert. Nach neuesten Untersuchungen muss ein Zusammenhang zwischen nosokomialen Pneumonien unter Beatmung und maxillären Sinusitiden angenommen werden (Holzapfel 1999). Nicht zuletzt kann eine paranasale Sinusitis Ausgangspunkt einer Sepsis bei nasotracheal intubierten Patienten sein (Riou 1986).

Es wird gemeinhin angenommen, dass ein nasotrachealer Tubus besser toleriert wird als ein orotracheal eingeführter Tubus. Die bessere Tubustoleranz bei Intensivpatienten mit nasotrachealer Intubation ist wissenschaftlich jedoch nicht belegt (Stone 1992). Dislokationen finden sich jedoch bei orotrachealen Tuben häufiger als bei nasotrachealen. Das Risiko einer akzidentellen, nicht beabsichtigten Extubation ist bei oralem und nasalem Endotrachealtubus gleich (Coppolo 1990).

Fazit

- Frakturen und Verluste der Zähne sind in vielen Fällen weniger auf Fehler bei der Atemwegskontrolle als vielmehr auf vorbestehende Erkrankungen des Kauapparates der Patienten zurückzuführen. Obligat ist daher die Erhebung und Dokumentation des Zahnstatus bei der Prämedikationsvisite und die dokumentierte Aufklärung über eventuelle Zahnschädigungen.
- Kiefergelenksbeschwerden können durch die unphysiologische Mundöffnungsbewegung bei der endotrachealen Intubation hervorgerufen werden. Beschwerden im Bereich der Halswirbelsäule können durch die Reklination und überstreckte Lagerung des Kopfes entstehen.
- Halsbeschwerden sind eine typische, methodenimmanente Begleiterscheinung nach Allgemeinnarkosen. Persistieren die Symptome (Heiserkeit, Halsschmerzen oder Schluckbeschwerden) ohne Besserungstendenz über den vierten postoperativen Tag hinaus, so muss eine HNO-ärztliche Untersuchung erfolgen.
- Mikrotraumatisierungen des Larynx (Schleimhauteinrisse, Hämatome) durch den Endotrachealtubus sind häufig. Persistierende Heiserkeit unmittelbar im Anschluss an eine Intubationsnarkose kann auf einer Funktionsstörung im Krikoarytenoidgelenk beruhen (sogenannte Aryknorpelluxation) oder – sehr selten – eine Schädigung des N. recurrens zur Ursache haben. Intubationsgranulome, bevorzugt bilateral an den hinteren Abschnitten der Stimmlippen lokalisiert, führen typischerweise erst nach 10–14 Tagen zu Heiserkeit.
- Lageänderungen des Kopfes bei intubierten Patienten sollten stets vorsichtig und keinesfalls ruckartig erfolgen, da Verletzungen des Stellknorpelgelenkes oder Nervenquetschungen durch Druck- und Scherkräfte des Tubusschaftes auch bei atraumatischer Intubation möglich sind.
- Schädigungen der Trachea im Zusammenhang mit der endotrachealen Intubation beruhen überwiegend auf Druckverletzungen der trachealen Mukosa durch den Cuff des Endotrachealtubus. Perforierende Verletzungen des Hypopharynx und des Ösophagus können insbesondere nach Notfallintubationen unter Verwendung von starren Führungsstäben, schlechter Lagerung des Kopfes und Anwendung des Krikoiddruckes durch ungeübte Intubateure beobachtet werden.
- Aus operationstechnischen Gründen kann bei kiefer- oder gesichtschirurgischen Eingriffen eine nasotracheale Intubation angeraten sein. Rasch eintretende entzündliche Veränderungen, Affektionen der Nasennebenhöhlen durch einen nasotrachealen Tubus, auch als Ausgangspunkt für systemische Infektionen, fordern jedoch eine sehr zurückhaltende Indikationsstellung für die nasotracheale Intubationen.

4 Werkzeuge und Techniken der schwierigen Atemwegssicherung

4.1 Einfache Hilfsmittel
W. Ullrich, R. Georgi

◼ Lagerung

Eine nicht sachgerechte Positionierung von Kopf und Hals kann die Intubationsbedingungen entscheidend verschlechtern.
Zur „optimalen" Intubationslagerung wird der Kopf in der „Schnüffelposition" gelagert. Dazu wird der Kopf leicht erhöht unterlegt und im atlanto-okzipitalen Gelenk überstreckt, Mundhöhle, Pharynx und Larynx liegen somit in einer Ebene.

Lagerungskissen bzw. -rollen in passenden Grössen müssen zur korrekten Positionierung von Kopf und Hals bereitliegen. Eine höhenverstellbare Kopfstütze sollte am OP-Tisch vorhanden sein.

Durch einige einfache Massnahmen können die Voraussetzungen zur Intubation deutlich verbessert werden (Tab. 4.1).

Tabelle 4.1 Maßnahmen zur Optimierung der Intubationsbedingungen

Ziel	Maßnahme
guter Zugang zum Kopf des Patienten	Entfernung des Bretts am Kopfende des Patienten bei Intubation im Bett
Optimierung der Arbeitshöhe	Höhenverstellung von OP-Tisch oder Bett entsprechend der Körpergröße des Intubierenden
Stabilität des Tisches/Bettes	Blockierung der Rollen von OP-Tisch oder Bett
rasche Anreichung gewünschter Hilfsmittel	erfahrener Helfer
Optimierung der Sichtverhältnisse	Lagerung des Kopfes suffiziente Absaugung
Vermeidung von Zeitdruck	ausreichende Präoxygenierung

◼ Druck auf den Schildknorpel

Eine einfache, aber effektive Methode zur Verbesserung der laryngoskopischen Sichtverhältnisse ist die Ausübung von Druck auf den Schildknorpel. Besonders bei anteriorer Position des Kehlkopfes kann ein von vorne ausgeübter Druck auf den Schildknorpel bzw. das Krikoid die laryngoskopische Einstellung der Kehlkopfstrukturen erleichtern. Manche Anästhesisten bevorzugen es, die Larynxmanipulationen von aussen erst bei eingeführtem Laryngoskopspatel durchzuführen. Dadurch kann unter direkter Sicht die beste Position erreicht werden (OELM: „optimal external laryngeal manipulation").

Knill beschrieb 1993, dass die günstigste Intubationsposition des Larynx durch eine dreidimensionale Verschiebung des Schildknorpels erreicht werden kann (**B**ackwards **U**pwards **R**ightwards **P**ressure = BURP). Dabei wird der Schildknorpel in der Reihenfolge zuerst nach hinten gegen die Halswirbelsäule, dann soweit wie möglich nach oben und schließlich nach rechts gedrückt (max. 2 cm).

Durch diese einfache Massnahme konnten 3.- und 4.-gradige Cormack-Einstufungen in 1.-gradige umgewandelt werden (Latto 1997, Ullrich 1998).
Wird der von Sellick beschriebene Krikoiddruck zur Vermeidung einer Aspiration von Mageninhalt angewandt, so muss damit gerechnet werden, dass dadurch Verziehungen der anatomischen Strukturen des Halses verursacht werden, die zu einer Verschlechterung der Intubationsverhältnisse führen können (Crawford 1982). Crawford beschreibt, dass durch die Unterlegung des Halses mit einem speziellen Kissen, das er „Contra Cricoid Cuboid" nennt (Masse 27 × 10 × 5 cm) ein Gegendruck gegen den Sellick-Handgriff aufgebaut werden kann. Dadurch reduziert sich das Ausmass der Verziehungen, und die Intubationsverhältnisse werden günstiger.

◼ Einführungsmandrin

Macintosh berichtet 1949 erstmals über den Einsatz eines elastischen Führungsstabes als Intubationshilfe. Einführungsmandrins werden in der klinischen Routine oft Führungsstab genannt und in den USA als Stylet bezeichnet. Der Einführungsmandrin wird zur Stabilisierung von Spiraltuben oder als effektives, schnelles Hilfsmittel bei der unerwartet schwierigen Intubation angewendet. Er kann bei allen Patienten eingesetzt werden, bei denen laryngoskopisch zumindest die Epiglottis oder der hintere Bereich der Arytenoide zu sehen sind. Die Einführungsmandrins bestehen aus einem Metallkern, der mit Silikon oder Gummi überzogen ist. Die Spitze ist besonders weich. Einführungsmandrins sind auch aus vernickeltem Messing mit kugelförmiger Spitze und Wechselgriff erhältlich (Willy Rüsch AG). Durch die weiche bzw. kugelförmige Spitze wird die Verletzungsgefahr vermindert. Die Einführungsmandrins sind passend für alle Tubusgrößen (entsprechend dem Innendurchmesser) und in unterschiedlichen Längen (bis 50 cm) erhältlich.

Es ist sinnvoll den Einführungsmandrin in der Form eines Hockeyschlägers zu formen. Mit dieser Form können alle sichtbaren Strukturen erreicht werden. Der Einsatz des Einführungsmandrins muss regelmässig trainiert werden.

- Das Vorschieben eines Einführungsmandrins als Intubationsschiene sollte niemals gegen Widerstand erfolgen.
- Der Einführungsmandrin darf nicht mit dem Tubus zusammen endotracheal eingeführt werden.
- Der Tubus wird über den von einer Hilfsperson festgehaltenen Einführungsmandrin in die Trachea vorgeschoben.
- Mit dem Einführungsmandrin können grundsätzlich alle pharyngolaryngealen Strukturen und die Trachea perforiert werden.

In einer Studie von Kidd (1988) wurde der Einführungsmandrin bei 98 Patienten mit simulierten und 2 Patienten mit realen Cormack/Lehane-Grad-3 – Befunden bei 78 Patienten endotracheal und bei 22 Patienten ösophageal plaziert. In einer Studie von Koay (1998) konnten mit dem Einführungsmandrin über 40 % schwieriger orotrachealer Intubationen gemeistert werden.

Praktische Anwendung des Einführungsmandrins:
- der gleitfähig gemachte Einführungsmandrin wird durch den Tubus geführt,
- der Tubus kann beliebig geformt werden, dadurch können auch schwer zugängliche anteriore Larynxpositionen häufig erreicht werden,
- der Einführungsmandrin sollte in der Regel *nicht* über die Tubusspitze hinausragen,
- in besonderen Situationen kann der Einführungsmandrin wenige cm über die Tubusspitze vorgeschoben werden (cave Perforationsgefahr),
- der Kehlkopfeingang kann vorsichtig tastend aufgesucht werden,
- über den Einführungsmandrin als Leitschiene wird der Tubus vorsichtig in die Trachea vorgeschoben.

Tubus-Einführhilfe

Die Tubus-Einführhilfen („intubation guide") sind lange (ca. 80 cm) semiflexible Kunststoffkatheter unterschiedlichen Durchmessers zur Verwendung entsprechend des Innendurchmessers des Endotrachealtubus. Sie können eingesetzt werden:
- bei der Intubation (blindes Vorschieben der Einführhilfe in die Glottis),
- beim Wechsel eines Endotrachealtubus oder
- als sog. Platzhalter, als Sicherheit nach der Extubation bei fraglicher Reintubation nach schwieriger Intubation (s. Kapitel 5.4).

Das Einführen sollte vorsichtig und gewaltfrei erfolgen. Das Vorschieben in einen Hauptbronchus oder gar Segmentbronchus muß vermieden werden. Bronchusrupturen mit konsekutivem Pneumothorax sind möglich. Beim Erwachsenen kann es in 28–32 cm Einführtiefe zu einem Widerstand kommen, wenn die Einführhilfe auf die Carina trifft (Crosby 1998).

Die „blinde" Anwendung der Einführhilfe

Sellers und Jones 1986 beschrieben 3 Zeichen, die die tracheale Lage verifizieren können:
1. tastbarer „Click" („tracheal clicks"), wenn die Spitze der Einführhilfe über die Trachealknorpel gleitet (wichtigstes Kriterium),
2. distaler Stop beim Vorschieben der Einführhilfe, sobald die Spitze des Stabes einen engeren Bronchus erreicht. (Kriterium muss nicht erfüllt sein, wenn „Click" tastbar war),
3. Husten bei der Kehlkopfpassage der Einführhilfe.

Vorschieben des Tubus über die Einführhilfe

Cossham (1985) beschreibt eine Technik, die prospektiv von Dogra (1990) überprüft wurde, die es ermöglicht, den Tubus in 90 % der Fälle über die Einführhilfe in der Trachea zu plazieren. Dabei wird der Tubus um 90° gegen den Uhrzeigersinn um die Einführhilfe gedreht. Dadurch liegt er maximal dicht an der Einführhilfe an, und die Wahrscheinlichkeit, beim Vorschieben an den Stimmbändern bzw. den Arytenoiden „hängen zu bleiben", ist minimal. Zur Verbesserung der Bedingungen sollte der Vorgang

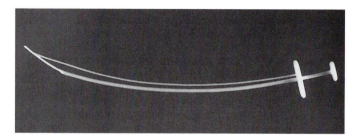

Abb. 4.1 Schroeder-Mandrin®. Die Griffe der beiden Mandrins werden wie eine Spritze gehalten. Durch Annäherung von Zeige- und Mittelfinger an den Daumen übt der kürzere Hilfsmandrin einen Zug an der Spitze des Hauptmandrins aus. Es resultiert eine Flexion.

des Tubusvorschiebens mit dem Laryngoskop in situ vorgenommen werden.

◼ Schroeder-Mandrin®

Es handelt sich um einen lenkbaren Einführungsmandrin aus Kunststoff, der sowohl für die oro- als auch die nasotracheale Intubation geeignet ist. Er besteht aus zwei parallelen, an einem distalen Punkt verbundenen Mandrins (s. Abb. 4.1). Die Mandrinspitze kann durch Druck auf das proximale Ende des Hilfsmandrins stufenlos flektiert werden. Die Anwendung ist einfach (Einhandbedienung), die Aufbereitung unkompliziert. Der Schroeder-Mandrin® (Willy Rüsch AG) ist in zwei Grössen erhältlich: Grösse 1 und 2 (29,5 cm und 31,0 cm).

◼ Chenoweth-Stylet®

Es handelt sich um einen beweglichen Führungsstab (Abb. 4.2 a u. b). Mit Hilfe eines am Handgriff angebrachten Hebels kann die Spitze des Führungsstabes

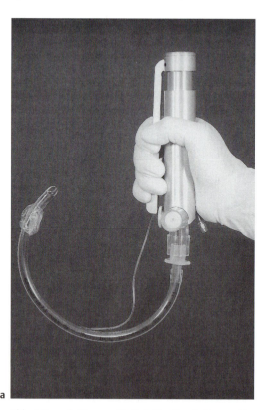

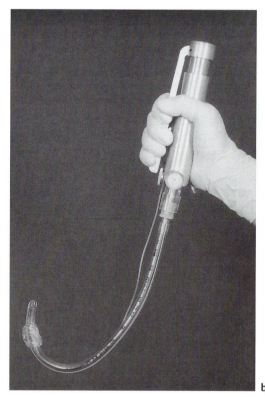

Abb. 4.2a u. b Chenoweth-Stylet®. a Durch Zug am Hebel des Handgriffs erfolgt eine Flexion des Stylets mit aufgezogenem Endotrachealtubus um ca. 180°.

b Bei Verwendung der Metallhülse ist nur eine Flexion im Bereich der Spitze möglich. Der Tubus erhält eine Hockeyschlägerform.

flektiert werden. Bei der oralen Intubation stabilisiert eine Führungshülse aus Metall den proximalen Anteil des Tubus. Bei der nasalen Intubation wird diese Hülse entfernt, wodurch eine Anhebung der Tubusspitze um 180° ermöglicht wird. Zusätzlich kann an den Handgriff ein Stethoskop angeschlossen werden. Dieses ermöglicht bei „blindem" Vorgehen ein Hören der Atemgeräusche an der Tubusspitze. Angesichts heutiger moderner fiberoptischer Intubationsmethoden sind „blinde" Intubationstechniken in den meisten Fällen entbehrlich.

Tabelle 4.2 COPA™-Tubus: Die erhältlichen Größen und Anwendungskriterien. (modifiziert nach Greenberg, 1999)

Größe (cm)	Cuff-volumen	Patienten	Farbkodierung des Konnekltors
8	25	3–5 Jahre	grün
9	30	5–9 Jahre	gelb
10	35	erwachsene Frauen	rot
11	40	erwachsene Männer	hellgrün

◼ COPA™-Tubus

Der COPA™-Tubus („cuffed oropharyngeal airway") besteht aus einem oropharyngealen Tubus entsprechend dem Guedel-Tubus und trägt am distalen Ende eine blockbare Manschette (Abb 4.3). Die Manschette drückt den Zungengrund nach ventral und soll gleichzeitig die Epiglottis anheben. Gegenüber den üblichen oro- und nasopharyngealen Tuben ensteht so ein vergrößerter freier pharyngealer Atemweg und eine verbesserte Abdichtung nach außen. Am proximalen Ende befindet sich ein Normkonnektor (15 mm) für den Ansatz eines Beatmungsbeutels oder des Y-Stücks des Kreisteils. Ein Beißschutz ist integriert. Die Auswahl der Tubusgröße und die Insertionstechnik entsprechen denen des Guedel-Tubus. Die Fixierung erfolgt mit dem mitgelieferten Befestigungsband. Der COPA™-Tubus ist in 4 verschiedenen Größen erhältlich (Tabelle 4.2). Ein Aspirationsschutz besteht nicht.

Der COPA™-Tubus ist eine Alternative zur Maskenbeatmung und zur Larynxmaske (van Vlymen 1999). In einer Studie von van Vlymen (1999) wurde der COPA™-Tubus bei 25 Patienten getestet. Eine positive Druckbeatmung war möglich, jedoch mit geringeren Spitzendrucken als bei der Larynxmaske. Mehrere Lagekorrekturen waren für diese Beatmungsform erforderlich. Die Autoren schlußfolgerten, daß der Einsatz des COPA™-Tubus als Alternative zur Larynxmaske durch ungeschultes medizinisches Personal denkbar sei. Auch von Rees (1999) wurde der COPA™-Tubus als effektive Methode zur adäquaten Ventilation während der Reanimation durch nichtanästhesiologisches Personal eingeschätzt.

In einer Studie von Greenberg (1998) wurden alternativ bei 302 Patienten der COPA™-Tubus und bei 151 die Larynxmaske eingesetzt. Die Plazierung beim ersten Versuch gelang bei der Larynxmaske häufiger (89 % vs. 81 %). Ähnliche Ergebnisse fanden Hsu (1998), Hamada (1999) und Heringlake (1999). Halsschmerzen und pharyngeale Traumata waren beim COPA™-Tubus geringer (Hsu 1998, Heringlake 1999, Hamada 1999). Saeki et al. (1999) fanden beim COPA™-Tubus eine höhere Inzidenz von Halsschmerzen als bei der LMA. Keller und Brimacombe (1999) fanden beim COPA™-Tubus einen höheren Druck auf die Schleimhaut als bei der LMA. Nach Auf-

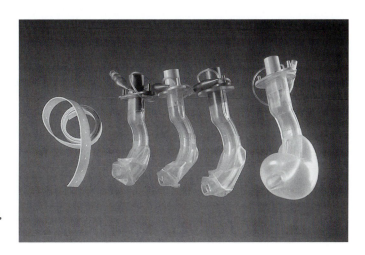

Abb. 4.3 COPA™-Tubus. Größen 8, 9, 10 und 11 cm, linkes Befestigungsband.

fassung vieler Autoren ist der COPA™-Tubus eine sichere und effektive Alternative zur Larynxmaske bei anästhesierten spontanatmenden Patienten (Greenberg 1998, Hsu 1998, Nakata 1998, Casati 1999, Hamada 1999). Nach Heringlake (1999) ist die LMA besser für die sog. „hands free ventilation" geeignet.

Die Beatmung über den COPA™-Tubus während der orotrachealen und nasotrachealen fiberoptischen Intubation wird von Greenberg (1999) und Greenberg et al. (1999) beschrieben. Dabei wird das Endoskop nicht in das Lumen des COPA™-Tubus eingeführt, sondern parallel am Cuff vorbei.

Als Kontraindikationen gelten bisher:
- nicht nüchterner Patient,
- gastro-ösophagealer Rerflux,
- Hiatushernie,
- Schwangere,
- Übergewicht,
- eingeschränkte Lungen-Compliance,
- glottische- und subglottische Stenosen,
- nicht passierbare Mundhöhle.

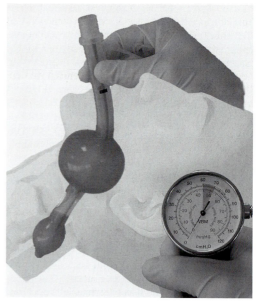

Abb. 4.4 Larynx-Tubus™. Projektion des Larynx-Tubus™ auf die anatomischen Strukturen der oberen Atemwege.

◼ Larynx-Tubus™

Der Larynx-Tubus™ (VBM Medizintechnik GmbH) besteht aus einem Tubus, einem pharyngealen und einem ösophagealen Cuff aus Silikon (Abb. 4.4). Die minimale Mundöffnung muß 23 mm betragen. Die Einführung erfolgt ohne Kopfreklination blind bis die Strichmarkierungen am Tubus zwischen den Zahnreihen liegen. Der pharyngeale- und ösophageale Cuff wird mit einem Cuff-Druckmesser auf 80 cm H_2O mit Luft gefüllt. Durch eine spezielle Cuffzuleitung wird zuerst der pharyngeale Cuff gefüllt. Dadurch kommt es zu einer Anpassung an die Anatomie des Pharynx und zu einer Stabilisierung des Tubus. Danach erfolgt automatisch die Füllung des ösophagealen Cuffs. Bei älteren Modellen erfolgte die Blockung der beiden Cuffs über getrennte Zuleitungen [pharyngealer Cuff: 100 ml (80 cm H_2O), ösophagealer 20 ml (60 cm H_2O)]. Der Schutz des Tubus ist mit dem mitgelieferten Beißblock gegeben. Der ösophageale Cuff verschließt den Ösophaguseingang, der pharyngeale, ähnlich dem des Combitube®, den Mund- und Nasenrachenraum. Zwischen beiden Cuffs befindet sich eine Öffnung („Luftauslaß"), über die die Beatmungsluft entströmt. Der Larynx-Tubus™ ist in 6 Größen erhältlich (Tabelle 4.3). Die patientengerechte Auswahl erfolgt, ähnlich wie bei der Larynxmaske, nach dem Körpergewicht. Dörges et al. (2000) empfehlen zusätzlich die Berücksichtigung der Körpergröße (<160cm = Größe 3, 160–

Tabelle 4.3 Larynx-Tubus – technische Daten

Größe	Farbcodierter Konnektor	Körpergewicht		Füllvolumen (ml)	ID Tubus (mm)	Bronchoskop AD (mm)
Größe 0	natur	Neugeborene	bis 6 kg	6	5 × 8	3
Größe 1	weiß	Babies	6–15 kg	7	7 × 8	5
Größe 2	grün	Kinder	15–30 kg	7	7 × 8	5
Größe 3	gelb	Kinder und kleine Erwachsene	30–60 kg	10	10 × 14	8
Größe 4	rot	Erwachsene	50–90 kg	10	10 × 14	8
Größe 5	violett	Erwachsene	> 85 kg	10	10 × 14	8

175cm = Größe 4, > 175cm = Größe 5). Der Larynx-Tubus™ ist ca. 50-mal autoklavierbar.

Die Einordnung des Larynx-Tubus™ erfolgte bewußt in den Abschnitt der einfachen Hilfsmittel. Große klinische Studien stehen noch aus. In einer Studie von Dörges et al. (2000) mit 30 erwachsenen Patienten (Mallampati-Klasse 1 und 2) konnte eine mittlere Insertionszeit für den Larynx-Tubus™ von 21s bestimmt werden. Die Platzierung des Tubus gelang zu 100 % beim ersten Versuch. Es wurden keine gastrischen Insufflationen (Stethoskop über dem Epigastrium) festgestellt. Die mittleren Atemwegsdrücke, bei denen Undichtigkeiten auftraten, lagen bei 24-40 cm H_2O bei Drücken im oropharyngealen Cuff zwischen 60 und 90 mmHg. In dieser Studie wird der Larynx-Tubus™ als Alternative zur Maskenbeatmung, Larynxmaske und zum Combitube® sowie zur Notfallbeatmung empfohlen. Es wird ein sicherer Aspirationsschutz angegeben.

In einer Studie von Genzwuerker et al. (2000) wurde ein Prototyp des Larynx-Tubus™ an Intubationstrainern getestet. Aufgrund von Form und Länge war es weder bei der blinden Insertion noch unter Zuhilfenahme des Laryngoskops möglich den Tubus tracheal zu platzieren.

Eine Passage des Tubus mit einer Fiberoptik ist grundsätzlich möglich. Die Wahl der Fiberoptik richtet sich nach dem Durchmesser des Luftauslasses (Tab. 4.3). Nach Einführen eines Drahtes über den Arbeitskanal der Fiberoptik wäre nach Entfernen von Larynx-Tubus™ und Endoskop, eine endotracheale Intubation über den Draht als Leitschiene möglich (analog dem im Kapitel 4.8 beschriebenen Verfahren beim Combitube®).

Als Kontraindikationen müssen die nicht passierbare Mundhöhle und glottische und infraglottische Stenosen angesehen werden.
Eine Druckzunahme kann durch Lachgasdiffusion in die beiden Silikon-Cuffs auftreten, daher wird eine Drucküberwachung empfohlen.

■ Trachlight® (Transilluminationstechnik)

Yamamura (1959) beschrieb erstmals die blinde endotracheale Intubation mit Hilfe der Transillumination der Halsweichteile.
Beim Trachlight® (P.J. Dalhausen & Co. GmbH), dem technisch am weitesten entwickelten Instrument, handelt es sich um einen biegbaren, mit einer starken Lichtquelle versehenen Führungsdraht, der in einem transparenten Endotrachealtubus plaziert wird (Abb. 4.5). Die Spitze des Trachlight® wird an einer markierten Stelle in einem Winkel von 40–60° vorgeformt und ragt maximal 1-2 cm aus dem Endotrachealtubus heraus (Nishiyama 1999). Damit erhält der darauf befindliche Tubus eine Hockeyschlägerform. Nach dem blinden Einführen kommt es bei trachealer Lage im Bereich des Larynx zur sog. „Transillumination" der Halshaut. Der Lichtschein ist in einem abgedunkelten Raum besser sichtbar. Bei ösophagealer Lage ist der Transilluminationseffekt sehr schwach oder nicht vorhanden. Um vor einer prolongierten Intubation zu warnen, blinkt die Lichtquelle, durch eine Zeitautomatik gesteuert, nach 30 s. Die Führungsstäbe des Trachlight sind in 3 Grössen erhältlich (jeweils für Tuben mit einem ID 6,0–10,0 mm, 4,0–6,0 mm und 2,5–4,0 mm). Der Handgriff, in dem die Batterie plaziert ist, ist universell verwendbar. Die Intubationszeiten bei Verwendung der Transilluminationstechnik werden unterschiedlich angegeben (Hung 1995: $15{,}7 \pm 10{,}8$s, Lipp 1996b: $29{,}9 \pm 14{,}8$ s, Ashok 1998: 19 ± 15s). Die Erfolgsrate liegt bei 88-100 % (Hung 1995, Ashok 1998). Vergleichende Studien zur laryngoskopischen Intubation geben durchschnittliche Zeiten von $21{,}6 \pm 17$s (Hung 1995, Lipp 1996b)

Die Anwendung des Trachlight® ist sowohl für die orotracheale als auch die nasotracheale Intubation

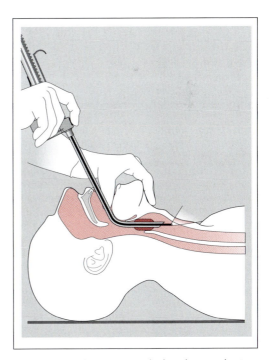

Abb. 4.5 Transilluminationstechnik. Schematische Darstellung der Transillumination der Halshaut über dem Kehlkopf mit dem Trachlight®.

möglich. Die nasotracheale Intubation ist schwieriger (Petroianu 1999).
Ainsworth und Howells (1989) fanden keine Korrelation zwischen dem Schwierigkeitsgrad der Intubation und der Erfolgsrate mit dem Trachlight®.
Die Vorteile dieser Methode liegen in der einfachen Handhabung und dem geringen Verletzungspotential von Schleimhäuten und Schneidezähnen. In einer vergleichenden Untersuchung zur laryngoskopischen Intubation ergaben sich weniger Halsschmerzen, Heiserkeit und Schleimhautschäden (Friedmann 1997).
Die Nachteile der Transilluminationstechnik sind:
- das „blinde" Einführen des Tubus,
- das Versagen der Technik bei:
  - adipösen Patienten ($\geq$ 120 % des Standardgewichts - Nishiyama 1999) und
  - Patienten mit ausgeprägter Struma nodosa
  - Patienten mit stark eingeschränkter Extensionsfähigkeit in der HWS
- eine Fehlinterpretation der Tubuslage bei ca. 5 % der Patienten.

Als Kontraindikationen für die Anwendung der Transilluminationstechnik gelten Patienten mit:
- ausgeprägter Struma nodosa,
- Adipositas,
- stenosierenden Prozessen im Glottisbereich,
- oropharyngealen Tumoren,
- Fremdkörpern,
- retropharyngealen Abszessen,
- Trauma der oberen Luftwege,
- unklarem Stridor,
- Zenker'schem Divertikel.

Vor der Anwendung des Trachlight® zur Lagekontrolle des Tubus muss aufgrund der Fehlinterpretationen gewarnt werden.
Voraussetzung für die Anwendung der Transilluminationstechnik ist eine adäquate Maskenbeatmung. Als Indikation gelten Patienten mit laryngoskopischen Befunden Cormack und Lehane 3 und 4 und Patienten mit HWS-Trauma (Saha et al. 1998). Der Gebrauch der Transilluminationstechnik ist Bestandteil des ASA Task Force Algorithmus zur Beherrschung des schwierigen Atemwegs. Die Kombination von Standard- und Intubationslarynxmaske und Transilluminationstechnik ist möglich (Niijima 1999, Dimitriou 1999).

Optimierung blinder Einführtechniken

Um blinde Einführtechniken zu optimieren, sind verschiedene Methoden entwickelt worden.

Die indirekte Laryngoskopie mit einem Dentalspiegel wurde von Patil (1983a) beschrieben. Daneben gibt es eine Reihe von technisch aufwendigeren Verfahren, die sich aber in der Praxis nicht durchgesetzt haben und für eine Akutsituation ungeeignet sind.

CO_2-gesteuerte blinde Intubation

Eine Modifikation der blind nasalen Intubation ist die CO_2- Seitenstrommessung beim spontan atmenden Patienten während des Intubationsvorgangs (Spencer 1995, Mentzelopoulos 1998).) Ein nasal eingeführter Tubus wird somit in die korrekte Position dirigiert. In der Studie von Spencer (1995) war die Intubation in 97,5 % mit dieser Methode erfolgreich. Entsprechend der CO_2- Messung sei eine eindeutige Lagebestimmung möglich.

Magnetisch gesteuerte orotracheale Intubation

Ein im Endotrachealtubus plazierter Metall-Führungsdraht wird von einem Kobalt-Magnet ($2 \times 2 \times 1$ cm), der auf der Haut über dem Kehlkopf plaziert ist, angezogen und „zeigt" somit die Richtung der Tubuseinführung. Patil et al. (1994) konnten bei über 90 % ihrer Patienten mit normaler Anatomie den Führungskatheter magnetisch gesteuert beim 1. Versuch endotracheal plazieren. In einem weiteren Schritt wurde anschliessend über den Führungskatheter auf einen Tubus gewünschter Grösse umintubiert. Die Autoren betonen, dass dieses Verfahren auch anwendbar ist, wenn Blut oder Sekret ein fiberoptisches Vorgehen erschweren würden. Als Kontraindikationen werden Herzschrittmacher beim Patienten oder Anästhesisten aufgeführt (Patil 1994). Uhren und Computerdisketten sollten in sicherer Distanz zum Magneten gelagert werden.

Schallwellen-gesteuerte nasotracheale Intubation

Bei der schallwellen-gesteuerten nasotrachealen Intubation werden mit Hilfe einer kleinen in der Tubusspitze plazierten Pfeife die Atemgeräusche verstärkt. Somit ist eine Orientierung an Hand der Lautstärke möglich, da eine Entfernung oder Abweichung von der Stimmritze zu einer Abnahme der Tonstärke führt (Patil 1983a).

Fazit

- Eine sachgerechte Positionierung von Kopf und Hals kann die Intubationsbedingungen entscheidend verbessern.
- Zur Verbesserung der Sicht bei der Laryngoskopie (Cormack 3 und 4) ist das BURP-Manöver („backwards-upwards-rightwards-pressure" auf den Schildknorpel) geeignet.
- Durch Einführungsmandrins kann der Tubus vorgeformt werden, um die Intubation bei unzureichender Sicht zu erleichtern. Verletzungen laryngealer Strukturen und der Trachea sind möglich. Sonderformen der Einführhilfen sind der Schroeder-Mandrin® und das Chenoweth-Stylet®, die während des Intubationsvorgangs stufenlos verstellbar sind.
- Mit Hilfe der Transilluminationstechnik (Trachlight®) der Halshaut über dem Kehlkopf ist die blinde oro- und nasotracheale Intubation bei unzureichender Sicht möglich. Als Kontraindikationen dieser Methode gelten: ausgeprägte Struma nodosa, Adipositas, stenosierende Prozesse im Glottisbereich, oropharyngeale Tumore, Fremdkörper, retropharyngeale Abszesse, Trauma der oberen Luftwege, unklarer Stridor und ein Zenker'sches Divertikel.
- Mit dem COPA™-Tubus („cuffed oropharyngeal airway") ist die Spontanatmung des Patienten und eine positive Druckbeatmung möglich. Kontraindikationen für den Einsatz sind: nicht nüchterner Patient, gastro-ösophagealer Reflux, Hiatushernie, Schwangere, Übergewicht, eingeschränkte Lungen-Compliance, glottische und subglottische Stenosen, nicht passierbare Mundhöhle. Der COPA™-Tubus wird als Alternative zur Gesichtsmaske und Larynxmaske gesehen.
- Der Larynx-Tubus™ – die jüngste Entwicklung einfacher Hilfsmittel - wird als Alternative zur Maskenbeatmung, Larynxmaske und Intubation sowie zur Notfallbeatmung empfohlen. Größere klinische Studien fehlen derzeit noch.

4.2 Laryngoskopmodifikationen und starre Optiken
A. Henn-Beilharz

Goldstandard der vorhersehbaren schwierigen Intubation ist die fiberoptische Intubation des wachen Patienten. Bei überraschenden Intubationsschwierigkeiten benötigt diese Technik einen erhöhten Zeitaufwand für die Vorbereitung des Instrumentariums sowie einen erhöhten Personalbedarf. Laryngoskopmodifikationen und starre Optiken sind demgegenüber in der Regel schnell einsetzbar und führen ohne grossen Personalaufwand zum Erfolg. Darüber hinaus stellen sie bei verschiedenen vorhersehbaren Intubationsproblemen eine kostengünstige Alternative zur Fiberoptik dar.
In der Geschichte der Anästhesie wurden neben den Standardspateln nach Macintosh und Miller zahlreiche Varianten vorgestellt, die sich zum Teil nur gering unterscheiden und die hier nicht alle aufgeführt werden können. Daher werden nur die wichtigsten Prinzipien behandelt, die sich im Atemwegsmanagement in den letzten Jahren bewährt haben.

Laryngoskopmodifikationen

Bullard-Laryngoskop®

Das Bullard-Laryngoskop® (BL) (Circon GmbH) (Abb. 4.6) besteht aus einem Spatel, in den eine Kaltlichtquelle und eine Fiberoptik zur direkten Laryngoskopie eingearbeitet sind. Durch die Form des Spatelblattes mit einer Abwinkelung um 90° kann ohne Reklination des Kopfes der Kehlkopf direkt eingesehen werden. Der Tubus wurde ursprünglich mit einer Fasszange, die durch den Arbeitskanal lief, am Murphyauge gefasst und in die Trachea vorgeschoben. Alternativ war die Intubation mit separatem vorgebogenem Führungsstab möglich. Diese Form der Intubation erwies sich jedoch als schwierig und umständlich, da zwar die Sicht optimiert wurde, der Tubus jedoch nicht in gleicher Weise diesem Blick gefolgt ist. So war die Intubation nicht schneller als durch eine Fiberoptik (Dyson 1990). Daher ist mittlerweile ein Führungsstab fest am Laryngoskop befestigt, der die gleiche Formgebung wie das Spatelblatt aufweist. Der Tubus wird „aufgefädelt" und somit ins Blickfeld des Anästhesisten geführt und kann jetzt mühelos plaziert werden. Als Lichtquelle dient ein Batteriegriff, alternativ kann auch eine Kaltlichtquelle angeschlossen werden.

Eine sichere Maskenbeatmung ist Voraussetzung für den Einsatz des Bullard-Laryngoskops® bei bekannter schwieriger Intubation.

Alternativ wird das BL auch in Lokalanästhesie beim wachen Patienten eingesetzt. Durch sein flaches Spa-

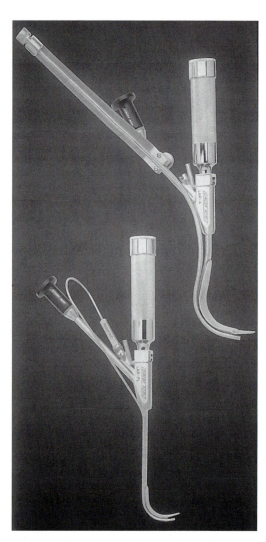

Abb. 4.6 Bullard-Laryngoskop® (Circon GmbH).

Tabelle 4.4 Indikation zur Intubation mit dem Bullard-Laryngoskop®

- Überraschend schwierige Intubation (Cormack u. Lehane Grad III, IV),
- eingeschränkte Mundöffnung (Mundöffnung muss zur Tubuspassage ausreichend sein),
- Traumatische und pathologische HWS-Veränderungen,
- Wachintubation in Lokalanästhesie bei bekannten Intubationsschwierigkeiten,
- angeborene Fehlbildungen (z. B. Pierre-Robin).

telblatt (Höhe 6 mm) ist nur eine geringe Mundöffnung erforderlich und somit der Einsatz auch bei eingeschränkter Mundöffnung möglich.
Die Indikationen zum Einsatz des BL sind in Tab. 4.4 zusammengefasst.

Anwendung

Nach dem Vorbereiten der Optik (Tubus auf Führungsstab „auffädeln", Antibeschlagmittel, evtl. O_2-Anschluss, Anschluss an die Lichtquelle) wird der Patient nach Narkoseeinleitung zunächst mit der Maske beatmet. Bei ausreichender Relaxation wird das Spatelblatt des BL eingeführt. Durch eine Drehbewegung wird der Handgriff in die senkrechte Position gebracht. Dabei dreht sich das Spatelblatt um den Zungengrund vor den Kehlkopfeingang. Beim Einführen kann der Tubus auf dem Laryngoskopblatt oder, bei sehr eingeschränkter Mundöffnung, auch daneben geführt werden. Der Kopf bleibt in Neutralposition. Zwar ist es normalerweise nicht notwendig, mit der Spitze des BL die Epiglottis aufzuladen, die Möglichkeit sollte aber bei erschwerten Bedingungen zur Sichtverbesserung genutzt werden. Dies ist insbesondere dann erforderlich, wenn die Epiglottis auf der Rachenhinterwand liegt. Bei guter Übersicht auf den Kehlkopf wird der Tubus vorgeschoben, bis er ins Gesichtsfeld gelangt und dann unter direkter Sicht in den Kehlkopf eingeführt. Liegt die Optik zu nahe am Larynxeingang, kann dies die Intubation erschweren, da nicht ausreichend Raum bleibt, den Tubus in die korrekte Richtung zu bringen. Hier ist ein geringes Zurückziehen des BL hilfreich. Nach Platzieren des Tubus wird das Laryngoskop in der gleichen Drehbewegung wieder aus dem Pharynx entfernt. Die Verwendung eines Spiraltubus ist nicht erforderlich, kann aber nach Ansicht von Dason und Niswander (1999) die Intubation erleichtern. Bei Verwendung eines dünneren Führungsstabs ist die Führung des Tubus flexibler und der Konnektor am Tubus muss nicht entfernt werden. Der dickere starre Führungsstab (Multifunktionsstylet) besitzt ein Lumen, über den Sauerstoff geleitet werden kann.

Bei einer nasalen Intubation ist der Führungsstab natürlich überflüssig. Zur Verbesserung der Tubusführung empfehlen einige Autoren (Shigematsu 1994) dann die Verwendung eines Endotrol-Tubus® (Mallinckrodt Medical GmbH), da bei diesem die Tubusspitze manipuliert werden kann.

Bei der Unmöglichkeit, den Tubus vorzuschieben (z. B. Hängenbleiben in der aryepiglottischen Falte) kann durch Korrektur des Bullard-Laryngoskops® nach links, rechts oder geringes Zurückziehen des Spatels der Tubus meist problemlos eingeführt werden. Empfohlen wird auch eine Drehung des Tubus um 180°, um so die Spitze in eine bessere Position zu bringen (Katsnelson 1994).

Durch die schnelle und einfache Einsatzbereitschaft ist das BL eine sehr gute Hilfe bei der überraschend schwierigen Intubation. Bei ausreichender Übung dauert die Intubation nicht länger als bei konventioneller Technik mit dem Macintosh-Spatel (Watts 1997).

Die Bewegung in der HWS ist bei Verwendung des Bullard-Laryngoskops® minimal, wodurch der Einsatz bei HWS-Verletzungen ideal ist und in vielen Fällen auf eine fiberoptische Wachintubation verzichtet werden kann (Hastings 1995, Watts 1997).

Eine Wachintubation ist mit dem BL schonend möglich (Cohen 1995). Die Intubation gelang im Mittel schneller als mit der Fiberoptik (46,1 vs. 99,3 s). Bei Kehlkopftumoren kann durch das BL die Sicht verbessert werden, allerdings können stenosierende Tumore nicht wie mit dem Intubationstracheoskop® (s. Kap. 4.3) verdrängt werden.
Das BL ist in verschiedenen Grössen für verschiedene Altersstufen (Erwachsene, Kinder, Säuglinge) konzipiert, wobei die pädiatrischen Modelle eine grössere Krümmung des Spatelblattes aufweisen (zusätzlich 15° im Endteil). Das Erwachsenenmodell wurde bei Patienten bis zu einem Alter von 1 Jahr problemlos verwendet (Shulmann 1997). Durch die variable Länge der Spitze (aufsetzbare Verlängerung) kann das BL an unterschiedliche Patientenverhältnisse angepasst werden.

Bei Verwendung des BL mit Spatelverlängerung ist auf einen festen Sitz zu achten, da es einzelne Fallberichte über einen Verlust dieses Kunststoffteils während der Intubation gibt (Habibi 1998, Marshall 1998) und dies zu schwerwiegenden Komplikationen führen kann.

Die Gabe von Sauerstoff durch den Arbeitskanal kann zur Oxygenierung sowie zur Freihaltung der Optik dienen. Ein Einsatz bei starker pharyngealer Blutung ist trotz eines Innendurchmessers von 3,7 mm (Erwachsenenspatel) wie bei allen Optiken problematisch, da eine gezielte Absaugung durch die Größe des Instruments erschwert ist und die Öffnung des Kanals nicht an der Spitze des Spatelblattes endständig liegt.

Die Jetventilation über das BL ist eine überbrückende Maßnahme bei schwieriger Intubation (Weeks 1993), da unter diesen Bedingungen ein HNO-Arzt nicht tätig werden kann, weil der Anästhesist jederzeit über die Optik die Lage des Instruments kontrollieren muß.

Hebel-Laryngoskop nach McCoy®

Das Hebel-Laryngoskop nach McCoy und Mirakuhr (1993) (Vertrieb Willy Rüsch AG) (Abb. 4.7 **a** u. **b**) ist eine Weiterentwicklung des Spatels von Scherer und Habel (1990). Bei dieser Laryngoskopmodifikation kann die Spatel-Spitze stärker abgewinkelt und so durch bessere Aufrichtung der Epiglottis die Sicht auf den Kehlkopf verbessert werden. Während dies bei dem Modell von Scherer/Habel nur vor der Intubation durch Drehen einer kieferchirurgischen Stellschraube zwischen beiden Spatelblatteilen möglich war, ist dies bei dem Modell nach McCoy im Einsatz durch Druck auf den Hebel möglich, der in spitzem Winkel zum Laryngoskop verläuft. Da die Spatel in 4 verschiedenen Grössen vorliegen, ist der Einsatz in jeder Altersgruppe möglich.

Anwendung

Der Einsatz erfolgt wie beim Macintosh-Spatel. Die Betonung der Spitze geschieht durch Druck auf den Hebel. Die Indikationen sind:
- jede Routine-Intubation zum Schutz der Zähne (Vermeidung falscher Hebeltechnik),
- unerwartet schwierige Intubation.

Beim Einsatz des McCoy-Laryngoskops® kann in Verbindung mit einem BURP-Manöver (**b**ackwards-**u**pwards-**r**ightwards-**p**ressure, s. Kap. 4.1) in einzelnen Fällen die Sicht so verbessert werden, dass eine Intubation ohne weitere Hilfsmittel möglich ist.

Verschiedene Vergleiche zwischen dem Macintosh- und dem McCoy-Spatel wurden durchgeführt (Cook 1996, Gabbott 1996, Uchida 1997). Während bei erschwerten Intubationsbedingungen die Sicht mit dem McCoy-Laryngoskop® verbessert werden konnte, war dies bei normaler Intubation nicht immer der Fall. Die Sicht ohne Hebelwirkung war in diesen Fällen mit dem McCoy-Laryngoskop® schlechter und erst mit Hebeleinsatz konnten vergleichbare Intubationsbedingungen erzielt werden. Die Autoren machen geringe Differenzen in der Formgebung zum Macintosh-Spatel dafür verantwortlich (Browning 1997, Pritchard 1997). Aus eigener Erfahrung hat sich in einzelnen Fällen die Kombination des McCoy-Spatels mit der Bonfils-Optik bewährt.

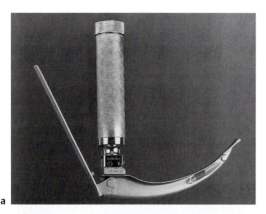

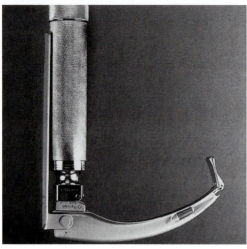

Abb. 4.7 **a** McCoy-Laryngoskop® (Vertrieb: Willy Rüsch AG), **b** Spitze des McCoy-Spatels abgewinkelt.

Weitere Laryngoskop-Modifikationen

Es gibt zahlreiche Varianten der Laryngoskopspatel sowie der optischen Systeme.

Die Spatelmodifikation nach *Dörges* wurde nicht für die schwierige Intubation geschaffen, sondern soll mittels eines Spatelblatts, die Intubation bei Kindern ab 10 kg KG bis zu Erwachsenen erleichtern. Der Spatel ist flacher, weniger gekrümmt und in seinem vorderen Bereich auch schmäler. Zusätzlich ist das Spatelblatt zur Sichtverbesserung im hinteren Bereich um 20° schräggestellt.

Bei den meisten Spatelvarianten wird versucht, über Spiegel (z. B. Spatel nach *Siker*) oder Prismen (z. B. Spatel nach *Huffmann*) den Blick zu optimieren. Während durch Spiegel das Bild auf den Kopf gestellt wird und dadurch die Handhabung eher gewöhnungsbedürftig ist, ist dies bei Prismen nicht der Fall.

Andere Spatelformen weisen eine ähnliche Form wie der McCoy-Spatel® auf, bzw. haben die Abknickung eher in der Mitte des Spatels (z. B. *Belscope*®). Eine Veränderung der Abwinkelung der Spatelspitze während der Intubation ist bei diesen Instrumenten nicht möglich (Newnam 1995, Bellhouse 1988). Demgegenüber hat der *Fexiblade*®-Spatel insgesamt 5 Gelenke im Spatelblatt zwischen 3,5 und 10 cm von der Spitze, während die Krümmung beim McCoy-Laryngoskop® bei 2,5 mm vor dem Ende liegt. Bisher gibt es keine Studie über den Einsatz des Flexiblade® bei schwieriger Intubation.

Durch alle diese Spatelvarianten wird der Blick optimiert. Der Tubus muß aber dann in die optimierte Blickrichtung geführt werden, was sich als schwierig erweisen kann. Hier sind starre Optiken mit Tubusführung wie Bullard-Laryngoskop® und Optik nach Bonfils® von Vorteil.

Das *Upsher-Scope*® stellt einen modifizierten Miller-Spatel dar, der am Rand einen Lichtleiter und eine Optik besitzt. Die Krümmung ist ähnlich dem Bullard-Laryngoskop®, weist jedoch deutlich weniger als 90° auf. Der Tubus wird innenliegend geführt, es können Tuben bis zu einer ID von 8,5 mm eingesetzt werden. In klinischen Studien (Dounas 1998, Fridrich 1997) zeigte das Upsher-Scope® keinen Vorteil im Vergleich zum Macintosh-Spatel, die Intubation dauerte länger und mehr Patienten konnten nicht intubiert werden.

In gleicher Weise kann auch das *Wu-Scope*® beschrieben werden (Smith 1999), bei dem der Handgriff stärker zum Untersucher geneigt ist, so daß zwar die Einführung bei großvolumigem Thorax erleichtert, die Kraftübertragung aber erschwert wird.

Eine ähnliche Variante ist das *Augustine-Scope*® (Krafft 1997a), von dem allerdings bisher lediglich ein Prototyp existiert. Es handelt sich um eine Weiterentwicklung des Augustine Guide®, der mit Optik und Lichtquelle kombiniert wurde.

Das *Intuboscope*® stellt demgegenüber eine Variante zur Bonfils-Optik dar. Das Instrument kann ähnlich einem Führungsstab vorgebogen werden, der Tubus wird auf die Optik wie bei der Bonfils-Optik aufgezogen. Die empfohlene Form im Einsatz entspricht dem Trachlight® oder Bullard-Laryngoskop®.

Starre Optiken

Retromolares Intubationsfiberskop nach Bonfils®

Hierbei handelt es sich um eine Weiterentwicklung bzw. Optimierung der Endoskopführung nach Sauer (1994). Das „Sauer-Gerät" bestand aus einer leicht gebogenen Führungshülse mit innen liegendem Kanal, durch den ein Fiberbronchoskop eingeführt werden konnte. Das retromolare Intubationsfiberskop nach Bonfils® (IFS) ist eine starre Optik, die an ihrer Spitze über eine Rundung um etwa 40° abgewinkelt ist (Abb. 4.8). Die Form entspricht der Empfehlung, den Führungsstab bei schwierigen Verhältnissen in Hockeyschlägerform vorzubiegen, um den Tubus blind unter der Epiglottis vorzuschieben. Die Bonfils-Optik beinhaltet einen Lichtleiter und eine Optik, so dass im Gegensatz zum Führungsstab unter Sicht intubiert werden kann. Zusätzlich besteht die Möglichkeit, über einen kleinen Kanal Sauerstoff zu insufflieren, der zur apnoeischen Oxygenierung dienen kann sowie durch tangentialen Luftauslass vor der Optik kleine Verschmutzungen wegbläst. Dies reicht jedoch nicht aus, um im Fall von Blutungen die Sicht freizuhalten. Ebenso ist der Kanal zum Absaugen von Sekret oder Blut nicht ausreichend dimensioniert. Durch ein Gelenk am Okular kann dieses optimal einstellt werden. Die Optik hat einen Außendurchmesser von 5 mm, so dass einerseits wenig Platz benötigt wird und der Einsatz ab einer Tubusgrösse von ID 5,5 mm möglich ist. Rudolph (1996) und die Herstellerfirma empfehlen den Einsatz ab einem ID von 7,0 mm. Durch die dünne Verarbeitung können keine Hebelkräfte ausgeübt werden, wie dies bei Mundbodenprozessen im Einzelfall erforderlich ist (siehe Kap. 4.4).

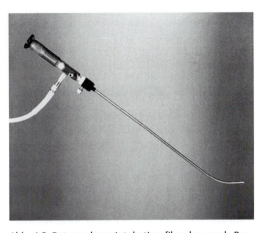

Abb. 4.8 Retromolares Intubationsfiberskop nach Bonfils® (Karl Storz GmbH & Co.).

Anwendung

Nach dem Vorbereiten der Optik (Tubus „auffädeln", Antibeschlagmittel auf die Spitze der Optik, evtl. O_2-Anschluss an die Optik, Anschluss an die Lichtquelle) wird die Narkose eingeleitet. Bei sicherer Maskenbeatmung wird der Patient relaxiert. Zur Intubation wird zunächst der Macintosh-Spatel in üblicher Technik eingeführt, um im Hypopharynx ausreichend Platz zu schaffen. Das IFS wird jetzt mit der rechten Hand so eingebracht, dass die Spitze in Richtung des Kehlkopfeingangs zeigt. Unter weiterer Sichtkontrolle durch die Optik wird diese in Richtung des Kehlkopfeingangs vorgeschoben. Je nach Anatomie wird der Tubus entweder unter direkter Sicht zwischen den Stimmbändern in der Trachea plaziert, oder die Optik wird bis in den Kelhkopfeingang vorgeschoben, und der Tubus wird erst nach Identifikation der Trachealringe von der Optik abgestreift. Dabei darf die Optik jedoch nicht mehr als 1–2 cm vorgeschoben werden, da sonst wegen der Abwinklung eine Verletzungsgefahr besteht. Letztere Technik ist besonders dann von Vorteil, wenn die Sicht durch Schwellung oder vorgelagerte Tumoranteile erschwert ist.

Es ist zu beachten, dass der Tubus so vorgeschoben wird, das seine Spitze auf der Innenseite des Winkels des Fiberskops läuft, da sie sonst dorsal weit abstehen kann und die Gefahr besteht, dass der Tubus an den laryngealen Strukturen hängen bleibt.

Da der Anästhesist die Optik in der rechten Hand hält und das Laryngoskop in der linken, wird ein Helfer benötigt, der den Tubus vorschiebt. Alternativ kann auch ohne Macintosh-Spatel intubiert werden (Rudolph 1996), dabei ist jedoch die Sicht erschwert, wenn nicht ein Helfer Unterkiefer bzw. Zunge vorverlagert.
Wenn die Optik zu stark gekippt werden muss (z. B. Kehlkopf weit ventral liegend), kann der Druck der Oberkieferzähne auf den Tubus so stark werden, dass durch den hohen Reibungswiderstand ein Vorschieben unmöglich wird.

Der Kopf bleibt bei HWS-Prozessen in neutraler Position fixiert, während in allen anderen Fällen in der verbesserten Jacksonposition gelagert wird.

Die Indikationen zum Einsatz des retromolaren Intubationsfiberskops zeigt Tabelle 4.5. Der retromolare Einsatz ist in schwierigen Fällen in abgewandelter Form möglich; in einen Mundwinkel wird der Macintosh-Spatel eingeführt, in den andern die Bonfils-Optik mit Tubus.

Tabelle 4.5 Indikationen zur Intubation mit der Bonfils-Optik®

- Überraschend schwierige Intubation (Cormack u. Lehane Grad III, IV),
- vorhersehbare schwierige Intubation, wenn eine Maskenbeatmung möglich und ein ausreichender oropharyngealer Raum vorhanden ist (z. B. kurzer dicker Hals, Z.n. oropharyngealer Tumoroperation),
- Patienten, bei denen eine Reklination des Kopfes nicht erwünscht oder kontraindiziert ist (HWS-Fraktur, HWS-Subluxationen).

Starre Optik nach Bumm

Bei der Laryngoskopmodifikation nach Bumm® (LMB) handelt es sich um ein Zusatzinstrumentarium, das zusammen mit dem Macintosh-Spatel bei schwierigen Intubationen eingesetzt werden kann. Es besteht aus mehreren Komponenten: einer 30° oder 70° Weitwinkeloptik, einer Spezialklammer zur Befestigung der Optik am Laryngoskop-Spatel sowie einer Kaltlichtquelle mit Lichtleiter (Abb. 4.9 a). Ziel ist es, durch Verwendung der Winkeloptik den Blickwinkel bei der normalen Laryngoskopie zu verbessern, um so auch bei nicht direkt einsehbarem Kehlkopf intubieren zu können. Der Tubus muss über einen separaten Führungsstab eingeführt werden.

Anwendung

Nach der Vorbereitung des Instrumentariums (Optik in die Führungshülse einführen, so dass sie maximal weit zurück steht, Antibeschlagmittel auf die Optik aufbringen, Lichtquelle anschliessen) und nach Narkoseeinleitung und Relaxation wird der Macintosh-Spatel eingeführt. Anschliessend wird die Klammer mit der Optik auf das Spatelblatt gesetzt und die Optik unter Sicht vorgeschoben.
Die Intubation kann oral oder nasal erfolgen. Vor Entfernen des Laryngoskops muss die Optik zurückgezogen oder mit der Klammer entfernt werden.
Die orale Intubation ist auf Grund des Platzbedarfs der Optik auf dem Spatel erschwert, da die Optik nicht der Krümmung des Spatels folgt, sondern distal abweicht (Abb. 4.9 b). Dies ist auch der Grund, warum die Optik erst nach Einführen des Spatels vorgeschoben wird bzw. vor Laryngoskopentfernung zurückgezogen werden muss, da sonst bei grossem Abstand der Optikspitze zum Spatelblatt Verletzungen des Gaumens oder der Zähne zu befürchten sind.
Die orale Intubation ist zusätzlich erschwert, da zwar die Blickrichtung durch die Winkeloptik optimiert, der Tubus aber in dieser Blickrichtung nicht mitgeführt wird. Somit müssen zur Tubusführung gegebe-

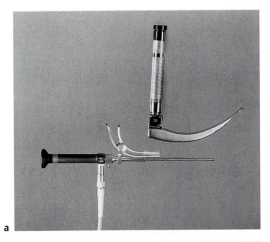

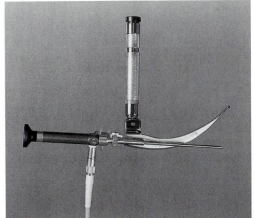

Abb. **4.9 a** Laryngoskopmodifikation nach Bumm® (Karl Storz GmbH & Co.), **b** Spatelspitze und Optikspitze.

Tabelle **4.6** Indikationen zur Intubation mit der starren Optik nach Bumm®

- Erschwerte Intubation mit ausreichender Mundöffnung (> 30 mm),
- kurzer dicker Hals mit ventral oder tiefsitzendem Kehlkopf,
- schonende Intubation bei sprachsensiblen Berufen (Sänger, Schauspieler),
- bevorzugt bei der nasotrachealen Intubation einsetzbar.

Die Einsatzindikationen der Optik nach Bumm® sind eingeschränkt, da die Epiglottis nicht aufgeladen werden bzw. die Optik nicht dorsal der Epiglottis unter direkter Sicht bis in den Larynxeingang geführt werden kann. Das Verfahren bietet insbesondere dann keine Vorteile, wenn die Epiglottis der Rachenhinterwand aufliegt.

Auch Versuche, den Druck auf den Zungengrund und damit auf die Epiglottis durch Verzicht auf den Laryngoskopspatel zu minimieren, sind umständlich, da eine Hilfsperson die Zunge herausziehen oder den Unterkiefer halten muss. Somit bleibt der bevorzugte Einsatz die nasale Intubation sowie die schonende Intubation bei sprachsensiblen Berufen (z. B. Sänger, Schauspieler).
Ebenso kann der Hypopharynx vor der Intubation exploriert werden, um nur mit der Optik festzustellen, ob Intubationsschwierigkeiten zu erwarten sind. Hier sollte der Patient die Zunge herausstrecken, so dass man mit der Winkeloptik um den Zungengrund schauen kann.

nenfalls als weitere Hilfsmittel bewegliche Mandrins (z. B. Chenoweth-Stylet®, Schroeder-Mandrin®, s. Kap. 4.1) verwendet werden. Der Tubus sollte unbedingt zwischen Spatelblatt und Optik eingeführt werden, da eine Führung hinter der Optik noch schwieriger ist. Im Falle einer nasalen Intubation sind die Verhältnisse wesentlich günstiger, da einerseits der Platz im Mund nicht für den Tubus benötigt wird, andererseits der Tubus durch die nasale Zuführung im Hypopharynx schon in Richtung Kehlkopf läuft und dann unter direkter Sicht in der Regel problemlos plaziert werden kann. Hier zeigt sich auch der Vorteil der Weitwinkeloptik, da die Übersicht nicht durch ein eingeschränktes Gesichtsfeld behindert ist.
Die Indikationen gehen aus Tabelle **4.6** hervor.
Auch die Optik nach Bumm® ist wie die Bonfils-Optik® und das Bullard-Laryngoskop® bei überraschend schwieriger Intubation schnell einsetzbar.

Wertung der verschiedenen Techniken

Die starren Optiken und Laryngoskopmodifikationen dienen der schonenden Intubation durch direkte Sicht auf den Kehlkopf und der Meisterung der schwierigen Intubation. Hier sind sie besonders dann indiziert, wenn es sich um eine überraschend schwierige Intubation handelt, da diese Techniken sehr schnell zum Einsatz kommen können.

Bei vorhergesehener erschwerter Intubation sind die genannten Verfahren grundsätzlich möglich; Voraussetzung ist in jedem Fall die suffiziente Maskenbeatmung. Die fiberoptische Intubation des wachen Patienten bleibt die Methode der Wahl.

Die Intubation mit starren Optiken muß eingehend geübt werden, da sonst ein Einsatz unter erschwerten Bedingungen nicht erfolgversprechend ist. Da diese Optiken am narkotisierten Patienten eingesetzt werden, ist eine Übung unter Routinebedingungen problemlos möglich und stellt keine zusätzliche Gefährdung für den Patienten dar. Im Gegenteil kann durch die direkte Sicht eher schonend intubiert werden.

Da durch die Optiken der Kehlkopf direkt eingesehen wird, haben blinde Techniken (Trachlight®, beweglicher Führungsstab mit blindem Vorschieben unter die Epiglottis) den geringeren Stellenwert. Der McCoy-Spatel® kann als Routine-Laryngoskop eingesetzt werden, um damit Hebelbewegungen und die dadurch verursachten Zahnschäden zu vermeiden. Es gibt allerdings dazu keine vergleichenden Untersuchungen, die den Vorteil des McCoy-Spatels® hinsichtlich der Vermeidung von Zahnschäden nachgewiesen hätten. Bei erschwerten Verhältnissen sind die Möglichkeiten dieses Spatels begrenzt, und es sollten in Bereichen, in denen eine hohe Inzidenz der erschwerten Intubation besteht (HNO und Kieferchirurgie), auch starre Optiken zur Verfügung stehen.

Bei den starren Optiken ist der Bonfils-Optik® oder dem Bullard-Laryngoskop® unbedingt der Vorzug zu geben, da bei der Optik nach Bumm® die Sicht zwar sehr gut verbessert wird, der Tubus jedoch nicht in gleichem Masse ins Blickfeld mitgeführt wird.

Daher bietet sich diese Optik nur bei der primär nasalen Intubation an, bei der diese Nachteile durch die Tubusführung über den nasopharyngealen Weg ausgeglichen werden. Bullard-Laryngoskop® und Bonfils-Optik® können ebenfalls bei der nasalen Intubation eingesetzt werden, das Blickfeld ist jedoch bei der Optik nach Bumm® durch die Weitwinkeloptik grösser. Durch die Verbindung der Winkeloptik nach Bumm® mit dem Macintosh-Spatel ist der nasale Einsatz ähnlich wie beim Bullard-Laryngoskop®, während bei der Bonfils-Optik® evtl. eine dritte Hand (Tubus, Optik, evtl. Macintosh-Spatel) benötigt wird. Bei der oralen Intubation ist die Bonfils-Optik® oder das Bullard-Laryngoskop® zu bevorzugen. Während der Platzbedarf beim Bullard-Laryngoskop® etwas geringer ist, ist der Tubus bei der Bonfils-Optik® bereits „aufgefädelt", so dass er im Einzelfall mit der Optik in den Kehlkopfeingang geführt werden kann. Beide Geräte sind als gleichwertig zu betrachten. Eine Absaugung ist über keines von beiden suffizient möglich, da entweder der Führungskanal hierzu nicht ausreichend ist (Bonfils-Optik®) oder die distale Öffnung nicht gezielt plaziert werden kann (Bullard-Laryngoskop®). Somit ist der Einsatz entsprechend der flexiblen Optik bei Blutungen erschwert, da die Sicht nicht freigehalten werden kann.

Die Optik nach Bonfils® sowie das Bullard-Laryngoskop® stellen eine wünschenswerte Ergänzung zum flexiblen Bronchoskop dar, können dieses jedoch nicht in allen Fällen ersetzen. Allerdings kann der Einsatz der starren Optiken bei geringerem Aufwand und schnellerer Technik die Einsatzquote der flexiblen Optik reduzieren. Ein zusätzlicher Vorteil kann die Kombination des McCoy-Spatels® mit der Bonfils-Optik® bieten, da hierbei die Epiglottis zusätzlich etwas aufgerichtet wird.

In der Praxis haben die starren Optiken nicht überall den Stellenwert, der ihnen zukommen könnte. Während in der Literatur die Vorteile des optischen Führungsstabes sowie des Bullard-Laryngoskops® in den Falldarstellungen häufig hervorgehoben werden (Crosby 1998), werden sie in der klinischen Praxis eher selten eingesetzt. So wurde nach einer Umfrage zur Ausbildung im Management der schwierigen Intubation nur in 54 % am Bullard-Laryngoskop® ausgebildet, in der Hälfte der Fälle sogar nur in der Theorie oder am Phantom (Koppel 1995). In der Notaufnahme waren starre Fiberoptiken nur in 0,6 % der Fälle vorhanden (Dounas 1998). In einer Umfrage unter amerikanischen Anästhesisten zum Vorgehen bei verschiedenen Situationen der erschwerten Intubation wurden starre Optiken in weniger als 5 % genannt (Rosenblatt 1998).

Fazit

- Laryngoskopmodifikation und starre Optiken können besonders bei unerwartet schwieriger Intubation ohne Zeitverlust und ohne grossen Personalaufwand eingesetzt werden. Sie sind eine Ergänzung zur Fiberoptik, die bei vorhersehbarer schwieriger Intubation der Goldstandard ist.
- Neben der überraschend schwierigen Intubation ist auch der geplante Einsatz bei eingeschränkter Mundöffnung, oropharyngealen Anomalien und HWS-Frakturen grundsätzlich möglich, eine suffiziente Maskenbeatmung vorausgesetzt. Durch direkte Sicht auf den Kehlkopf kann die Intubation schonend durchgeführt werden.
- Eine ausreichende Übung ist in jedem Fall erforderlich, damit diese Techniken mit indirekter Sicht auch unter erschwerten Bedingungen zum Erfolg führen.
- Techniken, die den Tubus mitführen (Optik nach Bonfils®, Bullard-Laryngoskop®), sind zu bevorzugen im Vergleich zu Techniken, die nur eine reine Sichtverbesserung darstellen (McCoy-Laryngoskop®, Winkeloptik nach Bumm®), da der Tubus bei diesen dem verbesserten Blick nicht zwingend folgt.

4.3 Das Intubationstracheoskop („Notrohr")
L. Blazon, U. Schuss

In *Aufbau* und *Funktion* ist das Intubationstracheoskop®, im Klinikalltag auch „Notrohr" genannt, eine Kombination aus Laryngoskop und starrem Bronchoskop (Abb 4.10). Das Kernstück des Instruments ist ein starres Rohr. Mit einem Batteriehandgriff und einer Glühbirne am Rohrende ausgestattet, kann der Intubationsweg wie beim Laryngoskop ausgeleuchtet werden. Das Intubationstracheoskop® ist in verschiedenen Längen und Durchmessern, für Erwachsene und für Kinder, erhältlich. Über einen Schlauchansatz lässt es sich an das Kreisteil eines Narkosegeräts oder an einen Beatmungsbeutel anschliessen. Das proximale Ende (Einblick!) des Rohrs wird zur Beatmung mit einem Glasfenster verschlossen. Zum Einführen eines Absaugkatheters kann das Glasfenster abgenommen werden. Über das Intubationstracheoskop®, das 1953 von Karl Storz mitentwickelt wurde, gibt es bis auf eine Veröffentlichung (Meyer 1995) keine weitere Literatur oder klinische Untersuchungen.

■ Durchführung der Intubation

Voraussetzungen für die Anwendung des Intubationstracheoskops® sind:
- Überstreckbarkeit der Halswirbelsäule,
- ausreichende Mundöffnung,
- Passierbarkeit von Mundhöhle und Oropharynx.

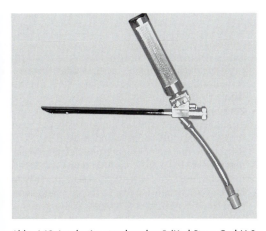

Abb. 4.10 Intubationstracheoskop® (Karl Storz GmbH & Co.)

Die Handhabung des „Notrohrs" ist zunächst der eines Laryngoskops vergleichbar. Wie bei der Intubation mit einem Foregger-Spatel werden der Zungengrund und die Epiglottis aufgeladen, wodurch sich die Aryhöcker und die Glottisebene darstellen.
Eine wesentliche Erleichterung bei der Einführung des Intubationstracheoskops® erreicht man dadurch, dass man sich zunächst mit einem Laryngoskop einen Überblick über den Intubationsweg verschafft. Mit der anderen Hand führt man dann das Intubationstracheoskop® seitlich in den Mundvorhof ein. Die Stimmbandebene wird mit einer drehenden Bewegung passiert und das Rohr unter Sicht so weit in die Trachea vorgeschoben, bis eine ungehinderte Beatmung möglich ist. Nach Entfernung des Batteriehandgriffs wird das Intubationstracheoskop® über einen Schlauchansatz an das Narkosegerät angeschlossen. Da eine Blockung wie beim Endotrachealtubus nicht möglich ist, müssen für eine suffiziente Beatmung Nase und Mund mit einem feuchten Tuch abgedeckt und damit abgedichtet werden.

Konstruktionsbedingt können mit dem Intubationstracheoskop® erhebliche *Hebelkräfte* aufgebracht werden, mit denen Intubationshindernisse im Pharynx oder Larynx überwunden werden.

So lässt sich ein Tumor des Zungengrundes mit dem Intubationstracheoskop soweit komprimieren oder abdrängen, dass unter Sicht die tieferen Atemwege erreicht werden (Abb. 4.11 a u b). Durch Übertragung der Kräfte in axialer Richtung können rigide narbige Stenosen des Larynx oder der proximalen Trachea überwunden werden (Meyer 1995).

■ Indikationen

Indikationen für die Anwendung des Intubationstracheoskops sind:
- Tumoren (Oropharynx, Zungengrund, Kehlkopf),
- Narben und Abszesse (Mundboden, Pharynx, Kehlkopf, proximale Trachea),
- grosse aspirierte Fremdkörper.

Die genannten Veränderungen können für flexible Instrumente ein unüberwindliches mechanisches Intubationshindernis darstellen. Mit flexiblen Instrumen-

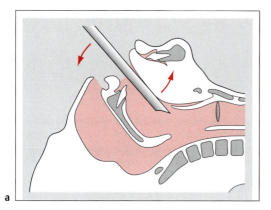

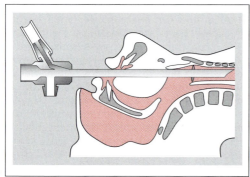

Abb. 4.11a u. b Schematische Darstellung der Kraftübertragung beim Intubationstracheoskop®.

ten ist, im Gegensatz zum Intubationstracheoskop, keinerlei Kraftübertragung zur Überwindung stenosierender Hindernisse möglich.

Im Notfall

Das Intubationstracheoskop findet Anwendung, wenn nach fehlgeschlagenen Intubationsversuchen eine konventionelle Intubation nicht möglich ist, eine Maskenbeatmung nicht ausreicht und eine Intubation mit optischen Hilfsmitteln zeitlich oder aufgrund von Sichtbehinderung durch massive Blutungen nicht mehr möglich ist. Bei stenosierenden Kehlkopftumoren ist die Technik in der Situation „cannot ventilate-cannot intubate" eine Alternative zur chirurgischen Atemwegssicherung.

◼ Vorteile

- Das Intubationstracheoskop® ist immer sofort und ohne jegliche Vorbereitung einsetzbar.
- Es ist, unter Berücksichtigung der damit verbundenen Risiken, eine *forcierte* Intubation möglich, da mit dem starren Instrument Hindernisse überwunden werden können. Dabei bietet das Intubationstracheoskop die Möglichkeit der Sichtkontrolle während und nach der Intubation.
- Durch das grosse Lumen des „Notrohrs" lassen sich Blut oder Tumorpartikel absaugen.
- Eine Beatmung nach Passieren des Intubationshindernisses ist ohne Zeitverlust möglich.
- Da das Intubationstracheoskop® Intubationsgerät und Beatmungsrohr in einem ist, erweist sich der geringe Platzbedarf in Mund und Pharynx als Vorteil.

◼ Nachteile

- Als Nachteil erweist sich das eingeengte Gesichtsfeld des Intubationstracheoskops®.
- Die Möglichkeit, mit dem Intubationstracheoskop® hohe Kräfte zu übertragen, birgt bei forcierter Intubation ein erhöhtes Verletzungspotential in sich.
- Es sind Zahnschäden, Verletzungen des Kehlkopfes sowie Perforationen, besonders im Hypopharynx, möglich.
- Aufgrund der fehlenden Möglichkeit einer Blockung besteht die Gefahr der Aspiration von Blut oder Mageninhalt.

◼ Grenzen der Methode

- Das Instrument ist eingeschränkt anwendbar bei Kieferklemme und nicht einsetzbar bei fixierter oder verletzter Halswirbelsäule (Kontraindikation).
- Peripher gelegene bronchiale Fremdkörper können nur schlecht erreicht werden.
- Wird das Instrument als Notfallinstrument eingesetzt, so ist bei einer längeren Beatmungszeit eine Umintubation erforderlich

◼ Fazit

- Zur Sicherung der Atemwege erweist sich das Intubationstracheoskop® als zuverlässiges Hilfsmittel in der Situation „cannot ventilate-cannnot intubate".
- Bei stenosierenden Kehlkopftumoren können aufgrund der Kraftübertragung Hindernisse bei einer forcierten Intubation überwunden werden.
- Bei starken Blutungen ist aufgrund des grossen Innenlumens eine suffiziente Absaugung zur Schaffung von besseren Sichtverhältnissen möglich. In beiden Situationen ist das starre Intubationstracheoskop® der fexiblen Fiberoptik überlegen.
- Mit diesem Instrument können – bei entsprechender Übung – chirurgische Notfallmassnahmen, wie z. B. die Koniotomie, in der Regel vermieden werden.

4.4 Flexible Optiken
R. Georgi

Nach der Entwicklung des Fiberendoskops 1964 von Ikeda wurde die erste fiberoptische Intubation 1967 von Murphy in England mit einem Choledochoskop durchgeführt. In Deutschland wandte Kronschwitz 1969 als erster diese Technik an.

Die grössten Firmen, die in Deutschland Fiberendoskope vertreiben sind *ETM (Endoskopie Technik München), Fujinon (Willich), Karl Storz GmbH (Tuttlingen), Olympus Optical Co. (Europa) GmbH (Hamburg), Pentax GmbH (Hamburg), Richard Wolf GmbH (Knittlingen)*.

Es gibt verschiedene Grundtypen der Fiberendoskope für:
- Intubation,
- Diagnostik und Therapie in der Pulmonologie und Intensivtherapie,
- Diagnostik und Therapie in der Gastroenterologie,
- Diagnostik in der HNO (Rhino-Laryngo-Fiberendoskope).

Ein Fiberendoskop besteht aus drei Funktionsteilen: Einführungs-, Kontroll- und Versorgungsteil (s. Abb. 4.**12**).

Einführungsteil und Versorgungsteil dürfen nicht geknickt werden. Das Fiberendoskop sollte mit beiden Händen gehalten werden (Rechtshänder halten das Kontrollteil in der linken Hand und führen das Einführungsteil mit der rechten). Vor Inbetriebnahme des Fiberendoskops muss die Funktionalität der einzelnen Teile überprüft werden.

Das *Einführungsteil* entspricht der Arbeitslänge. Es ist flexibel, die Spitze ist abwinkelbar. Von einer Ummantelung geschützt, enthält es die Lichtleit- und Bildübertragungsbündel, den Arbeitskanal und die Abwinkelungszüge (s. Abb. 4.**13**). Auf der Länge des Einführungsteils befinden sich in 5-cm-Abständen weisse ringförmige Markierungen zur Messung der Einführtiefe. Das *Kontrollteil* besteht aus *Okular* (mit Dioptrienkorrekturring), *Abwinkelungshebel* (zur Bewegung des distalen Endes des Einführungsteils), *Absaugventil*, *Absaugkonnektor* (zum Anschluss an die Absauganlage) und *Biopsiekanalzugang* (z. B.

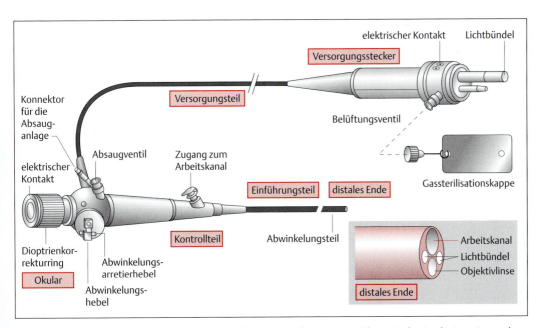

Abb. 4.**12** Funktionsteile eines flexiblen Fiberendoskops (aus: Kleemann PP. Fiberoptische Intubation. Anwendung fiberendoskopischer Geräte in Anästhesie und Intensivmedizin. Thieme, Stuttgart 1997, S. 4, Abb. 1.6).

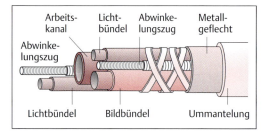

Abb. 4.13 Aufbau eines flexiblen Fiberendoskops (aus Kleemann PP. Fiberoptische Intubation. Anwendung fiberendoskopischer Geräte in Anästhesie und Intensivmedizin. Thieme, Stuttgart 1997, S. 3, Abb. 1.5.).

zur Applikation von Lokalanästhetika bei der fiberoptischen Intubation).

Im Okular befindet sich bei „12 Uhr" eine pfeilähnliche Markierung. Diese dient bei axialen Bewegungen des Einführungsteils zur Orientierung der Abwinkelungsrichtung des distalen Endes.

Am Okular ist ein Dioptrienkorrekturring angebracht. Brillenträger können somit ohne Brille endoskopieren.
Das *Versorgungsteil* stellt die Verbindung zur Kaltlichtquelle her. Es enthält das Belüftungsventil für die Sterilisation, das auch für den Dichtigkeitstest verwendet wird.

Zur Kaltlichtversorgung eines Fiberendoskops dient in der Regel eine Halogenlichtquelle mit einer 150–W-Lampe bzw. eine Xenonlichtquelle mit einer 200-W-Lampe. Die Lampen sind jeweils doppelt installiert, so dass bei Ausfall einer Lampe ein Umschalten möglich ist. Die Xenonlichtquelle ist besonders für die Foto- und Videodokumentation geeignet und für die Verwendung der 2,2 mm Aussendurchmesser-Optik. Bei den Standard-Endoskopen ist das Versorgungsteil (mit Stecker) fest mit dem Kontrollteil verbunden. Die Karl Storz GmbH & Co. und die Pentax GmbH liefern Fiberendoskope mit abnehmbarem Lichtleitkabel zur getrennten Aufbewahrung. Bei den Firmen Karl Storz GmbH, Olympus Optical Co. (Europa) GmbH und Pentax GmbH sind Endoskope erhältlich, deren Versorgungsteil sowohl an eine Lichtquelle angeschlossen als auch mit Batterieteil, zum „ambulanten" Einsatz, betrieben werden kann (s. Abb 4.14). Die Geräte-Spezifikationen dieser batteriebetriebenen Endoskope sind in Tabelle 4.7 zu sehen.

Die Standardausrüstung bzw. der Lieferumfang eines Fiberendoskops besteht aus: Koffer, Biopsiezange, Zytologiebürste, Sonde mit Mandrin, Beissschutz bzw. Mundstück, Kanalreinigungsbürste, Gasentlüftungsklappe, Absaugventil, Einweg-Biopsieventilen. Diese Standardausrüstung kann firmenspezifisch erweitert sein. Als Sonderzubehör werden eine Lichtquelle und ein Dichtigkeitsmesser sowie Gefässe für die Desin-

Tabelle 4.7 Technische Spezifikationen von Batterie-Intubationsfiberendoskopen. Die Batterie-Intubationsfiberendoskope der Olympus Optical GmbH und der Pentax GmbH sind wahlweise mit miniaturisierter Batterielichtquelle, miniaturisierter Lichtquelle mit 220V-Trafo oder mit abnehmbarem Lichtleitkabel einsetzbar. - Batteriebetriebene Intubationsfiberendoskope der Karl Storz GmbH & Co. s. Tabelle 4.11

Technische Spezifikation der Batterie-Intubationsfiberendoskope		Olympus		Pentax		Storz	
		LF-TP	LF-DP	FB-18BS	FB-15BS	FI-10BS	FI-7BS
Optisches System	Blickwinkel (Grad)	90	90	100	100	90	95
	Schärfenbereich (mm)	3–50	3–50	3–50	3–50	3–50	3–50
Distalende	Aussendurchmesser (mm)	5,1	3,1	5,9	4,8	3,4	2,4
Abwinkelungsteil	Abwinkelungsbereich auf (Grad)	180	120	180	180	130	130
	Abwinkelungsbereich ab (Grad)	130	120	90	130	130	130
Einführungsteil	Aussendurchmesser (mm)	5,2	3,1	6,0	4,9	3,5	2,4
Instrumentierkanal	Innendurchmesser (mm)	2,6	1,2	2,6	2,0	1,4	–
Länge	Arbeitslänge (mm)	600	600	600	600	600	600
	Gesamtlänge (mm)	855	855	880	880	880	870

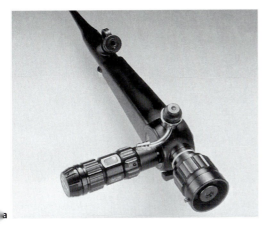
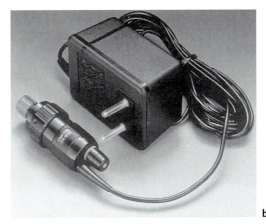
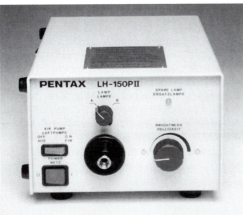
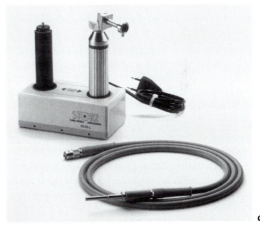

Abb. 4.14 a Miniaturisierte Batterie-Lichtquelle (Pentax GmbH, Hamburg) b Halogen-Lichtquelle mit 220V-Trafo (Pentax GmbH, Hamburg) c Halogen-Lichtquelle (Pentax GmbH, Hamburg) d Akkuhandgriff als Lichtquelle. Diese Lichtquelle besitzt eine Xenonlampe und kann sowohl batterie- als auch akkubetrieben werden (Karl Storz GmbH & Co.)

fektionslösung zum Einlegen des Fiberendoskops benötigt.

Die Auswahl der flexiblen Optik für die fiberoptische Intubation muss nach der Auswahl des Endotrachealtubus geschehen, der wiederum auf die anatomischen Gegebenheiten des Patienten abgestimmt wird (s. Tab. 4.8).

Generell sollte der Innendurchmesser des Tubus mindestens 1 mm grösser sein als der Aussendurchmesser des Einführungsteils des Fiberendoskops.

Für die fiberoptische Intubation werden Fiberendoskope verwendet, deren Durchmesser nicht grösser als 6,0 mm ist. Fiberendoskope mit grösserem Aussendurchmesser werden auf Intensivstationen zu

Tabelle 4.8 Zuordnung von Tubus- zu Endoskopgrössen

Aussendurchmesser des Fiberendoskops (in mm)	Innendurchmesser des Arbeitskanals (in mm)	Tubusgrösse (ID in mm)
5,0	2,2	6,0–7,5
4,0	1,5	4,5–5,5
3,5	1,2	4,0–4,5
2,2	kein Arbeitskanal	2,5–3,0

Tabelle 4.9 Anatomische Masse für die oro- bzw. nasotracheale Intubation

Altersgruppe	Abstand des distalen Tubusendes zu	
	Alveolarkamm/Zahnreihe in cm = (12 + Alter/2)	Äusserer Nasenöffnung in cm = (15 + Alter/2)
Neugeborene (3000 g)	6	7,5
3 Monate	10	12
1 Jahr	11	14
4 Jahre	14	17
6 Jahre	15	19
10 Jahre	17	21
> 14 Jahre	20–21	24–25

diagnostischen und therapeutischen Zwecken eingesetzt.

In Tabelle 4.9 sind die altersgruppenspezifischen anatomischen Masse angegeben, die für die fiberoptische Intubation wichtig sind. Der Abstand von Alveolarkamm bzw. Zahnreihen bis zur Tubusspitze (mittlerer Bereich der Trachea) beträgt beim Erwachsenen maximal 21 cm und der Abstand von äusserer Nasenöffnung bis zur Tubusspitze maximal 25 cm.

Die Mindestarbeitslänge eines Fiberendoskops zur fiberoptischen Intubation sollte 55 cm betragen. Diese Arbeitslänge ist bei der orotrachealen fiberoptischen Intubation ausreichend, kann aber bei der nasotrachealen Intubation Probleme bereiten. Daher sollte bei Verwendung von Fiberendoskopen mit dieser Arbeitslänge der Tubuskonnektor entfernt werden können. Bei der Verwendung von Spezialtuben (z. B. „AGT-Tuben") ist diese Arbeitslänge nicht ausreichend.

Die Länge des Plastiktubus „Lo-Contour-Tubus" (oral/nasal) (Mallinckrodt Medical GmbH) ist 32 cm mit Konnektor und 30 cm ohne Konnektor. Die Länge des Spiraltubus „Safety-Flex" (oral/nasal) (Mallinckrodt Medical GmbH) beträgt mit Konnektor 34 cm (Konnektor nicht abnehmbar). Die Länge des nasalen „AGT-Tubus" (Anatomisch Geformter Tracheal-Tubus) (Willy Rüsch AG) beträgt mit Konnektor 37,5 cm und ohne 35 cm.
Alle Endoskopmodifikationen mit einer kürzeren Arbeitslänge (z. B. das von Stiles et al. 1972 entwickelte sog. „Fibre optic laryngoscope" mit einer Länge von 45 cm) konnten sich für die routinemässige fiberoptische Intubation nicht durchsetzen. Auch die Verwendung eines Rhino-Laryngo-Fiberskops mit einer Arbeitslänge von 25 cm, das mit einer „Endoskop-Führung und Intubationshilfe nach Sauer" (Karl Storz GmbH & Co., Tuttlingen 1994) eingesetzt werden soll, ist eher eine individuelle Variation als eine generelle Empfehlung.
Das „Intuboskop" (Rüsch Pilling Europe Medical; Vertrieb B+P Beatmungsprodukte GmbH) nimmt eine Zwischenstellung zwischen flexiblen und starren Optiken ein. Der flexible Teil des Gerätes muss ausserhalb des Patienten entsprechend der angenommenen Anatomie des Oropharynx vorgeformt werden. Während des Intubationsvorgangs muss auf die Flexibilität verzichtet werden. Dies stellt aus unserer Sicht einen nicht akzeptablen Kompromiss dar.

In einer Anästhesieabteilung mit einem breiten Spektrum an Patienten, die fiberoptisch intubiert werden müssen, sollten 3 verschiedene Geräte vorgehalten werden:
- ein Endoskop mit einem Aussendurchmesser von 2,2 mm für Neugeborene und Säuglinge,
- ein Endoskop mit einem Aussendurchmesser von 3,7 mm für Kinder und
- ein Endoskop mit einem Aussendurchmesser von 5,0 (– 6,0) mm für Erwachsene.

Die Anschaffungskosten für ein Fiberendoskop sind relativ hoch (zwischen 17.000 und 28.000 DM). Zusatzkosten fallen an für Halogen- oder Xenonlichtquelle, Kamera, Video-Aufsatzkamera, Adapter, Monitor, Bereitschaftswagen, Absaugvorrichtung. In den Tabellen 4.10–4.14 sind die technischen Daten von Fiberendoskopen (nach Herstellerfirmen geordnet) beschrieben, die für die fiberoptische Intubation geeignet sind (Informationsstand April 2000). Darüber hinaus gibt es firmenspezifische flexible Instrumente mit einem grösseren Absaugkanal und Aussendurchmesser für diagnostische Eingriffe, z. B. auf Intensivstationen, und Instrumente mit einer kleinen Arbeitslänge, z. B. Naso-Pharyngoskope für diagnostische Eingriffe in der Hals-Nasen-Ohren-Heilkunde.

Tabelle 4.10 Technische Spezifikationen von Intubationsfiberendoskopen der Fujinon (Europe) GmbH. Die Fiberendoskope EB-250S und EB-450S sind derzeit die einzigen auf dem Markt erhältlichen Farb-Chip-Video- Endoskope (Stand bei Drucklegung)

Technische Spezifikation der Intubationsfiberendoskope der Fujinon (Europe) GmbH		BRO-YP2 Glasfaser	BRO-Y3S Glasfaser	BRO-YL2 Glasfaser	EB-250S Video	EB-450S Video
Optisches System	Blickwinkel (Grad)	90	100	100	120	120
	Schärfenbereich (mm)	2–50	2–50	2–50	3–50	3–50
Distalende	Aussendurchmesser (mm)	4,8	5,6	6,0	5,3	6,3
Abwinkelungsteil	Abwinkelungsbereich auf (Grad)	160	160	150	180	180
	Abwinkelungsbereich ab (Grad)	100	100	60	130	130
Einführungsteil	Aussendurchmesser (mm)	4,8	5,7	6,4	5,3	5,7
Instrumentierkanal	Innendurchmesser (mm)	2,0	2,0	2,6	2,0	2,0
Länge	Arbeitslänge (mm)	575	575	575	575	575
	Gesamtlänge (mm)	770	770	770	861	854

Tabelle 4.11 Technische Spezifikationen von Intubationsfiberendoskopen der Karl Storz GmbH & Co.. Alle Intubationsfiberendoskope können sowohl mit dem System in Abb. 4.14d als auch mit einer direkt ankoppelbaren Lichtquelle betrieben werden. Die Lichtquelle besitzt eine Xenonlampe und wird sowohl batterie- als auch akkubetrieben.

Technische Spezifikation der Intubationsfiberendoskope (Karl Storz GmbH & Co.)		11301 AA	11302 BD	11301 BN	11340 BC	11304 BC
Optisches System	Öffnungswinkel/Blickwinkel (Grad)	88	80	110	110	110
	Schärfenbereich (mm)	Herstellerangaben auf Anfrage				
Distalende	Aussendurchmesser (mm)	2,8	3,7	5,0	5,5	6,4
Abwinkelungsteil	Abwinkelungsbereich auf (Grad)	140	140	140	140	140
	Abwinkelungsbereich ab (Grad)	140	140	140	140	140
Einführungsteil	Aussendurchmesser (mm)	2,8	3,7	5,0	5,5	6,4
Instrumentierkanal	Innendurchmesser (mm)	1,2	1,5	2,3	2,6	2,8
Länge	Arbeitslänge (mm)	700	650	650	650	650
	Gesamtlänge (mm)	980	930	930	930	930

Tabelle 4.12 Technische Spezifikationen von Intubationsfiberendoskopen der Olympus Optical Co. (Europa) GmbH

Technische Spezifikation der Intubationsfiberendoskope Olympus Optical Co. (Europa) GmbH		LF-T	LF-2	BF-N20	BF-3C40
Optisches System	Blickwinkel (Grad)	120	90	75	120
	Schärfenbereich (mm)	3–50	3–50	2–50	3–50
Distalende	Aussendurchmesser (mm)	5,1	3,8	1,8	3,3
Abwinkelungsteil	Abwinkelungsbereich auf (Grad)	180	120	160	180
	Abwinkelungsbereich ab (Grad)	130	120	90	130
Einführungsteil	Aussendurchmesser (mm)	5,2	4,0	2,2	3,6
Instrumentierkanal	Innendurchmesser (mm)	2,6	1,5	–	1,2
Länge	Arbeitslänge (mm)	600	600	550	550
	Gesamtlänge (mm)	830	830	770	840

Tabelle 4.13 Technische Spezifikationen von Intubationsfiberendoskopen der Pentax GmbH

Technische Spezifikation der Intubationsfiberendoskope der Pentax GmbH		FI-7P	FI-10P2	FI-13P
Optisches System	Blickwinkel (Grad)	95	90	95
	Schärfenbereich (mm)	3–50	3–50	3–50
Distalende	Aussendurchmesser (mm)	2,4	3,4	4,1
Abwinkelungsteil	Abwinkelungsbereich auf (Grad)	130	130	130
	Abwinkelungsbereich ab (Grad)	130	130	130
Einführungsteil	Aussendurchmesser (mm)	2,4	3,5	4,2
Instrumentierkanal	Innendurchmesser (mm)	–	1,4	1,8
Länge	Arbeitslänge (mm)	600	600	600
	Gesamtlänge (mm)	835	880	880

Tabelle 4.14 Technische Spezifikationen vom Intubationsfiberendoskop der Richard Wolf GmbH.

Technische Spezifikation der Intubationsfiberendoskop (Richard Wolf GmbH)		7265.001
Optisches System	Blickwinkel (Grad)	115
	Schärfenbereich (mm)	3–50
Distalende	Aussendurchmesser (mm)	5,0
Abwinkelungsteil	Abwinkelungsbereich auf (Grad)	180
	Abwinkelungsbereich ab (Grad)	130
Einführungsteil	Aussendurchmesser (mm)	5,0
Instrumentierkanal	Innendurchmesser (mm)	2,5
Länge	Arbeitslänge (mm)	600
	Gesamtlänge (mm)	850

Fazit

- Die für die fiberoptische Intubation verwendeten Endoskope müssen bestimmte technische Voraussetzungen erfüllen: Mindestlänge, Vorhandensein eines Absaug-/Instrumentierkanals, Gewährleistung eines ausreichenden Abwinkelungsgrades der Spitze.
- In einer Anästhesieabteilung mit einem breiten Spektrum an Patienten, die fiberoptisch intubiert werden müssen, sollten 3 verschiedene Geräte vorgehalten werden:
  – ein Endoskop mit einem Aussendurchmesser von 2,2 mm für Neugeborene und Säuglinge,
  – ein Endoskop mit einem Aussendurchmesser von 3,7 mm für Kinder und
  – ein Endoskop mit einem Aussendurchmesser von 5,0 (– 6,0) mm für Erwachsene.
- Die Anschaffungskosten sind relativ hoch. Fiberendoskope sind empfindliche Instrumente; der Umgang sollte geschultem Personal vorbehalten sein, um unnötige Folgekosten zu vermeiden.

Es empfiehlt sich, sowohl für den OP-Betrieb als auch für Intensivstationen eine fahrbare Einheit einzurichten, die das gesamte Zubehör für die Meisterung des schwierigen Atemwegs beinhaltet (s. Kapitel 4.13).

Es wird dringend empfohlen, die Aufbewahrung, Reinigung und Desinfektion der fiberoptischen Instrumente nur geschultem Pflegepersonal zu übertragen. Fehler bei Handhabung und Aufbereitung der fiberoptischen Instrumente können enorme Folgekosten verursachen, die den Kliniketat unnötig belasten (s. Kapitel 4.7).

4.5 Die fiberoptische Intubation des wachen Patienten
R. Georgi

Die primäre fiberoptische Intubation des wachen spontanatmenden Patienten ist die Methode der Wahl bei *Verdacht* auf eine schwierige Sicherung der Atemwege.

Von dem Versuch der blinden nasalen Intubation bei Vorliegen von Intubationshindernissen wird abgeraten. Schleimhautverletzungen mit konsekutiven Blutungen können bei Misslingen der Methode den Einsatz der Fiberoptik limitieren oder unmöglich machen.

Aufgrund der Häufigkeit der Komplikationen und der zur Verfügung stehenden fiberendoskopischen Intubationstechnik kann die blind-nasale Intubation heute generell nicht mehr empfohlen werden.

Die wohl vollständigste Indikationsliste für die fiberoptische Intubation hat Kleemann (1997) zusammengestellt (Allgemeine Indikationen Tabelle 4.15, spezielle Indikationen Tabelle 4.16). Die Vorteile und die Komplikationsmöglichkeiten der fiberoptischen Intubation am wachen Patienten sind in Tabelle 4.17 (Seite 181) zusammengefasst.

Die wesentlichsten Voraussetzungen für das Gelingen der fiberoptischen Intubation sind der sichere Umgang mit dem Instrumentarium (s. Kapitel 7.2) und die Vorbereitung des Patienten. Weitere Voraussetzungen sind ein passierbarer Oro- oder Nasopharynx. Die Glottisebene muss ebenfalls passierbar sein. Es sollten keine extremen Stenosierungen vorliegen, diese können mit dem Fiberendoskop nicht überwunden werden (s. Abb. 4.15), da aufgrund der Endoskop-Eigenschaften keine Kräfte mit diesem Instrument übertragen werden können. Blutungen im Oro- bzw. Nasopharynx setzen der Methode der fiberoptischen Intubation ebenfalls Grenzen, da ein suffizientes Absaugen über den Arbeitskanal nicht möglich ist, und es somit zu einer Sichtbehinderung kommt.

Tabelle 4.15 Indikationen für die fiberoptische Intubation unter besonderer Berücksichtigung der fiberoptischen Intubation des wachen Patienten (modifiziert nach Kleemann, 1997)

- Schwierige Intubation,
- Intubation des wachen Patienten:
  nicht mögliche Maskenbeatmung,
  Aspirationsgefahr,
  respiratorischer Notfall,
  extreme Position des Patienten,
  schwerkranker Patient,
  nicht mögliche Koniotomie,
- Endoskopische Untersuchung vor der Intubation,
- Plazierung und Lagekontrolle des trachealen Tubus,
- Streßarme fiberendoskopische Intubation,
- Kontraindizierte Gabe von Anästhetika und Muskelrelaxantien,
- Verhütung von Intubationsschäden,
- Kontraindiziertes Überstrecken der Halswirbelsäule,
- Ausbildung in der Technik.

Eine gute Patientenvorbereitung ist mit entscheidend für das Gelingen der Methode. Die lückenlose Monitor-Überwachung (EKG, RR-Messung, SaO_2, $etCO_2$) des Patienten sollte während der Vorbereitung und während der fiberoptischen Intubation gewährleistet sein.

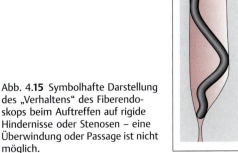

Abb. 4.15 Symbolhafte Darstellung des „Verhaltens" des Fiberendoskops beim Auftreffen auf rigide Hindernisse oder Stenosen – eine Überwindung oder Passage ist nicht möglich.

▪ Aufklärung

Da es sich bei der fiberoptischen Intubation um ein spezielles anästhesiologisches Verfahren handelt, muss der Patient über die Indikation und die Vor- und Nachteile dieser Technik aufgeklärt werden.

Es ist für die Patienten wichtig, zu wissen, dass das Verfahren der fiberoptischen Intubation im Wachzustand weder schmerzhaft noch risikoreich ist.

Der Erhalt der Spontanatmung ist der grösste Sicherheitsfaktor für den Patienten.

Tabelle 4.16 Spezielle Indikationen für die fiberoptische Intubation

- **Gesichtsfehlbildungen**
  - Mikrogenie (Vogelgesicht)
  - kleiner Mund und hoher Gaumen
  - prominente obere Schneidezähne
  - Prognathie
  - Protrusion der Maxilla
  - Lippen-Kiefer-Gaumen-Spalte
  - Pierre Robin-Syndrom
  - Treacher-Collins-bzw. Franceschetti-Syndrom (Dysostosis mandibulofacialis)
  - Nager-Syndrom (Dysostosis acrofacialis)
  - Kampomeliesyndrom
  - fetales Alkoholsyndrom
  - Engelmann-Krankheit (Osteopathia hyperostotica scleroticans multiplex infantilis)
  - Crouzon-Syndrom (Dysostosis craniofacialis)
  - Goldenhaar-Syndrom

- **Erworbene Anomalien des Gesichts und der Mundhöhle:**
  - Mukopolysaccharidosen (Hurler-Syndrom, Hunter-Syndrom)
  - Makroglossie (Akromegalie)
  - Narbenkontrakturen der Gesichtsweichteile und Kieferklemme nach Verbrennungen
  - schwere Unterkieferfrakturen, Zustand nach schweren Gesichtsschädelfrakturen
  - Zustand nach ausgedehnten Weichteilverletzungen im Gesichts-Hals-Bereich
  - Zustand nach Unterkiefer-, Mundboden- und Zungenresektion mit Neck dissection
  - Zustand nach Radiato im Gesichtsbereich
  - Zustand nach traumatischem oder entzündlichem Unterkieferverlust
  - Zustand nach Unterkieferrekonstruktion

- **Einschränkung der Kieferbeweglichkeit:**
  - knöcherne Kiefergelenkankylose
  - narbig bedingte Kieferklemme
  - entzündlich bedingte Kieferklemme (submandibulärer Abszeß)
  - intermaxilläre Verschnürung

- **Störungen der Beweglichkeit der Halswirbelsäule:**
  - kurzer Hals (Stiernacken)
  - Frakturen und Luxationen der Halswirbelsäule
  - Spondylarthritis ankylopoetica (Morbus Bechterew)
  - Zustand nach chirurgischer Versteifung der Halswirbelsäule
  - Synostosen der Halswirbelsäule
  - atlantoaxiale Instabilität (Morbus Morquino)
  - Achondroplasie
  - angeborene Fehlbildungen der Halswirbelsäule (Klippel-Feil-Syndrom)

- **Raumfordernde Prozesse im Bereich der oberen Luftwege:**
  - Tumoren
  - Hämangiome
  - Struma (maligna)
  - Mundbodenabszeß oder -phlegmone
  - Phlegmone der Halsweichteile
  - Peritonsillarabszeß

- **Pathologisch-anatomische Veränderungen des Larynx und der Trachea:**
  - Epiglotittis
  - Rekurrenzparese beidseits
  - Larynxstenose
  - laryngeale Papillomatose
  - „Laryngeal web"
  - Synechie im Bereich der Stimmbänder
  - Krupp
  - Trachealstenose
  - Tracheomalazie
  - „Mediastinal mass syndrome"
  - Larynx- und Tracheaverletzung

- **Hochwertiger Zahnersatz im Bereich der Frontzähne oder Parodontose**

- **Kiefergelenkschäden**

- **Plastische Operation im Gesichtsbereich:**
  - Narkose zur definitiven Einlagerung von gestielten Hautlappen im Bereich der Lippen und der Mundhöhle

- **Adipositas**

- **Erfolglose konventionelle Intubation**

Tabelle 4.17 Vorteile und Komplikationsmöglichkeiten der fiberoptischen Intubation des wachen spontanatmenden Patienten

Vorteile	Komplikationen/ Probleme
- risikoarm - nicht traumatisierend - schmerzlos - hohe Erfolgsrate - keine ösophageale und endobronchiale Fehllage - erhaltene Spontanatmung - erhaltene Schutzreflexe - Vermeidung von Muskelrelaxantien - anwendbar auch in extremen Patientenpositionen (sitzend, Seitenlage)	- kardiovaskuläre Reaktionen - Bronchokonstriktion - Hypoxie - Sichtbehinderung durch Sekret bzw. Blut - Dislokation der Endoskopspitze (Peitschenphänomen) - keine Überwindung stenosierender Prozesse oder starrer Hindernisse

Die Erfolgsrate der fiberoptischen Intubation liegt nach einer Untersuchung von Ovassapian (1983) bei 98,8 %, 5 von 413 Patienten konnten nicht fiberoptisch intubiert werden.

■ Prämedikation

Bei der planbaren fiberoptischen Intubation sollte dem Patienten zur Prämedikation ein Benzodiazepin oral verabreicht werden.

Patienten mit Luftnot und Stridor sollten keine Prämedikation erhalten. Diese Patienten können unmittelbar vor der fiberoptischen Intubation intravenös titriert sediert werden, wenn dies erforderlich ist.

Zur Salivationshemmung bei der fiberoptischen Intubation empfiehlt sich, 30 min vor Beginn, die intramuskuläre Gabe von 0,5 – 1,0 mg Atropinsulfat oder von 0,005 – 0,01 mg/kg Glycopyrroniumbromid.

Damit wird eine Sichtverbesserung (bei ausreichender Mundtrockenheit) und eine Vagusdämpfung (Verminderung kardiovaskulärer Reaktionen) erreicht.

■ Topische Anästhesie

Das Ziel der topischen Anästhesie ist die schmerz- und stressfreie fiberoptische Intubation des wachen Patienten durch Dämpfung der pharyngealen, laryngealen und tracheobronchialen (protektiven Atemwegs-) Reflexe.
Die topische Anästhesie soll Husten, Würgen und daraus resultierende Traumatisierung und Schwellungen sowie einen Laryngospasmus verhindern – Probleme, die die fiberoptische Intubation extrem erschweren oder unmöglich machen können.
Ausserdem ist die topische Anästhesie wichtig für die Reduktion der Stressantwort auf die fiberoptische Intubation und für die Akzeptanz der Methode, besonders bei Patienten, die wiederholt fiberoptisch intubiert werden müssen. Die Schleimhautanästhesie stellt dennoch für einige Patienten den unangenehmsten Teil der fiberoptischen Intubation dar. Zu Beginn der Lokalanästhesie können Husten und Würgen auftreten, was sich durch behutsames Vorgehen vermeiden läßt.
Die gezielte topische Anästhesie des Larynx vor der fiberoptischen Intubation vermindert die hämodynamische Stressantwort auf die fiberoptische Intubation (Latorre 1993), so dass die nasotracheale fiberoptische Intubation des wachen Patienten auch bei kritisch kranken Patienten mit vorgeschädigtem Myokard durchgeführt werden kann.

Die topische Anästhesie führt nicht zu einer Beeinträchtigung der Stimmbandbeweglichkeit, so dass keine nachteilige Wirkung bei aspirationsgefährdeten Patienten zu befürchten ist (Mahajan 1994).

Das Mittel der Wahl für die topische Anästhesie ist *Lidocain*. Lidocain ist ein synthetisches Analogon des Kokains (erstmalig 1944 synthetisiert). Die sehr gute vasokonstriktorische Eigenschaft des Kokains muss bei den Analoga durch Zusätze von Vasokonstriktoren erreicht werden. Das Lokalanästhetikum vom Amid-Typ hat eine geringe Toxizität und eine schnelle Anschlagzeit (2 – 5 min). Lidocain wird ausschliesslich in der Leber desalkyliert und hydroxyliert und durch die Carboxylesterase enzymatisch hydrolysiert.

Lidocain sollte bei folgenden Erkrankungen mit Vorsicht eingesetzt werden:
- Herzinsuffizienz,
- Bradykardie,
- AV-Block II. und III. Grades,
- schwere Leberfunktionsstörungen,
- kardiogener Schock.

Lidocain sollte nicht bei Patienten mit einer (extrem selten auftretenden) Allergie auf Lokalanästhetika vom Amidtyp eingesetzt werden.

Bei Allergien auf Lokalanästhetika vom Amidtyp werden Lokalanästhetika vom Estertyp, z. B. Benzocain oder Oxybuprocain alternativ eingesetzt.

Benzocain ist ein nichtionisierbares primäres Amin (4-Aminobenzoesäureäthylester). Dieses Lokalanästhetikum ist schnell (Wirkungseintritt ca. 30 s) und kurz wirksam (maximal 20 min). Benzocain ist schwer wasserlöslich und daher ein reines *Oberflächen*anästhetikum. Als p-phenolsulfonsaures Salz (Subcutin®) ist Benzocain als 0,75 %ige Lösung erhältlich, mit der die Patienten 5–10 min vor Beginn der fiberoptischen Intubation gurgeln müssen (1 Esslöffel Benzocain-Lösung auf ein $^1/_2$ Glas Wasser). Die Gefahr einer gelegentlich auftretenden, durch eine zu schnelle Resorption bedingte Methämoglobinämie ist dabei zu berücksichtigen. Eine Allergisierung ist möglich.

Oxybuprocain (Novesine®) ist als 1 %ige Lösung erhältlich. Eine Sprühapplikation ist möglich (1 Sprühstoss = 1 ml Lösung = 10 mg Oxybuprocain). Die Höchstdosis beträgt 1,5 mg/kg. Der Wirkungsbeginn ist nach 5–10 min zu erwarten. Der Nachteil von Oxybuprocain ist seine gefäßerweiternde Wirkung. Oxybuprocain sollte mit Vorsicht eingesetzt werden bei Patienten mit Herzinsuffizienz, schweren Leberfunktionsstörungen und kardiogenem Schock. Als Kontraindikation gilt die Anwendung bei Patienten mit einer Allergie auf Lokalanästhetika vom Estertyp. Bei Überdosierung sind Krampfanfälle und Atemdepression möglich.

Prinzipiell ist die topische Anästhesie mit allen zu diesem Zweck zugelassenen Lokalanästhetika möglich. Kein Lokalanästhetikum ist nebenwirkungsfrei und risikolos anzuwenden. Für spezielle Indikationen sollten Alternativen vorhanden sein (z. B. ein Lokalanästhetikum vom Estertyp bei Allergie auf Lokalanästhtika vom Amidtyp). Die topische Anästhesie vor der fiberoptischen Intubation sollte generell im Einleitungsraum unter sorgfältiger Beobachtung des Patienten und Monitorkontrolle durchgeführt werden.

Die Verwendung von *Tetracain* kann wegen der hohen Toxizität (extreme negativ inotrope und dromotrope Wirkung) nicht mehr für die topische Anästhesie empfohlen werden, ebensowenig die Verwendung von *Kokain*. Kokain entfaltet seine Wirkung an allen erregbaren Geweben, u. a. wirkt es negativ inotrop am Myokard. Auf Grund der Nebenwirkungen von Kokain – extremer Blutdruckanstieg, Steigerung der Herzarbeit, Kammerflimmern, Koronarkonstriktion (kardiale Ischämie und Herzinfarkt), Herabsetzung der Krampfschwelle, Abnahme der uteroplazentaren Perfusion – ist Phenylephrin als vasokonstriktorischer Zusatz zum Lokalanästhetikum vorzuziehen.

Lidocain ist in verschiedenen Applikationsformen zu erhalten:
- wässrig: 0,5 %, 1 %, 2 %, 4 %,
- viskös: 2 %,
- als Spray: 10 %,
- als Salbe: 5 %.

Allgemein wird verwendet:
- die 2 %ige wässrige Lösung zur Applikation über den Arbeitskanal des Fiberendoskops („spray-as-you-go"-Technik),
- das 10 %ige Spray zur Anästhesie des Oropharynx,
- Lidocain plus Phenylephrin für die Anästhesie des Nasopharynx,
- Lidocain viskös 2 %ig zur Lubrikation des Endotrachealtubus und des Fiberendoskops.

Anästhesie des Oropharynx

Lidocain wird sehr gut über die Schleimhaut resorbiert. Nach Wu (1993) werden bei der pharyngealen, laryngealen und tracheobronchialen Applikation Plasmaspitzen-Konzentrationen nach 5–30 min erreicht, in Abhängigkeit von Spontanatmung, kontrollierter Beatmung und Allgemeinanästhesie. Nach der nasopharyngealen Applikation werden Plasmaspitzen-Konzentrationen nach 40–90 min erreicht.

Die maximale Dosis sollte 3–4 mg/kg nicht überschreiten (mit einem Sprühstoss werden 10 mg Lidocain appliziert). Während der Rachenanästhesie sollte der Patient „A" sagen, dadurch werden die Stimmbänder ebenfalls mit dem Lokalanästhetikum besprüht. Außerdem sollte der Patient durch den geöffneten Mund ein- und ausatmen.

Die Wirkung des Lokalanästhetikums muß abgewartet werden (mindestens 5 min), es darf nicht zu früh mit der fiberoptischen Intubation begonnen werden. Durch eine verstärkte Salivation kommt es zu einem Verdünnungseffekt und zu einer verminderten Kontaktzeit des Lokalanästhetikums mit der Schleimhaut. Deshalb wird die Salivationshemmung mit

Atropinsulfat oder Glycopyrroniumbromid im Rahmen der Prämedikation empfohlen.
Bei der fiberoptischen Intubation sollte das Saugen über den Arbeitskanal möglichst vermieden werden – das zuvor aufgetragene Lokalanästhetikum kann dabei abgesaugt werden.
Ist die Schleimhautanästhesie des Oropharynx nicht möglich, z. B. bei eingeschränkter Mundöffnung oder enoralem Tumorwachstum, kann das Lokalanästhetikum über den Arbeitskanal des Fiberendoskops während der nasopharyngealen Passage appliziert werden.

Anästhesie des Nasopharynx

Die Nasenpassage des Fiberendoskops *und* des Tubus sind die schmerzhaftesten Abschnitte der fiberoptischen Intubation. Besonders beim Vorschieben des Tubus kommt es zu einem Dehnungsschmerz, traumatische Blutungen der Nasenschleimhaut sind möglich. Daher ist eine gute Anästhesie *und* Vasokonstriktion erforderlich.
Für das Erreichen der Vasokonstriktion kann bei gesunden erwachsenen Patienten eine Mischung aus Lidocain 3 % und Phenylephrin 0,25 % verwandt werden. Die Lösung kann nach der Rezeptur in Tabelle 4.18 in jeder Krankenhaus-Apotheke hergestellt werden und ist daher günstiger als alternative Lösungen, die von der Industrie angeboten werden. Bei Säuglingen und Kindern sowie bei Risikopatienten sollte Oxymetazolin oder Xylometazolin (Applikation 5 min vor Beginn der fiberoptischen Intubation) verwendet werden.

Ein Unterschied in der vasokonstriktorischen Wirkung der Substanzen Kokain, Phenylephrin, Oxymetazolin, Xylometazolin konnte nicht nachgewiesen werden (Kleemann, 1997). Phenylephrin 0,5 % und Oxymetazolin 0,05 % haben eine vergleichbare vasokonstriktorische Wirkung.

Phenylephrin ist ein fast reiner α-Adrenorezeptor-Agonist. Es besitzt eine ausgeprägte vasokonstriktorische Eigenschaft, da in Haut- und Schleimhautgefässen die α-Adrenorezeptoren überwiegen. Besonders ausgeprägt ist die Wirkung auf die a_1-Rezeptoren, somit eine ausgeprägte venöse Vasokonstriktion. Die etwas schwächere Wirkung auf die a_2-Rezeptoren bewirkt eine arterielle Vasokonstriktion. Es wirkt schwächer als Noradrenalin und Adrenalin. Eine systemische Wirkung lokal applizierter Adrenorezeptor-Agonisten kann zu Blutdruckanstieg, Tachykardie und Tachyarrhythmie, Durchblutungsabnahme in Haut, Nieren, Splanchnikusgebiet und Durchblutungszunahme in den Koronargefässen führen.

Tabelle 4.18 Zusammensetzung der für die fiberoptische Intubation zur Lokalanästhesie verwendeten Nasentropfen, (aus Kleemann PP. Fiberoptische Intubation. Anwendung fiberendoskopischer Geräte in Anästhesie und Intensivmedizin. Thieme, Stuttgart 1997)

Lidocain-HCl 3 %-Phenylephrin-HCl 0,25 % Nasentropfen EDO:
- Maximaldosis: 1 ml
- Zusammensetzung: Lidocain-HCl Synopharm 0,03 – 15,0
- Phenylephrin-HCl Synopharm 0,0025 – 1,25
- Titriplex-(III) Merck 8318 0,0005 – 0,25
- Natriumchlorid Merck 6400 0,0019 – 0,95
- Wasser für Injektionszwecke ad 1 ml ad 500 ml
Haltbarkeit 6 Monate!

Phenylephrin bewirkt eine schnelleinsetzende Vasokonstriktion. Der maximale Effekt nach der Applikation von 1 ml dieser Mischlösung ist nach ca. 5 min zu erwarten. Auch hier muss die Wirkzeit des Lokalanästhetikums abgewartet werden. Vorzeitiger Beginn der fiberoptischen Intubation bringt die Methode beim Patienten in Misskredit und schafft Probleme für den Intubierenden. Während der Lokalanästhesie sollte der Patient durch die Nase atmen.

Anästhesie des Larynx und der Trachea

Die Anästhesie von Larynx und Trachea sollte *nur* gezielt unter Sicht erfolgen. Der Versuch des blinden Vorschiebens von Sprühkathetern zur Applikation des Lokalanästhetikums muss unterbleiben. Unerwünschte Reflexe und eine Traumatisierung der Schleimhaut sind die Folgen. Die Anästhesie erfolgt nach der „spray-as-you-go"-Methode über den Arbeitskanal des Fiberendoskops.

- Bei der „spray-as-you-go"-Methode zur gezielten Anästhesie des Larynx und der Trachea besteht die Möglichkeit, über den Arbeitskanal des Fiberendoskops einen Periduralkatheter (Perifix-Katheter® 16G, Braun Melsungen) einzuführen und über diesen Katheter das Lokalanästhetikum zu applizieren. Der Nachteil dieser Methode ist die Blockierung des Arbeitskanals, suffizientes Absaugen ist nicht mehr möglich.
- Alternativ kann Lidocain in 2 – ml-Portionen in einer 5-ml-Spritze aufgezogen werden. Die Spritze wird danach bis zum Anschlag mit Luft gefüllt. Dadurch wird ein vollständiges Entleeren des Instrumentierkanals des Fiberendoskops nach der Applikation des Lokalanästhetikums gewährleistet (Nakhosteen 1994).

- Während der Applikation des Lokalanästhetikums sollte der Patient „Hi" sagen, um das Besprühen der Stimmbänder zu gewährleisten.

Durch das Aufsprühen von Lokalanästhetikum auf die Stimmbänder wird in der Regel ein Hustenreiz ausgelöst. Bis zum Einsetzen der Anästhesie sollte das Fiberendoskop „in sicherer" Entfernung zum Larynx gehalten werden, um einen Kontakt mit noch nicht anästhesierten Strukturen und resultierendes Husten und Würgen des Patienten zu vermeiden. Die Inzidenz eines Laryngospasmus wird in der Literatur über diagnostische Bronchoskopien in Lokalanästhesie bei über 1000 Patienten mit ca. 0,05 % (Becker et al. 1990) bis 1,5 % (Langer et al. 1984) angegeben.
Die Anästhesie tieferer Bronchialäste ist für die fiberoptische Intubation nicht erforderlich. Für eine diagnostische Bronchoskopie ist eine inhalative Lokalanästhesie möglich.

Infraglottische Anästhesie

Die Lokalanästhesie der infraglottischen Schleimhaut ist über eine Punktion der Membrana cricothyroidea oder einer Punktion unterhalb des ersten Trachealknorpels möglich. Bei überstrecktem Kopf des Patienten werden nach der Hautdesinfektion 3–4 ml 2 %iges oder 4 %iges Lidocain nach der Widerstandsverlust-Methode und nach Aspiration in die Trachea injiziert. Die Nadel wird dabei in einem rechten Winkel zur Hautoberfläche vorgeschoben. Die Verwendung einer Plastik-Kanüle vermindert die Gefahr der Perforation der Tracheahinterwand. Die Injektion sollte am Ende der Inspiration erfolgen, damit durch die folgende Exspiration bzw. den ausgelösten Hustenstoss das Lokalanästhetikum in Richtung Larynx „transportiert" wird. Bei der Injektion am Ende der Exspiration erfolgt eine Anästhesierung tieferer Tracheaabschnitte durch die folgende Inspiration. Der Patient sollte *während* der Injektion ruhig liegen, nicht sprechen, schlucken, husten oder pressen.

Periphere Nervenblockaden

Periphere Nervenblockaden sind keine Alternative zur oben beschriebenen topischen Schleimhautanästhesie, sondern eine Ergänzung. Die Mehrzahl der Patienten ist mit der topischen Anästhesie adäquat vorbereitet. In Ausnahmefällen kann eine elektive Nervenblockade erforderlich sein. In der angloamerikanischen Literatur werden diese Nervenblockaden mit grosser Präzision beschrieben, im deutschsprachigen Raum werden sie eher stiefmütterlich behandelt. Dies spiegelt wahrscheinlich auch den nicht weit verbreiteten Einsatz in der Praxis wieder.

Die peripheren Nervenblockaden sind bei Gerinnungsstörungen, lokalen pathologischen Verhältnissen (keine Orientierung, Infektionen, Tumorwachstum) und fehlender Nüchternheit kontraindiziert.

In Abbildung 4.16 ist die sensible Innervation des Mund-Rachen-Raums schematisch dargestellt.

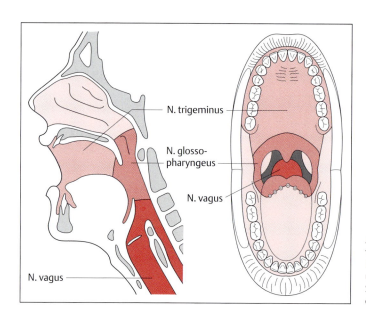

Abb 4.16 Sensible Innervation von Mund und Rachen durch den N. glossopharyngeus, den N. vagus und den N. trigeminus (aus: Schmidt D, Malin JP. Erkrankungen der Hirnnerven).

Blockade des N. laryngeus superior

Der N. laryngeus superior kann durch einen äusseren bilateralen Zugang zwischen Cornu superius des Schildknorpels und unterhalb des grossen Zungenbeinhorns, medial der A. carotis externa, blockiert werden. Injiziert werden nach negativer Blutaspiration 2 bis 3 ml 1 %iges Lidocain mit einer 24-Gauge-Nadel.

Als *Komplikationen* können auftreten: Ödem mit Atemwegsobstruktion bei akzidenteller Injektion des Lokalanästhetikums in Stimmbandnähe, Hämatome, intravaskuläre Injektion, Hypotension und Bradykardie als mögliche vasovagale Reaktion auf die schmerzhafte Stimulierung, Infektionen.

Blockade des N. maxillaris

Durch die Blockade des N. maxillaris (führt nur sensible Trigeminusfasern) ist eine ausgedehnte Anästhesie der Nasenhöhle möglich. Sein Innervationsgebiet umfasst unter anderem die Haut des Mittelgesichts, die Schleimhaut der Nasenhöhle und des Gaumens. Somit werden schmerzhafte Empfindungen beim transnasalen Vorschieben des Endotrachealtubus vermieden. Eine um 45° gebogene Nadel wird über das Foramen palatinum majus durch den Canalis palatinus major in die Fossa pterygopalatina, in die der Nerv über das Foramen rotundum eintritt und das Ganglion pterygopalatinum bildet, eingeführt. Nach negativer Blutaspiration (cave Verletzung der A. maxillaris) werden 2–3 ml 1 %iges Lidocain injiziert.

Als *Komplikationen* können auftreten: Hämatome, intraarterielle Injektion mit neuro- und kardiotoxischen Reaktionen, Infektionen, Hypertension.

Blockade des N. glossopharyngeus

Bei Patienten mit einem ausgeprägten Würgereflex, der nach der topischen Anästhesie oder der Blockade des N. laryngeus superior nicht beseitigt ist, kann die Blockade des N. glossopharyngeus durchgeführt werden.

Die den Würgereflex auslösenden Pressorezeptoren liegen submukös und werden durch die topische Anästhesie nicht blockiert. Eine beidseitige Blockade des N. glossopharyngeus führt somit zu einer Oberflächenanästhesie des hinteren Zungendrittels, der Tonsillenregion, der postero-lateralen Region des Oropharynx und zu einer Unterdrückung des Würgereflexes.

Die Blockade erfolgt durch beidseitige Applikation von 2–3 ml 1 %iges Lidocain hinter den Gaumenbogen in eine Tiefe von ca. 1 cm nach negativer Blutaspiration.

Als *Komplikationen* können auftreten: hypertone Krisen, Kopfschmerzen, pharyngeale Abszesse, Hämatome, intraarterielle Injektionen mit neuro- und kardiotoxischen Reaktionen, Lähmungen der Pharynxmuskulatur mit Atemwegsobstruktion und Tachyarrhythmie.

Analgosedierung

Trotz einer optimal durchgeführten topischen Anästhesie kommt es bei sehr ängstlichen Patienten und bei Patienten mit einer sehr vulnerablen Schleimhaut (Asthmatiker, Raucher) zum Auslösen der Schutzreflexe (Husten, Glottisschluss) bei dem Versuch, die Stimmbänder mit dem Fiberendoskop zu passieren.

Schmerzen und Angst können auftreten. In diesen Fällen ist eine additive Analgosedierung möglich und *nur* in diesen Fällen sollte sie durchgeführt werden.

Die Unterschiede zwischen einer Sedierung mit eingeschränktem Bewusstsein („conscious sedation", *erwünscht*), und Sedierung ohne Bewusstsein („deep sedation", *unerwünscht*), sind in Tabelle 4.19 dargestellt.

Tabelle 4.19 Unterschiede zwischen Sedierung mit eingeschränktem Bewusstsein („conscious sedation") und Sedierung ohne bewußtsein („deep sedation")

„Conscious sedation"	„Deep sedation"
• veränderte Stimmungslage • Kooperativ • Schutzreflexe stabil • Vitalfunktion stabil • Schmerzausschaltung durch Lokalanästhesie • Amnesie möglich	• Patient bewußtlos • kooperationsunfähig • Schutzreflexe fehlen • Vitalfunktion instabil • Schmerzausschaltung zentral • Amnesie immer vorhanden
• Kurze Überwachung • Niedriges Komplikationsrisiko	• längere Überwachungszeit • hohes Komplikationsrisiko
• Postoperative Komplikationen selten • Management von inkooperativen und geistig Behinderten möglich	• postoperative Komplikationen häufig • für Eingriffe im Bereich der oberen Atemwege unbrauchbar

Der Erhalt der suffizienten Spontanatmung muss bei der Analgosedierung immer gewährleistet sein. Um den Übergang von einer „conscious sedation" zu einer „deep sedation" mit Atemdepression, Hypoxie und Verlust der Schutzreflexe rechtzeitig zu erkennen, ist ein kontinuierliches apparatives und „verbales" Monitoring erforderlich.

Im folgenden sollen nur die Medikamentenkombinationen für die Unterstützung der fiberoptischen Intubation am „wachen" Patienten besprochen werden. Weitere Einzelheiten über die Anästhetikaauswahl bei der schwierigen Atemwegssicherung werden in Kapitel 5.2 beschrieben.

Benzodiazepine

In verschiedenen Studien konnte gezeigt werden, dass es zu einer Dämpfung der laryngealen Reflexe nach Benzodiazepingabe kommt.
Nach 15 mg *Diazepam* intravenös ist eine Dämpfung der Reflexe für 4 h (Groves et al. 1987), nach 20 mg Diazepam peroral für 30–150 min (Murphy et al., 1993) beschrieben worden. Um den maximalen Effekt und eine Überdosierung mit Diazepam zu vermeiden, empfiehlt sich die Gabe von 2,5 mg alle 2–4 min, da die individuelle „Antwort" auf Diazepam sehr variiert.
Midazolam kann in einer Dosis von 1–3 mg und in Kombination mit Fentanyl (50–150 µg) für die „conscious sedation" verwandt werden. Die Gefahr der Apnoe ist bei der Applikation dieser Kombination deutlich höher als bei der Einzelgabe der Medikamente.

Propofol

Eine Sedierung mit *Propofol* 1 % in einer Dosierung von 25–75 µg/kg/min beim gesunden Erwachsenen ist möglich. Die Dämpfung der laryngealen Reflexe nach Propofol-Injektion ist von De Grood et al. (1987) beschrieben worden.

Opioide

Fentanyl wird in einer Dosierung von 1–2 µg/kg in Kombination mit 15–40 µg/kg Midazolam bei gesunden Erwachsenen für die „conscious sedation" verwendet. Zur Dämpfung der laryngealen Reflexe, besonders des Hustenreizes, ist u. a. die intravenöse Gabe von 5–10 mg Diazepam und 50–100 µg Fentanyl möglich. Alle stark wirkenden Opioide besitzen eine gute antitussive Wirkung, die bei schwächer wirksamen Opioiden (z. B. Alfentanil) nur gering ist.
Sufentanil bietet gegenüber Fentanyl keine wesentlichen Vorteile für die „conscious sedation". Sufentanil hat eine 10mal höhere analgetische Potenz, eine Überdosierung mit resultierender Atemdepression ist möglich, besonders bei dem schnelleren Wirkungseintritt (2–3 min) im Vergleich zu Fentanyl (5–7 min).
Alfentanil ist nur $1/4$ so stark und $1/4$ so lang analgetisch wirksam wie Fentanyl. Eine Dosierung von 10–20 µg/kg kombiniert mit Midazolam sind ideal für die „conscious sedation". Bei anästhesierten Patienten, die in Narkose fiberoptisch (zu Übungszwecken) intubiert wurden, reduzierte diese Kombination Tachykardie und Hypertension als hämodynamische Reaktion auf die fiberoptische Intubation (Hartley et al., 1994). In dieser Studie erfolgte keine topische Anästhesie vor der fiberoptischen Intubation.
Das ultrakurzwirksame *Remifentanil* kann in einer Dosierung von 0,3 (– 0,5) µg/kg als Bolusinjektion verwendet werden. Der Wirkungseintritt erfolgt nach 30–60 s. Die Wirkungsdauer beträgt nur ca. 5 min. Nachinjektionen sind bei fiberoptischen Intubationen, die mehr Zeit in Anspruch nehmen, erforderlich. Eine Beeinträchtigung der Spontanatmung ist bei der angegebenen Dosierung nicht beobachtet worden.

- Oberstes Gebot bei der Analgosedierung ist der Erhalt der Spontanatmung.
- Als additive Medikation zur topischen Anästhesie hat sich die intravenöse Gabe von Fentanyl oder Sufentanil in niedriger Dosierung bewährt.
- Bei besonders ängstlichen Patienten ist die titrierte intravenöse Gabe von Midazolam zu empfehlen.
- Besonders bei der Kombination Opioide plus Benzodiazepine besteht die Gefahr der Atemdepression. Bei einer zu tiefen Sedierung kann eine Verminderung des Bewusstseins zu Aspiration, Herz-Kreislauf-Depression und Hypoxie führen.

Bei Säuglingen und Kleinkindern, geistig behinderten sowie unkooperativen und psychisch stark alterierten Patienten ist eine inhalative Narkoseeinleitung über eine Gesichtsmaske vor der Durchführung der fiberoptischen Intubation erforderlich. Zu der Problematik der Auswahl von inhalativen Anästhetika wird auf Kapitel 5.2 verwiesen. Für die fiberoptische Intubation bei anästhesierten Patienten sind Hilfsmittel (s. Tab. **4.20**) vorhanden, die eine Beatmung des Patienten während der fiberoptischen Intubation gewährleisten.

Tabelle 4.20 Zusammenstellung der Hilfsmittel für die fiberoptische Intubation

- Endoskopiemaske,
- Mainzer Universaladapter®,
- Oropharyngealtubus®,
- Intubationshilfe für die fiberoptische Intubation®,
- Optosafe® (oraler Airway),
- Larynxmaske/LMA-Fastrach®,
- „Zungenfaßzange",
- Beißschutz.

◼ Vorbereitung des Instrumentariums

Bis zum Erreichen der erforderlichen Anästhesie nach der Applikation des Lokalanästhetikums wird das Fiberendoskop vorbereitet. Diese Massnahmen sollten unter sterilen Kautelen durchgeführt werden. Es empfiehlt sich das Bereitstellen der Materialien auf einem Instrumentiertisch (Abb. 4.17).
Der Versorgungsstecker wird mit der Lichtquelle verbunden. Bei der Prüfung der Funktionsfähigkeit der Lichtquelle sollte auch das Funktionieren der Ersatzlampe getestet werden.
Für ein problemloses Gleiten des Tubus über das Fiberendoskop muss dieses mit Silikonöl/-spray oder Lidocain-Gel mit Hilfe einer sterilen Kompresse lubrifiziert werden. Es muss darauf geachtet werden, dass das Gleitmittel nicht auf das distale Ende aufgetragen und damit scharfes Sehen verhindert wird.

Bei Verwendung von Silikon-Spray darf dieses nicht *direkt* auf das Bronchoskop gesprüht werden. Durch den Kältereiz kann es zu Schäden (Rissen) an der Ummantelung der Fiberoptik kommen.

Der Tubus wird zunächst ca. 5 min mit der ungeöffneten Verpackung in einer Plastiktüte in einem Behälter mit warmem Wasser eingelegt. Dadurch wird das Material weich. Schmerzen, besonders beim Einführen des Tubus in die Nase, die trotz einer sorgfältigen Lokalanästhesie von einigen Patienten angegeben werden, sind geringer oder vermeidbar. Da das Verpackungsmaterial durchlässig ist, ist die Verwendung einer Plastiktüte beim Einlegen in das „Wasserbad" zum Schutz vor Kontamination erforderlich.
Der Tubus wird danach über das Fiberendoskop bis zum Kontrollteil geschoben und mit einem Pflasterstreifen fixiert. Der Tubus sollte, *besonders* im Cuff-Bereich, mit einem Gleitmittel behandelt werden.
Das distale Ende des Endoskops wird mit einem Klarsichtmittel behandelt. Danach erfolgt die Fokussierung der Fiberoptik mit dem Dioptrienkorrekturring. Es empfiehlt sich, die Fokussierung an einer Aufschrift (z. B. an einer Kompressenverpackung) oder an den gitternetzähnlichen Gewebestrukturen einer Kompresse vorzunehmen.

◼ Plazieren des Tubus

Die Position des Intubierenden kann sowohl am Kopfende des Patienten als auch seitlich vom Patienten sein (s. Abb. 4.18).
Bei der Position am Kopfende ist die Orientierung an den anatomischen Strukturen einfacher. Die seitliche Position empfiehlt sich bei Patienten mit ausgeprägten kyphoskoliotischen Veränderungen der Halswirbelsäule (Abb. 4.19) oder bei Patienten mit Luftnot, die nur in sitzender Position intubiert werden können. Bei dieser Position ist ein Umdenken erforderlich, was besonders Anfängern Probleme bereitet.

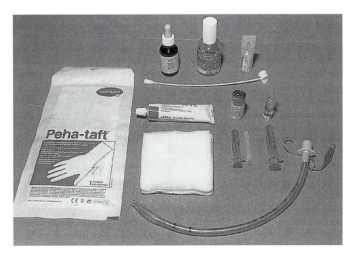

Abb. 4.17 Bereit gestellte Materialien für die fiberoptische Intubation: *oben*: Klarsichtmittel, Lidocain-Spray mit davorliegendem langen Sprühkatheter, NaCl 0,9 %, *Mitte*: Lidocain-Gel mit davor liegender steriler Kompresse zum Auftragen, Nasentropfen (Lidocain + Phenylephrin) mit davor liegender Aufziehkanüle und Applikationsspritze, Lidocain 2 % (5 ml) mit davor liegender Applikationsspritze, *unten*: Spiral-Endotracheal-Tubus, *links*: sterile Handschuhe.

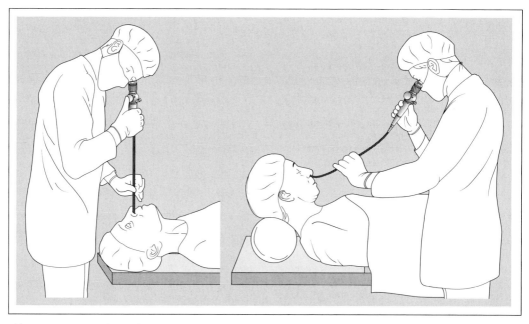

Abb. 4.18 Positionen des Intubierenden bei der fiberoptischen Intubation. Links: Position am Kopf des Patienten (entspricht der Position bei der laryngoskopischen Intubation), rechts: Position seitlich vom Patienten (erforderlich z. B. bei Patienten mit Morbus Bechterew und Patienten mit Luftnot).

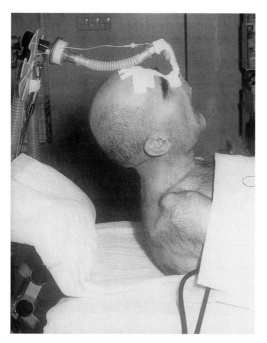

Abb. 4.19 Patient mit ausgeprägten kyphoskoliotischen Veränderungen der Hals- und Brustwirbelsäule. Die nasotracheale fiberoptische Intubation für die Durchführung einer Zahnsanierung erfolgte aus der seitlichen Position.

Nicht nur die anatomischen Strukturen „stehen auf dem Kopf", auch die Bedienung des Fiberendoskops bereitet bei der Betätigung des Abwinkelungshebels für die Steuerung des distalen Endes Schwierigkeiten. Rechtshänder sollten das Fiberendoskop mit dem Kontrollteil in der linken Hand halten. Die rechte Hand ist die führende bei der Intubation und steuert somit das Einführungsteil. Ein vorsichtiges Abstützen auf dem Jochbogen des Patienten zur ruhigeren Führung des Instruments ist möglich. Ein gestrecktes gerades Halten des Fiberendoskops erleichtert die Orientierung bei axialen Drehungen. Um Abwinkelungen des Einführungsteils ausserhalb des Patienten zu vermeiden, kann es hilfreich sein, sich auf einen OP-Auftritt zu stellen, da die meisten Transportwagen der OP-Tische nicht höhenverstellbar sind.

Vor der Passage der Stimmbänder mit der Fiberoptik sollte über den Arbeitskanal eine gezielte Gabe von Lidocain 2 % (2,5–5 ml) auf die Glottis erfolgen.

Ist die ungehinderte und reaktionslose Passage der Stimmbänder (kein Husten oder Würgen) mit der Fiberoptik möglich, kann die intravenöse Narkoseeinleitung begonnen werden. Das Vorschieben und die Plazierung des Endotrachealtubus geschieht über das Fiberendoskop als Leitschiene. Es ist darauf zu achten, dass das Fiberendoskop weit genug in die Trachea eingeführt ist, so dass es beim Vorschieben des Tubus nicht zu einer Luxation des Fiberendoskops durch das sog. „Peitschenphänomen" kommt. Besonders bei Verwendung von vorgeformten Plastiktuben ist ein Luxieren des distalen Endes des Fiberendoskops aus der Trachea möglich, wenn dieses nicht tief genug eingeführt wurde. Bei der Einführtiefe sollte darauf geachtet werden, dass sich das distale Ende immer im anästhesierten Bereich bewegt, ansonsten kommt es zu Abwehrreaktionen des Patienten. Bei der Passage der Stimmbänder können kleine gewaltfreie axiale Drehungen des Tubus bzw. eine Anteflexion oder Flexion des Patientenkopfes hilfreich sein, um ein Hängenbleiben der Tubusspitze an den laryngealen Strukturen zu vermeiden.

Nach der Plazierung des Tubus in der Trachea muss die genaue Position der Tubusspitze bestimmt werden, um eine endobronchiale Lage auszuschliessen. Dies geschieht mit der indirekten Abstandsmessung zwischen der Carina und der Tubusspitze. Die Endoskopspitze wird unmittelbar oberhalb der Carina plaziert und diese Position mit Daumen und Zeigefinger der führenden Hand am Endoskop direkt oberhalb des Tubuskonnektors markiert. Beim Zurückziehen des Endoskops wird die Position der Finger nicht verändert, so dass die Entfernung der Finger vom Tubuskonnektor der Entfernung der Endoskopspitze von der Carina entspricht. Wenn die Spitze des Tubus in der Optik sichtbar wird, sollte der Abstand zur Carina beim Erwachsenen 3–5 cm betragen. Dieser Abstand kann mit Hilfe der weissen ringförmigen Markierungen am Fiberendoskop, die im Abstand von 5 cm angebracht sind, bestimmt werden.

Bei allen Bewegungen des Fiberendoskops im Tubuslumen nach der endotrachealen Plazierung ist darauf zu achten, dass der Tubus von einer Hilfsperson fixiert wird, um eine akzidentelle Extubation zu vermeiden.
Nach erfolgter exakter Lagekontrolle des Tubus wird dieser fixiert. Die fiberoptische Intubation ist damit abgeschlossen. Es ist hilfreich, die Zentimeter-Markierung des Tubus im Bereich der Zahnreihen bzw. der äusseren Nase zu notieren, um eine akzidentelle Dislokation problemlos korrigieren zu können.

Besonderheiten bei der orotrachealen fiberoptischen Intubation

Die schematische Darstellung der orotrachealen fiberoptischen Intubation ist in Abb. 4.**20** dargestellt. Bei der orotrachealen fiberoptischen Intubation ist die Verwendung eines Beissschutzes erforderlich, um Schäden an der Fiberoptik durch die Zähne des Patienten zu verhindern. Durch die Öffnung des Beissschutzes passt im allgemeinen der Konnektor des Tubus nicht hindurch. Es müssen daher Tuben gewählt werden, bei denen der Konnektor nicht mit dem Tubus verschweisst ist.

Das Einführen und Vorschieben des Fiberendoskops geschieht von Anfang an unter Sicht und gewaltfrei.

Nur so können Hindernisse rechtzeitig erkannt und Schäden an anatomischen Strukturen vermieden werden. Der schwierigste Teil bei der orotrachealen fiberoptischen Intubation ist für den Anfänger das Passieren des Zungengrundes. Hier muss ein nahezu rechter Winkel mit dem Fiberendoskop überwunden werden. Bei wachen Patienten kann die Aufforderung, die Zunge herauszustrecken, hilfreich sein. Bei bewusstlosen Patienten oder Patienten in Allgemeinanästhesie kann das „Herausziehen" der Zunge mit einer armierten Fasszange durch eine Hilfsperson (Abb. 4.**20**) die Passage zwischen Oro- und Hypopharynx erleichtern. Die Verwendung von Hilfsmitteln, die die Passage um den Zungengrund erleichtern, ist sinnvoll (siehe unten).

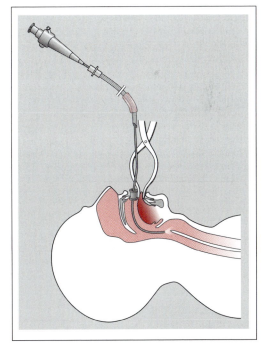

Abb. 4.**20** Schematische Darstellung der oralen fiberoptischen Intubation (aus Kleemann PP. Fiberoptische Intubation. Anwendung fiberendoskopischer Geräte in Anästhesie und Intensivmedizin. Thieme, Stuttgart 1997.

Besonderheiten bei der nasotrachealen fiberoptischen Intubation

Besonders vor der nasotrachealen fiberoptischen Intubation muss die Luft aus dem Tubus-Cuff nach dem Dichtigkeitstest vollständig entfernt werden, damit beim Einführen in die Nase keine Aufblähung des Cuffs durch Restluft möglich ist. Dies kann zu Schäden an endonasalen Strukturen und am Cuff führen. Nach der Inspektion beider Nares wird das weitere für die Einführung der Fiberoptik ausgewählt. Zu achten ist besonders auf Septumdeviationen, Veränderungen der Conchae (z. B. Hyperplasie/-trophie der Concha nasalis inferior) und Polypen in der Nasenhaupthöhle. Es muss berücksichtigt werden, dass der Aussendurchmesser des Tubus grösser ist als der des Fiberendoskops. Für das Einführen der Fiberoptik sollte der untere Nasengang gewählt werden. Die nasotracheale fiberoptische Intubation ist im allgemeinen etwas einfacher, da nach der Passage der Choanen im Nasopharynx, bei regelrechter Anatomie im Hypopharynx und Larynxbereich, der Blick auf die Epiglottis frei ist.

◼ Probleme bei der fiberoptischen Intubation

Keine Sicht auf die Glottis:

Ursachen:
- extreme Verlagerung des Larynx,
- Überlagerung des Larynx durch raumfordernde Prozesse oder Ödem,
- der Rachenhinterwand aufliegende Epiglottis,
- Sichtbehinderung durch Sekret oder Blut

Hilfreiche Manöver:
- Vorziehen des Unterkiefers und/oder der Zunge (Zungenfasszange),
- bei der fiberoptischen Intubation am nicht wachen Patienten: Verwendung eines Optosafe® oder eines Oropharyngealtubus®,
- bei Sichtbehinderung durch Sekret und Blut nicht über den Absaugkanal saugen, sondern Freispülen der Optik mit Kochsalz und Saugen über einen Absaugkatheter (transoral oder transnasal – anderes Nasenloch)

Unmöglichkeit des Vorschiebens des Tubus

Ursachen:
- extreme Abwinkelung der Fiberoptik,
- Hängenbleiben des Tubus am rechten Aryknorpel oder an der Epiglottis (Katsnelson 1992),
- „tracheo-ösophageales-kinking" bei Verwendung einer dünnen Fiberoptik (Moorthy 1985, Hakala 1994),
- Austritt der Fiberoptik aus dem „Murphy-Auge" und nicht aus der Tubusspitze (Nichols 1989),
- extreme Verlagerung des Larynx

Hilfreiche Manöver:
- Zurückziehen des Tubus um 1–2 cm und Vorschieben nach axialer Drehung um 90°, keine Drehung um 180°, da sonst Hängenbleiben z. B. am kontralateralen Aryknorpel (Schwartz 1989),
- Flexion des Halses um ca. 70°,
- bei der nasalen fiberoptischen Intubation Inspektion beider Nasengänge und Wahl des weiteren für das Einführen des Fiberendoskops,
- Verwendung einer Intubationshilfe für die fiberoptische Intubation zur Überwindung der Querschnittsdifferenz zwischen Fiberoptik mit kleinem Aussendurchmesser und Tubus mit grossem Innendurchmesser,
- Verwendung eines dünneren Tubus,
- Verwendung eines flexibleren Tubus (Spiraltubus),
- um einen Austritt der Fiberoptik aus dem „Murphy-Auge" zu verhindern, ist es wichtig, entweder den Tubus vor Beginn der Intubation auf der Fiberoptik zu fixieren (dringend empfohlen!) oder die Fiberoptik unter Sicht in den primär vorgeschobenen Tubus einzuführen

Unmöglichkeit des Zurückziehens der Fiberoptik

Ursachen:
- Austritt der Fiberoptik aus dem „Murphy-Auge",
- extreme Abwinkelung der Fiberoptik

Hilfreiches Manöver:
- Entfernung von Fiberoptik *und* Tubus als Einheit – neuer Versuch

Abwehrreaktionen des Patienten: Husten, Pressen, Würgen, Laryngospasmus

Ursache:
- unzureichende Lokalanästhesie

Hilfreiche Manöver:
- zusätzliche gezielte Gabe von Lokalanästhetika über den Arbeitskanal der Fiberoptik,
- Abwarten der Einwirkzeit der Lokalanästhetika,
- Therapie des Laryngospasmus (s. Kapitel 6.6).

Hilfsmittel für die fiberoptische Intubation

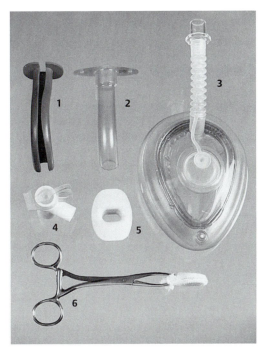

Abb. 4.21 Zubehör für die fiberoptische Intubation: **1** Guedel-Tubus für die fiberoptische Intubation® (geschlitzt), **2** Optosafe®, **3** Endoskopiemaske (Größe 5 für Erwachsene), **4** Mainzer Universaladapter®, **5** Beißschutz, **6** „Zungenfaßzange".

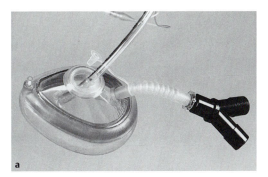

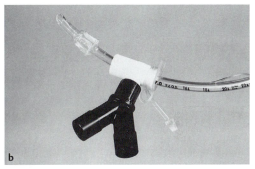

Abb. 4.**22 a** Endoskopiemaske **b** Mainzer Universaladapter® jeweils mit eingeführtem Endotrachealtubus und angeschlossenem Y-Stück.

Hilfsmittel für die fiberoptische Intubation

Die Hilfsmittel dienen im wesentlichen der Unterstützung bei der fiberoptischen Intubation von bewusstlosen Patienten und Patienten in Allgemeinanästhesie. Sie sind in Tabelle 4.**20** (Seite 187) zusammengefasst und in Abbildung 4.**21** dargestellt.

Endoskopiemaske und Mainzer-Universaladapter®

Endoskopiemaske (VBM Medizintechnik GmbH) und Mainzer-Universaladapter® (Willy Rüsch AG) (Abb. 4.**22 a** u. **b**) sind Hilfsmittel für die fiberoptische Intubation am *anästhesierten* Patienten, mit denen eine gleichzeitige Beatmung des Patienten erfolgen kann.

Die *Endoskopiemaske* besitzt eine mit einer Silikonkappe verschlossene Öffnung. Die Silikonkappe enthält wiederum eine dezentral angebrachte Öffnung, die mit einem Stopfen verschlossen ist. Diese Öffnung kann mit dem Fiberendoskop und dem darauf fixierten Tubus (Konnektor vorher entfernen) passiert werden. Aufgrund der dezentralen Lage der Öffnung kann diese sowohl über dem Mund als auch über der Nase des Patienten plaziert werden. Unnötige Abwinkelungen der Fiberoptik werden damit vermieden. Die Maske wird in drei verschiedenen Grössen angeboten: Grösse 1 für Säuglinge (Membranöffnung 1,8 mm), Grösse 3 für Kinder (Membranöffnung 3 mm) und Grösse 5 für Erwachsene (Membranöffnung 4 mm).

Der *Mainzer-Universaladapter®* wird zwischen Y-Stück und Gesichtsmaske plaziert. Die obere Öffnung des Universaladapters ist mit einer Silikonkappe verschlossen. Diese Kappe besitzt eine mit einem Stopfen verschliessbare Öffnung, über die das Bronchoskop mit dem darauf befestigten Tubus eingeführt werden kann. Der Konnektor des Tubus muss vor dem Aufschieben auf das Fiberendoskop entfernt werden. Eine Modifikation des Mainzer-Universaladapters besitzt an seinem unteren Ende einen Anschluss an einen Normkonnektor (NK 15 mm), so dass dieser auch auf den Konnektor einer Larynxmaske passt. Es ist somit möglich, nach der Plazierung einer Larynxmaske ohne Unterbrechung der Beatmung eine fiberoptische Intubation über die Larynxmaske als Führung vorzunehmen.

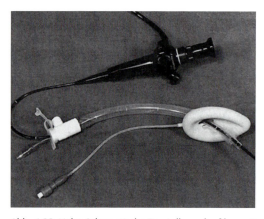
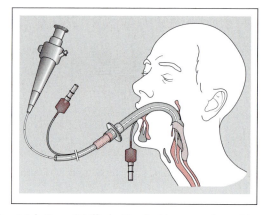

Abb. 4.23 Links: Schematische Darstellung der fiberoptischen Intubation mit Hilfe der Standard-Larynxmaske, rechts: Instrumentarium für die fiberoptisch orientierte Intubation mit Hilfe der Standard-Larynxmaske und aufgesetztem Mainzer Universaladapter® (nach Wedekind LV. Gebrauch der Kehlkopfmaske für schwierige Intubationen. Anästhesiol Intensivmed Notfallmed Schmerzther 1995;30 : 181–183).

Larynxmaske

Mit Hilfe der Larynxmaske ist sowohl eine Ventilation möglich als auch eine Intubation. Bei der fiberoptischen Intubation dient die Larynxmaske als Leitschiene für die Fiberoptik. Die Standard-Larynxmaske und die Intubations-Larynxmaske werden gesondert besprochen, so dass an dieser Stelle auf das Kapitel 4.8 verwiesen wird. Nachfolgend soll lediglich der Einsatz der beiden Instrumente im Rahmen der fiberoptischen Intubation besprochen werden.

Die *Standard-Larynxmasken* Grösse 4 bis 6 sind für einen Tubus ID 6,0 mm (maximal ID 6,5 mm) passierbar. Der Tubus mit einem ID 6,0 mm ist für die Intubation mit einem Fiberendoskop AD 5,0 mm geeignet (s. Abb. 4.23). Die fiberoptische Orientierung ist relativ einfach, da die Epiglottis in der Larynxmaskenöffnung zwischen den Stegen meist sichtbar ist. Mit Hilfe des Mainzer Universaladapters mit einem Normkonnektor 15 mm ist die Beatmung des Patienten während der fiberoptischen Intubation über die Larynxmaske möglich. Die *LMA-Fastrach* (auch ILM = intubating laryngeal mask genannt) wurde speziell für die Intubation konstruiert. Durch einen sog. „Epiglottisheber" wird besonders die blinde Tubusinsertion erleichtert. Entsprechende Spiraltuben bis zu einem ID 8,0 mm werden mit der Maske geliefert und sind in ca. 90 % problemlos zu plazieren.

Intubationshilfen für die fiberoptische Intubation

Bei der Verwendung eines dünnen Fiberendoskops (z. B. Aussendurchmesser 4 mm) und eines Tubus mit vergleichbar grösserem Innendurchmesser (z. B. ID 7,5 oder 8,0) entsteht eine Differenz zwischen Aussendurchmesser des Endoskops und Innendurchmesser des Tubus (Abb. 4.24a). Bei der Nasen- und Stimmbandpassage können somit Verletzungen empfindlicher Strukturen durch die Scherwirkungen der abgeschrägten Tubusspitze auftreten.

Intubationshilfe für die fiberoptische Intubation®

Durch die Verwendung einer Intubationshilfe für die fiberoptische Intubation® (Willy Rüsch AG, Abb. 4.24b) werden die Querschnittsdifferenzen überbrückt. Der Innendurchmesser aller Intubationshilfen beträgt 5,0 mm, die Länge 32–37 cm, passend für die jeweiligen Tubusgrössen mit einem Innendurchmesser von 7,0 bis 8,5 mm. Die Intubationshilfe wird auf dem Einführungsteil des Fiberendoskops vor dem Tubus plaziert und ermöglicht somit einen konischen Übergang zwischen Einführungsteil und Tubusspitze.

Eine Alternative in Ermangelung einer Intubationshilfe wurde von Marsh (1992) beschrieben. Bei der Intubation mit einem Endotrachealtubus mit einem Innendurchmesser von 7,0 mm wurde zuvor ein cuffloser Kindertubus mit einem Innendurchmesser von 5,0 mm auf dem Einführungsteil plaziert, bei der Verwendung eines Tubus mit einem Innendurchmesser von 8,0 mm ein cuffloser Tubus mit einem Innendurchmesser von 5,5 mm. Somit konnte ebenfalls die Querschnittsdifferenz zwischen dünnem Einführungsteil und grossem Innendurchmesser des Tubus ausgeglichen werden.

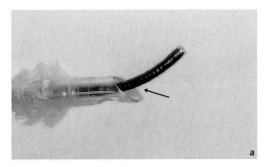 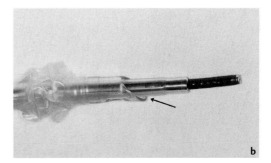

Abb. 4.24 Intubationshilfe für die fiberoptische Intubation®. **a** Tubus 7,5 mm ID mit Bronchoskop 4,0 mm AD, **b** Tubus 7,5 mm ID + Intubationshilfe mit Bronchoskop 4,0 mm AD. Durch den konischen Übergang zwischen Tubus, Intubationshilfe und Bronchoskop ist die Verletzungsgefahr minimiert.

Parker Flex-Tip Tube®

Die Verwendung des neuen Parker Flex-Tip Tube® (Parker Medical) (s. Abb. 4.25) bei der fiberoptischen Intubation soll Verletzungen an laryngo-trachealen Strukturen vermeiden und das Vorschieben des Tubus über das Endoskop, erleichtern (sog. „railroading technique"). Dieser Tubus hat eine weiche zentrierte gebogene Spitze. Durch die Flexion der Spitze kommt es zu einem stufenlosen Übergang zwischen Endoskop und Tubus. Dieser Tubus ist für die oro- und nasotracheale Intubation erhältlich. Größere klinische Studien stehen noch aus.

Beissschutz

Auf die Notwendigkeit zur Verwendung eines Beissschutzes bei der oralen fiberoptischen Intubation ist bereits hingewiesen worden. Der Beissschutz ist im Lieferumfang des Fiberendoskops enthalten. Verschiedene Grössen sind erhältlich. Im allgemeinen ist die Öffnung für die Passage des Tubuskonnektors zu klein, so dass der Konnektor vor der Fixation des Tubus auf dem Fiberendoskop entfernt werden muss. Bei der Verwendung eines Beissschutzes für Gastroskope ist die Abnahme des Konnektors nicht erforderlich, da dieser Beissschutz eine grössere Öffnung besitzt.

Oropharyngealtubus® und Optosafe®

Der Oropharyngealtubus® (geschlitzter Guedel-Tubus für die fiberoptische Intubation, Abb. 4.21 (Seite 191) und der Optosafe® (beide Willy Rüsch AG, Abb. 4.26) dienen als Orientierungshilfen bei der oralen fiberoptischen Intubation am anästhesierten Patienten. Auch sie gewährleisten eine ungehinderte Passage der Fiberoptik um den Zungengrund. Der Oropharyngealtubus® ist in 3 verschiedenen Grössen erhältlich, [3, 4, 5 (ISO 8, 9, 10)]. Das Lumen des Oropharyngealtubus® ist nur für das Einführungsteil des Fiberendoskops passierbar. Vor dem Vorschieben des Tubus muss der Oropharyngealtubus® entfernt werden. Demzufolge muss der Tubuskonnektor nicht entfernt werden.

Der Optosafe® ist in 4 verschiedenen Grössen erhältlich, mit einem Innendurchmesser von 7,0, 11,0, 13,0 und 15,0mm. In Tabelle 4.21 sind die jeweiligen Aussendurchmesser, die Längen und die passenden Endotrachealtuben mit dem Innendurchmesser angegeben.

Die Passage des Tubus durch den Optosafe® ist nur ohne Konnektor möglich.

Abb. 4.25 Links: Parker Flex Tip Tube®. Rechts: konventioneller Endotrachealtubus. Beide mit eingeführter Fiberoptik. Durch die Lücke die bei einem konventionellen Endotrachealtubus zwischen der Fiberoptik und der Tubusspitze entsteht, können Scherkräfte auftreten. Der Tubus kann beim Vorschieben hängen bleiben.

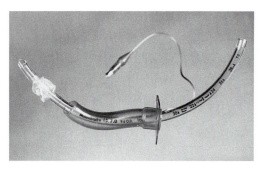

Abb. 4.26 Optosafe® (Innendurchmesser 15 mm) mit eingeführtem Endotrachealtubus (Innendurchmesser 7,0 mm).

Zungenfasszange und Zungenspatel

Die Ausstattung der fiberoptischen Intubationseinheit mit einer „Zungenfasszange" (z. B. Organfasszange aus dem chirurgischen Instrumentarium) oder einem gebogenen Zungenspatel ist für die fiberoptischen Intubation des anästhesierten Patienten hilfreich. Die zurückgefallene Zunge, die der Rachenhinterwand aufliegt, kann von einer Hilfsperson aus dieser Position gezogen werden, so dass die Passage mit dem Fiberendoskop möglich ist.

Parker Intubation Guide®

Eine Kombination zwischen Zungenspatel und Führungshilfe ist der *Parker Intubation Guide®* („PIG"-*Parker Medical*) (s. Abb. 4.27). Der einem gebogenen Zungenspatel ähnelnde Teil dieser Intubationshilfe besitzt einen Führungskanal. Dieser dient zur Aufnahme des Tubus. Für die fiberendoskopisch orientierte Intubation kann der Parker Intubation Guide als Leitschiene für die „Umwindung" des Zungengrunds benutzt werden. Konzipiert wurde das Instrument für die blinde orotracheale Intubation. Das Fiberendoskop wird mit dem aufgeschobenen Endotrachealtubus in dem Parker Intubation Guide fixiert. Nach der

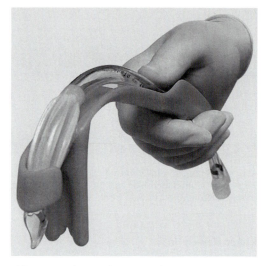

Abb. 4.27 Parker Intubation Guide® mit eingeführtem Parker Flex Tip Tube®.

Plazierung des Parker Intubation Guide® im Oropharynx des Patienten ist die Identifizierung des Larynx einfach. Eine fiberoptisch orientierte orotracheale Intubation ist möglich. Durch die Spitze der Intubationshilfe wird die Epiglottis gehoben und kann somit nicht den Weg des Tubus blockieren.

Augustine Guide®

Der *Augustine Guide®* ist ursprünglich zur *blinden* orotrachealen Intubation konstruiert worden. Produktion und Vertrieb sind nach Auskunft der Firma *Augustine Medical Inc.* seit 1996 aufgrund der geringen internationalen Resonanz eingestellt worden. In vielen Lehrbüchern und Veröffentlichungen wird das Instrument als Hilfe für die fiberendoskopisch kontrollierte orotracheale Intubation beschrieben (Benumof, 1996; Hanowell 1996; Ovassapian, 1996; Kleemann, 1997; Latto 1997; Ambesh 1998).

Tabelle 4.21 Größen und Zuordnung des Optosafe® zu den passenden Endotrachealtuben für die orotracheale fiberoptische Intubation

Optosafe® Innendurchmesser (mm)	Außendurchmesser (mm)	Länge (cm)	Endotrachealtubus Innendurchmesser (mm)
7,0	11,0	67	4,0
11,0	15,0	80	6,5
13,0	17,0	80	7,0
15,0	19,0	90	7,5

Augustine Scope®

Dieses Instrument ist eine Kombination aus Augustine Guide® und einer Fiberoptik. Die fiberoptischen Fasern sind in den Augustine Guide® integriert. Eine Manipulation wie mit dem flexiblen Fiberendoskop ist nicht möglich. Mit diesem Instrument war die Intubation in 98 % (102 von 104 Patienten) ohne Traumatisierung erfolgreich (Krafft 1997a).

Die hier vorgestellten Hilfsmittel zur fiberoptischen Intubation können in viele Situationen hilfreich eingesetzt werden. Sie dienen:

- der *Orientierung* bei der orotrachealen fiberoptischen Intubation (Oropharyngealtubus®, Optosafe®, Zungenfasszange, Zungenspatel),
- als *Einführungshilfe* (Intubationshilfe, Parker Intubation Guide®),
- als *Schutz des Fiberendoskops* (Beissschutz) und
- der gleichzeitigen Beatmung während der fiberoptischen Intubation (Endoskopiemaske, Mainzer-Universaladapter®, Standard- und Intubations-Larynxmaske).

Eine Sonderstellung nehmen die Larynxmasken (s. Kapitel 4.8) ein, bei denen auch eine blinde Tubusinsertion möglich ist.

Fazit

Vorbereitung des Patienten

- Die exakte Durchführung der Lokalanästhesie ist eine der Voraussetzungen für das Gelingen und die Akzeptanz der fiberendoskopischen Intubation des wachen spontanatmenden Patienten.
- Das Mittel der Wahl für die topische Anästhesie ist Lidocain. Es ist in verschiedenen Applikationsformen erhältlich.
- Bei der nasotrachealen Intubation wird die Verwendung eines Vasokonstriktorzusatzes zur Vermeidung von Schleimhautblutungen empfohlen.
- Periphere Nervenblockaden und eine zusätzliche Analgosedierung sind unterstützende Massnahmen.
- Eine Gefährdung des Patienten durch diese unterstützenden Massnahmen muss vermieden werden:
  - Wegfall der Schutzreflexe bei nicht nüchternen Patienten durch Nervenblockaden,
  - Wegfall der Spontanatmung bei Überdosierung durch Analgosedierung.

Vorbereitung des Instrumentariums

- Bei der Auswahl des Fiberendoskops muss der Aussendurchmesser mindestens 1 mm kleiner sein als der Innendurchmesser des Endotrachealtubus. Auf ausreichende Lubrifizierung der Fiberoptik und des Tubus ist zu achten.
- Zum Ausgleich grösserer Querschnittsdifferenzen sind Intubationshilfen zu verwenden, um Probleme beim Vorschieben und Plazieren des Endotrachealtubus zu vermeiden.
- Bei orotrachealer fiberendoskopischer Intubation ist die Verwendung eines Beissschutzes erforderlich, um Schädigungen der Fiberoptik zu vermeiden.
- Bei der fiberendoskopischer Intubation über Endoskopiemaske, Mainzer Universaladapter®, Optosafe® und Larynxmaske muss ein Endotrachealtubus mit abnehmbarem Konnektor gewählt werden.

Technik der fiberoptischen Intubation

- Das Verfahren erfordert aufgrund des komplexen Zusammenspiels der technischen Komponenten und der Vielzahl an möglichen Detailproblemen eine besondere Ausbildung und ein ständiges Training.
- Die fiberoptische Intubation ist ein komplikationsarmes und sicheres Verfahren der Atemwegssicherung. Sie ist die Methode der Wahl bei vorhersehbarer schwieriger Atemwegssicherung.
- Stenosierende Prozesse und Blutungen limitieren den Einsatz.
- Die fiberoptische Intubation ist sowohl oro- als auch nasotracheal möglich. Der orotracheale Zugang ist aufgrund der nahezu rechtwinkeligen Umwindung des Zungengrundes schwieriger.
- Die Position des Intubierenden kann sowohl am Kopfende des Patienten als auch seitlich vom Patienten sein. Bei der Position am Kopfende ist die Orientierung an den anatomischen Strukturen einfacher.
- Als Hilfen bei der orotrachealen Intubation werden Oropharyngealtubus®, Optosafe®, Parker Intubation Guide® oder eine Zungenfasszange empfohlen. Die fiberoptische Intubation über die Larynxmaske ist ebenfalls möglich.

4.6 Fiberoptische Intubation – videogestützte Teaching-Systeme
M. Lipp, N. Golecki

Der Einsatz von Fiberendoskopen zum sicheren und für den Patienten schonenderen Management der schwierigen Atemwegssituation hat in den letzten Jahren einen unbestrittenen Stellenwert erlangt. Trotzdem beschränkt sich die Anwendung von Fiberendoskopen in vielen Kliniken immer noch auf wenige „Fiberoptik-Spezialisten". Da der sichere Einsatz einer Fiberoptik zur Atemwegssicherung ein übungsintensiver Prozess ist, wurden Wege gesucht dem unerfahrenen Anwender während der praktischen Ausbildung einen erfahrenen Tutor zur Seite zu stellen, der ihn „online" anleiten kann. Das Problem, das es hierbei zu lösen galt war, dass die Fiberoptiken nur mit einem einzelnen Okular ausgestattet sind und dadurch immer nur einem Anwender der Blick auf den Situs ermöglicht wird.

Ein erster Schritt in diese Richtung war die Entwicklung des sogenannten „Teaching-Adapters" (Abb. 4.28), der an das Okular der Fiberoptik angeschlossen, einem zweiten Betrachter den Blick auf den Situs ermöglichte. Der Nachteil dieses Systems ist, dass sich der Übende immer noch anhand eines kleinen Bildes orientieren muss, und dass weiterhin keine Möglichkeit bestand, den Intubationsvorgang für eine spätere Nachbesprechung aufzuzeichnen.

Anforderungen, die an ein optimales Unterrichtssystem zur Erlernung der Technik der fiberoptischen Intubation gestellt werden müssen sind:
- Gleichzeitige, übersichtliche Betrachtungsmöglichkeit des Situs für Übenden und Tutor,
- problemloser und einfach zu handhabender Einsatz in der klinischen Routine,
- guter Überblick über Patient und Monitoring-Systeme trotz des Einsatzes von zusätzlichen Geräten,
- Möglichkeit der Nachbearbeitung und Fehleranalyse durch Aufzeichnung des Intubationsvorganges und anschließende Auswertung.

Auf dem Weg zu diesem idealen System wurde ein Prinzip übernommen, das in dieser Form schon bei endoskopischen Eingriffen in der Chirurgie angewandt wurde: über eine an das Okular des Fiberendoskopes adaptierte Videokamera wurde das Bild auf einen Monitor projiziert (Abb. 4.29). Über einen angeschlossenen Videorecorder konnte der Intubationsablauf aufgezeichnet werden, und stand damit für eine Nachbearbeitung im Rahmen des Qualitätsmanagements zur Verfügung.

Nachteile dieser Lösung sind neben der erschwerten Handhabung durch das Gewicht des am Okular befestigten Kamera-Adapters, dass zusätzlich zum Okular der Fiberoptik auch noch die aufgesetzte Kamera fo-

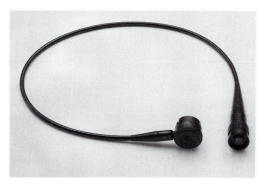

Abb. 4.28 Teaching-Adapter zum Anschluß an das Okular eines Endoskops (Pentax GmbH, Hamburg) ermöglicht den Blick auf den Situs für einen zweiten Beobachter.

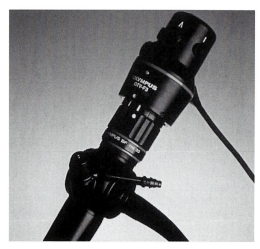

Abb. 4.29 Fiberendoskop mit aufgesetztem Kamera-Adapter (Kamera OTV-F3, Olympus Optical Co. Europa GmbH). Ermöglicht die Betrachtung des Bildes auf einem Video-Monitor. (aus Kleemann 1997).

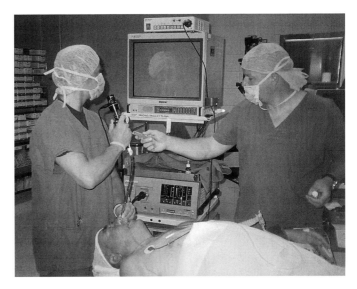

Abb. 4.30 Eingeschränkte Arbeitsverhältnisse bei der Anwendung einer großen fiberendoskopischen Videoanlage im Einleitungsraum. Patient, Monitoring-Systeme und Video-Monitor sind nicht gleichzeitig im Blickfeld.

kussiert werden muss, was einen schnellen Einsatz in einer Notfall-Situation eher einschränkt. Außerdem steht bei diesem System zusätzlich zu Anwender, Tutor, Narkosegerät und dem Gerätewagen für die Fiberoptik noch ein weiteres großes Gerät – der Videowagen – in Patientennähe, was den Einsatz des Systems schon aus Platzgründen in vielen Einleitungsräumen verhindert. Auf Grund der unpraktikablen Größe des Videowagens blieb oft nur die Wahl zwischen guter Sicht auf Patient und Monitoring, oder guter Sicht auf das Videobild, was nicht zur sicheren und lückenlosen Überwachung der Patienten in einer der kritischen Anästhesiephasen – der Einleitung – beitrug (Abb. 4.30).

Ein weiterer Evolutionsschritt in der Entwicklung des optimalen Videointubations-Systems war die feste Adaptation einer Video-Chipkamera an das Fiberendoskop (Mikro-Video-Modul-System) (Abb. 4.31). Ein nachfokussieren der Kamera entfällt, da der Fokus des verwendeten Mikro-Video-Moduls auf die jeweilige Fiberoptik eingestellt ist. Zusammen mit der deutlich verbesserten Bildqualität (das Bild muss weniger optische Systeme durchlaufen, bevor es in elektronische Signale umgewandelt wird) brachte dies einen deutlichen Komfortgewinn für den Anwender: durch einfaches Einstecken des Kamerakabels ist das Videosystem einsatzbereit. Ein Nachteil der fest adaptierten Videokamera ist jedoch, dass ein Betreiben

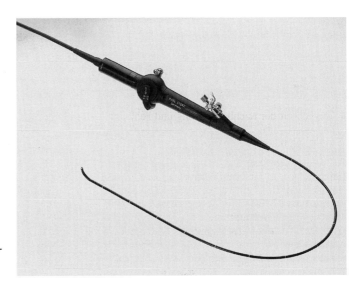

Abb. 4.31 Fiberendoskop mit integriertem Micro-Video-Modul (Karl Storz GmbH & Co.). Eine Video-Chipkamera ist fest an das Fiberendoskop adaptiert. Dadurch wird eine hohe Bildqualität erreicht.

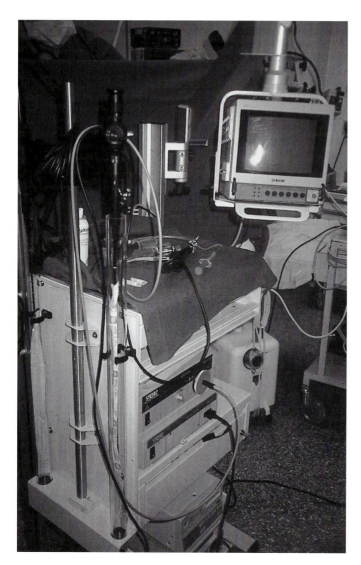

Abb. 4.32 Fahrbahres videofiberskopisches Intubations-System (Karl Storz GmbH & Co.). Alle benötigten Komponenten stehen zur Verfügung. Ein schneller und flexibler Einsatz des Systems ist möglich.

des Fiberskopes ohne Videosystem – also nur mit einer Lichtquelle – nicht möglich ist, da ein Okular im herkömmlichen Sinne nicht vorhanden ist. Hieraus ergibt sich der Zwang, immer das gesamte Video-System zum Einsatz zu bringen.

Aus diesen Gründen, und um das schon erwähnte Platzproblem im Einleitungsraum zu lösen, wurde ein fahrbarer Turm entwickelt (Abb. 4.32), der alle für eine (video-) fiberoptische Intubation benötigten Komponenten beinhaltet:

- Ablagefläche zur Vorbereitung der Fiberoptik zur Intubation,
- Aufbewahrungsmöglichkeit für zwei Fiberendoskope,
- Stauraum für das benötigte Verbrauchsmaterial (Tuben, Antibeschlagmittel, Gleitgel, Lidocain-Spray, etc.),
- Xenon-Kaltlichtquelle,
- Kameramodul,
- S-VHS-Videorecorder,
- Digital-Stillrecorder,
- Farbmonitor, an einen schwenkbaren Arm montiert,
- Befestigung für eine 10l-Sauerstoffflasche für die Präoxygenierung des Patienten über eine Nasensonde.

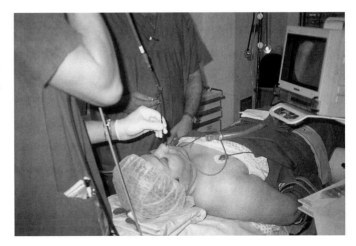

Abb. 4.33 Fahrbares video-fiberskopisches Intubations-System (Karl Storz GmbH & Co.) am Patienten. Die Plazierung des Video-Monitors mittels Schwenkarm über der Brust des Patienten ermöglicht die Einnahme des gewohnten Arbeitsplatzes am Kopf des Patienten mit gleichzeitiger Sicht auf Patient, Monitoring-System und Video-Monitor.

Durch diese kompakte Anordnung aller benötigten Komponenten, lässt sich der Videointubationsturm weitestgehend autark sowohl zum elektiven als auch zum notfallmäßigen Atemwegsmanagement einsetzen. Lediglich eine 220 V Steckdose wird benötigt.

Ein besonderer Vorzug dieses Turmes ist, dass der Monitor durch den Schwenkarm über der Brust des Patienten platziert werden kann, und der Anwender so, wenn er seinen gewohnten Platz hinter dem Kopf des Patienten einnimmt, eine gute Sicht auf Patient, Monitoring-Systeme und den Video-Monitor mit dem In Situ-Bild erhält (Abb. 4.33). Bei Patienten, die nicht flach gelagert werden können, kann der Standort des Turmes in der Art variiert werden, das auch eine Intubation von vorne-seitlich möglich ist (Abb. 4.34).

Durch die Aufzeichnungsmöglichkeit des Intubationsvorganges – sowohl auf Videoband, als auch mittels des Digital-Stillrecorders zum Aufzeichnen von digitalisierten Standbildern für die einfache Weiterverarbeitung am Computer – ist in Verbindung mit der sehr guten Bildqualität der optischen Systeme eine optimale Nachbearbeitung durch den anleitenden Tutor, und somit der maximale Lerneffekt für den Übenden möglich. Pathologische Befunde oder seltene Normvarianten lassen sich bei Beobachtung dokumentieren und sind so für Ausbildungszwecke verfügbar.

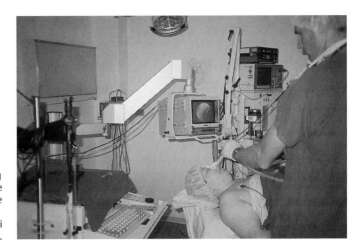

Abb. 4.34 Durch die variable Stellung des Video-Monitors ist es möglich, die für Patient und Anwender angenehme Position zu finden. Dies ermöglicht einen ergonomischen Einsatz auch bei Patienten, die schwierig zu lagern sind.

Weitere Einsatzgebiete sind die Überprüfung und Weiterentwicklung von Geräten zur Atemwegssicherung (z. B. Combitube®, Larynxmaske), Hier konnten durch die erhobenen Befunde bereits konkrete Änderungsmaßnahmen angeregt werden (Jaehnichen 2000).

Auch ermöglicht dieses einfach in die klinische Routine zu integrierende Video-System eine Verwendung in dem immer größer und bedeutender werdenden Gebiet des Qualitäts-Management und der Qualitäts-Kontrolle. Durch ein während des schwierigen Atemwegsmanagements mitlaufenden Videobandes kann eine lückenlose Dokumentation des Vorgehens erfolgen, und so eventuell aufkommende Fragen klären.

Als Ausblick in die Zukunft ist es durch den Fortschritt der Technik, Geräte immer weiter zu minimieren, sicherlich kein allzu utopischer Gedanke, jetzt schon von einem tragbaren, netz-unabhängigen Videointubations-System mit digitaler Aufzeichungsmöglichkeit zu reden, das einen Einsatz zur Sicherung der Atemwege dann auch in der präklinischen Notfallmedizin ermöglichen wird.

Fazit

- Anforderungen, die an ein optimales Unterrichtssystem zur Erlernung der Technik der fiberoptischen Intubation gestellt werden müssen sind:
  - gleichzeitige, übersichtliche Betrachtungsmöglichkeit des Situs für Übenden und Tutor,
  - problemloser und einfach zu handhabender Einsatz in der klinischen Routine,
  - guter Überblick über Patient und Monitoring-Systeme trotz des Einsatzes von zusätzlichen Geräten,
  - Möglichkeit der Nachbearbeitung und Fehleranalyse durch Aufzeichnung des Intubationsvorganges und anschließende Auswertung.
- Auch wenn der technische Fortschritt in der Entwicklung neuer fiberoptischer Systeme unaufhaltsam voranschreitet, so darf dabei nicht vergessen werden, dass die fiberoptische Intubation nur dann zu einem für die Patienten sicheren Routineverfahren werden kann, wenn jeder einzelne Anwender die Durchführung quasi „im Schlaf" beherrscht. Dies kann nur durch eine übungsintensive Lernphase unter erfahrener Anleitung und ein dauerhaftes „in Übung bleiben" erreicht werden.
- Die einfach in die klinische Routine zu integrierenden Video-Systeme ermöglichen eine Verwendung in dem immer größer und bedeutender werdenden Gebiet des Qualitäts-Managements und der Qualitäts-Kontrolle. Durch ein während des schwierigen Atemwegsmanagements mitlaufendes Videoband kann eine lückenlose Dokumentation des Vorgehens erfolgen, und so eventuell aufkommende Fragen klären.

4.7 Aufbereitung, Sterilisation und Aufbewahrung flexibler Optiken
N. Doktor

Zum Einsatz kommen manuelle bzw. automatische Reinigungsverfahren. Die Anwender sollten auch bei der Aufbereitung flexibler Endoskope durch automatische Reinigungsverfahren über Kenntnisse der manuellen Aufbereitung verfügen.
Die einzelnen Schritte der Aufbereitung sind in der Durchführung einfach und leicht zu standardisieren, wobei die Ergebnisse manueller mit denen automatischer Reinigungsverfahren hinsichtlich der Keimreduktion verglichen werden können.

Eine unzureichende Reinigung und Desinfektion gebrauchter Endoskope stellt für die zu untersuchenden Patienten und die mit der Untersuchung oder der Aufbereitung betrauten Personen eine Infektionsgefährdung dar.
Die unmittelbar nach jeder Bronchoskopie durchzuführenden Massnahmen sind deshalb darauf auszurichten, dass sie die Verbreitung potentieller Krankheitserreger sicher unterbinden, ein funktionsbereites Instrument auch im Notfall rasch einsetzen und Beschädigungen früh erkennen lassen.

Der komplexe Aufbau von Endoskopen stellt hohe Anforderungen an die Vorgänge der Reinigung und Desinfektion. Während die Oberfläche des Instrumentes vergleichsweise einfach zu reinigen ist, erfordert die Aufbereitung des Einführungsteils mit dem engen Arbeitskanal sowie des Okulars mit dem Zugang zum Arbeitskanal, Abwinkelungshebel, Konnektor für die Absauganlage und Absaugventil eine hohe Aufmerksamkeit.

Die Geräte sind grundsätzlich unmittelbar nach der Endoskopie aufzubereiten, um ein Antrocknen organischen Materials zu verhindern.

Stufen der Aufbereitung

Am Anfang des Aufbereitungsverfahrens steht die Vorreinigung des Instrumentes von organischen Kontaminationen wie Blut und Sekret, am Schluss die Aufbewahrung in trockenem Zustand an einem Ort mit geringem Kontaminationsrisiko. Dazwischen findet als zentrale Massnahme die Desinfektion statt, welche alleine, d. h. ohne die noch aufzuführenden Massnahmen, nicht genügt.
Die Qualität der Desinfektion ist abhängig von der Gründlichkeit der Vorreinigung. Sie ermöglicht erst, dass die physikalischen und chemischen Komponenten des Desinfektionsvorganges zum Tragen kommen
Im folgenden wird die manuelle Aufbereitung eines wasserdichten Bronchoskopes beschrieben. Auch bei der maschinellen Aufbereitung mittels ED-Automaten (Endothermodesinfektor) lässt sich der Aufbereitungszyklus in mehrere, analoge Stufen unterteilen:
- Vorreinigung und Desinfektion,
- Dichtigkeitstest,
- Reinigung,
- Desinfektion und Klarspülung,
- Trocknung und Aufbewahrung.

Vorreinigung und Desinfektion

Unmittelbar nach Gebrauch wird das Bronchoskop zur Säuberung der Ummantelung von Blutresten und Sekret mit einer trockenen Gaze von oben nach unten abgewischt. Dabei darf kein starker Druck auf das Endoskop ausgeübt werden.
Danach erfolgt die Durchspülung des Arbeitskanals mit Wasser (mindestens 100 ml) und anschliessend die Spülung mit einer eiweisslösenden Reinigungsflüssigkeit (Enzymreiniger).
Beim Durchspülen soll das Absaugventil intermittierend betätigt werden, um durch das ruckartige Ansaugen von Luft und Reinigungslösung Verkrustungen im Arbeitskanal lösen und absaugen zu können. Danach wird das Endoskop von der Saugleitung und der Lichtquelle abgenommen. Bevor das Endoskop in die Reinigungslösung gelegt wird, muss es zwingend auf Schäden hin untersucht werden.

Beschädigungen durch Biss, Ermüdungserscheinungen oder nach unsachgemässem Gebrauch können dazu führen, dass die Ummantelung des Bronchoskopes Schaden nimmt und hierüber Wasser bzw. Desinfektionslösung das optische System (Optik und Glasfaserbündel) zerstören.

Dichtigkeitstest

Beim Dichtigkeitstest wird über die Wartungspumpe Luft in die Ummantelung zwischen Arbeitskanal, Optik und Lichtfaserbündel gepumpt und anschliessend unter Wasser kontrolliert, ob Luftblasen an einer Stelle des Einführungsteils entweichen und auf eine Beschädigung des Endoskopes hinweisen (Abb. 4.**35**).
Das Endoskop wird hierzu ausserhalb des Reinigungsbeckens über das Belüftungsventil an eine häufig in der Lichtquelle eingebaute Wartungspumpe angeschlossen. Alternativ kann ein Manometer an das Belüftungsventil angeschlossen und manuell auf 140–200 mmHg aufgepumpt werden.
Nachdem über die Wartungspumpe Luft in die Ummantelung des Bronchoskopes gepumpt wurde, wird das Endoskop vorsichtig in die Desinfektionslösung eingelegt.
Wurde die Ummantelung während der Bronchoskopie beschädigt, treten Luftblasen aus dem Bronchoskop aus (wenige kleinere Luftblasen sind unerheblich).
In diesem Fall muss das Bronchoskop *sofort* aus der Lösung genommen, abgetrocknet und zur Reparatur vorbereitet werden.
Der Transport darf nur im zum Bronchoskop gehörenden Instrumentenkoffer erfolgen. Vor dem Versand empfiehlt sich die telefonische Information der Reparaturwerkstatt. Dem Instrumentenkoffer muss zudem ein Hinweis über mögliche Infektionsgefahren beigelegt werden.
Sind keine Luftblasen erkennbar, wird – zur Entfernung des Drucks aus der Ummantelung – das Endoskop zuerst von der Wartungspumpe getrennt und nach ca. 10–15 s der Konnektor vom Belüftungsventil des Endoskops entfernt.

Wird der Dichtigkeitstest nicht durchgeführt und ein beschädigtes Bronchoskop bleibt im Wasser oder in der Desinfektionslösung liegen, dringt Wasser in die Licht- und Bildbündel des Endoskops ein und zerstört diese. Hierdurch entstehen hohe Reparaturkosten.

Reinigung

Nach erfolgreichem Dichtigkeitstest werden Einführungsteil, Bedienteil und Okular wasserdichter Bronchoskope komplett in eine aldehydische Desinfektionslösung eingelegt.
Über eine Spritze werden alle Zugänge zum Arbeitskanal sowie der Arbeitskanal selbst durch mehrfaches Ansaugen und Durchspülen mit Desinfektionsmittel gefüllt (Abb. 4.**36**).

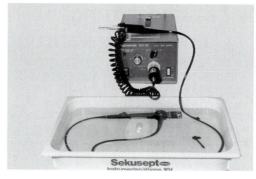

Abb. 4.**35** Dichtigkeitstest beim Fiberendoskop.

Nach Abnahme des Absaugventils wird anschliessend mit Hilfe verschiedener Reinigungsbürsten die Biopsiekanalöffnung, die Saugventilöffnung, der Arbeitskanal sowie das Ventil und – wenn mehrfach verwendbar – die Ventilkappe mehrmals gereinigt (Abb. 4.**37a** und **b**). Die lange Kanalreinigungsbürste darf dabei nur von oben über die Biopsiekanalöffnung oder die Saugventilöffnung eingeführt werden. Ein Einführen der Reinigungsbürste über das distale Ende des Endoskops ist nicht erlaubt, da hierdurch der Arbeitskanal beschädigt wird.

Um Schäden im Arbeitskanal durch Reinigungsbürsten zu verhindern, empfiehlt es sich, die Reinigungsbürsten regelmässig zu ersetzen und vor jeder Anwendung den Bürstenkopf zu inspizieren.

Desinfektion und Klarspülung

Das Bronchoskop und alle zugehörigen Teile werden nun komplett in eine geeignete Desinfektionslösung eingelegt.

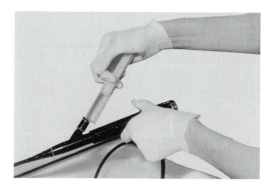

Abb. 4.**36** Durchspülen des Arbeitskanals des Fiberendoskops mit Desinfektionslösung.

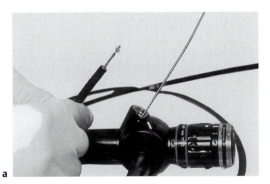 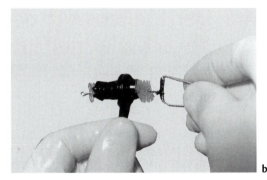

Abb. 4.37a und b Reingung des Fiberendoskops mittels verschiedener Bürsten.

Die Einwirkzeit beträgt bei einer 1,5 %igen *Sekusept plus*® Lösung (Henkel Hygiene GmbH) 60 Minuten, bei einer 3 %igen 30 Minuten und bei einer 4 %igen 15 Minuten. Desinfektionsmittel mit einem Reinigungszusatz bzw. Reinigungsverstärker (z. B. *Sekusept plus*®) können mehrmals zur Aufbereitung von Endoskopen verwendet werden. Durch die zunehmende Eiweissbelastung kommt es zu einem Wirkverlust, die Lösung muss daher regelmässig erneuert werden. Das Wechselintervall der Lösung hängt ab von der Häufigkeit ihrer Benutzung und dem Grad der Verschmutzung durch Schleim und Blutreste.
Um die Desinfektionsmittelreste zu neutralisieren, wird nach der Einwirkzeit das Instrument für ca. 5–10 min in ein zweites Becken mit keimfreiem destilliertem Wasser gelegt und alle Kanäle sowie die Zugänge hierzu mit destilliertem Wasser durchgespült. Gleiches gilt für das Absaugventil sowie alle wiederverwendbaren Teile.
Das Einlegen oder Klarspülen mit Leitungswasser ist durch die häufig anzutreffende Verunreinigung des Wassers mit pathogenen Keimen nicht erlaubt. Für die Spülung und die anschliessende Trocknung müssen keimarme Einmalhandschuhe getragen werden.

Trocknung und Aufbewahrung

Das korrekte Trocknen des Bronchoskopes – vor allem bei einer längeren Lagerung (z. B. über Nacht) ist wichtig, um eine Keimvermehrung zu vermeiden. Mittels einer Druckluftpistole (max. 0.5 atü) werden alle Kanäle zur Entfernung des Restwassers mindestens 1 min lang trocken geblasen. Über einen Flow von 10–12 l/min können alle Arbeitskanäle in 5 min getrocknet werden (Kleemann 1997). Auch das Absaugen der Flüssigkeit über einen sterilen, am Konnektor für die Absauganlage angeschlossenen Absaugschlauch ist möglich.
Nach der Trocknung wird das Kontrollteil (Okular und Versorgungsteil) mit 70 %igem Alkohol desinfiziert.

Die Aufbewahrung sollte grundsätzlich staubfrei und trocken erfolgen. Auf die Vermeidung von Knickbildungen z. B. durch zu enge Schubladen muss geachtet werden. Bei der liegenden Aufbewahrung vermeidet eine keimfreie Unterlage (z. B. kleines OP-Abdecktuch) Beschädigung durch Stösse.
Ideal ist eine hängende Lagerung in speziellen Aufbewahrungsröhren, die an einer mobilen Einheit „Schwieriger Atemweg" (siehe Kapitel 4.13) montiert werden können. Zum Schutz des Einführungsteils kann die Hülle eines Einmalabsaugkatheters verwendet werden. Das Bronchoskop steht so jederzeit für den Notfalleinsatz zur Verfügung.
Zur Qualitätssicherung des Reinigungs- und Sterilisationsvorganges müssen regelmässig bakteriologische Untersuchungen (Abstriche, Durchspülen mit Nährbouillon) durchgeführt werden (Gastmeier et al. 1998, Daschner 1997).

■ Fazit

- Die Aufbereitung von Fiberendoskopen muss zur Vermeidung von Infektionen und Reparaturkosten durch qualifiziertes Personal sorgfältig erfolgen. Es sollten nur wasserdichte Endoskope zum Einsatz kommen.
- Die manuelle Aufbereitung erfolgt in 5 Schritten:
  - Vorreinigung und Desinfektion,
  - Dichtigkeitstest,
  - Reinigung,
  - Desinfektion und Klarspülung,
  - Trocknung und Aufbewahrung.
- Die Vorreinigung des Endoskopes sowie die Trocknung nach der Desinfektion stellen wichtige Eckpfeiler einer erfolgreichen Aufbereitung dar.
- Die Qualität der Aufbereitung muss regelmässig durch bakteriologische Untersuchungen überprüft werden.

4.8 Der Stellenwert der Larynxmaske bei schwieriger Intubation

H. Langenstein

Einleitung

Die konventionelle Larynxmaske, im folgenden Standard-Larynxmaske (SLM) (LMA Vertriebs GmbH) genannt, hat weltweit höchste Beachtung gefunden, da mit ihr lebensbedrohliche Situationen gemeistert wurden, in denen die Beatmung mit Gesichtsmaske versagte und nicht intubiert werden konnte (Benumof 1992, ASA Task Force on Management of the Difficult Airway 1993, Benumof 1996a,b, Brimacombe 1997). Um den Erfolg der blinden Intubation durch die herkömmliche Larynxmaske zu verbessern, wurde von Dr. Brain die Intubationslarynxmaske entwickelt. Die Intubationslarynxmaske (ILM, internationaler Freiname „Intubating Laryngeal Mask Airway", Handelsname LMA-Fastrach®) (LMA Vertriebs GmbH) ist seit 1997, in Deutschland seit Herbst 1997, erhältlich, so dass ihr Platz bei schwieriger Intubation derzeit nur auf Grund der ersten 260 publizierten Fälle und eigener Erfahrung umrissen werden kann.

Die ILM vereint die exzellenten Beatmungseigenschaften einer SLM mit erfolgreicher blinder Intubation in über 90 % bei supraglottischen Intubationshindernissen.

Aufbau der ILM

Wesentliche Veränderungen der ILM (Abb. 4.38) gegenüber der SLM sind:
1. vergrößerter Schaftdurchmesser (Außendurchmesser 2 cm),
2. verkürzter ummantelter Stahlschaft,
3. Anpassung der Schaftkrümmung an die anatomische Form des Rachens,
4. fest angebrachter Handgriff,
5. veränderter Eintrittswinkel des Schaftes in die Maskenebene mit einer selbstzentrierenden Rampe,
6. eine Gummilippe anstatt der Gitter, die so bemessen wurde, daß die Epiglottis bei Tubuspassage aus dem freien Lumen geräumt wird (Epiglottic Elevating Bar).

Die ILM ist in den Größen 3–5 lieferbar, die den entsprechenden Größen der SLM entsprechen. Die Abdichtung der Atemwege ist bis zu einem individuellen Leckdruck zwischen 15 und 25 cmH$_2$O möglich. Ein Aspirationsschutz besteht nicht.

Die ILM sowie der zur blinden Intubation speziell angefertigte Euromedical Endotracheal-Tubus sind autoklavierbar.

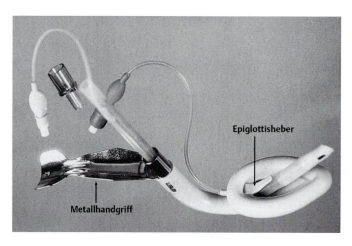

Abb. 4.38 LMA-Fastrach® mit eingeführtem Euromedical Endotracheal-Tubus (ID 8,0 mm) mit abgenommenem Konnektor.

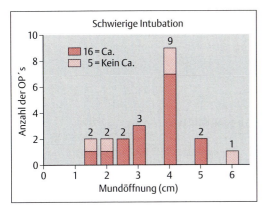

Abb. 4.39 Mundöffnung in Narkose bei 21 von 66 Operationen mit schwieriger Intubation, bei denen die Mundöffnung im Wachzustand < 2,5 cm betrug. Anwendung der Standard-Larynxmaske 1992–1997. Dunkle Farbe: Patienten mit Gesichtskarzinom, helle Farbe: Patienten mit cannot-intubate-Situation ohne Gesichtskarzinom. Ziffern über den Säulen bedeuten Anzahl der Patienten (aus Langenstein H, Möller F. Der Stellenwert der Larynxmaske bei schwieriger Intubation. Anaesthesie, Intensivmed., Notfallmed, Schmerztherapie, 1998b. 33: p. 771–781).

Einführtechnik von SLM und ILM

Die Einlage einer Larynxmaske kann erheblich erschwert oder unmöglich sein bei:
- reduzierter Mundöffnung,
- verdicktem Zungengrund,
- Hindernissen in Mund und Rachen,
- veränderter Kopfposition.

Bei einer Mundöffnung < 1,5 cm in Narkose ist die Einlage einer *SLM* nicht mehr möglich (Aussendurchmesser 1,5 cm).
Eine reduzierte Mundöffnung < 2 cm in Narkose macht die Einlage einer *ILM* definitiv unmöglich (Schaftdurchmesser 2 cm).
Oft lässt sich jedoch die Mundöffnung in Narkose durch Anwendung eines Mundsperrers so erweitern, dass die Einlage noch gelingt (Abb. 4.**39**).

Bei 24 weiteren Patienten mit Gesichtskarzinom, Abszess, Gesichtsfehlbildung, die wach eine reduzierte Mundöffnung von < 2,5 cm aufwiesen, konnte die Mundöffnung in Narkose, z. T. mit Mundsperrer, bei allen ausser einem Patienten so erweitert werden, dass eine ILM einlegbar war und eine blinde Intubation erfolgreich durchgeführt werden konnte (Langenstein 1998a,b).

Einführtechnik der SLM

Bei der SLM gelingt bei schwierigem Atemweg die Standardeinlage nach Brain (1993b) häufig nicht. Definierte nützliche Alternativen sind:
- Einlage mit Laryngoskop,
- 180° Einlage (Brimacombe 1993),
- seitliche Umgehung des Zungengrundes (45° Einlage) (Langenstein 1995).

Die SLM läßt sich auch durch Zahnlücken oder von der Seite her einführen. Umknicken des Cuffs oder des Maskenkörpers müssen vermieden werden. Ein Winkel von unter 90° zwischen Mundhöhle und Pharynx kann eine Einlage unmöglich machen (Ishimura 1995). Dieser Winkel wird bei der 45° Einlage flacher oder kann durch Anheben des Zungengrundes digital oder per Laryngoskop vergrössert werden.

Einführtechnik der ILM

Eine ILM muß mit einer Rotationsbewegung streng entlang des harten Gaumens und dann prävertebral eingeführt werden, damit der Cuff hinter den Kehlkopf zu liegen kommt und ein Niederdrücken der Epiglottis vermieden wird. Das Vorgehen entspricht der Standardeinführtechnik nach Brain (Brain 1997c, LMA-Fastrach® Gebrauchsanweisung 1993c).
Die Einlage unter Zuhilfenahme eines Laryngoskops ist möglich.
Gelegentlich treten bei einer ILM initiale Beatmungsprobleme trotz Relaxation auf. Es kann entweder sofort nach Einlage nicht beatmet werden, oder es ist ein erheblicher Stridor zu hören.

Ein- bis mehrfache Up-and-Down-Manöver (Herausziehen der ILM mit geblocktem Cuff um 4–6 cm und Wiedereinführen streng prävertebral), beheben meistens initiale Beatmungsprobleme und Stridor. Eine Neueinlage ist selten erforderlich.

Wegen des harten Stahlschaftes sollen Liegezeiten der ILM von über einer Stunde vermieden werden.

Einführen von SLM und ILM am wachen Patienten

Die Einlage sowohl einer SLM (Brimacombe 1997b, Preis 1998) wie einer ILM (Brimacombe 1997, Rosenblatt 1999) beim wachen Patienten mit schwieriger Intubation ist im Vergleich zu jedem anderen wachen Intubationsverfahren mit geringerer Stimulation und niedrigerem Bedarf an Sedativa möglich. Die Technik der wachen Einlage einer SLM oder ILM wird in England, Australien und USA als Alternative zur wachen fiberoptischen Intubation praktiziert (Brain, persönliche Mitteilung; Brimacombe 1997, Rosenblatt 1999).

Üben im Umgang mit der Larynxmaske

Die Anwendung beider Larynxmasken muss im Alltag umfangreich geübt werden, so dass diese bei schwierigem Atemweg eine wohlvertraute Alternative für den darin Erfahrenen sind. Alltägliche Probleme, wie verschiedene Einführungstechniken, Beatmung, Erkennen und Überwinden eines Laryngospasmus, werden dann sicher beherrscht.
Als erfahrener Anwender einer SLM gilt nach Brimacombe (1997b) derjenige, der:
- bei über 750 Einlagen beim Erwachsenen in über 95 % erfolgreich beatmen kann,
- die Beatmung bei der ersten Einlage in über 90 % gelingt und
- ähnliche Sicherheit auch bei Kindern vorhanden ist.

Vergleichbare Zahlen dürften für die ILM gelten, wobei die zuverlässige Beurteilung der endotrachealen Tuballage hinzukommt.

Anwendungsbeschränkungen für die ILM

Weit über 80 % aller Intubationsprobleme werden von anatomischen Besonderheiten zwischen Mund und Kehlkopf verursacht, wodurch gleichzeitig erhebliche Beatmungsprobleme mit einer Gesichtsmaske entstehen können.
SLM und ILM umgehen die oberen Luftwege, so dass die Beatmung wiederhergestellt werden kann. Zusätzlich bieten beide Larynxmasken einen direkten Zugang zum Kehlkopf: durch die SLM kann fiberoptisch, durch die ILM blind und fiberoptisch in ca. 90 % erfolgreich intubiert werden.

Bei Beatmungshindernissen auf Höhe des Kehlkopfes oder der tiefen Atemwege werden SLM und ILM als supraglottischer Atemweg versagen, ebenso wie der Kombitubus (s. Kapitel 4.9).

Beispiele für periglottische Probleme sind Tumoren im und um den Kehlkopf, Blutungen nach Halsoperationen und parapharyngeale Abszesse. Beispiele für infraglottische Probleme sind Trachealstenose und Mediastinaltumor.

Bei peri- oder infraglottischen Atemwegsproblemen muss entweder wach intubiert oder die Atmung durch infraglottische Zugangswege hergestellt werden (s. Kap. 4.10 – 4.12).

Kontraindikationen für die ILM

Es gelten die gleichen Kontraindikation wie bei der Anwendung einer SLM (s. Kapitel 2.5), zusätzlich gilt ein Zencker'sches Divertikel wegen der Perforationsgefahr als Kontraindikation.

■ Ventilation bei schwierigem Atemweg mit SLM und ILM

Die Beatmung mit einer SLM ist bei supraglottischen Hindernissen der mit einer Gesichtsmaske überlegen, sofern ausreichende Erfahrung in der Handhabung besteht und adäquate Narkosetiefe bei Einlage erreicht ist (Brimacombe 1995b, Joshi 1996, Brimacombe 1997a, 1997).

Bei derzeit 78 Patienten wurde von „lebensrettendem" Einsatz der SLM (Herstellung der Ventilation) berichtet, die mit Gesichtsmaske nicht zu beatmen und nicht zu intubieren waren („cannot ventilate - cannot intubate"-Situation) (Übersicht bei Brimacombe 1997b, Langenstein 2000).

Die Beatmung mit einer ILM ist bei bisher ca. 260 Patienten mit schwierigem Atemweg (supraglottische Hindernisse) ähnlich erfolgreich wie mit einer SLM und bei der Beatmung der Gesichtsmaske ebenso überlegen.

Bislang wurden 9 Fälle mit „cannot ventilate - cannot intubate"-Situation supraglottischer Ursache mitgeteilt, die nach Einlage einer ILM sowohl beatmet als auch erfolgreich blind durch die ILM intubiert werden konnten (Brain 1997 a, b, Langenstein 1998b, Rosenblatt 1999, Langenstein 2000).
Initiale Beatmungsprobleme treten auf beim wenig erfahrenen Anwender (Rosenblatt 1999), bei Halsversteifung, reduzierter Beweglichkeit im Atlanto-Okzipital-Gelenk, Zustand nach Oberkieferresektion oder reduzierter Mundöffnung (Langenstein 1998b). Die streng prävertebrale Einführung der ILM ist dann oft nicht möglich, der steife Schaft weicht nach ven-

tral ab, und Epiglottis oder Maskenfuss verlegen den Kehlkopfeingang.

Der direkte Vergleich der Beatembarkeit zwischen Gesichtsmaske, SLM und ILM am selben Patienten mit supraglottischen Atemwegshindernissen und schwieriger Intubation zeigte (Tab. 4.**22**, Langenstein 1999):

- Überlegenheit beider Larynxmasken gegenüber der Gesichtsmaske als Beatmungsgerät,
- gleichen Leckdruck für beide Larynxmasken bei vergleichbarer Maskengrösse und Cuff-Füllung, damit gleich gute Ventilationscharakteristik,
- initial für die ILM häufiger schwierigere Einlage im Vergleich zur SLM, zusätzlich initiale Ventilationsprobleme.

Schwierige Einlage, mehrfache Einlageversuche und mangelhafte Ventilation bei niedrigem Leckdruck beobachteten wir mit beiden Larynxmasken bei 5–30 % initial, definitive Beatmungsprobleme bei 5 % unserer bislang über 150 Patienten mit schwieriger Intubation.

Über die Unmöglichkeit, eine SLM bei schwierigem Atemweg zu plazieren oder nach Narkoseeinleitung zu beatmen, wird ebenfalls berichtet (Übersicht bei Brimacombe 1997b). Wir selbst fanden bei prospektiver Anwendungsbeobachtung über 5 Jahre 5 Patienten mit ausgeprägter periglottischer Pathologie, bei denen die Beatmung mit einer SLM schlechter war oder nicht gelang im Vergleich zu einer Gesichtsmaske (Langenstein 1998b).

Vor der Anwendung einer SLM oder ILM bei ausgeprägten pathologischen Veränderungen im glottischen und subglottischen Bereich muss unbedingt gewarnt werden (Benumof 1996, Brimacombe 1997b, Wakeling 1998), da weder Beatmung noch blinde oder fiberoptische Intubation erfolgreich sind im Gegensatz zu den meisten supraglottischen Problemen. Ein Versuch mit einer Larynxmaske wird trotz unsicherer Erfolgschance wegen des geringen Zeitverlustes immer empfohlen (ASA Task Force on Management of the Difficult Airway 1993, Benumof 1996a,b), ist aber häufig erfolglos, so dass immer infraglottische Atemwege bereitgehalten werden müssen.

Intubation durch eine Larynxmaske in Narkose

Blinde Intubation durch eine SLM

Es gibt eine Vielzahl von erfolgreichen Fallberichten, in denen Patienten mit schwieriger Intubation, supraglottisch verursacht, erfolgreich durch eine SLM intubiert wurden (Übersicht bei Brimacombe 1997b). Serien mit mehr als 3 Patienten sind selten und z.T. nur als Leserbrief mitgeteilt. Frühe Mitteilungen berichten von 90–100 % Erfolgsrate der blinden Intubation (Brain 1985, Allison 1990, Heath 1991,

Tabelle 4.22 Vergleich der Ventilationseigenschaften mit einer Gesichtsmaske (FM), SLM und ILM bei jeweils demselben Patienten mit schwieriger Intubation (aus Langenstein, H., Möller, F. Der Erfolg der blinden Intubation durch eine Intubations-Larynxmaske und eine Standard-Larynxmaske bei Patienten mit schwieriger Intubationssituation. in Internationales Symposium für Anästhesie-, Notfall-, Schmerz- und Intensivbehandlungsprobleme. 1999. St. Anton, Arlberg, Österreich, 30.1.-6.2.1999, in Vorbereitung)

	Ventilation mit Gesichtsmaske (FM), SLM, ILM			
	Schwierige ITN, n = 27			
	FM	SLM	ILM	
keine Beatmung	3	0	0	
Beatmung initial erschwert		1	8	tiefer LD 4 ×, Stridor 4x
Beatmung schwierig	5	1	1	Kehlkopf-Teilresektion
Einlage schwierig	–	2	5	
Leckdruck (cm H2O)	–	26 ± 9	23 ± 9	nicht signifikant
Cuff-Volumen (ml)	–	20 ± 1	21 ± 2	nicht signifikant
Einlagetechnik		Brain 9mal, 45° 16mal, andere 2mal	Standard 26mal, andere 1mal	Laryngoskop für ILM, 180° Rotation, Zahnlücke für SLM

Pennant 1993), spätere von 22–90 % (Lim 1994, Langenstein 1995, Alexander 1997) bei meist 2 bis 4 Intubationsversuchen. Während in den Richtlinien der französischen Anästhesiegesellschaft von 70 % Erfolg der blinden Intubation durch eine SLM ausgegangen wird (ohne zusätzliche Daten, Boisson-Bertrand 1996), wird in der Überarbeitung der Richtlinien der amerikanischen Anästhesiegesellschaft die blinde Intubation durch eine SLM als unsicher und mit geringer Erfolgsrate beschrieben (Benumof 1996a).

Blinde Intubation durch eine ILM

Es wird ein spezieller gerader Spiraltubus zur Intubation durch die ILM angeboten („Euromedical Endotracheal Tubus" 7; 7,5; 8 mm ID mit Cuff), der als Besonderheiten eine von beiden Seiten angeschrägte, extra weiche Tubusspitze mit Murphy Auge besitzt, und mit Markierungen zur Ausrichtung und Einführungstiefe versehen ist (Abb. 4.**38**). Dieser Tubus ist im Gegensatz zu den bisher mit der SLM verwendbaren 6 mm Tuben ohne Cuff lang genug, um sicher endotracheal plaziert zu werden, und die sofortige Abdichtung sowie Beatembarkeit ermöglicht. Der Adapter ist abnehmbar, so daß die ILM nach erfolgreicher Intubation entfernt werden kann. Bei Verwendung von Tuben mit fest verschweißtem Adapter muß ein Tube Exchange Manöver zur Entfernung der ILM durchgeführt werden. Bei der blinden Intubation darf keinesfalls Gewalt beim Vorschieben ausgeübt werden. Eine Perforation auf Höhe des Kehlkopfes kann zu einer Mediastinitis führen, die tödlich verlaufen kann (Branthwaite 1999).
Verschiedene Anwender berichteten inzwischen bei über 2000 Normalpatienten von erfolgreicher Intubation in 85 bis 95 % (Langenstein 1999).

Fiberoptische Intubation durch SLM und ILM

Die fiberoptische Intubation in Narkose durch eine SLM oder eine ILM ist bei supraglottischen Intubationshindernissen meist erfolgreich und benötigt weniger als 3 min. Eine ausreichende Präoxygenierung ist erforderlich, eine gleichzeitige Beatmung über die Larynxmaske während der fiberoptischen Intubation ist über einen Mainzer Universaladapter (s. Kap. 4.5) möglich. Wenn gleichzeitig mittelschwere Kehlkopfveränderungen vorliegen, wie nach Bestrahlung wegen Gesichtstumors, ist nur der erfahrene Bronchoskopiker erfolgreich (Silk 1991, Benumof 1992, Brimacombe 1995a, Langenstein 1995, Benumof 1996a,b, Langenstein 1998b).

Supraglottische Intubationshindernisse und instabile HWS

Bei bisher publizierten ca. 260 Patienten mit schwieriger Intubation – meist supraglottischer Ursache – konnte in ca. 90 % blind durch eine ILM intubiert werden. Der Intubationserfolg ist vergleichbar häufig wie bei Normalpatienten. Der Erfolg beim 1. Versuch liegt bei ca. 50 %.
Ferson (1998) berichtet von 8 Patienten mit instabiler Halswirbelsäule, die erfolgreich blind durch eine ILM intubiert wurden, wir konnten 12 Patienten erfolgreich intubieren (Langenstein 1998b). Rosenblatt (1999) berichtet von weiteren 2 Patienten. Allerdings gibt es Warnhinweise, daß der Cuff einer ILM einen hohen Druck nach dorsal ausübt, der möglicherweise knöchernes Material in den Spinalkanal verschieben könnte (Keller 1999b). Bei einer Untersuchung mit simulierter instabiler HWS bei 10 Normalpatienten waren der Beatmungs- und Intubationserfolg mit einer ILM bemerkenswert schlecht (Wakeling 2000). Derzeit müssen jedoch weitere Erfahrungen abgewartet werden.

Derzeit kann der definitive Stellenwert einer ILM bei instabiler HWS noch nicht sicher festgelegt werden.

Erste Untersuchungen zum Intubationserfolg beider Larynxmasken bei supraglottisch bedingter schwieriger Intubation zeigen die Überlegenheit der ILM gegenüber einer SLM: von 27 Patienten, bei denen sowohl eine ILM wie eine SLM eingesetzt wurde, konnten 25 (93 %) erfolgreich blind durch die ILM intubiert werden, hingegen nur 5 (19 %, p < 0,001) durch die SLM (Langenstein 1999).
In einem weiteren Vergleich zwischen bronchoskopischer Intubation (BRO) und blinder Intubation durch eine ILM an je 16 Patienten mit supraglottischen Intubationsschwierigkeiten in Narkose erzielten wir gleichen Intubationserfolg mit beiden Verfahren (Langenstein, in Vorbereitung): 14 Patienten (87,5 %) wurden erfolgreich bronchoskopisch, 13 (81 %; n.s.) durch eine ILM intubiert. 12 Patienten (ILM) waren gegenüber 2 Patienten (BRO) beim ersten Intubationsversuch intubierbar (p < 0,001), die Zeit bis zur erfolgreichen Intubation war bei einer ILM kürzer (Median ILM: 35 sec vs. BRO 96 sec; p < 0,001).

Auf Grund dieser ersten Daten zeichnet sich ab, daß bei supraglottischen Intubationshindernissen eine ILM die bessere Alternative zur Intubation gegenüber einer SLM darstellt. Außerdem erscheint es denkbar, daß sich in naher Zukunft die blinde Intubation durch eine ILM als gleichwertiges Verfahren zur bronchoskopischen Intubation etablieren könnte, wenn unerwartete Intubationsschwierigkeiten in Narkose auftreten oder ein Bronchoskop nicht rasch verfügbar ist.

Ehe allgemeine Empfehlungen ausgesprochen werden können, muß eine wesentlich breitere Datenbasis erarbeitet werden, und die Häufigkeit möglicher Komplikationen im Vergleich zu anderen Verfahren bekannt sein.

Periglottische Intubationshindernisse

Bei periglottischer Pathologie (grosse Struma) weist ein Fallbericht, bei dem weder blind noch fiberoptisch durch eine ILM intubiert werden konnte, auf die Unsicherheit der Intubation bei dieser Indikation hin (Wakeling 1998). Cros (1997a), Ferson (1998), Langenstein (1998b) und Rosenblatt (1999) berichteten von insgesamt 35 Patienten, die auch periglottisch pathologische Verhältnisse zeigten, davon eine Patientin mit grosser Struma, 2 mit Kehlkopfkarzinom, 2 mit Schwellungen bzw. Emphysem im Larynx und 30 nach Operation eines Gesichtskarzinoms, bei denen Narben und Schwellungen im Kehlkopfeingang nach Bestrahlung vorlagen. Nur 2 Patienten mit Kehlkopfkarzinom konnten nicht intubiert werden, 2 der Patienten mit Halsnarben und Kehlkopfschwellung wurden fiberoptisch durch eine ILM intubiert, die übrigen Intubationen erfolgten blind.

Bei erheblicher periglottischer Pathologie gilt jedoch die Warnung wie bei einer SLM, sich keinesfalls auf erfolgreiche Beatmung oder blinde Intubation durch eine ILM zu verlassen. In jedem Fall müssen infraglottische Alternativen einsatzfähig zur Hand sein.

Fiberoptische Befunde bei Patienten mit schwieriger Intubation

Fiberoptische Daten zur Position einer SLM bei Patienten mit schwieriger Intubation sind bislang nicht mitgeteilt.
Wir fanden bei 24 Patienten eine:
- meist zentrale Lage über dem Kehlkopf,
- Epiglottis im freien Lumen bei ca. 70 % sichtbar,
- Verlegung des freien Lumens durch die Epiglottis zu ca. 40 %, sowie
- Sichtbarkeit des Ösophaguseingangs im Maskenkörper bei 30 % der Patienten (Tab. 4.23).

Zwischen Standard- und 45°-Einlagetechnik ergaben sich keine Unterschiede in der Position zum Kehlkopf sowie im Intubationserfolg (Intubationserfolg Standardtechnik: 2 von 11 = 18 % der Patienten, 45°-Einlagtechnik: 3 von 14 = 21 %; n.s.). Somit ist bei Patienten mit schwieriger Intubation die Position einer SLM deutlich schlechter als bei Normalpatienten (zentrale Lage gleich häufig, bei normaler Anatomie Epiglottis im Lumen bei 30 %, Ösophagus sichtbar bei 10 % (Brimacombe 1997b).

Vergleichende fiberoptische Lagekontrollen zwischen ILM und SLM von 24 der 27 Patienten bei jeweils demselben Patienten mit schwieriger Intubation, die bzgl. der Ventilationscharakteristik in der Tabelle 4.22 aufgeführt sind, zeigten ebenfalls keine Unterschiede. Bei 5 Patienten, die nach Einlage einer SLM fiberoptisch völlig freien Weg zum Kehlkopf zeigten, gelang die blinde Intubation nur 1 mal. Neben dem Epiglottic Elevating Bar als wichtigste Konstruktionsänderung der ILM ist auch die eingebaute „Rampe" (Brain 1997b) für den Intubationserfolg von Bedeutung, da der Tubus weiter nach ventral geführt wird und damit in den Kehlkopfeingang gelangt.

Tubuswechsel nach erfolgreicher Intubation durch eine Larynxmaske

Viele Patienten mit schwierigen Intubationsverhältnissen, z. B. nach operiertem Gesichtskarzinom, müssen für Nachoperationen im Mund definitiv nasal intubiert werden oder nach erfolgreicher Intubation durch eine SLM einen blockbaren oralen Tubus adäquaten Durchmessers erhalten. Ebenso kann bei Intensivpatienten mit schwieriger Intubation eine nasale Tubuslage oder die Verwendung eines lowpressure Tubus indiziert sein.
Verschiedene Tubuswechselverfahren wurden beschrieben.
Thomson beschrieb 1993 zum ersten Mal einen Tubuswechsel nach nasal ausgehend von erfolgreicher blinder Intubation durch eine SLM. Agro (1998) verwendete einen Blasenkatheter, mit dem der oral liegende Tubus retrograd durch die Nase geführt wurde. Wir verwenden eine mandrinbewehrte Magensonde mit abgeschnittenem Adapter. In den Abbildungen 4.40–4.43 ist das „Tubus-Austausch-Manöver" nach nasal, ausgehend von einer erfolgreichen oralen Intubation durch eine Larynxmaske (tube exchange, „Indischer Seiltrick") dargestellt (Langenstein 1995).
Bei ca. 100 Patienten mit schwieriger Intubation kam es dabei zu keinen Komplikationen oder Verletzungen. Der Zeitbedarf betrug bei 17 Patienten, bei denen er gemessen wurde, zusätzlich 158 s. Bei Patienten mit normaler Lunge ist keine zusätzliche Jet-Ventilation durch den tube exchanger notwendig. Nach erfolgreicher oraler Intubation wird mit 100 % O_2 beatmet und dann der Tubus nach nasal gewech-

Tabelle 4.23 Fiberoptische Befunde zur Lageposition an der distalen Schaftöffnung jeweils einer SLM und ILM bei demselben Patienten mit schwieriger Intubation (aus Langenstein, H., Möller, F. Der Erfolg der blinden Intubation durch eine Intubations-Larynxmaske und eine Standard-Larynxmaske bei Patienten mit schwieriger Intubationssiutation. in Internationales Symposium für Anästhesie-, Notfall- Schmerz- und Intensivbehandlungsprobleme. 1999. St. Anton, Arlberg, Österreich, 30.1.–6.2.1999, in Vorbereitung)

	Fiberoptische Befunde an distaler Öffnung		
	Schwierige Intubation, n = 24		
	SLM	ILM	
zentrale Lage; n (%)	20 (83 %)	20 (83 %)	n.s. (nicht zentral 2mal, Zungengrund 2mal)
Epiglottis im Lumen; n	19 (79 %)	14 (58 %)	n.s.
% Lumen verlegt	41 ± 30	36 ± 36	n.s.
Fibreoptic View *	1.9 ± 0.7	2.1 ± 0.9	n.s.
Ösophagus sichtbar; n (%)	7 (29 %)	6 (25 %)	n.s.

- Fibreoptic view: Kapila, A., Addy, E.V., Verghese, C., Brain, A.I.J. Intubating laryngeal mask airway: preliminary assessment of performance. Brit. J. Anaesth., 1995. 75: p. 228–229
- 1 = glottis fully visible; 2 = posterior glottic inlet visible, 3 = epiglottis only visible, 4 = no part of the glottis visible

selt. Es kommt während des ca. 3-minütigen Austauschmanövers zu keinem Abfall der SaO$_2$, aber zu einem Anstieg des etCO$_2$ um ca. 10 bis 15 mmHg. Bei dieser Art des Tubuswechsels nach nasal kann jeder Tubus verwendet werden.
Ein oral-oraler Tubuswechsel über eine Magensonde als tube exchanger benötigt weniger als 30 s, ist nach Intubation durch eine SLM in der Regel nötig und erlaubt ebenfalls die Verwendung jedes beliebigen definitiven Tubus.

Beim Tubuswechsel sollte der Patient während der Passage des neuen Tubus durch den Kehlkopf immer relaxiert sein (ggf. mit kleinen Dosen Succinylcholin). „Verhakt" sich der Tubus im Kehlkopfeingang, kann er – ohne Druck – durch eine oder mehrere 360° Rotationen „befreit" und weitergeschoben werden (Rotation bei nasaler Tubuslage nur möglich bei flexiblen Spiraltuben).

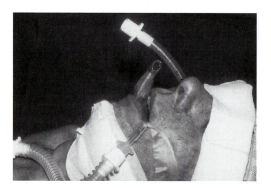

Abb. 4.40 Ausgangslage: erfolgreiche fiberoptische Intubation durch eine Larynxmaske (6,0 mm Tubus ohne Cuff), die Larynxmaske ist entfernt. Einlage des definitiven nasalen Tubus, die Spitze wird mit Laryngoskop und Magill-Zange aus dem Mund geführt, Cuffkontrolle (hier: vorgeformter Spiraltubus, low pressure cuff, fest verschweißter Adapter)

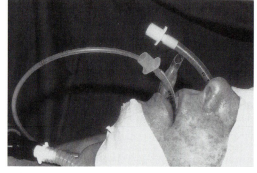

Abb. 4.41 Start des Wechselmanövers (ab hier Unterbrechung der Beatmung bis Abb. 4.43: Einlage des „tube exchangers" (hier: mandrinbewehrte Magensonde ohne Adapter) durch den Tubus in die Trachea. Die Magensonde hat eine abgerundete Spitze, so daß sie ohne Verletzungsgefahr tief in einen Stammbronchus plaziert werden kann, um nicht versehentlich aus der Trachea zu rutschen.

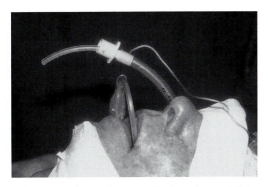

Abb. 4.42 Entfernen des orotrachealen Tubus und Einlage des tube exchangers retrograd durch das orale Tubusende, bis er jenseits des Tubuskonnektors zu fassen ist.

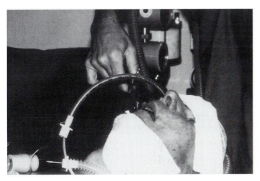

Abb. 4.43 Blinde nasotracheale Intubation: zum Strecken des tube exchangers wird das zur Trachea führende Ende mit einem Laryngoskop auf Höhe der Uvula aufgesucht und mit einer Magillzange festgehalten. Die aus dem Mund ragende Schlaufe des tube exchangers wird durch Zug am nasalen Ende gegen die Magillzange gestreckt. Meist wird der nasale Tubus dabei komplett aus der Nase gezogen – Vorschieben des nasalen Tubus über die jetzt gerade Führungsschiene in die Trachea. Zur Passage des Kehlkopfes muß der Patient relaxiert sein. Bei Widerstand am Kehlkopfeingang hilft oft eine (oder mehrere) 360° Drehung des Tubus und Vorschieben ohne Kraftaufwand. Cave: hohe Verletzungsgefahr bei gewaltsamem Vorschieben! Bei Sättigungsabfall kann zwischendurch nach Entfernen des nasalen Tubus – nicht des tube exchangers – mit Gesichtsmaske beatmet werden. Nach definitiver Intubation endotracheale Lage bestätigen (etCO$_2$, Klinik).

■ Internationale Empfehlungen zur Anwendung einer SLM bei schwierigem Atemweg

Entsprechend der herausragenden Bedeutung der Larynxmaske bei schwierigem Atemweg sowie geringer Komplikationsrate steht die SLM an zentralen Stellen der Vorgehensweise der

- amerikanischen (ASA Task Force on Management of the Difficult Airway 1993),
- australischen (Williamson 1993) und
- französischen (Boisson-Bertrand 1996) Anästhesiegesellschaften.

In den Richtlinien des European Resuscitation Council (1996) wird die SLM als beste Alternative zum endotrachealen Tubus eingestuft.

In der neuesten Überarbeitung der Richtlinien der American Society of Anesthesiologists zur Vorgehensweise bei schwierigem Atemweg und schwieriger Intubation (Benumof 1996a) steht die SLM an folgenden 5 Stellen (Abb. 4.**44**):

1. *Vorgehensweise beim wachen Patienten als Leitschiene zur fiberoptischen Intubation*
   Vorteile:
   – geringere Stimulation bei Einlage einer SLM unter Lokalanästhesie als bei anderen Intubationsverfahren,
   – geringerer Sedationsbedarf,
   – Einführung durch Schlucken erleichtert,
   – nahezu 100 % Erfolg der fiberoptischen Intubation,
   – kürzester Zeitbedarf,
2. *Vorgehen bei „Nicht-Lebensgefahr" In Vollnarkose als definitiver Atemweg (Gerät zur Sicherung der Ventilation), wenn eine Intubation nicht möglich, aber Beatmung mit einer Gesichtsmaske möglich ist:*
   – beim nicht nüchternen Patienten, der nicht intubiert werden kann, ist zunächst der Krikoiddruck erforderlich, der zur Einlage einer SLM kurz aufgehoben und nach Einlage wieder angewandt wird,
   – eine definitive Sicherung des Atemweges mit Aspirationsschutz ist nötig,
   – alternativ: Patienten aufwachen lassen,
3. *Vorgehen bei „Nicht-Lebensgefahr" In Vollnarkose als Leitschiene zur fiberoptischen Intubation (Zeitbedarf der fiberoptischen Intubation 20–30 s),*
4. *Vorgehen bei „Lebensgefahr" In Vollnarkose bei „cannot-ventilate-cannot intubate"-Situation als Atemweg (Gerät zur Sicherung der Ventilation):*
   – wegen des sehr geringen Zeitbedarfs wird eine SLM in allen Situationen empfohlen, in denen nicht mit Gesichtsmaske beatmet und nicht intubiert werden kann (mit sehr hoher Erfolgsrate bei supraglottischen Atemwegshindernissen),
   – Alternativen bei Versagen einer Larynxmaske müssen im voraus geplant und bereitgestellt werden (Combitube®, Jet-Ventilation, Koniotomie)
5. *Vorgehen bei „Lebensgefahr" in Vollnarkose bei „cannot-ventilate-cannot-intubate"-Situationen als Leitschiene zur fiberoptischen Intubation:*

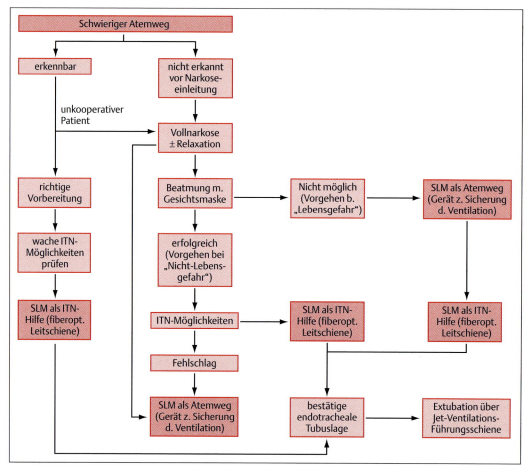

Abb. 4.44 Die SLM wird an 5 verschiedenen Stellen des ASA-Algorithmus zur Vorgehensweise bei schwierigem Atemweg verwendet: als Atemweg (Gerät zur Sicherung der Ventilation) oder als Leitschiene für eine fiberoptische Intubation. Abkürzungen: ITN = Intubation, SLM = Standard-Larynxmaske, (nach Benumof JL. LMA and ASA Difficult Airway Algorithm. Anesthesiology 1996; 84:686–689).

– für einen definitiven Tubus muss nach Intubation durch eine SLM ein tube-exchange-Manöver durchgeführt werden, was das Risiko des Verlustes des Atemwegs in sich trägt.

Nach jeder Vorgehensweise, die zur Intubation führt, muss die korrekte endotracheale Tubuslage sicher bestätigt werden (siehe Kapitel 1.5).

Die ILM wird in naher Zukunft neben der SLM an gleichen Stellen dieser Vorgehensweise stehen, da sie nahezu gleichgute Ventilationseigenschaften aufweist, und zusätzlich die blinde Intubation mit einem definitiven Tubus (blockbar, ausreichender Durchmesser von 7–8 mm ID) in ca. 90 % erfolgreich ist.

Fazit

- SLM und ILM haben bei supraglottisch bedingtem schwierigen Atemweg bessere Beatmungseigenschaften als eine Gesichtsmaske und erwiesen sich bei richtiger Indikationsstellung als lebensrettend. Bei einer ILM treten häufiger als bei einer SLM initiale Beatmungs- oder Einlageschwierigkeiten auf, die der Geübte überwinden kann. Die Handhabung beider Larynxmasken kann im Alltag geübt werden, im Gegensatz zu den invasiven Massnahmen zur Überwindung eines schwierigen Atemwegs.
- Der Erfolg der fiberoptischen Intubation in Narkose durch beide Larynxmasken beträgt nahezu 100 % bei schwieriger Intubation.

- Die blinde Intubation durch eine SLM bei supraglottisch bedingter schwieriger Intubation bietet nur unsicheren Erfolg. Verschiedene Anwender berichten von Ergebnissen zwischen 20 und 90 %.
- Die blinde Intubation durch eine ILM war in über 90 % von bislang 260 publizierten Patienten mit überwiegend supraglottischen Intubationshindernissen erfolgreich. Die blinde Intubation durch eine ILM ist der durch eine SLM klar überlegen. Möglicherweise ist die blinde Intubation durch eine ILM eine brauchbare Alternative zur fiberoptischen Intubation in Narkose. Es handelt sich aber um ein blindes Verfahren, das in ca. 10 % nicht zum Erfolg führt.
- Fiberoptisch zeigen beide Larynxmasken bei Patienten mit supraglottisch bedingter schwieriger Intubation vergleichbare Positionen über dem Kehlkopf, die ungünstiger sind als bei Normalpatienten. Die Epiglottis liegt bei 60–80 % der Patienten im Lumen und versperrt dieses zu ca. 40 %, der Ösophaguseingang ist bei ca. 30 % der Patienten innerhalb des Maskenkörpers sichtbar.
- Schwierige Intubation oder Beatmung, die durch erhebliche peri- oder infraglottische Pathologie bedingt sind, können nicht mit einer Larynxmaske gelöst werden.
- In allen Fällen mit schwieriger Intubation oder schwierigen Atemwegsverhältnissen ist vorab zu überlegen, ob überhaupt eine Narkose eingeleitet werden soll. Neben Larynxmasken müssen infraglottische Atemwegstechniken gekonnt und sofort verfügbar sein.

4.9 Combitube® – Ösophago-trachealer Doppellumentubus
M. Frass

■ Notwendigkeit alternativer Methoden zur Sicherung der Atemwege

Bei der Sicherung der Luftwege sowie bei der Herz-Lungen-Wiederbelebung ist die endotracheale Intubation unumstritten die erste Wahl. Die endotracheale Intubation benötigt jedoch als Voraussetzung die Nähe eines erfahrenen Arztes, die zur Intubation erforderlichen Hilfsgeräte, sowie ausreichend Platz um den Patientenkopf. Aus verschiedensten Gründen kann es vorkommen, daß die endotracheale Intubation auch für den Geübten undurchführbar ist (Benumof 1991). Daher besteht die Notwendigkeit einer leicht erlernbaren Alternative, um die Atemwege bei unerwartet schwieriger Intubation sichern und den Patienten effizient beatmen zu können.

■ Entwicklung des Combitube®

Von Don Michael und Gordon wurde der „Esophageal Obturator Airway" (EOA) als Alternative zur endotrachealen Intubation entwickelt (Don Michael 1968). Der EOA hat ein distal verschlossenes Ende und 16 Perforationen in jenem Abschnitt, der nach Intubation im Hypopharynx liegt. Am oberen Ende trägt der EOA eine Gesichtsmaske zur Abdichtung von Mund- und Nasenhöhle. Der EOA wird blind in die Speiseröhre eingeführt, der Ballon zum Verschluß des Ösophagus aufgeblasen, und die Maske gegen das Gesicht gepreßt. Die Luft wird durch die Perforationen in den Hypopharynx und von dort in die Trachea geblasen. In der Literatur wird der EOA kontrovers beurteilt (Schofferman 1976, Shea 1985): aus anatomischen oder traumatischen Gründen kann die Abdichtung der Gesichtsmaske schwierig sein (Hammargren 1985, Bryson 1978), da es sich um eine blinde Technik handelt, kann unbeabsichtigt eine tracheale Intubation passieren, die zu einer Blockade der Luftwege führt (Gertler 1985), zudem sind Verletzungen der Speiseröhre und des Magens beschrieben (Scholl 1977, Johnson 1976, Crippen 1981), die möglicherweise durch die Überlänge des Tubus bedingt sind.
Um diese Nachteile zu umgehen, wurde der Combitube® entwickelt (Frass et al. 1987 f). Ein elastischer Oropharyngealballon dichtet Mund- und Nasenhöhle und ersetzt dadurch die Gesichtsmaske. Der Ballon preßt gegen die Zungenbasis in ventro-kaudaler Richtung, und verschließt den weichen Gaumen in dorso-kranialer Richtung. Da die Vorderwand des Ballons hinter dem dorsalen Ende des harten Gaumens zu liegen kommt, ist der Combitube® automatisch fixiert und gegen unbeabsichtigtes Herausrutschen geschützt, wodurch sich der Combitube® von anderen Geräten unterscheidet. Zudem erlaubt das Doppellumendesign eine Positionierung in Speiseröhre oder Luftröhre.

■ Technische Beschreibung des Combitube®

Das Doppellumendesign des Combitube® (Tyco-Kendall, Neustadt, Deutschland) kombiniert die Funktionen eines EOA und eines herkömmlichen Endotrachealtubus (Abb. 4.45). Der Combitube® kann als Doppellumentubus entweder im Ösophagus oder in der Trachea positioniert werden. Das als „ösophageal" bezeichnete Lumen hat ein distal verschlossenes Ende sowie Perforationen in der Pharynxebene. Das als „tracheal" bezeichnete Lumen zeigt

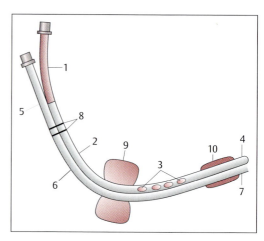

Abb. 4.45 Querschnittbild des Combitube®: **1** langer, blauer Konnektor „1" zu Lumen 2; **2** „ösophageales" Lumen; **3** Perforationen im Lumen 2; **4** distal verschlossenes Lumen 2; **5** kurzer, durchsichtiger Konnektor „2" zu Lumen 6; **6** „tracheales" Lumen; **7** distal offenes Lumen 6; **8** Ringmarken als Hilfe zur Einführtiefe; **9** Oropharyngealballon; **10** distaler Ballon.

ein distal offenes Ende entsprechend einem Endotrachealtubus. Die Lumina sind durch eine Zwischenwand voneinander getrennt, am oberen Ende sind die beiden Lumina mittels eines kurzen Tubus mit einem Konnektor verbunden. Oberhalb der Perforationen ist der Oropharyngealballon angebracht, zwei Ringmarken am oberen Ende geben die Einführungstiefe an. Am distalen Ende dient ein herkömmlicher Ballon zur Abdichtung von Ösophagus oder Trachea.

Einführungstechnik

- Auswahl des Combitube® nach der Größe des Patienten:
  - Combitube® 37 F SA (= small adult, kleiner Erwachsener) für Patienten zwischen 120 und 180 cm (Green 1994, Lipp 1996)
  - Combitube® 41 F für Patienten, die größer als 180 cm sind.

Hinweise:
- Bei elektivem Einsatz kann ein Gleitmittel verwendet werden.
- Wird der Combitube® zwischen den beiden Ballons in geknickter Position (Abb. 4.46) über etwa 20 Sekunden vor Intubation gehalten, so wird die Intubation durch die stärkere Krümmung um die Zunge herum erleichtert (Lipp 1997).
- Es wird nach Verfügbarkeit empfohlen, ein Laryngoskop zur Einführung zu verwenden.

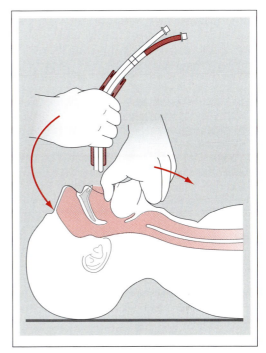

Abb. 4.47 Einführen des Combitube®.

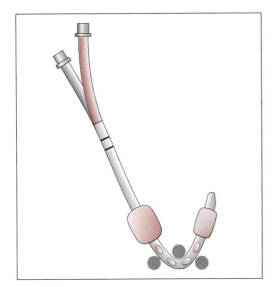

Abb. 4.46 Halten des Combitube® für ca. 20 s in geknickter Weise vor Intubation.

- Zunge und Unterkiefer werden mit einer Hand angehoben (Abb. 4.47).
- Vorsicht: falls ein Trauma zu scharfen gebrochenen Zähnen oder Zahnprothesenteilen geführt hat, müssen diese entfernt und der Combitube® besonders vorsichtig eingeführt werden, um eine Beschädigung der Ballons zu vermeiden. Der Tubus darf nur beim bewußtlosen Patienten bei fehlenden Abwehrreflexen eingeführt werden.
- Der Combitube® wird mit der anderen Hand so gehalten, daß die Krümmung des Tubus parallel zur natürlichen Kurvatur des Pharynx verläuft. Man führt nunmehr die Spitze in den Mund und schiebt den Tubus in einer nach unten gekrümmten Bewegung entlang der Zunge (nicht am Gaumen!) so tief vor, bis die Ringmarken zwischen den Zähnen oder Alveolarkämmen zu liegen kommen.
- Vorsicht: Der Combitube® darf niemals mit Gewalt eingeführt werden. Wenn sich der Tubus nicht leicht einführen läßt, die Richtung korrigieren oder den Tubus herausziehen und nochmals genau in der Medianlinie einführen. Eine „rocking motion" kann hilfreich sein.
- Über den Schlauch Nr. 1 (blauer Kontrollballon) wird der Oropharyngealballon des Combitube® 37 F SA mit Hilfe der großen Spritze mit 85 ml Luft gefüllt (beim 41 F mit 100 ml; Abbildung 4.48). Dabei kann oft beobachtet werden, daß

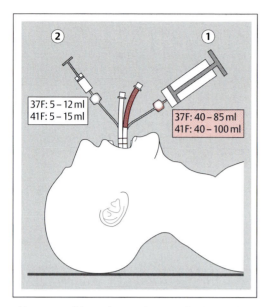

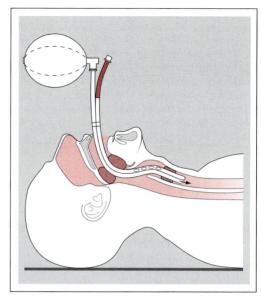

Abb. 4.48 Aufblasen des Oropharyngealballons und des distalen Ballons.

Abb. 4.50 Lage des Combitube® in der Trachea.

der Combitube® ein wenig aus dem Patientenmund herausrutscht.
- Über den Schlauch Nr. 2 (weißer Kontrollballon) wird der distale Ballon mit Hilfe der kleinen Spritze mit 5 bis 12 ml Luft gefüllt (Combitube® 37 F SA; beim 41 F mit 5 bis 15 ml).
- Da der Combitube® bei blindem Einführen zumeist im Ösophagus zu liegen kommt, wird die Testbeatmung über den längeren, blauen Konnektor Nr. 1 begonnen (Abb. 4.49). Wenn die Auskultation über den Lungen positiv und über dem Epigastrium negativ ist, wird die Beatmung fortgesetzt. Die Luft gelangt nunmehr über die Perforationen in den Hypopharynx und von dort über die offene Epiglottis in die Trachea. Über den unbenutzten „trachealen" Anteil wird der Magen dekomprimiert und es kann mit Hilfe des Absaugkatheters Magensaft abgesaugt werden.
- Ist die Auskultation über den Lungen negativ, so wird, ohne die Lage des Combitube® zu verändern, die Beatmung auf den kürzeren klaren Konnektor Nr. 2 gewechselt. Ist die Auskultation über den Lungen nunmehr positiv, ist der Combitube® in der Trachea „gelandet" (Abb. 4.50).

Hinweis: Wenn beim reflexlosen Patienten über keinen der beiden Konnektoren eine Beatmung möglich ist, dann ist der Combitube® ösophageal zu tief eingeführt worden und der Oropharyngealballon okkludiert den Larynxeingang: In diesem Fall wird der Combitube® etwa 2–3 cm herausgezogen und in dieser Position fixiert (Green 1994, Lipp 1996c). Dann wird der vorletzte Punkt wiederholt.

Tricks zum leichteren Umgang mit dem Combitube®:

Ablassen des Oropharyngealballons auf das Minimum an Luft (40 bis 85 respektive 100 ml), das gerade notwendig ist, um Dichtigkeit zu garantieren („minimal occlusive" - Technik). Damit wird

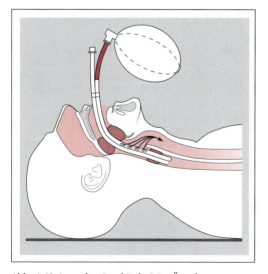

Abb. 4.49 Lage des Combitube® im Ösophagus.

bei längerem Einsatz verhindert, daß Druckschäden auftreten.

Zur Bestimmung der Tubuslage empfiehlt sich vor allem in der Prähospitalsituation der Gebrauch eines kolorimetrischen Atemindikators (Colibri, Gibeck, Bromma, Schweden) oder eines Ösophagusdetektors (Ambu-Tube Chek, Linthicum, Maryland, USA) (Wafai 1995).

Vorschläge zur Umintubation

Mit dem Combitube® kann problemlos bis zu 8 Stunden beatmet werden. Bei längerer Beatmungspflichtigkeit erfolgt die Umintubation wie folgt:
- Bei ösophagealer Lage:
  - Komplettes Ablassen der Luft im Oropharyngealballon,
  - Verschieben des Combitube® nach links,
  - Endotracheale Intubation mit Laryngoskop, Fiberoptik (oral oder nasal, dann eventuell auch mit nur partieller Deflation (Gaitini 1999), transilluminiertem Stilett (Trachlight, P.J. Dahlhausen & Co. GmbH),
  - Wenn endotracheale Intubation erfolgreich, Ablassen des unteren Ballons des Combitube® und Entfernen des Combitube® unter gleichzeitigem Saugen über den trachealen Anteil,
  - Gelingt die endotracheale Intubation nicht, wird der Oropharyngealballon wieder aufgeblasen und die Beatmung über den blauen Konnektor fortgesetzt.
- Bei trachealer Lage:
  - Umintubation mit Hilfe eines „Tracheal tube exchange" Katheters.

Sollte der Oropharyngealballon undicht sein, so kann er mit weiterer 50 ml Luft gefüllt werden, ohne daß die Gefahr einer Okklusion des Larynxeinganges besteht.

Anwendung des Combitube® in der Anästhesie

Der Combitube® wird bei chirurgischen Routineeingriffen angewandt, wenn die konventionelle Intubation schwierig oder kontraindiziert ist: Sänger und Schauspieler, die eine Verletzung der Stimmbänder durch den endotrachealen Tubus fürchten, Patienten mit rheumatoider Arthritis und atlanto-axialer Subluxation, etc. Empfehlenswert ist der Combitube® bei Patienten mit schwieriger Anatomie. Der Combitube® soll immer dann verwendet werden, wenn die konventionelle endotracheale Intubation nicht sofort durchgeführt werden kann (Frass 1996) (Tab. 4.**24**).

Anders als bei der konventionellen Intubation soll der Patientenkopf nicht in Schnüffelposition, sondern in neutraler Stellung plaziert werden, eventuell auf einer kleinen Unterlage gelagert. Einige Anwender empfehlen ein leichtes Anheben des Kinns, andere ein Ziehen des Unterkiefers in Richtung Thorax. Dank der einfachen Einführung ist die Position des Intubierenden zum Patientenkopf sekundär: seitlich neben dem Patienten, hinter dem Patienten, Gesicht-zu-Gesicht, durch die Fensterscheibe bei einem Autounfall mit geklemmten Türen, etc.

Eine adäquate Narkose ist bei elektivem Einsatz notwendig, um ein reibungsloses Einführen zu ermöglichen, wobei auch die alleinige Gabe von Propofol empfohlen werden kann.

Vor der Extubation kann der Oropharyngealballon abgelassen werden, um mit dem Patienten zu sprechen, bevor der Combitube® nach Deflation des unteren Ballons entfernt wird. Der Combitube® kann

Tabelle 4.**24** Anwendung des Combitube® in der Anästhesie

Abnormitäten im Gesichtsbereich:
- kongenital (Mikrognathie, Makroglossie, etc.),
- Gesichts- oder Schädeltrauma (nach Blostein et al. 1997),
- Kiefersperre (nach Banyai et al. 1993).

Abnormitäten der Halswirbelsäule:
- Stiernacken (nach Banyai et al. 1993),
- Morbus Bechterew,
- Klippel-Feil-Syndrom,
- Frakturen und Luxationen,
- rheumatoide Arthritis mit Subluxation des atlanto-axialen Gelenkes.

Präoperative Evaluation:
- vorangegangene schwierige Intubation,
- Mallampati Klassifikation III, IV,
- laryngoskopische Graduierung III, IV.

Notfallsituation:
- Patienten mit Herzkreislaufstillstand,
- akzidentelle Extubation bei Patienten, die in sitzender Position oder in Bauchlage operiert werden,
- Zervikalhämatom nach akzidenteller Punktion der Carotisarterie (nach Bigenzahn et al. 1991),
- unerwartete Blutung oder fortgesetztes Erbrechen (nach Kulozik et al. 1996),
- Sectio caesarea bei nicht nüchterner Patientin (nach Wissler 1993),
- Intubation unter erschwerten Umständen in Hinblick auf Platzverhältnisse.

Hauptindikation:
- Absicherung bei unerwarteter Notfallsituation (nach Johnson et al. 1991).

sowohl beim spontan atmenden als auch beim kontrolliert beatmeten Patienten verwendet und auch fiberoptisch umintubiert werden (Gaitini 1999).
Nach erfolgreicher Anwendung am Tier (Frass 1987a) wurde der Combitube® am Menschen angewandt (Frass 1987c). Die Effektivität der Beatmung über den Combitube® wurde in einer Cross-over Studie mit der Beatmung über einen Endotrachealtubus verglichen (Frass 1987 e). Die Blutgasanalysen zeigten nach 20-minütiger Beatmung vergleichbare Ergebnisse, wobei höhere arterielle Sauerstoffdrücke bei der Combitube® - Beatmung gesehen wurden (142 ± 43 mm Hg mit dem Combitube® vs 119 ± 40 mm Hg mit dem Endotrachealtubus, $p < 0,001$), während die arterielle Kohlendioxidspannung als auch der pH nicht signifikant unterschiedlich waren.
In einer weiteren Studie wurden die Gründe für die erhöhten Sauerstoffpartialdrücke während Combitube® - Beatmung untersucht (Frass 1989). Zur Messung der Endotrachealdrücke wurde bei 12 Patienten während chirurgischer Routineeingriffe ein dünner Katheter mit seiner Spitze 10 cm unterhalb der Stimmbänder positioniert. In randomisierter Reihenfolge wurden die Patienten dann über Gesichtsmaske, Combitube® in ösophagealer Position und Endotrachealtubus beatmet. Die Auswertung der intratrachealen Drücke ergab einen erhöhten inspiratorischen Druckanstieg mit dem Endotrachealtubus (19 ± 6 mm Hg/sek mit dem Endotrachealtubus vs 14 ± 6 mm Hg/sek mit dem Combitube®, $p < 0,05$); die exspiratorische Flußzeit war beim Combitube® verlängert ($2,0 \pm 1,0$ sek vs $1,3 \pm 0,6$ sek mit dem Endotrachealtubus, $p < 0,05$), wahrscheinlich bedingt durch einen, wegen des Doppellumen-Designs erhöhten, exspiratorischen Widerstand. Zusätzlich ist auch ein, wenn auch kleiner, positiver end-exspiratorischer Druck (PEEP) zu beobachten, der durch die Einbindung der Stimmbänder in den Luftweg bedingt sein kann. Die intratrachealen Drücke zwischen den beiden Tuben sind vergleichbar.
Bei mehreren kontrolliert beatmeten kritisch kranken Patienten wurde der Combitube® bis zu acht Stunden eingesetzt (Frass 1987 d). Die Blutgaswerte bewiesen eine adäquate Ventilation im Vergleich zur nachfolgenden Verwendung eines Endotrachealtubus. Eine Untersuchung an 36 Patienten bei Routineoperationen ergab hervorragende Ergebnisse (Moreno 1997). Bei einer Untersuchung an fünfzig Patienten war die Einführungszeit 12 bis 23 Sekunden (Lipp 1996c). Der Combitube® hat sich auch bei 22 Patienten mit elektiver Laparotomie bewährt (Piotrowski 1995).
Eine weitere Situation wurde durch die Plazierung eines Combitube® beherrscht: Eine Patientin unterzog sich einer osteoplastischen Korrektur des Unterkiefers. Bei der sorgfältig vorbereiteten nasotrachealen Intubation trat unerwartet eine massive Blutung im Bereich des Locus Kieselbachii auf. Eine Maskenbeatmung war nicht möglich und mit konventioneller Technik konnte wegen der massiven Blutung nicht intubiert werden (Kulozik 1996), so daß der Combitube® erfolgreich eingesetzt wurde.

◨ Notfallintubation mit dem Combitube® in- und prähospital

Besonders geeignet ist der Combitube® für die Notfallintubation innerhalb und außerhalb des Spitals.

Eine schwierige Anatomie, schwierige Umstände in bezug auf Raum- und Lichtverhältnisse, wie zum Beispiel ein erschwerter Zugang zum Patientenkopf oder übermäßige Helligkeit, sind meist kein Hindernis für den Einsatz des Combitube®. Ein besonderes Einsatzgebiet auch für erfahrene Ärzte sind Patienten mit massiver Blutung (Kulozik 1996) oder Regurgitation, wenn die Sicht auf die Stimmritze behindert ist und Aspirationsgefahr besteht.
Der Combitube® wurde auch im Rahmen der Herzlungenwiederbelebung angewandt (Frass 1987 b, Frass 1988). In randomisierter Reihenfolge wurde entweder der Combitube® oder der konventionelle Endotrachealtubus bei 43 hospitalisierten Patienten verwendet (Frass 1988). Die Intubationszeit war beim Combitube® kürzer, auch hier war die Sauerstoffspannung bei Beatmung mit dem Combitube® erhöht.
In einer weiteren Studie wurde der Combitube® von Schwestern unter medizinischer Supervision eingesetzt, und mit dem von Intensivmedizinern eingesetzten Endotrachealtubus im Rahmen der Herzlungenwiederbelebung verglichen (Staudinger 1993), wobei vergleichbare Resultate gefunden wurden.
Der Combitube® wurde von Sanitätern bei Patienten mit prähospitalem Atemstillstand eingesetzt (Atherton 1993). In dieser prospektiven, kontrollierten Studie wurden Schwierigkeiten und eventuelle Komplikationen bei der Einführung, die Unterscheidung der ösophagealen versus trachealen Position, die technische Fertigkeit im Umgang mit dem Combitube® sowie die Aufrechterhaltung der Fertigkeit über einen längeren Zeitraum erfaßt. Der Combitube® wurde auch bei mißlungener endotrachealer Intubation eingesetzt. In 52 Fällen wurde der Combitube® durch Sanitäter verwendet, 11 Sanitäter wurden in Hinblick auf Erhaltung der technischen Fertigkeit evaluiert. In allen Fällen wurde die Positionierung des Combitube® richtig erkannt. Insgesamt funktionierte der Combitube® in 71 %, wenn er als erstes Gerät eingesetzt wurde. Bei 9 von 11 Sanitätern zeigte sich in

einer follow-up Studie 15 Monate später, daß die technische Fertigkeit inadäquat war. Durch verstärktes Training konnte die Erfolgsrate auf fast 100 % angehoben werden (Johnson 1995). Diese Ergebnisse zeigen die Notwendigkeit der Wiederholung des Trainings am Intubationstrainer.

Bei 470 Patienten mit Herzkreislaufstillstand wurden in einer großangelegten kanadischen Prähospitalstudie der Combitube®, die Larynxmaske (LMA) und der Pharyngo-Tracheal-Lumen-Airway (PTLA) unter Verwendung eines modifizierten Cross-over Designs miteinander verglichen (Rumball 1997). Dabei war die Intubation mit dem Combitube® in 86 % der Fälle, mit dem PTLA in 82 % und mit der LMA in 73 % (p<0.05 vs. Combitube®) erfolgreich. Der Combitube® zeigte eine höhere arterielle Sauerstoffspannung sowie ein größeres Tidalvolumen als die beiden anderen Geräte. Weiter trat beim Combitube® im Gegensatz zu LMA und PTLA kein einziger Fall von Aspiration auf. Die Autoren stellen fest, daß der Combitube® zwar das teuerste der untersuchten Geräte ist, dabei aber die geringsten Probleme bei der Beatmung verursachte und von den Sanitätern eindeutig bevorzugt wurde.

12.020 Fälle von nichttraumatischem Herzkreislaufstillstand wurden in einer retrospektiven japanischen Studie untersucht, wobei Maskenbeatmung, Esophageal-Gastric-Tube-Airway (EGTA), LMA und Combitube® verglichen wurden (Tanigawa 1998). Bei insgesamt 1.594 Fällen wurde der Combitube® eingesetzt. Bezüglich erfolgreicher Einführung und Beatmung schnitt der Combitube® am weitaus besten ab: 73,5 % vs 64 % bei der LMA und 65,2 % beim EGTA (p<0,0001). Mit der LMA wurden sechs Fälle von Aspiration beobachtet, beim Combitube® gab es neun Fälle von zumeist oberflächlichen Schleimhautverletzungen, in einem Fall eine Ösophagusperforation, die aber möglicherweise auch durch die Positivdruckbeatmung hervorgerufen sein konnte. Zusammenfassend wurde der Combitube® als die beste Methode zur Sicherung der Atemwege betrachtet. Zu einem ähnlichen Ergebnis kommt auch eine andere japanische Studie (Tanaka 1996).

Auch in der Übersichtsarbeit „Management der Atemwege im Notfall" wird der Combitube® als der LMA im Notfall überlegen betrachtet (Thierbach 1997). Aufgrund der, besonders bei Notfallpatienten relevanten Nachteile wie mangelnde Sicherheit gegenüber Aspiration, Undichtigkeiten bei Anwendung von Beatmungsdrücken über 16 cm H_2O, sollte die LMA nach Ansicht der Autoren im Rahmen der schwierigen Intubation nicht als eine dem Combitube® gleichwertige Alternative betrachtet werden.

In einem Fallbericht wird die erfolgreiche Intubation einer asthmatischen Patientin mit Atemstillstand durch einen Parkmedic beschrieben (Liao 1996). Die Patientin wurde mit dem Hubschrauber mit liegendem Combitube® zwei Stunden ins Spital geflogen, trotz multipler Episoden von Erbrechen fanden sich keine Zeichen einer Aspiration.

◨ Einsatz des Combitube® bei Traumapatienten

Der Combitube® wurde bei einem Fall von Pfählung im Halsbereich erfolgreich eingesetzt, als ein großer hölzerner Pflock bei einem Verkehrsunfall im Bereich des linken Unterkiefers eindrang, den Pharynx passierte und in die rechte Kieferhöhle bis knapp unter den Boden der rechten Augenhöhle vordrang (Eichinger 1992). Nach traumatischen Ereignissen ist die Immobilisierung der Halswirbelsäule zur Verhinderung von Querschnittslähmungen vorrangig. In einer Studie wurde bei 40 Patienten im Rahmen von allgemeinchirurgischen Eingriffen die Beatmung mit dem Combitube® zunächst in „Schnüffelstellung" und dann, nach Entfernung des Polsters, mit angelegter Halskrause und damit verbundener Immobilisierung der Halswirbelsäule durchgeführt (Mercer 1998). Die Beatmung war in beiden Positionen suffizient. In einer anderen Untersuchung an Traumapatienten zeigte sich der Combitube® hilfreich bei Versagen der „Blitzintubation" (Blostein 1998). Bei zehn Patienten, von denen 7 an einer Fraktur der Mandibula, 5 an Gesichtsverletzungen, 5 an Gehirntraumata und einer an einem Schädelbasisbruch litten, wurde der Combitube® erfolgreich in allen Fällen eingesetzt. Die Patienten wurden mit dem Combitube® beatmet ins Spital geflogen. Bei einem Verkehrsunfall an der Südautobahn in Niederösterreich war die Intubation bei einem 19-jährigen Patienten in Anbetracht multipler Frakturen des Gesichtsschädels ebenso wie eine Maskenbeatmung nicht möglich (Czech 1997). Glücklicherweise konnte mit dem Combitube® eine effiziente Beatmung hergestellt werden. Nach einem Unfall im Raume Pilsen, Tschechien, konnte die Autotür nicht geöffnet werden (Tesinsky 1996). Nach Einschlagen des Fensters konnte der intubationspflichtige 22-jährige Autofahrer durch seitliches Einführen des Combitube® suffizient beatmet werden. Weiter wird der Combitube® als Standardausrüstung vor dem Einsatz der transtrachealen Jet-Ventilation bei Traumapatienten empfohlen (Jantzen 1993).

◨ Verwendung des Combitube® in der Geburtshilfe

Wissler (1993) empfiehlt den Combitube® als Alternative in der Geburtshilfe, wobei er die Einführung mittels Laryngoskops in den Ösophagus unter direkter Sicht vorschlägt. Nach seiner Ansicht ist der Combitube® die erste Wahl für anaesthesierte Gebärende, die nicht intubiert oder maskenbeatmet werden können. Aus seiner Sicht ist die bessere Barriere des Combitube® gegen Regurgitation und Aspiration im Vergleich zur Larynxmaske vorteilhaft (Wissler 1993). Anders als die Larynxmaske, die zuerst lubrifiziert und deren Ballon entlastet werden muß, ist der Combitube® sofort gebrauchsfertig und somit rascher im Einsatz, was bei einer geburtshilflichen Patientin mit erhöhtem Sauerstoffverbrauch, herabgesetzter funktioneller Residualkapazität und Obstruktion der Atemwege von Vorteil sein kann. Wissler hat einen Vergleich des Combitube® mit dem EOA, Esophagealgastric-tube-airway (EGTA), Larynxmaske und Pharyngo-tracheal-lumen-airway (PTLA) angestellt (Tab. 4.25).

Im Vergleich zur Larynxmaske, garantiert der Combitube® eine sichere Barriere, um eine Regurgitation von Mageninhalt zu verhindern und erlaubt Beatmungsdrücke bis zu 60 cm H_2O (Panning 1996), während die Larynxmaske ab 16 cm H_2O keine Dichtigkeit mehr garantiert.

◾ Weitere Indikationen

Der Combitube® erwies sich als einzige erfolgreiche, nicht-invasive Alternative bei der Beatmung einer adipösen Patientin mit Sternacken und Kieferklemme (Banyai 1993). Auch der Versuch einer fiberoptischen Intubation in der Hand eines Geübten schlug fehl. – Bewährt hat sich der Combitube® auch bei rasch anwachsenden zervikalen Hämatomen. Diese verursachen eine Obstruktion der oberen Luftwege und erfordern daher eine rasche Intubation, wobei die endotracheale Intubation wegen der durch die Schwellung bedingten Unmöglichkeit, die Stimmbänder einzusehen, nicht durchführbar ist (Bigenzahn 1991). Bei Anlegen einer chirurgischen Tracheotomie hat sich der Combitube® als wertvolles Gerät erwiesen (Wiltschke 1994). Für die perkutane dilatative Tracheotomie (Mallick 1998) wird er nicht empfohlen, da die über dem distalen Ballon stehende Luftsäule eine tracheale Punktion vortäuschen kann.

◾ Vor- und Nachteile des Combitube®

Gegenüber anderen alternativen Geräten bietet der Combitube® eine große Zahl von *Vorteilen* (Tab. 4.26). Sein Einsatzgebiet erstreckt sich auf Notfallabteilungen, auf den Notfalleinsatz innerhalb und außerhalb des Spitals, auf die Verwendung durch Sanitäter im Rettungswesen und beim Militär. Die Bedingungen bei der Herzlungenwiederbelebung sind oftmals nicht ideal, z. B. schwieriger Zugang zum Patientenkopf und/oder ungünstige Beleuchtungsverhältnisse. Da der Combitube® auch ohne Laryngoskop eingeführt werden kann, ist sein Einsatz auch durch nicht in der endotrachealen Intubation geschultes Personal möglich.

Ein *Nachteil* des Combitube® besteht darin, daß in ösophagealer Position das Absaugen trachealer Sekretionen nicht möglich ist. Allerdings zeigen Studien mit dem EOA (Shea 1985, Hammargren 1985), daß das Überleben von Patienten mit Herzkreislaufstillstand nicht vom Absaugen abhängig ist. Um das Absaugen trachealer Sekretionen zu ermöglichen, ist eine Modifikation des Combitube® entworfen

Tabelle 4.25 Vergleich verschiedener Geräte zur Notfallbeatmung (nach Wissler 1993)

Beschreibung	Combitube®	LMA	EOA	EGTA	PTLA
Barriere gegen Regurgitation von Mageninhalt	ja	nein	ja	ja	ja
erlaubt ansteigenden Ösophagusdruck während Gebrauchs	nein	nein	ja	nein	nein
funktioniert bei blindem Einführen in den Ösophagus	ja	NA	ja	ja	ja
funktioniert bei blindem Einführen in die Trachea	ja	NA	nein	nein	ja
benötigt effektive Dichtigkeit der Gesichtsmaske	nein	nein	ja	ja	nein
erhältlich in pädiatrischen Größen	nein*	ja	nein	nein	nein

LMA = Larynxmaske, EOA = Esophageal Obturator Airway (Speiseröhrenverschlußtubus), EGTA = Esophageal Gastric Tube Airway, PTLA = Pharyngo-Tracheal-Lumen-Airway, NA = nicht anwendbar.
* Pädiatrische Prototypen sind in klinischen Anwendungen bei einer Körpergröße von 90–120 cm erfolgreich eingesetzt worden (Hinterer et al. 1996); Literatur zum Combitube® 37 F SA: Schreier 1996 und Wafai 1997.

Tabelle 4.26 Vor- und Nachteile des Combitube®

Vorteile:
- nicht invasiv im Vergleich zu chirurgischen Methoden wie z. B. Koniotomie,
- Möglichkeit der blinden Einführung,
- Bewegung der Halswirbelsäule ist nicht notwendig,
- Unabhängigkeit von Energieversorgung (z. B. Batterien fürs Laryngoskop),
- gut geeignet für adipöse Patienten (Banyai 1993),
- erfolgreiche Alternative im Falle der „cannot-ventilate-cannot-intubate"-Situation,
- hilfreich bei schwierigen Umständen, z. B. Beleuchtung, Raumverhältnisse,
- funktioniert in trachealer oder ösophagealer Position,
- minimales Aspirationsrisiko,
- sofortige Fixation nach Aufblasen des Oropharyngealballons,
- Möglichkeit der Anwendung höherer Beatmungsdrücke bei kontrollierter Beatmung,

Nachteile:
- keine Kindergröße erhältlich,
- in ösophagealer Position sind tracheale Sekretionen nicht absaugbar,
- Gefahr der Traumatisierung vor allem bei unsachgemäßer Anwendung (z. B. Überblähung des distalen Ballons).

---

worden: Bei diesem neuen Design des Combitube® sind die zwei anterioren, proximalen Perforationen durch eine große Perforation ersetzt (Krafft 1997b). Nun kann ein Bronchoskop knapp unterhalb des Oropharyngealballons in den Hypopharynx und von dort in die Trachea vorgeschoben werden. Dieses Design ermöglicht das Absaugen trachealer Sekretionen sowie die Umintubation mittels Führungsdraht über den Arbeitskanal des Bronchoskopes.

Der Combitube® ist speziell zur Überbrückung der relativ kurzen Notfallintubations- und -beatmungsphase entwickelt worden, wann immer eine endotracheale Intubation nicht unmittelbar möglich ist. Bei länger andauernder Ventilation ist die Anwendung von Glycopyrroniumbromid empfehlenswert.

■ Kontraindikationen

Der Combitube® ist kontraindiziert bei:
- Patienten mit intakten Reflexen unabhängig vom Bewußtheitszustand,
- Patienten mit einer Körpergröße unter 120 cm mit dem Combitube® 37 F SA,
- Patienten mit einer Körpergröße unter 150 cm mit dem Combitube® 41 F,
- Zentrale Atemwegsobstruktion,
- Patienten nach Ingestion ätzender Substanzen,
- Patienten mit bekannter Pathologie des Ösophagus,
- Patienten mit glottischen und subglottischen Stenosen.

■ Mögliche Komplikationen

Die Inzidenz oberflächlicher Schleimhautläsionen liegt bei 25 % (Lipp 1996c, Moreno 1997). Der Combitube® darf nicht mit Gewalt vorgeschoben werden. Ovassapian (1995) beobachtete während Beatmung mit dem Combitube® bei einigen Patienten eine livide Verfärbung der Zunge, die nach Volumreduktion des Oropharyngealballons verschwand.
Bei vier Fällen trat bei einer großen Studie in Kanada bei prähospitaler Reanimation mit dem Combitube® bei 1139 Patienten mit Herzstillstand ein subkutanes Emphysem, ein Pneumomediastinum oder ein Pneumoperitoneum auf (Vézina 1998). Es wurden bei zwei Patienten 6 cm lange longitudinale Lazerationen bei der Autopsie im anterioren Anteil der Speiseröhre gefunden. Allerdings wurde die erlaubte Luftmenge im distalen Ballon in allen Fällen weit (20 bis 40 ml) überschritten. Daher wird empfohlen, 5 bis maximal 12 ml beim Combitube® SA 37 F (respektive 5 bis 15 ml beim Combitube® 41 F) zu verwenden. Zudem ist in dieser Studie lediglich der große Combitube® 41 F, und nicht der Combitube® 37 F SA für Patienten mit einer Körpergröße von 120 bis 180 cm verwendet worden.

■ Internationale Anerkennung des Combitube®

International hat sich der Combitube® gut durchgesetzt (Clinton 1991, Cozine 1993, Niemann 1992, Panning 1994) und wird vielerorts als Standard-Alternativgerät zur Sicherung der Atemwege angesehen, vor allem bei Notfalleinsätzen. Aufgenommen wurde der Combitube® auch in den „Difficult Airway Algorithm" der „Practice Guidelines for Management of the Difficult Airway" der „American Society of Anesthesiologists" für anaesthesierte Patienten, die nicht intubiert oder maskenbeatmet werden können (1993). Weiter ist der Combitube® auch ein Standardgerät in den „Guidelines for Cardiopulmonary Resuscitation and Emergency Cardiac Care" der „American Heart Association" (1992) und ist nunmehr als Klasse-IIa-Gerät gelistet. Er ist auch in die „Guidelines for the advanced management of the airway and ventilation during resuscitation" des „European Resuscitation Council" aufgenommen worden (1996).

Der Combitube® wird als Alternativmethode zur endotrachealen Intubation sowie als Standardmethode bei Patienten mit massiver Regurgitation oder Blutungen, bei Nichteinstellbarkeit der Stimmbänder, empfohlen.

◼ Übungsprogramme

Der regelmäßige Gebrauch des Combitube® ist für den Erfolg in der Akutsituation entscheidend. Daher soll eine theoretische Einführung mit Training an einem Intubationstrainer (Laerdal, VBM), sowie der Einsatz bei Routineoperationen mit laryngoskopischer Unterstützung durchgeführt werden. Aktuelle Konzepte des Luftwegs-Managements verlangen ein solches Training für den Notfall (Reed 1995). Eine formale Instruktion im Gebrauch von Alternativen zur endotrachealen Intubation sollte ein integraler Bestandteil der Ausbildung von Anaesthesisten sein (Koppel 1995). Wenn der Combitube® nur bei sporadisch auftretenden Notfallsituationen verwendet wird, ist ein Nichtgelingen zu befürchten. Zu einem ähnlichen Ergebnis kommt auch eine Arbeit, die sich mit der Nützlichkeit des Combitube® für Anaesthesisten auseinandersetzt: Der Combitube® kann nach relativ geringem formalem Training verwendet werden, allerdings wird zum Einführen das Laryngoskop empfohlen, wenn der erste Einführungsversuch fehlschlägt (Bishop 1998). Die Weiterbildung auf diesem Gebiet wird durch die große Zahl von Workshops zum Thema „Die schwierige Intubation" erleichtert.

◼ Fazit

- Der Combitube® stellt eine wesentliche Verbesserung der Vorgängermodelle dar. Die Sicherheit in Bezug auf Aspiration, Anwendbarkeit höherer Beatmungsdrücke und die sofortige Fixation unterscheiden den Combitube® von anderen Beatmungsalternativen.
- Studien bei elektiven Patienten zeigen, daß der Combitube® eine effektive Alternative zu traditionellen Intubationstechniken darstellt. Vergleichende Studien bei Patienten mit Atem- und Herzkreislaufstillstand belegen, daß er anderen Geräten überlegen ist.
- Der Combitube® hat sich bei Traumapatienten bewährt.
- Das breite Anwendungsgebiet sowie die einfache Einführung machen den Combitube® zu einer wertvollen Ergänzung der Ausrüstung für den schwierigen Atemweg. Weitere Beobachtungen sind notwendig, um das Potential des Combitube® im Bereich der schwierigen Intubation zu erfassen.
- Der Combitube® wurde zuletzt von der American Heart Association (AHA) als Klasse-IIa-Gerät eingestuft.

4.10 Koniotomie
U. Schuss, A. Henn-Beilharz

Unmittelbar unterhalb des Schildknorpels (Cartilago thyroidea) und über dem Ringknorpel (Cartilago cricoidea) ist die Distanz zwischen der Haut und der Trachea mit etwa 5–10 mm beim Erwachsenen (75 kg) am geringsten. Die beiden Knorpel des Kehlkopfes sind durch das Lig. cricothyroideum (Pariser Nomina anatomica) verbunden. In der älteren Basler Nomenklatur von 1895 wurde dieses Band als Lig. conicum bezeichnet und gab damit im deutschsprachigen Raum der Eröffnung der Trachea an dieser Stelle den Namen. Im englischen Schrifttum wird der Eingriff als „cricothyrotomy" und „cricothyroidotomy" bezeichnet.

Jeder approbierte Arzt muss in der Lage sein, eine Koniotomie durchzuführen. Die potentielle Gefahr einer iatrogenen Larynxverletzung, gleich welche Technik man wählt, tritt gegenüber der lebensbedrohlichen Akutsituation zurück.

Im Algorithmus für das „airway management" steht die Koniotomie am Schluss all jener Massnahmen, die der Sicherung der Atemwege dienen. Glücklicherweise tritt ein solcher Notfall mit völliger Obstruktion der oberen Luftwege sehr selten auf, was aber wiederum dazu führt, dass ein Arzt nur selten vor der schwierigen Entscheidung zur Koniotomie steht. Jeder bleibt in diesem Punkte unerfahren. Erschwerend kommt hinzu, dass die Entscheidung beim Notfall innerhalb von 1–2 min getroffen werden muss. *Die völlige Obstruktion der oberen Luftwege ist auch ein Notfall des behandelnden Arztes!* Die Bewältigung dieser Notlage gelingt am besten nach intensiver theoretischer Vorbereitung. Praktische Erfahrungen im Umgang mit den verschiedenen Techniken der Koniotomie können am Modell und in Kursen erworben werden.

◾ „Trockenübung"

Ärzte sollten sich im klinischen Alltag bei der Untersuchung von Patienten wiederholt den Ort der Koniotomie vor Augen führen. Dazu palpiert man am überstreckt liegenden Patienten von der Seite mit den Fingerspitzen den (bei Männern prominenten) knorpeligen Kehlkopfbug und darunter den als breiten

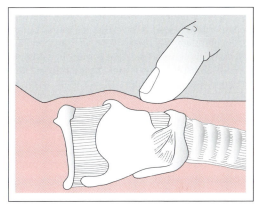

Abb. 4.51 Anatomische Skizze von Larynx und Trachea.

Ring imponierenden Ringknorpel. Zwischen diesen beiden Strukturen fühlt man in der Mittellinie eine fingerkuppenbreite Senke (Abb. 4.51). Die nahe unter der Haut liegende Membran (Lig. cricothyroideum) zwischen Krikoid und Thyroid verknöchert im Gegensatz zu den Trachealringen im Alter nicht und ist deshalb leichter zu überwinden. Bedenke: die Stimmbänder liegen ca. 10 mm oberhalb, geschützt hinter dem Schildknorpel.

◾ Indikation

Die Entscheidung zur Durchführung einer Koniotomie ergibt sich aus der Notfallsituation:
- Tritt diese Situation *intraoperativ* auf, wendet sich das Op-Team, ungeachtet der Gesetze der Sterilität, ohne Instrumenten-, Kleider- und Handschuhwechsel und ohne Abdeckung oder Desinfektion dem Hals zu.
- Ausserhalb von Klinik und Op kann der Eingriff nur durchgeführt werden, wenn wenigstens eine Person assistiert und das nötige Instrumentarium vorhanden ist.

Die Koniotomie dient ausschliesslich der Überwindung des Notfalls. Keinesfalls sollte über diesen Weg eine längere Beatmung erfolgen.

Wahl der Koniotomie-Technik

Zu welcher Technik der Koniotomie man sich entscheidet, hängt im wesentlichen von der Vor- und Ausbildung des Arztes ab. Chirurgisch tätige Ärzte bevorzugen die *offene chirurgische Technik*, Internisten und Anästhesisten die *perkutane Punktion*. Im Tierversuch zeigte sich, dass die schnellsten Zeiten bis zur Eröffnung der Trachea erreicht wurden, wenn der Arzt bei der ihm vertrauten Methodik seines Faches blieb (Mattinger 1999). In manchen Ländern wird die chirurgische Koniotomie ohne erhöhte Komplikationsraten auch vom nichtärztlichen Rettungspersonal durchgeführt (Boyle 1999, Johnson 1993).

Lagerung

Der Hals des Patienten sollte mit Hilfe einer Unterlage unter die Schultern überstreckt werden.

Punktionskoniotomie

Koniotomiekanülen mit Trokar aus Metall mit 8–9 mm Aussendurchmesser sind ein Teil der Medizingeschichte, sie sollten nicht mehr verwendet werden. Zur Punktion der Trachea über das Lig. cricothyroideum werden heute steril verpackte, gebrauchsfertige Sets angeboten, z. B.:
- „Quicktrach" (VBM Medizintechnik GmbH) (Abb. 4.52)
- „Tracheoquick" (Willy Rüsch AG)
- „Melker-Notfall-Katheter-Set" (Cook Critical Care)
- „NU-Trake" (Bivona Medical Technologies)

Die mit nur 4 mm für Erwachsene und 2 mm für Kinder kleinen Innendurchmesser gewährleisten eine ausreichende Beatmung, und durch die geringen Aussendurchmesser werden Schäden am besonders empfindlichen Ringknorpel verhindert.

Vorgehensweise

1. Nach Lagerung muss eine Hilfsperson den Kopf des Patienten überstreckt fest in der Mittelstellung halten. Bei der Palpation der Knorpelstrukturen empfiehlt es sich, einen Hautschnitt anzulegen (Abb. 4.53). Diese quere Inzision der Haut ist einerseits eine hilfreiche Markierung im Falle eines Fehlversuches, anderseits vermindert der Hautschnitt den ohnehin erheblichen (!) Punktionswiderstand (ein Skalpell liegt dem Notfall-Koniotomie-Set der Willy Rüsch AG bei).
2. Die Punktionskanüle wird mit der Spritze umfasst und im rechten Winkel aufgesetzt. Wichtig ist die Fixation der Trachea mit Daumen und Zeigefinger der zweiten Hand, denn bei der Punktion neigt der auf die abgerundeten Wirbelkörper gepresste Kehlkopf dazu, seitwärts auszuweichen. Die Punktion erfolgt durch einen kurzen, kräftigen vertikalen Stoss.
3. Nach erfolgter Punktion wird die Arbeitsrichtung durch Absenken der Spritze in Richtung Kinn geändert und die Kanüle etwa unter 60° bis zum Stopper, der ein zu tiefes Eindringen verhindert, vorgeschoben. *Bedenke*: Grundsätzlich besteht bei der Punktion das Risiko einer Läsion der Tracheahinterwand, allerdings ist die Gefahr hier nicht so gross wie bei der kompressiblen Trachea, da der zirkuläre Ringknorpel das Lumen des subglottischen Raumes konstant hält.
4. Nach erfolgter Punktion wird mit der aufsitzenden Spritze Luft aspiriert. Gelingt dies ohne Schwierigkeit, so befindet man sich im Lumen der Trachea. Der Stopper kann entfernt werden.

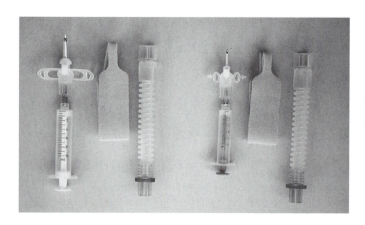

Abb. 4.52 Quicktrach® (VBM Medizintechnik GmbH). Links für Erwachsene, rechts für Kinder.

Vorgehensweise

1. Der 1., zügig durchzuführende *Schnitt* von 1–2 cm Breite muss *tief genug* sein (Abb. **4.54**). Geringe venöse Blutungen aus subkutanen Gefässen können vernachlässigt werden.
2. Mit dem Finger oder dem Griff des Skalpells wird das Ligament durch kräftiges Abschieben des Gewebes dargestellt und ca. 1 cm breit durchtrennt. Mit einer gespreizten Klemme oder Schere wird die Öffnung freigehalten (Abb. **4.55**).
3. In den eröffneten Kehlkopf kann ein Kanüle oder ein Tubus mit geringem Durchmesser (ca. 4–5 mm I.D.) eingesetzt werden (Abb. **4.56**).

Nach Überwindung der Notfallsituation kann versucht werden, retrograd zu intubieren (s. Kap. 4.11). Wir bevorzugen, in Abhängigkeit von der Grunderkrankung, die Anlage eines Tracheostomas (s. Kap. 4.12).

Kontraindikationen für die Koniotomie gibt es in der Notfallsituation keine. Bei vorliegender Gerinnungsstörung oder HWS-Fraktur erscheint uns die offene chirurgische Koniotomie weniger riskant als die perkutane Technik.

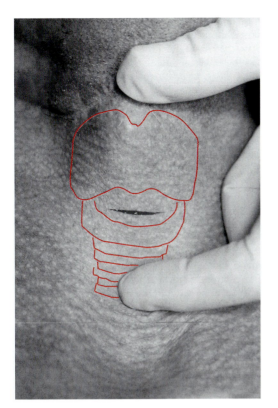

Abb. 4.53 Hautschnitt bei Punktionskoniotomie mit schematischer Unterlegung der anatomischen Strukturen.

5. Wie bei einer Venenkanüle wird die Metallnadel gehalten und die Plastikkanüle weiter nach vorn in die Trachea geschoben, bis der Kanülenflansch fest auf der Haut des Halses liegt.
6. Metallnadel samt Spritze werden entfernt und ein Tubus-Adapter der Kanüle aufgesetzt. Abschliessend erfolgt der Anschluss an einen Beatmungsbeutel oder an ein Beatmungsgerät und die Sicherung der Kanüle.

Chirurgische Koniotomie

Assistenz, Instrumentarium und Absaugung sind erforderlich!
Wir empfehlen die horizontale Inzision der Haut. Ein vertikaler Schnitt kann bei erschwerter palpatorischer Orientierung hilfreich sein, da er Erweiterungen nach kranial und kaudal zulässt.

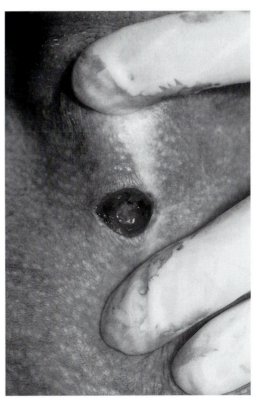

Abb. 4.54 Hautschnitt bei chirurgischer Koniotomie.

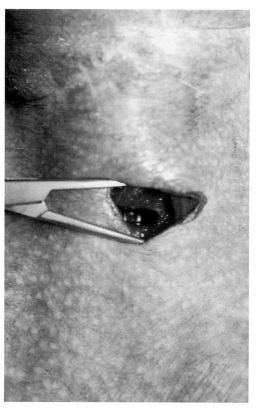

Abb. 4.55 Eröffnete Trachea bei chirurgischer Koniotomie.

Fehlplazierung der Kanüle (häufiger bei der Punktionstechnik) auf (Literaturübersicht bei Isaacs 1997). Spätschäden an der Trachea sind selten der Koniotomie anzulasten, meist handelt es sich um Folgen einer längeren Beatmung über die Koniotomieöffnung oder mangelhafter Nachsorge.

Transtracheale Jet-Ventilation

Anstelle der transtrachealen Punktion mit grosskalibrigen Kanülen (Notfallsets) ist eine Punktion mit speziellen Kanülen für die Jet-Beatmung möglich (Ravussin-Kanüle, VBM, Abb. 4.57 a und b). Diese bestehen aus einem Stahlmandrin und einer dicklumigen Plastikverweilkanüle. Der Kanülenansatz ist so beschaffen, dass sowohl ein Jetventilator als auch ein Kreisteil angeschlossen werden können. Die Beatmung über ein Kreisteil ist jedoch bei dem dünnen Lumen nicht möglich, in diesem Fall kann nur Sauerstoff insuffliert werden. Ist eine solche Kanüle nicht vorhanden, kann in Notfallsituationen auch eine andere dicklumige Venenverweilkanüle (G14) zur Jet-Ventilation eingesetzt werden.

Es muss unbedingt die intratracheale Lage der Kanülenspitze über eine Aspiration mit einer mit NaCl-Lösung gefüllten Spritze sichergestellt werden, da die paratracheale Insufflation grosser Gasmengen sehr schnell zu einem grossen Hautemphysem führt und dann weitere operative Massnahmen erschwert.

Komplikationen

Als akute Komplikationen treten sehr selten Blutungen (häufiger bei der chirurgischen Koniotomie) und

Weil bei der Jetventilation (s. Kap. 6.8) in kurzer Zeit hohe Volumina appliziert werden, ist auf einen unbehinderten Gasausstrom zu achten, da sonst sehr schnell ein Barotrauma, ggf. mit Spannungspneumo-

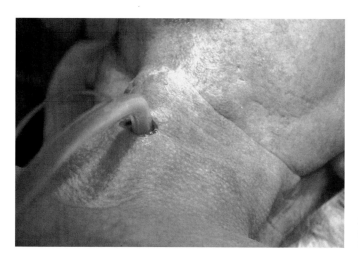

Abb. 4.56 Zustand nach erfolgreicher chirurgischer Koniotomie mit eingeführtem Tubus.

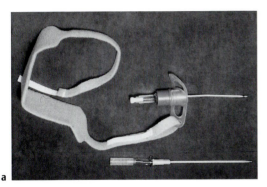 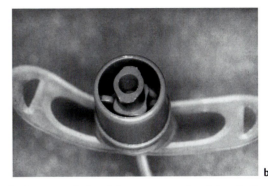

Abb. 4.57 **a** Ravussin-Kanüle zur translaryngealen/transtrachealen Jetventilation, **b** Beatmungsansatz mit Luer-Lock und Iso-Konnektor.

thorax, droht. Durch geeignete Massnahmen (z.B. Guedel-Tubus, Esmarch-Handgriff) sollte der Abstrom über den Oropharynx erleichtert werden.
Die Beatmung ist sowohl über einen Jetventilator als auch über ein einfaches Handgerät möglich. Der Manujet® (VBM Medizintechnik GmbH) besteht aus einem Handapparat mit einer Druckanzeige sowie einem Ventil, über das sich der Arbeitsdruck voreinstellen lässt. Die Beatmungsfrequenz wird bestimmt durch die manuelle Betätigung des Ventils, die den Gasstrom freisetzt. Eine Überwachung von Frequenz, Atemvolumen und Beatmungsdruck ist nicht möglich. Somit besteht eine hohe Gefahr für ein Barotrauma.

Für einen erfahrenen Anwender ist die transtracheale Jetventilation schnell und effektiv einsetzbar, um einen asphyktischen Patienten zu retten..

■ Fazit

- Im extremen Notfall einer völligen Verlegung der Atemwege oberhalb der Glottisebene gibt es für die Koniotomie keine Kontraindikation.
- Die potentielle Gefahr einer iatrogenen Larynxverletzung, gleich welche Technik man wählt, tritt gegenüber der lebensbedrohlichen Akutsituation zurück.
- Die Koniotomie dient ausschliesslich der Überwindung des Notfalls. Keinesfalls sollte über diesen Weg eine längere Beatmung erfolgen.
- Chirurgisch tätige Ärzte bevorzugen die *offene chirurgische Technik*, Internisten und Anästhesisten die *perkutane Punktion*.
- Nach der perkutanen Punktion ist bei Verwendung grosskalibriger Kanülen (Notfallsets) eine konventionelle Beatmung möglich. Bei Verwendung spezieller Jet-Kanülen kann eine Jet-Beatmung durchgeführt werden. Voraussetzung ist ein unbehinderter Gasausstrom (Barotraumagefahr)

4.11 Retrograde Intubation
W. Ullrich

Butler und Cirillo beschrieben die retrograde Intubation erstmalig 1960. Der Begriff „retrograde Intubation" ist genaugenommen nicht korrekt, es handelt sich vielmehr um eine translaryngeal geführte Intubation (Morrison 1996).

Technik

Die tastbaren anatomischen Ausgangsstrukturen für die retrograde Intubation sind das Krikoid, der Schildknorpel und dazwischenliegend die Membrana cricothyroidea.

Zur klassischen retrograden Intubation werden eine 17-G-Tuohy-Nadel und ein Epiduralkatheter verwandt (Abb. **58a-d**). Der rechtshändige Anwender steht rechts des liegenden Patienten. Nach Lokalanästhesie wird mit der linken Hand die Trachea stabilisiert. Dabei sollen Daumen und Mittelfinger die beiden Seiten des Schildknorpels fixieren, während der Zeigefinger die Membrana cricothyroidea, den Oberrand des Krikoids sowie die Mittellinie markiert. Mit einem spitzen Skalpell wird eine kleine Querinzision der Haut und des subkutanen Gewebes vorgenommen. Die rechte Hand führt die Tuohy-Kanüle mit aufgesetzter, halb mit NaCl-gefüllter Spritze vorsichtig durch die Membrana cricothyroidea, wobei sich der kleine Finger am Hals des Patienten abstützt. Dabei muss vermieden werden, dass die Hinterwand der Trachea durchstossen wird. Freie Aspiration von Luft zeigt die korrekte Lage der Kanüle in der Trachea an.

Über die Tuohy-Nadel wird nun der Epidural-Katheter vorgeschoben. Um eine Schleifenbildung des Katheters zu vermeiden, sollte beim Vorschieben die Zunge des Patienten nach anterior gezogen werden. Der Katheter tritt meist von selbst entweder oral oder nasal aus. Ansonsten muss er mit einem Hilfsmittel (Haken, Magillzange oder ähnlichem) aus dem Mund gezogen werden.

Der Katheter wird durch den Endotrachealtubus gezogen. Mit einem Nadelhalter wird der Katheter an der Einstichstelle gesichert. Dann wird der Endotrachealtubus über den Periduralkatheter in die Trachea vorgeschoben. Kann die Glottis nicht passiert werden, wird der Tubus um 90° gegen den Uhrzeigersinn gedreht, ggf. muss die Aktion mit einem kleineren Tubus wiederholt werden. Während des Vorschiebens muss der Katheter unter einer sanften Spannung gehalten werden. Wird der Katheter nicht durch das distale Ende des Tubus, sondern durch das seitliche Murphyauge gefädelt, so kann der Tubus einen cm tiefer (und damit sicherer) in die Trachea eingeführt werden (Bourke 1974). Findet die Punktion durch das Lig. cricotracheale und nicht durch die Membrana cricothyroidea statt, so kann der Tubus noch tiefer geleitet in die Trachea eingeführt werden (Lleu 1983).

Indikationen zur retrograden Intubation

Die retrograde Intubation ist im angloamerikanischen Raum eine häufig beschriebene Methode. Im deutschsprachigen Raum hat sich diese Technik nicht breit durchgesetzt. Der Grund liegt vermutlich in der weiten Verbreitung der fiberoptisch gestützten Intubation. Diese leistet bei vergleichbarer Sicherheit, aber geringerer Invasivität dasselbe wie die retrograde Intubation. Die Technik der retrograden Intubation kann nach der Beschreibung verschiedener Autoren beim wachen ebenso wie beim narkotisierten Patienten durchgeführt werden (Latto 1997, Barrio 1988). Traumapatienten können mit dieser Technik sicher wach intubiert werden (Barrio 1988). Selbst als Intubationstechnik beim unerwartet schwierigen Atemweg soll der Zeitaufwand bis zur erfolgreichen Ventilation weniger als 5 min betragen (Barrio 1988).

Modifikationen der retrograden Intubation

Verwendung eines Führungsdrahtes

Wird statt des Epiduralkatheters ein Führungsdraht verwandt, so bestehen die Vorteile darin, dass dieser weniger abknickt und ein unerwünschtes Federn seltener auftritt. Ein komplettes Set zur retrograden Intubation mit Führungsdraht ist kommerziell erhältlich (Cook Deutschland GmbH). Es enthält eine 18-G-Einführungskanüle, einen Führungsdraht mit J-Spitze und einen Führungskatheter. Diese Technik ist einfacher und meist schneller durchzuführen als die klassische Methode mit Epiduralkatheter, da durch den kräftigen Führungsdraht der Endotrachealtubus leichter geführt werden kann.

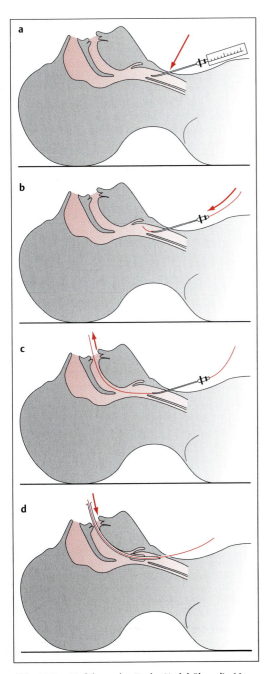

Abb. 4.58 **a** Einführen der Tuohy-Nadel über die Membrana cricothyroidea in die Trachea, **b** Vorschieben des Katheters, **c** Katheter wird zum Mund herausgeführt, **d** Einführen des Trachealtubus über den Katheter (modifiziert nach Latto 1997).

Retrograde Intubation mit Führungsdraht plus Fiberoptik

Ist es nicht möglich, den Tubus nach der oben beschriebenen Methode über den Führungsdraht tracheal zu plazieren, so besteht die Möglichkeit, den Führungsdraht anterograd über den Arbeitskanal in eine flexible Fiberoptik einzuführen. Auf das Bronchoskop wird zuvor der gewünschte Tubus aufgezogen. Der Führungsdraht tritt aus der Arbeitskanalöffnung am Bedienungsteil der Fiberoptik aus. Über diese Leitschiene kann unter Sicht die Trachea aufgesucht werden. Wird der Führungsdraht dann entfernt, kann die Fiberoptik tiefer in die Trachea eingeführt werden. Das Herausziehen des Führungsstabes sollte nach distal erfolgen, um die Gefahr der Dislokation des Bronchoskops aus der Trachea zu minimieren. Über die bronchoskopische Führungsschiene wird dann sicher intubiert.

■ Komplikationen der retrograden Intubation

Die retrograde Intubation ist eine sichere Methode und Komplikationen sind selten schwerwiegend, die wesentlichen sind in Tabelle 4.27 beschrieben.

Tabelle 4.27 Komplikationen der retrograden Intubation

- Ösophagusperforation
- Hämoptysis
- intratracheale submuköse Hämatome mit distaler Obstruktion
- Larynxödem
- prätracheale Infektion
- Trachealfistel
- Tracheitis
- Stimmbandverletzung

Tabelle 4.28 Relative Kontraindikationen der retrograden Intubation

Ungünstige Anatomie	• Deformitäten mit starker Flexion der Halswirbelsäule, die den Zugang zu laryngealen Strukturen verhindern
Laryngotracheale Veränderungen	• Stenosen Tumoren Larynxödem
Koagulopathie	
Infektion im Punktionsbereich	• z. B. prätrachealer Abszess

Kontraindikationen der retrograden Intubation

Die Kontraindikationen der retrograden Intubation sind relativ. Im Wesentlichen handelt es sich um 4 Gründe (Morrison 1996, Tab. **4.28**).

Fazit

- Die retrograde Intubation ist eine Methode, die auch unter schwierigen Verhältnissen (z. B. Blut oder Sekret im Pharynx) durchgeführt werden kann.
- Die retrograde Intubation ist im angloamerikanischen Raum eine häufig beschriebene Methode. Im deutschsprachigen Raum hat sich diese Technik nicht breit durchgesetzt. Der Grund liegt vermutlich in der weiten Verbreitung der fiberoptisch gestützten Intubation
- Insbesondere die Technik über Führungsdraht in Kombination mit einer flexiblen Fiberoptik ist auch unter schwierigsten Bedingungen erfolgversprechend.

4.12 Tracheotomie
U. Schuss

Medizinhistorisch wird die Durchführung einer Tracheotomie im heutigen Sinne bereits aus dem 2. Jh.n.Chr. durch den griechischen Arzt Antyllos berichtet. Die chirurgische Technik wurde Anfang des 16. Jh. von dem italienischen Arzt Antonio Musa Brasavola (1490–1554) beschrieben. Der Eingriff galt als äusserst schwierig, und die wenigen Operateure, die ihn wagten, riskierten dabei nicht selten ihre ärztliche Reputation. Mitte des vorigen Jahrhunderts begann eine Zeit, die man als die „*dramatische Periode*" bezeichnen könnte, denn es wurde nur im äussersten Notfall, bei vollständiger Obstruktion der Atemwege, tracheotomiert. Um 1930, mit der Verbesserung der chirurgischen Hilfsmittel, begann eine „*Periode des Enthusiasmus*", in der nach der Devise verfahren wurde: „Wenn du eine Tracheotomie bedenkst – mach sie!" Erst in der Mitte der 60er Jahre wurde eine rationale Diskussion über die Vorzüge von Intubation versus Tracheostoma geführt (Bradley 1997).

■ Definitionen

Unter dem Begriff der *Tracheotomie* versteht man die chirurgische Eröffnung der Trachea.
Bei der *Tracheostomie* wird diese Öffnung durch die direkte Adaptation der Trachealschleimhaut an die äussere Halshaut stabilisiert.

■ Indikationen

Die weitaus grösste Anzahl der Tracheotomien (>80 %) wird heute aus intensivmedizinischen Gründen durchgeführt. In etwa 20 % der Fälle besteht ein mechanisches Atemhindernis, meist durch Erkrankungen in Mund, Rachen oder Kehlkopf.
Die Entwicklung perkutaner Punktionstechniken, die seit Anfang der 80er Jahre als sinnvolle Ergänzung zur klassischen Methode, überwiegend im Bereich der Intensivmedizin (s. Kap 6.10) eingesetzt werden, hat nicht zu einem Rückgang der Zahl konventionellchirurgischer, plastischer Tracheostomien geführt. Die Indikation zur Tracheotomie wird offensichtlich zunehmend häufiger gestellt.
Die Wahl der Tracheotomie-Technik wird heute nach den Gegebenheiten der Kliniken interdisziplinär am Einzelfall entschieden. Eine Absprache der beteiligten Fachdisziplinen ist unerlässlich, da neben den Eingriffen auch die möglichen Komplikationen beherrscht werden müssen.
Die Intensivmediziner geben der perkutanen Tracheotomie zunehmend den Vorzug, was von HNO-ärztlicher Seite durchaus kritisch betrachtet wird (Klemm 1999). Eine Literatur-Meta-Analyse von Dulguerov (1999) ergab eine höhere perioperative Komplikationsrate für die perkutanen Techniken, Spätschäden waren dagegen beim chirurgischen Stoma (Langzeitpatienten) erwartungsgemäss häufiger.
Die Indikationen für die Anlage eines epithelialisierten Tracheostomas sind:
- Mechanische Obstruktionen der oberen Luftwege:
  - durch akute, *traumatische* Verlegung der Atemwege, Verletzungen des Halses, des Pharynx und des Larynx, ebenso bei schweren Mittelgesichts- und Unterkieferfrakturen, auch unter dem Gesichtspunkt nachfolgender rekonstruktiver Operationen,
  - durch akute, *entzündliche* Erkrankungen des Mundbodens, des Pharynx und des Larynx: Mundboden- und Halsphlegmone, Parapharyngealabszesse und die heute selten gewordene Diphtherie,
  - durch *Tumoren* des Zungengrundes, des Larynx und der oberen Trachea; die Indikation zur Präventiv-Tracheostomie stellt der behandelnde MKG-Chirurg oder der HNO-Arzt. Ausgedehnte Operationen am Unterkiefer und im Mund-Rachen-Raum sowie am Kehlkopf erfordern eine Sicherung der Atemwege über das Tracheostoma für mehrere Wochen, wird postoperativ eine Bestrahlung durchgeführt, oftmals sogar über Monate. Auch die Schluckfunktion kann durch die operativen Massnahmen so gestört sein, dass temporär eine Aspiration auftritt. Über ein Tracheostoma ist die Pflege der unteren Luftwege wesentlich erleichtert. Insbesondere bei pulmonalem Vorschaden und älteren Patienten mit reduziertem Allgemeinzustand sollte die Indikation grosszügig gestellt werden,
- Laugen- und Säureverletzungen mit ausgedehnten Schleimhautnekrosen im Mund-Rachenraum,
- Tracheostoma-Anlage in der Intensivmedizin. Die Indikationen werden ausführlich in Kapitel 6.10 dargestellt.

◼ „Notfall-Tracheotomie"

Die Indikation zu einer Notfall-Tracheotomie bei akuter Verlegung der oberen Luftwege ist umstritten. Die Notfallsituation kann sich durch auftretende Blutungen verschärfen. Bei Anoxie muss die Trachea innerhalb von 2–3 min geöffnet werden, was selbst für einen erfahrenen Operateur mit Assistenz und unter optimalen klinischen Bedingungen schwierig ist. Die bessere Alternative ist die Koniotomie (Kapitel 4.10).

Eine Notfall-Tracheotomie als *„outdoor-procedure"* ist auch vom erfahrenen Chirurgen ohne Assistenz nicht durchführbar!!

◼ Chirurgische Technik der Tracheostomie

Vorbereitung

Beim kooperativen Patienten kann der Eingriff nach Prämedikation in Lokalanästhesie durchgeführt werden. Bei bestehender Ateminsuffizienz toleriert der Patient die flache Rückenlage (Abb. 4.59) meist nicht, sondern verlangt aufgrund seines Lufthungers eine halbsitzende Position. In solchen Fällen sollte eine Intubationsnarkose angestrebt werden.
Nach Notfall-Intubation mit dem Beatmungsbronchoskop (s. Kap. 4.3) kann bei liegendem Rohr tracheotomiert werden (cave Aspiration!).

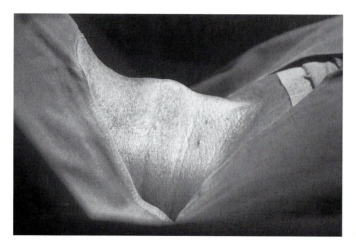

Abb. 4.59 Lagerung: Der Patient liegt in Rückenlage, der Hals sollte maximal überstreckt werden. Eine Unterpolsterung der Schultern ist hilfreich.

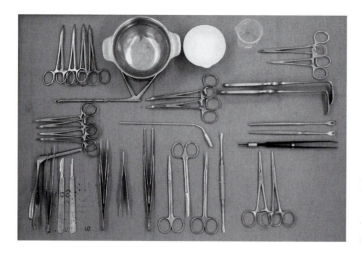

Abb. 4.60 Instrumente: Die Abbildung zeigt das typische Instrumentarium mit den Langenbeck-Haken und den Kocherklemmen. Wichtig ist eine suffiziente Absaugung.

Operationsschritte

Das Instrumentarium für die Tracheostomaanlage ist in Abb. **4.60** dargestellt. Nach medianem, vertikalem (oder horizontalem) Hautschnitt über 3–4 cm (beim adipösen Hals auch deutlich länger) zwischen dem tastbaren Ringknorpel und dem Jugulum erfolgt die Präparation der Haut mit Reduktion des subkutanen Fettgewebes und Durchtrennung der oberflächlichen Halsfaszie. Nach Darstellung der geraden infrahyoidalen Halsmuskeln wird die mittlere Halsfaszie in der Mittellinie (Linea alba) gespalten; die Haken werden eingesetzt und zur Seite gezogen. Der Unterrand des Ringknorpels wird palpiert, aber möglichst nicht freigelegt, und anschliessend der Oberrand, bei Anlage eines tiefliegenden Tracheostomas dagegen der Unterrand der Schilddrüse dargestellt. Der Schilddrüsenisthmus wird in der Mittellinie auf dem Niveau der prätrachealen Faszie unterminiert (bedenke: die Trachea verläuft hier gegenüber dem Hautniveau steil in die Tiefe, Abb. **4.61**).
Der Isthmus der Schilddrüse wird beidseits der Mittellinie mit Klemmen gefasst, durchtrennt und übernäht. Die Freilegung der Trachea muss sich auf die Vorderwand beschränken (Abb. **4.62**). Die Schilddrüse sollte immer durchtrennt werden, auch wenn sie sich nach kranial oder kaudal verschieben lässt. Im Falle einer (nicht seltenen) Wundheilungsstörung besteht sonst beim Kanülenwechsel die Gefahr einer Blutung aus den Gefässen der Schilddrüse. Es erfolgt nun die Inzision der Tracheavorderwand unterhalb des 2. Trachealringes über 2–3 Knorpelspangen (Abb. **4.63**). Bei tiefliegender Trachea empfiehlt sich vor der Inzision die Fixation und Elevation nach oben mit einem Einzinker-Haken. Es erfolgen *keine Knorpelresektionen!* Die Bildung eines U-Lappens aus der Tracheavorderwand („Björk-Lappen") ist wegen der Gefahr der Nekrose nicht zu empfehlen. Abschliessend wird die spannungsfreie Naht der vorbereiteten Hautlappen an die Schleimhaut der Trachea durchgeführt (Abb. **4.64**). Danach erfolgt der Einsatz der vorbereiteten Trachealkanüle mit Schutzkompresse.

Wahl der Kanüle

Innendurchmesser ab 3,5 mm für Kinder, 8 mm für Frauen, 9 mm für Männer sind die Regel. Sprechven-

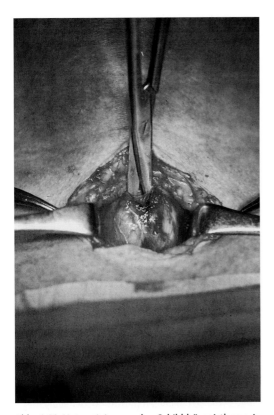

Abb. **4.61** Unterminierung des Schilddrüsenisthmus in der Mittellinie auf dem Niveau der prätrachealen Faszie.

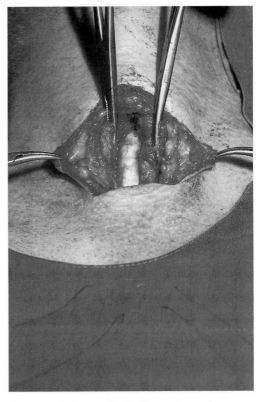

Abb. **4.62** Freilegung der Tracheavorderwand.

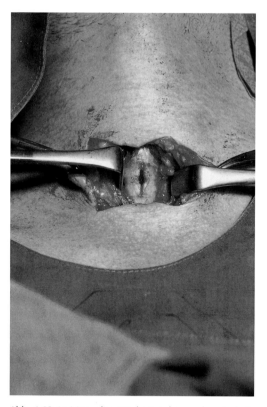

Abb. 4.63 Inzision der Tracheavorderwand unterhalb des 2. Trachealrings über 2–3 Knorpelspangen.

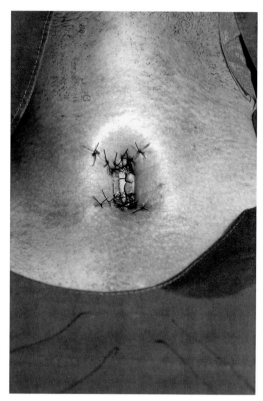

Abb. 4.64 Spannungsfreie Naht der vorbereiteten Hautlappen an die Trachealschleimhaut.

tilkanülen sollten erst nach Abheilung des Stomas eingesetzt werden.
Bei Aspirationsgefahr und bei beatmeten Patienten ist eine Plastikkanüle mit Cuff erforderlich, der druckkontrolliert mit Luft gefüllt wird.

Nachbehandlung

Tägliche Pflege der peristomatalen Haut mit fetthaltiger Salbe oder Zinkpaste zur Vermeidung einer Dermatitis ist ebenso notwendig wie die Befeuchtung der Atemluft.
Der 1. Kanülenwechsel erfolgt am 3. postoperativen Tag (bei Kleinkindern 2–3 Tage später) durch den Arzt: Stirnlampe, Abdecktuch, Spritze zum Auffüllen des Cuffs („Blockerspritze"), Killian-Spekulum und 2 Absaugkatheter müssen vorbereitet werden, auf Asepsis ist zu achten!
Das Innenteil einer Kanüle wird vom Pflegepersonal bei Bedarf (Verschleimung, Verborkung) häufiger herausgenommen und gereinigt.

Erschwerter Kanülenwechsel

Zeigt sich beim Wiedereinführen der Kanüle ein Widerstand, darf keine Gewalt angewendet werden!
Schwierig wird der Wechsel bei einer Nahtdehiszenz am kaudalen Stomarand, weil dies eine *via falsa* begünstigt (Blutungsgefahr!), und bei Tumoreinbruch in das Tracheostoma.
Assistenz und Vorbereitung sind immer erforderlich; Absaugung und Spekulum werden benötigt.
Ein *eng anliegender Führungsschlauch* sollte so in die Kanüle eingeführt werden, dass er ca. 10 cm weit über das Kanülenende hinausragt. Dieser weiche Gummischlauch wird zunächst in die Trachea eingeführt, was beim wachen Patienten in der Regel zu einem Hustenreiz führt. Die Kanüle wird dann vorsichtig über den Führungsschlauch in die Trachea geschoben und der Gummischlauch danach zügig entfernt. Die regelrechte und zentrale Lage der Kanüle muss anschliessend endoskopisch kontrolliert werden.
Anmerkung: Als Führungsschläuche eignen sich besonders die 30 cm langen Darmrohre der Willy Rüsch AG aus Weichgummi mit verschiedenen, der Trachealkanüle anzupassenden Durchmessern.

Komplikationen

- Jede auftretende *Blutung* bedarf der chirurgischen Revision.
- Ebenso müssen ein *Hautemphysem und Wundinfektionen* vom Operateur mitbeurteilt werden.
- Bei *Dysphagie* ist zunächst der Kanülensitz zu prüfen, ggf. sollte eine Röntgenkontrastdarstellung des Ösophagus erfolgen.
- Bei *Dislokation der Kanüle* durch einen Hustenstoss oder beim Umlagern ist eine zügige Reposition erforderlich.
- Bei *Luftnot* trotz regelrecht sitzender Kanüle wird zuerst abgesaugt und (wenn vorhanden) das Innenteil der Kanüle entfernt. Bei beatmeten Patienten ist im Notfall ein sofortiger Kanülenwechsel durchzuführen. Bei ausreichender Restbeatmung erfolgt zunächst eine Endoskopie über die Kanüle (Borke?), wenn daraufhin kein Atemhindernis erkennbar ist, muß die Kanüle entfernt werden.
- *Spätschäden* an der Trachea (Stenosen, Tracheomalazie) durch falschen Kanülensitz werden durch endoskopische Untersuchungen und regelmässigen Kanülenwechsel vermieden.

Zur speziellen Problematik der Tracheotomie beim Kind

Die Entwicklung der letzten Jahrzehnte lässt erkennen, dass Kinder mit Langzeitproblemen im Bereich der Atemwege wieder häufiger und frühzeitiger tracheotomiert werden (Wetmore 1999, Vollrath 1999). Mehr als die Hälfte der Kinder ist jünger als 1 Jahr, wobei die erworbenen und die kongenitalen Veränderungen an Larynx und Trachea die grössten Gruppen darstellen. Deutlich zugenommen hat in den letzten Jahren die Tracheotomie bei neurologischen Erkrankungen.
Die Indikation ist vergleichbar wie beim Erwachsenen je nach den Problemen durch Obstruktion, Sekretion und Ventilation.
Eine Notfall-Tracheotomie sollte beim Kind nicht durchgeführt werden.

Operative Besonderheiten

Die Kinder sollten bei der Lagerung nicht zu weit überstreckt werden, weil dies die Trachea in die Tiefe des Halses verlagert und die mediastinalen Gefässe und die Lungenspitzen in den Halsraum zieht (Vollrath 1999).

Eine vertikale Schnittführung in der Haut ist zu bevorzugen, da sie Erweiterungen nach oben und unten zulässt.
Die palpatorische Orientierung ist schwierig, weshalb die Präparation streng in der Mittellinie erfolgen muss. Die Trachea ist aufgrund des geringen Durchmessers und der Weichheit schwierig zu tasten; einige Chirurgen bevorzugen deshalb eine Beatmung über das Tracheobronchoskop.
Die Trachea wird unterhalb des 1. Trachealringes, vertikal über 2–3 Spangen inzidiert. Eine Naht der Haut an die Trachea ist bei Kindern unter 1 Jahr nicht unbedingt erforderlich, wird aber empfohlen (Vollrath 1999). Der erste Kanülenwechsel erfolgt nach 1 Woche, bis dahin hat sich der operativ angelegte Schacht stabilisiert.
Die Anlage eines Stomas beim Kleinkind ist ausserordentlich schwierig und verlangt eine besondere Vorbereitung durch Anästhesisten und Pädiater und einen erfahrenen Operateur (Rogers 1997). Die Komplikationsrate korreliert mit dem Körpergewicht: bei weniger als 2000 g KG traten in 50 % Komplikationen auf (Ward 1995).
Wichtig ist eine eingehende Schulung der Eltern und des häuslichen Pflegepersonals in der Stomapflege und Absaugtechnik. Der Kanülenwechsel muss bereits in der Klinik geübt werden.

Fazit

- Die Tracheotomie ist keine primäre Notfallmassnahme.
- Wenn über längere Zeiträume die Sicherung der oberen Atemwege gefährdet ist, ist die Anlage eines epithelialisierten Tracheostomas beim Erwachsenen und beim Kind indiziert.
- Komplikationen sind: Blutung, Hautemphysem und Wundinfektionen, Dysphagie, Dislokation der Kanüle und Verlegung des Kanülenlumens.
- *Spätschäden* (Stenosen) an der Trachea durch falschen Kanülensitz werden durch endoskopische Untersuchungen und regelmässigen Kanülenwechsel vermieden.
- Die Entwicklung der letzten Jahrzehnte lässt erkennen, dass Kinder mit Langzeitproblemen im Bereich der Atemwege wieder häufiger und frühzeitiger tracheotomiert werden.
- Die Anlage eines Stomas beim Kleinkind ist ausserordentlich schwierig und verlangt eine besondere Vorbereitung durch Anästhesisten und Pädiater und einen erfahrenen Operateur.

4.13 Mobile Einheit „Schwieriger Atemweg"
R. Georgi

1993 wurde in den USA die „Task Force on Management of the Difficult Airway" von der American Society of Anesthesiologists gegründet. Zwei wesentliche Ergebnisse dieser Arbeitsgruppe sind die Erarbeitung der „Practice Guidelines for Management of the Difficult Airway" und in diesem Zusammenhang die Notwendigkeit, spezielle Zusatzinstrumente für die schwieriger Atemwegssicherung vorzuhalten. Der empfohlene Inhalt für eine *mobile* Einheit „Schwieriger Atemweg" ist in Tabelle 4.**29** nach den Richtlinien der „ASA Task Force" aufgelistet. Der Inhalt dieser Einheit ist als Empfehlung zu betrachten.
Er muss:
- den speziellen Aufgaben einer Anästhesie-Klinik,
- dem Patientengut,
- der Prävalenz schwieriger Atemwegssicherungen und
- den Fertigkeiten der Anwender

gerecht werden und angepasst sein.
Es nützen keine Instrumente, mit denen niemand Erfahrung hat.
Wenn verschiedene Endotrachealtuben, Larynxmasken und eine endexspiratorische CO_2-Messung zur Standardausrüstung eines jeden Anästhesiearbeitsplatzes gehören, müssen diese nicht Bestandteile der mobilen Einheit sein.

Überflüssiges Instrumentarium wird immer Verwirrung stiften, fehlendes Instrumentarium, das aber aufgrund des Patientenklientels erforderlich wäre, kann zu forensischen Konsequenzen führen.

In einer Analyse von 2000 Berichten über anästhesiologische Zwischenfälle (Williamson 1993) fiel auf, dass nur in einem der 85 Berichte über Schwierigkeiten bei der Atemwegssicherung ein sogenannter „difficult intubation trolley" erwähnt wurde.
In Abbildung 4.**65** ist ein Beispiel für eine mobile Einheit „Schwieriger Atemweg", wie sie in unserer Klinik zur Verwendung kommt, dargestellt. In Abbildung 4.**66** (Seite 238) sind der Inhalt und die Aufteilung der Schubladen zu sehen.
Zusätzlich können in einer mobilen Einheit vorhanden sein:
- Manu-Jet®,
- Ravussin-Kanülen® unterschiedlicher Grössen,
- retromolares Intubationsfiberskop nach Bonfils®,
- Fiberoptik mit einem Außendurchmesser von 2,2 mm für fiberoptische Intubationen von Säuglingen.

An jedem Anästhesiearbeitsplatz sollten vorhanden sein:
- Macintosh- und Foregger-Spatel unterschiedlicher Größen,
- Tuben (verschiedener Art nach Größe sortiert),
- Führungsstäbe unterschiedlicher Größe,
- Magill-Zangen unterschiedlicher Größe,
- Standard-Larynxmasken unterschiedlicher Größe,
- endexspiratorische CO_2-Messung,
- Pulsoxymetrie.

Die *Montage einer Absaugvorrichtung* an die mobile Einheit hat sich bewährt. Zusätzlich zur Absaugvorrichtung im Einleitungs- oder OP-Saal kann sie separat für die Saugung über den Arbeitskanal des Fiberendoskops genutzt werden, die stationäre OP-Saugung z.B. zum Entfernen von Sekret oder Blut mittels Absaugkatheter.
Auf die *Montage einer Sauerstoff-Flasche* an die mobile Einheit kann verzichtet werden, wenn:
- die Sauerstoff-Applikation über eine zentrale Versorgung in jedem Einleitungs- bzw. OP-Saal möglich ist,

Tabelle 4.29 Empfohlener Inhalt der mobilen Einheit „Schwieriger Atemweg" nach den Empfehlungen der American Society of Anesthesiologists Task Force on Management of the Difficult Airway 1993

- Laryngoskopspatel, die sich in Form und Größe von den Routinespateln unterscheiden,
- Endotrachealtuben unterschiedlicher Größe,
- Führungshilfen für Endotrachealtuben (z.B. Bougies, Magillzange),
- Zubehör zur fiberoptischen Intubation,
- Zubehör zur retrograden Intubation,
- Zubehör für den notfallmäßigen nichtchirurgischen Atemwegszugang (z.B. transtracheale-Jet-Ventilation, Larynxmaske, Combitube®),
- Zubehör für den chirurgischen Atemwegszugang (Koniotomie-Set),
- Zubehör zur endexspiratorischen CO_2-Messung.

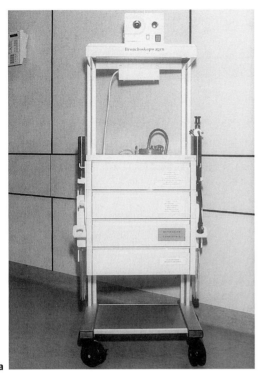 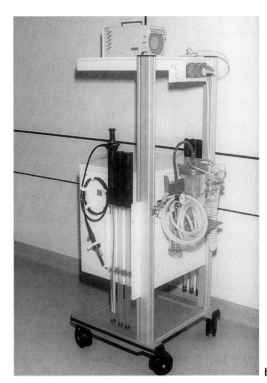

Abb. 4.65 Fahrbare Einheit mit Zusatzinstrumentarium für die schwierige Atemwegssicherung. Der Inhalt und die Aufteilung der Schubladen ist in Abbildung **4.66** dargestellt. An der Rückseite montiert: Mehrfachsteckdosen und Absaugvorrichtung.

- auf den peripheren Stationen eine Sauerstoff-Flasche mit Druckminderer, Sprudler und Bronchusabsaugung für den Notfall zur Verfügung steht.

Dient die mobile Einheit „Schwieriger Atemweg" nicht nur dem Einsatz in einer OP-Einheit, sondern auch der Versorgung von Patienten auf angrenzenden Stationen und Wachstationen, so sind natürlich die o.g. verschiedenen Tuben, Larynxmasken, Laryngoskopspatel, Magill-Zangen und Führungsstäbe in die Ausstattung mit aufzunehmen, ggf. auch eine Sauerstoff-Flasche.

Bei dezentralen OP-Bereichen ist es notwendig, mehrere mobile Einheiten „Schwieriger Atemweg" in einer Anästhesieabteilung vorzuhalten. In einem Zentral-OP, in dem alle operativen Fachrichtungen tätig sind, kann eine mobile Einheit ausreichend sein.

Bei Vorhandensein mehrerer mobiler Einheiten muss ein einheitliches Grundprinzip in der Aufteilung der Schubladen zur besseren Orientierung eingehalten werden. Die Inhalte der einzelnen Schubladen sollten jedem Mitglied des ärztlichen und des Pflegepersonals bekannt sein. Auf der Frontseite der Schubladen empfiehlt sich, eine Beschriftung anzubringen. Alle Neuerungen, die die mobile Notfalleinheit betreffen, sei es eine veränderte Ausrüstung oder eine Änderung in der Konstruktion oder dem Standort, sind dem *gesamten* Personal *sofort* mitzuteilen.

Es sollte immer freier Zugang zu der mobilen Einheit möglich sein. Der Platz darf nicht verstellt, der Ort muss allen bekannt sein.
Die Schubladen sollten auch bei schnellen Kurvenfahrten im Notfall z. B. durch einen zusätzlichen Magnetmechanismus oder einen Haltebügel geschlossen bleiben. Ebenso ist auf eine sichere Fixierung der Lichtquelle zu achten. Es sollten keine Flaschen oder Ampullen auf dem Wagen in Parkposition abgelegt werden. Diese könnten bei schnellen Fahrten zu Bruch gehen und zu Verletzungen führen. Eine Arbeitsfläche auf der mobilen Einheit ist im allgemeinen nicht erforderlich, da in den Einleitungs- bzw. OP-Sälen genügend Platz für die Vorbereitung des Instrumentariums vorhanden ist. Die Absaugeinrichtung ist täglich zu überprüfen, ebenso die Funktion der Lichtquelle, *inklusive* der Ersatzbirne. Bei Gerä-

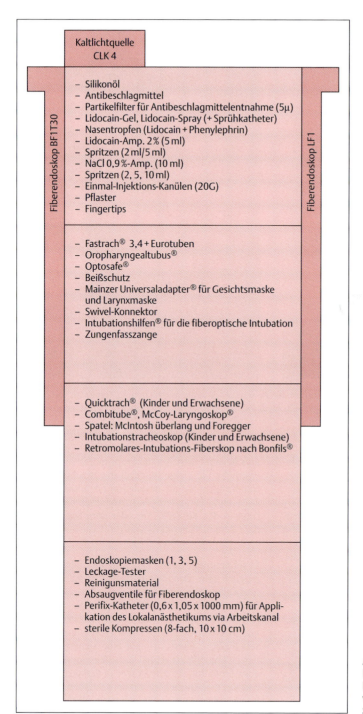

Abb. 4.66 Schematische Darstellung der Ausrüstung der mobilen Einheit für die schwierige Atemwegssicherung – Inhalte der einzelnen Schubladen.

ten, die mit Batterien oder Akkus betrieben werden, ist die tägliche Funktionskontrolle unbedingt einzuhalten.

Der Ablauf der Sterilitätsdaten muss z. B. bei den industriellen Koniotomie-Sets, die eher selten zum Einsatz kommen, regelmäßig überprüft werden.

Bei den Maßen der mobilen Einheit ist darauf zu achten, daß alle Türen mit ihr passiert werden können und daß ihr Einsatz auch in beengten Patientenzimmern möglich ist.

Tragbare Notfalleinheit „Schwieriger Atemweg"

Für den Einsatz außerhalb des OP-Bereiches ist es durchaus denkbar, tragbare Notfalleinheiten einzurichten, etwa in Form eines Notfallkoffers „Schwieriger Atemweg" (Jesudian 1986). Die Problematik dieser vom Platz sehr eingeschränkten Koffer ist die Ausstattung. Wenn die Grundausstattung aus einem Beatmungsbeutel, Gesichtsmasken Größe 3 und 4, Guedel- und Wendl-Tuben, einem normalen und einem überlangen Macintosh-Spatel, Larynxmasken Größe 3 und 4, einem Combitube®, einem Koniotomie-Set sowie verschiedenen Endotrachealtuben mit den entsprechenden Führungsstäben besteht, werden die Grenzen des vorhandenen Platzes erreicht und die für den Notfall so wichtige übersichtliche Anordnung geht verloren.

Letztlich können bezüglich der Konstruktion oder des Designs der mobilen Einheit keine einheitlichen Empfehlungen gegeben werden; die besonderen Gegebenheiten der jeweiligen Einsatzbereiche müssen berücksichtigt werden.

Eine zusätzliche Ausrüstung der mobilen Einheit mit einem Monitor zur Videoüberwachung oder einem „teaching adapter" ist möglich.

Fazit

- Eine mobile Einheit „Schwieriger Atemweg" sollte vorhanden oder jederzeit verfügbar sein:
  - in jeder OP-Einheit,
  - in jedem Aufwachraum,
  - auf jeder Intensivstation.
- Die Ausstattung der mobilen Einheit muß orientiert sein an:
  - den speziellen Aufgaben der Anästhesie-Klinik,
  - dem Patientengut der einzelnen operativen Kliniken,
  - der Prävalenz schwieriger Atemwegssicherungen und
  - den Fertigkeiten der Anwender.
- Der Inhalt der mobilen Einheit „Schwieriger Atemweg" muß aus Alternativen zu dem routinemäßig vorhandenen Instrumentarium bestehen:
  - Alternativen bei supraglottischen Ursachen für Probleme der Atemwegssicherung z. B.:
    - überlanger Macintosh-Spatel, Foregger-Spatel,
    - Laryngoskopmodifikationen,
    - Fiberoptik inklusive Zubehör,
    - retromolares Intubationsfiberskop nach Bonfils®,
    - Intubationslarynxmaske,
    - Trachlight®,
    - Combitube®
  - Alternativen bei glottischen und infraglottischen Ursachen für Probleme der Atemwegssicherung z. B.:
    - Koniotomie-Set,
    - Intubationstracheoskop,
    - Zubehör für transtracheale Jet-Ventilation,
    - Zubehör für retrograde Intubation.
- Ausstattung und Standort der mobilen Einheit müssen jedem Mitglied des ärztlichen und Pflegepersonals bekannt sein. Eine tägliche Funktionsprüfung des Instrumentariums ist erforderlich. Der Umgang mit dem Instrumentarium muß ständig geübt werden.

5 Strategien und Algorithmen

5.1 Präoxygenierung
F. Mertzlufft, A. Koster

◼ Einleitung

Jeder Atemstillstand ist ein Notfall und verlangt sofortiges Handeln: Gabe von Sauerstoff, Beatmung und oft die endotracheale Intubation.

Die damit verbundene Hypoxiegefahr resultiert aus 2 Sachverhalten:
- das Beherrschen der Situation ist nicht vorhersagbar, und
- der Sauerstoffverbrauch besteht trotz fehlender Sauerstoffversorgung unverändert weiter.

Dieser praktischen Situation steht grundsätzlich folgende Überlegung gegenüber: Durch geeignete O_2-Applikation ohne Beatmung könnte die O_2-Versorgung des Patienten trotz und während Apnoe für etwa eine Stunde sichergestellt und der Anstieg des Kohlendioxidpartialdrucks (pCO_2) – während einer Stunde Apnoe im Extremfall auf etwa 200 mmHg – durch gleichzeitige Norm- oder Hyperoxie toleriert werden (Zander 1994).

◼ Historie

Seit der Isolierung des von Antoine Laurent Lavoisier „Sauerstoff" genannten Gases im Jahre 1771 durch den britischen Theologen Joseph Priestley (1733–1804) (Priestley 1965) werden auch die Folgen eines Sauerstoffmangels untersucht. Bereits Jahrhunderte zuvor hatte der Streit, ob letztlich die fehlende Atmung oder die Pulslosigkeit zum Tode führt, die wissenschaftliche Diskussion und das Schicksal von Forschern und Ärzten geprägt. Ein Beispiel hierfür ist der Brüsseler Arzt Andreas Vesalius (1514-1546). Obwohl er in seinem berühmten Lehrwerk „De humanis corporis fabrica libri septem" (1543) als erster die Bedeutung der Atmung für die Aufrechterhaltung der Herzfunktion beschrieben hatte, konnte sich seine Beweisführung nicht durchsetzen. Die Anhänger der damals vorherrschenden Galen-Lehrmeinung (Galenus, 129-199 n.Chr.) gaben ihm den Namen „Vesanus" (Der Verrückte), und Vesalius musste sein Lehramt als Chirurgieprofessor aufgeben und flüchten. Erst 100 Jahre später zeigte Robert Hooke (1635-1703), dass zur Aufrechterhaltung des Lebens nicht mehr nötig sei als genügende Zufuhr frischer Luft (Hooke 1667), und wieder 100 Jahre später akzeptierte die wissenschaftliche Gemeinschaft aufgrund einer Wiederholung der Experimente von Vesalius und Hooke durch den schottischen Chirurgen John Hunter (1728–1739), dass trotz erhaltener Kreislauffunktion die Atmung versiegen kann und treibende Kraft des Lebens ist (Hunter 1776). Schlusspunkt dieser Diskussion war die im Jahr 1974 ausgesprochene Empfehlung der American Heart Association, dass das unmittelbare Freimachen der Atemwege die erste und entscheidende Maßnahme ist (American Heart Association 1974).

Bezüglich der Ursachen der Bedrohung im Rahmen einer gestörten oder fehlenden Atmung war es der französische Physiologe Paul Bert (1833-1886), der 1878 in seinem Buch „La pression barométrique" feststellte, dass der Tod des Organismus nahezu immer durch einen Sauerstoffmangel herbeigeführt würde, vor allem verursacht durch Störungen der Atmung. Aber erst 1935 wurde von Haldane und Priestley der bis heute gültige Sachverhalt beschrieben, dass die Lunge der einzig nennenswerte Speicher für Sauerstoff ist, der aber nur etwa 400 ml enthält und daher nach etwa 75 Sekunden aufgebraucht ist (Haldane und Priestley 1935).

Die Frage danach, wie die Sauerstoffversorgung während Atemstillstands sichergestellt werden kann, war bereits im Jahre 1908 durch den an der Charité tätigen Arzt Franz Volhard beantwortet worden: In Hundeversuchen zeigte er, dass bei Atemstillstand subatmosphärische Drücke herrschen, die trotz bestehender Apnoe zu einer Gasströmung in die Lungen führen, die im Falle der Gabe von Sauerstoff bis zu 2 Stunden anhielt (Volhard 1908), d. h. Sauerstoffaufnahme trotz Atemstillstand. Auf der Grundlage von Literaturdaten wurde 1994 gezeigt, dass Apnoezeiten von bis zu einer Stunde tatsächlich mit einfachen Bilanzierungen des Sauerstoffspeichers Lunge in Einklang zu bringen sind (Zander 1994), und der klinisch erfolgreiche Einsatz dieser Diffusionsatmung erfolgte problemlos über etwa 30 min an einem Notfallpatienten (Biedler 1994).

Die Frage, wie bereits *vor* einem Atemstillstand der Sauerstoffspeicher Lunge sicher und ausreichend mit Sauerstoff gefüllt werden kann, wurde noch im Jahr 1992 dahingehend beurteilt, dass die vorhandenen Verfahren dies nicht zulassen und die anästhesiologische Praxis im Sinne geeigneter Vorgehensweisen verbessert werden müsse (Anonymous 1992). Zeitgleich und in der Folge erschienen Arbeiten zu diesem Sachverhalt, die beispielsweise unter den Termini „intrapulmonale O_2-Speicherung", „optimale Präoxygenierung" und „optimale O_2-Applikation" auch ein zur sicheren Hypoxieprophylaxe (vor und während Apnoe) offenbar geeignetes Verfahren diskutierten (Mertzlufft 1992, Mertzlufft 1994a, Mertzlufft 1994b, Mertzlufft 1996, Nimagadda 1998, Nimagadda 1999).

◘ Akute arterielle Hypoxie

Definiert ist die akute arterielle Hypoxie durch eine plötzliche Abnahme des arteriellen O_2-Partialdruckes (paO_2; mmHg), der auf Werte unterhalb des Normbereiches (je nach Lebensalter etwa 78 bis 95 mmHg) absinkt und unmittelbar danach – wie auch die arterielle O_2Sättigung (saO_2; %) – Werte des gemischtvenösen Blutes erreicht.

Das Problem muss beherrscht werden in der präklinischen Versorgung, bei der Narkoseeinleitung sowie während der postoperativen Überwachung. Einige perioperative Ursachen sind in Tabelle 5.1 exemplarisch zusammengefasst. Die Literaturangaben zur Häufigkeit und den Folgen dieser akuten Hypoxie sind inkonsistent und schwanken erheblich (vgl. zum Beispiel Mertzlufft 1996).

Die Gefahr rührt daher, dass unter Normalverhältnissen nur eine sehr kleine Menge Sauerstoff (etwa ein Hundertsechzigstel) vom Ort der O_2-Aufnahme aus den Zellstoffwechsel erreicht und unser Organismus über keine nennenswerte O_2-Reserve verfügt, so dass der O_2-Verbrauch für gerade nur etwa 2 bis 3 min gesichert ist. Allerdings läuft der O_2-Verbrauch trotz Unterbrechung der O_2-Zufuhr weiter, wobei eine vollständige Ausschöpfung des noch vorhandenen Sauerstoffs für die meisten Zellsysteme nicht möglich ist.

Schon nach wenigen Sekunden bis Minuten können Schäden in und an den Zellen auftreten mit unmittelbaren Funktionsstörungen lebenswichtiger Zellsysteme (zentrales Nervensystem, Herz-Kreislauf-System), die schon nach nur etwa 2 bis 3 min irreversibel sein können.

Die klinische Erfahrung zeigt, dass diese Gefahr in der Regel durch zunächst nicht zu erkennende pathologisch-anatomische Veränderungen und Hindernisse sowie plötzlich auftretende erschwerte Intubationsbedingungen hervorgerufen werden kann. Nicht selten sind diese unvermittelt kombiniert mit Schwierigkeiten bei der Maskenbeatmung und einer relevanten Verlängerung der Apnoezeit, manchmal mit einem Zeitbedarf im Bereich von 10 min und mehr. Aggraviert werden kann die Situation ferner durch die Erfahrung und Einschätzung des Arztes sowie durch die zur Verfügung stehenden technischen

Tabelle 5.1 Beispiele von perioperativen Ursachen einer akuten arteriellen Hypoxie (aus Mertzlufft F. Optimale O_2-Applikation über den nas-oralen Weg. Anästhesiol Intensivmed Notfallmed Schmerzther. 1996; 31: 381–5)

Verringerung der FRC	Lebensalter (Kleinkinder, Senioren) Schwangerschaft, Übergewicht Anästhetika, Muskelrelaxanzien Lagerung (halbsitzend, liegend, sitzend) Operation und Wundverschluß (Naht)
Störungen des Ventilations-Perfusionsverhältnisses	volatile Anästhetika Zustand nach kontrollierter Beatmung Seitenlagerung
Hypoventilation	zentral
Unterbrechung der O_2-Zufuhr	
Apnoe	obstruktiv (pharyngeale Obstruktion, Laryngospasmus) Diskonnektion Intubationsprobleme, „schwierige Intubation" Maskenbeatmung nicht möglich
N_2O-Elimination	„second gas effect"
Atelektasen	
Sekretverhalt	
Pneumonie, Lungenödem	

Möglichkeiten (O_2-Systeme, Fiberoptik, Jet-Geräte etc.).

Ursache ist die Tatsache, dass der O_2-Verbrauch von etwa 250 ml pro Minute nur vorübergehend aus dem Lungenspeicher gedeckt werden kann (Tab. 5.2). Dieser intrapulmonale Speicher ist zum größten Teil ein Vorrat, der auch als *normoxischer effektiver* O_2-Speicher bezeichnet wird, weil er ohne nennenswerte Symptome einer Hypoxie zuerst genutzt werden kann.

Der normoxische effiziente O_2-Speicher beinhaltet bei Atmung von Raumluft ungefähr 160 ml Sauerstoff und ist dann verbraucht, wenn der alveoläre O_2-Partialdruck (pAO_2; mmHg) einen Wert von etwa 60 mmHg unterschreitet (die pulsoxymetrisch gemessene arterielle O_2-Sättigung (psaO_2) unterschreitet dabei einen Wert von 90 %).

Übrig bleibt anschließend der *hypoxische effektive* O_2-Vorrat von nur noch etwa 80 ml, der schnell verbraucht ist, so dass die arterielle O_2-Sättigung gleich der gemischtvenösen von etwa 75 % ist, entsprechend einem arteriellen pO_2 von ca. 40 mmHg, d.h.: $paO_2 = s\bar{v}O_2 = 40$ mmHg und $saO_2 = s\bar{v}O_2 = 75$ %. Danach fallen paO_2 und saO_2 weiter ab, wenn jetzt auch langsamer, weil der O_2-Vorrat des venösen Blutes noch genutzt wird.

Die in der Lunge bevorratete O_2-Menge von insgesamt nur etwa 240 ml ist offensichtlich schon für den Erwachsenen äußerst gering und kann bereits innerhalb nur einer Minute Atemstillstand eine akute arterielle Hypoxie mit einem paO_2 im Bereich von 40 mmHg und einer saO_2 von etwa 75 % verursachen (Tab. 5.2). Für Kleinkinder und schwangere Frauen ist dies unter Umständen dramatisch, weil der beim Kleinkind verfügbare intrapulmonale O_2-Speicher von insgesamt 15 ml Sauerstoff und der von 190 ml O_2 bei Schwangeren schon nach etwa 30 bis 35 s zur akuten Hypoxie führen kann (Frei 1994, Kinouchi 1995, Mertzlufft 1996, Zander 1995) (Tab. 5.2).

◼ Theorie der Hypoxieprophylaxe

Weil die effektive intrapulmonale Sauerstoffreserve bereits beim Erwachsenen nur für etwa 40 s Apnoe ausreicht (Tab. 5.2), wird in vielen Ländern mit den unterschiedlichsten Verfahren versucht, vor oder während der Narkoseeinleitung Sauerstoff zu verabreichen, um einen Sicherheitspuffer gegen die drohende arterielle Hypoxie anzulegen bzw. während Apnoe aufrechtzuerhalten. Diese Prophylaxe wird allgemein unter dem Begriff der sogenannten Prä-

Tabelle 5.2 Intrapulmonale Sauerstoffreserve (ml) unter Hyperoxie, Normoxie und Hypoxie (2 Stufen) für Erwachsene (65 kg KG), Schwangere (FRC-Abnahme 20 %, Zunahme des O_2-Verbrauchs um 20 %) und Kleinkinder (6,5 kg KG), ermittelt aus der funktionellen Residualkapazität (FRC) und der alveolären O_2-Fraktion (FAO_2). Der effektive O_2-Pool beschreibt, welche Beträge in ml (ml) bei Abnahme der Pulsoxymetersättigung (psaO_2 [%]) aus der Lunge freigesetzt werden können. Daraus abgeleitet ist die O_2-Reserve in Minuten oder Sekunden (min, s), definiert als diejenige Zeit, die verstreicht, bis die psaO_2 vom Normalwert von 98 % (alveolärer pO_2 [pAO_2] = 670 mmHg, Hyperoxie, bzw. 100 mmHg) auf 90 % (pAO_2 = 60 mmHg) oder 75 % (pAO_2 = 40 mmHg) abgefallen ist (aus Mertzlufft F. Optimale O_2-Applikation über den nasoralen Weg. Anästhesiol Intensivmed Notfallmed Schmerzther. 1996; 31:381–5)

				Erwachsene	Schwangere	Kleinkinder
FRC (ml)				3000	2400	200
O_2-Verbrauch (ml/min)				250	300	45
O_2-Pool	FAO_2	pAO_2 (mmHg)	psaO_2 (%)	O_2-Vorrat (ml)		
Hyperoxie	0,886	670	98	2650	2100	175
Normoxie	0,131	100	98	400	320	25
Hypoxie	0,079	60	90	240	190	15
Hypoxie	0,053	40	75	160	130	10
Effektiver O_2-Pool (ml)			ΔpsaO_2 (%)			
Hyperoxie			98 → 98	2250	1780	150
Normoxie			98 → 90	160	130	10
Hypoxie			90 → 75	80	60	5
O_2-Reserve (min/s)			ΔpsaO_2 (%)	**Zeit (min: ′; s: ″)**		
Hyperoxie (min)			98 → 98	9′	6′	3,5′
Normoxie (s)			98 → 90	40″	25″	13″
Hormoxie-Hypoxie (s)			98 → 75	60″	35″	20″

oxygenierung subsumiert. Dabei soll der angestrebte Effekt – Hypoxieprophylaxe durch O_2-Applikation – technisch einfach sein, möglichst schnell erzielt werden, und auch bei unerwartet verlängerter Apnoezeit über mehrere Minuten Sicherheit bieten (Kinouchi 1995, Maurette 1993, Mertzlufft 1996, Nimagadda 1998, Nimagadda 1999). Mit einer Ausnahme (Larsen 1999) finden sich in den einschlägigen Lehrbüchern aber kaum realistische Angaben zu diesem Vorgehen, obwohl dies in der Literatur unverändert Gegenstand der Betrachtung ist (Anonymous 1992, Association of Anaesthesists of Great Britain and Ireland 1988, Baraka 1999, Gold 1989, Zander 1994).

Eine Hypoxieprophylaxe kann nur dann erfolgreich sein, wenn der O_2-Speicher der Lunge vollständig mit reinem Sauerstoff gefüllt und gleichzeitig der vorhandene Stickstoff (N_2) ausgewaschen wird.

Doch selbst dann kann der effektive Sauerstoffvorrat innerhalb der funktionellen Residualkapazität der Lunge (FRC) nie 100 % O_2 enthalten, sondern maximal 88 %, weil die physiologischen Anteile der anderen stets vorhandenen Gase Kohlendioxid (CO_2: 5 %) und Wasserdampf (H_2O: 6 %) nicht eliminiert werden können und in den Alveolen unter einem Partialdruck von 40 mmHg ($pACO_2$) und 47 mmHg (pH_2O) stehen (Tab. 5.3).

Der eigentliche Vorgang der Hypoxieprophylaxe entspricht insofern einer Denitrogenisierung, weil streng genommen „nur" der Stickstoff eliminiert werden muss (vgl. Tab. 5.3 und 5.4).

Die N_2-Elimination ist gemäß Literaturbefunden für die Lunge nach etwa 1 min zu 98 % erreicht (Mertzlufft 1994 a, Mertzlufft 1994b) und nach etwa 2½ min zu 99 % (Carmichael 1989). Eine 100 %ige N_2-Auswaschung hingegen wurde (bei einem Barometerdruck [pB] von 735 mmHg und einem $pACO_2$ von 32,0 mmHg) erst nach etwa 3,2 min beschrieben (Mertzlufft 1994b) und resultierte unter den genannten Bedingungen in einem alveolären O_2-Partialdruck (pAO_2) von 658 mmHg. Für gemischtvenöses Blut

Tabelle 5.3 Beispiel zur Zusammensetzung der funktionellen Residualkapazität (FRC) unter Atmung von Raumluft und nach intrapulmonaler O_2-Speicherung (IOS) (Denitrogenisierung mit gleichzeitigem Auffüllen der FRC mit reinem Sauerstoff), abgeschätzte Zusammensetzung der funktionellen Residualkapazität (FRC) vor und nach intrapulmonaler Sauerstoffspeicherung (IOS) bei einem Barometerdruck (pB) von 760 mmHg und einer angenommenen FRC von 3000 mL; V = Volumen, c = Konzentration, p = Partialdruck

	Atmung von Raumluft			nach IOS		
	V (ml)	c (%)	p (mm Hg)	V (ml)	c (%)	p (mm Hg)
O_2	395	13,16	100	2657	88,6	673
CO_2	158	5,26	40	158	5,26	40
N_2	2262	75,39	573	0	0,00	0
H_2O	185	6,18	47	185	6,18	47
Gesamt	3000	100,00	760	3000	100,00	760

Tabelle 5.4 Beispiel zur Zusammensetzung der FRC nach intrapulmonaler O_2-Speicherung (IOS) und am Ende einer 10minütigen Apnoe, angenommene Zusammensetzung der FRC nach intrapulmonaler O_2-Speicherung (IOS) und am Ende einer hyperoxischen Apnoe von 10 min Dauer, Aufrechterhaltung der O_2-Gabe während der Apnoe; unterstellte alveoläre Ausgangswerte wie in Tabelle 5.3 (13,16 % O_2; 5,26 % CO_2; 75,39 % N_2; 6,18 % H_2O; pB 760 mmHg; FRC 3000 ml), angenommenes Atemminutenvolumen 8 l/min mit einer Frequenz von 16/min

	nach IOS			nach 10 min Apnoe		
	V (ml)	c (%)	p (mm Hg)	V (ml)	c (%)	p (mm Hg)
O_2	2675	88,60	673	2190	73,0	555
CO_2	158	5,26	40	317	10,50	80
N_2	0	0	0	308	10,30	78
H_2O	185	6,20	47	185	6,20	47
Gesamt	3000	100,00	760	3000	100,00	760

wiederum wird selbst nach 10 min Stickstoffauswaschung noch ein N_2-Partialdruck (pN_2) von 60 mmHg (10 % des Ausgangswertes) mitgeteilt (Fahri 1964). Gelingt allerdings die N_2-Elimination, so erhöht sich der gesamte intrapulmonale O_2-Speicher eines Erwachsenen auf etwa 2650 ml (Tabellen 5.**2** und 5.**3**), wovon rund 2400 ml O_2 auf den effektiven (primären) O_2-Vorrat entfallen, wodurch die O_2-Sicherheitsreserve auf etwa 10 min ausgedehnt wäre (10 min Atemstillstand × 250 ml/min O_2-Verbrauch = 2500 ml O_2-Reserve).

Ein derart optimaler Hypoxieschutz (ca. 2600 ml O_2 in der FRC) ist aber unter derzeit üblichen klinischen Bedingungen praktisch kaum zu erzielen (Anonymous 1992, Baraka 1999, Brandt 1994, Zander 1994), auch nicht durch Einsatz sogenannter Spülgassysteme mit Flussraten von bis zu 90 l Sauerstoff pro Minute (Brandt 1994, Ooi 1992). Dies liegt an einer Vielzahl komplexer und sich wechselseitig beeinflussender Faktoren (Anonymous 1992, Brandt 1994, Mertzlufft 1994b, Mertzlufft 1996). Hierzu zählen beispielsweise:
- die anatomischen Gegebenheiten
  - bei Patient (Gesichtsform, Zähne, Haarwuchs) und
  - Arzt (Größe der Hand, manuelle Kraft),
- die verfügbare Zeit und Übung des Ausführenden sowie
- die jeweils benutzten Verfahren und Systeme (Kreissystem, Spülgassystem u.s.w.).

Lediglich in 4 Fällen wurde zumindest über eine N_2-Auswaschung von 95 % berichtet (Braun 1980, Carmichael 1989, Hamilton 1955, Ooi 1992), allerdings nur, wenn das Ergebnis nicht im arteriellen Blut (paO_2), sondern alveolär (pAO_2) validiert wurde.

◘ Praxis der Hypoxieprophylaxe

Unter Präoxygenierung wird ein Vorgehen verstanden, mit dem der einzige therapeutisch nutzbare Sauerstoffspeicher des menschlichen Organismus – die funktionelle Residualkapazität der Lunge (FRC; etwa 3000 ml) – durch Applikation von reinem Sauerstoff (100 % O_2 = FIO_2 von 1,0) angefüllt werden soll, um die so erzeugte Reserve für einen anschließenden Atemstillstand nutzbar zu machen.

Der Vorteil der Maßnahme soll zusammengefasst darin liegen, dass einer Hypoxämie in gewissen Grenzen (je nach alveolärem Sauerstoffpartialdruck) vorgebeugt werden kann. Der klinisch eingeführte Begriff der *Präoxygenierung* beschreibt das tatsächliche Vorgehen allerdings insofern unvollständig, als es sich im Sinne der tatsächlichen Sicherheit gegenüber einer akuten arteriellen Hypoxie nicht um eine Sauerstoff-„Vorgabe" handeln sollte (wie der Begriff Präoxygenierung vermuten ließe), sondern vielmehr um den Versuch, reinen Sauerstoff (100 %) in ausreichender Menge (etwa 88 %) in der Lunge zu speichern – d. h. intrapulmonale O_2-Speicherung.

Voraussetzung für die intrapulmonale O_2-Speicherung (vollständige Füllung der FRC mit reinem O_2) ist die gleichzeitige und nahezu vollständige Auswaschung des in der Lunge vorhandenen Stickstoffs (N_2), auch Denitrogenisierung genannt.

Prinzip der intrapulmonalen O_2-Speicherung (IOS)

Unter physiologischen Bedingungen, d. h. Atmung von Raumluft mit 21 % O_2 (FIO_2 = 0,21), einem Barometerdruck (pB) von 760 mmHg, einem Wasserdampfdruck (pH_2O) von 47 mmHg und einem Kohlendioxidpartialdruck (pCO_2) von 40 mmHg, beträgt der Sauerstoffpartialdruck in den Lungenalveolen (pAO_2) etwa 100 mmHg (Tab. 5.**3**). Dies entspricht einer alveolären O_2-Konzentration (cAO_2) von etwa 13 % (100 ÷ 760) und einem O_2-Volumen von etwa 400 ml (FRC × 0,13). Nach Füllung der Lunge mit reinem Sauerstoff (intrapulmonale O_2-Speicherung; FIO_2 = 1,0) beträgt der pO_2 des Alveolarraums (pAO_2) dagegen 673 mmHg, weil die obligatorischen aktuellen Partialdruckanteile von Kohlendioxid (pCO_2 = 40 mmHg) und Wasserdampf (pH_2O = 47 mmHg) durch diese Speicherung nicht verdrängt werden können: pAO_2 = (pB - pH_2O - $pACO_2$) × FIO_2 (siehe Tabelle 5.**3**). Dieser alveoläre Sauerstoffpartialdruck von 673 mmHg kann jedoch nur dann erreicht werden, wenn keine nennenswerte N_2-Auswaschung mehr aus dem gemischtvenösen Blut (bzw. dem Gewebe) erfolgt. Ist dies nicht der Fall, so entspricht der pAO_2 von 673 mmHg einer alveolären O_2-Konzentration (cAO_2) von 88,6 % ([100 ÷ 760] × 673) bzw. einer alveolären O_2-Fraktion (FAO_2) von 0,886. Daraus resultiert bei einer FRC von etwa 3000 ml eine intrapulmonale O_2-Reserve von ca. 2650 ml Sauerstoff (FRC [ml] × FAO_2 = 3000 × 0,886) (s. Tab. 5.**3** und 5.**4**). Dieser intrapulmonale O_2-Speicher von etwa 2650 ml kann den O_2-Verbrauch des Menschen in körperlicher Ruhe ($\dot{Q}O_2$) von etwa 250 ml/min für etwa 10 min Atemstillstand decken (10 × 250 = 2500 ml) (s. Tab. 5.**3** und 5.**4**).

Im Gegensatz zur herkömmlichen „Prä-Oxygenierung" ist die Praxis der „De-Nitrogenisierung" – also intrapulmonale O_2-Speicherung (IOS)) – an mindestens 2 Prinzipien ausgerichtet:
- Auswaschung des Stickstoffs in der FRC zu mindestens etwa 98 % mit gleichzeitigem Ersetzen des ausgewaschenen N_2 durch reinen Sauerstoff und

- Verhindern des Eindringens weiterer N_2-Mengen aus der Umgebungsluft.

Wird dies erreicht, kann für einen Erwachsenen tatsächlich ein O_2-Vorrat für mindestens 9 min erzeugt werden (2650 ml = 88 % = 670 mmHg; siehe Tab. 5.2 und 5.3), bei einer schwangeren Frau eine Sicherheitsreserve von 6 min (etwa 2100 ml gespeicherter Sauerstoff; Tab. 5.2), und beim Kleinkind für wenigstens noch $3^{1}/_{2}$ min (Tab. 5.2 und 5.5).

Mit einem solchen Sauerstoffvorrat kann selbst ein 20- bis 60minütiger Atemstillstand ohne Hypoxiegefahr überlebt werden, wenn auch *während* des Atemstillstandes nur reiner Sauerstoff angeboten wird und aufgenommen werden kann – sogenannte apnoische Oxygenierung (AO) oder Diffusionsatmung; die dabei zu beobachtende hyperoxische Hyperkapnie kann in der Regel als Risikopotential vernachlässigt werden (Biedler 1994, Zander 1994).

Praxis der intrapulmonalen O_2-Speicherung (IOS)

Methodisch findet sich in der Literatur bisher nur ein Verfahren, das sowohl zur intrapulmonalen O_2-Speicherung als auch für die apnoische Oxygenierung praktische Anwendung erfahren hat (Larsen 1999, Mertzlufft 1994a, Mertzlufft 1994b, Mertzlufft 1996, Nimagadda 1998, Nimagadda 1999) und den theoretischen Überlegungen (Tab. 5.3 und 5.4) entspricht. Es handelt sich dabei um ein spezielles Oxygenierungssystem, mit dem die O_2-Applikation auf physiologischem Wege erfolgt und dessen Funktionsweise dem Prinzip des gerichteten unidirektionalen Gasflusses entspricht (nasale Inspiration und orale Exspiration). Das System (NasOral-System®, LogoMed GmbH) kann an jede beliebige O_2-Quelle angeschlossen werden (einschließlich Kreissystem) und liefert reinen Sauerstoff über einen 3,5-l-Reservoirbeutel (Abb. 5.1). Reiner O_2 wird nur über die Nase aufgenommen (dichtschliessende Nasenmaske mit Einwegventil), während überschüssiger Sauerstoff und die Ausatemgase nur oral entweichen können (Einweg-Mundventil). Die beiden Einwegventile haben einen Durchmesser von 22 mm und erlauben widerstandsfreies und ungehindertes Ein- und Ausatmen.

Die Zuverlässigkeit dieser nas-oralen O_2-Applikation im Rahmen der intrapulmonalen O_2-Speicherung von Patienten und freiwilligen Probanden ist in der Literatur beschrieben worden (Mertzlufft 1992, Mertzlufft 1994a, Mertzlufft 1994b, Mertzlufft 1996, Nimagadda 1998, Nimagadda 1999). Dabei betrug die inspiratorisch gemessene O_2-Konzentration 100 %, und es waren bereits nach etwa 1 Minute sowohl eine exspiratorische (alveoläre) O_2-Konzentration (Mertzlufft 1994a, Mertzlufft 1994b, Mertzlufft 1996) als auch massenspektrometrisch gemessene alveoläre O_2- und N_2-Konzentrationen (Nimagadda 1998, Nimagadda 1999) von 86 % (O_2) bzw. 2 % (N_2) erreicht. In einer Untersuchung an neurochirurgischen Patienten wurde mit dem System eine vollständige N_2-Auswaschung (pAO_2 658 mmHg bei einem $pACO_2$ von 32 mmHG und einem pB von 735 mmHg) nach etwa 3 Minuten beschrieben – und zusätzlich durch Messungen im arteriellen Blut belegt (Mertzlufft 1994b). Allerdings waren einige Befunde (Mertzlufft 1992, Mertzlufft 1994a, Mertzlufft 1994b) nicht mit dem Kreissystem als Sauerstoffquelle für das NasOral-System® erhalten

Tabelle 5.5 Notfallmäßige (progressiver in-/exspiratorischer Stridor und Dyspnoe; $psaO_2$ zwischen 80 und 85 %; paO_2 65–69 mmHg, $paCO_2$ 46–50 mmHg, BE +0,2–+0,4 mmol/l, pH 7,339–7,35) Anwendung der intrapulmonalen O_2-Speicherung mittels modifizierter (Maske) nas-oraler O_2-Applikation bei 6 Kindern (2 Jungen und 4 Mädchen, 12–15 Monate alt, Körpergewicht zwischen 7000 und 9000 g; 2 × subglottische Stenose, 4 × Laryngomalazie), die innerhalb weniger Tage zur Akutversorgung in der HNO-Klinik aufgenommen worden waren; Anschluß des Nasoral-Systems an das Y-Stück des Kreissystems (Cato, Drägerwerk AG); O_2-Flow bedarfsadaptiert im Mittel 6 l/min; Messung der Alveolargase mittels AGM 1304 (Brüel & Kjaer). Alle angegebenen Werte sind Mittelwerte. Als funktionelle Residualkapazität der 6 Kinder wurde ein mittlerer Wert von etwa 200 ml angenommen, so dass der effektive O_2-Pool vorliegend im Mittel bei etwa 150 ml Sauerstoff gelegen haben dürfte, was sich bei den aktuellen Barometerdrücken (pB) mit den gemessenen alveolären (endexspiratorischen) O_2- und CO_2-Partialdrücken (pAO_2, $pACO_2$) in Einklang bringen lässt. Unter der Annahme eines O_2-Verbrauchs der Kinder von etwa 45 ml/min wäre dieser Vorrat für eine Intubationsapnoe von ca. 3 min ausreichend. Der aktuelle Zeitbedarf lag allerdings bei 1¾ min, mit einer anschließenden $psaO_2$ von 98 %, einem pAO_2 ($petO_2$) von 590 ± 5,3 mmHg und einem $pACO_2$ ($petCO_2$) von 41 ± 3,7 mmHg

Parameter	Gemessene Werte
pB (gemessen; mmHg)	741
pIO_2 (berechnet, BTPS; mmHg)*	694
pIO_2 (gemessen, BTPS; mmHg)	690
$pACO_2$ (gemessen als $petCO_2$; mmHg)	34 ± 4,1
pAO_2 (theoretisch, BTPS; mmHg)**	660 ± 3,9
pAO_2 (gemessen als $petO_2$; mmHg)	640 ± 8,3
pAO_2 (%; gemessen als $petO_2$)	96,9 ± 0,4
$psaO_2$ (%)	98–99
Zeitbedarf (s)	69 ± 10,2

* maximaler theoretischer inspiratorischer pO_2 = aktueller Barometerdruck - pH_2O
** maximaler theoretischer alveolärer pO_2 = berechneter pIO_2 - $pACO_2$

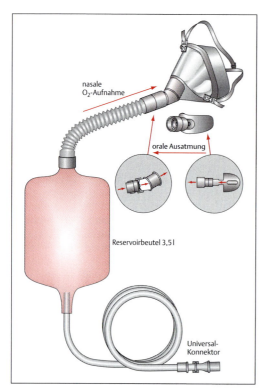

Abb. 5.1 NasOral-System® (Silikon oder als Disposable) (LogoMed GmbH): Nasaler Systemteil mit Universalkonnektor und Zuführschlauch (Ø 7 mm), 3½-l-Reservoirbeutel, Einwegventil (Ø 22 mm) und Nasenmaske, orale Systemkomponente zur Ausatmung mit Mund – Dichtungsplatte mit Einwegventil (Ø 22 mm) und bedarfsweisem Anschluß zur Alveolargasmessung (aus Mertzlufft F. Optimale O_2-Applikation über den nasoralen Weg. Anästhesiol Intensivmed Notfallmed Schmerzther. 1996; 31:381–5).

worden, sondern mit Prototypen des Systems, die direkt mit der O_2-Wandleitung konnektiert waren. Eine Untersuchung an Probanden ergab (Mertzlufft 1996), dass bei Konnektion des NasOral-Systems® mit dem Kreissystem als Sauerstoffquelle Abweichungen von den in der Literatur mitgeteilten Werten (Mertzlufft 1992, Mertzlufft 1994a, Mertzlufft 1994b) bezüglich Zeitdauer und Ausmaß der N_2-Auswaschung auftreten können, die durch den Innendurchmesser des gaszuführenden Schlauchteils des Systems bedingt waren, aber auch durch die Einstellung des Kreissystems (O_2-Flow, Rückschlagventileinstellung und Knebelstellung für den aktuellen Betriebsmodus) mitverursacht werden können. Unter Anwendung eines bedarfsadaptierten (Atemzugvolumen) O_2-Flusses von 8 bis 12 l/min im Funktionsmodus „maschinelle Beatmung" (Mertzlufft 1996) wurden allerdings mit früheren Literaturergebnissen übereinstimmende Befunde erhoben (pAO_2 nach etwa 1 Minute 637 mmHg, bei einem $pACO_2$ von 30 und einem pB von 739 mmHg), die in unterschiedlichen Patientenkollektiven durch massenspektrometrische Messungen bestätigt worden sind (Nimagadda 1998, Nimagadda 1999). Offensichtlich kann der intrapulmonale O_2-Speicher tatsächlich auch in der täglichen Routine sehr schnell (im Bereich von etwa 1 bis 2 Minuten) zu etwa 98 % denitrogenisiert und praktisch vollständig mit reinem Sauerstoff gefüllt werden (Abb. 5.2). Allerdings ist das betreffende System zur intrapulmonalen O_2-Speicherung (NasOral-System®) bisher nicht für den Einsatz bei Säuglingen und Kleinkindern geeignet. Eigene praktische Erfahrungen in Notfallsituationen deuten jedoch darauf hin, dass durch Modifikation der Nasenmaske des Nasoral-Systems (zum Beispiel Ersatz durch eine herkömmliche Kindergesichtsmaske, die so gewählt ist, dass sie gerade die Nase des Kindes bedeckt) auch beim Kleinkind die Sicherheit einer Hypoxieprophylaxe durch intrapulmonale O_2-Speicherung etwa vergleichbar dem Ergebnis bei Erwachsenen erzielt werden kann. So konnte beispielsweise bei 6 durch akute Atemnot (2mal infolge subglottischer Stenose, 4mal bei Laryngomalazie) gefährdeten Kindern (Lebensalter 12–15 Monate, Körpergewicht 7000–9000 Gramm) die primär als schwierig betrachtete Intubation ohne Hektik, ohne Sättigungsabfall und sicher durchgeführt werden (Tab. 5.5), obwohl die Gesamtdauer der Intubationsapnoe mit 1¾ Minuten deutlich über dem für diese Altersgruppe anzunehmenden Sicherheitsbereich von etwa 20–30 s (Tab. 5.2) lag.

Beurteilung der Effektivität der intrapulmonalen O_2-Speicherung (IOS)

Klinische Verfahren zur Beurteilung der Effektivität der intrapulmonalen O_2-Speicherung als Hypoxieprophylaxe gibt es nicht, so dass ausschließlich apparative Methoden der Gasmessung eingesetzt werden müssen. Dies wird in der Literatur auf mindestens 2 unterschiedlichen Wegen untersucht: Entweder über die N_2-Elimination aus der Lunge (Massenspektrometrie, Alveolargasmessung) oder über den arteriellen O_2 – Partialdruck (Blutgasanalyse). Beide Betrachtungsweisen müssen jedoch zu unterschiedlichen Ergebnissen führen, weil sie unterschiedliche Sachverhalte beurteilen (Brandt 1994). Die N_2-Elimination aus der Lunge muss zwangsläufig schneller erfolgen, als der paO_2 ansteigen kann, weil bei der Betrachtung der N_2-Elimination der intrapulmonale N_2 erst durch O_2 ersetzt werden muss, während bei der Analyse des paO_2 zu berücksichtigen ist, dass der gemischtvenöse N_2-Partialdruck so weit gesenkt worden sein muss

Abb. 5.2 Intrapulmonale O_2-Speicherung (IOS) mit dem NasOral-System® (linkes Oxygramm und Kapnogramm) und einem Kreissystem (rechtes Oxy- und Kapnogramm) im 30–min-Trend bei einer 34jährigen Frau (58 kg, 160 cm, Atemminutenvolumen 7,1 l/min). Barometerdruck (pB) = 717 mmHg (Wetteramt Saarbrücken), berechneter inspiratorischer pO_2 (piO_2, BTPS) = 670 mmHg, maximaler (theoretischer) alveolärer pO_2 (pAO_2, BTPS) = 638,5 mmHg, endexspiratorisch ($petO_2$; Anästhesiegasmonitor 1304, Brüel & Kjaer, Kopenhagen) gemessener pO_2 = 640 mmHg (BTPS). Der Zeitbedarf der IOS bei Verwendung des NasOral-Systems® liegt in diesem Fall mit 1½ min deutlich unter dem des zuvor über 2 min gespülten Kreissystems (2½ min).

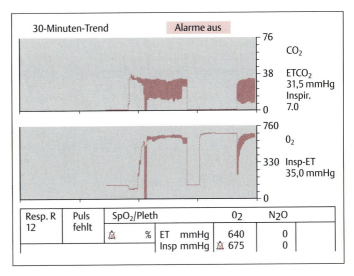

(N_2-Elimination aus Blut und Gewebe), dass er im arteriellen Blut durch O_2 ersetzt werden kann. Dies erklärt, weshalb die in der Literatur mitgeteilten Befunde manchmal erheblich voneinander abweichen (Brandt 1994).

Für die N_2-Elimination der Lunge gilt, dass bei Normalpatienten, hohem O_2-Fluss (> 8–15 l/min) und absolut dichtschließender Maske eine vollständige Füllung der Lunge mit Sauerstoff nach etwa 2,5 min erreicht sein sollte (Braun 1980).

Bezüglich des paO_2 wäre zu erwarten, dass bei ausreichend langer Atmung von 100 % Sauerstoff ein paO_2-Wert von etwa 660 mmHg erreicht wird. Ausgehend von einem maximalen alveolären pO_2 von ca. 673 mmHg (bei pB 760 mmHg) und einer alveolo-arteriellen O_2-Partialdruckdifferenz ($AaDO_2$) von etwa 3 mmHg unter Norm- und Hyperoxie wäre ein paO_2 von 660 mmHg dann zu erwarten, wenn der pN_2 arteriell auf 0 mmHg abgefallen ist. Hierbei kann der pN_2 des gemischtvenösen Blutes durchaus noch messbare Werte aufweisen. Dies setzt allerdings voraus, dass überhaupt 100 % O_2 zu den Alveolen gelangt, also sowohl inspiratorisch 100 % Sauerstoff vom benutzten System abgegeben als auch Undichtigkeiten gegenüber Raumluft verhindert werden und auch keine anderen Störungen vorliegen. Venöse Beimischungen oder Änderungen des Ventilations-/Perfusionsverhältnisses und des Herzzeitvolumens spielen hier eine untergeordnete Rolle, während die Beatmung mittels Maske ursächlich am ehesten für eine Stickstoffkontamination der Alveolarluft in Frage kommt. Ferner müssen messtechnische Probleme ausgeschlossen sein, sowohl betreffend die Alveolargasmessung (pAO_2 und $pACO_2$) als auch hinsichtlich des paO_2. Während die Alveolargase mit modernen Anästhesiegasmonitoren auf etwa 1 mmHg genau gemessen werden können (Mertzlufft 1992, Mertzlufft 1994a, Mertzlufft 1994b, Mertzlufft 1996), trifft dies für den arteriellen pO_2 nicht zu. Hier sind unabhängig von möglichen intraanalytischen Fehlern bereits präanalytisch paO_2-Messfehler von bis zu 200 mmHg zu berücksichtigen (Mertzlufft 1998, Risch 1999, Risch 2000).

Besonders kritisch beleuchtet werden muss die Beurteilung des tatsächlichen Erfolgs einer O_2-Applikation oder einer intrapulmonalen O_2-Speicherung mittels Pulsoxymetrie.

Die pulsoxymetrische Überwachung der partiellen arteriellen Sauerstoffsättigung ($psaO_2$; %) nach IOS (Denitrogenisierung gefolgt von gleichzeitiger O_2-Speicherung) ist untauglich, weil der Pulsoxymeterwert schon physiologisch (aufgrund der Sauerstoffbindungskurve) im pO_2-Bereich von > 90 mmHg (paO_2 und pAO_2) immer 98 % beträgt.

Allerdings ist die $psaO_2$ als respiratorisches Monitoring insofern hilfreich, als damit der negative Nachweis geführt werden kann, wann die effektive O_2-Reserve der Lunge (Tab. 5.2) verbraucht ist. Dieses Vorgehen ist jedoch problematisch, weil sich die akute arterielle Hypoxie innerhalb von nur 20 bis 60 s (Kleinkind, Erwachsener) mit einem Abfall der $psaO_2$ von 98 % auf 75 % einstellen kann (Tab. 5.2). Der positive Nachweis der vollständigen Denitrogenisierung der Lunge und der IOS kann nur mittels

Massenspektrometer (Nimagadda 1998, Nimagadda 1999) oder mit der sogenannten Oxygraphie (Berry 1994, Mertzlufft 1992, Mertzlufft 1994a, Mertzlufft 1994b, Mertzlufft 1996) erfolgen (Abb. 5.**2**, Tab. 5.**5**). Die Oxygraphie beispielsweise sollte nach erfolgreicher IOS einen endexspiratorischen (alveolären) O_2-Partialdruck (petO_2) von mindestens 600 bis 650 mmHg zeigen (Abb. 5.**2**).

◾ Schlussfolgerungen

Die körpereigenen Speicher für Sauerstoff sind im Gegensatz zu Kohlendioxid gering und bedingen, dass Veränderungen der O_2-Versorgung (etwa durch die Ventilation oder die FIO_2; s. auch Tab. 5.**1**) sofort akut bedrohlich werden können. Das Problem der akuten arteriellen Hypoxie wird daher bestimmt durch den geringen Zeitpuffer, innerhalb dessen sich Änderungen der O_2-Versorgung einstellen können (s. Tab. 5.**2**).

Weil auch eine Hypoxie nicht dem Alles-oder-Nichts-Gesetz folgt, sind die potentiellen Folgeschäden nur schwer einer differenzierten Betrachtung zugänglich. In der postoperativen Phase ist daher das O_2-Monitoring ebenso Standard wie die routinemäßige Sauerstoffapplikation (z. B. Nasensonde).

Bezüglich des Risikos der Intubationsapnoe ist zwar die sogenannte Präoxygenierung als Standard gefordert (Anonymous 1992, Gold 1989, Zander 1994), jedoch gibt es nur eine Empfehlung zur Durchführung (Larsen 1999), die sich auch auf den tatsächlichen Sachverhalt der intrapulmonalen O_2-Speicherung bezieht (Larsen 1999), und keine routinemäßig vor Ort vorhandenen und praktikablen Systeme (Anonymous 1992). Hierzu zählt auch das hierzulande üblicherweise benützte Kreissystem, das durch sein Bau- und Funktionsprinzip schon in sich nicht für die intrapulmonale O_2-Speicherung (IOS) konzipiert ist (Voigt 1994). Allerdings kann es nach mehrminütiger Spülung mit 100 % O_2 und betrieben als Nichtrückatmungssystem sowie mit größerem zeitlichem und personellem Aufwand angewandt werden und im Idealfall (für die gesamte Anwendungszeit dichtschliessende Maske) zu einer N_2-Auswaschung von mindestens 70–84 % (Tab. 5.**6**) führen (Mertzlufft 1996).

Die in der Literatur aufgezeigte und hier besprochene Alternative der O_2-Applikation über den nas-oralen Weg bietet insofern erstmals einen Ausweg, als mit diesem Verfahren anstelle einer (quantitativ und qualitativ) unspezifischen O_2-Gabe vor einer erzeugten Hypoxie (oder zur Überbrückung einer damit verbundenen Apnoe) routinemäßig eine maximale und effektive Hypoxieprophylaxe durch intrapulmonale O_2-Speicherung (Denitrogenisierung und gleichzeitiges Auffüllen der FRC mit Sauerstoff) durchgeführt werden kann.

Dies würde unter diesem Gesichtspunkt auch den präklinischen und postoperativen Ansprüchen Rechnung tragen. Auch im Vergleich zu einem bezüglich des Funktionsprinzips ähnlichen und originär für den Bereich des Tauchens vorhandenen System (Oxidem 2000, Drägerwerk AG) hat das NasOral-System® Vorteile (Tab. 5.**6**). Dieses Tauchsystem erzielt schon inspiratorisch nicht die für eine Denitrogenisierung und einen sicheren Hypoxieschutz notwendigen pO_2-Werte (Tab. 5.**6**) und ist insofern auch dem Kreissystem unterlegen. Im Vergleich zu einem anderen Maskensystem (Maurette 1993) hat der nas-orale Applikationsweg ebenfalls Vorteile: der Totraum ist minimiert, durch den unidirektionalen Gasfluss von nasal zu oral wird eine optimale Denitrogenisierung ohne Rückatmung möglich, und eine nach Apnoebeginn und Entfernen des System-Mundstückes erforderliche mehr als 10minütige apnoische Oxygenierung kann durch Belassen des nasalen Systemteils sicher erfolgen (s. Tab. 5.**3** und 5.**4**).

Der Sinn einer intrapulmonalen O_2-Speicherung (anstelle einer Präoxygenierung) liegt in der maximalen Patientensicherheit, beispielsweise bereits vor Narkoseeinleitung.

Dies lässt sich am Beispiel zweier typischer Problemkollektive verdeutlichen – Schwangere und Kleinkinder (vgl. Tab. 5.**2** und 5.**5**). Schwangere zeigen unter der Geburt oder vor einem Kaiserschnitt bereits nach etwa 30 s einen paO_2-Abfall auf 50 bis 60 mmHg, und zwar aufgrund ihrer deutlich verminderten FRC bei gleichzeitig erhöhtem O_2-Verbrauch. Ohne intrapulmonale O_2-Speicherung wäre eine Schwangere nicht durch den „fehlenden" Tubus, sondern durch die Hypoxie vital bedroht (Glosten 1995). Nach intrapulmonaler O_2-Speicherung hingegen – die schon bei Alarmierung des Anästhesieteams von der Patientin selbst begonnen werden kann – bliebe durch die damit erzeugte O_2-Reserve die pulsoxymetrische O_2-Sättigung für mindestens 6 Minuten stabil bei 98 %. Kleinkinder sollten in jedem Falle mit dieser Methode versorgt werden, weil ihre physiologische O_2-Reserve von ca. 13 s allein durch Anwendung der IOS auf die maximal möglichen 3$^1/_2$ min ausgedehnt werden kann (Frei 1994, Mertzlufft 1996) (Tab. 5.**2** und 5.**5**).

Tabelle 5.6 Einordnung des NasOral-Systems: Vergleich von 3 unterschiedlichen (herkömmlichen) Verfahren bei der intrapulmonalen O_2-Speicherung. Dargestellt sind die maximal nach 1 min erreichten inspiratorischen und endexspiratorischen (alveolären) Partialdrücke (gemessen mittels AGM 1304, Brüel & Kjaer), ausgedrückt in Prozent des Maximalwertes. O_2-Flow bei NasOral- (LogoMed GmbH) und Oxidem-System (Drägerwerk AG) entsprechend den Atemminutenvolumina, beim Kreissystem (Drägerwerk AG) 6 l/min nach vorheriger Spülung mit 15 l/min; Maske = Dräger – Maske (220 ml); alle dargestellten Werte sind Mittelwerte. Der maximale theoretische inspiratorische pIO_2 unter BTPS-Bedingungen ergibt sich aus dem Barometerdruck (pB) minus dem Wasserdampfdruck (pH_2O) von 47 mmHg; der maximale theoretische (alveoläre) pO_2 (pAO_2) unter BTPS-Bedingungen ergibt sich aus dem pIO_2 minus dem alveolären pCO_2 ($pACO_2$, gemessen endexspiratorisch [$petCO_2$])

	NasOral, n = 20 Patienten	Oxidem 2000, n = 3 Probanden	Kreissystem, n = 5 Probanden
pB (mm Hg)	735	728	724
pIO_2 (mm Hg), BTPS kalkuliert	688	681	695
pIO_2 (mm Hg), BTPS, gemessen	689	640	600
pIO_2 (%), BTPS, gemessen	100	94	86
$petCO_2$	32	36,5	37,6
pAO_2 (mm Hg), theoretisch	656	645	657
pAO_2 (mm Hg), gemessen endexspiratorisch	642	500	538
pAO_2 (%) als $petO_2$ gemessen	98	78	82

Fazit

- Für die Praxis und die Patientensicherheit optimal ist nicht die landläufig als Präoxygenierung bezeichnete Maßnahme, sondern die intrapulmonale O_2-Speicherung (mindestens 98 %ige Denitrogenisierung und gleichzeitiges Auffüllen der funktionellen Residualkapazität mit reinem O_2).
- Die Sauerstoffgabe über den nas-oralen Weg ist offenbar dazu geeignet, innerhalb einer vergleichsweise kurzen Zeitspanne (1 bis 2 Minuten) mit Spontanatmung den intrapulmonalen Sauerstoffspeicher – die funktionelle Residualkapazität der Lunge – optimal mit O_2 zu füllen, weil der physiologisch vorhandene Stickstoff mit etwa 98 % nahezu vollständig aus der Lunge ausgewaschen wird (inspiratorische O_2 – Werte von 100 % und exspiratorische von 88 %).
- Ein weiterer Vorteil des NasOral-Systems® kann darin gesehen werden, dass auch nach erfolgter IOS weiter reiner Sauerstoff von außen angeboten werden kann, d. h., apnoisch oxygeniert werden könnte.
- Dadurch eignet sich diese Methode sowohl für die routinemäßig intrapulmonale O_2-Speicherung beim geplanten Atemstillstand (Einleitung zur Intubationsnarkose), zur Vorsorge einer drohenden Apnoe als auch zur Überbrückung einer mehrminütigen Atemstillstandsphase.
- Diese Charakteristika könnten besonders auch das anästhesiologische Vorgehen bei Notfall- und Problempatienten (z. B. Ileuseinleitung, Sectio, Thoraxerkrankungen) aktualisieren.
- Praktisch betrachtet vorteilhaft ist, dass die derzeitige Technik der IOS mittels nas-oraler O_2-Applikation sofort, vergleichsweise einfach und an praktisch jedem Ort eingesetzt werden und zudem die Arbeitsabläufe dadurch erleichtert werden, dass die IOS auch vom Patienten selbst begonnen werden kann. Insgesamt könnte die Sicherheit des Patienten dadurch in der gesamten perioperativen Phase routinemäßig optimiert werden.

5.2 Anästhetikaauswahl beim schwierigen Atemweg
W. Ullrich

Das „ideale" Anästhetikum zur Meisterung eines schwierigen Atemweges sollte die in Tabelle 5.7 aufgeführten Eigenschaften haben.

Ein optimales Vorgehen bei der Wachintubation bei schwierigem Atemweg ist in einem Zustand möglich, der im angloamerikanischen treffend als „conscious sedation" bezeichnet wird. Dieser Zustand ist von der tiefen Sedation mit Wachheitsverlust („deep sedation") abzugrenzen. Die „conscious sedation" wird durch die titrierte Applikation kleiner Dosen von Anxiolytika, Sedativa, Hypnotika und ggf. Analgetika herbeigeführt. Unter dieser *leichten* Sedierung bleibt der Patient kommunikationsfähig, atmet suffizient und ist in der Lage, seine Atemwege offen zu halten.

Es gibt Patienten, die bereits bei minimaler Sedierung ihren Atemweg nicht mehr offen halten können (Tonusverlust der oropharyngealen und laryngealen Muskulatur). Bei diesen Patienten darf lediglich eine topische Anästhesie durchgeführt werden, da unter Sedierung eine sofortige vital bedrohliche Situation entstehen kann.

Eine weitere Stütze zur Sicherung der Atemwege unter leichter Sedierung ist die topische Applikation von Lokalanästhetika.

Wird ein Patient im Rahmen einer Wachintubation unruhig, so sind dafür meist 3 Gründe verantwortlich:
- Schmerz,
- Angst,
- Hypoxie.

Tabelle 5.7 Eigenschaften des „idealen" Anästhetikums bei der Atemwegssicherung

- ausreichende Analgesie
- Sedierung, Anxiolyse, Amnesie
- Unterdrückung von unerwünschten Reflexen
- keine Atemdepression
- keine Kreislaufdepression
- gute Steuerbarkeit
- Antagonisierbarkeit

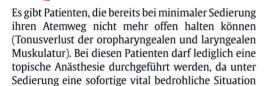 Geeignete Medikamente für eine Wachsedierung („conscious sedation")

Die in Kombination mit einer Wachsedierung verwandten Lokalanästhetika und Techniken werden im Kapitel 4.5 besprochen.

Die nachfolgend aufgeführten Medikamente sind keineswegs die einzig möglichen zur Durchführung einer Wachsedation. Die Auswahl wurde nach praktischen und pharmakologischen Gesichtspunkten getroffen.

Die Vorgehensweise bei der Wachsedierung basiert auf titrierten Gaben der Medikamente, mit ausreichend großen Intervallen zwischen den einzelnen Boli, oder nach dem Prinzip von Ovassapian (1996) „start low and go slow".

Hypnotika und Anxiolytika

Benzodiazepine

Benzodiazepine sind die am häufigsten benutzten Pharmaka zur Wachsedierung. Sie verbinden verschiedene erwünschte Wirkungen: Anxiolyse, Sedierung und Erhöhung der Krampfschwelle (wichtig bei der gleichzeitigen Verwendung von Lokalanästhetika!). Dabei soll idealerweise die Kooperationsfähigkeit des Patienten erhalten bleiben. Exemplarisch wird als besonders geeignete Substanz das Midazolam näher besprochen. Die Verwendung anderer Benzodiazepine ist, bei teilweise ungünstigeren pharmakologischen Eigenschaften, möglich.

Mit Midazolam kann eine suffiziente Wachsedierung mit Amnesie bei schneller Erholung erreicht werden, die Plasmaspiegel korrelieren mit den erwünschten Effekten (Tab. 5.8).

Midazolam in einer Dosierung von 0,1 mg/kg verursacht eine verminderte Ventilationsantwort auf einen CO_2-Anstieg. Zur Erreichung einer „conscious sedation" sollten beim unter 60-Jährigen 2 mg Midazolam über 2 min intravenös verabreicht werden. Nach 2–3 min Abwarten kann bei Bedarf eine geringere Repetitionsdosis gegeben werden.

Tabelle 5.8 Wirkung des Midazolams (aus Kanto JH. Midazolam: the first water soluble benzodiazepine. Pharmacology, pharmacokinetics, and efficacy in insomnia and anesthesia. Pharmacotherapy 1985; 5: 138–155)

Plasmaspiegel	Effekt
< 75 ng/ml	Sedierung
> 100 ng/ml	Amnesie
100–150 ng/ml	schläfrig
150–200 ng/ml	sediert, aber erweckbar und zur verbalen Antwort fähig

Die Initialdosis von Midazolam sollte verringert werden bei:
- über 60-Jährigen (1–1,5 mg),
- ZNS-Störungen,
- respiratorischen Störungen.

Benzodiazepine in Kombination mit Opiaten verstärken die atemdepressive Wirkung und führen häufiger zu Apnoephasen.

Midazolam kann auch kontinuierlich verabreicht werden. Die gewünschte Sedierungstiefe kann zunächst über eine Bolusgabe oder eine kontinuierliche Gabe von 0,01–0,07 mg/kg erreicht werden. Die Aufrechterhaltung der Sedierung erfolgt dann über eine Erhaltungsdosis von 0,04–0,1 mg/kg/h. Der Wirkungseintritt findet bei i.v.-Applikation innerhalb von 3 min statt. Die Wirkdauer beträgt rund 45 min. Aufgrund einer hohen hepatischen Extraktionsrate hat Midazolam eine Eliminationshalbwertszeit von 2 h. Es ist damit das am kürzesten wirksame Benzodiazepin.

Benzodiazepinantagonisten

Mit Flumazenil steht ein Antagonist zur Verfügung, der alle ZNS-Wirkungen der Benzodiazepine aufheben kann. Mit einer Dosis von 0,2–0,4 mg kann eine benzodiazepinbedingte Sedierung innerhalb von 1 min aufgehoben werden. Eine nur 50 %ige Proteinbindung bewirkt einen raschen Wirkungseintritt. Bedingt durch eine rasche Umverteilung und eine hohe Extraktionsrate in der Leber wirkt Flumazenil kürzer als Benzodiazepine. Um eine Re-Sedierung zu vermeiden, muß daher eine Antagonisierung durch rechtzeitige Nachinjektion verhindert werden. Diese erfolgt üblicherweise nach ein bis zwei Stunden (Morgan 1995). Flumazenil hat keine intrinsisch toxische Wirkung, dennoch kann es zu unerwünschten Nebenwirkungen kommen:
- Übelkeit,
- Erbrechen,
- Weinen,
- Tremor,
- Angst,
- Schwindel,
- Entzugssymptomatik (bei Benzodiazepinabhängigkeit).

Diese Nebenwirkungen können meist vermieden werden, wenn Flumazenil langsam titriert verabreicht wird. Die Initialdosis sollte 0,2 mg betragen, die Repetitionsdosen 0,1 mg.

Barbiturate

Barbiturate unterdrücken komplexe Funktionen im Hirnstammbereich, insbesondere das Bewusstsein. Sie hemmen exzitatorische Transmitter (z. B. Acetylcholin) und steigern hemmende Transmitter (z. B. γ-Aminobuttersäure).
Exemplarisch wird Thiopental besprochen. Thiopental ist zu 80 % an Proteine gebunden. Die Wirkdauer wird in gebräuchlicher Dosierung durch die Umverteilung bestimmt. Wird Thiopental zur Narkose-Induktion verabreicht, so tritt innerhalb von 30 s der Bewusstseinsverlust ein. Die Patienten erwachen innerhalb von 20 min. Die Halbwertszeit beträgt 5–11 h. Thiopental wird intravenös appliziert. Die Dosierung zur Sedierung beträgt 0,5–1,5 mg/kg, zur Narkoseinduktion 3–6 mg/kg. Die Biotransformation erfolgt in der Leber. Hier werden durch Oxidation wasserlösliche, inaktive Metaboliten gebildet.

Propofol

Propofol ist ein Phenolderivat, daß seit 1989 als Hypnotikum benutzt wird. Die intravenöse Gabe der Lipidemulsion ist schmerzhaft. Dieser Schmerz kann durch langsame Injektion in großkalibrige proximale Venen, ggf. unter Zumischung von 10–20 mg Lidocain 1 % verringert werden. Propofol ist als Sedativum für die Wachintubation gut geeignet. Es dämpft suffizient laryngeale und pharyngeale Reflexe. Die Dosierung zur Wachintubation hängt vom Alter und dem Gesundheitszustand des Patienten ab. Sie liegt zwischen 0,7–2,0 mg/kg. Bei alten Patienten muß die Dosis um über 50 % reduziert werden. Der Wirkungseintritt erfolgt innerhalb von 25–40 s, die Wirkdauer beträgt 5–8 min, die Halbwertszeit liegt bei 55 min. Innerhalb der ersten Minute kommt es zur Atemdepression. Die Konjugation der Substanz findet in der Leber statt, ehe sie renal ausgeschieden wird.

Etomidate

Etomidate wird zur Wachsedierung nicht angewandt. Zur Sicherung des schwierigen Atemweges im Rahmen der Narkoseeinleitung hat es die aus der Allgemeinanästhesie bekannten Vorteile: geringe Kreislaufdepression, geringe Atemdepression. Der Nachteil der weniger ausgeprägten Reflexdämpfung steht dem gegenüber. Aufgrund stimulierender Eigenschaften auf zentrale Kontrollareale des extrapyramidalen Systems treten bei 30–60 % der Patienten vorübergehend Myokloni auf. Die Dosierung beträgt 0,15–0,3 mg/kg i. v. zur Narkoseinduktion. Der Wirkungseintritt findet innerhalb von 20 s statt, die Wirkdauer beträgt 2–5 min, die Halbwertszeit 2–4 h. Die Substanz wird in der Leber biotransformiert und renal ausgeschieden.

Opiate

Opiate haben eine schlechte sedierende und eine gute analgetische Wirkung. Besonders in Notfallsituationen muß die atemdepressive Wirkung aller Opiate berücksichtigt werden.
Muß ein Patient, der keine Schmerzen hat, sediert werden, so sollte ein Hypnotikum ohne Opiatzusatz verwendet werden. Bei fehlenden Schmerzen ist die atemdepressive Wirkung der Opiate besonders ausgeprägt. Die Wirkdauer aller Opiate (mit Ausnahme des Remifentanil) wird in erster Linie durch Umverteilung vom Zentralnervensystem in andere Gewebe limitiert.

Fentanyl

Fentanyl ist eine bewährte Substanz, die in vielen Publikationen als für die Wachsedierung gut geeignet beschrieben ist (Ovassapian 1996, Sanchez 1996, Tagaito 1998).
Husten- und Würgreflex werden suffizient unterdrückt. Der Patient bleibt kooperationsfähig und toleriert den Tubus. Die Dosierung beträgt 0,7–2,1 μg/kg intravenös. Insbesondere bei Kombinationen mit Benzodiazepinen muß die atemdepressive Wirkung der Opiate mit einkalkuliert werden. Hier gilt die Grundregel der Wachsedierung „start low and go slow" (Ovassapian 1996).

Sufentanil

Sufentanil ist analgetisch 5- bis 10fach potenter als Fentanyl, die Anschlagzeit und die Erholungszeit sind etwas kürzer. Bedingt durch die höhere analgetische Potenz ist die Gefahr der Atemdepression bei der Wachsedierung größer als bei den anderen Opiaten, der Antagonist sollte sofort verfügbar sein. Die Initialdosierung beträgt 1 μg/kg/h.

Alfentanil

Alfentanil hat eine schnelle Anschlagzeit und eine kurze Wirkungsdauer. In Dosen von 10–20 μg/kg kann in Kombination mit Midazolam bei guter Sedierung wach intubiert werden. Ein weiterer Vorteil von Alfentanil ist seine rasche Anschlagzeit (90 s) bei ebenfalls schneller Erholung (mittlere Wirkdauer 11–15 min).

Remifentanil

Das ultrakurz wirksame Remifentanil wird aufgrund seiner Esterstruktur von unspezifischen Esterasen in Blut und Geweben hydrolysiert. Die Biotransformation erfolgt so schnell, zuverlässig und komplett, daß eine Kumulation der Substanz nahezu ausgeschlossen werden kann. Dies gilt sowohl für die kontinuierliche Applikation als auch für Bolusgaben. Der extrahepatische Abbau des Remifentanil macht die Substanz auch bei Leber- und Nierenfunktionsstörungen anwendbar. Es hat einen raschen Wirkungseintritt und eine Eliminationshalbwertszeit von 3–5 min. Es hat eine deutlich sedierende bei gleichzeitig guter analgetischer Wirkung. Über die Verwendung von Remifentanil zur Wachsedierung gibt es bisher nur wenige Untersuchungen (Egan 1993, Sanchez 1996). Remifentanil besitzt mit seinem schnellen Wirkungseintritt und seiner kurzen Eliminationshalbwertszeit günstige Eigenschaften für den Einsatz im Rahmen der Wachsedierung bei der Sicherung des schwierigen Atemweges. Ein weiterer Vorteil ist die exzellente Analgesie in Kombination mit einer guten Sedierung. Aufgrund dieser günstigen Eigenschaften ist zu erwarten, dass diese Substanz bei der Wach-Analgosedierung zunehmend Einsatz findet (Sanchez 1996).
In Tabelle 5.**9** sind die Eigenschaften der Opiate zusammengefaßt, die für die Wachsedierung („conscious sedation") geeignet sind.
Die Opiate Fentanyl, Sufentanil und Alfentanil haben eine hohe Fettlöslichkeit und durchdringen daher schnell die Blut-Hirnschranke. Die Wirkungsdauer dieser drei Opiate wird durch eine rasche Umverteilung bedingt. Die Biotransformation erfolgt in der Leber und ist damit von der Leberdurchblutung abhängig. Dabei entstehen unwirksame Metabolite. Im Gegensatz dazu wird das ultrakurzwirksame Remifentanil von unspezifischen Esterasen in Blut und Gewebe durch Esterhydrolyse abgebaut.

Tabelle 5.9 Eigenschaften geeigneter Opiate zur Wachsedierung

	Wirkeintritt (max.)	Wirkdauer (mittlere)	Wirkstärke (Morphium = 1)
Alfentanil	1–2 min	11–15 min	40–50
Fentanyl	1–8 min	20–30 min	100–300
Sufentanil	1–4 min	15–25 min	1000–1500
Remifentanil	1 min	3–5 min	100

Opiatantagonisten

Naloxon ist ein reiner µ-Rezeptor-Antagonist. Es antagonisiert schlagartig alle Wirkungen und Nebenwirkungen der Opiate. Für die Wachsedierung mit Opiaten kann es bei einer Überdosierung eingesetzt werden. Opiatbedingte Sedation und Atemdepression sind augenblicklich aufgehoben. Die Applikation erfolgt titrierend. Eine Ampulle Naloxon (0,4 mg) wird auf 10 ml NaCl aufgezogen. Von dieser Verdünnung werden im Abstand von 2–4 min 1–2–ml-Boli intravenös verabreicht, bis der gewünschte Grad an Wachheit sowie eine suffiziente Atmung erreicht sind.

Zu beachten ist die relativ kurze Wirkungsdauer von Naloxon (30–45 min). Sie ist bedingt durch die rasche Rückverteilung der Substanz aus dem ZNS. Werden länger wirksame Opiate verwandt, so muß Naloxon, um einen Reboundeffekt zu vermeiden, in der doppelten verabreichten intravenösen Dosierung zusätzlich intramuskulär appliziert werden. Alternativ kann die Substanz auch mit 4–5 µg/kg/h kontinuierlich verabreicht werden (Morgan 1995).

Ketamin

Ketamin bewirkt eine „dissoziative Anästhesie" mit weitgehend erhaltenen Schutzreflexen. Dennoch besteht kein ausreichender Aspirationsschutz. Der Wirkungseintritt erfolgt innerhalb von 30 s bei i. v.-Gabe, in 2–10 min bei i.m.-Applikation. Die Wirkdauer bei i. v.-Gabe schwankt zwischen 5 und 15 min, bei i.m.-Gabe zwischen 10 und 25 min. Mit Hilfe von Ketamin kann in niedrigen Dosierungen (50–70 µg/kg) unter Spontanatmung intubiert werden. Die Biotransformation der Substanz findet in der Leber statt. Ketamin hat eine große therapeutische Breite. Ein Nachteil des Ketamin sind die oftmals deutlich gesteigerte Speichelsekretion und die psychomimetischen Nebenwirkungen. Deshalb sollte die Substanz nur in Kombination mit einem Benzodiazepin (und Atropin) angewandt werden. Diese Nebenwirkungen scheinen bei Verwendung des Stereoisomers S-Ketamin weniger ausgeprägt zu sein (Adams 1998). Insbesondere bei Kindern wird von der besonderen Eignung des Ketamin berichtet (Cormack 1997).

Inhalationsanästhetika

Inhalationsanästhetika sind prinzipiell geeignet, eine Intubation unter Spontanatmung durchzuführen. Sie haben alle eine ausgeprägt bronchodilatatorische Wirkung. Die rezeptorvermittelte Reizung der Luftwege mit daraus resultierender Hypertension und Tachykardie ist bei den einzelnen Gasen unterschiedlich ausgeprägt. Die Irritation der Atemwege scheint bei Sevofluran minimal, so daß es als Einleitungsinhalationsanästhetikum besonders geeignet ist (Fenlon 1998). Für alle Inhalationsanästhetika gilt, daß zunächst eine ausreichende Narkosetiefe erreicht werden muß, ehe im Bereich der Luftwege stimuliert werden darf. Ansonsten drohen exzitationsbedingte Spasmen der Atemwege und sympathoadrenerge Reaktionen, die ohnehin schwierigen Intubationsbedingungen weiter zu verschlechtern.

Muskelrelaxantien

Muskelrelaxantien sollten bei zu erwartenden Intubationsschwierigkeiten im Rahmen der Intubation nicht eingesetzt werden. Die fiberoptische Wachintubation (mit Verzicht auf Muskelrexantien) stellt den Goldstandard bei bekannten Intubationsproblemen dar. Werden dennoch Muskelrelaxantien angewandt, z. B. beim geplanten Einsatz von starren Optiken und Laryngoskopmodifikationen (Retromolares Intubationsfiberskop nach Bonfils®, Bullard-Laryngoskop®, Laryngoskopmodifikation nach Bumm®), so sind die wichtigsten Anforderungen:
- schnelle Anschlagzeit,
- kurze Wirkdauer und
- Antagonisierbarkeit.

Die wichtigste Forderung ist: Keine Applikation von Muskelrelaxantien ohne sichere Maskenbeatmung!

Nicht depolarisierende Muskelrelaxantien

Nicht depolarisierende Muskelrelaxantien sind aufgrund der langsamen Anschlagzeit und der relativ langen Wirkung in erster Linie als „Priming"-Pharmaka geeignet. Werden 10–15 % der Intubationsdosis 2–5 min vor der Narkoseinduktion gegeben, so werden genügend Rezeptoren besetzt, um mit der dann verabreichten Intubationsdosis eine schnelle Relaxation zu erreichen. Normalerweise wird durch die Priming-Dosis keine klinisch relevante Paralyse hervorgerufen. Es besteht die Möglichkeit, daß die Priming-Dosis ausreicht, um Dyspnoe und Schluckstörungen auszulösen. Ist dies der Fall, muß unverzüglich die Narkose eingeleitet werden. Mit der Priming-Dosis können Faszikulationen, die nach der Applikation von Succinylcholin auftreten, verhindert werden. Exemplarisch soll Rocuronium, das nicht-depolarisierende Muskelrelaxanz mit dem derzeit raschesten Wirkungseintritt, näher besprochen werden.

Rocuronium ist ein Steroidanalogon des Vecuronium. Rocuronium wird nicht metabolisiert. Es wird primär über die Leber ausgeschieden und zu einem geringen Teil über die Nieren. Die Wirkungsdauer ist daher verlängert bei Leber- und unbeeinflusst bei Nierenfunktionsstörungen. Die Intubationsdosis beträgt 0,45–0,6 mg/kg. Rocuronium ist das einzige nicht-depolarisierende Muskelrelaxanz, das hochdosiert (0,9–1,2 mg/kg) binnen 60–90 s gute Intubationsbedingungen schafft. Die Wirkung ist mittellang (durchschnittliche Wirkdauer 35 min; Erholungsindex 12-15 min). Rocuronium kann aufgrund der längeren Wirkungsdauer nicht als Alternative zum Succinylcholin bei der schwierigen Intubation angesehen werden.

Depolarisierende Muskelrelaxantien

Succinylcholin

Das einzige gebräuchliche depolarisierende Muskelrelaxanz ist Succinylcholin. Der Vorteil der Substanz liegt in der schnellen Anschlagzeit von 30–60 s und in der kurzen Wirkdauer von unter 10 min. Succinylcholin ist wenig fettlöslich und wird im Kreislauf sofort durch die Pseudocholinesterase in Succinylmonocholin metabolisiert. Aus diesem Grund muß es hoch dosiert werden (1–1,5 mg/kg).

Ist eine Relaxierung bei schwierigen Atemwegen erforderlich, so ist Succinylcholin weiterhin das Mittel der Wahl.

Initial sollte eine Priming-Dosis eines nicht depolarisierenden Muskelrelaxanz appliziert werden. Mögliche Komplikationen im Zusammenhang mit der Applikation von Succinylcholin sind:
- Rhabdomyolyse
- Hyperkaliämie
- Herzstillstand
- maligne Hyperthermie

Diese sind zwar selten, aber so schwerwiegend, dass Succinylcholin nicht routinemäßig eingesetzt werden sollte („ever have it, never use it").

Sonstige Medikamente

Atropinsulfat 0,3–0,6 mg i.v. oder i.m. und Glycopyroniumbromid 0,2 mg i.v. oder i.m. sind geeignet, die Speichelsekretion zu hemmen. Dadurch wird die Darstellung des schwierigen Atemwegs besonders bei der fiberoptischen Intubation übersichtlicher, da die geringere Speichelsekretion zu weniger „störenden" Schluckbewegungen im pharyngo-laryngealen Bereich führt.

■ Fazit

- Die Anästhetikaauswahl zur Sedierung bei der Sicherung des schwierigen Atemwegs muß nach folgenden Kriterien erfolgen:
  - kurze Wirkdauer,
  - gute Steuerbarkeit,
  - keine oder geringe Atemdepression,
  - Antagonisierbarkeit.
- Der Mehrzahl dieser Anforderungen werden gerecht: Propofol, Thiopental, Midazolam, Alfentanil, Remifentanil, Sufentanil und Fentanyl.
- Antagonisten (Flumazenil und Naloxon) sollten stets verfügbar sein.
- Die Grundlage der Wachsedierung ist die Verabreichung nach dem Titrationsprinzip „start low and go slow".
- Die Kombination der Wachsedierung mit Lokalanästhetika bietet den Vorteil der Verringerung der atemdepressiven Wirkung.
- Mit Propofol oder der Kombination von Midazolam und Alfentanil ist eine gut steuerbare Wachsedierung möglich.
- Remifentanil wird vermutlich aufgrund seiner exzellenten pharmakologischen Eigenschaften einen dominierenden Platz in der Wach-Analgosedierung zur Sicherung des schwierigen Atemwegs einnehmen.
- Ist eine Relaxierung bei schwierigen Atemwegen erforderlich, z.B. beim geplanten Einsatz von starren Optiken und Laryngoskopmodifikationen, so ist Succinylcholin weiterhin das Mittel der Wahl.

5.3 Management der schwierigen Atemwegssicherung

R. Georgi, C. Krier

Ein Zitat von Lagerkranser (1997) sei an den Beginn dieses Kapitels gestellt:
> „Das erste, was abgeklärt werden muß, wenn eine schwierige Atemwegssicherung angenommen wird, ist die Frage: Ist es möglich, den Patienten mit einer Gesichtsmaske zu beatmen? Nur wenn diese Frage *eindeutig* mit" ja „beantwortet werden kann, gibt es (nach der Berücksichtigung anderer anästhesierelevanter Faktoren) für die Auswahl des Anästhesie-Verfahrens keine Einschränkungen. Wenn die Antwort „nein", „vielleicht" oder „wahrscheinlich" lautet, muß eine Allgemeinanästhesie bis zur Sicherung der Atemwege vermieden werden."

Bei bekannten Problemen der Atemwegssicherung muß klar sein, auf welcher Höhe der Atemwege sich die Obstruktion befindet, und ob die Voraussetzungen für die Durchführung und Anwendung der primär ausgewählten Technik gegeben sind.

Eine Larynxmaske oder ein in ösophagealer Position plazierter Kombitubus tragen nichts zur Atemwegssicherung bei, wenn es sich um eine Stenose im glottischen oder subglottischen Bereich handelt. Mit einer Fiberoptik wird es schwer gelingen stenosierende Kehlkopftumoren zu überwinden.

Beim Management schwieriger Atemwege ist die Notwendigkeit gegeben, ständig Alternativen kalkulieren zu müssen, den sog. „Plan B". Es muß immer eine Antwort auf die Frage: „Welche Alternative gibt es, wenn...?" gefunden werden.

Wenn bei bekannten Intubationsproblemen, primär eine Lokal- oder Regionalanästhesie durchgeführt wird, muß es Antworten auf folgende Fragen geben: „Was passiert bei Komplikationen oder Versagen der Lokal- oder Regionalanästhesie? Welche Technik ist möglich, wenn in diesem Zusammenhang doch noch eine Intubation erforderlich wird?" Wenn die primäre fiberoptische Intubation im Wachzustand bei einem Patienten mit bekannten Problemen bei der Ventilation und der Intubation geplant ist, muß die Frage beantwortet werden können: „Welche Alternative gibt es in dem sehr seltenen Fall, wenn die fiberoptische Intubation nicht gelingt?" Es wird immer, bis zur definitiven Sicherung der Atemwege, neben dem primär eingeschlagenen Weg („Plan A") einen sog. „Plan B" geben müssen.

Im folgenden wird das Management der schwierigen Atemwegssicherung immer nach diesem Schema erläutert werden:

- Plan A   primär vorgesehener Weg
- Plan B   alternativer Weg
- Plan B, Alternative Nr. 1   mögliche alternative Methoden (Varianten)
- Plan B, Alternative Nr. 2   und weitere Alternativen

Die Reihenfolge kann je nach klinischer Situation, vorhandener Ausrüstung und Erfahrung der Anwender variieren; die Vorschläge sind nicht als starres Schema zu interpretieren, dem in jedem Fall gefolgt werden muß. Beim Einsatz der alterativen Varianten sollte sich der Anwender immer vergegenwärtigen, daß eine Rückzugsmöglichkeit besteht, die er sich nicht „verbauen" sollte (etwa durch Relaxierung) und die genutzt werden sollte. Falscher Ehrgeiz ist fehl am Platz und gefährdet den Patienten vital! Der Grundsatz „Ventilation vor Intubation" oder „der Patient braucht Sauerstoff und nicht die endotracheale Intubation" muß immer berücksichtigt werden.

Nach einer Untersuchung von Rose und Cohen (1994) wurden aus einem Kollektiv von 18.558 Patienten bei 353 (1,9 %) Patienten nach der Voruntersuchung *primär* alternative Techniken zur Laryngoskopie gewählt. Bei 11 Patienten (3,1 %) mißlangen diese primären alternativen Techniken zur laryngoskopischen Intubation (Tab. 5.**10a**). Alle bei diesen Patienten daraufhin angewandten sekundären Techniken (fiberoptische Intubation, direkte laryngoskopische Intubation, retrograde Intubation) waren primär erfolgreich (Tab. **10b**).

Das Management der schwierigen Atemwegssicherung beginnt mit der *Präoxygenierung* des Patienten (s. Kapitel 5.1).

Der nächste Schritt ist die Auswahl der der akuten Atemwegsproblematik angepaßten Technik zur Überwindung anatomischer und/oder pathologischer Veränderungen der Atemwege.

Tabelle 5.10a In der Studie von Rose und Cohen (Rose DK, Cohen MM: The airway: Problems and predictions in 18.500 patients. Can J Anaesth 1994;41 : 372–383) wurden von 18.558 Patienten anhand der Voruntersuchungen bei 353 Patienten (1,9 %) primär alternative Techniken/Methoden der Atemwegssicherung angewandt. Davon sind bei 11 Patienten diese primären alternativen Techniken/Methoden gescheitert. Die daraufhin angewandten sekundären Techniken/Methoden waren primär bei allen Patienten erfolgreich (s. Tabelle 5.10b)

Primäre Technik/Methode	Anzahl = n	Total (%)	Anzahl = n mißlungen	Mißlungen (%)
Intubation unter direkter Laryngoskopie	18.205	62,5	54	0,3
Intubation mit alternativen Techniken (s. Tab. 5.10b)	353	1,2	11	3,1
Larynxmaske	634	2,2	30	4,7
Gesichtsmaske	3367	11,6	30	0,9
endotrachealen Tubus belassen	781	2,7	–	–
Regionalanästhesie	839	2,9	69	8,2
Neuroleptanalgesie	4966	17,0	32	0,6
Gesamtzahl der Patienten	**29.145**		**226**	**0,8**

Tabelle 5.10b Darstellung der nach Rose und Cohen (Rose DK, Cohen MM: The airway: Problems and predictions in 18.500 patients. Can J Anaesth 1994;41 : 372–383) angewandten sekundären Techniken/Methoden der Atemwegssicherung nach Mißlingen der primär angewandten Technik/Methode (s. Tabelle 5.10a)

Primäre alternative Methode n = 353 (aus Tab. 5.10a)	Anzahl = n	Misslingen der primären Methode	
		Anzahl = n	Anzahl = %
unter Allgemeinanästhesie			
blinde nasale Intubation	12	0	0
fiberoptische Intubation	4	0	0
Transilluminationstechnik	1	0	0
Tracheostomaanlage	1	0	0
am wachen Patienten			
direkte Laryngoskopie	32	2	6,3
blinde nasale Intubation	20	4	20,0
fiberoptische Intubation	268	5	1,9
retrograde Intubation	2	0	0
Tracheostomaanlage	13	0	0

Während bei präoperativ bekannten Problemen bei der Atemwegssicherung in Ruhe eine Strategie ausgearbeitet werden kann, müssen bei unerwartet auftretenden Problemen ständig Nutzen-Risiko-Abwägungen durchgeführt werden. In beiden Fällen muß ein „Plan B" vorhanden sein.

Die Vor- und Nachteile, Indikationen und Kontraindikationen der einzelnen Instrumente und Methoden sind in den vorhergehenden Kapiteln ausführlich besprochen, so daß in diesem Kapitel auf Einzelheiten nicht näher eingegangen wird.

Voraussetzungen für das Management der schwierigen Atemwegssicherung

Für das erfolgreiche Management einer schwierigen Atemwegssicherung sind fünf Voraussetzungen erforderlich:
- Konzept über klinische Untersuchung und Durchführung von Tests zur Evaluierung einer schwierigen Atemwegssicherung im Rahmen der Prämedikationsvisite (Kap. 3.3),
- Konzept über Verfügbarkeit des Instrumentariums, das:

- dem Patientenspektrum angepaßt sein muß,
- möglichst jedem Kollegen vertraut sein sollte,
- idealerweise mobil und ohne Zeitverlust einsetzbar ist,
- Abteilungs- bzw. klinikspezifische Strategie, in der der Einsatz des vorhandenen Instrumentariums schrittweise festgelegt ist (Algorithmus),
- Ständige Schulung des Personals im Umgang mit dem Instrumentarium und Training von Notfallsituationen (Kap. 7.2),
- Konzept über das Management der Extubation nach schwieriger Intubation (Kap. 5.4).

Liegen diese fünf Voraussetzungen zur Beherrschung eines schwierigen Atemwegs vor, dürfen bekannte Probleme bei der Atemwegssicherung nicht zum Notfall werden.

Nach der Erfüllung der ersten Voraussetzung, der gründlichen klinischen Untersuchung des Patienten, kann eine Einschätzung der Vorbedingungen vorgenommen werden: Handelt es sich um einen Patienten mit Problemen bei der:
- Beatmung (difficult ventilation),
- Laryngoskopie und/oder Intubation (*difficult laryngoscopy, difficult intubation*),
- Beatmung und der Intubation (*difficult airway*),
- Kooperation (Säugling/Kleinkind, geistig behinderter Patient).

Nach dieser Einschätzung muß der primäre gangbare Weg, der „Plan A", festgelegt werden.
Danach können folgende Alternativen erwogen werden:
- Wachintubation versus Intubation unter Allgemeinanästhesie,
- Nichtchirurgische Technik versus chirurgische Atemwegssicherung.

Es müssen folgende problemorientierte Fragen beantwortet werden [Brown (in Norton: Atlas of difficult airway, 1996)]:
- *Zugang zu den Atemwegen*: Ist die pharyngeale (oro-/nasopharyngeale) Passage für den Endotrachealtubus möglich?
- *Sichtbarkeit*: Ist der Larynx mit Hilfe eines konventionellen Laryngoskops sichtbar?
- *Einführung*: Kann die Glottis eingestellt werden? Liegt eine Obstruktion vor? Ist die Tubuspassage möglich?
- *Rettungsmöglichkeit*: Ist keine orthograde Intubation möglich, läßt die Anatomie des Halses eine translaryngeale oder transtracheale Oxygenierung zu?

Vorgehen bei bekannten Problemen der Atemwegssicherung

Bei Patienten mit bekannten „difficult ventilation"- oder „difficult airway"-Problemen ist die primäre fiberoptische Intubation des wachen spontanatmenden Patienten die Methode der Wahl (z. B. Patienten mit enoralem Tumorwachstum oder Fehlbildungen im Kiefer-Gesichtsbereich).

Bei Versagen dieser Methode muß eine präoperative Tracheostomaanlage in Lokalanästhesie erwogen werden. Bei Patienten mit bekannten „difficult laryngoscopy/difficult intubation"-Problemen ist eine Allgemeinanästhesie unter Spontanatmung über eine Gesichts- oder Larynxmaske möglich. Der sichere Weg ist auch hier die primäre fiberoptische Intubation des wachen Patienten.

Bei Patienten mit schwierigem Atemweg („difficult airway") ist als Alternative eine Regionalanästhesie in Abhängigkeit vom Operationsgebiet durchführbar. Das anästhesiologische Equipment zur Beherrschung des schwierigen Atemwegs muß bei diesen Patienten unbedingt vorhanden sein, um bei Komplikationen der Regionalanästhesie (z. B. anaphylaktischer Schock) und/oder der Operation die Möglichkeit der Atemwegssicherung mit alternativen Verfahren (fiberoptische Intubation, Tracheostomaanlage in Lokalanästhesie) zu gewährleisten. Vergleichbar ist diese Alternativlösung mit der Durchführung von Regionalanästhesien bei nicht nüchternen Patienten. Eine erforderliche Intubation im Sinne einer Ileuseinleitung muß in jedem Fall gewährleistet sein.

Eine schwierige Intubation, bei suffizienter Maskenbeatmung, ist per se keine vitalbedrohliche Situation. Alternativen für eine Intubation sind die Standard- und die Intubations-Larynxmaske oder der Combitube®, sofern aus operativen Gesichtspunkten auf eine Intubation verzichtet werden kann.

Bei beiden Alternativen muß jederzeit eine fiberoptische Intubation oder eine Koniotomie möglich sein.

Muskelrelaxanzien müssen bis zur Sicherung der Atemwege (endotracheale Intubation) vermieden werden.

Vorgehen bei unerwartet auftretenden Probleme der Atemwegssicherung

Unerwartete Probleme bei der Atemwegssicherung können auftreten bei der:
1. Ventilation mit einer Gesichtsmaske,
2. direkten Laryngoskopie,
3. Intubation,
4. Ventilation und Laryngoskopie/Intubation.

Management von Problemen bei der Ventilation

Zum obligaten Monitoring gehören: EKG-Ableitung, noninvasive Blutdruckmessung, Pulsoxymetrie und die endexpiratorische CO_2-Messung. Ebenso obligat ist ein sicherer Venenzugang. Von diesen Grundforderungen ist niemals abzuweichen. Als „Plan A" wird der primäre geplante Weg der Atemwegssicherung bezeichnet, der nach der Voruntersuchung des Patienten (Kap. 3.3) der individuellen Atemwegsproblematik angepaßt ist.

Ventilation Plan A:

- Auswahl der entsprechenden Maskengröße,
- Prüfung auf dichten Maskensitz,
- Präoxygenierung des wachen spontanatmenden Patienten,
- keine Relaxation ohne suffiziente Maskenbeatmung.

Es wird vor der Technik der „reconnaissance induction", der Narkoseeinleitung nach dem „Schau'n-wir-mal-rein-Motto" gewarnt.

Vor Narkosebeginn sollte die entsprechende Größe der Gesichtsmaske ausgewählt und überprüft werden, ob ein dichter Sitz gewährleistet werden kann. Schwierigkeiten können auftreten bei zahnlosen Patienten, Bartträgern, Adipositas, Gesichtstrauma, Abszessen, Tumoren, Fehlbildungen usw.. Das Problem der schwierigen Maskenbeatmung wird in der Literatur und Praxis oft unterschätzt (Langeron 2000).

Nur bei einer dichtsitzenden Maske kann eine suffiziente Präoxygenierung durchgeführt werden.

Die Fixierung der Gesichtsmaske nach der Narkoseeinleitung erfolgt im allgemeinen mit einer Hand. Mit der anderen Hand wird mit dem Beatmungsbeutel beatmet.

Ventilation Plan B Alternative Nr.1:

Ist keine Beatmung möglich, kommt die erste Alternative zum Einsatz – die Extension im atlanto-okzipitalen Gelenk. Bei Patienten mit instabiler Halswirbelsäule ist Vorsicht geboten! Gleichzeitig muß bei der Extension das Kinn angehoben werden. Dabei sollten die Unterkieferzähne vor den Oberkieferzähnen positioniert werden. Es erfolgt die Protrusion, die sog. Translationsbewegung im Kiefergelenk. Eine Seitwärtsdrehung des Kopfes kann ebenfalls hilfreich sein. Das beidhändige Halten der Gesichtsmaske, gewährleistet einen besseren Maskensitz, eine bessere Abdichtung und verstärkt den Zug am Unterkiefer. Eine Hilfsperson für die Beatmung ist erforderlich. Diese einfachen Manipulationen werden im englischen mit „head tilt - chin lift - jaw thrust" bezeichnet, „Kopf zurück - Kinn hoch - Kiefer vor".

Ventilation Plan B Alternative Nr. 2:

Führen diese einfachen Manöver nicht zu einer Beatmung, erfolgt der Einsatz von Hilfsmitteln, oropharyngealen und nasopharyngealen „Luftbrücken" (Kap. 2.2 und 4.1).
Es ist wichtig, die patientengerechte Größe dieser Hilfsmittel auszuwählen, da sowohl ein zu kleiner als auch ein zu großer Guedel- oder Wendl-Tubus die Situation der bisher unzureichenden Maskenbeatmung nicht verbessert, eher verschlechtert.

Ventilation Plan B Alternative Nr. 3:

Führen diese Hilfsmittel ebenfalls nicht zu einer suffizienten Beatmung, haben wir es mit der Situation „cannot ventilate" zu tun.

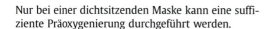

Oberstes Gebot in der Situation „cannot ventilate": keine Relaxierung bei insuffizienter Maskenbeatmung!
Als Alternativen in dieser Situation kommen die Larynxmaske (SLM/ILM) oder der Combitube® zum Einsatz.

Eine weitere mögliche Alternative in dieser Situation ist der erst kürzlich auf dem Markt erhältliche Larynxtubus™ (VBM-Medizintechnik GmbH). Zur Zeit der Drucklegung liegen nur wenige Erfahrungen mit diesem Gerät vor (Dörges 2000); der Einsatz in dieser speziellen Situation wurde noch nicht ausreichend untersucht.
Eine kurze laryngoskopische Inspektion (sog. „quick look") ist ebenfalls möglich, er sollte aber von einem

Erfahrenen durchgeführt werden. Möglicherweise ist bei dieser kurzen Inspektion eine direkte Laryngoskopie mit Intubation möglich. Gefahren bei diesem Manöver sind die Traumatisierung der Zähne und der oropharyngealen Weichteile. Es können Blutungen provoziert werden, die zu Sichtbehinderung führen. Die Auslösung eines Laryngospasmus beim nicht relaxierten Patienten ist möglich.

Ein Vorteil der Larynxmaske in dieser Situation ist die nicht erforderliche Relaxierung des Patienten für die Plazierung. Ein Vorteil des Combitube® ist der Aspirationsschutz, im Vergleich zur Larynxmaske. Beide Hilfsmittel, die Larynxmaske und der Combitube® (in ösophagealer Lage) sind supraglottisch positionierte Hilfsmittel. Ein Problem, das im Bereich der Glottis oder im subglottischen Bereich vorhanden ist, und zu der insuffizienten Maskenbeatmung geführt hat, kann somit nicht behoben werden. Das Auftreten eines Laryngospasmus ist bei beiden Hilfsmitteln möglich. Der Einsatz dieser Hilfsmittel ist nicht zeitaufwendig, es ist keine Vorbereitung erforderlich. Gelingt über diese Hilfsmittel eine Beatmung, kann abgewogen werden, ob die Narkose unter Beibehaltung entweder der Larynxmaske oder des Combitube® fortgeführt wird. Ist aus operativer Indikation eine endotracheale Intubation erforderlich, kann diese bei jetzt möglicher Beatmung des Patienten in Ruhe und ohne Zeitdruck geplant werden.

Die blinde Tubusinsertion über die Standard-Larynxmaske (maximale Tubusgröße: ID 6,0 mm) gelingt in 35–60 %, über die Intubations-Larynxmaske (maximale Tubusgröße: ID 8,0 mm) in 83-95 %. Der sichere Weg ist die fiberoptische orientierte Intubation über beide Larynxmaskentypen.

Auch über den Combitube® ist eine fiberoptisch orientierte Umintubation mit Hilfe eines Führungsdrahtes möglich (Krafft 1997b).

In einer Studie von Parmet (1998) traten in einem Untersuchungszeitraum von 2 Jahren 25 unerwartete Situationen „cannot ventilate, cannot intubate" nach der Narkoseeinleitung auf. Die Standard-Larynxmaske wurde in 17 Situationen eingesetzt. Bei 16 Patienten (94 %) war dieses Vorgehen primär erfolgreich. In einem Fall kam es durch einen Thrombus nach einer traumatischen Punktion der Membrana cricothyroidea zum subglottischen Verschluß. Dieser Patient konnte mit einer chirurgischen Krikothyreotomie gerettet werden. Die 8 anderen „cannot ventilate, cannot intubate"-Situationen wurden mit der transtrachealen Jet-Ventilation (3 Patienten), retrograden Intubation (1 Patient) und der fiberoptischen Intubation (4 Patienten) versucht, zu beherrschen. Von den transtrachealen Jet-Ventilationen und den fiberoptischen Intubationen waren jeweils zwei Versuche nicht erfolgreich. Alle 4 Situationen konnten letztlich mit der retrograden Intubation als Alternative gemeistert werden.

Der Einsatz des Combitube® ist besonders bei Patienten, bei denen es im Zusammenhang mit der schwierigen Atemwegssicherung zu Blutungen und Erbrechen kommt zur Vermeidung einer Aspiration indiziert.

In einer Studie von Atherton (1993) wurde der Combitube® nach mißlungener laryngoskopischer Intubation in 64 % der Patienten erfolgreich eingesetzt.

In einer vergleichenden Studie von Rumball (1997) war die primäre Intubation bei 470 Patienten mit Herz-Kreislauf-Stillstand mit dem Combitube® in 86 % der Fälle und mit der Standard-Larynxmaske in 73 % erfolgreich.

Gelingt weder mit der Gesichtsmaske noch mit der Larynxmaske oder dem Combitube® eine suffiziente Beatmung und ist die Spontanatmung des Patienten noch nicht wieder vorhanden, muß ein erneuter „Plan B" kalkuliert werden.

Ventilation Plan B Alternative Nr. 4:

Auch in dieser Situation ist von einem Erfahrenen ein Versuch der direkten Laryngoskopie möglich, sollte dieser bisher nicht durchgeführt worden sein.

Bei einer insuffizienten oder unmöglichen Ventilation sowohl über eine Gesichtsmaske als auch über eine Larynxmaske oder einen Combitube® kann eine Intubation versucht werden oder es muß eine translaryngeale oder transtracheale Technik der Atemwegssicherung durchgeführt werden.

Management von Problemen bei der direkten Laryngoskopie und der Intubation

Die Laryngoskopie und die Intubation sind vom Ablauf her eng miteinander verbunden. Deshalb werden die Probleme auch zusammen besprochen. Das primäre Ziel ist auch hier die Durchführung von „Plan A", entweder unter der Voraussetzung, daß bei der Maskenbeatmung keine Probleme aufgetreten sind oder als Fortführung des oben begonnenen Szenarios.

Laryngoskopie/Intubation Plan A:

- Einstellung der Stimmbänder mit dem Laryngoskopspatel zur Vorbereitung des nächsten Schritts,
- Einführen des Endotrachealtubus unter direkter Sicht in die Trachea,
- Feststellung der korrekten endotrachealen Tubuslage (s. Kapitel 1.5).

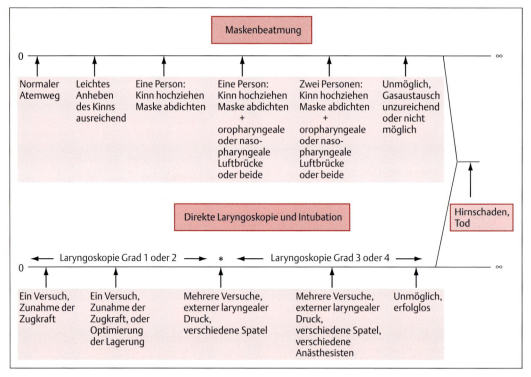

Abb. 5.3 Stufenloser Übergang von der suffizienten Maskenbeatmung und der möglichen direkten Laryngoskopie zur Situation „cannot ventilate, cannot intubate (nach Benumof JL: Management of the difficult adult airway [With special emphasis on awake tracheal intubation]. Anesthesiology 1991;75 : 1087 – 1110).

Scheitert dieses Vorgehen, bzw. ist keine direkte Laryngoskopie möglich, kann die Plazierung des Endotrachealtubus ohne Sicht versucht, oder es können Hilfsmittel verwendet werden. Zunächst wird versucht, mit verschiedenen Manövern, die Sicht auf die Glottis doch noch zu erzielen. In Abbildung 5.3 ist eine Darstellung des stufenlosen Übergangs von normalen Atemwegsverhältnissen zum schwierigen Atemweg (difficult airway) bei unmöglicher Ventilation und Intubation nach Benumof (1991) gezeigt.

Bei allen Manövern bei der Laryngoskopie muß Klarheit darüber herrschen, daß bei unzureichender oder nicht vorhandener Sicht, die Intubationsversuche traumatisierend auf die Strukturen des Larynx und des Pharynx wirken können.

Ödeme bzw. Blutungen können den zu späten Einsatz der Fiberoptik scheitern lassen und aus der anfänglich suffizienten Maskenbeatmung kann durch die Traumatisierung sehr schnell ein Zustand der *unmöglichen* Maskenbeatmung („cannot ventilate") werden.

Deshalb sollte die Anzahl der Intubationsversuche auf maximal drei von jedem Intubierenden, also des primär intubierenden Arztes als auch des zu Hilfe gerufenen Arztes begrenzt werden.

Nach dem ersten fehlgeschlagenen Intubationsversuch bei suffizienter Maskenbeatmung wird in aller Regel nicht sofort die Fiberoptik zum Einsatz kommen. Zunächst empfiehlt sich die Verbesserung der Kopf- und Hals-Position des Patienten („Schnüffelposition"), die Anwendung des externen Drucks auf den Kehlkopf (BURP-Manöver) oder die Verwendung alternativer Laryngoskopspatel.

Es muß immer überlegt werden, ob eine Intubation zwingend erforderlich ist und weitere Versuche ohne Gefährdung des Patienten gerechtfertigt sind. Zu diesem Zeitpunkt ist auch der Abbruch des Verfahrens mit Spontaneisierung des Patienten und Beendigung der Narkose abzuwägen.

Jeder weitere Schritt muß die Möglichkeit des „Rückzugs" zulassen; eine Relaxierung des Patienten zur Intubation bei insuffizienter Maskenbeatmung kann den Weg in die Katastrophe anbahnen. Eine unmögliche Intubation wird selbst der erfahrene Anästhesist erleben. Ein Erzwingen der Intubation muß vermieden und rechtzeitig an alternative Techniken gedacht werden.

Laryngoskopie/Intubation Plan B Alternative Nr. 1:

Zu den nichtinstrumentellen Hilfsmitteln zählen:
- Lagerungsverbesserung,
- BURP („backwards-upwards-rightwards-pressure"),
- OELM („optimal external laryngeal manipulation") und
- Luftblasen-Phänomen („air bubble recognition").

Der *Lagerungsverbesserung* kommt bei der Laryngoskopie eine besondere Bedeutung zu (Kap. 2.3). Daher sollte an jedem Anästhesiearbeitsplatz die Möglichkeit bestehen, die Position des Patientenkopfes durch Absenken oder Anheben der Kopfstütze oder Unterlegen eines Kissens zu verbessern.

Mit dem *BURP-Manöver*: maximale Verschiebung des Schildknorpels nach rechts kranial) ist nach Untersuchungen von Ullrich (1998) eine Optimierung bei der Laryngoskopie möglich. Die schwierige Laryngoskopie (nur Aryknorpel sichtbar oder nur Epiglottis sichtbar oder Epiglottis nicht sichtbar) trat in der Studie in 12,5 % auf. Mit Hilfe des BURP-Manövers konnte eine Reduktion auf 5 % erfolgen (Kap. 3.2). Auch Patienten mit dem Befund: „Epiglottis nicht sichtbar", konnten mit BURP einer besseren Laryngoskopie-Klasse nach Cormack/Lehane zugeordnet werden.
Eine weitere Möglichkeit der Lagebestimmung der Stimmbandebene ist das Auslösen des *„Luftblasen-Phänomens"*. Dabei wird der Thorax von einer Hilfsperson während der Laryngoskopie komprimiert. Die dadurch über den Kehlkopf austretenden Luftblasen können die Richtung für die Tubuseinführung andeuten. Eine blinde Tubusinsertion kann versucht werden.
Führen diese Manöver nicht zum Erfolg, müssen Hilfsmittel verwendet werden, um eine Laryngoskopie/Intubation zu erzielen.

Laryngoskopie/Intubation Plan B Alternative Nr. 2:

Alternative Nr. 2 beinhaltet den Einsatz der Hilfsmittel:
- Führungsstab,
- Gummibougie,

Tabelle 5.11 Häufigkeit der Anwendung von Hilfsmitteln bei Schwierigkeiten mit der Laryngoskopie/Intubation nach Koay (Koay CK: Difficult tracheal intubation-analysis and management in 37 cases. Singapore Med J 1998; 39: 112–114)

Hilfsmittel	Häufigkeit der Anwendung (%)
Gummi-Bougie	43,2
Larynxmaske	16,2
kleinerer Tubus und Stylet	10,8
blind nasale Intubation	10,8
Regionalanästhesie	8,1
fiberendoskopische Intubation	2,7
Luftblasen-Phänomen	2,7
Tracheostomie	2,7
größerer und längerer Laryngoskopspatel	2,7

- Transillumination,
- indirekte Intubation (magnetisch oder schallwellen-gesteuert).

In Tabelle 5.11 sind nach einer Studie von Koay (1998) die Hilfsmittel, die bei einer schwierigen Laryngoskopie/Intubation eingesetzt wurden nach der Häufigkeit der Anwendung aufgelistet. Nach dieser Studie und nach eigenen Erfahrungen können nahezu die Hälfte der schwierigen Laryngoskopie/Intubations-Situationen mit einem Gummi-Bougie oder Führungsstab gemeistert werden. Auch das Wechseln auf einen im Außendurchmesser um 1 mm kleineren Tubus kann probiert werden.

■ Gummi-Bougie, Führungsstab

Mit Hilfe des Führungsstabs kann der Tubus hockeyschlägerförmig vorgeformt werden. Der Führungsstab ragt aus dem unteren Ende des Tubus heraus. Mit der Spitze des Führungsstabs kann bei Cormack/Lehane-Grad-3-Befunden (die Spitze der Epiglottis ist sichtbar) die Epiglottis angehoben, und der Führungsstab in Richtung Stimmritze vorgeschoben werden. Ein blindes Vorschieben in die angenommene Richtung der Stimmritze ist bei Cormack/Lehane-Grad-4-Befunden möglich, ggf. unter Zuhilfenahme einer Magill-Zange. In einer Studie von Kidd (1988) konnte der Bougie bei 98 Patienten mit simulierten und 2 Patienten mit realen Cormack/Lehane-Grad-3-Befunden bei 78 Patienten endotracheal und bei 22 Patienten ösophageal plaziert werden.

Nach der Passage der Stimmritze mit dem Bougie erfolgt das Vorschieben des Tubus über den Bougie als Leitschiene. Der Bougie sollte sofort nach der Stimmritzen-Passage des Tubus zurückgezogen werden, um Schleimhautverletzungen oder Perforationen der Tracheavorderwand zu vermeiden.

In 90 % der Intubation mit Hilfe eines Bougies werden als sichere Zeichen des endotrachealen Vorschiebens ein sog. „Tracheal-Klicken" („tracheal clicks"), als Zeichen der Passage des Bougies entlang der Trachealspangen, registriert. Ebenso kommt es zu einem Steckenbleiben des Bougies bei einer Einführtiefe von 24–40 cm, als Zeichen des Auftreffens auf kleinere Atemwege (Crosby 1998). Vorsicht ist geboten bei der Verwendung von langen Führungsdrähten. Bei zu tiefem Einführen kann es zur Ruptur der Wand eines peripheren Bronchus mit Pneumothorax kommen.

Das Vorschieben eines Führungsdrahts als Intubationsschiene sollte niemals gegen Widerstand erfolgen.

Das blinde Vorschieben eines „Jet Stylet Introducer" in Richtung Glottis und die Messung des endexpiratorischen CO_2 über diesen Introducer zur Verifizierung der endotrachealen Lage wurde von Spencer (1995) beschrieben. In dieser Studie wurde der Introducer in 97,5 % endotracheal plaziert. Die endexpiratorische CO_2-Messung über den Introducer wurde als Indikator für die endotracheale Lage benutzt und erst dann der Endotrachealtubus über den Introducer eingeführt, um endoösophageale Fehllagen zu vermeiden.

Eine frühere Studie von Eastley (in Latto IP, Rosen M: Die endotracheale Intubation. 1992) an 1200 Patienten zeigte, daß bei nahezu 80 % schwieriger orotrachealer Intubationen (43 von 1200 Patienten = 3,6 %) der BURP zum Erfolg führte. Der Bougie und der Metallführungsdraht lagen ähnlich der Studie von Koay bei über 40 %. Erstaunlich ist in der Eastley-Studie, daß in nicht einmal 5 % Hilfe herbeigeholt wurde.

Der Schroeder-Mandrin (Willy Rüsch AG), als eine Führungsstab-Modifikation, ermöglicht die stufenlose Anpassung der gewünschten Tubuskrümmung während des Intubationsvorgangs (Kap. 4.1).

■ Transillumination

Eine Sonderform dieser Bougies ist ein sog. „light wand". Mit einem an der Spitze beleuchteten Draht ist mit Hilfe der Transilluminationstechnik, die blinde Tubusinsertion möglich. Nach Studien von Hung (1995) werden für die Intubation mit dem Trachlight® 15,7 ± 10,8 s benötigt. In dieser vergleichenden Studie betrug die Zeit für die laryngoskopische Intubation 19,6 ± 23,7 s. Ashok (1998) geben eine Erfolgsrate für die indirekte endotracheale Intubation mit dem LIS („Lighted Intubating Stylet") von 88–100 % und eine Zeit für die Intubation von 19 ± 15 s an. Ainsworth und Howells (1989) fanden keine Korrelation zwischen dem Schwierigkeitsgrad der Intubation und der Erfolgsrate mit dem Trachlight®. Niijima (1999) beschreiben die Intubation mit Hilfe des Trachlight® durch eine Intubations-Larynxmaske „Fastrach". Dabei wird das Trachlight® ohne den Stabilisierungsdraht durch das Murphy-Auge eines Endotrachealtubus eingeführt. Trachlight® und Endotrachealtubus werden danach parallel über die Intubations-Larynxmaske eingeführt. Die Verwendung der für die Intubations- Larynxmaske mitgelieferten Spezialtuben ist aus diesem Grund nicht möglich. Es muß ein konventioneller Endotrachealtubus mit einem kleineren Innendurchmesser als der Eurotubus® (ID 7,5 mm) verwendet werden.

■ Indirekte Intubation

Eine weitere Möglichkeit der Intubation ohne direkte Sicht bei der Laryngoskopie ist die magnetisch gesteuerte Intubation. Ein im Endotrachealtubus plazierter Metall-Führungsdraht wird von einem Magneten, der auf der Haut über dem Kehlkopf plaziert ist, angezogen und „zeigt" somit die Richtung der Tubuseinführung (Patil 1994).

Bei der schallwellen-gesteuerten nasotrachealen Intubation werden mit Hilfe einer kleinen in der Tubusspitze plazierten Pfeife die Atemgeräusche verstärkt. Somit ist eine Orientierung an Hand der Lautstärke möglich, da eine Entfernung oder Abweichung von der Stimmritze zu einer Abnahme der Tonstärke führt (Patil 1983a).

Die Messung der endexpiratorischen CO_2-Konzentration während des nasotrachealen Intubationsvorgangs funktioniert nach einem ähnlichen Prinzip (Mentzelopoulos 1998).

Die indirekte Laryngoskopie mit einem Dentalspiegel ist ebenfalls beschrieben worden (Patil 1983a).

Laryngoskopie/ Intubation Plan B Alternative Nr. 3:

Die Alternative Nr. 3 beschreibt den Einsatz von:
- Laryngoskop-Spatel-Modifikationen:
  - Grösserer Spatel,
  - Spatel nach McCoy®,
  - Foregger-Spatel,
- Larynxmaske

Laryngoskop-Spatel-Modifikationen

Eine weitere Möglichkeit ist die Verwendung eines größeren Laryngoskop-Spatels. Wie schon im Kapitel 3.3 erwähnt, wurden die meisten Studien zur Definierung schwieriger Laryngoskopie-Situationen mit einem MacIntosh-Spatel der Größe 3 durchgeführt. Ein größerer Spatel, z. B. Größe 4, oder eine Spatelmodifikation, z. B. Laryngoskopmodifikation nach McCoy®, kann die Sicht auf die Stimmbänder verbessern. Zu warnen ist vor der Anwendung von Laryngoskopen mit denen keine Routine erworben wurde. Vielfach werden als Alternativen zum MacIntosh-Spatel Foregger-Spatel genannt. Deren Einsatz ist aber nur sinnvoll, wenn der Anwender damit im klinischen „Alltag" vertraut ist. Das gilt natürlich für alle alternativen Instrumente. Bei unzureichender Routine werden Intubationshilfen eher zu Intubationshindernissen.

Uchida et al. (1997) untersuchten bei 50 Patienten mit simulierter Hals-Immobilisierung die Effektivität des McCoy-Spatels® im Vergleich zum MacIntosh-Spatel®. Eine Sichtverbesserung konnte in dieser Studie bei Cormack/Lehane-Grad-2-Befunden um 70 % und bei Cormack/Lehane-Grad-3-Befunden um 83 % erzielt werden. Bei Cormack/Lehane-Grad-4-Befunden war keine Sichtverbesserung mit dem McCoy-Spatel® möglich. Zu ähnlichen Ergebnissen gelangten Laurent (1996) und Gabbott (1996).

Kann mit alternativen Spateln oder Spatel-Modifikationen ebenfalls keine Sicht erzielt werden und ist eine blinde Tubusinsertion nicht möglich, besteht die Möglichkeit der Anwendung von Hilfsmitteln, mit denen eine indirekte Sicht auf die Stimmbänder möglich ist (Winkeloptik nach Bonfils®, Laryngoskopmodifikationen nach Bumm® und Bullard®, Fiberoptik).

Traten bei der Maskenbeatmung keine Probleme auf, kann zu jeder Zeit der sichere Rückzug über die sichere Maskenbeatmung geplant werden. Die Anwendung der Larynxmaske oder des Combitube® ist möglich. Eine Intubation muß bei *suffizienter* Maskenbeatmung nicht erzwungen werden.

Die Larynxmaske als Intubationshilfe

Eine positionierte Larynxmaske kann eine Hilfe bei der Intubation sein. Es gibt drei verschiedene Möglichkeiten der endotrachealen Intubation über eine Larynxmaske (Brimacombe 1997b): Blinde Insertion, fiberendoskopisch kontrollierte Insertion und die nasotracheale Intubation. Die blinde Tubusinsertion über die Larynxmaske kann bei Tubusfehllagen traumatisierend sein, und es besteht die Gefahr der Ösophagusintubation. Die Erfolgsrate variiert zwischen 30 und 93 %, abhängig von der Technik, der Erfahrung, der Anzahl der Versuche, des ausgewählten Equipments (Standard-Larynxmaske versus Intubations-Larynxmaske) und der Applikation des Krikoiddrucks. Die Einführung eines Führungsdrahts über die Larynxmaske ist möglich. Nach der Entfernung der Larynxmaske kann über den Führungsdraht ein Endotrachealtubus vorgeschoben werden. Die Erfolgsrate variiert zwischen 84 % bei Erwachsenen (Allison 1990) und 88 % bei Kindern (White 1992). Die Einführung ist sowohl bei wachen (McCrirrick 1991) als auch bei anästhesierten Patienten (Chadd 1989) möglich. Hilfreich bei der blinden Einführung eines Führungsdrahtes über die Larynxmaske können sowohl die Vorbiegung dessen Spitze (Allison 1990), als auch das Einführen in die Larynxmaske vor deren Plazierung sein (Dean 1996).

Die fiberendoskopisch orientierte Intubation über die Larynxmaske gelingt in 90–100 % und stellt damit die sicherste Methode dar. Thomson (1993) berichtete über eine nasotracheale Intubation mit Hilfe einer plazierten Larynxmaske bei Mikrognathie. Über die Larynxmaske wurde ein 12 F-Katheter endotracheal plaziert. Über die Nase des Patienten wurde ein 10 F-Katheter mit Hilfe einer Magill-Zange oral ausgeleitet. Nach Entfernung der Larynxmaske wurden beide Katheter miteinander vernäht und ein Endotrachealtubus wurde nasotracheal, die Katheterverbindung als Leitschiene nutzend, vorgeschoben.

Laryngoskopie/Intubation Plan B Alternative Nr. 4:

Winkeloptiken/Laryngoskop-Modifikationen

Durch die starren Winkeloptiken kann eine Sichtverbesserung auf die Stimmbandebene erzielt werden (Kap. 4.2). Lediglich die Intubationshilfe nach Bonfils® und das Bullard-Laryngoskop® stellen dabei auch eine Hilfe bei der Tubuseinführung in die Trachea dar. Da die Winkeloptiken mittlerweile alle mit Batterie-Handgriff geliefert werden, ist der Zeitverlust bei der Vorbereitung des Instrumentariums gering. Ist auch mit diesem Instrumentarium keine Laryngoskopie/Intubation möglich, bleibt die fiberoptische Intubation.

Laryngoskopie/Intubation Plan B Alternative Nr. 5:

Fiberoptische Intubation

Das Vorbereiten des Instrumentariums für die fiberoptische Intubation benötigt einige Zeit. Es ist für die fiberoptische Intubation bei suffizienter Maskenbeatmung eine Hilfsperson erforderlich, um den Patienten durch die Intubationsversuche in Apnoe nicht zusätzlich zu gefährden. Bei allen vorher beschriebenen Manipulationen und Versuchen der direkten Laryngoskopie und Intubation gilt als oberstes Gebot: Schonung der Weichteile und der laryngo-pharyngealen Strukturen. Bei Schwellungen und Blutungen kann die Methode der fiberoptischen Intubation nicht erfolgreich sein. Es ist daher die beschriebene Reihenfolge der Plan B-Alternativen Nr. 1–4 (Laryngoskopie/Intubation) nicht unbedingt einzuhalten. Es ist durchaus sinnvoll, die fiberoptische Intubation als Plan B Alternative Nr. 1, 2 bzw. 3 zu setzen.

Sollte eine suffiziente Ventilation (Gesichtsmaske, Larynxmaske, Combitube®) nicht möglich sein, die direkte Laryngoskopie, die blinde orotracheale Intubation und die oro- bzw. nasotracheale Intubation mit Hilfsmitteln ebenfalls nicht zum Erfolg führen, muß in dieser Situation „cannot ventilate, cannot intubate" ohne zeitliche Verzögerung eine translaryngeale oder transtracheale Technik zum Einsatz kommen (Kap. 4.10-4.12).

Laryngoskopie/Intubation Plan B Alternative Nr. 6:

■ **Translaryngeale und transtracheale Techniken**

- *Koniotomie*
- *perkutane transtracheale Punktion*

Die invasive Maßnahme mit dem geringsten Zeit- und Materialaufwand ist ausnahmslos die Koniotomie. Diese kann sowohl als chirurgische Methode mit einem Skalpell als auch in Form einer Punktionskoniotomie durchgeführt werden. Außerdem ist diese Methode die am einfachsten durchführbare.

Die Koniotomie ist die Methode der Wahl in der Situation „cannot ventilate (über Gesichtsmaske, Larynxmaske, Combitube®), cannot intubate".

Generell gilt in der klassischen Situation „cannot ventilate (über Gesichtsmaske), cannot intubate": Vor einem translaryngealen/transtrachealen Zugang sollte immer ein Versuch der Ventilation mit einer Larynxmaske oder einem Combitube® erfolgen. Erst wenn mit diesen Hilfsmitteln ebenfalls keine Ventilation möglich ist, *muß* die chirurgische Atemwegssicherung erfolgen.
Bei allen Patienten, bei denen die Anatomie des Halses diese Notfallmaßnahme nicht zuläßt oder unter erschwerten Bedingungen angenommen wird, bei denen aber Schwierigkeiten bei der Atemwegssicherung nicht erwartet werden, ist beim Anästhesie-Management äußerste Vorsicht geboten.

Lüllwitz et al. (1989) geben maximal eine Zeit von 120 Sekunden von der Punktionsbereitschaft bis zum Ventilationsbeginn mit dem Krikothyreotomiebesteck Nu-Trake® an.

Die Komplikationshäufigkeit bei der Koniotomie liegt bei ca. 40 %. Als Sofortkomplikationen dieser Methode können auftreten:

- Verletzung und Fraktur des Ringknorpels,
- Verletzung und Fraktur des Schildknorpels,
- Fraktur des ersten Trachealknorpels,
- Via falsa im paratrachealen Gewebe mit konsekutivem Hautemphysem,
- Gefäßverletzungen,
- Schleimhautverletzungen und Perforation der Tracheahinterwand,
- Verletzung des Isthmus und Lobus pyramidalis thyroideae,
- Ösophagusperforation,
- Aspiration.

Diese Komplikationen treten aber zurück hinter den Schäden, die die Situation „cannot ventilate, cannot intubate" zur Folge hat, wenn die Methode der Koniotomie nicht angewandt wird: irreversibler Hirnschaden und Tod.

Die *perkutane transtracheale Punktion* gewährleistet weder eine ausreichende Spontanatmung noch ist eine suffiziente konventionelle Beatmung aufgrund des geringen Kanülendurchmessers möglich. Als Minimum beim Erwachsenen sollten 14 G Kanülen mit einem Durchmesser von 2 mm verwendet werden. Für kurze Zeit ist zwar eine adäquate Oxygenation aber eine inadäquate Ventilation möglich. Diese Methode ist daher nur in Kombination mit einer Jetventilation sinnvoll. Die einzigen absoluten Kontraindikationen für die transtracheale Jet-Ventilation sind komplette Atemwegsobstruktion und unzureichendes Eqipment.

Die *perkutane Dilatationstracheotomie* nach der Ciaglia-Methode ist im allgemeinen für den Notfall nicht geeignet. Nach einer vergleichenden Untersuchung von Ambesh (1998) beträgt die Zeit von der Hautinzision bis zur Tubusinsertion mit dieser Methode $14 \pm 5{,}5$ min. Andere Autoren (Walz 1993) geben eine durchschnittliche Zeit von 8 min an.

Es wird im allgemeinen nicht die Zeit zur Verfügung stehen, das oben beschriebene Szenario in allen Einzelheiten bei einem Patienten auszuführen. Bei jeder neuen Überlegung, bei jedem Beginn einer weiteren „Plan B-Alternative" muß der Rückzug möglich sein, die Rückkehr zur Spontanatmung und zum Abbruch der Bemühungen. Sollte dieser Rückzug nicht möglich sein, bleiben als ultima ratio invasive Methoden der Atemwegssicherung, die unverzüglich einzuleiten sind.

Als technisch sehr aufwendige Methode der Intubation wird von Lowe (1986) die C-Bogen gesteuerte fiberoptische Intubation über einen unter röntgenologischer Kontrolle über den Arbeitskanal des Fiberendoskops vorgeschobenen Führungsdraht berichtet. Dieser dient als Leitschiene für das Fiberendoskop auf dem ein Endotrachealtubus fixiert ist. Die Autoren berichten von einem 100 %-igen Erfolg mit dieser Methode.

In der bereits erwähnten Studie von Rose und Cohen (1994) traten bei 326 Patienten (ca. 1,8 % von 18.558 Patienten) schwierige Laryngoskopien/Intubationen auf. Bei 54 Patienten (0,3 %) war die Intubation unmöglich. Von diesen Patienten wurde bei 25 die Narkose fortgeführt (6 Maskenbeatmungen, 2 blinde nasale Intubationen, 15 fiberoptische Intubationen, 2 Tracheotomien). Bei 29 Patienten wurde die Narkose abgebrochen. Davon wurden 17 Patienten im Anschluß wach fiberoptisch intubiert, 10 Patienten zu einem späteren Zeitpunkt operiert, 1 Patient retrograd intubiert und bei einem Patienten konnte im zweiten Versuch die Operation unter Allgemeinanästhesie durchgeführt werden.

Die erfolgreiche Durchführung alternativer Techniken und Methoden hängt primär nicht von der Technik oder der Methode selbst ab, sondern von der Erfahrung und Geschicklichkeit des Anwenders (Crosby 1998). Ein weiterer wichtiger Punkt ist die sorgfältige Auswahl der Patienten für die Anwendung der entsprechenden Technik bzw. Methode, die exakte Vorbereitung, Durchführung und das Training. Es muß zwischen Hilfsmitteln und alternativen Techniken unterschieden werden.

Zusammenfassung

Hilfsmittel bei Problemen der Atemwegssicherung

- Guedel-/Wendl-Tubus
- Höhenverstellbare Kopfstütze
- BURP/OELM
- Unterschiedliche Laryngoskopspatel, Laryngoskopmodifikationen (z. B. McCoy-Laryngoskop®)
- Bougies, Führungsdrähte, Schroeder-Mandrin®

Alternative Techniken zur Ventilation mit einer Gesichtsmaske

- Primärer Verzicht auf Allgemeinanästhesie
- Abbruch der Anästhesie
- Alternatives Anästhesieverfahren (Lokal-, Regionalanästhesie)
- Larynxmaske (SLM/ILM)
- Combitube®
- Intubation
- Translaryngeale und transtracheale Techniken

Alternative Techniken zur direkten Laryngoskopie/Intubation

- Abbruch der Anästhesie
- Alternatives Anästhesieverfahren (Lokal-, Regionalanästhesie)
- Rückkehr zur Maskenbeatmung
- Larynxmaske (SLM/ILM)
- Combitube®
- starre Optiken
- Transilluminationstechnik
- Fiberoptische Intubation
- Translaryngeale und transtracheale Techniken

Algorithmus für das Management der schwierigen Atemwegssicherung

Nach Brown (in Norton: Atlas of difficult airway, 1996) gibt es 9 Grundregeln, die beim Management der Atemwegssicherung unbedingt zu beachten sind:
- Die Technik oder Methode zur Atemwegssicherung wird von der Höhe der Atemwegsproblematik bestimmt.
- Vermeidung von Ödemen durch Manipulationen.
- Wenn die fiberoptische Intubation eine Alternative darstellt, muß sie primär oder so früh wie möglich eingesetzt werden.
- Die fiberoptische Intubation kann im Wachzustand und in Sedierung durchgeführt werden. Der pharyngeale Luftweg ist beim *sitzenden* Patienten am weitesten.
- Bei Patienten mit Atemwegsproblemen im Wachzustand und im Liegen sollte eine Sedierung oder Einleitung einer Allgemeinanästhesie vermieden werden.
- Patienten mit einer übermäßigen Sekretion, Blut oder Eiter im Pharynx sind für die fiberoptische Intubation ungeeignet.
- Je höher der Grad der „hörbaren" Dyspnoe und der sichtbaren Atemarbeit, je größer ist die Gefahr des Verlusts der Eigenatmung durch eine Sedierung.

Die Einleitung einer Allgemeinanästhesie muß vermieden werden.
- Der Anästhesist, der die primäre Atemwegssicherung nicht meistern kann, muß nicht inkompetent sein. Eine einmal fehlgeschlagene Technik sollte niemals wiederholt werden.
- Es sollten keine endlosen Versuche vorgenommen werden, die Strategie muß ständig in kurzen Zeitabständen neu überdacht werden.

Die „American Society of Anesthesiologists" (ASA) hat im Jahre 1993 Richtlinien zum Management der schwierigen Atemwegssicherung veröffentlicht. Diese Richtlinien sollen als Anleitung dienen, ein eigenes klinisches Konzept bzw. einen Algorithmus zu entwerfen. Dieser Algorithmus muß den lokalen, personellen und technischen Gegebenheiten der jeweiligen Klinik entsprechen. Es sollten darin nur Instrumente und Methoden aufgeführt sein, die in der Praxis auch zur Anwendung kommen und geübt werden können.
Der „persönliche Algorithmus", den sich jeder zurechtlegen sollte, muß klar am eigenen Ausbildungsstand orientiert sein.
Tunstall stellte 1976 ein Handlungsschema bei mißlungener Intubation im Rahmen der Geburtshilfe vor: „Failed intubation drill".
Nach Tunstall gehören zu den vier Grundregeln:
- inkomplette Linksseitenlagerung,
- Krikoiddruck,
- Kopftieflagerung,
- Beatmung mit Sauerstoff.

Diese einfachen Grundregeln wurden vielfach ergänzt bis hin zu den Algorithmen für die schwierige Atemwegssicherung.

Die Komplexität der alternativen Techniken und Handlungsabläufe ist in dem ASA-Algorithmus zum Management der schwierigen Atemwege (1993) dargestellt (Abb. 5.4). Dieser Algorithmus hat im wesentlichen didaktischen Charakter. Er eignet sich besonders zum Studium alternativer Handlungsabläufe. Er dient im wesentlichen zum Erlernen der zeitlichen und organisatorischen Reihenfolge der einzelnen Techniken und Methoden der Atemwegssicherung und zum Vergleichen der Vor- und Nachteile, Indikationen und Kontraindikationen in den jeweiligen Situationen. Für die tägliche Arbeit und in Notfallsituationen ist dieser Algorithmus wenig überschaubar. Es empfiehlt sich daher einen an den ASA-Algorithmus angelehnten Handlungsablauf zu erstellen, der leicht überschaubar an jedem Anästhesiearbeitsplatz angebracht werden kann. Nur so kann er im Notfall eine Hilfe sein.

Abb. 5.4 Deutsche Übersetzung des ASA Task Force Algorithmus „Difficult airway" (nach Kleemann PP: Fiberoptische Intubation. Anwendung fiberendoskopischer Geräte in Anästhesie und Intensivmedizin. Thieme, Stuttgart 1997).

Ein Beispiel für einen modifizierten Algorithmus für unerwartet auftretende Probleme bei der Atemwegssicherung ist in Abbildungen 5.5 dargestellt. Er ist eine Vereinfachung des „ASA Task Force Algorithmus" und aufgrund seiner schnellen Überschaubarkeit eher für die tägliche Praxis geeignet.

Primär gilt, daß bei Problemen bei der Sicherung der Atemwege immer ein erfahrener Kollege zu Hilfe zu holen ist. Aber auch der erfahrenste Anästhesist muß in diesen Situationen um Hilfe rufen.

Der Hinzugerufene muß Hilfeleistungen und Hilfestellung geben können („Vier Hände sind besser als zwei."). Die Stufe, bei der um Hilfe gebeten wird, muß eindeutig festliegen. Es geht nicht darum „heroische Taten" zu vollbringen. Das einzige, das wir beweisen müssen ist, daß wir an die Oxygenierung des Patienten denken und diese auch durchführen.
Das Management der schwierigen Atemwegssicherung endet nicht mit der erfolgreichen Intubation des Patienten, sondern nach der erfolgreichen Extubation.

Algorithmus „Schwierige Atemwege"

1. Einschätzung der Wahrscheinlichkeit und der klinischen Bedeutung grundlegender Probleme

a) schwierige Intubation
b) schwierige Beatmung
c) schwierige Kooperation mit

2. Beurteilung der Vorteile und Durchführbarkeit grundlegender Behandlungsverfahren:

a) nichtchirurgisches Verfahren als primärer Versuch zur Intubation — gegen — chirurgisches Verfahren als primärer Versuch zur Intubation

b) wache Intubation — gegen — Versuch der Intubation nach Einleitung der Allgemeinanästhesie

c) Erhalt der Spontanatmung — gegen — Verzicht auf Spontanatmung

3. Entwicklung primärer und alternativer Strategien:

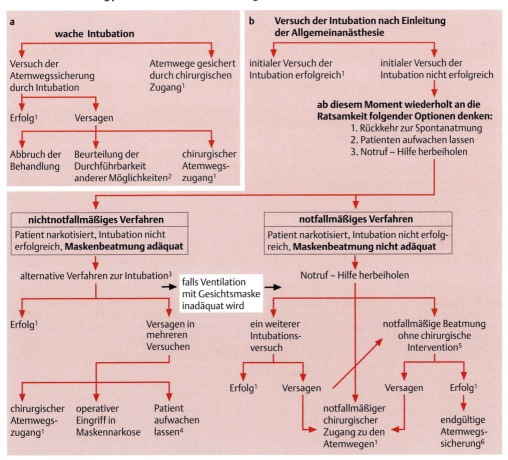

1 Bestätigung der Intubation durch Bestimmung des endexspiratorischen CO_2
2 andere Möglichkeiten beinhalten (sind jedoch nicht beschränkt auf): Operation unter Maskennarkose, Operation unter Lokal- oder Regionalanästhesie, Intubationsversuche nach Einleitung der Allgemeinanästhesie
3 alternative Verfahren zur schwierigen Intubation beinhalten (sind jedoch nicht beschränkt auf): Einsatz verschiedener Laryngoskopspatel, wache Intubation, blind-orale oder -nasale Intubation, fiberoptische Intubation, Führungsdrähte, Transilluminationstechnik, retrograde Intubation, chirurgischer Atemwegszugang
4 siehe wache Intubation
5 Möglichkeiten der notfallmäßigen nichtchirurgischen Atemwegssicherung beinhalten (sind jedoch nicht beschränkt auf): Transtracheale Jet-Ventilation, Beatmung mit der Larynxmaske, Beatmung mit dem Combitubus
6 Möglichkeiten zur Erzielung einer definitiven Atemwegssicherung beinhalten (sind jedoch nicht beschränkt auf): Rückkehr zum wachen Bewußtseinszustand mit Spontanatmung, Tracheotomie, endotracheale Intubation

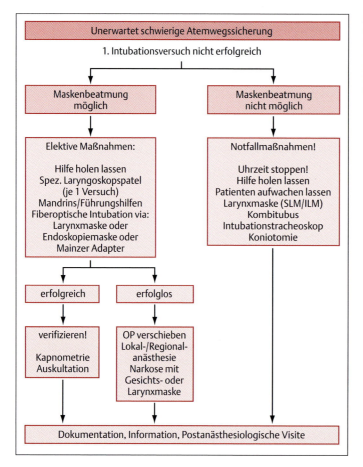

Abb. 5.5 Vereinfachter Algorithmus für unerwartet auftretende Probleme bei der Atemwegssicherung (Klinik für Anästhesiologie und operative Intensivmedizin, Klinikum Stuttgart, Katharinenhospital).

■ Fazit

- Das Management der schwierigen Atemwegssicherung beginnt bei der *Präoxygenierung* des Patienten.
- Bei bekannten Problemen der Atemwegssicherung muß klar sein, auf welcher Höhe der Atemwege sich die Obstruktion befindet, und ob die Voraussetzungen für die Durchführung und Anwendung der primär ausgewählten Technik gegeben sind.
- Beim Management schwieriger Atemwege ist die Notwendigkeit gegeben neben dem primär vorgesehenen Weg („Plan A"), ständig Alternativen kalkulieren zu müssen, den sog. „Plan B". Es muß immer eine Antwort auf die Frage: „Welche Alternative gibt es, wenn...?" gefunden werden. Plan B beinhaltet eine Vielzahl von Varianten. Die Reihenfolge kann je nach klinischer Situation, vorhandener Ausrüstung und Erfahrung der Anwender variieren. Beim Einsatz der alterativen Varianten sollte sich der Anwender immer vergegenwärtigen, daß eine Rückzugsmöglichkeit besteht, die er sich nicht „verbauen" sollte (etwa durch Relaxierung). Falscher Ehrgeiz ist fehl am Platz und gefährdet den Patienten vital! Der Grundsatz „Ventilation vor Intubation" oder „der Patient braucht Sauerstoff und nicht die endotracheale Intubation" muß immer berücksichtigt werden.
- Folgende problemorientierte Fragen sollten immer beantwortet werden:
  - Zugang zu den Atemwegen: Ist die pharyngeale (oro-/nasopharyngeale) Passage für den Endotrachealtubus möglich?
  - Sichtbarkeit: Ist der Larynx mit Hilfe eines konventionellen Laryngoskops sichtbar?
  - Einführung: Kann die Glottis eingestellt werden? Liegt eine Obstruktion vor? Ist die Tubuspassage möglich?
  - Rettungsmöglichkeit: Ist keine orthograde Intubation möglich, läßt die Anatomie des Halses eine translaryngeale oder transtracheale Oxygenierung zu?

- Für das erfolgreiche Management einer schwierigen Atemwegssicherung sind fünf Voraussetzungen erforderlich:
  - Konzept über klinische Untersuchung und Durchführung von Tests zur Evaluierung einer schwierigen Atemwegssicherung im Rahmen der Prämedikationsvisite,
  - Konzept über Verfügbarkeit des Instrumentariums, das:
    - dem Patientenspektrum angepaßt sein muß,
    - möglichst jedem Kollegen vertraut sein sollte,
    - idealerweise mobil und ohne Zeitverlust einsetzbar ist,
  - Abteilungs- bzw. klinikspezifische Strategie, in der der Einsatz des vorhandenen Instrumentariums schrittweise festgelegt ist (Algorithmus),
  - Ständige Schulung des Personals im Umgang mit dem Instrumentarium und Training von Notfallsituationen,
  - Konzept über das Management der Extubation nach schwieriger Intubation.
- Eine schwierige Intubation, bei suffizienter Maskenbeatmung, ist per se keine vitalbedrohliche Situation. Alternativen für eine Intubation sind die Standard- und die Intubations-Larynxmaske oder der Combitube®, sofern aus operativen Gesichtspunkten auf eine Intubation verzichtet werden kann.
- Oberstes Gebot in der Situation „cannot ventilate": keine Relaxierung bei insuffizienter Maskenbeatmung.
- Treten bei der Maskenbeatmung keine Probleme auf, kann zu jeder Zeit der *sichere* Rückzug über die *sichere* Maskenbeatmung geplant werden. Die Anwendung der Larynxmaske oder des Combitube® ist möglich. Eine Intubation muß bei *suffizienter* Maskenbeatmung nicht erzwungen werden.
- Sollte eine suffiziente Ventilation (Gesichtsmaske, Larynxmaske, Combitube®) nicht möglich sein, die direkte Laryngoskopie, die blinde orotracheale Intubation und die oro- bzw. nasotracheale Intubation mit Hilfsmitteln ebenfalls nicht zum Erfolg führen, muß in dieser Situation „cannot ventilate, cannot intubate" ohne zeitliche Verzögerung eine translaryngeale oder transtracheale Technik zum Einsatz kommen.
- Die Koniotomie ist die Methode der Wahl in der Situation „cannot ventilate (über Gesichtsmaske, Larynxmaske, Combitube®), cannot intubate".
- Die erfolgreiche Durchführung alternativer Techniken und Methoden hängt primär nicht von der Technik oder der Methode selbst ab, sondern von der Erfahrung und Geschicklichkeit des Anwenders. Weitere wichtige Punkte sind die sorgfältige Auswahl der Patienten für die Anwendung der entsprechenden Technik bzw. Methode, die exakte Vorbereitung, Durchführung und das Training. Primär gilt, daß bei Problemen bei der Sicherung der Atemwege immer ein erfahrener Kollege zu Hilfe zu holen ist.
- Folgende Grundregeln sind zu beachten:
  - Die Technik oder Methode zur Atemwegssicherung wird von der Höhe der Atemwegsproblematik bestimmt.
  - Vermeidung von Ödemen durch Manipulationen.
  - Wenn die fiberoptische Intubation eine Alternative darstellt, muß sie primär oder so früh wie möglich eingesetzt werden.
  - Die fiberoptische Intubation kann im Wachzustand und in Sedierung durchgeführt werden. Der pharyngeale Luftweg ist beim *sitzenden* Patienten am weitesten.
  - Bei Patienten mit Atemwegsproblemen im Wachzustand und im Liegen sollte eine Sedierung oder Einleitung einer Allgemeinanästhesie vermieden werden.
  - Patienten mit einer übermäßigen Sekretion, Blut oder Eiter im Pharynx sind für die fiberoptische Intubation ungeeignet.
  - Je höher der Grad der „hörbaren" Dyspnoe und der sichtbaren Atemarbeit, je größer ist die Gefahr des Verlusts der Eigenatmung durch eine Sedierung. Die Einleitung einer Allgemeinanästhesie muß vermieden werden.
  - Der Anästhesist, der die primäre Atemwegssicherung nicht meistern kann, muß nicht inkompetent sein. Eine einmal fehlgeschlagene Technik sollte niemals wiederholt werden.
  - Es sollten keine endlosen Versuche vorgenommen werden, die Strategie muß ständig in kurzen Zeitabständen neu überdacht werden.
- Die „American Society of Anesthesiologists" (ASA) hat im Jahre 1993 Richtlinien zum Management der schwierigen Intubation veröffentlicht. Diese Richtlinien sollen als Anleitung dienen, ein eigenes klinisches Konzept bzw. einen Algorithmus zu entwerfen. Dieser Algorithmus muß den lokalen, personellen und technischen Gegebenheiten der jeweiligen Klinik entsprechen. Es sollten darin nur Instrumente und Methoden aufgeführt sein, die in der Praxis auch zur Anwendung kommen und geübt werden können.

5.4 Die Extubation nach schwieriger Intubation
F. Kienzle

Zahlreiche Publikationen sind zu dem Thema der schwierigen Intubation erschienen. Wenig Literatur existiert dagegen zur Extubation bei Patienten mit „difficult airway", obwohl das Management der Extubation die logische Fortsetzung der Strategie zur schwierigen Intubation darstellt (ASA Task Force 1993).
Bei der Extubation nach schwieriger Intubation sollte ein Strategieplan erstellt werden, der den personellen und apparativen Möglichkeiten der jeweiligen Anästhesieabteilung angepaßt ist.

▭ Systematik

Die genaue Kenntnis der Schwierigkeiten, die bei der Intubation aufgetreten sind, ist wichtig für die Planung der Extubation.
Grundsätzlich lassen sich 3 Formen des „difficult airway" unterscheiden, die isoliert oder kombiniert vorkommen können (ASA Task Force 1993):
1. Schwierige Intubation
2. Schwierige Ventilation
   Die Problematik bei diesen beiden Formen des schwierigen Atemwegs kann:
   a. permanent
      angeboren:
      kraniofaziale Fehlbildungen (z. B. Pierre-Robin-Syndrom)
      erworben:
      postoperative Zustände (Zungen-, Mundboden-, Unterkiefer-Teilresektionen, Neck dissection, Radiatio im Gesichtsbereich),
      posttraumatische Zustände (Verbrennungen/Verätzungen im Mund-, Gesichtsbereich), Adipositas
   b. passager
      Abszesse im Pharynx-, Larynx-, Mundbereich, Phlegmone der Halsweichteile, Mittelgesichtsfrakturen, maxillo-mandibuläre Fixation, massives Erbrechen, starke Blutungen, massive Salivation (Bogdonoff 1992)
   sein.
   Das Problem der schwierigen Ventilation wird im Gegensatz zur schwierigen Intubation oft unterschätzt. Nach Langeron (2000) tritt das Problem der schwierigen Maskenbeatmung in ca. 5 % aller Patienten auf und kann sowohl vor Intubation als auch *nach Extubation* zu ernsthaften Schwierigkeiten führen.
3. Erschwerte Patientenführung
   Säuglinge, Kleinkinder, geistig Behinderte, Patienten mit Durchgangssyndrom und Zerebralschaden nach Schädel-Hirn-Trauma, geriatrische Patienten.

Die Berücksichtigung passagerer und permanenter Probleme gilt sowohl für die Intubation als auch für die Extubation. Permanente Probleme und eine erschwerte Patientenführung treten bei jeder Narkose erneut auf und haben somit einen Einfluß auf die Planung und das Management von In- *und* Extubation.
Nach Vorliegen einer schwierigen Intubation muß individuell abgewogen werden, ob:
- die Extubation unmittelbar nach der Narkose erfolgen kann, oder
- die Extubation nach prolongierter Intubation oder Nachbeatmung auf der Intensivstation erfolgen muß.

▭ Vorbereitung der Extubation

Grundsätzlich muß durch apparative und personelle Vorbereitungen das Hypoxierisiko für den Patienten nach der Extubation vermieden werden. Je schwieriger die Intubation, desto sorgfältiger sollte die Extubation geplant werden.
Allgemein gültige Regeln zum optimalen Zeitpunkt der Extubation können nicht aufgestellt werden.

Das Instrumentarium mit dem die schwierige Intubation gelang, muß zur Extubation bereitgestellt sein, so dass bei auftretenden Problemen eine sofortige Reintubation möglich ist.
Bei Kindern sollten auch die erforderlichen Medikamente (injektionsfertig) bereitliegen.

Kontrollinspektion

Bei einer Kontrollinspektion des Pharynx und Larynx sind Atemwegshindernisse oder Schwellungen, die die Extubation verbieten, erkennbar. Außerdem erhält der Untersucher die Möglichkeit, sich mit der speziellen Anatomie und den Veränderungen für den Fall einer Reintubation vertraut zu machen.

Diese Kontrollinspektion kann unter Narkose laryngoskopisch oder unter Lokalanästhesie und/oder Sedierung fiberoptisch durchgeführt werden. Die fiberoptische Inspektion ist z. B. bei einer maxillomandibulären Fixation erforderlich (Kap. 6.7).

Monitoring

Das Monitoring bei der Extubation unterscheidet sich nicht von dem bei der Intubation.
Folgende Überwachungsmaßnahmen bei der Extubation sind obligat:
- endexpiratorische CO_2-Messung (vor Extubation und bei Reintubation),
- Pulsoxymetrie,
- EKG,
- Blutdruckkontrolle.

Unmittelbar vor der Extubation sollte eine Präoxygenierung (Atmen von 100 % Sauerstoff für mindestens 5 min) erfolgen (Kap. 5.1).
Auf die Einhaltung einer Nüchternheitsgrenze von mindestens 6 h ist nach prolongierter Intubation bzw. Nachbeatmung auf der Intensivstation zu achten.

Prophylaxe eines Larynxödems

Einsatz von Kortikosteroiden

Die Rolle von Kortikosteroiden zur Prävention eines Larynxödems wird in der Literatur unterschiedlich beurteilt. In der Mehrzahl der Arbeiten wird keine Signifikanz zwischen Kortikosteroidgabe und Verhinderung eines Larynxödems gefunden (Tellez 1991, Darmon 1992).
Eine Multicenterstudie von Darmon (1992) liefert 2 interessante Ergebnisse:
- Die Inzidenz eines Larynxödems ist nach Langzeitintubation (über 36 h) mit 7,2 % (25/346) signifikant höher als nach Kurzzeitintubation (unter 36 h) mit 0,9 % (3/317).
- Frauen entwickelten, unabhängig von Intubationsdauer und Behandlung, signifikant häufiger ein Larynxödem (20/284) als Männer (8/379), d. h. 70 % der Patienten, die ein Larynxödem hatten, waren Frauen.

Eine generelle Empfehlung für die Prävention mit einem Kortikoid wird in dieser Studie wegen mangelnder Signifikanz nicht ausgesprochen. Günstige Effekte der Kortikoidgabe wurden dagegen bei Frühgeborenen (Couser 1992 : 0,25 mg/kg Dexamethason alle 8h) und Kleinkindern (Anene 1996 : 0,5 mg/kg Dexamethason alle 6 h) gefunden.
Bei Kindern wird ein Larynxödem:
- aufgrund des primär engen Atemwegs schneller symptomatisch,
- ist meist subglottisch lokalisiert und
- führt zu einem inspiratorischen Stridor.

Als Ursachen kommen in Frage (Miller 1994):
- ein zu großer Tubus,
- ein Trauma durch die Laryngoskopie,
- operative Manipulationen,
- exzessives Husten oder
- ein bestehender oder abgelaufener Infekt der oberen Luftwege.

Ein inspiratorischer Stridor kann mit angefeuchtetem Sauerstoff mit Epinephrinbeimischung (0,25 – 1,0 ml) sowie intravenöser Gabe von Dexamethason (0,5 mg/kgKG) behandelt werden. Bei weiter bestehender klinischer Symptomatik wird die Dexamethasongabe alle 6 h (für max. 24h) wiederholt.

Prinzipiell sind alle Glukokortikoide geeignet, ein Larynxödem zu behandeln. In allen Studien wurde Dexamethason verwendet. Es bietet einen Vorteil aufgrund seiner langen Halbwertszeit (200 – 300 min).

Einsatz anderer Medikamente (Epinephrin, Lidocain)

Der Versuch der Inhalation von *Epinephrin* oder anderen Substanzen mit antiödematösem und bronchodilatatorischem Effekt wird u. U. durch eine hierdurch ausgelöste Tachykardie limitiert (Walker 1993).
Da Kinder im Larynxbereich sensibler reagieren, ist die Gefahr eines Stridors mit konsekutivem Laryngospasmus (Kap. 6.6) in dieser Altersgruppe am höchsten. Aufgrund der kurzen Wirkdauer (30 min, Warner 1996) ist die laryngeale Applikation von *Lidocain* (4 mg/kg) bei der Intubation auf kurze operative Eingriffe begrenzt (Staffel 1991, Koc 1998). Die intravenöse Gabe hat den Vorteil, dass die Injektion unmittelbar vor der Extubation (1-2 min) vorgenommen werden kann (Baraka 1978, Bidwai 1979, Koc 1998).

Bei Kindern mit einem Infekt der oberen Luftwege, einem Bronchialasthma oder einem Laryngospasmus in der Anamnese wird die intravenöse Gabe von 1 – 2 mg/kg Lidocain unmittelbar vor der Extubation empfohlen.

Management der Extubation

Wach oder sediert?

Grundsätzlich ist die Extubation eines wachen Patienten vorzuziehen, da pharyngeale und laryngeale Schutzreflexe sowie eine bessere Tonisierung der Gesichts- und Halsmuskulatur die größere Sicherheit für die Aufrechterhaltung der Atemwege gewährleisten.
Bei Kindern ist die Komplikationsrate bei Extubation im Wachzustand nicht höher als in tiefer Sedierung (Patel 1991).
Vor allem in der Intensivmedizin ist bei unruhigen und unkooperativen Patienten gelegentlich eine Sedierung („conscious sedation") erforderlich.

Instrumentarium

Wenn bei einem bestehenden Intubations- oder Ventilationshindernis eine Extubation geplant ist, sollten die Medikamente und das gesamte Instrumentarium für eine erschwerte Reintubation („Mobile Einheit Schwieriger Atemweg") verfügbar sein (Tab. 5.**12**).

Einsatz eines Tubuswechsel-Katheters

In allen Fällen, in denen mit erschwerter Ventilation zu rechnen ist, sollte vor der Extubation ein Tubuswechsel-Katheter (Reintubationshilfe, „jet stylet") durch den Tubus endotracheal platziert und nach der Extubation in situ belassen werden. Alternativ ist die Verwendung einer festen Magensonde möglich.
Der Tubuswechsel-Katheter ist ein relativ fester, je nach Fabrikat 60–70 cm langer Katheter mit einem Lumen, über das nach der Extubation abgesaugt, Sauerstoff appliziert oder eine Jet-Beatmung durchgeführt werden kann (Bedger 1987, Benumof 1991, Cooper 1992). Es gibt Ausführungen mehrerer Anbieter (Mallinckrodt Medical GmbH, Cook Critical Care) in unterschiedlichen Größen, deren Außendurchmesser entsprechend des Innendurchmessers des Endotrachealtubus ausgewählt werden können. Der Tubuswechsel-Katheter wird gut toleriert, und nur im Einzelfall muß ein Lokalanästhetikum zur besseren Toleranz appliziert werden. Cooper (1996) berichtet über 202 Patienten, von denen lediglich 5 eine Lokalanästhesie benötigten.
Bei einer erforderlichen Reintubation dient der Tubuswechsel-Katheter als Führungsschiene. Es muss darauf geachtet werden, dass der als Leitschiene verwendete Katheter nur bis oberhalb der Carina eingeführt wird, d. h. so tief wie der bisherige Tubus in situ lag (Markierung in cm auf dem Tubuswechsel-Katheter). Bei Erwachsenen beträgt der mittlere Abstand bis zur Tubusspitze bei orotrachealer Lage 22–26 cm, bei nasotrachealer Lage 26–30 cm. Loudermilk et al. (1997) bestätigten in einer prospektiven Studie die Sicherheit und gute Toleranz des „Airway Exchange Catheter" durch die Patienten ebenso wie die Möglichkeit, über den Katheter zu reintubieren. Der Katheter sollte wenigstens 4 h in situ belassen werden, da 87 % der Reintubationen in diesem Zeitraum erfolgen (Listello 1994). Die durchschnittliche Liegedauer der Katheter betrug 9,4, die längste 52 h (Loudermilk 1997).
Die Durchführung der Extubation unter Verwendung einer Reintubationshilfe ist in Tabelle 5.**13** dargestellt.

Einsatz der Fiberoptik

Die fiberendoskopisch kontrollierte Extubation gestattet die Entfernung des Endotrachealtubs unter Sicht. Der Ablauf entspricht der umgekehrten Reihenfolge der fiberoptischen Intubation. Der Tubus wird aus der Trachea heraus auf das Bronchoskop geschoben. Unter Zurückziehen der Fiberoptik können die trachealen, laryngealen und pharyngealen Struk-

Tabelle 5.12 Instrumentarium zur Reintubation nach Extubation

- verschiedene Laryngoskopspatel, Tuben, Führungsstäbe
- Masken aller Größen
- Larynxmasken aller Größen
- Combitube®
- Beatmungsbeutel (Erwachsene/Kinder/Säuglinge) mit Reservoir
- Narkose- (Anästhesie) bzw. Beatmungsgerät (Intensivstation)
- Fiberoptik
- Quicktrach®
- Tubus-Wechsel-Katheter („jet stylet")
- Jet-Ventilator (fakultativ)
- Kapnographie als Kontrolle für die Reintubation
- Pulsoxymetrie

Tabelle 5.13 Durchführung der Extubation mit Hilfe eines Tubuswechsel-Katheters

- 100 % O_2 mindestens 5 min vor der Extubation
- Inspektion des Pharynx (Laryngoskop/Fiberoptik)
- Absaugen des Mund-/Rachenraums
- Platzieren des Tubuswechsel-Katheters
- Entblockung des Cuffs mit einer Spritze
- Extubation
- O_2-Gabe je nach klinischer Erfordernis (Monitoring) über Nasensonde, Gesichtsmaske oder ein nasales CPAP-System

turen inspiziert werden. Die Beweglichkeit der Stimmbänder kann getestet werden. Bei insuffizienter Atmung ist eine sofortige Reintubation über das Bronchoskop als Leitschiene möglich.

Indikation zur Tracheotomie

Während primäre Indikationen zur Tracheotomie wie z. B. eine Kehlkopfzertrümmerung, eine schwere enorale Säure-oder Laugenintoxikation, ausgedehnte Gesichtsverletzungen unstrittig sind, ist der Zeitpunkt der sekundären Tracheotomie weiter Gegenstand der Diskussion (Bause 1998, 1999) (Kap. 6.10). Eine Entscheidungshilfe bietet die „Consensus conference on artificial airways in patients receiving mechanical ventilation" (Plummer 1989). Hiernach sollte eine Tracheotomie erfolgen:
- bei translaryngealer Intubation und einer voraussichtlichen Intubationsdauer bis zu 10 Tagen,
- als frühelektive Tracheotomie am 3. bis 5. Tag falls mit einer Intubationsdauer von mehr als 21 Tagen zu rechnen ist,
- solange die voraussichtliche Intubationsdauer nicht abgeschätzt werden kann, sollte täglich unter Abwägung der Vor- und Nachteile über die Durchführung einer Tracheotomie entschieden werden.

Die Tracheotomie ist auf jeden Fall indiziert bei Patienten, bei denen durch pathologisch-anatomische Veränderungen mit einer dauerhaften Kompromittierung der Atemwege (beispielsweise durch inoperable Tumore) zu rechnen ist. Das gleiche gilt für Patienten, deren Schutzreflexe oder Tonisierung der Zungenmuskulatur aufgrund eines zerebralen Schadens für eine ungehinderte Spontanatmung nicht ausreichen.

Je begrenzter die apparativen und personellen Voraussetzungen zur Beherrschung einer schwierigen Intubation sind, desto großzügiger sollte die Indikation zur Tracheotomie im Interesse der Patientensicherheit gestellt werden.

Der Algorithmus in Abbildung 5.6 stellt die Entscheidungen bei einer Extubation nach schwieriger Intubation zusammenfassend dar.

Akzidentelle Extubation

Die Untersuchung akzidenteller Extubationen auf Intensivstationen ergab in mehreren Studien eine Häufigkeit zwischen 7 % und 14,4 % (Listello 1994, Whelan 1994, Smith 1995, Betbese 1998). Die angegebenen Reintubationsraten schwanken zwi-

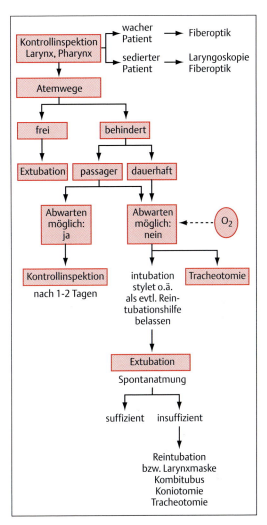

Abb. 5.6 Algorithmus für die Extubation nach schwieriger Intubation (Nach Kienzle F. Management der Extubation. Anästhesiol Intensivmed Notfallmed Schmerzther. 1995;30:188).

schen 31 % und 78 %, mit einer durchschnittlichen Rate von 57 % (Listello 1994), dabei war die Rate im Durchschnitt auf internistischen Intensivstationen höher als auf operativen. Patienten in der Reintubationsgruppe haben eine signifikant höhere Krankenhausmortalität (Chevron 1998). Tracheotomierte Patienten wurden nicht in allen Studien mituntersucht. Kapadia (2000) gibt eine Mortalität bei tracheotomierten Patienten von 1,3 % an.
Von 57 Patienten mußten 40 Patienten (70,2 %) in den ersten 30 Minuten, 14 Patienten (24,6 %) innerhalb 2 Stunden und die restlichen 3 Patienten (5,2 %) in den ersten 6 Stunden reintubiert werden (Mort 1998).

Die Patienten, die sich selbst extubierten (77,9 %), mussten nur in 36,9 % wieder reintubiert werden im Gegensatz zu 76,9 % der Patienten, die durch Fremdverschulden (22,1 %) extubiert wurden (Betbese 1998).

Zirkadiane Untersuchungen zeigten, daß sich wesentlich mehr Patienten in der Zeit zwischen 8 Uhr und 17 Uhr (37 %) und zwischen 17 Uhr und 23 Uhr (42 %), als in der Nacht (23 Uhr bis 8 Uhr, 21 %) selbst extubierten, was mit einer stärkeren Ablenkung des Personals tagsüber erklärt wird (Smith 1995, Tindol 1994). Andere Untersucher kommen zu konträren Ergebnissen: Coppolo (1990) berichtet von mehr als zwei Dritteln der Selbst-Extubationen während der Nachtschicht, so daß es wohl mehr von den Gegebenheiten der einzelnen Hospitäler abhängt und keine generelle Aussage möglich ist.

Patienten, die zuvor mit einem FiO2 ≥ 0,4 beatmet wurden und einen höheren maschinellen Ventilationsanteil am gesamten Atemminutenvolumen hatten (9,73 l/min vs. 1,40 l/min), mußten wesentlich häufiger reintubiert werden (Whelan 1994).

Eine Tachykardie (>120/min) als unspezifisches Zeichen führte ebenso wie eine höhere Anzahl an Begleiterkrankungen und ein „veränderter mentaler Status" zu einer höheren Reintubationsrate (Listello 1994).

Die Fixierung eines Patienten ist trotz der forensischen Problematik weit verbreitet, obwohl Studien sogar über höhere Raten akzidenteller Extubationen bei fixierten Patienten berichten (Tindol 1994, Chevron 1998).

Wenn eine ungeplante Extubation trotzdem stattgefunden hat, muß in über der Hälfte der Fälle mit einer Reintubation gerechnet werden, d. h. die an anderer Stelle besprochene Ausrüstung für eine schwierige Intubation muß vorsorglich rasch bereitgestellt werden, da innerhalb der 1. Stunde die meisten Patienten wieder reintubiert werden müssen.

Prädiktive Faktoren für eine Reintubation sind:
- ein geringer Spontanatmungsanteil an der maschinellen Beatmung,
- ein FiO2 über 0,4,
- eine Herzfrequenz über 120/min,
- das Vorhandensein mehrerer Begleiterkrankungen und
- ein „veränderter mentaler Status".

Komplikationen

Es wird zwischen Sofort- und Spätkomplikationen nach einer Extubation unterschieden.

Sofortkomplikationen

Das Hauptproblem, das unmittelbar nach einer Extubation auftreten kann, ist die Verlegung der oberen Luftwege durch:
- Abnahme der Wachheit mit zentraler Atemdepression,
- Abnahme des Muskeltonus mit Absinken der Zunge durch den Wegfall der Wirkung des M. genioglossus, gegen die Rachenhinterwand,
- Blutkoagel,
- Fremdkörper (Zahnteile, Tupfer, Rachentamponade),
- Laryngospasmus,
- Stimmbandschäden oder Aryknorpelluxation,
- passive Regurgitation oder aktives Erbrechen,
- verminderte mukoziliare Clearance,
- trockenes und zähes Sekret.

Als sichere Zeichen einer Obstruktion der oberen Luftwege nach der Extubation gelten:
- Dyspnoe,
- Zyanose,
- Tachykardie,
- inspiratorischer oder expiratorischer Stridor,
- Nasenflügelflattern, interkostale und tracheale Einziehungen (Atemhilfsmuskulatur),
- Agitation,
- Hypertension,
- Schwitzen.

Als Sofortmaßnahmen müssen durchgeführt werden:
- Reklination des Kopfes,
- Esmarch Handgriff,
- oro- oder nasopharyngeale Luftbrücke,
- Oberkörperhochlagerung,
- O$_2$-Vernebler,
- Reintubation.

Als weitere Maßnahmen sind möglich:
- Epinephrin-Vernebler,
- systemische Kortikosteroidgabe.

Die häufigsten Komplikationen bei Erwachsenen nach einer Extubation sind Halsschmerzen und Laryngitis (ca. 45 %).

Laryngeale Dysfunktionen und Verletzungen laryngealer Strukturen treten bei Frauen (engerer Kehlkopf) häufiger auf als bei Männern, ebenso sind Diabetiker und Patienten mit Verbrennungen häufiger betroffen. Ein Larynxödem kann supraglottisch, subglottisch oder im retroarytenoidalen Bereich auftreten. Bei massiver Ausbildung ist eine Reintubation oder eine Tracheotomie erforderlich.

Intubationsschäden am Krikoarytaenoidgelenk können zu akuter Atemwegsverlegung nach der Extubation führen und zu einem verminderten Schutz vor Aspiration. Eine sofortige (innerhalb 24–48 h) operative (Reposition) und logopädische Therapie sind günstig. Die Prognose der Aryknorpelsubluxation wird mit zunehmender Zeit schlechter. Nach ca. 2–3 Wochen kommt es zu einer Fibrosierung und Ankylosierung – die Folge sind Fehlstellung und Dysphonie.

Die häufigste Komplikation bei Kindern nach einer Extubation ist der Laryngospasmus (Kap. 6.6). Ein sofortiger reflektorischer Verschluß der Stimmbänder durch die Wirkung der inneren Larynxmuskeln führt zu einer bedrohlichen Situation. Die Folgen sind Abfall der Sauerstoffsättigung, Zyanose, Hypoxie. Eine sofortige Intervention ist notwendig. Im allgemeinen reicht eine Überdruckbeatmung über eine Gesichtsmaske aus, um den Laryngospasmus zu überwinden. Sollte dies nicht zu einem Anstieg der Sauerstoffsättigung führen, sind die Gabe von Succinylcholin und die Reintubation die logischen Konsequenzen. Zur Prophylaxe eines Laryngospasmus erfolgt die Extubation unter Überdruck.

Als seltene Komplikation nach einer Obstruktion der oberen Atemwege muß das akute Auftreten eines Lungenödems erwähnt werden (Hartley 1997). Die Pathophysiologie ist unklar, eine wichtige Rolle scheint der negative intrathorakale Druck während der akuten Obstruktion der oberen Atemwege zu spielen. Der Beginn ist innerhalb von Minuten während der Akutphase der Obstruktion oder der anschließenden Erholungsphase. Die Symptomatik dauert meist nur wenige Stunden. Die Behandlung besteht in Intubation und Beatmung und ggf. entsprechender medikamentöser Therapie für den erforderlichen Zeitraum. Die Prognose für eine komplette Erholung ist sehr gut (Lathan 1999).

Spätkomplikationen

Zu den Spätkomlikationen nach der Extubation gehören:
- Ödeme,
- Ulzerationen,
- Granulome,
- Stimmbandsynechien,
- laryngotracheale Membranbildung,
- laryngeale oder tracheale Fibrosierung und Naseneingangs-Strikturen durch Schäden der Nasenflügel.

Die Patienten klagen über Fremdkörpergefühl, Kloßgefühl, Halsschmerzen oder persistierende Heiserkeit (vgl. Kap. 3.4).

Schwierige Extubation („difficult extubation")

Die schwierige Extubation ist die Unmöglichkeit der Entfernung eines Endotrachealtubus. Die Ursachen hierfür können sein:
- Unmöglichkeit der Entblockung des Cuffs,
- Fixierung des Tubus durch Schrauben, Drähte oder Nähte,
- Schäden am Tubus.

Eine schwierige Extubation erfordert immer eine Bronchoskopie.

Unmöglichkeit der Cuffentblockung

Eine falsche Extubationstechnik kann eine korrekte und atraumatische Extubation ebenfalls verhindern. Wenn die Cuff-Leitung des Tubus nicht wie empfohlen mit einer Spritze entblockt, sondern abgerissen wird, kann die Luft u. U. nicht mehr durch die gedehnte Kunststoffleitung entweichen. Um den noch geblockten Cuff zu entleeren, sind mehrere Techniken beschrieben (Brock-Utne 1992):
- Kanülierung der Cuff-Leitung,
- Punktion des Cuffs unter direkter Sicht oder von außen,
- Durchtrennung der Cuff-Leitung proximal der Stenose mit einer Schere.

Fixierung des Tubus durch Schrauben, Drähte oder Nähte

Bei nasal intubierten Patienten, die aufgrund von Mittelgesichtsfrakturen operiert wurden, sind seltene Komplikationen möglich. So kann der Tubus durch eine Schraube oder ein abgebrochenes Bohrerstück (Lang 1989), durch chirurgischen Draht (Lee 1977, Bhaskar 1987) oder Faden (Munro 1996) so fixiert sein, daß er sich nicht mehr entfernen läßt.

Bei Verdacht auf eine Tubusfixation wird empfohlen:
- den Tubus zunächst vorsichtig auf- und abzubewegen (Lee 1977),
- routinemäßig mit dem Absaugkatheter endotracheal abzusaugen (Bhaskar 1987) und
- mit dem flexiblen Bronchoskop die Unversehrtheit des Tubus zu kontrollieren (Lang 1989).

Trotz der Durchführung o.g. Techniken ist ein Fall beschrieben, bei dem ein nasotrachealer Tubus erst entfernt werden konnte, nachdem die Cuff-Leitung mit dem Kontrollballon abgeschnitten wurde, da ein Kirschner-Draht zwischen Cuff-Leitung und Tubus die Extubation verhinderte (Hilley 1983).

Nahtfixierungen von Doppellumentuben sind in der Thoraxchirurgie beschrieben. In einem Fall mit fatalem Ausgang wurde der Carlens-Tubus durch eine Naht mit der Pulmonalarterie verbunden (Dryden 1977).

In einem ähnlichen Fall war die Extubation eines linksläufigen Doppellumentubus nicht möglich. Bei der durchgeführten Kontrollbronchoskopie ließ sich der Cuff regelrecht entblocken, der Tubus schien intakt. Eine leichte Blutung im linken Schenkel nahm bei einem erneuten Extubationsversuch stark zu. Die rasche Re-Thorakotomie zeigte eine Nahtfixierung des Tubus (Akers 1990).

Die Fixierung des Tubus durch eine Naht bei einer Strumaoperation ist ebenfalls möglich.

Auf dem gleichen Prinzip beruhte ein Fall, bei dem eine Magensonde eine Schlaufe um den Tubus bildete (Fagraeus 1978).

Schäden am Tubus

In einem Fallbericht (Sekerci 1997) hat eine Patientin nach einer lumbalen Bandscheibenoperation während des Extubationsvorganges den Spiraltubus komplett bis auf den Draht durchgebissen. Der distale Tubusanteil war komplett durch den Biß mit den Schneidezähnen komprimiert und konnte erst nach Gabe von Succinylcholin entfernt werden.

Des Weiteren wird berichtet, daß ein nasotrachealer Tubus angeschnitten wurde und beim Versuch der Extubation einen Widerhaken bildete. Erst nach Öffnen der Verdrahtungen und Nähte konnte der Tubus entfernt werden (Schwartz 1982).

◼ Fazit

- Für die Extubation nach schwieriger Intubation ist eine Strategieplanung notwendig. Es müssen die Instrumente und Techniken vorhanden sein, mit denen die schwierige Intubation gelang. Es ist zu empfehlen, einen individuellen Algorithmus für die Extubation zu entwickeln, der den personellen und apparativen Voraussetzungen der jeweiligen Anästhesie-Abteilung Rechnung trägt.
- Folgende Überwachungsmaßnahmen bei der Extubation sind obligat: endexpiratorische CO_2-Messung, Pulsoxymetrie, EKG, Blutdruckkontrolle.
- Folgende Maßnahmen sind unbedingt einzuhalten: Atmen von 100 % Sauerstoff für mindestens 5 min vor Extubation und Einhalten einer Nüchternheitsgrenze von mindestens 6 h nach prolongierter Intubation oder Nachbeatmung auf der Intensivstation.
- Der Einsatz eines Tubuswechsel-Katheters als Reintubations-Schiene oder die Extubation über ein Fiberbronchoskop sind bei unklaren Befunden möglich. Tubuswechsel-Katheter werden bei korrekter Platzierung im allgemeinen von den Patienten gut toleriert und sollten bis zu 4 h nach Extubation in situ verbleiben. Die Applikation von O_2 über den Katheter ist möglich.
- Je begrenzter die apparativen und personellen Voraussetzungen zur Beherrschung einer schwierigen Intubation sind, desto großzügiger sollte die Indikation zur Tracheotomie im Interesse der Patientensicherheit gestellt werden.
- Die Applikation von Medikamenten (Kortikoide, Lidocain) zur Prävention eines Larynxödems oder Laryngospasmus sind möglich. Die Effektivität dieser Maßnahmen wird in der Literatur unterschiedlich beurteilt. Bei Kindern mit einem Infekt der oberen Luftwege, einem Bronchialasthma oder einem Laryngospasmus in der Anamnese wird die intravenöse Gabe von 1–2 mg/kg Lidocain unmittelbar vor der Extubation empfohlen.
- Als sichere Zeichen einer Obstruktion der oberen Luftwege nach der Extubation gelten:
  - Dyspnoe,
  - Zyanose,
  - Tachykardie,
  - inspiratorischer oder expiratorischer Stridor,
  - Nasenflügelflattern, interkostale und tracheale Einziehungen,
  - Agitation,
  - Hypertension,
  - Schwitzen.
- Die schwierige Extubation ist die Unmöglichkeit der Entfernung eines Endotrachealtubus. Die Ursachen hierfür können sein:
  - Unmöglichkeit der Entblockung des Cuffs,
  - Fixierung des Tubus durch Schrauben, Drähte oder Nähte,
  - Schäden am Tubus.
- Zur Beherrschung einer schwierigen Extubation ist der Einsatz der Bronchoskopie sehr hilfreich. Eine Kontrollinspektion von Pharynx und Larynx mittels Laryngoskopie und/oder Broncchoskopie sollte in jedem Fall einer erwarteten schwierigen Extubation durchgeführt werden.

5.5 Patientennachsorge und Dokumentation
F. Kienzle, R. Georgi

Die postanästhesiologische Visite ist eine wichtige Grundlage für die Qualitätssicherung in der Anästhesie und Bestandteil des allgemeinen Patientenkomforts. Besonders Patienten mit anästhesierelevanten Begleiterkrankungen müssen in diese Visiten einbezogen werden. Bei Patienten mit schwierigen Atemwegen, besonders bei unerwartet aufgetretenen Problemen bei der Atemwegssicherung ist eine postoperative Nachsorge unerläßlich.

Die postoperative Nachsorge beinhaltet:
- Ausschluß einer Traumatisierung der Atemwege (ggf. Zusatzuntersuchungen zur Evaluierung einer Atemwegsschädigung),
- Dokumentation der postanästhesiologischen Befunde,
- Aufklärung des Patienten über die unerwartet aufgetretenen Probleme in einem persönlichen Gespräch und
- Aushändigen eines Informationsblattes mit der detaillierten Beschreibung der präoperativen Befunde und der Bewältigung der unerwartet aufgetretenen Probleme.

◾ Untersuchung

Bei der postoperativen Visite muß der Patient gezielt nach folgenden Beschwerden gefragt werden:
- Schluckbeschwerden,
- Halsschmerzen,
- Heiserkeit,
- Schmerzen im Kiefergelenk,
- Schmerzen im Halswirbelsäulenbereich.

Bei Angabe von Beschwerden ist eine klinische Untersuchung erforderlich, ggf. unter Einbeziehung einer HNO- oder kieferchirurgischen Fachambulanz.

Mögliche Zusatzuntersuchungen, wie:
- Erhebung eines HNO-ärztlichen Spiegelbefundes,
- funktionelle Untersuchung des Kiefergelenkes,
- Erhebung des Zahnstatus,
- fiberoptische Inspektion der Glottisregion unter topischer Anästhesie,
- Röntgenuntersuchungen

müssen bei Angaben von entsprechenden Beschwerden veranlaßt werden.

Es sollte kein Patient, der nach einer Narkose über Beschwerden klagt oder die oben genannten Symptome angibt, ohne Untersuchung durch einen Anästhesisten aus der stationären Behandlung entlassen werden.

◾ Dokumentation

Neben der ausführlichen Dokumentation der prä- und intraoperativen Befunde, ist die Dokumentation der postoperativen Befunde, besonders bei Patienten mit schwierigen Atemwegen unerläßlich. Die Ergebnisse der postoperativen Befragung und Untersuchung des Patienten müssen dokumentiert werden. Diese ausführliche Dokumentation dient zum einen der Qualitätssicherung und zum anderen ist sie sehr hilfreich bei eventuellen forensischen Auseinandersetzungen.

◾ Aufklärung

Ein weiterer wesentlicher Bestandteil des postoperativen Qualitätsmanagements ist die Aufklärung des Patienten über die intraoperativen Schwierigkeiten bei der Atemwegssicherung und eventuell aufgetretene Komplikationen. Dies ist insbesondere wichtig bei unerwartet aufgetretenen Problemen bei der Sicherung der Atemwege. Der Patient muß über die Probleme informiert, sie müssen ihm verständlich erklärt werden. Dem Patienten muß auch die Angst vor künftigen Narkosen genommen werden. Es ist wichtig, ihn über die Möglichkeit der Beherrschung von bekannten Atemwegsproblemen ohne Risiko zu informieren.

◾ Anästhesie-Ausweis

Es ist sinnvoll, dem Patienten nach der postanästhesiologischen Visite mit Untersuchung, Dokumentation und Aufklärung, einen schriftlichen Befund auszuhändigen. In diesem Befund sollten:

*Europäische Vereinigung der
Fachärzte (UEMS)*

*Deutsche Gesellschaft für Anästhesiologie
und Intensivmedizin (DGAI)*

Anästhesie-Ausweis

*Union Européenne des Médecins
Spécialistes (UEMS)*

*German Society of Anaesthesiology
and Intensive Care Medicine (DGAI)*

Anaesthesia Problem Card

*DGAI Geschäftsstelle:
Roritzerstraße 27
D-90419 Nürnberg*

*Tel.: + 49 (0)9 11 93 37 80
Fax: + 49 (0)9 11 3 93 81 95
e-mail: dgai@dgai-ev.de*

Abb. 5.7 Anästhesie-Ausweis der DGAI.

- der präoperative Status (z. B.: Untersuchungsergebnisse nach Mallampati und Patil),
- der Befund nach der Narkoseeinleitung (z. B.: Cormack-Klassifikation) und
- die Technik oder Methode, mit der die Sicherung der Atemwege gelang

notiert sein.
Es sollte dem Patienten empfohlen werden, diesen Befund, als einen Notfallausweis, ständig bei sich zu tragen, ähnlich den Notfallausweisen für Diabetiker, Marcumar-Patienten und Patienten mit Herzschrittmachern.
Eine Empfehlung für die Methode der Wahl der Atemwegssicherung bei künftigen Narkosen kann gegeben werden. Somit sind künftig behandelnde Kollegen von der spezifischen Situation (z. B. Differenz zwischen Mallampati-Klasse und Cormack-Grad) rechtzeitig informiert, und es werden Fehler und z. T. zeitaufwendige Recherchen vermieden.
Ein spezieller Anästhesie-Ausweis wurde von der DGAI 1999 empfohlen (Verbandsmitteilung 1999). In diesem Ausweis erfolgt z. B. die Dokumentation von anästhesierelevanten Begleiterkrankungen, Medikamenten-Unverträglichkeiten und Problemen bei der Atemwegssicherung. Der Anästhesie-Ausweis entspricht dem von der Europäischen Vereinigung der Fachärzte (UEMS) empfohlenen Muster und kann bei der Aktiv Druck & Verlag GmbH (Addendum) bestellt werden (Abb. 5.7).

■ Zentrale Patientenerfassung im internationalen Vergleich

Während in Deutschland Patienten mit schwierigem Atemweg bisher nicht zentral erfasst werden, existieren im Ausland zentrale Datenbanken, auf die im Bedarfsfall zurückgegriffen werden kann.
In den USA wurde 1956 die Medic Alert Foundation (http://www.medicalert.com) gegründet, eine gemeinnützige Organisation, die inzwischen in den USA 2,7 Mio. Patienten erfasst und weltweit in über 35 Ländern mehr als 4 Mio. Mitglieder hat. Die Patienten werden mit ihren speziellen Problemen wie beispielsweise Allergien erfasst und der behandelnde Arzt kann über eine 24 Stunden besetzte Telefon- und Faxzentrale die Informationen abrufen. Seit

1992 existiert die National Difficult Airway/Intubation Registry, die sich im Besonderen mit Patienten mit schwierigem Atemweg befasst. Die Patienten erhalten eine Registriernummer, die neben den wichtigsten Diagnosen auf einer Metallmarke vermerkt ist und an einem Halsband getragen wird. Darüber hinaus erhält der Patient eine Karte im Brieftaschenformat („wallet card"), die z. B. darüber informiert, welche Atemwegsprobleme bei dem Patienten vorliegen. In *England* wurde von der Difficult Airway Society UK in Zusammenarbeit mit der Medic Alert UK eine Datenbank (http://www.das.mailbox.co.uk) errichtet, die Informationen über Patienten mit schwierigen Atemwegen speichert und von dem behandelnden Arzt passwortgeschützt über das Internet abgerufen werden kann.

In *Österreich* wurde durch die Wiener Arbeitsgemeinschaft Leitender Fachärzte für Anästhesiologie und Intensivmedizin (AGAI) die „Austrian Difficult Airway/Intubation Registry" (ADAIR) gegründet, die ebenfalls Informationen aus ihrer Datenbank über das Internet liefert (http://www.adair.at).

Neben dem schnellen Zugriff zur Information bietet eine Datenbank die Möglichkeit einer fundierten Qualitätssicherung und auch Validierung verschiedener Methoden zum Management eines schwierigen Atemweges. Hier besteht in Deutschland ein erhebliches Defizit, was angesichts der rasanten Verbreitung des Internets um so bedauerlicher ist. Fragen des Datenschutzes stehen in Deutschland derzeit einem schnellen Aufbau einer zentralen Datenbank entgegen.

Fazit

- Die postoperative Nachsorge ist integraler Bestandteil des anästhesiologischen Qualitätsmanagements und beinhaltet:
  - Ausschluß einer Traumatisierung der Atemwege (ggf. Zusatzuntersuchungen zur Evaluierung einer Atemwegsschädigung),
  - Dokumentation der postanästhesiologischen Befunde,
  - Aufklärung des Patienten über die unerwartet aufgetretenen Schwierigkeiten der Atemwegssicherung in einem persönlichen Gespräch und
  - Aushändigen eines Informationsblattes mit der detaillierten Beschreibung der präoperativen Befunde und der Bewältigung der unerwartet aufgetretenen Probleme.
- Mögliche Zusatzuntersuchungen, wie:
  - Erhebung eines HNO-ärztlichen Spiegelbefundes,
  - funktionelle Untersuchung des Kiefergelenkes,
  - Erhebung des Zahnstatus,
  - fiberoptische Inspektion der Glottisregion unter topischer Anästhesie,
  - Röntgenuntersuchungen

  müssen bei Angaben von entsprechenden Beschwerden veranlaßt werden.
- Die ausführliche Dokumentation dient zum einen der Qualitätssicherung und zum anderen ist sie sehr hilfreich bei eventuellen forensischen Auseinandersetzungen.
- Ein spezieller Anästhesie-Ausweis wurde unter anderem für die Dokumentation von Problemen bei der Atemwegssicherung, anästhesierelevanten Begleiterkrankungen, Medikamentenunverträglichkeiten von der DGAI 1999 empfohlen.
- Während in Deutschland Patienten mit schwierigem Atemweg bisher nicht zentral erfasst werden, existieren im Ausland (USA, England, Österreich) zentrale Datenbanken, auf die im Bedarfsfall zurückgegriffen werden kann.

6 Spezielle klinische Situationen

6.1 Sicherung der Atemwege bei Kindern

H. Krause

Der obere Respirationstrakt und die physiologischen Gegebenheiten bei Kindern unterscheiden sich deutlich von denen im Erwachsenenalter. Auch beim gesunden Kind können Schwierigkeiten bei der Ventilation und Intubation auftreten. Sind zusätzlich noch angeborene oder erworbene Atemwegsprobleme vorhanden, so kann schnell eine dramatische Situation entstehen.

Nicht nur die Art der Probleme, die bei Kindern auftreten können, unterscheidet sich von der bei Erwachsenen, auch die Häufigkeit allgemeiner respiratorischer Probleme liegt im frühen Kindesalter deutlich höher (Morray 1993). Über die Inzidenz der schwierigen Intubation bei Kindern gibt es keine exakten Daten. Vermutlich ist sie bei ansonsten gesunden Kindern niedriger einzuschätzen als bei Erwachsenen. Viele der angeborenen Erkrankungen und Syndrome sind aber mit einer hohen Inzidenz an schwierigen Intubationen behaftet (Frei 1996).

Anders als bei Erwachsenen helfen bei Kindern Klassifikationen und Scores, wie z. B. nach Mallampati, weit weniger, schwierige Intubationsverhältnisse zu identifizieren. Um so wichtiger ist es, sowohl bei normalen Luftwegsverhältnissen wie auch bei pathologischen Zuständen die Unterschiede zwischen Kindern und Erwachsenen zu kennen und im Management der Ventilation und Intubation zu berücksichtigen. Dazu gehört auch eine ausführliche Anamnese und Untersuchung, die Sensibilität für Syndrome und Erkrankungen, die mit einer schwierigen Intubation einhergehen und Strategien, mit dieser Situation erfolgreich umgehen zu können.

■ **Der normale kindliche Luftweg**

Die für die Praxis wichtigsten *anatomischen Besonderheiten* im Kindesalter (Abb. 6.**1** und 6.**2a+b**) sind:
- die relativ zur Mundhöhle vergrösserte Zunge,
- der höherstehende Larynx,
- die schmalere, V- förmige Epiglottis,
- die anterior niedriger (kaudaler) als posterior aufgehängten Stimmbänder und
- die engste Stelle des Larynx in Höhe des Krikoidknorpels. Zusätzlich kann auch der ausladende Hinterkopf von Neugeborenen in Rückenlage durch eine Anteflexion des Kopfes die Ventilation und Intubation erschweren.

Daneben bestehen auch *physiologische Unterschiede* zum Erwachsenen:
- Fast alle Frühgeborenen und die Mehrzahl der Neugeborenen müssen als obligate Nasenatmer angesehen werden (Abb. 6.**3**), eine Schwellung im Nasopharynx kann in diesem Lebensalter zu einer Ateminsuffizienz führen (Miller 1986).
- Bei Kindern bis zum Schulalter besteht eine reduzierte Stabilität der trachealen Knorpelspangen, so dass bei forcierter Inspiration und partieller oberer Atemwegsverlegung leichter ein Kollaps der extrathorakalen Trachea auftreten kann als im Erwachsenenalter (Wittenborg 1967).
- Der hochelastische Brustkorb und der Rippenwinkel von Neugeborenen und Säuglingen tragen zu einer hohen Atemarbeit bei, die Hauptfunktion für die Ventilation liegt beim Zwerchfell. Eine Ob-

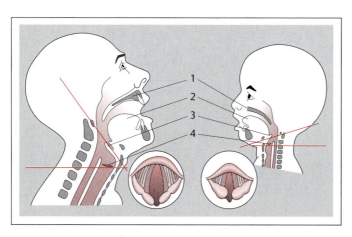

Abb. 6.**1** Vergleich der Anatomie der Atemwege zwischen Kind und Erwachsenem: 1. harter Gaumen, 2. Zunge, 3. Epiglottis, 4. Stimmbänder. Die horizontalen Linien zeigen die Projektion der Glottis auf die Halswirbelsäule. Die schrägen Linien veranschaulichen den Winkel zwischen Epiglottis und Glottisebene.

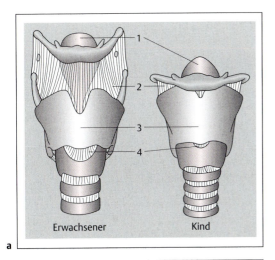

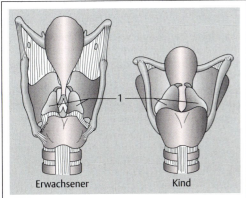

Abb. 6.2 Vergleich der Anatomie des Kehlkopfes zwischen Kind und Erwachsenem. **a** Blick auf den Kehlkopf von vorn: 1. Epiglottis, 2. Lig. thyrohyoideum, 3. Schildknorpel 4. Lig. cricothyroideum. Beide Ligamenta sind beim Kind wesentlich kleiner als beim Erwachsenen.
b Blick auf den Kehlkopf von hinten: 1. Aryknorpel. Die Aryknorpel sind im Kindesalter prominenter und der Larynx hat eine ausgeprägtere konische Form.

struktion kann schnell zu einer paradoxen Atembewegung und einer Erschöpfung der Atemmuskulatur führen (Coté 1993).
- Eine Einengung des Larynx und der Trachea durch ein Schleimhautödem, z. B. nach Intubation mit zu grossem Tubus, führt bei dem geringen Lumen der Neugeborenentrachea viel schneller zu einer Widerstandserhöhung als im Erwachsenenalter (Ekkenhoff 1951).
- Die pulmonalen Sauerstoffreserven sind im frühen Kindesalter durch die reduzierte funktionelle Residualkapazität und den hohen Sauerstoffverbrauch im Vergleich zum Erwachsenen erheblich reduziert (Kaplan 1984).

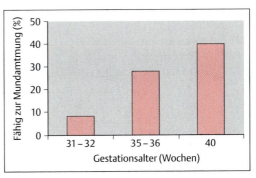

Abb. 6.3 Anteil der Früh- und Neugeborenen, die zur Mundatmung fähig sind. In einem Alter von 5 Monaten waren nahezu alle Kinder in der Lage, bei einer Obstruktion der Nase ausreichend durch den Mund zu atmen (nach Miller MJ, Carlo WA, Strohl KP, et al. Effect of maturation on oral breathing in sleeping premature infants. J. Pediatr. 1986;109 : 515–9).

Praktische Konsequenzen für die Ventilation und Intubation im Kindesalter:
- *Lagerung*
  - altersentsprechende Position des Kopfes und der Schultern (Abb. 6.**4**),
- *Obligates präkordiales Stethoskop*,
- *Präoxygenierung, möglichst über 5 Minuten*,
  - vorsichtige Annäherung der Maske von unten, nie über das Gesicht des wachen Kindes fassen,
- *Guedeltubus*
  - altersentsprechende Grösse des Guedeltubus (Länge entsprechend dem Abstand vom Mund- bis zum Kieferwinkel),
- *Laryngoskopie*
  - Kehlkopfdruck bei Neugeborenen und Säuglingen,
  - bei Früh- und Neugeborenen eventuell Laryngoskopie mit geradem Spatel (Miller) unter Aufladen der Epiglottis,
- *Intubation*
  - altersadaptierte Tubuswahl (Anhalt: Kleinfinger),
  - leichte Passage der subglottischen Enge, idealerweise soll ein Tubusleck bei Beatmungsdrucken über 25 mm Hg entstehen,
  - Tuben ohne Cuff bei Kindern unter 7 Jahren,
  - Tubustiefe optisch (schwarze Markierung an der Tubusspitze) und auskultatorisch (vor und nach der Fixierung) bestimmen,
  - bei nasaler Intubation altersadaptierte Magillzangen bereit halten,
- *Jede unnötige endonasale Manipulation bei Neugeborenen und Säuglingen vermeiden!*

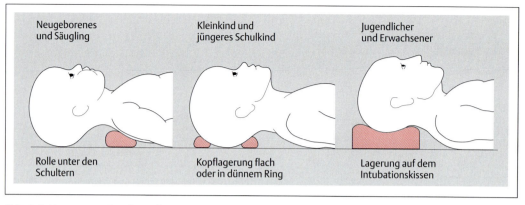

Abb. 6.4 Altersentsprechende Intubationsposition des Kopfes und der Schultern.

■ Luftwegsanomalien im Kindesalter

Ursachen

Es ist von grosser Wichtigkeit, vorbestehende und akute Erkrankungen, die zu einer schwierigen Intubation führen können, frühzeitig zu erkennen. Nur so können zusätzliche anamnestische und diagnostische Informationen eingeholt und Literaturrecherchen erhoben werden, was bei der Vielzahl seltener pädiatrischer Syndrome von Bedeutung sein kann. Ferner können auf diese Weise eine sorgfältige Planung und Vorbereitung des Vorgehens erfolgen und adäquate Hilfsmittel ausgewählt und bereitgestellt werden. Ursachen für eine schwierige Intubation können nach anatomischen Gesichtspunkten eingeteilt werden und sind angeboren, entzündlich, traumatisch, metabolisch oder neoplastisch bedingt (Tab. 6.1). In einer Diskriminationsanalyse von 22 radiographischen Parametern konnten Bellhouse und Dore (1988) zeigen, dass das gemeinsame Auftreten einer anterioposterioren Vergrösserung der Zunge, Kieferfehlbildungen besonders des Unterkiefers und einer eingeschränkten Extensionsfähigkeit der Halswirbelsäule mit hoher Wahrscheinlichkeit Intubationsschwierigkeiten voraussagt. Diese 3 Variablen haben auch Aussagekraft für die Pädiatrie, da sie mit den gut bekannten Symptomen, bei denen im Kindesalter Intubationsschwierigkeiten auftreten, einhergehen (Frei 1996). Traumen, besonders Inhalationstraumen, können auf allen Ebenen der oberen und unteren Atemwege akute oder narbenbedingte Probleme bei der Intubation hervorrufen (Goudsouzian 1990).

Diagnostik

Die ausführliche Anamnese kann ganz entscheidende Hinweise auf mögliche Probleme bei der Intubation ergeben. Zu erfragen sind nicht nur Vorerkrankungen, Auffälligkeiten in der Entwicklung, Anomalien und aktuelle Beschwerden bzw. Infektionen, sondern auch die Familien- und die funktionelle Anamnese können auf Atemwegsanomalien hinweisen. Im Rahmen der funktionellen Anamnese sind Fragen nach dem Atemverhalten im Schlaf (Schnarchen, Apnoephasen) und bei Belastung wichtig, sowie nach Husten, Stridor und Heiserkeit. Einige der im Kapitel 3.3 beschriebenen Tests und Scores können eingeschränkt auch im Kindesalter von diagnostischem Wert sein (Mallampati, Bellhouse), zumeist sind sie aber, besonders im Neugeborenen- und Säuglingsalter, nur ungenügend geeignet, eine schwierige Intubation vorauszusagen. Gründe dafür liegen vor allem in der mangelnden Kooperation der Kinder, aber auch in den sich rasch ändernden anatomischen Gegebenheiten im Laufe der Kindesentwicklung.

Bei der körperlichen Untersuchung sollte Folgendes besonders beachtet werden:
- Gesichtsausdruck und -symmetrie,
- Grösse und Form der Kiefer,
- Mundatmung, Nasenflügeln, Stridor (in-, exspiratorisch), Einziehungen am Thorax,
- Mundöffnung, Mundgrösse, Zahnstatus,
- Zungengrösse, Färbung der Mundschleimhäute,
- Halsform, Lage des Larynx,
- kongenitale Anomalien (Syndrom?).

Weitergehende Untersuchungen wie Röntgen, CT oder MRT werden routinemässig nicht notwendig sein, sind aber bei speziellen Situationen von gros-

Tabelle 6.1 Krankheiten und Syndrome, bei denen eine schwierige Intubation beschrieben ist (Literatur in Frei 1996, Coté 1993, Katz 1993)

Nasopharynx
Choanalatresie
Adenoide
Nager-Syndrom

Zunge
Hämangiom
Down-Syndrom
Arthrogryposis
Beckwith-Wiedemann-Syndrom
Mukopolysaccharidose
Glykogenspeicherkrankheit
Lipoidose
Hypothyreose
Angioödem (Quincke)
Teratom

Kiefer
Mikrostomie
hemifaziale Mikrosomie
kongenitale Kiefersynostose
Kieferspalte
okulodentoossäre Dysplasie
Achondroplasie
Goldenhar-Syndrom
Pierre-Robin-Syndrom
Treacher-Collins-Syndrom
Hallermann-Streiff-Syndrom
Russel-Silver-Syndrom
Nager-Syndrom
Cornelia-de-Lange-Syndrom
Apert-Syndrom
Cruzon-Syndrom
Turner-Syndrom
Smith-Lemli-Opitz-Syndrom
Cockayne-Syndrom
Cri-du-chat-Syndrom
Freeman-Sheldon-Syndrom

Larynx/Pharynx
kongenitale/erworbene Larynxstenose
Epiglottitis
zervikaler Abszess
Tonsillenhyperplasie
Angioödem (Quincke)
Epidermolysis bullosa
Cri-du-chat-Syndrom
stumpfes Larynxtrauma
penetrierende Halsverletzung

Trachea
kongenitale/erworbene Trachealstenose
Tracheitis
Trachealtrauma

HWS-Extension
juvenile rheumatoide Arthritis
okulodentoossäre Dysplasie
Klippel-Feil-Syndrom
Marfan-Syndrom
Larsen-Syndrom
Down-Syndrom
HWS-Trauma

Narben
Z. n. thermischer Verletzung
Z. n. Verätzung
postoperative Zustände

Andere
Fibrodysplasie
Myositis ossificans
Tumoren im Hals- und Kopfbereich

---

sem Wert (z. B. bei Tumoren). Gelegentlich ist auch eine präoperative Pulsoxymetrie oder eine Blutgasanalyse wichtig, um den Grad der funktionellen Einschränkung anhand des Gasaustausches zu beurteilen.

Vorsicht ist geboten bei Kindern mit:
- auffälliger Facies, besonders:
  - retrognather und enger Mandibula,
  - hohem Gaumen,
  - kurzem Hals,
  - grosser, dicker Zunge;
- seltenen Syndromen:
  - Literaturrecherche durchführen;
- ausgedehnten Narben im Gesichts- und Halsbereich:
  - zunehmende Intubationsschwierigkeiten erwarten,
- entzündlichen und allergischen Schwellungen:
  - richtigen Intubationszeitpunkt abpassen.

Planung und Vorbereitung

Nachdem alle notwendigen Vorinformationen eingeholt worden sind, ist es wichtig, das weitere Vorgehen zu planen. Diese Planung beinhaltet den Zeitpunkt des Eingriffs und die Art des Vorgehens bzw. Alternativen.

Zeitpunkt des Eingriffs

Zu beachten sind sowohl patientenbedingte Faktoren wie Dringlichkeit, Ödementwicklung und Vorbereitungszeit als auch organisatorische Faktoren, d. h. erforderlichenfalls die Anwesenheit eines HNO-Arztes und eines erfahrenen Anästhesisten sowie die Einsatzbereitschaft der Materialien (z. B. Bronchoskop). Geplante schwierige Intubationen sollten möglichst nicht während der Bereitschaftsdienstzeit durchgeführt werden, damit personelle und diagnostische Hilfe jederzeit verfügbar ist.

Art des Vorgehens und Alternativen

Die ausgewählte Methode zur Sicherung der Atemwege muss in allen Schritten in Ruhe geplant werden. Notwendige Hilfsmittel und Medikamente (und deren Antagonisten, wenn vorhanden) müssen, sofern nicht Checklisten bestehen, aufgelistet werden. Diese Informationen müssen frühzeitig an die betroffenen Hilfspersonen weitergeleitet werden. Empfehlenswert ist es, sich die Zeitspanne zu überlegen, die für die Intubationsversuche zur Verfügung steht (Apnoezeit).

Genauso wichtig ist auch die Planung möglicher alternativer Methoden, d. h. Methoden, die zum Einsatz kommen können, wenn das ursprünglich geplante Vorgehen nicht zum Erfolg führt. Dazu muss der Zeitpunkt des Abbruchs der Intubationsbemühungen und Alternativen zur Allgemeinanästhesie (z. B. regionalanästhesiologische Techniken) erwogen werden. Gerade diese Planung sollte nicht erst in einer akuten Situation vorgenommen werden, sondern in Ruhe ohne Handlungsdruck.

Hilfsmittel und Techniken

Hilfsmittel und Techniken zur Sicherung der schwierigen Atemwege sind im Kapitel 4 ausführlich beschrieben worden. An dieser Stelle wird nur auf die Eignung dieser Methoden, Geräte und Materialien für Kinder eingegangen (Tab. 6.**2**).

Die *blinde orale oder nasale Intubation* ist auch im Kindesalter möglich. Sie ist in vielen Zentren aber verlassen worden, weil sie mit einer hohen Fehlerrate behaftet ist, zu schweren Komplikationen führen kann (Layman 1983) und ausreichend Alternativen bestehen.

Einfache Hilfsmittel, wie Guedel- oder Wendltuben, Führungsdrähte und Bougies sind in allen Grössen, auch für Neonaten, verfügbar. Führungsmandrains für den Tubuswechsel werden für Tuben ab 3,0 mm I.D. angeboten.

Laryngoskopspatel und Laryngoskope werden in vielen Variationen in pädiatrischen Grössen angeboten. Neben den üblichen Macintosh- und Millerspateln können röhrenförmige Spatel (WIS, Miller) auch jenseits des Säuglingsalters bei massivem Ödem von Vorteil sein. Weitere Modifikationen sind Laryngoskopspatel mit verstellbarem Winkel der Spitze (McCoy® oder Belscope®), die in 4 Grössen hergestellt werden (Cooper 1993) und das Bullard-Laryngoskop® (Kap. 4.2). Borland et al. (1990) berichteten von 97 %

Tabelle 6.**2** Hilfsmittel für die Sicherung der Atemwege bei Kindern

Hilfsmittel	Grösse	Altersgruppe/Gewicht
winkelverstellbarer Spatel (McCoy®)	1–4	Kleinkinder bis Erwachsene
Bullard-Laryngoskop®	pädiatrisch und für Erwachsene	Neugeborene und Kinder bis 6 Jahre, Erwachsene
Larynxmaske	1–5	Neugeborene bis Erwachsene
Intubationslarynxmaske (Fastrach®)	3–5	ab 30 kg Körpergewicht
Bronchoskop/Tracheoskop	ab 2,2 mm Aussendurchmesser (ohne Absaugkanal) für Tubus 2,5 I.D, ab 2,5 mm Aussendurchmesser (mit Absaugkanal) für Tubus 3,0 I.D.	Frühgeborene bis Erwachsene
Combitube®	kleine und grosse Erwachsenengrösse	Ab ca. 7 Jahren (120 cm Körpergrösse)
Transillumination (Trachlight®)	1–3	Säuglinge bis Erwachsene
Notfallkrikothyrotomie-Kanülensets	ab 2,0 mm I.D.	Säuglinge bis Erwachsene

erfolgreichen Intubationen mit Hilfe des Bullard-Laryngoskops® bei 93 pädiatrischen Patienten vom Neugeborenenalter bis ins Schulkindalter.
Die *Larynxmaske* ist ein wichtiges Hilfsmittel bei schwieriger Ventilation mit der Gesichtsmaske und schwieriger Intubation. Pädiatrische Grössen reichen bis zur Larynxmaske Nr. 1, die für Neugeborene ab ca. 3 kg geeignet ist. Auch durch die pädiatrischen Larynxmasken ist eine bronchoskopische Intubation möglich. Eigene Erfahrungen zeigen, dass über eine Larynxmaske der Grösse 1 auch ein 2,5 kg schweres Frühgeborenes fiberoptisch intubiert werden kann. Andere Autoren berichten über fiberoptische Intubationen durch die Larynxmaske bei Kindern mit Goldenhar- und Cockayne-Syndrom (Golisch 1994, Wooldridge 1994).
Die *Intubationslarynxmaske* ist für Kinder ab einem Körpergewicht von 30 bis 35 kg geeignet. Die kleinsten angebotenen Tuben dafür haben einen Innendurchmesser von 7,0 mm.
Der *Combitube®* ist dagegen bei Kindern nur bedingt einsetzbar. Die kleinste zur Zeit verfügbare Grösse ist für Kinder ab 120 cm Körpergrösse (ca. 7 Jahre) geeignet. Ein vorsichtiges Einführen dieses relativ starren Tubus ist besonders im Kindesalter von Bedeutung.

Die Intubation mit Hilfe der *flexiblen Bronchoskopie* ist auch im Kindesalter die wichtigste Methode zur Sicherung der Atemwege durch einen Tubus, wenn Intubationsschwierigkeiten bestehen. Pädiatrische Bronchoskope sind ab einem Durchmesser von 2,2 mm verfügbar, allerdings besitzen sie zum Teil keinen Absaugkanal.

Das Vorgehen der *fiberoptischen Intubation im Kindesalter* unterscheidet sich in einigen Aspekten wesentlich von dem beim Erwachsenen.

Eine Wachintubation, wie sie beim Erwachsenen unter leichter Sedierung möglich ist, verbietet sich in der Regel beim Kind. Zum einen kann mit einer Kooperation des Kindes nicht gerechnet werden, zum anderen kann sie leicht zu einer psychischen Traumatisierung führen, die weitere u. U. notwendige Narkoseeinleitungen für alle Beteiligten zu einem höchst unerfreulichen Erlebnis werden lassen.

Die Narkoseeinleitung lässt sich sowohl intravenös mit titrierten Dosen von Injektionsanästhetika (Propofol und Alfentanil/Remifentanil oder Midazolam und Fentanyl) durchführen wie auch inhalativ mit Sevofluran oder Halothan. Die Gefahr der Thoraxrigidität nach Gabe kurzwirksamer Opioide muss gerade im Kindesalter berücksichtigt werden.

Die Spontanatmung muss erhalten bleiben und wird über Maskenbeatmung mit einer Endoskopiemaske oder einem Mainzer Adapter® unterstützt.

Neben dem beim Erwachsenen üblichen Monitoring ist bei Kindern das präkordiale Stethoskop obligat. Wird der Tubus über das Bronchoskop in die Trachea vorgeschoben, ist bei den dünnen pädiatrischen Bronchoskopen zu beachten, dass sie nicht durch den weniger flexiblen Tubus aus der Trachea herausluxiert werden und im Ösophagus zu liegen kommen (Peitschenschlagphänomen).
Ein weiteres Hilfsmittel zur Intubation kann die *Transilluminationstechnik* sein. Beleuchtete Führungsstäbe werden für Tuben ab I.D. 2,5 mm angeboten. Eine erfolgreiche Intubation mit dieser Methode bei schwierigen kindlichen Atemwegsverhältnissen ist beschrieben worden (Krucylak 1992).
Translaryngeale und transtracheale Techniken sind auch im Kindesalter möglich (retrograde Intubation, translaryngeale Oxygenierung). Sie finden aber nur selten, z. B. in Notfallsituationen oder bei maxillofazialen Traumen, Anwendung (Coté 1993, Ezekiel 1996). Die Verletzungsgefahr trachealer oder laryngealer Strukturen ist hoch.
Notfallkrikothyreotomiesets (Koniotomiesets) werden von verschiedenen Herstellern auch in pädiatrischen Grössen ab I.D. 2,0 mm angeboten.

Notfallsituationen im Kindesalter

Epiglottitis

Seit der Einführung der Impfung gegen Infektionen mit Haemophilus influenzae Typ B im Jahre 1987 (USA) hat die Inzidenz der Epiglottitis im Kindesalter stark abgenommen. Auch die Letalität dieses Krankheitsbilds ist geringer geworden, nicht aber in gleichem Masse wie die Inzidenz. Die akute Epiglottitis spielt im Kindes- wie zunehmend auch im Erwachsenenalter immer noch diagnostisch wie therapeutisch eine wichtige Rolle.
Die *Diagnose* wird in der Regel klinisch gestellt.

Leitsymptome der Epiglottitis sind
- akutes hohes Fieber,
- klossige Stimme,
- Schluckbeschwerden und
- Speichelfluss.

Im Gegensatz zum Krupp-Syndrom bestehen meist kein Stridor, kein Husten und keine Tachypnoe. Obwohl die Kinder oft ruhig erscheinen, weil sie sich ganz auf die Atmung konzentrieren, ist die akute Epiglottitis auch heute noch eine lebensbedrohliche Erkrankung, da die rapide anschwellende supraglottische Region und Epiglottis die oberen Atemwege verlegen (Supraglottitis). Kinder mit diesem Krankheitsbild sind eine Herausforderung für den Anästhesisten, da sowohl die Vorbereitungen wie auch die Intubation selbst ein gezieltes, ruhiges Handeln und ein hohes Mass an manuellem Geschick fordern.

Präklinisch dürfen keine Racheninspektion, Laryngoskopie oder andere invasive Massnahmen (i. v.-Zugang, Blutabnahmen) vorgenommen werden. Wichtig ist es, das Kind zu beruhigen, nicht von der Mutter zu trennen und nur bei Zyanose Sauerstoff über eine Maske zuzuführen. Die Klinik sollte möglichst frühzeitig über die bevorstehende Aufnahme informiert werden und das Kind sitzend, am besten auf dem Schoss der Mutter, transportiert werden. Das flache Hinlegen des Kindes kann zu einer akuten Atemwegsverlegung führen. Durch die dadurch bedingte Aufregung kommt es zu einer forcierten Inspiration und einem Trachealkollaps. Damit wird sich der Zustand des Kindes dramatisch verschlechtern.

Für die *Massnahmen in der Klinik* bestehen z. T. unterschiedliche Empfehlungen. Im Folgenden wird das eigene, lang bewährte Vorgehen dargestellt.

Minimal handling: Auch in der Klinik müssen jegliche Untersuchungen, Blutabnahmen und andere aufregende Manipulationen unterbleiben, bis das Kind in den vorbereiteten OP gebracht wurde.

Epiglottitis-Team: Sofort nach der Anmeldung eines Kindes mit Verdacht auf Epiglottitis muss ein Team, bestehend aus dem erfahrensten verfügbaren Anästhesisten, Pädiater und HNO-Arzt alarmiert werden. Sind alle Vorbereitungen für eine schwierige Intubation getroffen worden, wird das Kind (möglichst im Beisein der Mutter) sitzend über die Maske mit Sauerstoff und Sevofluran oder Halothan eingeleitet. Kinder mit Epiglottitis lassen sich meist ausreichend mit einer Maske beatmen. Die Spontanatmung muss erhalten bleiben.

Wenn das Kind schläft, wird ein i. v.-Zugang gelegt. Keine Relaxation! Bei ausreichender Narkosetiefe wird das Kind zur Laryngoskopie hingelegt. Ist die Diagnose gesichert (ödematöse, ballonförmig aufgetriebene Epiglottis), erfolgt die Intubation, in der Regel ohne Relaxation. Dazu ist ein Tubus, der 1–1,5 mm I.D. kleiner ist als altersentsprechend, mit einem Führungsstab zu verwenden. Mit dem so verstärkten Tubus ist es fast immer möglich, die geschwollene Epiglottis anzuheben und den Tubus in die Trachea vorzuschieben. Zur Orientierung hilft die Blasenbildung aus dem Larynx bei noch erhaltener Spontanatmung.

Bei Misslingen der Intubation kann das Kind über ein starres Bronchoskop intubiert und beatmet und dann über einen Führungsstab als Leitschiene intubiert werden. Schlägt auch das fehl, ist eine Koniotomie zu erwägen.

Nach guter Tubusfixierung (cave Selbstextubation) wird ein Rachenabstrich vorgenommen und das Kind auf die Intensivstation verlegt. Dort kann es in der Regel unter Sedierung spontan atmen und wird antibiotisch, meist mit einem Cephalosporin, behandelt.

Peritonsillarabszess

Diese Erkrankung, die fast immer von den Tonsillen selbst ausgeht, ist durch folgende Probleme für den Anästhesisten charakterisiert:

- Die Kinder kommen oft in einem schlechten Allgemeinzustand, sind hochfiebernd und exsikkiert aufgrund der Schluckstörung und Infektion.
- Die Mundöffnung ist unter Umständen schmerzbedingt (Wachzustand) oder auch ödembedingt (nach Narkoseeinleitung weiter bestehend) eingeschränkt.
- Die massive Schwellung kann sowohl die Atemwege nach Narkoseeinleitung verlegen wie auch die Sicht auf den Larynx erschweren.
- Der Abszess kann bei Intubation aufbrechen und eine Aspiration hervorrufen.

Für das anästhesiologische Vorgehen bei Peritonsillarabszess wird Folgendes empfohlen:

- Vorbereitungen für eine schwierige Intubation treffen (z. B. Führungsstäbe, dicker Sauger, Bronchoskop, Notfallkoniotomieset, Tracheotomiebereitschaft durch den HNO-Arzt);
- möglichst eine Venenverweilkanüle vor Einleitung legen und intravenös einleiten, nur bei einem weniger ausgeprägtem Befund kann auch eine Maskeneinleitung erwogen werden;
- vorsichtiges Einführen des Laryngoskopspatels unter Sicht, damit sich der Abszess nicht eröffnet, Relaxation erst, wenn sichergestellt ist, dass die Maskenbeatmung möglich ist und die Stimmbänder eingestellt werden können;
- Alternativen, wenn die Intubation so nicht möglich ist: Benutzung eines fast geschlossenen, röhrenförmigen Laryngoskopspatels (WIS, Miller) oder Intubation über ein flexibles Bronchoskop; notfalls Koniotomie oder Tracheotomie durchführen lassen.

Die unerwartet schwierige Intubation

Für jede Anästhesieabteilung ist es empfehlenswert, einen Stufenplan für Intubationsschwierigkeiten erstellt zu haben. Auch bei Kindern orientiert sich dieser Stufenplan an den ASA Task Force Empfehlungen (Kap. 5.3). Ziel ist es, dass sich jeder Anästhesist über die Apnoezeit, die ihm für die Intubation zur Verfügung steht, im klaren ist und über die Massnahmen orientiert ist, die bei sicheren, möglichen und unerwarteten Intubationsschwierigkeiten zu durchlaufen sind.

Auch bei der unerwartet schwierigen Intubation im Kindesalter sind die Larynxmaske mit ihren Variationen und das flexible Bronchoskop die wichtigsten Hilfsmittel. Ist eine Maskenbeatmung nicht suffizient möglich und tritt die Situation ein, in der das Kind weder intubiert noch mit anderen Mitteln (Larynxmaske) ausreichend ventiliert werden kann, sind folgende Alternativen zu bedenken:
- Kind aufwachen lassen; ist das nicht (rechtzeitig) möglich:
- Kombitubus (älteres Kind), starres Tracheoskop, Koniotomie.

Wenn kein altersentsprechend kleines Krikothyreotomieset vorhanden ist, kann kurzfristig in Notfallsituationen bei Neugeborenen und Säuglingen auch das Lig. cricothyroideum mit einer dicken Venenverweilkanüle punktiert werden (Abb. 6.5). Mit dieser Massnahme ist zwar eine Oxygenierung, aber keine adäquate Ventilation zu erzielen.

Weiterhin ist es wichtig, die eventuell benötigten Materialien in einem übersichtlichen Set oder auf einem Wagen jederzeit bereitzuhalten (Mobile Einheit „Schwieriger Atemweg", s. Kap. 4.13). So wird in Notfallsituationen nicht unnötige Zeit mit Suchen vergeudet.

Ein solches Notfallset „Schwieriger Atemweg" für eine Kinderanästhesieabteilung kann folgende Materialien beinhalten:
- Larynxmasken Grösse 1–4, Fastrach® Grösse 3
- Combitube® (kleinere Grösse, ab 120 cm Körpergrösse)
- Notfallkrikothyreotomieset 3,5 und 6 mm I.D.
- Miller-Spatel Grösse 0–3
- 1 Seldingerdraht und 1 Magensondenmandrin zur retrograden Intubation
- 2 Venenkanülen 14 G (zur Spickung des Lig. cricothyroideum, Abb. 6.5) und 2 Strausskanülen
- 2 Tubuskonnektoren 3,0 I.D (passt auf Lueransatz der Kanülen), 2 Tubuskonnektoren 6,0 I.D.(zur Oxygenierung über Absaugkatheter)

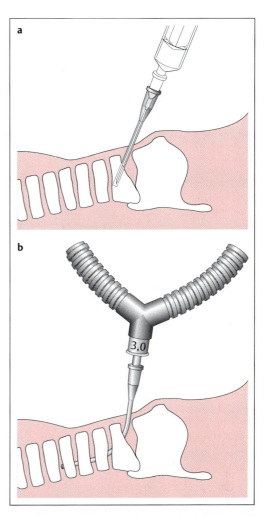

Abb. 6.5 Notfallkrikoidpunktion nach Coté CJ, Eavey RD et al.(Coté CJ, Eavey RD, Todres ID, et al. Cricothyroid membrane puncture: Oxygenation and ventilation in a dog model using an intravenous catheter. Crit Care Med. 1988; 16:615–9). Bei Neugeborenen und Säuglingen wird das Lig. cricothyroideum (ca. 1 mm breit) mit einer 14 G Venenverweilkanüle und aufgesetzter Spritze punktiert (**a**). Läßt sich Luft aspirieren, wird die Kanüle in die Trachea vorgeschoben und der Stahlmandrin entfernt. Ist auch jetzt noch die Luftaspiration möglich, wird statt der Spritze ein Tubusadapter eines 3,0–mm-I.D.-Tubus auf den Lueransatz aufgesetzt und daran das Beatmungssystem angeschlossen (**b**).

Fazit

- Auch gesunde Neugeborene und Säuglinge erfordern eine vom Erwachsenen abweichende Kopflagerung, Überwachung und Laryngoskopietechnik. Bei der Intubation sind die altersentsprechende

Tubusgrösse und die Gefahr der einseitigen Intubation besonders zu beachten.
- Eine Anzahl von Syndromen und angeborenen Erkrankungen geht mit einer schwierigen Ventilation und Intubation bei Kindern einher. Diese Syndrome müssen bekannt sein oder bei jedem Kind mit einem Syndrom Informationen über eventuell beschriebene Intubationsschwierigkeiten eingeholt werden. Daneben gibt es Tumoren, akute Infektionen, wie die Epiglottitis, und Traumen, wie Verbrennungen, welche die Sicherung der Atemwege erschweren können.
- Diese Anomalien und Vorerkrankungen und ihre Auswirkung auf den Atemweg gilt es zu erkennen, wobei im Kindesalter Tests und Scores weniger hilfreich sind als eine sensible Anamnese und gezielte Untersuchung. Die wichtigsten Symptome, die bei Kindern auf eine schwierige Intubation hinweisen, sind eine vergrösserte Zunge, Unterkieferfehlbildungen und eine eingeschränkte Kopfextension.
- Unter den vielfältigen Möglichkeiten der Sicherung der Atemwege bei schwierigen Verhältnissen müssen diejenigen bekannt sein und ausgewählt werden, für die es kindgemässe Materialien gibt, die den altersentsprechenden Besonderheiten gerecht werden und deren Erfolg für das Kindesalter validiert ist. Die wichtigsten Möglichkeiten sind hierbei zweifelsfrei die Larynxmaske und die Intubation mit dem flexiblen Bronchoskop. Für die erwartete schwierige Ventilation bzw. Intubation müssen Methodik und Materialien im voraus geplant werden, ein Alternativplan bestehen und personelle Hilfe, z. B. ein HNO-Arzt, verfügbar sein.
- Beim Notfall oder der unerwartet schwierigen Intubationen ist es hilfreich, mental ein festes Ablaufschema parat zu haben, nach dem sich das Vorgehen in der Akutsituation richtet. Materialien für den Notfall sollten in einer mobilen Einheit verfügbar sein. Auch bei der unerwartet schwierigen Intubation muss rechtzeitig an Alternativen bis hin zur Koniotomie gedacht werden.

6.2 Sicherung der Atemwege in der Geburtshilfe
H. Krause

▪ Inzidenz

Die Narkoseeinleitung in der Geburtshilfe, die zu einer der risikoreichsten im Bereich des anästhesiologischen Arbeitsgebietes gehört, erfordert ein genaues Wissen um die Prädispositionen, die Vorbereitung und das Vorgehen bei schwierigen Atemwegsverhältnissen.
Hawthorne et al. (1996) gaben für die schwierige Intubation bei der Sectio caesarea eine Inzidenz von 1 : 250 an. Sie liegt damit fast 8-mal höher als bei nichtgeburtshilflichen Patienten. Während die anästhesiebedingte Letalität in der Geburtshilfe in den letzten 2 Jahrzehnten um mehr als die Hälfte abgenommen hat (Hawkins 1997), ist die Inzidenz an schwierigen Intubationen sogar leicht angestiegen. 52 % der mütterlichen Todesfälle bei der Vollnarkose zur Sectio waren auf schwierige Atemwegsverhältnisse zurückzuführen. Sie gingen mit Aspiration, Hypoxämie durch Intubations- und Beatmungsschwierigkeiten oder Lungenversagen einher (Tab. 6.3).

▪ Ursachen und Diagnostik

Auf die Gründe der schwierigen Atemwegsverhältnisse, die nicht durch die Schwangerschaft bedingt sind, wurde in den vorangegangenen Kapiteln bereits eingegangen. Sie müssen bei jeder Schwangeren frühzeitig erkannt, und der zuständige Anästhesist muss rechtzeitig konsultiert werden, um ein entsprechendes Prozedere zur Geburtshilfe und Anästhesie zu planen.

Tabelle 6.3 Ursachen anästhesiebedingter Todesfälle in der Geburtshilfe: USA, 1979–1990 (nach Hawkins JL, Koonin LM, Palmer SK, et al. Anesthesia-related deaths during obstetric delivery in the United States, 1979–1990. Anesthesiology. 1997; 86: 277-84)

Todesursache	Art der Anästhesie				Summe
	Vollnarkose n = 67 (100 %)	Regionalanästhesie n = 33 (100 %)	Sedierung (i.m., i.v.) n = 4 (100 %)	Unbekannte Anästhesieform n = 25 (100 %)	n = 129 (100 %)
Luftwegsprobleme davon:					62 (48)
• Aspiration	22 (33)	–	1 (25)	6 (24)	29 (23)
• Intubationsschwierigkeiten	15 (22)	–	–	–	15 (12)
• Ventilationsschwierigkeiten	10 (15)	–	2 (50)	4 (16)	16 (12)
• Lungenversagen	2 (3)	–	–	–	2 (2)
Herzstillstand während Anästhesie	15 (22)	2 (6)	–	13 (52)	30 (23)
Lokalanästhetikatoxizität	–	17 (51)	–	–	17 (13)
hohe Spinal-/Epiduralanästhesie	–	12 (36)	–	–	12 (9)
Überdosierung	–	–	1 (25)	–	1 (1)
Anaphylaxie	–	–	–	1 (4)	1 (1)
unbekannt	3 (5)	2 (6)	–	1 (4)	6 (5)

– = keine Todesfälle in dieser Kategorie
Wegen Rundung müssen die Prozentzahlen sich nicht auf 100 addieren

Folgende schwangerschaftsbedingte Faktoren können die Ventilation und Intubation bei Narkosen in der Geburtshilfe erschweren:
- Ödem des Pharynx und des Larynx,
- Körpergewichtszunahme und Vergrösserung der Brüste,
- verminderte pulmonale O_2-Reserve und erhöhter O_2-Verbrauch,
- Aspirationsgefahr,
- Lagerung, Abdeckung und Zeitdruck.

Ein *pharyngolaryngeales Ödem* kann im Rahmen der generalisierten Flüssigkeitseinlagerung (Östrogenwirkung) und der vaskulär bedingten Schleimhautschwellung auftreten und die Sicht auf den Larynx sowie die Mobilität des Mundbodens beeinträchtigen. Es wird durch einen Infekt der oberen Luftwege, Präklampsie und langandauerndes Pressen in der Austreibungsphase verstärkt. Farcon et al. (1994) berichten von einer Schwangeren, die bei Aufnahme in den Kreisssaal in die Mallampati-Klasse I–II eingestuft wurde, die jedoch nach prolongierten Presswehen eine Mallampati-Klasse von III–IV aufwies.

Eine erneute Evaluation der Atemwege ist gerade bei protrahiertem Geburtsverlauf vor jeder Narkose notwendig.

Neben dem Ödem im Pharynx- und Larynxbereich ist auch die verstärkte Blutungsneigung der Schleimhäute bei allen Manipulationen im Nasen- und Rachenbereich zu beachten.
Die *Zunahme des Körpergewichtes*, vor allem durch Flüssigkeitseinlagerung und den sich vergrössernden Uterus, vermindert die funktionelle Residualkapazität und erhöht die Aspirationsgefahr. Bei exzessiver Gewichtszunahme ist sowohl die Indikation zur Sectio als auch das Auftreten der schwierigen Intubation häufiger (Dupont 1990). Die hormonell bedingte Brustvergrösserung kann Probleme beim Einführen des Laryngoskopes verursachen.
Die *Verminderung der pulmonalen O_2-Reserve* durch die Abnahme der funktionellen Residualkapazität und der erhöhte O_2-Verbrauch in der Schwangerschaft führt zu einer 2,5-mal schnelleren Entsättigung des Blutes und damit zu einem erhöhten Zeitdruck bei der Intubation (Archer 1974).
Die *Aspiration* ist neben dem Herzstillstand die führende Ursache für anästhesiebedingte Todesfälle in der Geburtshilfe in den USA (Hawkins 1997). Sie tritt häufig im Rahmen einer schwierigen Intubation auf, kann aber auch die Intubation zusätzlich noch erschweren.

Ursachen für die erhöhte Aspirationsgefahr bei Hochschwangeren sind ein reduzierter Tonus des unteren Ösophagussphinkters und ein erhöhter intragastraler Druck.

Mehrere Studien belegen, dass die Schwangerschaft per se nicht zu einer Magenentleerungsstörung führt (Whitehead 1993, Sandhar 1992). Unter der Geburt kann aber die Magenentleerungszeit verzögert sein. Dies ist besonders bei einer Analgesie mit Pethidin zu beachten (Holdsworth 1978).
Zusätzlich erschweren auch die *Lagerung der Patientin* zur Sectio, die schon vor der Narkoseeinleitung durchgeführte sterile Abdeckung und der Zeitdruck die Bedingungen für die Intubation. Gerade die eilige Sectio, bei der aus Zeitgründen meist nur eine Vollnarkose durchgeführt werden kann, stellt eine hohe psychische Belastung sowohl für die Patientin als auch für den Anästhesisten dar.
Bezogen auf die schwangerschaftsbedingten Ventilations- und Intubationsschwierigkeiten sind neben einer sorgfältigen Anamnese keine speziellen Untersuchungen der Atemwege zu empfehlen. Es gelten auch hier die im Kapitel 3.3 beschriebenen diagnostischen Vorgehensweisen. Es ist jedoch erneut darauf hinzuweisen, dass sich im Verlauf der Geburt die Atemwegsverhältnisse ändern können und wiederholte Evaluationen notwendig sind.

Hilfsmittel und Durchführung

Die beste Massnahme, die schwierige Intubation in der Geburtshilfe zu umgehen, ist die Durchführung einer Regionalanästhesie, wenn keine Kontraindikationen bestehen. Zahlreiche Studien und Editorials zu den nationalen Erhebungen über anästhesiebedingte mütterliche Letalität empfehlen die Regionalanästhesie als die sicherere Methode der Anästhesie zur Sectio (Chestnut 1997, Hawkins 1997, Hawthrone 1996). Das Letalitätsrisiko bei der Vollnarkose in der Geburtshilfe liegt in der letzten nationalen Erhebung der USA 16,7fach höher als bei der Regionalanästhesie (Hawkins 1997).

Zu den wichtigsten Hilfsmitteln für die schwierige Ventilation und Intubation im Kreißsaal zählen:
- leistungsfähiger Absauger, eventuell „suction booster",
- spezielle Laryngoskopspatel (McCoy), Magillzange,
- Tuben mit geringerem Durchmesser (I.D. 5.0–7.0),
- Führungsstab für den Tubus,
- Larynxmasken in entsprechenden Grössen, Fastrach®

- Combitube®,
- perkutanes Krikothyreotomieset.

Diese Hilfsmittel und ihre Anwendung sind im Kapitel 4 schon ausführlich beschrieben worden. In den letzten Jahren wird als Alternative bei Intubationsschwierigkeiten in der Geburtshilfe zunehmend der Einsatz der Larynxmaske und des Combitube® empfohlen (Gataure 1995, Crosby 1998, Cooper 1994, Paech 1996). Die Intubationslarynxmaske (Fastrach®) verbindet den Vorteil des sofortigen Luftwegs mit der anschließenden Möglichkeit zur Intubation. Der Laryngoskopspatel mit beweglicher Spitze (McCoy-Laryngoskop®) ist in dieser Situation ein weiteres sofort einsatzbereites Hilfsmittel. Die fiberoptische Intubation ist vor allem bei bekannten Intubationsschwierigkeiten indiziert. In einer unerwarteten Situation ist sie unter den Bedingungen der Ileuseinleitung und wegen des Zeitdrucks nicht die Methode der ersten Wahl. In den meisten Kliniken sind die Kreißsäle nicht in den OP-Trakt integriert, und die Kreißsäle selbst haben in der Regel kein eigenes fiberoptisches Instrumentarium. Außerdem muß es zum Einsatz erst vorbereitet werden. Aus diesen Gründen ist die Fiberoptik bei der unerwartet schwierigen Intubation als Notfallinstrument nicht geeignet. Von der blinden Wachintubation ist wegen der Stressverursachung für die Gebärende, der Verletzungsgefahr im Atemwegsbereich und der Aspirationsgefahr (bei Sedierung) abzuraten.

Häufig tritt die Situation der schwierigen Ventilation und Intubation im Rahmen einer Vollnarkose zur Notsectio ein, eine Situation, in der der Anästhesist, mit hohem Zeitdruck und ohne auf eine genauere Anamnese oder Voruntersuchung zurückgreifen zu können, die Narkose einleiten muss. In einer Studie über 5802 Kaiserschnittentbindungen berichten Hawthorne et al. (1996), dass diejenigen Sectiones, die in Vollnarkose durchgeführt wurden, zu 91 % unter Notfallbedingungen stattfanden. Wenn in dieser Situation eine schwierige Ventilation und Intubation dazukommt, ist neben dem schnellen Zugriff auf die Materialien die Kenntnis eines Handlungsablaufschemas unbedingt notwendig. Ein solcher Algorithmus ist in Abbildung 6.**6** dargestellt.

Maximal 2 Laryngoskopie- bzw. Intubationsversuche sollten durchgeführt werden, dann müssen alternative Massnahmen ergriffen werden. Das weitere Vorgehen ist abhängig von der Möglichkeit der suffizienten Maskenbeatmung und der Dringlichkeit aus fetaler Indikation.

Die Kriterien der Ileuseinleitung, auch die Prophylaxe der Säureaspiration mit Antazida und/oder Histaminrezeptorantagonisten, sollten bei jeder Vollnarkose in der Geburtshilfe eingehalten werden. Auch in der unter Umständen hektischen Kreißsaalsituation ist auf eine für die Intubation günstige Kopfposition zu achten.

Selbst unter Zeitdruck sollte eine Präoxygenierung, z. B. mit dem NasOral-System® (Kap. 5.1), durchgeführt werden, um bei unerwartet auftretenden Ventilations- oder Intubationsschwierigkeiten eine verlängerte Apnoetoleranz zu erzielen.

Der Handlungsablauf in einer kritischen Situation, wie sie bei Ventilations- und Intubationsschwierigkeiten in der Geburtshilfe entstehen kann, ist nur dann zielgerichtet und effektiv, wenn der Anästhesist sich schon davor, also noch in Ruhe und ohne Handlungsdruck, mit der Situation und den Vorgehensweisen auseinandergesetzt hat. Diese Voraussetzung, das Vorhandensein des notwendigen Materials und die Erfahrung des Anästhesisten können dazu beitragen, die relativ hohe mütterliche Letalität in diesem Bereich des anästhesiologischen Arbeitsfeldes zu senken.

Eine mobile Einheit „Schwieriger Atemweg" sollte in jedem geburtshilflichen OP vorhanden sein.

Fazit

- In der geburtshilflichen Anästhesie sind die Ödemneigung besonders im Bereich der Luftwege, die Körpergewichtszunahme, die verminderte Apnoetoleranz und die Aspirationsgefahr zu beachten. Die Atemwege müssen vor allem nach protrahiertem Geburtsverlauf und langen Pressphasen vor der Einleitung einer Vollnarkose erneut beurteilt werden.
- Die Regionalanästhesie ist das für die Sectio bevorzugt anzustrebende Anästhesieverfahren, dies gilt besonders bei bekannten Intubationsschwierigkeiten.
- Treten Schwierigkeiten bei der Beatmung und Intubation auf, müssen im geburtshilflichen OP sowohl adäquate Materialien sofort verfügbar als auch ein Handlungsschema für diese Situation bekannt und verinnerlicht sein.
- Bei unerwarteten Ventilations- und Intubationsschwierigkeiten hängt das Vorgehen von der Möglichkeit der Maskenbeatmung und von der Dringlichkeit der Sectio aus fetaler Indikation ab. Bei ausreichender Ventilation über die Gesichtsmaske und gutem fetalen Zustand sollte die Patientin wieder aufwachen und eine Regionalanästhesie

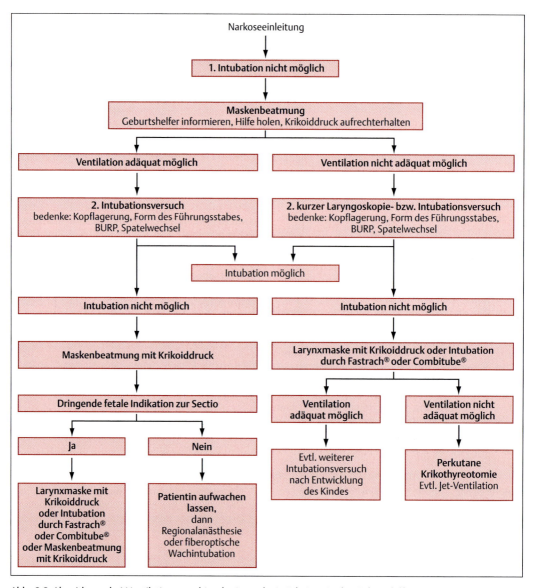

Abb. 6.6 Algorithmus bei Ventilations- und Intubationsschwierigkeiten in der Geburtshilfe.

oder primäre fiberoptische Intubation erwogen werden.
- Bei dringender kindlicher Indikation und ausreichender Maskenbeatmung stehen als Alternativen:
  – die Larynxmaske unter Krikoiddruck,
  – die Intubation über die Intubationslarynxmaske (Fastrach®)
  – der Combitube® oder
  – die Maskenbeatmung unter Krikoiddruck
  zur Verfügung.

- Bei insuffizienter Ventilation über die Gesichtsmaske ist hoher Zeitdruck gegeben. Es sind maximal 2 Intubationsversuche durchzuführen, als Alternativen bleiben die Larynxmaske und der Combitube®. Ist auch mit diesen Hilfsmitteln keine ausreichende Ventilation möglich, muss die perkutane Krikothyreotomie durchgeführt werden.

6.3 Sicherung der Atemwege in der Notfallmedizin

B. Dirks

Die Sicherung der Atemwege und einer ausreichenden Ventilation ist *die* zentrale Aufgabe der Notfallmedizin.

Ohne offene Atemwege und adäquaten Gasaustausch werden alle anderen Therapiemassnahmen vergeblich bleiben. Deshalb muss die Behandlung der Atmung vor, mindestens aber gleichzeitig mit jeder anderen Behandlungsmassnahme erfolgen. Davon gibt es eine Ausnahme: die Defibrillation beim Herz-Kreislauf-Stillstand mit Kammerflimmern oder Kammertachykardie.

Der Notfallmediziner ist mit zerebralen, kardiologischen, pulmologischen, traumatischen, malignen und allergischen Ursachen einer Bedrohung der Atemwege konfrontiert (Tab. 6.4).
Ausser den zerebralen ist allen diesen bedrohlichen Störungen der Atemfunktion das Leitsymptom „Dyspnoe" gemeinsam. Weitere Leitsymptome sind Zyanose, Hämoptoe, inverse Atmung und Schnappatmung (Dirks 1996, Dirks 1999). Die Notfallmedizin bedient sich zur Sicherung der Atemwege derselben Methoden wie die Anästhesie und Intensivmedizin (Tab. 6.5).
Unabhängig von der Ursache gibt es im Notfall aber einige Besonderheiten zu bedenken.

- Der Notfallpatient ist typischerweise nicht nüchtern.
- Die Beeinträchtigung der Atemwege hat in der Regel schon bei der Alarmierung, um so mehr bei Eintreffen des Notarztes zu einer erheblichen Hypoxie geführt.
- Schwierige Intubationsbedingungen werden auf Grund der Zeitnot spät erkannt.
- Das Behandlungsumfeld schränkt die Therapiemöglichkeiten häufig ein.
- Das Equipment des Notarztes beschränkt sich auf das, was in einem Koffer oder Rucksack zum Patienten gebracht werden kann.
- Kollegiale Hilfe steht nicht zur Verfügung.

Tabelle 6.4 Problemspektrum der Atemwegnotfälle

- Atemstillstand
- Bewusstlosigkeit
- Gesichtstrauma
- Schleimverlegung
- Fremdkörperaspiration
- tracheobronchiale Blutung
- Trachealabriss
- Spannungspneumothorax
- tracheobronchiale Hypersekretion
- Tumoren des Oropharynx und Larynx
- Quincke-Ödem
- Akutes Lungenödem
- Schwere Lungenembolie
- Status asthmaticus

Tabelle 6.5 Methodenspektrum der Notfallmedizin zum Freimachen der Atemwege und zur Beatmung

- Sauerstoffinsufflation
- Reklination des Kopfes, Esmarch-Handgriff
- Schläge auf Thorax und Rücken, Heimlich-Handgriff
- Absaugen der Mundhöhle, mechanisches Ausräumen mit Finger, Kornzange
- Magillzange
- Luftbrücken (Wendl-/Guedel-/Safar-Tubus)
- Mund-zu-Mund-Beatmung, Mund-zu-Nase-Beatmung
- Masken-Beutel-Beatmung
- Intubation
- Larynxmaske
- Combitube®
- Koniotomie

■ Bewertung der Atmung

Eine Verlegung der Atemwege kann schon durch eine beeinträchtigte Vigilanz verursacht werden. Deshalb gehört zur Diagnostik die Beurteilung des Bewusstseins durch fragendes Ansprechen und wenn nötig kräftigen seitengetrennten Schmerzreiz. Rütteln des Patienten sollte speziell bei Verdacht auf ein (Halswirbelsäulen-)Trauma unterlassen werden.

Die Effektivität der Spontanatmung wird durch einen tangentialen Blick über den Thorax, das Hören auf Atemgeräusche und das Fühlen der Atemluft an der Wange des Untersuchers beurteilt. Deutlich

sichtbares Heben und Senken des Thorax weisen auf ein Atemzugvolumen von > 5 ml/kg hin (Baskett 1996). Die Qualität des Atemgeräusches wird beurteilt:
- Ein Stridor ist durch eine Verlegung der oberen Atemwege bedingt.
- Eine exspiratorische Spastik (Giemen) weist auf eine Obstruktion der tiefen Atemwege hin.
- Rasselgeräusche weisen auf Flüssigkeit in den Atemwegen als Grund für die Behinderung hin.
- Brummen deutet auf zähen Schleim hin.
- Die vollständige Verlegung der Atemwege führt bei Patienten, die frustrane Atemanstrengungen machen, zu inversen Bewegungen von Thorax und Abdomen.
- Der einseitige Verlust der Thoraxstabilität führt zu einer paradoxen inspiratorischen Einziehung und exspiratorischen Expansion der betroffenen Region.

Bei der Überprüfung wird auf Begleitsymptome wie:
- Zyanose,
- Salivation,
- Mageninhalt,
- sichtbare Fremdkörper im Mund-Rachen-Raum oder
- Verletzungen der Hals-Gesichts-Region geachtet (Baskett 1996 a).

Die Treffsicherheit der Bewertung der Atmung auch durch Ärzte ist nicht zufriedenstellend (15,2 % Fehler: Reith 1999).
Die Untersuchung eines bewusstlosen Patienten wird am sichersten in der Position durchgeführt, in der er aufgefunden wird. Muss er beatmet werden, wird auch der schwer traumatisierte Patient auf den Rücken gedreht, denn die Lebensbedrohung durch insuffiziente Atmung übertrifft die Gefahr der sekundären Schädigung bei Wirbelverletzungen um ein Vielfaches. Der Kopf soll während der Drehung und jeder Manipulation in Extension gehalten, die ganze Wirbelsäule nicht verdreht werden (*in-line-Stabilisierung*).

■ Atemwegsmanagment, Spontanatmung

Mangelnde Zelloxygenierung ist die Endstrecke der meisten notfallmässig zu behandelnden Erkrankungen. Deshalb ist die Insufflation von Sauerstoff auch bei Patienten mit nicht primär respiratorischen Störungen indiziert, bis die Ursache geklärt ist. Es ist diagnostisch hilfreich, wenn ungeachtet der Dringlichkeit der Therapie die Sauerstoffsättigung *vor* der Applikation von Sauerstoff gemessen und dokumentiert wird.

Von notfallmedizinisch Unerfahrenen wird vor der Applikation hoher inspiratorischer O_2-Konzentrationen bei Patienten mit möglicherweise O_2-getriggertem Atemantrieb gewarnt (Blue Bloater). Diese Warnung entbehrt jeder Grundlage: Erstens beweist der respiratorische Notfall (Dyspnoe, Zyanose), dass die zugrundeliegende Störung zu einem ausgeprägten Atemantrieb führt; zweitens wird der Notfallpatient nicht allein gelassen, ein reduzierter Atemantrieb würde bemerkt und behandelt, und drittens führt auch bei diesen extrem seltenen Patienten die Hypoxie zur Schädigung weiterer Organsysteme. Eine unzureichende Oxygenierung steht dem Unterlassen der Behandlung gleich.
Da es sich um Notfallsituationen handelt, sollten alle zu treffenden Massnahmen ohne Zeitverzug stattfinden.

Kopfüberstreckung, Esmarch-Handgriff

Im Notfall sind einfache Massnahmen notwendig. So wird schon bei der Überprüfung auf Freiheit der Atemwege der Kopf überstreckt, das Kinn angehoben und der Unterkiefer vorgezogen. Bei Patienten mit eingeschränktem Bewusstsein, bei denen die Atemwegsverlegung meist durch das Zurückfallen der Zunge bei fehlendem Tonus der Mundbodenmuskulatur erklärt ist, ist diese Massnahme häufig ausreichend, um eine suffiziente Spontanatmung zu ermöglichen. Gleichzeitig eignet sich der kräftig durchgeführte Esmarch-Handgriff vorzüglich als Schmerzreiz zur Überprüfung des Bewusstseins. Kann eine Wirbelsäulenverletzung vermutet werden (Traumapatient, Sturz, Taucher), ist die Überstreckung der Halswirbelsäule zu unterlassen (Lipp 1998).

Stabile Seitenlage

Müssen bewusstlose spontan atmende Traumapatienten allein gelassen werden oder muss die aktive Atemwegsöffnung z. B. zur Blutstillung unterbrochen werden, so werden sie trotz denkbarer Halswirbelverletzungen in Seitenlage gebracht.

Von der „stabilen Seitenlage" („recovery position") gibt es viele Variationen. Es kommt aber weniger auf die Methode als auf den Erfolg an (Patient liegt auf der Seite, Kopf ist mässig überstreckt, bei Verdacht auf Wirbeltrauma Extremitäten nicht beugen).

Erstickungsalgorithmus

Blut, Erbrochenes, Sekret und Fremdkörper können die Atemwege verlegen (Kap. 6.5), so dass die bisher beschriebenen Massnahmen versagen. In der Regel wird eine manuell betriebene Absaugung zur Verfügung stehen. Mit einem grosslumigen Sauger (16 oder 18 Charriere, orange oder rot) können Mundhöhle und Glottis freigesaugt werden. Ist man auf einfachere Hilfsmittel angewiesen (Korn- oder Magillzange mit eingespanntem Tupfer, Finger mit einem Taschentuch umwickelt) so darf nicht versucht werden, weiche obstruierende Gegenstände zu fassen. Durch diese Manipulationen können die Fremdkörper in die Tiefe geschoben werden oder sie können zerfallen. Es sollte versucht werden, sie zur Seite zu schieben: von der Glottis weg. Solange der Patient bei Bewusstsein ist, wird er husten. Er sollte zu einzelnen kräftigen Hustenstössen ermutigt werden.

Ein vollständig verlegender Fremdkörper ist letal. Ohne Hilfsmittel zur Extraktion kann versucht werden, mit kräftigen Schlägen zwischen die Schulterblätter (bis zu 5mal), eventuell auch auf den Thorax des weit vornüber gelehnten Patienten den obstruierenden Fremdkörper aus der Glottis zu lösen. Hat der Patient das Bewusstsein verloren, empfiehlt es sich, den Brustkorb mit dem Oberschenkel des Helfers zu unterstützen. Wenn dies nicht zum Erfolg führt, kann der Fremdkörper möglicherweise durch Oberbauchkompressionen entfernt werden (Heimlich-Handgriff: eine Faust im Epigastrium, die mit dem darum gelegten zweiten Arm des Helfers ruckartig nach dorsokranial gezogen oder beim liegenden Patienten gestossen wird). Ist der Patient tief bewusstlos, ist eventuell durch die Erschlaffung der Kehlkopfmuskulatur an dem jetzt *partiell* obstruierenden Fremdkörper vorbei eine Beatmung möglich.

Wesentlich erfolgreicher ist die Entfernung des Fremdkörpers unter Sicht, wenn ein Laryngoskop und eine Magillzange zur Verfügung stehen. Das Laryngoskop, in den Hypopharynx vorgeschoben, ermöglicht direktes Einsehen der Glottis, ohne den Fremdkörper tiefer zu stossen. Auch in diesem Fall gilt, dass weiche Obstruktionen schlecht gefasst, sondern besser beiseite geschoben oder abgesaugt werden sollten.

Atemwegsmanagment, Beatmung

Die Indikation zur Beatmung besteht nicht allein beim apnoeischen Notfallpatienten, sondern auch bei insuffizienter Atmung des bewusstlosen Patienten; sie ist ebenfalls beim bewusstseinsklaren Patienten bei zeitkritischer Verschlechterung der Spontanatmung gegeben.

Das Beatmungsvolumen zur Normoventilation (10 × 10 ml/kg Broca-Gewicht) unterscheidet sich nicht von Nicht-Notfallsituationen. Es muß vermieden werden, in der verständlichen Erregung, Notfallpatienten zu hyperventilieren. Die resultierende respiratorische Alkalose gefährdet bei zahlreichen Ursachen der Bewusstlosigkeit durch Vasokonstriktion eine ausreichende Perfusion grenzwertig versorgter Hirnregionen. Auch eine mässige Hyperventilation gilt heute selbst beim akuten Schädel-Hirn-Trauma aus diesem Grund nicht mehr als indiziert.
Bei der Reanimationsbeatmung wurde nach den ILCOR-Empfehlungen von 1997 das Zugvolumen auf 400–600 ml halbiert (Bossaert 1998). Dieses Volumen bewirkt ein sichtbares Heben des Thorax. Es ist ausreichend, um die unter Reanimationsbedingungen beträchtlich reduzierte Kohlendioxidkonzentration des pulmonalen Blutes zu eliminieren und erlaubt unter Sauerstoffbeatmung eine optimale Oxygenierung des Blutes.

Unter Raumluftbeatmung wird mit diesen Volumina allerdings eine nur grenzwertige Sättigung erreicht (Doerges 1999). Jede Inspiration soll 1,5 bis 2 s dauern. Dies ist besonders bei ungeschützten Atemwegen bedeutsam, um Magenblähung mit Regurgitation und Aspiration zu vermeiden, da der normale Ösophagussphinkter-Öffnungsdruck von 10–15 cm H_2O unter Reanimation auf 3 cm H_2O absinkt (Bowman 1995).

Mund-zu-Mund-Beatmung, Mund-zu-Nase-Beatmung

Die Beatmung mit Ausatemluft wird als Ersthelfertechnik seit über 30 Jahren akzeptiert und erfolgreich angewandt. Sie kann bei Erwachsenen und Kindern über Mund *oder* Nase, beim Säugling über Mund *und* Nase durchgeführt werden. Bei der Reanimation soll bei bis zu 5 Versuchen 2mal effektiv beatmet werden, bevor die Herzdruckmassage begonnen wird. Es ist zu betonen, dass dies speziell für die Reanimation des Kindes extrem wichtig ist, da im Kindesalter Reanimationssituationen fast nur durch Hypoxie eintreten. Die Bereitschaft der Bevölkerung, aber auch der professionellen Helfer, Mund-zu-Mund-Beatmung durchzuführen, ist in den letzten Jahren als Folge der Diskussion über die Infektionsgefahr besonders durch HIV gesunken. Dies ist kaum verständlich, wenn bedacht wird, dass 70 %

der Reanimationen im häuslichen Umfeld auftreten, bei denen der Patient dem Ersthelfer gut bekannt ist. Darüber hinaus ist bis heute kein Fall von HIV- oder HBV-Übertragung durch Reanimationsbeatmung publiziert worden, im Gegensatz dazu wird allerdings über Infektionen durch Mykobakterien, Meningokokken, Streptokokken, Herpes, Shigellen, Salmonellen berichtet. Es sind auch Überlegungen verfolgt worden, in der Anfangsphase einer Reanimation auf die Beatmung ganz zu verzichten (sog. „ohne-ohne-Reanimation") oder die Beatmung als Nebeneffekt der ACD-Reanimation („Active Compression Decompression") zu erreichen. Für diese Überlegungen fehlt bisher der Beweis eines vertretbaren Outcomes (Hallstrom 2000).

Hilfsmittel für das Atemwegsmanagement

Um das Infektionsrisiko zu vermindern, eventuell auch die Beatmung zu erleichtern, kann eine Gesichtsmaske für die Beatmung mit Ausatemluft eingesetzt werden. Ein Einwegventil verhindert die Rückatmung der Patientenluft durch den Helfer. Demselben Zweck dienen preiswerte Schutzfolien, teils mit eingebautem Ventil.
Oropharyngeal- (Guedel-Tubus) und Nasopharyngealtubus (Wendl-Tubus) verhindern eine Atemwegsobstruktion durch die Zunge. Dies gilt für die Mund-zu-Mund- oder Mund-zu-Nase- wie für die Beutel-Masken-Beatmung. Der Guedel-Tubus kann nach der Intubation ausserdem als Beissschutz dienen. Dieser ist beim Notfallpatienten unverzichtbar, da beim Transport häufig unvorhergesehene Aufwachreaktionen vorkommen. Bei Verdacht auf eine Schädelbasisfraktur sollte möglichst kein Wendl-Tubus verwandt werden, da bei frakturierter Lamina cribrosa kein ausreichender Schutz vor einer Penetration des Tubus in die Schädelhöhle besteht. Schwierigkeiten beim Einführen werden durch Gleitmittel (kein Nasenbluten) und abwärts gerichtetes Vorschieben durch den mittleren Nasengang (kein Anstossen am Keilbein) vermieden.

Beutel-Masken-Beatmung

Die Beutel-Masken-Beatmung eliminiert das Infektionsproblem Problem gänzlich. Der Patient kann effektiv mit 21 % Raumluft beatmet werden. 2 Hauptprobleme lassen die Beutel-Masken-Beatmung im Notfall nicht ideal erscheinen: Dichtigkeitsprobleme zwischen Maske und Gesicht und zu hoher Beatmungsdruck durch hastiges Ausdrücken des Beutels mit folgender Magenblähung und Aspirationsgefahr. Beide Probleme stellen bei der Notfallbeatmung durch Nichtanästhesisten erfahrungsgemäss ein erhebliches Gefahrenpotential für den Patienten dar, so dass die Regel gelten muss:

Bei Problemen mit der Beutel-Masken-Beatmung muss auf Mund-zu-Mund-Beatmung übergegangen werden.

Ein entscheidender Vorteil ergibt sich erst bei Erhöhung der Sauerstoffkonzentration am Beatmungsbeutel. Die inspiratorische O_2-Konzentration kann auf ca. 50 % angehoben werden, wenn Sauerstoff mit einem Flow von 6 l/min parallel zu einem Reservoirbeutel an den Beatmungsbeutel angeschlossen wird. Ohne Reservoirbeutel ist die erzielte inspiratorische O_2-Konzentration vom Verhältnis Inspiration/Exspiration abhängig. Beatmungsbeutel liefern bei erhöhter Lungencompliance nur 60–80 % ihres Beatmungsvolumens.

Die Beutel-Masken-Beatmung ist nur durch einen geübten Helfer sicher durchzuführen, bei erkennbaren Schwierigkeiten wird deshalb die Beatmung durch 2 Helfer als effektiver beschrieben: ein Helfer adaptiert die Maske und hält durch Zug am Kiefer die Atemwege offen, ein zweiter bedient den Beatmungsbeutel und reduziert die Gefahr der Mageninsufflation durch den gleichzeitigen Krikoiddruck nach Sellick. Die Anwendung des Krikoiddrucks bei den regelmässig nicht nüchternen Patienten im Rettungsdienst ist immer zu empfehlen, sie wird aber bei beschränkten personellen Ressourcen nicht immer durchführbar sein.
Bei der Verwendung eines Beatmungsbeutels ist auf einen weitverbreiteten Irrtum hinzuweisen: Ein vor Mund und Nase des Patienten gehaltener Beatmungsbeutel mit Sauerstoffzufuhr dient der Oxygenierung des Patienten wenig, da ohne Druck auf den Beutel Beatmungsventil und Einlassventil verschlossen bleiben und nur der am Einlassventil „überfliessende" Sauerstoffstrom den Patienten erreicht.

Endotracheale Intubation

Die endotracheale Intubation stellt besonders im Notfall den einzig endgültig freien und sicheren Atemweg dar, durch den Ventilation und Oxygenation zuverlässig beurteilt werden können und gilt deshalb als Goldstandard (Tab. 6.**6**).
Man darf nicht übersehen, dass die Intubation folgende Atemwegsprobleme bei Notfallpatienten nicht löst:

Tabelle 6.6 Indikation zur Intubation im Notfall nach Ahnefeld (Ahnefeld F W 1984, persönliche Mitteilung)

Indikation	Beispiel
Atemstillstand	Herz-Kreislauf-Stillstand
Ateminsuffizienz	Thoraxtrauma
Bewusstlosigkeit ohne Schutzreflexe	Schädel-Hirn-Trauma, Intoxikation
Kreislaufinsuffizienz	Schock, Polytrauma
Atemwegsverlegung	Mittelgesichtszertrümmerung
Aspiration	Ertrinkungsunfall
Inhalationstrauma	CO-Intoxikation, Flammeninhalation

- behinderte Diffusion durch interstitielles und alveoläres Lungenödem,
- bronchiale Spastik,
- endotracheale bzw. endobronchiale Blutungen,
- unter das Glottisniveau aspirierte Fremdkörper,
- Trachea- oder Bronchusleckagen, Trachea- oder Bronchusabriss,
- Pneumothorax.

Wenn es die Situation zulässt, sollte der Patient zur Intubation in den Rettungswagen gebracht werden. Bei Intubation am Notfallort muss ein guter Zugang zum Patienten geschaffen werden. Auch im Notfall sollte nicht auf die optimale Lagerung des Kopfes in der verbesserten Jackson-Position verzichtet werden. Ebenso darf nur bei unmittelbarer Vitalgefährdung auf das „Sicherheitspolster" der Präoxygenierung verzichtet werden, wohl wissend, dass sie bei kompromittierter Atmung häufig nicht sehr effektiv ist. Diese ist komfortabel über die CPAP-Funktion des Notfallbeatmungsgerätes möglich (sehr niedriger PEEP).
Die Vorbereitungen und das Vorgehen der endotrachealen Intubation unterscheiden sich nicht von denen in der Klinik, der Notarzt muss sich aber bewusst sein, dass er sich nicht in gleicher Weise auf die Zuarbeit seiner Helfer verlassen kann, das gilt für die Vorbereitung des Intubationsbestecks wie für die Unterstützung des Intubationsvorgangs.
Liegt der Patient auf dem Boden, ist die Einsicht in den Pharynx erschwert, es kann notwendig sein, dass der Intubierende sich ebenfalls flach auf den Boden legt. Ein längerer Intubationsversuch wird bei vorbestehender Einschränkung nach ca. 30 s zu einer signifikanten Hypoxie führen, sie wird häufig nicht bemerkt, da das Pulsoxymeter bei schlechten Kreislaufverhältnissen keinen Messwert liefert. Die Intubation sollte nicht zusätzlich erschwert werden, indem ein zu grosser Tubus gewählt wird. Jeder erwachsene Mann ist mit einem 7,5 mm Magilltubus zu beatmen. Grössere Tuben sind nur bei einer bald notwendigen Bronchoskopie bzw. bei exzessiven Ventilationsvolumina wegen einer bronchopulmonalen Leckage notwendig.

Die korrekte Intubation ist im Notfall häufig auf Grund der Umgebungsgeräusche nicht durch Auskultation zu bestätigen, in solchen Situationen muss, wenn irgend möglich, der Tubus unter Sicht auf die Glottis plaziert und die Lage durch sorgfältige Beobachtung seitengleicher Thoraxbewegungen überprüft werden. Die „Gegenprobe" durch Abhören über dem Epigastrium sollte am besten als erstes durchgeführt werden.

Beim Kind sollte man sich wegen der engen anatomischen Nachbarschaft von Magen und Lungen nie allein auf den Auskultationsbefund verlassen. Die Kontrolle von endexspiratorischer CO_2-Konzentration durch ein Kapnometer oder einen reversiblen Farbindikator (CO_2ntrol Pocket, Louis Gibeck AB) ist ein sinnvoller zusätzlicher Test (Kap. 1.5). Der Fixierung des Tubus kommt eine noch grössere Bedeutung zu als in klinischen Situationen, da sie typischerweise durch Schweiss oder Blut erschwert ist. Unter diesen Bedingungen ist ein Band geeigneter als Pflaster.

Larynxmaske

Da die unzureichende Fertigkeit und nicht ausreichende Übung in der Laryngoskopie und endotrachealen Intubation eine grundsätzliche Verwendung des „Goldstandards" Tubus-Beutel-Beatmung in der Notfallmedizin nicht zulässt, hat seit ihrer Einführung 1988 die Larynxmaske international an Bedeutung gewonnen. Die Technik kann Rettungsassistenten und nicht speziell ausgebildeten Ärzten leichter als die Intubation vermittelt werden und erweist sich in der Notfallmedizin vor allem als Alternative zur schwierigen Beatmung mit Beutel und Gesichtsmaske, auch bei der Reanimation. Sie stellt auch für den Intubationserfahrenen eine Alternative bei der bekannt oder unerwartet schwierigen Intubation bei schwierigen Sichtverhältnissen dar (Kap. 4.8).

Die Larynxmaske ist keine Alternative bei physikalischen Intubationshindernissen wie Rachentumoren, bei hohen Beatmungsdrucken (Obstruktion, Asthma) schweren oropharyngealen Traumata sowie bekannt vollem Magen. Der Wert der Intubationslarynxmaske in diesem Zusammenhang kann heute noch nicht beurteilt werden.

Combitube®

Versagen die Fertigkeiten oder die Ausrüstung zur endotrachealen Intubation, dann erscheint der Combitube®, der ohne Sicht vorgeschoben und nach Identifikation der trachealen (selten) oder ösophagealen Lage in jedem Fall eine Beatmung zulassen sollte, als ideale Alternative. Die Platzierung ist jedoch mit einigen Schwierigkeiten behaftet (Erfolg bei Reanimationen 86–93 %, nach misslungener Intubation 64 %, Kap. 4.9). Er stellt sicherlich eine erwägenswerte Rückzugsbasis bei schwieriger Intubation dar, vermag die Intubation aber nicht zu ersetzen.
Es darf nicht übersehen werden, dass auch die Verwendung von Larynxmaske und Combitube® einen erheblichen Trainingsaufwand (auch am Patienten) erfordert.

Schwierige Intubation

Die „unerwartet" schwierige Intubation sollte es in der Notfallmedizin nicht geben. Wegen der schon angesprochenen schwierigen Umgebungsbedingungen sollten Intubationsprobleme immer erwartet werden.
Vor allem gilt es Ruhe zu bewahren und das Problem zu identifizieren:
- Sicht (Larynxsicht/Einstellbarkeit nach Cormack, Schleim, Blut)?
- Platz (Mundöffnung, Spatelform und -grösse, HWS-Beweglichkeit/HWS-Immobilisation)?
- Anatomische Besonderheiten?
- Fremdkörper, speziell subglottisch?

Diese Fragen entscheiden über den Lösungsansatz, der je nach Zustand des Patienten alle in Tabelle 6.7 dargestellten Optionen einschliessen oder sich im schlimmsten Falle aus Zeitnot auf die Koniotomie allein beschränken kann.

Es gibt Notfallsituationen, in denen die Intubation zur Katastrophe führen kann. Glücklicherweise ist die Epiglottitis durch den Rückgang der Hämophilusinfekte selten geworden, der Verdacht ist aber als Kontraindikation gegen präklinische Inspektion des Larynx und Intubation zu werten (Kap. 6.1). Es sollte versucht werden, die Kinder unter Spontanatmung oder Beutel-Masken-Beatmung in die Klinik zu bringen.
Bei Verdacht auf Trachealabriss gilt: es muss alles daran gesetzt werden die Spontanatmung aufrechtzuerhalten.

Tabelle 6.7 Massnahmenkatalog bei schwieriger Intubation in der Notfallmedizin

- Maskenbeatmung optimieren – beidhändig
- möglichst wenige – bis 3 – Intubationsversuche (Traumatisierung)
- Rückkehr zur Spontanatmung möglich? Wachintubation? Narkosevertiefung erforderlich?
- personelle Verstärkung erreichbar (RTH)?
- Optimierung der Intubationsbedingungen (Lagerung des Kopfes, dicker vorstehender Führungsstab, Hockeyschlägerform, dünner Tubus, langer Spatel, optimale Absaugung)
- Larynxmaske oder Combitube® und Koniotomie vorbereiten und rechtzeitig einsetzen

Eine Besonderheit ist der Stomapatient. Jedes Halstuch sollte den Notarzt misstrauisch machen! Bei diesen Patienten sollte nach einem Absaugversuch und einem kurzen Beatmungsversuch als nächste Massnahme die Entfernung der verlegten Kanüle stehen.

Weil die schwierige Intubation in der Notfallmedizin immer erwartet werden muss, ist die Verwendung von lang wirkenden Relaxanzien kontraindiziert. Jeder Notarzt sollte für die Entscheidung über die Relaxierung zur Intubation, die unzweifelhaft die Bedingungen verbessert, seine eigenen Fähigkeiten kritisch beurteilen. Die Verwendung von Sedativa beim ateminsuffizienten Patienten, bei dem die Intubierbarkeit unsicher ist, stellt eine vitale Gefährdung des Patienten dar.

Koniotomie

Die Koniotomie wird als ultima-ratio-Technik bei Patienten, die nicht zu beatmen und intubieren ("cannot ventilate-cannot intubate"-Situation) sind, benötigt. In diesen Situationen kann zwar wie oben dargestellt gelegentlich die Beatmung mit der Larynxmaske oder dem Combitube® möglich sein, bei z. B. durch schwere Mittelgesichtstraumatisierung nicht erkennbaren Strukturen ist jedoch nur der direkte Trachealzugang erfolgversprechend. Die alleinige Punktion der Trachea mit Kanülen führt nicht zu einem lebensrettenden Atemweg. Kollegen, die in der *dilatierenden* Punktionstracheotomie geübt sind, werden sie auch unter Notfallbedingungen erfolgreich verwenden können. Ohne diese Übung ist nach unserer Erfahrung die Sicht bei der chirurgischen Technik ein wesentlicher Vorteil. Die Koniotomie ist im Ulmer Notarztdienst etwa einmal pro Jahr (> 4000 Einsätze) notwendig, typischerweise bei Traumapatienten (Rettungshubschrauber).

Indikation weiterer Massnahmen

Die Verwendung weiterer Intubationshilfen und Techniken aus dem Repertoire der Klinik ist in der präklinischen Notfallmedizin unrealistisch und unüblich, auch wenn Berichte über fiberoptische Intubation, Verwendung von Spezial-Laryngoskopen, Tracheotomie, Transilluminationstechnik, retrograde oder blind nasale Intubation diskutiert und publiziert werden.

Überwachung der Beatmung

Der präklinisch beatmete Patient muss sehr eng überwacht werden. Durch sich rasch verändernde Notfallbedingungen, Umlagerungen und Transport ist der Atemweg ständig gefährdet. Das Atemminutenvolumen ist selten alarmgesichert. Die sicherste präklinische Monitoringmassnahme ist die Beobachtung der Thoraxexkursionen, das beste Sicherheitspolster der Abschluss der Intubation unter zuverlässiger Sicht auf den Tubus in der Glottis. Die Auskultation kann je nach Umgebungsbedingungen und Patientenzustand fehlleiten. Die SaO_2 reagiert spät und häufig durch Kreislaufinsuffizienz gar nicht. Das Auftreten eines Spannungspneumothorax muss beim traumatisierten Patienten einige Minuten nach Beginn der Beatmung immer erwartet werden; auch hier sind die diagnostischen Kriterien unsicher, da der Patient in der Regel bereits mit einer Kreislaufinsuffizienz angetroffen wurde.

Fazit

- Die Sicherung der Atmung muss im Notfall vor, mindestens gleichzeitig mit jeder anderen Therapiemassnahme erfolgen.
- Die sekundäre Schädigung bei einem HWS-Trauma steht hinter der Notwendigkeit eines suffizienten Atemwegsmanagements zurück.
- Die „unerwartet" schwierige Intubation sollte es in der Notfallmedizin nicht geben, sie muss immer erwartet werden. Über die eskalierende Invasivität der zu treffenden Massnahmen muss ohne Zeitverzug entschieden werden. Kaum ein Patient stirbt an der Unmöglichkeit, ihn zu beatmen; das Problem ist vielmehr, dass zu spät die nicht effiziente Massnahme zu Gunsten einer meist invasiveren verlassen wird.
- Mund-zu-Mund-Beatmung, Maskenbeatmung und Intubation sind die Standardmethoden im Notfall. Larynxmaske, Combitube® und Koniotomie sind Alternativen bei Schwierigkeiten. Die Verwendung weitergehender Methoden wie z. B. der fiberoptischen Intubation ist in der Präklinik unrealistisch.

6.4 Der nicht nüchterne Patient
W. Pothmann

Die perioperative Aspiration von Magen- und/oder Dünndarminhalt ist zwar ein seltenes Ereignis, stellt aber eine schwerwiegende anästhesiologische Komplikation dar. Eine manifeste Aspiration verlängert den Krankenhausaufenthalt, bedingt eine intensivmedizinische Behandlung und ist mit einer hohen Morbidität und Letalität verbunden (Olsson 1986, Warner 1993, Hudson 1995).

Die Morbidität nach Aspiration ist signifikant erhöht, wenn das Aspiratvolumen über 0,4 ml/kgKG und der pH-Wert unter 2,5 liegen oder grössere Partikel aspiriert werden.

Die beiden umfangreichsten neueren Studien weisen eine Letalität von 4–5 % auf (Olsson 1986, Warner 1993). Bis zu 20 % aller tödlichen Narkosezwischenfälle sind Folge einer Aspiration, im Rahmen der geburtshilflichen Anästhesie werden sogar 28–37 % aller mütterlichen Todesfälle diesem Ereignis zugeschrieben (Müller 1996, Hawkins 1997).

Da die Aspiration von Mageninhalt bei narkotisierten Patienten eine nach wie vor gefürchtete Komplikation ist, werden für elektive bzw. verschiebbare chirurgische Eingriffe Narkosen grundsätzlich nur bei nüchternen Patienten durchgeführt. Dieses Vorgehen gilt z. T. auch für erweiterte regionalanästhesiologische Verfahren, weil nicht sicher auszuschliessen ist, dass ggf. auf eine Allgemeinanästhesie übergegangen werden muss.

■ Physiologie des Magensafts

Magensaftsekretion (50 ml/h beim Erwachsenen), geschluckter Speichel (1 ml/kg/h), Nahrungs- und Flüssigkeitsaufnahme sowie der gastroduodenale Transport bestimmen das Volumen des Magensafts und seinen pH. Nach Nahrungsaufnahme bildet sich durch die Dehnung des Magens ein gastroduodenaler Druckgradient, der die Entleerung des Magens in hohem Masse beeinflusst. Klare Flüssigkeiten weisen eine Halbwertszeit der Magenentleerung von ca. 12 min auf. Die Entleerung fester Nahrung erfolgt i.d.R. innerhalb von 6 h.

Die Einhaltung einer 6-stündigen Nahrungskarenz, 2 h bei Aufnahme von klaren Flüssigkeiten, insbesondere bei Kindern, wird allgemein als eine ausreichend sichere Entleerungszeit für den Magen angesehen (Kallar 1993, Wrenger 1996, Emerson 1998). Allerdings wird die Nahrungsverweilzeit im Magen durch mannigfaltige Faktoren z. T. deutlich verlängert, so dass diese Karenzzeit keine absolut sichere Gewähr für einen ausreichend leeren Magen bietet (Tab. 6.8). Bei sehr langer Nahrungskarenz (> 14–16 h) werden z. T. erhöhte Magensaftvolumina aufgrund verstärkter Nüchternsekretion vorgefunden.

Tabelle 6.8 Faktoren, die die Nahrungsverweilzeit im Magen verlängern

- Art und Menge der aufgenommenen Nahrung (z. B. Alkohol)

- vegetative, psychische u. andere funktionelle Einflüsse, z. B.
Trauma, Schmerzen (erhöhter Sympathikotonus), gastro-ösophagealer oder duodeno-gastraler Reflux (z. B. Hiatushernie, Zustand nach Billroth II, Zustand nach Ösophagektomie; autonome Neuropathie mit Gastroparese)

- Wirkung von Medikamenten, z. B.
Sedativa
Opioide
Anticholinergika

- paralytischer Ileus (akutes Abdomen)

- anatomische Hindernisse im Magen-Darm-Trakt
mechanischer Ileus/Subileus
Stenosen im Bereich Ösophagus – Magen – Magenausgang – Duodenum

- abdominelle Raumforderungen (z. B. grosse Oberbauchtumoren)

- ausgeprägter Aszites

- obere gastro-intestinale Blutung

- ösophagotracheale Fistel

- Schwangerschaft ab Mitte des 2. Trimenons

Pathophysiologie der Aspiration

Unter pulmonaler Aspiration versteht man das Eindringen von körpereigenem oder -fremdem Material über die Glottis in die tiefen Atemwege. Im Rahmen der Anästhesie stellt die Regurgitation und nachfolgende Aspiration von Magensaft den wichtigsten Pathomechanismus dar.

Aspirationsreize führen bei erhaltenen Schutzreflexen zu Husten, Laryngo- und Bronchospasmus. Als Folge können akut Hypertonie, bradykarde Rhythmusstörungen, Asystolie und Hypoxie auftreten. Das Ausmass pulmonaler Reaktionen hängt im wesentlichen von der Art und der Menge des aspirierten Materials ab.

Chemisch inerte, pH-neutrale Flüssigkeiten wie Wasser und Blut verursachen nur geringe Entzündungsreaktionen. Durch Ausfüllen der Alveolen oder Verlegung der tiefen Atemwege kommt es zu einer akuten Verschlechterung des pulmonalen Gasaustauschs. Nach Resorption bzw. endotrachealer und -bronchialer Absaugung bildet sich die Symptomatik meist rasch zurück. Aspiration von infektiösem Material führt zu einer bakteriellen Pneumonie. Entzündungsreaktionen werden im wesentlichen durch Endotoxine der Bakterien ausgelöst.

Nach Aspiration von saurem Mageninhalt werden proinflammatorische Zytokine freigesetzt und diffundieren in das Kapillarendothel und die Blutzirkulation (Folkesson 1995). Durch das Aspirat und die Entzündungreaktionen werden das Surfactant und das Endothel geschädigt. Atelektasen und Permeabilitätssteigerungen mit typischem proteinreichem Lungenödem sind die Folge.

Der Verlauf der Aspiration (Tab. 6.9) ist abhängig von Quantität und Qualität des Aspirats sowie der frühzeitigen Therapie und reicht von Hustenanfall, Dyspnoe, Bronchospasmus, Zyanose und Hypoxämie über akute respiratorische Insuffizienz (ARI), Systemic Inflammatory Response Syndrom (SIRS), Pneumonie, Abszessbildung, akutes Atemnotsyndrom (Acute Respiratory Distress Syndrom, ARDS) bis hin zum Multiorganversagen (Olsson 1986, Goldman 1993, Warner 1993, Tietjen 1994, Hudson 1995).

Nach Kennedy (1989) kann die pulmonale Schädigung zweigipflig verlaufen. Im Rattenmodell folgte einer initialen, wahrscheinlich direkt chemisch-toxischen Reaktion nach 3 h eine zweite, vermutlich mediatorbedingte Steigerung des pulmonalen Permeabilitätsindex. Aspiration von Galle führt aufgrund ihrer Fermente zu einer noch gravierenderen chemischen Pneumopathie, obwohl der pH-Wert der Flüssigkeit neutral ist (Porembka 1993). Endzündlich-hämorrhagische Schleimhautveränderungen, Lungen-

Tabelle 6.9 Klinisch-pathologischer Verlauf der manifesten Aspiration

Zeit	Pathogenese	Klinische Zeichen
0–12 s	Aspiration von Säure, keimhaltigem Material oder Fremdkörpern, Säureneutralisation	Laryngospasmus, Hustenanfall, Apnoe, reflektorische Bradykardie oder Asystolie
10–20 s	Verteilung des Aspirats in den tiefen Atemwegen	Dyspnoe, Tachypnoe, Orthopnoe, Stridor, Bronchospasmus
3 min	Bildung von Atelektasen	Zyanose, Hypoxämie
↓	chemische Zellschädigung: Flimmerepithel, Surfactant, Gefässendothel	Bronchorrhoe, progressive Atelektasen, Lungenödem, ARI
4–8 h	erste sichere Zeichen im Röntgenbild: Atelektasen, fleckige Infiltrate	progressive respiratorische Insuffizienz
24–36 h	Konsolidierungsphase	Fieber, Hypotension, generalisierte Ödembildung
48 h	Ausbildung hyaliner Membranen	ARDS
24–72 h	sekundäre bakterielle Pneumonie, Infiltrat im Röntgenbild	Fieber, putrides Sekret, z. T. blutig tingiert
2–3 Wochen	Restitutionsphase	Restitutio ad integrum oder progressive Lungenfibrose

ödem und systemische Folgereaktionen treten innerhalb von Stunden auf.

◘ Vorgehen bei Aspiration

Nach Aspiration sind zunächst die Atemwege zu sichern, bei Patienten mit persistierendem Aspirationsrisiko und/oder akuter respiratorischer Insuffizienz geschieht dies mittels endotrachealer Intubation. Abhängig vom laryngoskopischen Befund kann direkt intubiert werden oder nach vorheriger Entfernung eines massiven pharyngealen Aspirats. Die ventrale Larynxlage erlaubt häufig eine ausreichende laryngoskopische Sicht auf die Glottis, auch wenn regurgitiertes Material im Rachenraum steht. Eine Kopftieflagerung des Patienten ist während des Erbrechens vorteilhaft, da das Erbrochene spontan aus dem Pharynx drainiert und somit eine Aspiration in die tiefen Atemwege verhindert wird.

Nach ösophagealer Fehlintubation während des Erbrechens entfernt man den Tubus nicht, sondern belässt ihn geblockt in situ als Aspirationsschutz. Ein zweiter Tubus wird parallel endotracheal eingeführt und zur Beatmung verwendet. Nach der Intubation wird das Aspirat so weit wie möglich endotracheal abgesaugt. Dies kann zunächst mit einem Absaugkatheter erfolgen. Soweit vorhanden, sollte eine fiberoptische Bronchoskopie durchgeführt werden.

Diagnostik und Therapie

Regurgitation und/oder Erbrechen lassen die pulmonale Aspiration in vielen Fällen klinisch sofort erkennen. Ansonsten weisen das akute Auftreten von Rasselgeräuschen, Giemen, Brummen, Spastik, Dyspnoe, Tachypnoe, Orthopnoe, Stridor und Zyanose auf eine Aspiration hin. Bei massiver Aspiration können Hypotension, Schock, Bradykardie, Asystolie und Apnoe folgen. Differentialdiagnostisch müssen im wesentlichen ein Lungenödem (kardial, allergisch-toxisch oder nach Beseitigung einer Atemwegsobstruktion) sowie ein nicht durch Aspiration verursachtes ARDS ausgeschlossen werden. Die radiologischen Zeichen der Aspiration sind vielfältig (Marom 1999) und sowohl im zeitlichen Verlauf als auch in ihrem Ausmass von Quantität und Qualität des Aspirats abhängig:
- exspiratorisches Emphysem,
- Dystelektasen betroffener Segmente,
- Atelektasen (streifig, segmental, lobär),
- Verdichtungen, Infiltrate (kleinfleckig, segmental, lobär),
- interstitielles Ödem.

Die radiologischen Befunde können einzelne Lungensegmente betreffen oder bei massiver Aspiration als bilaterale diffuse Infiltrate und pulmonales Ödem auftreten, bevorzugt in den perihilären und basalen Lungenabschnitten. Massive Aspirationen stellen sich i.d.R. im Röntgenbild als beidseitige diffuse, asymmetrische Verdichtungen mit zunehmender Progredienz dar. Bei blanderen Verläufen werden radiologische Veränderungen der Lungen häufig erst nach einer Verzögerung von 12–24 h erkennbar. Nach der Primärversorgung sollte die Therapie den Patienten unterstützen und eine weitere pulmonale Schädigung verhindern.

Endotracheale Intubation und maschinelle Beatmung

Die Wertigkeit invasiver therapeutischer Massnahmen wie der endotrachealen Intubation und maschinellen Beatmung wird z.T. kontrovers diskutiert. In einer Auswertung von 66 Aspirationsfällen bei 215.488 Narkosen entwickelten 42 Patienten (64 %) nach Aspiration keine und 6 Patienten eine passagere pulmonale Symptomatik (Warner 1993). Lediglich 18 Patienten mussten infolge pulmonaler Insuffizienz intensivmedizinisch behandelt werden. Weitere Studien bestätigen, dass die Mehrzahl der Aspirationen klinisch inapperent verläuft (Olsson 1986, Mellin-Olsen 1996, Kluger 1998 und 1999).

Bei klinischer Symptomlosigkeit nach erfolgter Aspiration stellen daher die Überwachung des Patienten und evtl. die Gabe von Sauerstoff eine suffiziente Massnahme dar. Bei Aspiration von saurem Magen-/Dünndarminhalt oder Zeichen zunehmender pulmonaler Insuffizienz sind dagegen die endotracheale Intubation und ein kontinuierlicher positiver Atemwegsdruck indiziert, da die frühzeitige Beatmungstherapie innerhalb der ersten 6 h nach Aspiration Morbidität und Letalität signifikant vermindert.

Im Tierexperiment beschrieben Cameron et al. bereits 1968 einen dramatischen Rückgang der Letalität von 80 auf 0 % durch den Einsatz der maschinellen Beatmung. Bei wachen, kooperativen Patienten ohne erneutes Aspirationsrisiko stellt die Maskenbeatmung eine therapeutische Alternativmassnahme dar. Die meisten Patienten reagieren positiv auf eine initiale Beatmungstherapie und können schnell von der Respiratorunterstützung entwöhnt und extubiert werden. Patienten mit massiver Aspiration von saurem Mageninhalt (Mendelson Syndrom, Mendelson 1946), Dünndarmflüssigkeit oder grösseren Partikeln entwickeln klinische und pathologische

Zeichen der akuten Lungeschädigung. Reflektorische Verengungen der Atemwege treten sofort auf, ausgedehnte Schädigungen der Atemwege und der Alveolen wie hämorrhagische Tracheobronchitis und Alveolitis sowie ein interstitielles Lungenödem sind innerhalb weniger Stunden fiberoptisch und im Röntgenbild nachweisbar. Im Rahmen der Beatmungstherapie sollte die FiO_2 dem Bedarf angepasst werden, da eine reine O_2-Beatmung nach Aspiration im Tierversuch durch Ausbildung von O_2-Radikalen die Lungenschädigung verstärkt (Nader-Djalal 1998). Bei progredienten pulmonalen Veränderungen bis hin zum ARDS sind Lagerungsmassnahmen, inversed ratio ventilation (Beatmung mit umgekehrtem Atemzeitverhältnis), permissive Hyperkapnie, Inhalation von Stickstoffmonoxid und extrakorporale Membranoxygenierung therapeutische Optionen (Lewandowski 1996). Neue Behandlungsansätze wie Surfactant-Applikation und die partielle Flüssigkeitsventilation mit Perfluorcarbonen bedürfen noch des klinischen Wirksamkeitsnachweises (Bigatello 1996).

Bronchodilatation, Mukolyse und Sekretolyse

Bei klinischen Zeichen der Bronchospastik werden Bronchodilatatoren initial intravenös bzw. mittels Dosieraerosol und im weiteren Verlauf per inhalationem über die Beatmungsmaschine verabreicht. Zur Sekretolyse sollte eine Therapie mit Muko- und Sekretolytika durchgeführt werden (Tab. 6.**10**).

Flüssigkeitstherapie

Die Flüssigkeitszufuhr muss aufgrund der erhöhten Gefässpermeabilität restriktiv erfolgen und sollte nur den Verlust ersetzen sowie die Auswirkungen der maschinellen Beatmung und des PEEP kompensieren. Zur hämodynamischen Überwachung können bei Ausbildung eines ARDS der Swan-Ganz-Katheter sowie intermittierend die transösophageale/transthorakale Echokardiographie eingesetzt und die thorakale Flüssigkeitsbilanz (Berechnung des extravaskulären Lungenwassers) mittels Doppelindikatordilutionsmethode bestimmt werden.

Bronchoskopie und endobronchiale Lavage

Die Bronchoskopie sollte möglichst innerhalb der ersten Stunde nach Aspiration durchgeführt werden. Alle erreichbaren Bronchien werden inspiziert und falls nötig gereinigt. Zur Mobilsierung von Aspiratpartikeln/Sekreten können kleinere Mengen isotoner Kochsalzlösung benutzt werden.

Bei Aspiration grösserer Speisereste bzw. anderer Substanzen ist die Entfernung mittels Fiberoptik häufig unzureichend und der Einsatz eines starren Bronchoskops notwendig (s. Kap. 6.5).

Eine endobronchiale Lavage mit grossen Volumina oder neutralisierender Lösung ist obsolet (Hackl 1997). Grosse Spülvolumina können zu einer Verteilung des Aspirats in bisher nicht betroffene Lungenareale führen. 50 % der Spülflüssigkeiten wandern so-

Tabelle 6.10 Aerosoltherapie nach Aspiration

Broncholytika		
Substanz	Handelsnahme	Dosierung
Salbutamol*	Sultanol	1–2 Hübe 3–4 ×/die, 0,2–0,4 mg
Fenoterol*	Berotec	2–4 Hübe 2–6 ×/die, 200–400 µg
Terbutalin*	Bricanyl	1–2 Hübe initial, 0,25–0,5 mg
Ipratropiumbromid**	Atrovent	1–2 Hübe 2–6 ×/die, 20–40 µg
Mukolytika und Sekretolytika		
Substanz	Handelsnahme	Dosierung
Bromhexin	Bisolvon	8 mg, 3–5 ×/die
Mesna	Mistabronco	1–2 mg, 1–4 ×/die
N-Azetylzystein	Fluimucil	200 mg, 1–3 ×/die
Ambroxol	Mucosolvan	15 mg, 3–5 ×/die

β-Sympatikomimetika* und Anticholinergika** wirken aufgrund ihrer unterschiedlichen Wirkorte synergistisch

fort in den Kreislauf ab, das Surfactant wird geschädigt und die Atmungsoberfläche reduziert (Brown 1967, Harbord 1970). Die Neutralisation kleiner Aspiratvolumina mit niedrigem pH-Wert erfolgt lokal innerhalb von 10 min, so dass die Säure nur partiell für die Pathogenese der Aspirationspneumonie verantwortlich ist (Matthay 1996). Die Neutralisation mit 1,25 %iger Natriumbikarbonat-Lösung ist daher unnötig und kann ihrerseits eine Schädigung des Surfactant hervorrufen (Lewinski 1965).

Kortikosteroide

Obwohl Kortikosteroide rein theoretisch einen positiven Effekt bei nicht infektiös inflammatorischem Geschehen aufweisen, konnten sie weder den klinischen Verlauf noch die Überlebensrate des Aspirationssyndroms günstig beeinflussen (Downs 1974, Wynne 1979, Hackl 1997). Die routinemässige Gabe von Kortikosteroiden wird daher nicht empfohlen, zumal das Risiko bakterieller Superinfektionen unter dieser Therapie signifikant ansteigt (Wolfe 1977).

Antibiotikaprophylaxe

Wenn auch die prophylaktische Gabe von Antibiotika aufgrund der hohen sekundären Infektionsrate (bis 50 %) logisch erscheint, verhindert sie die bakterielle Pneumonie nicht grundsätzlich und fördert eher die Keimselektion. Von den meisten Autoren wird daher eine generelle Antibiotikaprophylaxe nicht empfohlen.

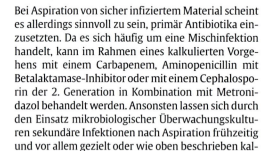

Bei Aspiration von sicher infiziertem Material scheint es allerdings sinnvoll zu sein, primär Antibiotika einzusetzen. Da es sich häufig um eine Mischinfektion handelt, kann im Rahmen eines kalkulierten Vorgehens mit einem Carbapenem, Aminopenicillin mit Betalaktamase-Inhibitor oder mit einem Cephalosporin der 2. Generation in Kombination mit Metronidazol behandelt werden. Ansonsten lassen sich durch den Einsatz mikrobiologischer Überwachungskulturen sekundäre Infektionen nach Aspiration frühzeitig und vor allem gezielt oder wie oben beschrieben kalkuliert behandeln.

◼ Aspirationsprophylaxe

Evaluation des Risikopatienten

Je nach Patientenpopulation kann das Risiko der perioperativen Aspiration erheblich differieren. In einer retrospektiven Untersuchung des perioperativen Aspirationsrisikos bei prospektiv gesammelten Daten von 172.334 Patienten über 18 Jahre bei 215.488 Narkosen fanden Warner et al. (1993) eine Inzidenz von 1 : 3216. Das Risiko ist abhängig von der Dringlichkeit des operativen Eingriffs und vom Allgemeinzustand des Patienten: Notoperationen 1 : 895, elektive Eingriffe 1 : 3886, ASA I-Patienten und elektive Eingriffe 1 : 9229 und ASA IV- und ASA V-Patienten bei Notfalleingriffen 1 : 343.

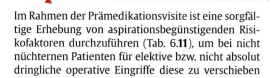

Im Rahmen der Prämedikationsvisite ist eine sorgfältige Erhebung von aspirationsbegünstigenden Risikofaktoren durchzuführen (Tab. 6.11), um bei nicht nüchternen Patienten für elektive bzw. nicht absolut dringliche operative Eingriffe diese zu verschieben oder Indikationen für spezifische Massnahmen zur Aspirationsprophylaxe stellen zu können.

Das Spektrum reicht von der Einhaltung von Nüchternheitsgrenzen über physikalische Massnahmen (Lagerung, Sellick-Manöver, Magensonde) bis hin zu einer medikamentösen Prophylaxe und bestimmten Anästhesietechnik (RSI).

Tabelle 6.11 Erhöhtes Aspirationsrisiko

- unsichere Nüchternheitsgrenzen, voller Magen (< 6 h Nüchternheit)
- fehlende bzw. reduzierte Schutzreflexe
  Zustand nach: Pharynx-, Larynxoperationen, Ösophagusresektion und Neck-dissection, Somnolenz, Intoxikation, neurologische Erkrankungen
- Traumatisierung des oberen Verdauungs- und Respirationstrakts
- Ösophaguserkrankungen
  symptomatischer Reflux, Motilitätsstörungen, Hernien
- intraabdominelle Pathologie
  gastro-intestinale Obstruktion und Entzündung, massiver Aszites
- gastrale Motilitätsstörung
  Stress, Angst, Schmerz, Trauma, Medikamente, Diabetes mellitus, Urämie, Infektion
- Schwangerschaft ab Mitte des 2. Trimenons
- Adipositas

Tabelle 6.12 Medikamente zur Reduktion des Aspirationsrisikos (nach Kallar SK, Everett LL: Potential risks and preventive measures for pulmonary aspiration: new concepts in preoperative fasting guidelines. Anesth Analg 1993; 77: 171–182)

Medikament	Orale Applikation	Intravenöse Applikation
Metoclopramid	1–4 h präoperativ 10 mg	30 min vor Einleitung 10–20 mg
Cimetidin	12 und 2 h präoperativ 400 mg	60 min vor Einleitung 200 mg
Ranitidin	12 und 2 h präoperativ 150 mg	60 min vor Einleitung 50 mg
Omeprazol/Pantozol	12 und 2 h präoperativ 40 mg	
Natriumzitrat 0,3 molar (Lösung muß hergestellt werden)	15 min vor Einleitung 30 ml oder 0,4 ml/kg KG	

Medikamentöse Prophylaxe

Propulsiva, H-2-Blocker, Protonenpumpeninhibitoren oder Antazida werden präoperativ verabreicht, um das erhöhte Aspirationsrisiko zu senken (Tab. 6.12). Metoclopramid steigert den Druck des unteren Ösophagussphinkters, führt zu einer Erschlaffung des Pylorussphinkters und unterstützt die Propulsion. Prophylaktische Gaben, z. B. bei Magenausgangsstenosen oder einem symptomatischen Ösophagusreflux, werden am Vorabend und am Morgen des Operationstages appliziert. Zur Anhebung des Magensaft-pH werden H-2-Blocker und Protonenpumpeninhibitoren eingesetzt, vor allem dann, wenn eine Ulkusanamnese auf eine vermehrte Magensaftsekretion hinweist.

Bei akuter Indikation zur Narkoseeinleitung, z. B. Notsectio, wird direkt vor Einleitung die orale Gabe von Natriumzitrat (0,3 molar, 0,4 ml/kgKG) zur Magensaftneutralisierung empfohlen.

Während Natriumzitrat bei pulmonaler Aspiration keine Schäden verursacht (Lahiri 1973), können unlösliche Antazida, z. B. Magnesiumsilikat, eine schwere Pneumopathie provozieren und sind daher kontraindiziert. Eine generelle medikamentöse Prophylaxe vor Allgemeinanästhesie ist aufgrund des insgesamt geringen Aspirationsrisikos nicht indiziert.

Mechanische Magenentleerung und Kardiaokklusion

Bei Ileus kann eine erhebliche Reduktion des Mageninhalts über eine präoperativ gelegte Magensonde erreicht werden. Zur Narkoseeinleitung wird die Sonde wieder entfernt, da sie als gastroösophageale Schienung Regurgitation, Erbrechen und Aspiration begünstigt (Ellmauer 1987).

Selbst bei ausgiebigster Etappensaugung über die Magensonde ist keine vollständige Magenentleerung garantiert, zumal grössere Nahrungspartikel sich nicht durch das kleine Sondenlumen entfernen lassen und bei Ileus ein duodenogastraler Reflux den Magen retrograd rasch nachfüllen kann. Dieses Problem scheint eine Spezialmagensonde (Aspisafe® B. Braun Melsungen) durch Kardiablockung wirksam umgehen zu können (Roewer 1995, 1996). Nach Insertion der Sonde wird ein Ballon am distalen Ende gefüllt und dieser durch Zug an der Sonde bis zur endotrachealen Intubation gegen die Kardia gedrückt. Es resultiert eine Okklusion der Kardia, die eine Regurgitation oder ein Erbrechen von Mageninhalt verhindert. Da die Kardiaokklusion eine konventionelle Narkoseeinleitung mit der Maske erlaubt, wäre ein Verzicht auf Succinylcholin möglich. Neben der perioperativen Magenentleerung über die Magensonde darf ein Risikopatient erst nach Wiedererlangen der Schutzreflexe und bei ausreichender Vigilanz extubiert werden.

Regurgitationen während der Extubationsphase sind bei Patienten mit unzureichend entleertem Magen keine Seltenheit. 33 % perioperativer Aspirationen ereignen sich während der Laryngoskopie und 36 % im Rahmen der Extubation (Warner 1993).

Rapid sequence induction

In der Literatur sind verschiedene erfolgreiche Vorgehensweisen zur Intubation des nicht nüchternen Patienten (rapid sequence induction [RSI], Crush-Einleitung, Ileuseinleitung) beschrieben. Ihnen ist gemeinsam, dass die endotracheale Intubation nach zügiger Narkoseeinleitung ohne zwischengeschaltete Maskenbeatmung vorgenommen wird.

Zu Beginn der rapid sequence induction wird der mit erhöhtem Oberkörper gelagerte Patient sicher ausreichend präoxygeniert, danach werden ein Anästhetikum und ein Muskelrelaxans schnell und in Folge injiziert. Sobald der Patient das Bewusstsein verliert, wird ein Krikoiddruck (Sellick 1961) von einer 2. Person ausgeführt. Dabei drücken Daumen und Zeigefinger den Ringknorpel gegen die Wirbelsäule, um den Ösophagus zu okkludieren.

Eine Regurgitation wird bei korrekter Ausführung des Krikoiddrucks und durch eine ausreichende Muskelrelaxierung vermieden.

Im Extremfall entstehen während stärkstem Erbrechen durch die Okkludierung so hohe Drucke, dass eine Perforation des Ösophagus möglich ist.

Bei schwieriger laryngoskopischer Einstellung kann neben der dorsalen Druckausübung auf den Ringknorpel eine zusätzliche kraniale Bewegung die Sicht verbessern. Im Einzelfall wird durch den Krikoiddruck selbst die laryngoskopische Einstellung der Glottis erschwert. Ein kurzfristiges Nachlassen des Drucks zum Zeitpunkt der Laryngoskopie kann die endotracheale Intubation ermöglichen. Während der RSI wird auf eine manuelle Beatmung des Patienten verzichtet. Im Falle eines erfolglosen Intubationsversuchs wird der Patient unter Beibehaltung des Krikoiddrucks manuell beatmet.

Bei Unklarheit über eventuelle Intubationsschwierigkeiten sollte der nicht nüchterne Patient wach mit topischer Anästhesie und eventuell leichter Sedierung intubiert werden (Kap. 4.5).

Muskelrelaxierung mit Succinylcholin

Succinylcholin mit seinem bis heute unerreichtem Profil aus raschem Wirkungseintritt und kurzer Wirkungsdauer ist gleichzeitig das Muskelrelaxans mit dem grössten Nebenwirkungspotential. Da die Anwendung von Succinylcholin im Einzelfall mit gravierenden, z. T. deletären Komplikationen (hyperkaliämischer Herzstillstand, maligne Hyperthermie) verknüpft ist, muss die Indikation äusserst streng gestellt werden.
Als absolute Kontraindikationen gelten:
- sämtliche primären Erkrankungen der Skelettmuskulatur,
- neuronale Denervationen, die zur Muskelatrophien führen,
- z. B. Querschnittsyndrom,
- Verbrennungen III. Grades,
- Sepsis,
- schwere intraabdominelle Infektionen,
- ausgeprägte Weichteiltraumen (z. B. Polytrauma),
- langdauernde Immobilisierung,
- vorbestehende Hyperkaliämie (z. B. bei Niereninsuffizienz).

Bei den vorgenannten Erkrankungen besteht die Gefahr einer exzessiven succinylcholininduzierten Steigerung der Blutkaliumkonzentration. Die besondere Empfindlichkeit auf Succinylcholin entwickelt sich hierbei innerhalb von 2–3 Tagen und kann in Einzelfällen (z. B. Querschnittsyndrom, Myodystrophien) möglicherweise lebenslang persistieren.

Die Anwendung von Succinylcholin ist absolut kontraindiziert bei vermuteter oder erwiesener Disposition zu maligner Hyperthermie.

Bei myotonischen Muskelerkrankungen (Myotonia congenita Thomsen, Myotonia dystrophica Curschmann-Steinert, Paramyotonia congenita) kann Succinylcholin generalisierte oder in einzelnen Muskeln lokalisierte Kontrakturen hervorrufen. Dies kann bei Beteiligung der Kehlkopf- oder Massetermuskulatur zur Unmöglichkeit der Intubation führen. Aus diesem Grunde sowie wegen einer zu erwartenden Wirkungsverlängerung ist die Gabe von Succinylcholin bei Patienten mit Myotonien ebenfalls kontraindiziert.
Eine Verlängerung der Succinylcholinwirkung tritt bei Verminderung der Serumcholinesterase („Pseudocholinesterase") auf, die verursacht wird durch:
- genetisch bedingten Defekt („atypische" Plasmacholinesterase; Häufigkeit ca. 1 : 2500),
- schwere Lebererkrankungen,
- Malignome,
- Malnutrition,
- Medikamente,
  - Cholinesterasehemmstoffe,
  - Zytostatika (z. B. Cyclophosphamid),
  - Alkylphosphate,
- Plasmapherese,
- Schwangerschaft (i.d.R. ohne klinische Relevanz).

Erst eine Abnahme der Serumcholinesterasekonzentration um mehr als 80 % äussert sich klinisch in einem verlängerten neuromuskulären Block nach Gabe von Succinylcholin.

Bei homozygotem genetischem Defekt können nach der üblichen Succinylcholindosis Blockadezeiten von bis zu mehreren Stunden beobachtet werden (Davis 1997). Therapeutisch besteht die Möglichkeit einer Substitution mit synthetisch hergesteller Serumcholinesterase (Serum-Cholinesterase, Fa. Behring) oder einer verlängerten Beatmung unter Hypnotikagabe. Bei der Substitutionstherapie lässt sich das Risiko einer Hepatitisübertragung (HBV, HCV) nicht mit Sicherheit ausschliessen.

Alternative Relaxationstechniken

Im Falle einer Kontraindikation für Succinylcholin stehen dem Anästhesisten zur Zeit eine Reihe von alternativen Techniken zur Verfügung. Gemeinsam ist ihnen, dass sie mit unterschiedlichen Techniken die Anschlagzeit nicht depolarisierender Muskelrelaxantien zu beschleunigen versuchen (Fuchs-Buder 1997).
Priming Technik: Etwa 2 min vor der eigentlichen Narkoseeinleitung wird eine fraktionierte Dosis eines nicht depolarisierenden Muskelrelaxanz gegeben (ca. $1/5 - 1/4$ der einfachen ED_{95}) und unmittelbar nach Narkoseinduktion der Rest der errechneten Gesamtmenge. Die Anschlagzeit des Muskelrelaxanz wird verkürzt. Mit der fraktionierten ersten Dosis kann bei einem Teil der Patienten eine neuromuskuläre Blockade einsetzen (z. B. Schwangere zur Sectio). So ist z. B. Rocuronium aufgrund seiner schnellen Anschlagzeit für diese Technik völlig ungeeignet. Die Priming Technik spielt daher heute nur noch eine untergeordnete Rolle.
Timing Technik: Die Gesamtdosis des nicht depolarisierenden Muskelrelaxans wird zu Beginn der Narkoseeinleitung gegeben. Mit Einsetzen von Muskelschwäche wird die Narkoseeinleitung weitergeführt. Die beginnende neuromuskuläre Blockade wird vom Patienten als unangenehm empfunden.
Megadosis: Da die Anschlagzeit eines Muskelrelaxanz auch von der verabreichten Dosis abhängt, wird eine 4-fache Intubationsdosis gegeben. Rocuronium zeichnet sich durch den schnellsten Wirkungseintritt aus (Sparr 1996). Nachteil: Die Wirkdauer ist deutlich verlängert (z. B. Rocuronium 4–6 h).

Fazit

- Die Einhaltung einer 6-stündigen Nahrungskarenz, 2 h bei Aufnahme von klaren Flüssigkeiten, wird allgemein als eine ausreichend sichere Entleerungszeit für den Magen angesehen. Allerdings kann die Nahrungsverweilzeit im Magen unter pathophysiologischen Bedingungen deutlich verlängert sein.
- Nach Aspiration hängt das Ausmass pulmonaler Reaktionen im wesentlichen von der Art und der Menge des aspirierten Materials ab.
- Aufgrund fehlender prospektiver Studien haben Empfehlungen zum diagnostisch-therapeutischen Vorgehen nach Aspiration nur empirischen Charakter. Entscheidend für das Ausmass der Schädigung und den weiteren Verlauf sind Quantität (> 0,4 ml/kgKG) und Qualität (pH < 2,5, grössere Partikel) des Aspirats. Während das Volumen i.d.R. nur abgeschätzt werden kann, sollte der pH-Wert des Aspirats bzw. des Magens unbedingt bestimmt werden und in das weitere therapeutische Vorgehen einfliessen.
- Bei massiver Aspiration saurer Flüssigkeiten aus Magen und/oder Dünndarm sind die endotracheale Intubation und maschinelle Beatmung sowie begleitende Massnahmen (sorgfältige Bronchialtoilette, Bronchodilatation, Muko- und Sekretolyse und restriktive Flüssigkeitszufuhr) obligate therapeutische Vorgehensweisen.
- Dagegen werden die Gabe von Kortikosteroiden und eine generelle Antibiotikaprophylaxe nicht empfohlen.
- Eine endobronchiale Lavage mit grossen Volumina ist obsolet, da sie zu einer weiteren Verschlechterung der Lungenfunktion führt.
- Die sorgfältige, perioperative Vorgehensweise unter Beachtung des Aspirationsrisikos und seiner Prophylaxe sowie die frühzeitige Therapie nach Aspiration können Inzidenz, Morbidität und Letalität der Aspiration senken.
- Neben der Menge und Art des Aspirats wird die Schwere der Grund- und Begleiterkrankungen des Patienten den Verlauf wesentlich bestimmen.
- Im Rahmen der Prämedikationsvisite ist eine sorgfältige Erhebung von aspirationsbegünstigenden Risikofaktoren durchzuführen, um bei nicht nüchternen Patienten für elektive bzw. nicht absolut dringliche operative Eingriffe diese zu verschieben oder Indikationen für spezifische Massnahmen zur Aspirationsprophylaxe stellen zu können. Das Spektrum reicht von der Einhaltung von Nüchternheitsgrenzen über physikalische Massnahmen bis hin zu einer medikamentösen Prophylaxe und bestimmten Anästhesietechnik.
- Rapid sequence induction:
  – Oberkörperhochlagerung;
  – nach ausreichender Präoxygenierung werden ein Anästhetikum und ein Muskelrelaxanz schnell und in Folge injiziert;
  – nach Eintreten der Bewusstlosigkeit wird ein Krikoiddruck angewandt;
  – nach Erreichen der Relaxation wird der Patient intubiert.
- Bei zahlreichen Erkrankungen besteht die Gefahr einer exzessiven succinylcholininduzierten Steigerung der Blutkaliumkonzentration, so dass neben vermuteter oder erwiesener MH-Disposition die Anwendung von Succinylcholin hier absolut kontraindiziert ist.

6.5 Aspiration von Fremdkörpern
R. Georgi

Inzidenz und Altersverteilung

Über 80 % der Patienten mit Fremdkörperaspiration sind Kinder (Cataneo 1997).
Das Hauptalter liegt zwischen 1 und 3 Jahren (Stallinger 1989, Rimell 1995, Halvorson 1996, Fitzpatrick 1998, Silva 1998). Nach einer Untersuchung von Fitzpatrick (1998) ist die Fremdkörperaspiration in 7 % die Todesursache für Kinder in einem Alter unter 4 Jahren. 1995 wurden in den USA mehr als 240 Todesfälle durch Aspiration bei Kindern dokumentiert (Sharma 1998).
42 % aller Fremdkörperaspirationen bei Erwachsenen sind kombiniert mit dem Verlust der protektiven Atemwegsreflexe durch neurologische Erkrankungen, traumatischen Bewußtseinsverlust oder Alkoholeinfluß (Kelly 1996).
Die Mehrzahl der aspirierten Fremdkörper sind organischer Natur [70 % - Rimell (1995), 64 – 95 % - Bodart (1999)]. In verschiedenen Studien werden als Hauptanteil der aspirierten Fremdkörper Erdnüsse angegeben [38,9 % (Hughes 1996), 46 % (Bleß 1998), 54 % (Schimpl 1991)]. Desweiteren wurden gefunden Spielzeugteile, Kugelschreiberkappen, Schrauben, Nägel, Büroklammern, Geldmünzen, Zähne u.ä..
Neben diesen exogenen Fremdkörpern ist die endogene Fremdkörperentstehung möglich. Hierzu gehören: Schleim, Schleimpfröpfe, Zelldentriten, Epithelien (Godberson (1991), Granulationen (Bleß 1997), Bronchiolithen bei Lungentuberkulose (Link 1977).

Die Zahl der Todesopfer durch Fremdkörperaspiration beträgt nach einer Schätzung von McGuirt (1998) in den USA 3000 pro Jahr.
Aus dem eigenen Patientengut sind Beispiele aspirierter Fremdkörper in den Abbildungen 6.7-6.10 dargestellt.

Symptome

Aspirierte Fremdkörper

Aspirierte Fremdkörper können abhängig von ihrer Größe in jedem Bereich des laryngo-tracheo-bronchialen Systems lokalisiert sein und zu einer:
- partiellen Atemwegsobstruktion mit Minderbelüftung der distalen Lungenabschnitte,
- kompletten Atemwegsobstruktion mit Atelektasenbildung,
- inspiratorischen Ventilstenose mit Atelektasenbildung oder
- expiratorischen Ventilstenose mit Überblähung der distalen Lungenabschnitte und möglichem Pneumothorax, Mediastinal- und Hautemphysem.

führen.
Die Symptome sind abhängig von der Lokalisation der Fremdkörper:

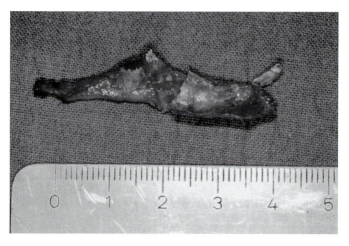

Abb. 6.7 Concha nasalis inferior (untere Nasenmuschel). Bei der nasotrachealen Intubation wurde die untere Nasenmuschel mit dem Tubus abgeschert. Bei der anschließenden Beatmung fiel ein extrem hoher Beatmungsdruck auf. Bei der Auskultation war kein Atemgeräusch zu hören. Eine sofort durchgeführte Bronchoskopie mit einem flexiblen Endoskop zeigte die Lage der Muschel direkt vor dem Tubuslumen. Mit dem flexiblen Bronchoskop gelang die Entfernung der Muschel nicht, die Muschel wurde in den rechten Hauptbronchus vorgeschoben. Die Entfernung erfolgte danach über ein starres Bronchoskop.

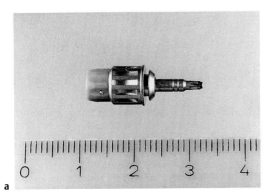
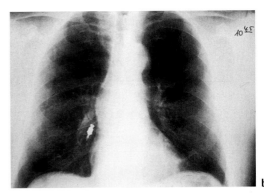

Abb. 6.8 a Schraubendreher aus dem ITI („International Team for Implantology")-Bonefit – System. Bei dem Versuch der Implantatentfernung kam es zur Aspiration des abgebildeten Schraubendrehers. Die Lokalisation ist im Röntgenbild in Abbildung 6.8b dargestellt. Die Entfernung des Schraubendrehers erfolgte mit dem starren Bronchoskop. b Thorax-Röntgenaufnahme zur Lokalisation des Schraubendrehers. Der Schraubendreher befindet sich im rechten Hauptbronchus.

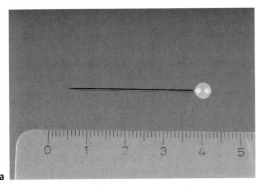
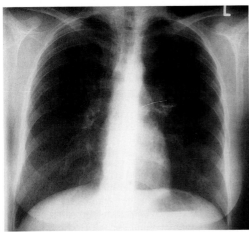

Fremdkörper im Bereich des Larynx:
Wenn es durch die Fremdkörperlokalisation im Larynxbereich nicht zur kompletten Atemwegsverlegung mit Apnoe kommt, die Patienten also überleben:
- Heiserkeit oder Aphonie,
- ständiger Hustenreiz mit Hustenanfällen,
- Schluckschmerzen,
- Hämoptysis,
- Stridor oder Pfeifgeräusche,
- Dyspnoe,

Fremdkörper im Bereich der Trachea:
- schlagendes Geräusch beim Husten,
- fühlbares Vibrieren,
- asthmatoides Giemen,

Fremdkörper im bronchialen Bereich:
- Husten,
- pfeifendes Atemgeräusch,
- abgeschwächtes Atemgeräusch auf der betroffenen Seite.

Das Hauptsymptom nach einer Fremdkörperaspiration ist Husten [67,5 % (Cataneo 1997), 86 % (Zerella 1998)].
Der Auskultationsbefund unmittelbar nach der Aspiration war nach Bleß (1997) in nur 20 % auffällig (seitendifferente Abschwächung, verschärftes Atemgeräusch).

Abb. 6.9 a Nadel zum Fixieren des Kopftuches, die eine türkische Patientin aspiriert hatte. Die Patientin wurde nach einer Woche wegen eines therapieresistenten Hustens vorstellig. b Thorax-Röntgenaufnahme. Die Nadel befindet sich im linken Hauptbronchus.

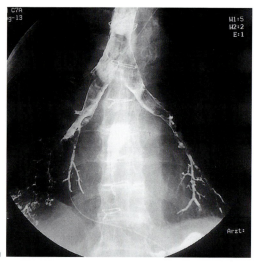

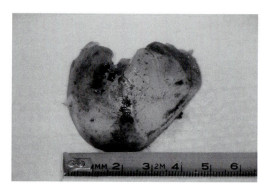

Abb. 6.11 Ca. 5 × 4 cm großes Stück eines Rettichs, das bei einem behinderten Patienten aus dem Ösophagus entfernt wurde. Aufgrund der Größe des Fremdkörpers kam es zu einer Vorwölbung der Pars membranacea der Trachea mit Obstruktion.

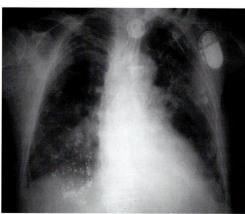

Abb. 6.10 Bariumsulfataspiration. Bei einem 77–jährigen Patienten wurde zur Abklärung dysphagischer Beschwerden nach Carotis-TEA eine Kontrastmitteluntersuchung durchgeführt. **a** Aufnahme unmittelbar nach der Aspiration, **b** Eine der vielen Kontrollaufnahmen nach 3 Wochen und ca. 10 Bronchoskopien. Bariumsalzhaltige Kontrastmittel führen zu schweren Entzündungen im Parenchym.

Die klassischen Symptome nach einer Fremdkörperaspiration sind nach Fitzpatrick (1998):
- plötzlicher Husten,
- Erstickungsanfall,
- Würgen und
- die Möglichkeit der Atemwegsobstruktion.

Die Inzidenz der subglottischen Fremdkörperlokalisation beträgt nach Halvorson (1996) 6,1 % aller tracheobronchialen Fremdkörper.

Ösophageale Fremdkörper

Ösophageale Fremdkörper können ebenfalls zu dramatischen Sensationen mit Luftnot und Zyanose führen. In Abbildung 6.11 ist ein Stück eines Rettichs dargestellt, dass ein geistig behinderter Patient verschluckt hatte. Aufgrund der Größe des Rettichstücks kam es zu einer Vorwölbung der Pars membranacea der Trachea und zu einer Obstruktion. Die Symptomatik akute Atemnot und Zyanose ließ den Verdacht auf eine Aspiration zu. Nach der Notfallintubation besserte sich die Symptomatik. Die nachfolgende Bronchoskopie blieb ohne Befund. Nach der Extubation trat die gleiche Symptomatik erneut auf, die nach einer Reintubation verschwand. Eine jetzt durchgeführte Ösophagoskopie zeigte den extrem großen Fremdkörper im oberen Drittel des Ösophagus. Durch die Intubation erfolgte eine Bougierung der „Stenose" mit dem Tubus, so daß die Bronchoskopie ohne Befund blieb. Der Fremdkörper wurde mit einer Fasszange über ein starres Ösophagoskop entfernt.

Diagnostik

In einer Untersuchung von Zerella (1998) zeigten von 265 Kindern mit aspirierten Fremdkörpern 228 (86 %) Hustenanfälle in der *Anamnese*. Bei 110 der Kinder (41,5 %) lag zur Zeit der Bronchoskopie ein normaler Röntgenbefund vor, 9 Kinder hatten einen untypischen Röntgenbefund, 3 ein bilaterales Emphysem und 6 eine Oberlappenatelektase oder eine Pneumonie.

Nach einer Untersuchung von Cataneo (1997) zeigen Röntgenaufnahmen in:

- 83,7 % strahlentransparente Fremdkörper,
- 16,2 % strahlendichte Fremdkörper,
- 41,9 % Atelektasen,
- 25,6 % normal erscheinende Röntgenbefunde,
- 18,9 % Überblähung und
- 13,5 % Volumenreduktion.

Auf einer *Thoraxaufnahme* in In- und Expiration kann das sog. „shifting" des Mediastinums (Mediastinalpendeln zwischen In- und Expiration) beobachtet werden. Bei rechts bronchialen Fremdkörpern kommt es in Inspiration zu einer Verziehung der Mediastinalorgane nach rechts, in Expiration zu einem Pendeln nach links. Gleichzeitig kann eine Transparenzvermehrung auftreten, die zusammen mit dem „shifting" typisch ist für einen Ventilmechanismus bei Fremdkörperaspiration im Kindesalter (Wunsch 1999).
Eine seitliche Röntgenaufnahme ist hilfreich bei Fremdkörpern im laryngotrachealen Bereich.
Bei primärer Symptomlosigkeit oder Nichtbeachten der Symptome kann ein Fremdkörper im Bronchialbereich zu einer therapieresistenten Pneumonie führen. 12 – 26 % aller Fremdkörperaspirationen werden erst nach mehr als einer Woche diagnostiziert. Nach Oguz (2000) befinden sich 79 % aller aspirierten Fremdkörper in einem Hauptbronchus (rechts – 42 %; links – 37 %). Aspirierte Fremdkörper gleiten häufig in den rechten Hauptbronchus (61 % - Schimpl 1991, 27 % - Hughes 1996), da er im Gegensatz zum linken nahezu in der Tracheaachse verläuft und somit den geringsten Widerstand bietet. Bei Kindern sind die Abgangswinkel der Hauptbronchien von der Trachea nahezu gleich. Nach einer Untersuchung von Bodart (1999) wurden bei Kindern 60 % der Fremdkörper im linken Bronchialsystem gefunden.

Therapie

Fremdkörpermobilisation

Als Notfallmaßnahme nach einer Fremdkörperaspiration muß die Fremdkörpermobilisation durch kurze kräftige *Schläge mit der flachen Hand zwischen die Schulterblätter* (s. Kapitel 2.1) versucht werden, idealerweise in Oberkörper-Kopf-Tieflage (auch in Seitenlage möglich).
Mit der umstrittenen Durchführung *des Heimlich-Handgriffs* (subdiaphragmale abdominale Kompression) (Heimlich, 1975 und 1976) soll ebenfalls durch die intrathorakale Druckerhöhung der Fremdkörper mobilisiert werden. Dabei werden im Liegen gezielte Druckstöße auf das Epigastrium ausgeführt oder der stehende Patient wird von hinten umschlungen, und es werden ebenfalls mit der Faust kurze kräftige Druckstöße auf das Epigastrium ausgeführt (s. Kapitel 2.1).

Digitale Fremdkörperentfernung

Vor dem Versuch der blinden Entfernung von Fremdkörpern mit den Fingern wird gewarnt. Dadurch können spitze und scharfe Fremdkörper in tiefere subglottische Regionen manipuliert werden. Es kann zu Traumatisierung und Blutung kommen. Ein primär inkompletter Atemwegsverschluß kann zu einem kompletten werden (Sharma 1998).

Laryngo-Tracheo-Broncho-Skopie

Die Indikation zur Laryngo-Tracheo-Broncho-Skopie sollte nach der Anamnese und der Symptomatik nach der klinischen Untersuchung gestellt werden. Ein negativer Röntgenbefund sollte an dieser Indikation nichts ändern (Silva 1998, Zerella 1998, Metrangelo 1999).
Die Indikation zur Bronchoskopie besteht nach Wunsch (1999) bei:
1. vitaler Bedrohung,
2. dringendem Verdacht nach Klinik und Anamnese,
3. Nachweis eines röntgendichten Fremdkörpers auf der Thoraxaufnahme in In- und Expiration,
4. Nachweis indirekter Zeichen, die auf eine Fremdkörperaspiration hindeuten auf der Thoraxaufnahme oder bei der Durchleuchtungsuntersuchung in In- und Expiration.

Während einige wenige Autoren die Entfernung mit flexiblen Endoskopen favorisieren (Monden 1989, Kelly 1996), wird in den meisten Fällen die Entfernung mit starren Endoskopen als Methode der Wahl empfohlen (Schimpl 1991, Hughes 1996, Bleß 1998, Fitzpatrick 1998, Singh 1999, Hsu 2000).

„Die Entscheidung über die Verwendung starrer oder flexibler Systeme für diese Indikation wird v. a. von der Erfahrung des Untersuchers abhängen; prinzipielle Vorteile des einen gegenüber dem anderen Verfahren gibt es jedoch nicht" (Nakhosteen 1994).

Nach Debeljak (1999) besteht die Indikation für die Verwendung von:
- flexiblen Bronchoskopen bei kleinen Fremdkörpern in peripheren Bronchien,
- starren Bronchoskopen bei größeren Fremdkörpern in zentralen Bronchien und der Trachea oder bei Mißlingen der Entfernung mit flexiblen Endoskopen.

In Abbildung 6.**12** sind starre Bronchoskope mit den entsprechenden Fasszangen für die Fremdkörperextraktion dargestellt. Die technischen Daten sind in Tabelle 6.**13** zusammengefaßt. Eine modifizierte

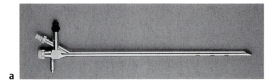

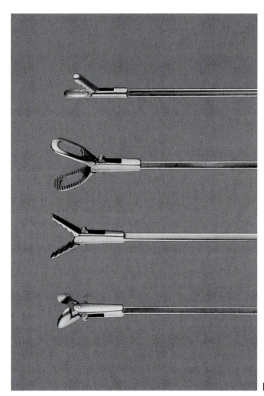

Abb. 6.12 a Starres Universal-Bronchoskop für Erwachsene mit Fiberglas-Lichtträger: Länge 43 cm, Größe 8,5. Die verschiedenen Bronchoskop-Größen für Erwachsene und Kinder sind in Tabelle 6.13 aufgelistet (Karl Storz GmbH & Co.). b Fasszangen zur Fremdkörperextraktion (lieferbare Nutzlängen 50, 45, 35 und 20 cm, entsprechende Schaftstärken 2,5, 2,0, 2,0 und 1,5 mm). 2. von unten Universalmaul für Fremdkörper, 3. von unten Fasszange für Erdnüsse und weiche Fremdkörper (Karl Storz GmbH & Co.).

Tabelle 6.13 Technische Daten starrer Bronchoskope für Erwachsene (Universal-Bronchoskope) und Kinder (Bronchoskope nach Doesel-Huzly (Karl Storz GmbH & Co.)

	Gesamtlänge (cm)	Innendurchmesser (mm)	Außendurchmesser (mm)
Für Erwachsene			
Größe 8,5	43	10,5	11,2
Größe 7,5	43	9,5	10,2
Größe 6,5	43	8,5	9,2
Für Kinder			
Größe 6	40, 30	7,5	8,2
Größe 5	30	7,1	7,8
Größe 4,5	30	6,6	7,3
Größe 4	30, 26	6,0	6,7
Größe 3,7	30, 26	5,7	6,4
Größe 3,5	30, 26, 20	5,0	5,7
Größe 3	26, 20	4,3	5,0
Größe 2,5	20	3,5	4,2

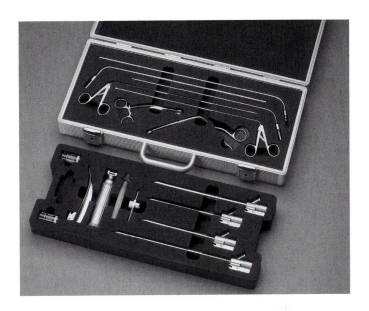

Abb. 6.13 Notfall-Tracheoskopie-Set mit Intubationstracheoskopen, Zangen und Absaugrohren (Karl Storz GmbH & Co.).

Ausführung ist das Bronchoskop nach Klein. Dieses Bronchoskop besitzt einen seitlichen („sidestream") Kanal für distales Atemgas-Monitoring (z.B. CO_2). In Abb. 6.13 ist ein Notfallbesteck zur Tracheoskopie mit Intubationstracheoskopen, Extraktionszangen und Absaugrohren zu sehen.
In Abbildung 6.14 ist ein flexibles Bronchoskop mit eingeführter Fasszange zur Fremdkörperextraktion zu sehen.

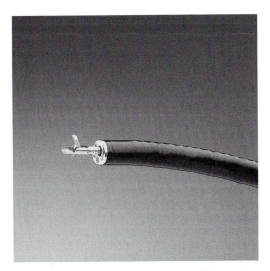

Abb. 6.14 Flexibles Bronchoskop mit eingeführter Fasszange zur Fremdkörperextraktion (Karl Storz GmbH & Co.). Diverse Zangen für Probebiopsien und Fremdkörperentfernungen sind erhältlich.

Anästhesiologisches Management

Aspirierte Fremdkörper sollten so früh wie möglich unter Allgemeinanästhesie entfernt werden. Es besteht die Gefahr der Schleimhautschwellung besonders bei Lebensmittel-Fremdkörpern. Durch Öl, Salz und pflanzliche Proteine kann es zu Schwellungen und Granulationen der Bronchialschleimhaut kommen. Bohnen und Körner können in Kontakt mit bronchialen Sekreten aufquellen und ihr Durchmesser kann den des Bronchus überschreiten (Cataneo 1997).
Rasch einsetzende Entzündungen und eine ödematöse Schwellung können die Entfernung des Fremdkörpers erschweren.

Eine Maskenbeatmung bei der Narkoseeinleitung sollte unterbleiben. Durch den Überdruck ist es möglich, dass der Fremdkörper in tiefere Regionen des Tracheobronchialsystems gelangt.
Zur Vermeidung einer positiven Druckbeatmung ist die inhalative Narkoseeinleitung mit Erhalt der Spontanatmung möglich. Bei dieser Form der Narkoseeinleitung besteht jedoch kein Schutz vor einer Aspiration. Die Narkoseeinleitung sollte im Sinne einer „rapid sequence induction" durchgeführt werden (s. Kapitel 6.5).
Die Anwendung des Krikoid-Drucks bei laryngealen Fremdkörpern ist umstritten wegen der möglichen:
- Fremdkörperdislokation und
- Atemwegsschädigung bei scharf-kantigen und spitzen Fremdkörpern.

Die Entfernung von subglottischen Fremdkörpern mit der *Magill-Zange* ist beschrieben (Quinones 1995, Kelly 1996).
Die Entfernung tracheobronchialer Fremdkörper mit einem *Fogarty-Katheter* wird von Monden (1989) und Kelly (1996) beschrieben.
Bei Dyspnoe darf keine Prämedikation erfolgen. Eine ausreichende Präoxygenierung ist zwingend.
Auf eine tiefe Narkose zur Vermeidung von:
- Würgen, Pressen, Husten,
- Laryngospasmus,
- Bronchospasmus,
- Fremdkörperdislokation

ist zu achten.
Fitzpatrick (1998) und Sharma (1998) empfehlen vor der starren Bronchoskopie die topische Anästhesie der Stimmbänder mit Lidocain zur Prophylaxe eines intra- und postoperativen Laryngospasmus.

Die Narkoseeinleitung sollte im Beisein des HNO-Arztes erfolgen. Das gesamte Instrumentarium muß vorbereitet und griffbereit sein. Es kann bei larngotrachealen Fremdkörpern jederzeit eine komplette Atemwegsobstruktion auftreten, die beherrscht werden muß.

Bei der Verwendung von starren Endoskopen erfolgt primär die Intubation mit diesem Endoskop. Eine extreme Überstreckung des Halses ist erforderlich, so daß eine Relaxierung erfolgen muß. Die Verwendung eines Zahnschutzes z. B. in Form einer Kompresse ist empfehlenswert. Zur Vermeidung der Leckage bei starren Bronchoskopen ist die Abdeckung von Mund und Nase mit einem feuchten Tuch um das Bronchoskop herum möglich.
Bei der Verwendung eines flexiblen Endoskops ist darauf zu achten, dass der Innendurchmesser des Tubus die Passage mit dem Endoskop zulässt.
Die Fremdkörperentfernung via Bronchoskopie gelingt in nahezu 100 %.
In einer Studie von Hsu (2000) wurde bei 11333 starren Bronchoskopien über einen Zeitraum von 27 Jahren eine Erfolgsrate der Entfernung von 99,9 % angegeben. Die Komlikationsrate lag bei 0,2 %. Die Mortalität wird unterschiedlich angegeben: kleiner als 0,1 % (Hsu 2000), 0,4 % (Bodart 1999).
Bodart et al. (1999) stellten einen „Management Algorithmus" für die Therapie von Fremdkörperaspirationen auf (Abb. 6.**15**).
Bei einem Komplettverschluß der Trachea und Unmöglichkeit der Mobilsation des Fremdkörpers nach außen (Abb. 6.**7**), kann versucht werden, diesen bei der Intubation mit dem Tubus in einen Hauptbronchus zu schieben. Damit ist zumindest eine Ein-Lungen-Beatmung möglich.

Auch nach der Fremdkörperentfernung können die Symptome der Atemwegsobstruktion durch das reaktive Ödem distal der Fremdkörperlokalisation bestehen bleiben. In diesen Fällen ist eine Nachbeatmung erforderlich. Die Epinephrin-Vernebelung ist umstritten. Die Dexamethason-Gabe (1,0 mg/kg) wird empfohlen (Fitzpatrick 1998).

Komplikationen

Komplikationen bei der Fremdkörperentfernung sind:
- Hypoxie,
- komplette Atemwegsobstruktion,
- Bronchospasmus,
- Laryngospasmus,
- Pneumothorax,
- Bronchusruptur,
- Fragmentierung des Fremdkörpers,
- Hämorrhagie.

Bei Unmöglichkeit der Fremdkörperentfernung mit Hilfe der Bronchoskopie müssen chirurgische Maßnahmen – Tracheotomie, Thorakotomie – durchgeführt werden.
In einer Untersuchung von Marks (1993) bestand bei 6393 Patienten in 2,5 % (161 Patienten) die Indikation zur Thorakotomie und in 0,2 % (10 Patienten) zur Tracheotomie.
Nicht entfernte aspirierte Fremdkörper können zu Atelektasen, Pneumonien, Lungenabszessen, Hämoptysis und Bronchiektasien führen.

Abb. 6.15 Algorithmus für das Management bei Verdacht auf Fremdkörperaspiration (nach Bodart 1999)

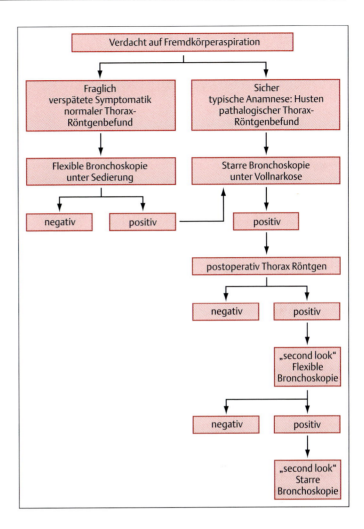

Fazit

- Über 80 % der Patienten mit Fremdkörperaspiration sind Kinder zwischen 1 und 3 Jahren.
- Als klassische Symptome nach einer Fremdkörperaspiration werden plötzlicher Husten, pfeifendes Atemgeräusch, abgeschwächtes Atemgeräusch auf der betroffenen Seite und die Möglichkeit der Atemwegsobstruktion angegeben.
- Die Diagnose der Fremdkörperaspiration wird durch Anamnese, Klinik und einer Röntgenaufnahme in In- und Expiration gesichert.
- Als Notfallmaßnahme nach einer Fremdkörperaspiration muß die Fremdkörpermobilisation durch kurze kräftige Schläge mit der flachen Hand zwischen die Schulterblätter versucht werden, idealerweise in Oberkörper-Kopf-Tieflage (auch in Seitenlage möglich).
- Die Indikation zur Bronchoskopie besteht bei vitaler Bedrohung, dringendem Verdacht nach Klinik und Anamnese, Nachweis eines röntgendichten Fremdkörpers auf der Thoraxaufnahme in In- und Expiration, Nachweis indirekter Zeichen, die auf eine Fremdkörperaspiration hindeuten auf der Thoraxaufnahme oder bei der Durchleuchtungsuntersuchung in In- und Expiration.
- Eine Maskenbeatmung bei der Narkoseeinleitung sollte unterbleiben. Durch den Überdruck ist es möglich, dass der Fremdkörper in tiefere Regionen des Tracheobronchialsystems gelangt. Die Narkoseeinleitung sollte im Sinne einer „rapid sequence induction" durchgeführt werden.
- Komplikationen bei der Fremdkörperentfernung sind Hypoxie, komplette Atemwegsobstruktion, Bronchospasmus, Laryngospasmus, Pneumothorax, Bronchusruptur, Fragmentierung des Fremdkörpers und Hämorrhagie.

6.6 Laryngospasmus
F. Kienzle

◼ Definition

Als Laryngospasmus wird eine Okklusion der Glottis durch die laryngeale Muskulatur bezeichnet. Als Schutzreflex, vom N. vagus gesteuert, verhindert er, dass Fremdmaterial in das Tracheobronchialsystem gelangt.

Der Laryngospasmus ist die meistverbreitete Ursache einer Obstruktion der oberen Luftwege. Er tritt häufig bei Kindern auf, die im Nasen-Rachen-Raum operiert wurden (z. B. nach Adenotomie), mit einer Inzidenz von ca. 20 % (Henderson 1992, Leicht 1985). Hervorgerufen durch eine lokale Reizung der Stimmbänder durch Sekret oder Blut, tritt der Laryngospasmus v. a. im Exzitationsstadium einer Narkose auf.

◼ Epidemiologie

In einer Studie von Olsson (1984) wurde von 1967 bis 1978 an 136.929 Patienten aller Altersstufen die Inzidenz eines Laryngospasmus untersucht. Die Inzidenz für alle Patienten lag bei 8,7/1, und sie korrelierte invers mit dem Alter. Im Alter zwischen 0 und 9 Jahren trat ein Laryngospasmus bei 17,4/1000 Patienten auf, die höchste Inzidenz mit 28,2/1000 Patienten lag im Alter von der Geburt bis zum 3. Lebensmonat. Bei Erwachsenen war die Inzidenz bei Männern signifikant höher (12,1/1000) als bei Frauen (7,2/1000). Kinder mit einem Infekt der oberen Luftwege oder Bronchialasthma hatten eine sehr hohe Rate von 95,8/1000 Patienten.

Bei Kindern und bei einem Infekt der oberen Luftwege ist sehr häufig mit einem Laryngospasmus zu rechnen.

◼ Anatomie und Physiologie

Die Plicae aryepiglotticae verbinden die Apices der Arytaenoidknorpel mit den Rändern der Epiglottis. Die Plicae vestibulares („falsche Stimmbänder") reichen von der kaudalen Oberfläche der Epiglottis bis zu den Spitzen der Arytaenoidknorpel. Die „echten Stimmbänder" (Plicae vocales) dagegen verlaufen kaudal davon und erstrecken sich von den Apices der Arytaenoidknorpel zum Schildknorpel (Cartilago thyroidea) nahe der Basis der Epiglottis (Abb. 6.**16**).
Die innere Larynxmuskulatur, die die Weite der Glottis steuert, ist auch primär für den Laryngospasmus verantwortlich. Für die Verengung der Stimmritze sind die Mm. cricoarytaenoidei laterales, die Mm. arytaenoidei und die Mm. vocales zuständig. Die Spannung der Ligg. vocalia werden durch die Mm. cricothyroidei bewirkt, die einzigen äusseren Kehlkopfmuskeln, die auch als einzige vom N. laryngeus superior des N. vagus innerviert werden (Voss 1974). Der N. vagus versorgt den Kehlkopf motorisch und sensibel. Die Region oberhalb der „echten Stimmbänder" wird sensorisch vom inneren Ast des N. laryngeus superior innerviert, ebenso Gelenk-, Druck- und Dehnungsrezeptoren der inneren Larynxmuskulatur.
Die Abschnitte unterhalb der Glottis und der Trachea werden sensibel vom N. laryngeus recurrens versorgt. Der äussere Ast des N. laryngeus superior innerviert die Mm. cricothyroidei und die inferioren Pharynxschliessmuskeln, während der N. laryngeus recurrens die übrige innere Larynxmuskulatur motorisch versorgt (Abb. 6.**17**).
Eine Vielzahl von Mechano-, Chemo- und Thermorezeptoren befindet sich im Larynxbereich, mit der höchsten Dichte im Larynxeingang, wobei der posteriore Bereich wiederum sensorisch empfindlicher ist als der anteriore, da hier der Kontakt mit „Fremdmaterial" häufiger ist.
Die afferente Stimulation dieser Nerven bewirkt einen Larynxverschluss durch Adduktion der Stimmbänder zum Schutz der Lungen vor Aspiration von Fremdmaterial. Die Reaktion ist aber von kurzer Dauer und wird nicht als Laryngospasmus definiert.

◼ Pathophysiologie

Der Laryngospasmus als verlängerte Form des Stimmritzenverschlusses wird entweder durch den Verschluss der „echten Stimmbänder" allein oder in Kombination mit einem Verschluss der „falschen Stimmbänder" hervorgerufen.
Obwohl die Reaktion der Stimmbänder ähnlich erscheint, ist sie beim einfachen Stimmritzenverschluss

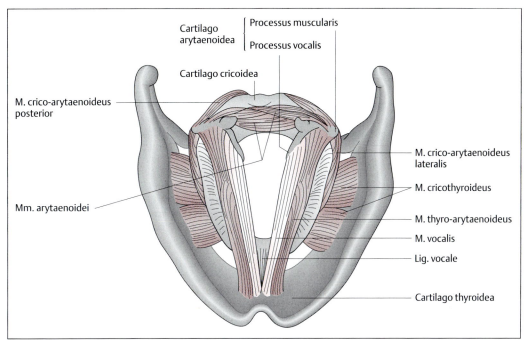

Abb. 6.16 Muskulatur des Kehlkopfes, Ansicht von kranial (aus Netter FH: Atlas der Anatomie des Menschen. Stuttgart, New York: Thieme 1997).

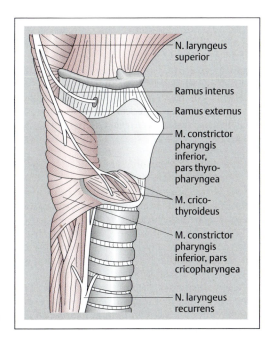

Abb. 6.17 Nerven des Kehlkopfes, Ansicht von rechts lateral (aus Netter FH: Atlas der Anatomie des Menschen. Stuttgart, New York: Thieme 1997).

gemischt sensorisch bedingt, während der Laryngospasmus durch eine reine Stimulation des N. laryngeus superior hervorgerufen wird (Landsman 1997). In bestimmten Stadien flacher Narkose wird angenommen (gestützt durch Beobachtungen an Tieren), dass zentrale Hemm-Mechanismen abgeschwächt sind und dadurch ein Laryngospasmus häufiger auftritt.

Atemwegsirritierende Inhalationsanästhetika, massive Blut- oder Schleimsekrete oder die Manipulation an den Atemwegen kann während einer Allgemeinnarkose einen Laryngospasmus auslösen.
Nach dem Glottisverschluss kollabiert das supraglottische Gewebe, wölbt sich vor die Glottis und bildet dadurch einen Ventilmechanismus, der in diesem Stadium auch durch eine Überdruckbeatmung nicht durchbrochen werden kann.

Ausser laryngealer Reizung ist der Laryngospasmus auch durch Stimulation viszeraler Nerven in Becken, Abdomen und Thorax auslösbar. Dazu sind aber wiederholte überschwellige Reize des N. laryngeus superior erforderlich, ein Einzelreiz genügt nicht (Landsman 1997). Je stärker die sensorische Reizung des

Nerven, desto ausgeprägter fällt die motorische Antwort aus. So kann eine grössere Sekretmenge während einer flachen Narkose mit einem atemwegsirritierenden Inhalationsanästhetikum eine Vielzahl sensorischer Rezeptoren stimulieren und dadurch das Risiko eines Laryngospasmus stark erhöhen.
Untersuchungen an Hunden zum Glottisschluss (Ikari 1980) zeigen, dass der Reflex häufiger in der Exspirations- als in der Inspirationssphase auftrat. Ausserdem verhielt sich die laryngeale Adduktion umgekehrt proportional zur CO_2-Konzentration. Ebenso tritt ein verlängerter Glottisschluss oder Laryngospasmus häufiger auf, wenn eine Hypokapnie vorliegt.

Eine ausgeprägte Hypoxie mit einem paO_2 unter 50 mmHg hat einen stark dämpfenden Effekt auf eine laryngospastische Reaktion, während ein paO_2 über 50 mmHg kaum Einfluss hat. Im Gegensatz zur Einatmung erhöht die Ausatmung die Reagibilität des Larynx.

Diese Ergebnisse passen zu der Hypothese, dass durch Asphyxie ein Glottisverschluss oder längerer Laryngospasmus verhindert wird (Ikari 1980). Die klinische Erfahrung beim Menschen unterstützt dies, da bei ausgeprägter Hypoxie oder Hyperkapnie sich ein Laryngospasmus löst (Roy 1988).
Während der Narkoseinduktion kann auch ein *inspiratorischer Stridor* auftreten. Der Mechanismus besteht in einem passiven Verschluss der Glottis, da der Gasdruck bei der Inspiration am geringsten ist. Beim wachen Patienten wird dies durch aktive Abduktion der Stimmbänder verhindert, während in Narkose diese Muskeln des Larynx relaxiert sind, auch wenn noch eine Spontanatmung mit Hilfe des Zwerchfells möglich ist. Je grösser die respiratorische Anstrengung und je kleiner die Glottisöffnung, desto ausgeprägter ist dieser Effekt. Bei Säuglingen und Kleinkindern tritt diese Symptomatik daher häufiger auf als bei Schulkindern und Erwachsenen.
Der oben bereits erwähnte Ventilmechanismus des supraglottischen Gewebes kann mit dem Laryngoskop beobachtet werden, wenn während einer Allgemeinnarkose die Schleimhaut mit einer stumpfen Sonde stimuliert und so ein Laryngospasmus ausgelöst wird (Landsman 1997). Der Stimmbandverschluss kann zwar mit Überdruckbeatmung überwunden werden, nicht aber der Ventilmechanismus, da durch den starken Luftdruck im Pharynx die Recessus piriformes überbläht und die Plicae aryepiglotticae gegeneinander gepresst werden.

Diagnose

Ein Laryngospasmus tritt vor allem während flacher Narkosestadien auf, z. B. bei inhalativer Einleitung, Intubation oder Extubation, und kann sich zunächst als partielle Obstruktion mit inspiratorischem Stridor darstellen.

Das Risiko, einen Laryngospasmus zu provozieren, erhöht sich bei:
- Einleitung mit einem stechend riechenden Narkosegas wie Isofluran oder Desfluran,
- Extubation in einem flachen Narkosestadium,
- gleichzeitigem Vorhandensein einer Magensonde,
- Gastroduodenoskopie,
- gleichzeitiger Erkrankung der oberen Atemwege (Henderson 1992).

Als Hauptauslöser eines postoperativen Laryngospasmus gelten Blut oder Sekret in den oberen Luftwegen während der Extubation (Staffel 1991), wobei andere Ursachen einer Obstruktion der Atemwege wie Bronchospasmus oder einer Verlegung durch die Zunge erwähnt werden müssen.

Husten kündigt regelmässig einen drohenden Laryngospasmus an. Ein fehlendes Atemgeräusch trotz adäquater Thoraxbewegung deutet auf einen schweren Laryngospasmus hin.

Wenn der Patient versucht, gegen die geschlossene Glottis zu atmen, treten ineffektive Thorax- und Abdominalbewegungen auf. Das Auftreten eines Lungenödems ist beschrieben, hervorgerufen durch den stark negativen intrapleuralen Druck, mit dem der Patient versucht, die Obstruktion zu überwinden (Lang 1990).

Therapie

Die Behandlung eines *inkompletten Atemwegsverschlusses* aufgrund eines Laryngospasmus besteht im Beenden des chirurgischen Stimulus, der Absaugung von Blut und anderem Sekret aus dem Pharynx und der Vertiefung der Narkose. Über Maske wird mit 100 % O_2 mit leichtem Überdruck beatmet.
Bei einem *kompletten Atemwegsverschluss* aufgrund eines Laryngospasmus kann versucht werden, den Glottisschluß mit positivem Beatmungsdruck zu öffnen. Dabei besteht die Gefahr, daß durch den Luftdruck im Pharynx die Recessus piriformes überbläht werden (siehe Abschnitt Pathophysiologie), die Glottis noch mehr verschlossen und der Magen insuffliert wird.

Hier kann der Esmarch-Handgriff erfolgreich sein, da durch die ventrale Verlagerung des Unterkiefers der M. thyreohyoideus gedehnt und so das supraglottische Gewebe gestrafft wird. Die Ventralbewegung des Kinns wird durch den M. geniohyoideus zum Hyoid, zum Lig. hyoepiglotticum und zum paraglottischen Gewebe übertragen und so die laryngeale Passage freigemacht.

Wenn diese Handgriffe nicht ausreichen, ist ein Muskelrelaxans indiziert. Die intravenöse Gabe von Succinylcholin bewirkt eine Relaxierung der Stimmbänder und ermöglicht so eine ausreichende Beatmung. Bei fehlendem venösen Zugang ist die intramuskuläre Succinylcholin-Gabe möglich.

Redden (1990) untersuchte die Möglichkeit der Therapie eines Laryngospasmus bei Kindern mit extraoral submental appliziertem Succinylcholin (2 %; 3 mg/kgKG). Die Injektionen führten zu ordentlichen Intubationsbedingungen, es traten keine Zungenschwellungen auf und es gab keine signifikanten kardiovaskulären Veränderungen. Eine Kontrollgruppe mit Injektionen in den M. quadrizeps hatte vergleichbare Ergebnisse.

Die intramuskuläre Injektion von Succinylcholin hat zwar eine deutlich längere Anschlagszeit als die intravenöse Gabe, bietet für die Behandlung des Laryngospasmus aber trotzdem ausreichende Bedingungen. Seah (1998) beschrieb die intraossäre Injektion mit einem ebenso schnellen Wirkungsbeginn wie bei intravenöser Applikation.

Chung (1993) konnte laryngoskopisch nachweisen, dass bei Kindern mit Laryngospasmus niedrig dosiertes Succinylcholin (0,1 mg/kgKG) intravenös ausreicht, um die innere Kehlkopfmuskulatur zu relaxieren. Dieser Effekt hielt ca. 2 Minuten an. Dabei wurde durch die geringe Dosis die Spontanatmung kaum beeinflusst und auch bei repetitiver Gabe keine Bradykardie beobachtet.

Positiver intrathorakaler Druck unterbricht den Reflex des Glottisverschlusses und so den Laryngospasmus (Ikari 1980). Daraus kann umgekehrt geschlossen werden, dass Manöver, die einen positiven intrathorakalen Druck erzeugen wie zum Beispiel der Heimlich-Handgriff, hilfreich sein können, einen Laryngospasmus zu vermeiden.

Je nach Schweregrad des Laryngospasmus sollte wie folgt vorgegangen werden:

- *Bei beginnendem Laryngospasmus:*
  - auslösende Stimuli beseitigen (z. B. Schleim und Blut absaugen),
  - mit 100 % Sauerstoff mit Maske und leichtem Überdruck beatmen,
  - gleichzeitig die Narkose inhalativ oder intravenös vertiefen.

- *Bei klinischer Verschlechterung:*
  - Succinylcholin zunächst 0,1 mg/kg intravenös, wenn erfolglos 1 mg/kg intravenös,
  - bei fehlendem venösen Zugang 2 mg/kg intramuskulär.
- *Bis zum Wirkungseintritt:*
  - Maskenbeatmung mit Überdruck und Esmarch-Handgriff kombinieren.
  - Wenn keine Besserung eintritt, reintubieren.

Es muß immer daran gedacht werden, dass sich bei einem kompletten Atemwegsverschluss durch die Beatmung die Fossa piriformis vorwölben kann und die Symtomatik verstärkt wird!

Prävention

Der erste Schritt zur Prävention ist die Erkennung eines durch Laryngospasmus gefährdeten Patienten. Eine erhöhte Inzidenz eines Laryngospasmus tritt auf bei Patienten:
- mit vorbestehenden respiratorischen Problemen,
- einem vor kurzem erlittenen Larygospasmus oder
- einer liegenden Magensonde.

Endoskopien und die Korrektur-OP einer Hypospadie haben ebenfalls eine erhöhte Inzidenz (Olsson 1984). Die risikoreichsten Phasen einer Narkose sind:
- Einleitung,
- endotracheale Intubation,
- Ausleitung,
- während und kurz nach der Extubation.

Zur Narkoseeinleitung sollten nur nicht-irritierende Anästhesiegase wie Halothan oder Sevofluran verwendet werden. Ob anticholinerge Substanzen präventiv wirken, ist umstritten (Roy 1988).

Die Rezeptoren, die einen Laryngospasmus auslösen, werden durch eine tiefe Narkose oder die Verwendung von Muskelrelaxantien am besten blockiert (Landsman 1997).

Während intravenös appliziertes Lidocain nicht konstant einen Laryngospasmus verhindert, kann topisch angewandtes Lokalanästhetikum vor der Intubation oder anderen Manipulationen der Luftwege die Inzidenz eines Laryngospasmus während In- oder Extubation senken (Staffel 1991, Leicht 1985, McCulloch 1992, Colman 1985).

Lokal angewandtes Lidocain scheint die Übertragung des Neurorezeptors in der laryngealen Mukosa zu blockieren (McCulloch 1992). Allerdings ist die Wirkdauer auf 30 min begrenzt, so dass bei längeren Nar-

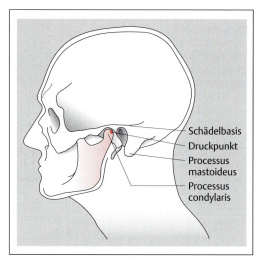

Abb. 6.**18** Darstellung des Laryngospasmus-Druckpunkts (nach Larson CP: Laryngospasm-the best treatment. Anesthesiology 1998;89 : 1293–1294).

kosen die Applikation bei der Intubation keinen Schutz bei der Extubation bietet (Warner 1996).

Lee und Downes (1983) empfehlen die Extubation des wachen, adäquat reagierenden Patienten, der zwischen den Hustenstössen normal atmet. Gründliches Absaugen vor der Extubation und das Entfernen des Tubus, während die Lungen mit positivem Druck gebläht werden, sind Manöver, die die Inzidenz des Laryngospasmus senken können.

Interessant ist die Beschreibung einer Technik von Larson (1998), die ihm vor 40 Jahren von Guadagni vermittelt wurde und die er erfolgreich anwandte. Er definiert einen *„Laryngospasmus-Druckpunkt"*, der sich hinter den Ohrläppchen befindet. Er wird anterior begrenzt vom Übergang des aufsteigenden Unterkieferastes zum Processus condylaris, posterior vom Processus mastoideus und kranial von der Schädelbasis (Abb. 6.**18**)
Die Technik besteht darin, beidseits mit den Mittelfingern sehr kräftig auf diese Punkte in Richtung auf die Schädelbasis zu drücken. Gleichzeitig werden mit Daumen und Zeigefinger Unterkiefer und Beatmungsmaske nach ventral angehoben. Die Technik soll in jedem Lebensalter zuverlässig funktionieren.

Als Erklärung wird angeführt, dass ein starker Schmerzreiz auf den N. facialis und eventuell tiefe Anteile der Parotis ausgeübt wird. Die Parotis wird teilweise vom N. glossopharyngeus innerviert, der wiederum in Verbindung steht mit dem N. vagus und dem sympathischen Ganglion cervicale superior. Larson (1998) nimmt an, dass die komplexen Vernetzungen dieser Nerven noch nicht vollständig erforscht sind und über den Schmerzreiz die Stimmbänder durch das sympathische oder parasympathische Nervensystem relaxiert werden.

Fazit

- Der Laryngospasmus ist die meistverbreitete Ursache einer Obstruktion der oberen Luftwege. Er tritt häufig bei Kindern auf, die im Nasen-Rachen-Raum operiert wurden.
- Atemwegsirritierende Inhalationsanästhetika, massive Blut- oder Schleimsekrete oder die Manipulation an den Atemwegen können während einer Allgemeinnarkose einen Laryngospasmus auslösen.
- Das Risiko, einen Laryngospasmus zu provozieren, erhöht sich bei:
  – Einleitung mit einem stechend riechenden Narkosegas wie Isofluran oder Desfluran,
  – Extubation in einem flachen Narkosestadium,
  – gleichzeitigem Vorhandensein einer Magensonde,
  – Gastroduodenoskopie,
  – gleichzeitiger Erkrankung der oberen Atemwege.
- Eine erhöhte Inzidenz eines Laryngospasmus tritt auf bei Patienten:
  – mit vorbestehenden respiratorischen Problemen,
  – einem vor kurzem erlittenen Laryngospasmus oder
  – einer liegenden Magensonde.
- Beim inkompletten Atemwegsverschluss sollte die Narkosevertiefung und Überdruckbeatmung mit reinem Sauerstoff durchgeführt werden. Beim kompletten Atemwegsverschluss kann der Esmarch-Handgriff helfen, als Ultima ratio bleibt die schnell wirkende Relaxierung mit Succinylcholin, die eine Beatmung oder Intubation ermöglicht.
- Die prophylaktische topische Applikation eines Lokalanästhetikums auf die Glottisregion kann die Inzidenz eines Laryngospasmus senken.

6.7 Besonderheiten der Atemwegssicherung in der Zahn-, Mund-, Kiefer- und Gesichtschirurgie

R. Georgi, D. Weingart

Erkrankungen in der Zahn-, Mund-, Kiefer- und Gesichtschirurgie stellen aufgrund der unmittelbaren Nachbarschaft zu den oberen Luftwegen eine besondere Herausforderung dar. Komplikationen bei der Atemwegssicherung können bei allen Erkrankungen auftreten, bei denen die Mundöffnung eingeschränkt oder die Passage des Oropharynx erschwert ist:
- bei Entzündungen,
- nach Traumata,
- bei angeborenen Fehlbildungen,
- bei Tumoren und
- nach einer Bestrahlung im Rahmen der Therapie eines Tumorleidens.

Die enge Nachbarschaft zwischen dem OP-Gebiet und den oberen Luftwegen macht somit eine enge Kooperation zwischen Kieferchirurg und Anästhesist erforderlich. Daher ist das gegenseitige Verständnis von Operateur und Anästhesist die Voraussetzung für die tägliche Arbeit. Dem Operateur muß, nach der Sicherung der Atemwege, der Zugang zum Operationsgebiet möglich sein. Um dem Operateur bestmögliche Arbeitsbedingungen zu bieten, gleichzeitig aber ein Abknicken des Tubus zu verhindern, werden häufig anatomisch geformte Tuben [AGT-Tubus® = Anatomisch-Geformter-Tracheal-Tubus, RAE-Tubus® = Ring-Adair-Elwyn-Tubus (nach den Entwicklern benannt)] eingesetzt.

Bei intraoperativ häufig erschwertem direktem Zugang zu den Atemwegen ist es besonders wichtig, den Endotrachealtubus vor einer akzidentellen Extubation und die Konnektionsstellen vor einer Diskonnektion zu sichern. Festes Zusammenstecken ist bei ISO-Systemen ausreichend, wenn kein Dauerzug auf den Verbindungsstellen liegt.

In Abbildung 6.19 ist eine typische Fixierung eines nasotrachealen AGT-Tubus®, mit Unterpolsterung der Stirnregion zur Vermeidung von Druckschäden, für einen kieferchirurgischen Eingriff zu sehen.

Patienten mit Abszessen/Phlegmonen im Mund-Kiefer-Gesichts- und Halsbereich

Die häufigste Abszeßursache ist odontogen: Beispiele sind Erkrankungen des Parodontiums, Erkrankungen der Pulpa, Wurzelreste, Zysten und Dentitio difficilis. Lokal begrenzte Abszesse können in Lokalanästhesie eröffnet werden. Logenabszesse, Phlegmonen und durch eine Kieferklemme schwer zugängliche intraorale Abszesse müssen in Allgemeinanästhesie eröffnet werden.

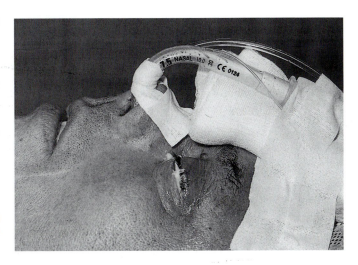

Abb. 6.19 Fixierung eines AGT-Tubus® (Anatomisch-Geformter-Tracheal-Tubus, Willy Rüsch AG) für Operationen in der Zahn-, Mund-, Kiefer- und Gesichtschirurgie. Wichtig sind: die exakte Fixierung auf der Haut des Patienten, die Unterpolsterung der Konnektionsstellen zur Vermeidung von Druckschäden auf der Stirn des Patienten und die Sicherung der Konnektionsstellen zur Vermeidung einer akzidentellen Diskonnektion bei abgedecktem schwer zugänglichem Patientenkopf. Zur Vermeidung von Hornhautulzerationen ist Augensalbe zu applizieren. Ebenfalls nach oben abgeleitet die nasogastrale Sonde und der Pilotschlauch des Tubus-Cuffs zum Anschluß an den Cuff-Druckregler (Endotest®).

Das Hauptsymptom bei vielen Abszessen ist die Kieferklemme.

Die Kieferklemme tritt auf bei retromaxillären, peri-, sub-, masseteriko-, pterygomandibulären, und Temporalabszessen. Zu einer Anhebung des Mundbodens bzw. zum Mundbodenödem kommt es bei peri-, submandibulären, submentalen, sublingualen und Zungenabszessen. Bei den beiden letztgenannten dominieren eine kloßige Sprache, Schluckbeschwerden und eine Behinderung der Atmung.

Palatinale Abszesse können sich in Richtung Weichgaumen und nasal ausbreiten. Die Folge können somit Schluck- und Atemstörungen, kloßige Sprache bzw. Nasenboden- oder Nasenseptumabszesse sein. Bei der kaudalen Ausbreitung retromaxillärer Abszesse treten Schluckbeschwerden durch Vorwölbung der lateralen Pharynxwand auf.

Druckschmerzhaftigkeit und Schwellungen im Rahmen von Abszessen im Mund-Kiefer-Gesichtsbereich können Probleme bei der Maskenbeatmung verursachen.

Schwellungen im Bereich der paranasalen Weichteile bei Fossa-canina-Abszessen oder peri- und intranasaler Abszeßausbreitung, Schwellungen im Bereich des Jochbogens bei retromaxillären und paramandibulären Abszessen und Schwellungen bei Wangenabszessen sowie bei Periorbitalabszessen führen zu Dichtigkeitsproblemen bei der Maskenbeatmung (Abb. 6.**20**). Aufgrund der Druckschmerzhaftigkeit bei den eben genannten Abszessen und bei Abszessen im Bereich des Unterkiefers ist nur ein lockerer Maskensitz bei der Präoxygenierung möglich.

Bei Abszessen der Parotisloge besteht die Gefahr der Ausbreitung Richtung Kiefergelenk und in den parapharyngealen Raum.

Nicht odontogener Ursache sind Abszesse im Tonsillarbereich. Dazu gehören Peritonsillar-, Para- und Retropharyngealabszesse sowie Abszesse und Phlegmonen der Gesichts- und Halsweichteile. Bei Peritonsillarabszessen kann es bei einer Infiltration des Musculus pterygoideus zur Kieferklemme kommen. Die Symptome bei Para- und Retropharyngealabszessen sind kloßige Sprache, Schluckbeschwerden, Kieferklemme und stridoröse Atmung.

Bei massiver Ausbreitung von odontogenen Logenabszessen oder nach akuter Angina oder Tonsillarabszessen kann es zur Ausbildung einer Phlegmone im Mundbodenbereich bzw. im Bereich der großen Halsgefäße kommen. Aufgrund der möglichen mediastinalen Ausbreitung handelt es sich um ein vital bedrohliches Krankheitsbild mit einer hohen Mortalität. Eine ausgedehnte chirurgische Revision mit Einlegen von Drainagen ist erforderlich.

Auch nach einer Nahrungskarenz von 6 Stunden sind Abszeßpatienten aufgrund der schmerzbedingten verzögerten Magenentleerung als nicht nüchtern einzustufen.

Generell sollten Patienten im Rahmen eines Abszeßgeschehens mit einer Kieferklemme, mit Schluckstörungen, kloßiger Sprache, stridoröser Atmung, und absehbaren Problemen bei der Gesichtsmaskenbeatmung primär fiberoptisch im Wachzustand intubiert werden (s. Kapitel 4.5). Bei einer geplanten laryngoskopischen Intubation ist zu bedenken, daß die Schleimhaut im Mund- und Rachenbereich durch das Abszeßgeschehen sehr vulnerabel ist. Durch die Kraft, die mit dem Laryngoskop auf die Gewebe übertragen wird kann es sehr leicht zu Blutungen oder Eröffnung des Abszesses mit konsekutiver Eiteraspiration kommen.

Abhängig vom Grad der Schwellung und der Verlegung der Atemwege bleiben Patienten mit sublingualen und Weichgaumenabszessen nach der Operation

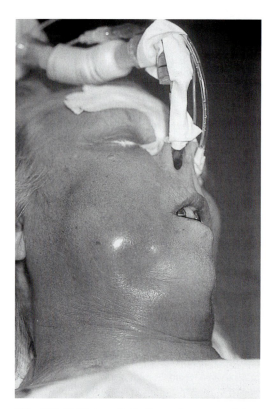

Abb. 6.**20** 68-jährige Patientin mit ausgeprägtem perimandibulären und Wangenabszeß.

intubiert, da eine Zunahme der Schwellung durch die chirurgischen Manipulationen zur vitalen Gefährdung der Patienten führen kann. In diesen Fällen erfolgt nach 24 Stunden eine fiberoptische Inspektion des Naso- und Oropharynx sowie der Glottisregion. Bei Rückgang der Schwellung werden die Patienten unter fiberoptischer Kontrolle extubiert. Das Legen einer Wechselhilfe für Endotrachealtuben (s. Kapitel 5.4) als Reintubationsschiene in den ersten Stunden nach der Extubation, ist möglich.

Patienten mit Verletzungen im Kiefer-Gesichtsbereich

Die Einteilung der Frakturen des Gesichtsschädels erfolgt nach dem französischen Chirurgen René Le Fort (1869–1951). Die Fraktur „Le Fort I" (Abb. 6.**21a**) entspricht der Guerin-Querfraktur. Jules René Guérin (Pariser Chirurg 1801–1886) beschrieb eine Fraktur einseitig oder doppelseitig unterhalb der Nasenöffnung mit Absprengung des harten Gaumens, des Alveolarfortsatzes und unterer Teile der Gaumenflügelfortsätze. Le Fort II (Abb. 6.**21b**) definiert Frakturen im Bereich der Mittelgesichtspyramide (Jochbein-, Jochbogen-, Orbitafrakturen) und Le Fort III (Abb. 6.**21c**) den vollständigen Abriß des Mittelgesichts von der Schädelbasis (Le Fort 1901). Diese Frakturen sind oft begleitet von Augenverletzungen.

Patienten mit Le Fort III-Frakturen gelten als Patienten mit Schädel-Hirn-Trauma. Atemwegsobstruktionen sind möglich durch den zurückfallenden Oberkiefer gegen die Rachenhinterwand oder auf den Zungengrund.

Die Atemwegsobstruktion und massive Blutverluste stellen eine vitale Bedrohung des Patienten dar. Bei einer erforderlichen primären Notfallintubation ist diese *immer* orotracheal („rapid sequence induction") durchzuführen. Bei der Intubation ist besonders auf Fremdkörper im Pharynx zu achten (Blutkoagel, Zahn- oder Prothesenteile). Nach Aspiration von Erbrochenem, Blut oder Fremdkörpern ist eine Bronchoskopie nach der Intubation zwingend.

Die Narkoseeinleitung bei Patienten mit panfazialen Frakturen bedarf eines besonderen Managements. Eine sichere Maskenbeatmung ist aufgrund der Verletzung nicht immer gewährleistet (Abb. 6.**22**). Durch Schwellungen, Blutungen und Mobilitätseinschränkung der Halswirbelsäule oder des Unterkiefers bei der Laryngoskopie kann es zu der Situation „cannot ventilate, cannot intubate" kommen. Die primäre fiberoptische Intubation ist unter klinischen Bedingungen die Methode der Wahl. Diese Methode kann aber aufgrund diffuser Blutungen scheitern.

Eine Notfall-Koniotomie kann bei schweren Gesichtstraumata erforderlich sein, sie kann aber bei einer Begleit-Traumatisierung des Halses äußerst schwierig sein. Eine primäre Tracheotomie in Lokalanästhesie ist ein sicherer Weg, wenn die Spontanatmung des Patienten gewährleistet ist.

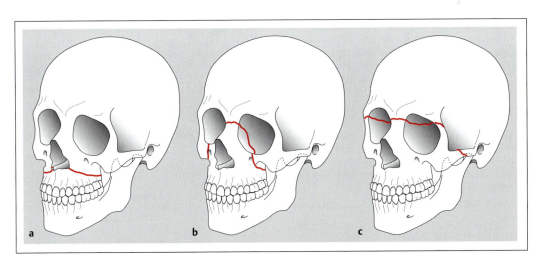

Abb. 6.**21** Schematische Darstellung der Frakturlinien nach Le Fort. **a** Le Fort I (Oberkiefer); **b** Le Fort II (Mittelgesichtspyramide) **c** Le Fort III (Gesichtsschädel). – Wir danken Herrn Dr. G. Daake, Klinik für Kiefer- und Gesichtschirurgie, Katharinenhospital Stuttgart, für die Überlassung der Zeichnungen.

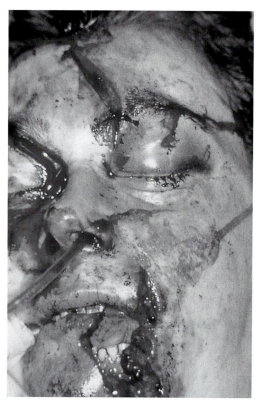

Abb. 6.22 34-jähriger Patient mit panfazialer Fraktur nach Autounfall.

Die primäre Versorgung von polytraumatisierten Patienten besteht in der Durchführung lebenswichtiger Operationen (z. B. intrazerebrale, intraabdominelle und intrathorakale Blutungen). Auf kiefer-gesichtschirurgischem Gebiet stehen die Blutstillung und Stabilisation von Frakturen (z. B. durch Schienung) im Vordergrund. Die Versorgung der Mittelgesichts- und Unterkieferfrakturen kann sekundär durch Platten-Osteosynthese erfolgen (Abb. 6.23). Für die diagnostische Abklärung und die Planung des operativen Vorgehens ist ein Computertomogramm mit axialen und koronaren Schichten hilfreich. Für die Durchführung dieses Tomogramms ist eine starke Reklination des Patientenkopfes („hängender Kopf") notwendig, so daß ein persistierendes Hirnödem eine Kontraindikation darstellt.

Bei Patienten mit Unterkieferfrakturen kann es zu einer Kieferklemme kommen, die im allgemeinen schmerzbedingt, bei gelenknahen Frakturen mechanisch bedingt ist. Mechanisch bedingte Kieferklemmen lassen sich auch nach Relaxation des Patienten nicht öffnen.

Bei der Unterkiefermittelstückfraktur kommt es durch Absinken des Mundbodens mit zurückliegender Zunge zu einer Verlegung der oberen Atemwege.

Bei diesen Patienten besteht die Primärversorgung in der maxillo-mandibulären Fixation (MMF). Diese Fixation dient auch bei Mittelgesichtsfrakturen zur Einstellung der Okklusion. Parallel zu den Zahnreihen im Ober- und Unterkiefer werden am Modell gefertigte Drahtbogenschienen nach Sauer mit Hilfe von Drahtschlingen durch die Interdentalspalten fixiert. An die Schienen sind Häkchen gelötet. Die Einstellung der Okklusion erfolgt durch Einhängen von Drahtschlingen oder Gummis in die Häkchen der Ober- und Unterkieferschienen (Abb. 6.24). Patienten mit liegender maxillo-mandibulärer Fixation werden primär fiberoptisch intubiert.

Bei komplexen Mittelgesichtsfrakturen mit Beteiligung der Schädelbasis sind Liquorfisteln keine Seltenheit.

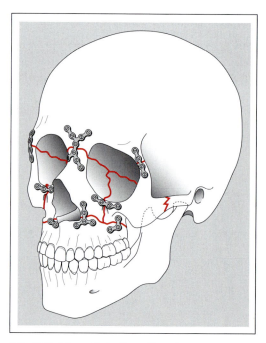

Abb. 6.23 Schematische Darstellung der operativen Versorgung einer Mittelgesichtsfraktur nach Le Fort I- III mit Miniplatten – Wir danken Herrn Dr. G. Daake, Klinik für Kiefer- und Gesichtschirurgie, Katharinenhospital Stuttgart, für die Überlassung der Zeichnung.

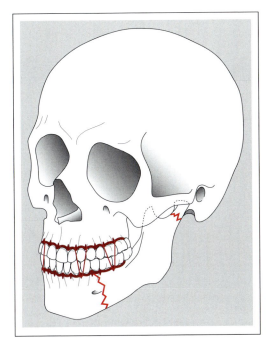

Abb. 6.24 Schematische Darstellung der maxillo-mandibulären Fixation bei einer Unterkieferfraktur. Parallel zu den Zahnreihen werden Schienen mit Häkchen eingebunden. Zwischen den Häkchen werden Drahtschlingen oder Gummizüge verspannt. – Wir danken Herrn Dr. G. Daake, Klinik für Kiefer- und Gesichtschirurgie, Katharinenhospital Stuttgart, für die Überlassung der Zeichnung.

Im Bereich des Siebbeindachs und der Fossa olfactoria ist die Dura sehr dünn und haftet fest am Knochen. Die Riechfäden sind von Dura-Aussackungen umgeben. Der Übergang vom Os frontale (eigentliches Siebbeindach) zur Lamina cribrosa ist gekennzeichnet als Übergang vom dicken Knochen auf dünnen Knochen. Durch diese genannten Faktoren ist bei knöchernen Verletzungen die Zerreißung der Dura möglich (Stammberger 1997).
Bisher galt bei Vorliegen einer frontobasalen Fraktur und Liquorfistel die nasotracheale Intubation als Kontraindikation (Spangenberg 1997). In einer multizentrischen Studie konnten Bähr et al. 1992a+b nachweisen, daß die Meningitishäufigkeit bei orotrachealer und nasotrachealer Intubation gleich ist (2,5 %). Die Meningitishäufigkeit ist unabhängig vom Intubationsweg und der Intubationsdauer. Die prophylaktische Antibiotikumgabe wird kontrovers diskutiert. Trotz Antibiotikumgabe sind Meningitiden aufgetreten. Perforierende Schädelhirnverletzungen bei frontobasalen Frakturen durch das Einführen einer Magensonde sind beschrieben (Stolke 1982).

Die mittlere Muschel ist ein Teil der knöchernen Frontobasis, sie ist an der Lamina cribrosa befestigt (Abb. 6.25). Bei einer primär intakten Dura kann diese durch eine Fragmentdislokation bei der nasotrachealen Intubation eröffnet werden. Bei einer primär eröffneten Dura besteht durch die Maskenbeatmung die Gefahr einer intrazerebralen Luftinsufflation. In Zweifelsfällen kann eine endoskopisch kontrollierte nasotracheale Intubation erfolgen (Arrowsmith 1998).

Die nasotracheale Intubation ist in den meisten Fällen sekundär für die operative Versorgung der Frakturen notwendig.
Die Versorgung panfazialer Frakturen, d. h. des Mittelgesichtes und des Unterkiefers, ist ein komplexes operatives Vorgehen (Krier 1997). Es sind transnasale, perinasale, periorale und intraorale operative Zugänge sowie die intraoperative Okklusionseinstellung notwendig. Daher kann sowohl ein orotrachealer als auch ein nasotrachealer Tubus in den einzelnen Operationsabschnitten störend sein. Eine Alternative zur Tracheostomie ist die passagere submentale (Altemir 1986) oder submandibuläre (Stoll 1993, Adamo 1996) Tubusausleitung (Abb. 6.26). Von einer Inzision 2 Querfinger unterhalb des Unterkiefer-Randes wird ein Tunnel stumpf bis unter die Mundhöhlenschleimhaut präpariert. Nach Inzision der Mundhöhlenschleimhaut kann mit einer Kornzange der oral plazierte Woodbridge-Tubus nach Abnahme des Konnektors von innen nach außen durchgezogen werden.
Eine Modifikation bei der Verwendung von Tuben mit nichtabnehmbaren Konnektoren ist die Verwendung eines „tube exchangers" für die submentale Ausleitung (Green 1996, Drolet 2000). Hierbei wird nach der Inzision der Tubus transkutan in die Mundhöhle vorgeschoben. In den liegenden endotrachealen Tubus wird ein „tube exchanger" eingeführt. Nach Entfernung des endotrachealen Tubus wird der submental vorgeschobene Tubus über den „tube exchanger" endotracheal plaziert.
Bleibt die maxillo-mandibuläre Fixation zur Sicherung der Okklusion oder zur spannungsfreien Schonung der Weichteile postoperativ bestehen, müssen die Patienten ständig eine Drahtschere mit sich führen, um in Notfällen, wie z. B. Erbrechen, die Fixierung aufheben zu können. Idealerweise tragen die Patienten die Drahtschere an einem Band um den Hals. Eine an dem Band befestigte Plastikkarte verweist auf die maxillo-mandibuläre Fixation und die Notwendigkeit, diese bei Bewußtlosigkeit des Patienten mit der Drahtschere zu lösen.

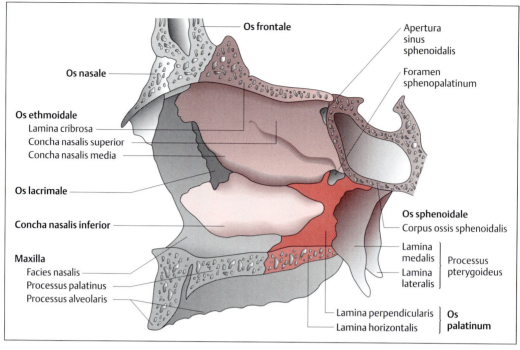

Abb. 6.25 Schematische Darstellung der anatomischen Beziehung zwischen mittlerer Nasenmuschel und Schädelbasis.

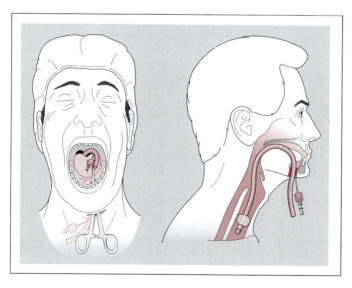

Abb. 6.26 Schematische Darstellung der submentalen Tubusausleitung (nach Altemir 1986). Von einer Inzision 2 Querfinger unterhalb des Unterkiefer-Randes wird ein Tunnel stumpf bis unter die Mundhöhlenschleimhaut präpariert. Nach Inzision der Mundhöhlenschleimhaut kann mit einer Kornzange der oral plazierte Woodbridge-Tubus nach Abnahme des Konnektors von innen nach außen durchgezogen werden.

Ein Notfallset zum Öffnen der maxillo-mandibulären Fixation muß in jedem Narkoseeinleitungssaal und im Aufwachraum vorhanden sein. Das Set besteht aus einer Drahtschere, einer Drahtfaßzange nach Mathieu und einem Rouxhaken. Bei Blutungen oder Erbrechen müssen die Drahtschlingen oder Gummis durchtrennt werden, um Mund und Rachen freizusaugen. Es ist von Vorteil, sich mit der Technik der maxillo-mandibulären Fixation vertraut zu machen, so daß sie im Notfall schnellstmöglich gelöst werden kann.

Patienten mit Fehlbildungen im Mund-Kiefer-Gesichtsbereich

Die Inzidenz von Fehlbildungen im kranio-fazialen Bereich liegt in Deutschland bei 1 : 500 Geburten/Jahr (Statistisches Bundesamt, 1995). Die Ursachen dieser Fehlbildungen sind zum Teil genetisch, zum Teil durch exogene Einflüsse bedingt.

Patienten mit Lippen-Kiefer-Gaumenspalten

Eine Lippen-Kiefer-Spalte kann durch exogene Einflüsse bis zur 5. SSW, eine isolierte Gaumenspalte bis zur 12. SSW entstehen. Die Folgen der genetischen und exogenen Ursachen ist das Ausbleiben der Umwandlung der ektodermalen Epithelmauer in mesenchymales Bindegewebe. Am häufigsten sind Fehlbildungen im Bereich der Lippen und des Gaumens. Vom Phänotyp gibt es vollständige und unvollständige Lippen- und Gaumenspalten, sowie einseitige und beidseitige Lippenspalten (Abb. 6.**27**). Begleitfehlbildungen treten bei Kindern mit Lippen- und Gaumenspalten in einem wesentlich höheren Prozentsatz auf (Pierre-Robin-Syndrom, Treacher-Collins-Syndrom). Zum Ausschluß weiterer Organanomalien, z.B. kongenitaler Herzerkrankungen, ist eine umfangreiche präoperative pädiatrische Diagnostik erforderlich. Bei Kindern mit Lippen-Kiefer-Gaumenspalten ist eine pädaudiologische Untersuchung aufgrund häufiger Mittelohraffektionen zu empfehlen. Diese treten sekundär im Rahmen von Infektionen des Nasen-Rachen-Raums durch Regurgitation von Nahrung in die Nase auf.
Als Mindestgewicht für den Operationszeitpunkt der Lippenspalte gelten 3500g. Nach dem Konzept von Delaire erfolgt der Lippenverschluß und die primäre Rhinoplastik im Alter von 3 Monaten (Delaire 1988). Der Verschluß von hartem und weichem Gaumen wird mit 9 Monaten durchgeführt.
Die Operationen werden zu einem frühen Zeitpunkt durchgeführt, um ein physiologisches und funktionelles Wachstum von Lippen, Muskulatur und Kieferknochen zu gewährleisten. Bei der Lippenplastik erfolgt der Ringschluß des Musculus orbicularis ori unter Berücksichtigung der Lippen-Rot-Weiß-Grenzen nach primärer Rhinoplastik mit Ausbildung des Nasenbodens und Naseneingangs und Adduktion des Nasenflügels auf der Spaltseite. Der Verschluß der Gaumenspalte erfolgt unter Rekonstruktion der Gaumenmuskulatur, es werden somit normale anatomische Verhältnisse geschaffen. Bei dieser Operationstechnik wurden bisher keine postoperativen respiratorischen Komplikationen beobachtet.
Die, im Vergleich zum Erwachsenen, veränderte Anatomie der oberen Luftwege (s. Kapitel 6.1) und die Fehlbildungen erhöhen die Inzidenz der schwierigen Atemwegssicherung. Die Tests, die in Kapitel 3.3 vorgestellt wurden, als Prädiktoren einer schwierigen Atemwegssicherung, sind bei Säuglingen nicht durchführbar. Nach einer Untersuchung über einen 10 – Jahres-Zeitraum (1985-1994) von Säuglingen und Kindern mit Lippen- und Gaumenspalten wurde von Gunawardana (1996) eine Inzidenz der schwierigen Laryngoskopie (Cormack und Lehane Grad 3 und 4) von 2,95 % für Patienten mit einseitiger Lip-

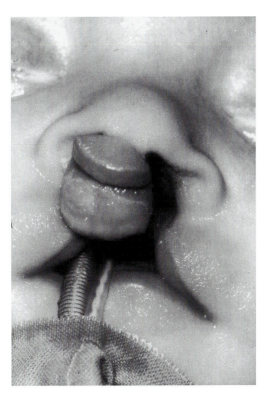

Abb. 6.**27** 3 Monate alter Säugling mit ausgeprägter beidseitiger Lippen-Kiefer-Gaumenspalte. Orale Lage von Spiraltubus und Ösophagusstethoskop.

penspalte, 45,76 % für Patienten mit bilateraler Lippenspalte und 34,61 % für Patienten mit Retrognathie angegeben. Von den 267 Patienten mit einer isolierten Gaumenspalte hatten 52 Patienten eine Retrognathie. In der Studie konnte gezeigt werden, daß die Laryngoskopie mit zunehmendem Alter der Kinder leichter wurde. Der Prozentsatz der schwierigen Laryngoskopie lag in den Altersgruppen „bis 6 Monate" bei 11,14 %, „6–12 Monate" bei 7,05 % und „1–5 Jahre" bei 4,12 %. 8 Kinder (1 %) in der Studie konnten nicht intubiert werden (Cormack und Lehane Grad 3 und 4). Alle 8 Kinder waren jünger als 6 Monate, 4 hatten eine bilaterale Lippen-Kiefer-Spalte mit einer vorstehenden Prämaxilla (s. Abb. 6.**27**) und 4 eine Gaumenspalte mit einer Retrognathie. Die Autoren betonen, daß die schwierige Laryngoskopie nicht gleichzusetzen ist mit der schwierigen Intubation. Die Inzidenz der schwierigen Laryngoskopie lag bei 7,38 %, die der schwierigen Intubation bei 1 %. Um den Prozentsatz der schwierigen Intubation niedrig zu halten ist ein spezielles Vorgehen bei der Narkoseeinleitung erforderlich (s. Kapitel 6.1).

Probleme, die bei den Laryngoskopie- und Intubationsversuchen auftreten können sind:
- Haut- und Schleimhautverletzungen im Bereich der Lippen-, Kiefer-, Gaumenspalte,
- Einklemmen des Laryngoskops in der Lippenspalte,
- Sichtbehinderung auf den Larynx bei bilateraler LKG-Spalte,
- Laryngospasmus bei zu flacher Narkose unter Spontanatmung,
- Schwellungen (z. B. Epiglottis),
- Blutungen,
- Blutaspiration,
- Abfall der Sauerstoffsättigung,
- Bradykardie,
- Ösophagusintubation,
- Tubuskompression und endobronchiales Vorschieben des Tubus durch Einsetzen der für den Verschluß der Gaumenspalte erforderlichen Mundsperrers (obligat: Verwendung von Spiraltuben und Thoraxauskultation nach Einsetzen des Mundsperrers).

Vor Operationsbeginn erfolgt das Austamponieren des Rachens, ein Schutz vor intraoperativer Blutaspiration bei nichtblockbarem Tubus. Auch hierbei ist ein akzidentelles Vorwärtsschieben des Tubus möglich. Am Ende der Operation des Gaumens wird nach Absaugen des Rachens zunächst die Tamponade und danach der Mundsperrer entfernt. Eine akzidentelle Extubation wird durch den Gebrauch eines präkordialen Stethoskops rechtzeitig erkannt. Nach der Normalisierung der Kopfposition aus der stark reklinierten Lagerung, die aus operationstechnischen Gründen beim Gaumenverschluß erforderlich ist, fließt entsprechend der Schwerkraft Blut aus der Nase und dem Nasopharynx in den Oro- bzw. Hypopharynx. Die Absaugung wird vor der Extubation unter laryngoskopischer Kontrolle durchgeführt. Die Extubation erfolgt erst bei ausreichender Spontanatmung und vorhandenen Schutzreflexen, um eine Überdruckbeatmung mit der Maske zu vermeiden.
Die beschriebenen postoperativen Komplikationen durch Obstruktion der Atemwege als Ödemfolge oder Folge einer Nachblutung mit Blutaspiration, wurden im eigenen Patientenkollektiv nicht beobachtet. Eine Obstruktion der Nasenpassage sollte in der postoperativen Phase wegen der obligatorischen Nasenatmung der Kinder vermieden werden (Stephens 1997).

Patienten mit Pierre-Robin-Syndrom

Beim Pierre-Robin-Syndrom ist die Gaumenspalte mit einer Retrogenie des Unterkiefers und einer Glossoptose kombiniert (Abb. 6.**28**). Die physiologischen Faktoren, die zu einer Atemwegsobstruktion führen sind:
- Posteriore Verlagerung der normal großen Zunge bei Mikrognathie und/oder Retrognathie,
- Unterfunktion des M. genioglossus (Funktion: Zugrichtung der Zunge nach vorn und unten).

Dadurch kommt es zu folgenden Problemen:
- Zunge liegt der Rachenhinterwand an – Verlegung des Oropharynx,
- Zunge preßt das Velum gegen Rachenhinterwand – Verlegung des Nasopharynx,
- Pharynxobstruktion durch Prolaps der medialen Wand des Pharynx.

Bei Infekten der oberen Luftwege kommt es zu einer Zunahme der Obstruktion mit Zunahme der Hypoxie. Es besteht eine erhöhte Bereitschaft der Pierre-Robin-Kinder zu gastro-ösohagealem Reflux mit möglicher Aspiration.
Maßnahmen, die eine Atemwegsobstruktion verhindern:
- Seitenlagerung/Bauchlagerung,
- nasopharyngealer Tubus,
- Zunge-Lippen-Adhäsion,
- oropharyngealer Tubus,
- Kontinuierlicher positiver Atemwegsdruck,
- Tracheostomie.

Diese Maßnahmen stellen nach Myer (1998) die sichersten Methoden für ein langfristiges Atemwegsmanagement dar.

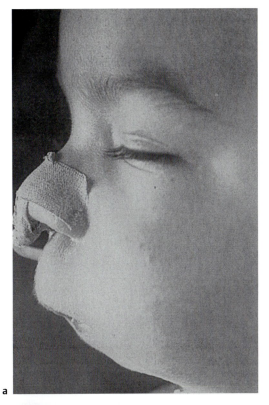

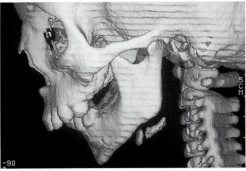

Abb. 6.28 a 4 Jahre altes Kind mit Pierre-Robin-Syndrom; b 3D-Rekonstruktion des knöchernen Gesichtsschädels (CT) des gleichen Patienten wie in Abb. 28a.

Das perioperative Atemwegsmanagement von Patienten mit Pierre-Robin-Syndrom sollte den physiologischen und pathophysiologischen Besonderheiten Rechnung tragen:
- keine präoperative Sedierung (Atemdepression),
- suffiziente Präoxygenierung,
- Erhalt der Spontanatmung,
- primäre fiberoptische Intubation (direkte Laryngoskopie sicherlich erschwert),
- postoperativ evtl. Platzhalter belassen für Reintubation,
- lückenloses perioperatives Monitoring,
- titrierte Analgetikagabe (Cave Atemdepression).

Eine enge Kooperation zwischen Kieferchirurgen, Anästhesisten und pädiatrischen Intensivmedizinern sollte besonders bei Kindern mit Pierre-Robin-Syndrom obligat sein.

Patienten mit maxillo-mandibulärer Dysproportion und Dysfunktion (Dysgnathien)

Dysgnathien werden in mandibuläre und maxilläre Pro- bzw. Retrognathie eingeteilt. Für die Beschreibung eines fliehenden Kinns oder eines Vogelgesichts werden in der Literatur unterschiedliche Begriffe verwendet. Mikrogenie, Unterkieferhypoplasie, mandibuläre Mikrognathie, mandibuläre Retrognathie charakterisieren das gleiche morphologische Erscheinungsbild. Häufig wird nur von Mikrognathie oder Retrognathie ohne Zuordnung zum Ober- bzw. Unterkiefer gesprochen. „Overbite" und „overjet" sind dentale Hinweiszeichen für skeletale Veränderungen. Während der „overbite", der vertikale Überbiß ist, wird als „overjet" der horizontale Überbiß definiert. Für beide Phänomene kann eine mandibuläre Retrognathie die Ursache sein. In der Literatur finden wir häufig nur den Begriff des „overbite"; ein ausgeprägter „overjet" bereitet mitunter bei der Laryngoskopie mehr Probleme.

Eine grobe Orientierung über das Ausmaß der mandibulären Retrognathie gibt die vergleichende Messung der Abstände zwischen Tragus und Nasenspitze und zwischen Tragus und Kinnspitze nach Charles Baud (1966, 1973). Dieses Maß diente ursprünglich der Beschreibung ästhetischer Gesichtspunkte, eignet sich aber gut für die Beurteilung der Dysgnathien in bezug auf Intubationsprobleme. Bei Orthognathie sind beide Abstände gleich.

Eine ausgeprägte mandibuläre Retrognathie kann vom Phänotypus her, der Situation beim Pierre-Robin-Syndrom, die eine primäre fiberoptische Intubation erforderlich macht, gleichen (Abb. 6.29). Eine ähnliche Problematik liegt bei ausgeprägter maxillärer Prognathie vor.
Aufgrund der erforderlichen intraoperativen Okklusionseinstellung bei Umstellungsoperationen des

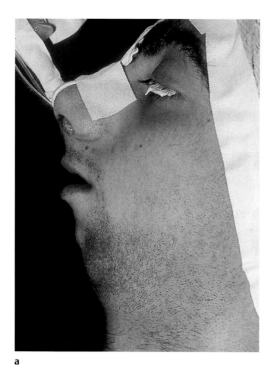
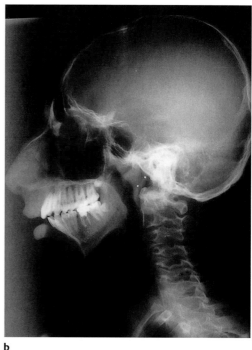

Abb. 6.29 a 28-jähriger Patient mit ausgeprägter mandibulärer Retrognathie (Vergleich zwischen Profil- und Röntgenbild). Die Narkose erfolgte für die operative Korrektur: Bimaxilläre Umstellungsosteotomie;
b Fernröntgenaufnahme (Seitenbild) des gleichen Patienten wie in Abb. 6.29a.

Ober- und/oder Unterkiefers ist eine nasotracheale Intubation obligat.
Diese Patienten müssen bei der Prämedikation besonders im Hinblick auf Probleme bei der Atemwegssicherung untersucht werden. Eine ausgeprägte mandibuläre Retrognathie oder eine maxilläre Prognathie können bei der Laryngoskopie Probleme bereiten. Die routinemäßig angefertigten seitlichen Röntgenaufnahmen können für die Einschätzung einer schwierigen Laryngoskopie/Intubation herangezogen werden (s. Kapitel 3.3).

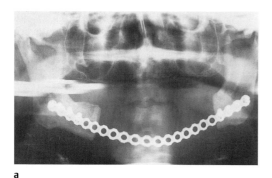
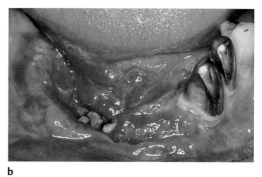

Abb. 6.30 a Röntgenologische Darstellung der Unterkieferrekonstruktion mit einer Titanplatte nach Unterkiefer-Teilresektion bei Mundbodenkarzinom;
b Präoperativer Befund des gleichen Patienten wie in Abb. 6.30a: Karzinom anteriorer Mundboden rechts.

Patienten mit Tumoren im Kiefer- und Gesichtsbereich

Im Kapitel 6.8 wird auf Besonderheiten bei der Tumorchirurgie auf Hals-Nasen-Ohren-ärztlichem Gebiet eingegangen.

Bei Tumoren des Mundbodens und des Unterkiefers stellt die Verlegung der Atemwege nach Resektion durch Einblutungen oder Verlegung der Atemwege durch die Zunge eine besondere Problematik dar.

Durch Rekonstruktion der Unterkieferspange mit speziellen Unterkieferrekonstruktionsplatten aus Titan und Fixierung der Muskulatur und Weichgewebe an diesen Platten kann eine Obstruktion der Atemwege verhindert werden (Abb. 6.**30**).

Fazit

- Abszesse im Mund-, Kiefer- und Gesichtsbereich können Probleme bei der Maskenbeatmung und bei der laryngoskopischen Intubation verursachen. Die primäre fiberoptische Intubation des wachen Patienten ist die Methode der Wahl bei Mundboden- und Zungenabszessen sowie bei einer abszessbedingten Kieferklemme.
- Bei Patienten mit Gesichtstrauma kann es durch Schwellungen, Blutungen und Mobilitätseinschränkungen des Unterkiefers und der Halswirbelsäule ebenfalls zu Beatmungs- und Intubationsproblemen kommen. Die nasotracheale Intubation bei panfazialen Frakturen (mit Beteiligung der frontobasalen Strukturen) stellt keine Kontraindikation dar. Für das operative Management kann eine passagere submandibuläre oder submentale Tubusausleitung erforderlich sein.
- Die mittlere Muschel ist ein Teil der knöchernen Frontobasis, sie ist an der Lamina cribrosa befestigt. Bei einer primär intakten Dura kann diese durch eine Fragmentdislokation bei der nasotrachealen Intubation eröffnet werden. Bei einer primär eröffneten Dura besteht durch die Maskenbeatmung die Gefahr einer intrazerebralen Luftinsufflation. In Zweifelsfällen kann eine endoskopisch kontrollierte nasotracheale Intubation erfolgen.
- Ein Notfallset zum Öffnen der maxillo-mandibulären Fixation muß in jedem Narkoseeinleitungssaal und im Aufwachraum vorhanden sein. Das Set besteht aus einer Drahtschere, einer Drahtfaßzange nach Mathieu und einem Rouxhaken. Bei Blutungen oder Erbrechen müssen die Drahtschlingen oder Gummis durchtrennt werden, um Mund und Rachen freizusaugen.
- Die Berücksichtigung von Begleiterkrankungen bei Patienten mit Gesichtsfehlbildungen ist anästhesiologisch bedeutsam. Beatmungs- und Intubationsprobleme treten bei diesen Patienten gehäuft auf (ca. 46 % schwierige Laryngoskopie bei Patienten mit bilateraler Lippenspalte).
- Das perioperative Atemwegsmanagement von Patienten mit Pierre-Robin-Syndrom sollte den physiologischen und pathophysiologischen Besonderheiten Rechnung tragen:
  - Keine präoperative Sedierung (Atemdepression),
  - Suffiziente Präoxygenierung,
  - Erhalt der Spontanatmung,
  - Primäre fiberoptische Intubation (direkte Laryngoskopie sicherlich erschwert),
  - Postoperativ evtl. Platzhalter belassen für Reintubation,
  - Lückenloses perioperatives Monitoring,
  - Titrierte Analgetikagabe (Cave Atemdepression).
- Von den maxillo-mandibulären Dysproportionen und Dysfunktionen können im wesentlichen bei Patienten mit ausgeprägter mandibulärer Retrognathie und maxillärer Prognathie Probleme bei der Laryngoskopie auftreten.

6.8 Besonderheiten der Atemwegssicherung in der Hals-Nasen-Ohren-Heilkunde

A Henn-Beilharz, R. Hagen

Eine wesentliche Besonderheit bei Anästhesien in der HNO-Heilkunde besteht in der engen Nachbarschaft des Operationsgebietes zu den oberen Luftwegen. Der Anästhesist kann bei krankhaften Prozessen im Bereich von Nase, Mundhöhle, Pharynx, Larynx, Trachea oder den Halsweichteilen auf Hindernisse bei der Atemwegssicherung treffen. Der HNO-Operateur ist auf einen übersichtlichen Zugang zum Operationsgebiet bei platziertem Tubus angewiesen. Abhängig vom geplanten operativen Vorgehen bieten sich verschiedene Intubationswege, Beatmungstechniken oder Spezialtuben an, um eine sichere Narkoseführung und eine ungestörte Operation auch bei schwierig zugänglichem Operationsgebiet zu ermöglichen. Eine enge Zusammenarbeit zwischen den Fachdisziplinen ist hierzu zwingend erforderlich, da gerade im HNO-Bereich gehäuft erschwerte Verhältnisse durch anatomisch-pathologische Veränderungen sowie als Folge operativer Massnahmen auftreten. Komplikationen in den Atemwegen führen immer sehr schnell zu einer lebensbedrohlichen Situation, daher muss für diese Notfälle ein klares Konzept in der Anästhesiologie vorliegen und mit dem HNO-Arzt abgesprochen sein.

Da nach Operationsbeginn ein direkter Zugang zum Kopf des Patienten nicht immer gewährleistet ist, müssen Tubus und Konnektionsstellen nach der Intubation so gesichert sein, dass eine akzidentelle Extubation oder Diskonnektion vermieden wird.

◼ Operationen der Nase und Nasennebenhöhlen

Bei Operationen an/in der Nase oder den Nasennebenhöhlen kommt es je nach Ausdehnung des Eingriffs (einfache Septumplastik oder Tumorresektion) zu unterschiedlich starken Blutungen, die für die Sicherheit der Atemwege relevant sein können. Dieses Blut läuft über die Choanen in den Pharynx. Daher sollte nach der Intubation der Oropharynx mit Hilfe einer Tamponade (feuchte ausgezogene Mullbinde oder armierter Tupfer) so abgedichtet werden, dass weder eine Aspiration noch ein Abfliessen des Blutes in den Magen stattfinden kann (Reduktion von postoperativer Übelkeit und Erbrechen). Das Ende der Mullbinde oder die Armierungsfäden der Tupfer müssen stets sichtbar aus dem Mund geleitet werden, um ein zügiges Entfernen am OP-Ende zu gewährleisten. In den meisten Fällen wird vom Operateur am Ende des Eingriffs zur Blutungsprophylaxe die Nasenhaupthöhle tamponiert, so dass eine nasale Atmung postoperativ unmöglich ist. Dies kann in der Aufwachphase zur Behinderung der Atmung führen. Eine entsprechende postoperative Überwachung ist obligat. Erfolgt der Eingriff unter Einbeziehung der Mundhöhle (z. B. Kieferhöhlenoperation, midfacial degloving), wird der orale Tubus nach unten abgeleitet, um den operativen Zugangsweg nicht zu behindern.

Unter den Patienten mit Nasenseptumkorrektur finden sich gehäuft Patienten mit *obstruktivem Schlafapnoesyndrom* (OSAS). Dabei handelt es sich um eine Erkrankung, bei der aus zentraler und/oder peripherer Ursache (Obstruktion) eine Schlafstörung vorliegt. Neben erschwerten Intubationsbedingungen (enger, kollaptischer Pharynx mit schlaffem Schleimhautüberschuss, voluminöser Zungengrund, kurzer adipöser Hals) finden sich gehäuft kardiovaskuläre Vorerkrankungen (Cor pulmonale, Herzinsuffizienz, KHK, Hypertonie, zerebrovaskuläre Insuffizienz), bedingt durch die Obstruktion mit erhöhtem intrathorakalen Druck und die Adipositas (Abb. 6.**31**) Viele dieser Patienten müssen auf Dauer mit einer nasalen CPAP-Maske versorgt werden, dies erfordert in einigen Fällen auch die operative Korrektur der Atemwege. Je nach Notwendigkeit erfolgen neben der genannten Septumkorrektur eine Reduktion des Nasenmuschelgewebes, eine Erweiterung und Straffung des erschlafften Oropharynx (sogenannte *U*vulo-*P*alato-*P*haryngeal-Plastik = UPPP, ggf. in Kombination mit einer Tonsillektomie) oder eine Vorverlagerung des Zungengrunds. Eine komplette postoperative Blockierung der Nasenatmung durch eine Tamponade sollte dadurch vermieden werden, dass möglichst grosslumige Katheter (Silikonrohre, Septumschienen mit integrierten Drainagerohren) durch die Nasenhaupthöhle geführt werden. Dies ermöglicht die nasale CPAP-Therapie trotz liegender Drainage, wobei in der postoperativen Phase auf ausreichende Durchgängigkeit dieser Belüftungsrohre zu achten ist.

Eine 24-stündige postoperative intensivmedizinische Überwachung sollte bei Schlafapnoesyndrom bei folgenden Kriterien durchgeführt werden: OSAS-Patienten mit gesicherten Apnoephasen und

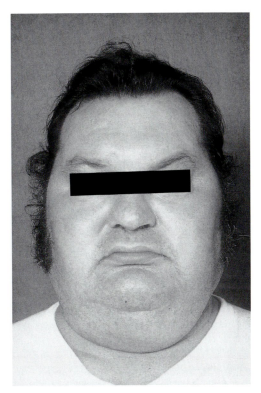

Abb. 6.31 Typische Morphologie eines Patienten mit Schlafapnoe-Syndrom.

- zusätzlich atembehindernder Operation oder
- kardiovaskulären Vorerkrankungen oder
- definitiv erschwerter Intubation oder
- Entsättigungen im Aufwachraum.

Eine Prämedikation mit Benzodiazepinen sollte vermieden werden.
Postoperativ sollten zentralwirksame Analgetika nur unter Monitorkontrolle appliziert werden.

◾ Operationen in Mundhöhle und Pharynx

Bei Eingriffen in Mundhöhle oder Pharynx kann es durch das Einführen von Mundsperrern und Halteapparaten und durch operative Manipulationen zu einer Dislokation des Tubus kommen. Bei Adenotomien (meist Kinder zwischen 3 und 6 Jahren) und Tonsillektomien (Kinder zwischen 6 und 10 Jahren, Erwachsene) erfolgt überlicherweise die orotracheale Intubation mit einer Ableitung des Tubus in der Mittellinie nach unten. Zunehmend wird jedoch die Larynxmaske mit Spiralschlauch (reinforced-LMA) eingesetzt. Der besondere Vorteil liegt in der geringen Irritation der Atemwege und auch der geringeren Inzidenz von Laryngospasmen (Schnurer 1997). In einer Untersuchung bei 100 Kindern konnte gezeigt werden, dass unter Verwendung der LMA weniger Blut im Hypopharynx und endotracheal zu finden ist als bei Einsatz der in dieser Altersgruppe üblichen ungeblockten Tuben (Williams 1993).

Ein präkordiales Stethoskop ist obligat zur Überwachung der Atmung bei allen Operationen im Kindesalter, bei denen der Operator im Bereich des Atemwegs manipuliert (Lippen-Gaumenplastik, AT, TE, etc.). Es ist somit möglich neben der Herzüberwachung bereits vor Sättigungsabfall über eine Veränderung des Atemgeräusches Komplikationen zu erkennen.
Sollte nach zweimaliger Korrektur des Tonsillensperrers eine Beatmung über die Larynxmaske nur erschwert oder gar nicht möglich sein, darf nicht gezögert werden, zu einer endotrachealen Intubation überzugehen. Insbesondere dürfen erhöhte Beatmungsdrucke (> 25 mmHg) unter Larynxmaske nicht toleriert werden, da durch eine Magenüberblähung die Aspirationsgefahr steigt.

Eine gewisse Gewöhnung an den gegenüber dem Endotrachealtubus erhöhten Platzbedarf der Larynxmaske ist von Seiten der Operateure erforderlich. Beim Einsatz der Larynxmaske bei Tonsillektomien konnte besonders in der unmittelbaren postoperativen Phase eine verminderte Zahl an Komplikationen (Atemwegsobstruktion, Husten und Abfall der Sauerstoffsättigung) beobachtet werden (Williams 1993, Boisson-Bertrand 1995). Bei sorgfältiger Handhabung und guter Abstimmung zwischen Anästhesist und Operateur scheint die Larynxmaske auch für die Durchführung von Tonsillektomien geeignet.
Auch im Kindesalter tritt das obstruktive Schlafapnoesyndrom auf, besonders in Kombination mit Fehlbildungen wie z. B. dem Pierre-Robin-Syndrom, dem Treacher-Collins-Syndrom oder einer Achondroplasie. Durch die Entfernung des hyperplastischen Mandelgewebes in Nasopharynx (Adenotomie) und Oropharynx (Tonsillektomie) soll eine Erweiterung der Atemwege erreicht werden. Bei diesen Fehlbildungen können die Maskenbeatmung und Intubation erheblich erschwert sein (Kap. 6.7).

◾ Blutungen im Bereich der oberen Luft- und Speisewege

Bei Blutungen im Bereich der oberen Luft- und Speisewege gelten die Patienten generell als nicht nüchtern (Kap. 6.4). Die Anlage einer Magensonde vor der

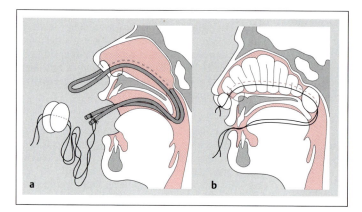

Abb. 6.32 Schematische Darstellung einer endonasalen Schichttamponade mit einer Bellocq-Tamponade zur Stillung einer nasalen Blutung.

Narkoseeinleitung ist umstritten, da zum einen möglicherweise wichtige Zeit für die Sicherung von Atmung und Kreislauf verloren geht und zum anderen durch die Manipulationen mit der Sonde die Blutung verstärkt werden kann. Allerdings kann die Regurgitation von Mageninhalt zu einer bedrohlichen Aspiration führen. Die Entscheidung richtet sich daher nach der jeweiligen Situation.
Die Schwierigkeiten bei der Intubation sind je nach Blutungsquelle unterschiedlich.
Bei *Epistaxis* wird in der Regel vor Einleiten der Narkose eine endonasale Schichttamponade (Abb. 6.32) zur Reduktion der Blutung durch den HNO-Arzt gelegt. Je nach Ursache und Stärke der Blutung können die Sichtverhältnisse bei der Intubation erschwert sein. Durch kurzfristige Kopftieflage während der Intubation sammelt sich das Blut im Epipharynx, der Kehlkopf bleibt frei.

Beim Einlegen einer Choanal- oder Bellocq-Tamponade kann unter Umständen ein starker Vagusreiz mit resultierender Bradykardie und Asystolie ausgelöst werden. Postoperative Luftnot kann durch Dislokation oder eine zu gross gewählte Tamponade entstehen und erfordert eine sofortige Kontrolle durch den HNO-Arzt.

Bei der Nachblutung nach *Tonsillektomie* können grosse Blutkoagel die Intubation erheblich erschweren. Wegen der unmittelbaren Nachbarschaft des mazerierten Wundbetts zu den grossen Halsgefässen kann sich eine harmlos anmutende TE-Nachblutung in kürzester Zeit dramatisch verstärken. Noch immer kommt es bei zunächst als banal eingeschätzten Nachblutungen zu letalen Ausgängen. Auch hier bietet sich die Kopftieflage während der Intubation an, damit das Blut nach Relaxierung nicht in den Kehlkopfeingang fliesst.

Blutungen aus *Tumoren* im Oropharyngealbereich sowie Larynx stellen immer eine dramatische Situation dar, da zusätzlich zur Blutungsproblematik die Intubation häufig durch den Tumor selbst oder vorangegangene operative Massnahmen sehr erschwert sein kann.

In diesen Fällen muss individuell entschieden werden, welches Verfahren zur Atemwegssicherung zur Anwendung kommen soll:
- laryngoskopische Intubation,
- fiberoptische Intubation,
- Combitube®,
- Intubationstracheoskop,
- translaryngeale Jet-Ventilation,
- Tracheostomaanlage.

Die Intubationstechniken, die unter Sicht durchgeführt werden (laryngoskopische und fiberoptische Intubation) können durch die Blutung erschwert oder unmöglich sein. Bei oropharyngealer Blutungsquelle kann die fiberoptische Intubation am sitzenden Patienten mit nach vorne gebeugtem Kopf versucht werden, weil dadurch das Blut aus dem Mund abfliessen kann.
Der Combitube® bewährt sich besonders bei Blutungen aus der Nase oder den Nebenhöhlen, da durch den oralen Cuff der weiche Gaumen nach oben komprimiert wird und so die Atemwege freigehalten werden (Kulozik 1996). Bei hypopharyngealer oder laryngealer Blutung ist der Einsatz kontraindiziert da, eine Absaugung zwischen den beiden Cuffs des Tubus (der Bereich der Blutungsquelle) nicht möglich ist.
Mit dem Intubationstracheoskop (Kap. 4.3) können zusätzlich Stenosen im Larynxbereich überwunden werden. Über den großlumigen Arbeitskanal ist eine suffiziente Blutabsaugung möglich. Ein Aspira-

tionsschutz besteht nicht. Die Notfallbeatmung kann bis zur Anlage eines sicheren Atemwegs (Tracheostoma) aufrechterhalten werden.
Die translaryngeale Jetventilation (s. Kap. 4.10) kann akut die Oxygenierung ermöglichen. Da jedoch der Atemweg nach oben nicht blockiert werden darf (Cave Barotrauma), ist bei massiver Blutung eine Blutaspiration möglich. Das Verfahren ist geeignet, um die Zeit bis zur Anlage einer Nottracheotomie zu überbrücken.
Eine notfallmäßig durchgeführte Tracheotomie wird dadurch erschwert, dass eine Lagerung mit überstrecktem Kopf notwendig ist, die der Patient in dieser Situation nicht toleriert. Bei starker Blutung ist die Koniotomie zu bevorzugen, da hierüber schneller ein Atemweg hergestellt werden kann. Dieser Notfallzugang (auch unter unsterilen Bedingungen) wird anschließend in ein Tracheostoma umgewandelt.
Bei oropharyngealen Blutungen wird eine direkte Blutstillung versucht oder die zuführenden Gefässe unterbunden.

Operationen an Kehlkopf und Trachea

Operationen am Larynx bieten neben Operationen an der Trachea das Extrembeispiel der „Konkurrenz" um die Atemwege zwischen Operator und Anästhesist. Neben diagnostischen Eingriffen und der Tumorchirurgie werden auch plastische Eingriffe, z. B. bei Stenosen oder einer Rekurrensparese, durchgeführt. Kommt es bei der beidseitigen Recurrensparese zur vital bedrohlichen Atemnot, ist eine sofortige Tracheotomie notwendig. Eine kompensierte Belastungsdyspnoe kann durch Laterofixation des Stimmbandes gebessert werden. Sie lassen sich meist problemlos intubieren, da mit dem Tubus die Stimmbänder gut passierbar sind. Besteht die Parese schon über Monate, kann durch die stattgefundene Ankylose im Arytaenoidgelenk beidseits das Vorschieben des Tubus erschwert sein.

Bei plastischen Eingriffen an Kehlkopf oder der oberen Trachea (Erweiterung von stenosierten Abschnitten) oder Teilresektionen in der Tumorchirurgie wird häufig in gleicher Sitzung ein Tracheostoma angelegt. Wird aufgrund der beschränkten Ausdehnung des Eingriffs nicht primär tracheotomiert, muss wegen der postoperativen Schwellungsreaktion im Weichteilgewebe mit akuter Atemnot gerechnet werden.

Der Einsatz von Kortikosteroiden wird zwar propagiert, kann jedoch nicht in jedem Fall eine postoperative Obstruktion verhindern (Kap. 5.4). Die Verwendung eines Platzhalters (Tubuswechsel-Katheter) ist bei dieser Indikation nicht empfehlenswert, da ein kompromittierter Atemweg nur weiter eingeengt wird. In Einzelfällen ist die Reintubation und Anlage eines Tracheostomas erforderlich.
Bei Trachealplastiken ist während der Anastomosennaht die Jetventilation vorteilhaft, da so der Operateur eine bessere Übersicht hat. Der primär eingelegte Tubus wird nach oral zurückgezogen und ein Jetkatheter durch den Tubus in das distale Trachealstück vorgeschoben. Nach Abschluss der Naht wird der Tubus wieder über die Anastomose vorgeschoben. Alternativ kann der Jetkatheter auch von aussen steril ins Operationsfeld geführt werden. Besteht ein Tracheostoma, wird zur Vermeidung von Adhäsionen und narbigen Verengungen nach Tracheal- oder Larynxerweiterungsplastiken intraoperativ nicht selten ein T-förmiger Silikonplatzhalter (z. B. T-tube nach Montgomery) eingelegt. Vom Tracheostoma aus führt ein Teil des Platzhalters nach kranial, ein Teil nach kaudal und der Beatmungsteil durch das Stoma nach aussen, so ist der Platzhalter fest in der Luftröhre verankert. Da auch der kraniale Schenkel offen ist, kann eine suffiziente Beatmung insbesondere bei erhöhten Atemwegsdrucken erschwert sein. Besteht Zugang zur Mundöffnung, genügt in vielen Fällen eine Tamponade mit einer ausgezogenen Mullbinde im Oropharynx. Alternativ kann der Operateur über ein Endoskop diesen offenen Schenkel temporär verschliessen oder durch einen Fogarty-Katheter blocken. Meist sind ein erhöhter Frischgasflow und ein feuchtes Tuch über Mund und Nase ausreichend.
Laryngozelen (intra- oder extralaryngeal reichende Aussackungen durch angeborene oder erworbene Erweiterungen des Sinus Morgagni) können eine Intubation sehr erschweren (Abb. 6.**33**). Hier kann es zur plötzlichen Atemwegsobstruktion kommen, wenn die Laryngozele sich nach Relaxierung vor den Kehlkopfeingang legt und diesen vollständig verschliesst. Zur Intubation kann dann das Intubationstracheoskop erforderlich werden.

Tumoren der oberen Luft- und Speisewege

Patienten mit Tumoren in Mundhöhle, Oro-, Hypopharynx oder Larynx stellen stellen einen zunehmenden Anteil der Operationen im Bereich der HNO- und ZMK-Chirurgie dar. Neben typischen Risikofaktoren (Nikotin-/Alkoholabusus, Entzugssymptomatik, intra- und postoperative pulmonale Komplikationen) liegen häufig Intubationsprobleme vor.

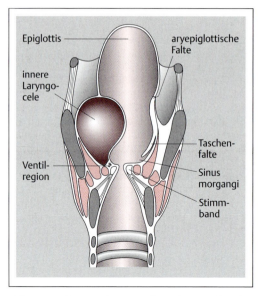

Abb. 6.33 Schematische Darstellung des Ventilmechanismus bei einer inneren Laryngocele. (entspricht Abb. 3 aus: Georgi R, Meyer H.-J., Krier C, Terrahe K. Intubationsprobleme bei Anästhesien in der Hals-Nasen-Ohrenheilkunde. Anästhesiol Intensivmed Notfallmed Schmerzther. 1991;26 : 258–64)

Zusätzlich zu den in der Anästhesie verwendeten Risikoscoresystemen (Mallampati-Test, „Multifaktor-Risiko-Index" nach Arné) (Kap. 3.3) muss bei jedem Patienten der präoperative Spiegelbefund mit Beschreibung der Tumorlokalisation und -ausdehnung beachtet werden, da dieser entscheidende Hinweise auf die Wahl des geeigneten Verfahrens der Atemwegssicherung gibt. Bei allen Tumoren im Bereich von Mundhöhle, Oropharynx, Hypopharynx und Larynx kann es bei Berührung mit dem Laryngoskop oder auch bereits mit dem Guedeltubus zu Blutungen kommen, die die Intubationsbedingungen dramatisch verschlechtern können. Daher ist anhand der präoperativen Befunde grundsätzlich zu prüfen, ob die Anlage eines Tracheostomas in Lokalanästhesie notwendig ist, oder ob ein Intubationsversuch unter Verwendung unterschiedlicher Hilfsmittel in Betracht kommt.

Während vom Stimmband ausgehende Tumoren wegen der resultierenden Heiserkeit meist in einem Stadium diagnostiziert werden, in dem eine Intubation noch ohne grosse Probleme möglich ist, kommt es bei supraglottischen Larynxkarzinomen oder Tumoren des Zungengrundes (Oropharynx) und Hypopharynx regelmässig zu schwierigen Intubationsverhältnissen. So lässt sich entweder der Kehlkopfeingang wegen des Tumorgewebes nicht ausreichend einstellen, oder der Kehlkopf ist durch Tumorinfiltration oder Begleitödem so eingeengt, dass sich der Tubus nicht ausreichend vorschieben lässt. In solchen Fällen kommt es nicht selten nach Relaxierung zu einem Kollaps des mühsam offen gehaltenen Kehlkopfs, der eine Maskenbeatmung unmöglich macht. Eine Relaxierung kommt nur in Betracht, wenn eine konventionellen Intubation, evtl. mit Bonfils-Optik® oder Notrohr vorgesehen ist. Im Zweifelsfall muß fiberoptisch wach intubiert werden oder eine Tracheostoma-Anlage in Lokalanästhesie erfolgen. Bei sehr rigidem Tumorgewebe gelingt die Intubation mit dem flexiblen Bronchoskop mitunter nicht, da mit diesem die Stenose nicht überwunden werden kann. So bleibt manchmal nur der Einsatz des starren Intubationstracheoskops als entscheidende Methode zur Sicherung der Atemwege. Damit kann auch gegen kräftige Widerstände der Weg in bzw. durch den Larynx in die Luftröhre gebahnt werden. Nach dieser „Notintubation" kann entweder über das Notrohr beatmet werden, bis ein Tracheostoma angelegt ist, oder es wird über einen Tubuswechsel-Katheter (z.B. COOK airway tube exchanger, Kap. 4.3) auf einen konventionellen Tubus umintubiert. Über diese speziellen Katheter, die starrer sind als Magensonden, ist eine Oxygenierung (Normkonnektoranschluß) oder Jetbeatmung (Luerlockanschluß) möglich.

Bei ausgedehnten Tumoren des Pharynx und Larynx ist die Präsenz eines erfahrenen HNO-Arztes bei der Narkoseeinleitung zwingend, da er einerseits die Intubationstechnik mit dem Intubationstracheoskop gut beherrscht, andererseits bei Scheitern der Intubation eine Koniotomie oder Nottracheotomie durchführen kann.

Tumoren im Pharynx können in Einzelfällen sehr gross werden, ohne subjektiv Luftnot zu verursachen. Zungengrundtumore können auch bei äusserlich bzw. in der Spiegeluntersuchung kaum sichtbarem Befund die Intubation sehr erschweren, weil sich der Zungengrund dann mit dem MacIntosh-Spatel nicht verdrängen lässt und so die direkte Sicht auf die Glottisebene erschwert. Die Wachintubation mit dem flexiblen Bronchoskop ist meist möglich und Verfahren der Wahl. Alternativ kommen bei möglicher Maskenbeatmung das Bullard-Laryngoskop® oder die Bonfils-Optik® (Kap. 4.2) zum Einsatz. Nach ausgedehnten Tumoroperationen können anatomische Veränderungen bestehen, die die Maskenbeatmung oder Intubation erschweren. Wurde eine Strahlentherapie im Kopf-Hals-Bereich vorgenommen, ist neben der derben Gewebsinduration der

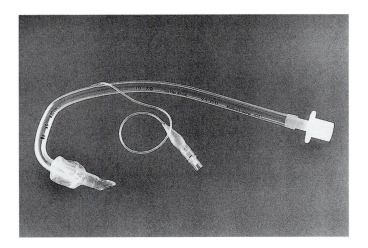

Abb. 6.34 Laryngektomie-Tubus (Mallinckrodt Medical GmbH).

Halsweichteile auch eine Gelenkankylose im Kiefergelenk und den Kopfgelenken hinderlich. Im Pharynx oder Larynx besteht nicht selten ein chronisches Schleimhautödem, welches die Intubation erschweren kann. Aufgrund dieser Verhältnisse muss damit gerechnet werden, dass weder Maskenbeatmung noch Intubation sicher gelingen. Der Patient muss nach sorgfältiger präklinischer Untersuchung über die Alternativen des Atemwegsmanagements informiert werden. Neben bronchoskopischer Wachintubation oder den starren Optiken (Bonfils, Bullard) kann auch die Larynxmaske (Fastrach®) zum Einsatz kommen.

Rekonstruktive Eingriffe mit mikrovaskulär reanastomosierten Transplantaten bieten intraoperativ keine besonderen Atemwegsprobleme. Da in der Regel ein Tracheostoma angelegt oder bei Kehlkopftumoren der Kehlkopf entfernt wird, muss intraoperativ umintubiert werden. Nach Anlage des Tracheostomas, wird der orale Tubus zurückgezogen und vom Operateur steril ein *Laryngektomie*-Tubus (LGT-Tubus) in die Trachea eingeführt (Abb. 6.34).

Die Verwendung des LGT-Tubus hat gegenüber einem Spiraltubus den Vorteil, dass er durch seine Krümmung nicht zu tief in einen Hauptbronchus disloziert werden kann. Damit bei Eröffnung der Trachea der Cuff nicht beschädigt wird, sollte der primäre orotracheale Tubus tiefer als üblich positioniert werden, ohne jedoch zur einseitigen Beatmung zu führen (auskultatorischer Befund). Normalerweise ist genügend Platz bis zur Carina, bei auskultatorischen Unsicherheiten kann die Lage vor dem sterilen Abdecken mit dem flexiblen Bronchoskop kontrolliert werden.

Wird im Rahmen einer totalen Laryngektomie eine sogenannte „Stimmprothese" zwischen Traechahinterwand und Hypopharynx eingesetzt, muss ggf. der Operateur den LGT-Tubus für den Moment der Prothesenplatzierung kurz entfernen.

Bei Tumoren der Nase, Nebenhöhlen und Schädelbasis treten selten Probleme bei der Atemwegssicherung auf (z. B. Einschränkung der Mundöffnung bei Tumorausdehnung in die Kaumuskulatur oder das Kiefergelenk). In diesem Fall ist die fiberoptische Intubation das Verfahren der Wahl.

Diagnostische Eingriffe

Zu den diagnostischen Eingriffen gehören u. a. die Mikrolaryngoskopie (MLS) und die Panendoskopie. Im Rahmen der MLS werden gut- und bösartige Prozesse des Larynx untersucht sowie endoskopisch-mikrochirurgische Eingriffe vorgenommen (z. B. Entfernung von Stimmbandpolypen, Papillomen, Phonochirurgie etc.). Die Panendoskopie erfolgt im Rahmen der Tumordiagnostik zur Ausdehnungsbestimmung des Primärtumors und zum Ausschluss von Zweitkarzinomen im Bereich der oberen Luft- und Speisewege. Die bekannten Risikofaktoren dieser Tumorpatienten (s.o.) müssen beachtet werden. Die Panendoskopie wird in der Regel als *Pharyngo-Laryngo-Ösophago-Tracheo-Bronchoskopie* (PLÖB) durchgeführt. Nach Narkoseeinleitung führt der Untersucher das starre Beatmungsbronchoskop in die Luftröhre ein, das Kreisteil wird angeschlossen sowie über Mund und Nase ein feuchtes Tuch um das Bronchoskop gelegt. Mit diesem Tuch wird versucht, eine ausreichende Abdichtung zu gewährleisten. Bei fehlender Blockbarkeit des Rohres wird in jedem Fall ein höherer Frischgasflow benötigt. Zur Vermeidung der

Raumluftkontamination empfiehlt sich eine total-intravenöse Anästhesie. Wegen der verschiedenen Manipulationen im Tracheobronchialbaum (Wechsel der Endoskopieoptik, Absaugen) muss während dieser relativ kurzdauernden Untersuchung manuell beatmet werden. Da mit herkömmlichen starren Bronchoskopen eine Kapnometrie nicht möglich ist, müssen die Thoraxexkursionen sowie die Sauerstoffsättigung (Pulsoximetrie) überwacht werden. Bei der Verwendung der Bronchoskop-Modifiation nach Klein ist über einen sidestream Kanal ein distales Atemgas-Monitoring (z. B. CO_2) möglich (Kap. 6.5).
Nach der Bronchoskopie wird mit einem kleinen Tubus (z. B. ID 6,5 mm) intubiert und maschinell beatmet. Es folgt die Ösophagoskopie mit dem starren pneumatischen Rohr. Dabei werden geringe Mengen Luft in den Magen gepumpt, die gegebenenfalls vor Extubation über einen Absaugkatheter entfernt werden müssen. Anschliessend erfolgen Epipharyngoskopie und Mikrolaryngoskopie.

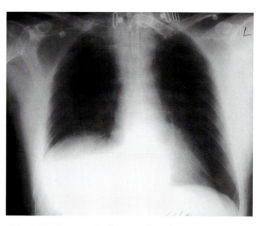

Abb. 6.35 Thoraxaufnahme: Phrenikusparese rechts nach ausgedehnter Tumoroperation am Hals mit Nervendurchtrennung.

◘ Fremdkörperextraktion

Die Bronchoskopie mit dem starren Rohr wird auch zur Fremdkörperextraktion (Kap. 6.5) eingesetzt. Häufig sind Kinder betroffen, die Erdnüsse oder kleine Spielzeugteile aspiriert haben. Nach ausreichender Präoxygenierung sollte eine Maskenbeatmung nur im Notfall durchgeführt werden, um den Fremdkörper nicht weiter in die Peripherie zu verlagern.
Auch die ösophageale Fremdkörperentfernung (Kap. 6.5) wird mit dem starren Rohr durchgeführt. Sie hat eine relative Dringlichkeit, der Patient gilt wegen der Fremdkörperingestion als nicht nüchtern. Zur Extraktion des Fremdkörpers ist eine vollständige Relaxation zwingend, um Verletzungen des Ösophagus zu vermeiden.

◘ Hals- und Speicheldrüsen-Operationen

Während bei mikrochirurgischen Ohroperationen, Eingriffen an den Speicheldrüsen, plastischen Eingriffen im Gesichts- und Halsbereich sowie kleineren tumorchirurgischen Eingriffen am Hals (Lymphknotenentfernung, etc.) in der Regel keine Schwierigkeiten beim Atemwegsmanagement zu erwarten sind, sind bei grösseren halschirurgischen Eingriffen Besonderheiten zu beachten. Mögliche Probleme betreffen vor allem die unmittelbare postoperative Phase nach der Extubation. So kann bei der Entfernung einer medianen Halszyste (mit Entfernung des Zungenbeins) ein noch lokal beschränktes Hämatom zu einer erheblichen Einengung des Kehlkopfeingangs führen. Da eine Reintubation durch Schwellungen im Bereich von Zungengrund, Epiglottis und supraglottischer Region erschwert oder unmöglich sein kann, wird empfohlen eine Laryngoskopie vor Extubation zur Beurteilung durchzuführen und im Zweifelsfall einen Tubuswechsel-Katheter als Reintubations-Schiene einzulegen.
Bei Tumoroperationen am Hals (Neck dissection) ziehen wichtige Nerven (N. vagus, N. hypoglossus, selten N. phrenicus) durch das Operationsgebiet. Neben der Nerventeilresektion bei Tumorentfernung kann die langstreckige Freipräparation mit Ödemfolge durch Manipulationen einen postoperativen Ausfall bewirken. Wird beidseits am Hals operiert, können beide Seiten von dem Ausfall betroffen sein (Abb. 6.35).
Eine pharynx- oder larynxnahe Präparation kann ein erhebliches endopharyngeales oder endolaryngeales Ödem bedingen, das sich innerhalb kurzer Zeit manifestieren kann. Nicht nur der klassische Eingriff an der Schilddrüse, sondern auch atemrelevante Schluckstörungen können zur Atemnot nach Extubation führen. Der Anästhesist muss über das operative Geschehen am Hals informiert sein, um das Risiko nach Extubation einschätzen zu können. Eine enge Kooperation mit dem Operateur ist notwendig.
Das anästhesiologische Mangement von Patienten mit Mittelgesichtsverletzungen wird im Kapitel 6.7 beschrieben. Bei offenem oder stumpfem Halstrauma muss mit erheblichen Intubationsproblemen gerechnet werden. Ein Hautemphysem am Hals weist auf eine perforierende Verletzung hin, eine nicht immer sichtbare Einblutung endolaryngeal oder in die Halsweichteile kann innerhalb kurzer Zeit zu Luftnot führen. Die Anwesenheit eines erfahrenen HNO-Arztes bei der Narkoseeinleitung ist zu empfehlen.

Laserchirurgie

Laser bedeutet *L*ight *A*mplification by *S*timulated *E*mission of *R*adiation, d. h. es handelt sich um Freisetzung eines Lichtstrahls mit definierter Wellenlänge. Der Laserstrahl ist extrem fokussierbar und kann mit sehr hoher Energiedichte auf 0,001 cm^2 zentriert werden. Je nach Wellenlänge kann das Laserlicht durch eine Fiberoptik an schwer zugängliche Stellen transportiert werden (z. B. NeodymYag = NdYAG), oder es muss über ein Spiegelsystem direkt appliziert werden (CO$_2$-Laser).

Beim Umgang mit Laserlicht können folgende Gefahren auftreten:
- Entflammung, Tubusbrand,
- Augenschäden,
- atmosphärische Kontamination,
- Organ- und Gefässperforation,
- Gasembolie.

Entflammung

Eine Entzündungsgefahr besteht besonders bei Lasereinsatz im Bereich der Atemwege (intraoral bis tracheal). Die Entflammung wird durch brennbare Fremdmaterialien im Operationsgebiet (Tubus, Magensonde) und die erhöhte Sauerstoffkonzentration begünstigt. Bei Perforation des Tubus kann es zu einer Stichflamme (blowtorch-like-flame) kommen, die die Verbrennungsverletzungen bis tief in das Bronchialsystem fortleiten kann.
Die Behandlungsregeln beim Tubusbrand (Tab. 6.**14**) müssen von Operateur und Anästhesist beherrscht werden. Zur Erstickung der Flammen ist eine gefüllte 20–ml-Spritze nicht ausreichend.

Schutzmassnahmen gegen Entflammung

Bei der OP-Feldabdeckung dürfen keine Einmaltücher eingesetzt werden, da diese im Falle eines Brandes schwer zu löschen sind. Schwarze Instrumente können sich durch Absorption erwärmen, matte Instrumente verhindern eine unkontrollierte Reflexion des Laserstrahls. Es sind Spezialtuben zu verwenden (s. u.).

Bei offenen Systemen (Beatmungsbronchoskop, Jetventilation) soll mit niedriger FiO$_2$ ($\leq$ 0,5) beatmet werden, um die Explosionsgefahr zu verringern. Da Lachgas ebenfalls die Entflammung begünstigt, kann nicht durch Lachgaszusatz die FiO$_2$ reduziert werden, sondern nur durch Druckluft.

Tabelle 6.**14** Verhalten bei Tubusbrand

1. Brandherd entfernen (Tubus, Tupfer, flexible Optik, etc.)
2. Ventilation stoppen, Patienten vom Narkosegerät trennen, cave: keinen reinen Sauerstoff, wenn Brand noch besteht!
3. Flammen ersticken (z.B. wenn ausserhalb des Tubus) mit Wasser/NaCl
4. Extubation
5. Maskenventilation mit 100% O$_2$
6. direkte Laryngoskopie mit starrer Bronchoskopie
7. bei blowtorch-like-flame Bronchiallavage mit anschliessender fiberoptischer Kontrolle
8. bei Schäden: Reintubation, evtl. tiefes Tracheostoma
9. Röntgenbild des Thorax
10. evtl. prolongierte Intubation/Beatmung
11. hochdosierte Steroide (einmalig) ?, Antibiotika ??
12. am 3. postoperativen Tag Nekrosenabtragung, ebenso am 7. und 9. Tag
13. Spätkontrolle nach 6 Wochen

Bei einer Energiebegrenzung bis 20 Watt bei reinem Sauerstoff besteht keine Gefahr der Entzündung (Becker 1997). Da Helium die Brennbarkeit nur gering reduziert, ist dies bei aufwendiger Logistik kein Ersatz.
Zur weiteren Reduzierung der Gefahr des Tubusbrandes bestehen insbesondere bei Kehlkopfoperationen 3 Alternativen:
- konventionelle Intubation,
- Jetventilation,
- Apnoetechnik.

Konventionelle Intubation

Wenn nicht im Kehlkopfbereich operiert wird, ist die konventionelle Intubation das Verfahren der Wahl. Dabei müssen Spezialtuben, die der Laserenergie länger widerstehen können, Verwendung finden (Abb. 6.**36**).

Nicht jeder Laser-Tubus ist für jede Laseranwendung zugelassen:
- Oraler/pharyngealer Lasereinsatz: Intubation mit Spiraltubus mit Laser-Guard-Folie,
- Lasereinsatz am Larynx: Lasertubus mit ID 4,5 (hohe Beatmungsdrücke beachten, hoher Flow, I : E = 1 : 3 wegen Exspirationsbehinderung) evtl. Lasertubus ID 6,0 oder Jetventilation,
- OP ausserhalb des Atemwegs: konventioneller Tubus.

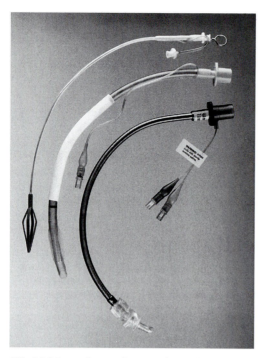

Abb. 6.36 Lasertuben. Links: Hunsaker-Katheter für die Jetventilation (Xomed Deutschland GmbH), Mitte: konventioneller Spiraltubus (ID 6.5) (Mallinckrodt Medical GmbH) mit Merocel-Laserguardfolie (Xomed Deutschland GmbH), Rechts: Metalltubus (ID 4,5) mit Doppelcuff (Mallinckrodt Medical GmbH).

Der Cuff ist immer ungeschützt.
Bei *Operationen im Hypopharynx oder Zungen-Mundboden-Bereich* werden konventionelle Spiraltuben mit Niederdruckcuff, die mit der Merocel-Laserguard-Folie beklebt werden, verwendet. Dabei handelt es sich um eine spezielle Aluminiumfolie mit einer Schaumstoff-Schicht, die angefeuchtet wird. Die Blockung kann konventionell mit Luft erfolgen, da nicht in der Nähe des Cuffs operiert wird.
Bei *Operationen im Kehlkopfbereich* sollte ein Metalltubus, der das günstigste Verhältnis zwischen Innen- und Aussendurchmesser aufweist, verwendet werden (ID von 4,5 mm, bei Patienten > 90 kg KG ID 6,0 mm). Um ein „Airtrapping" zu vermeiden, wird eine verlängerte Exspirationszeit (1 : 3) gewählt. Inspiratorisch wird das enge Tubuslumen durch einen hohen Flow überwunden. Angezeigte hohe Beatmungsspitzendrucke (bis 70 cm H_2O bei ID 4,5) sind durch den Tubus erklärt und bei normalen Plateaudrucken ohne Bedeutung. Durch zwei hintereinander liegende Cuffs sowie der Blockung mit physiologischer Kochsalzlösung soll gewährleistet werden, dass bei Lasertreffern nur ein Cuff zerstört und die Energie sofort von der Kochsalzlösung absorbiert wird.

Zusätzlich wird ein nasser Baumwollstreifen endoskopisch eingeführt, der vor dem Cuff platziert wird und diesen vor abgelenkten Laserstrahlen schützt.

Da diese Streifentamponade nicht mit einem Faden armiert ist (keine Fadenableitung durch das Operationsgebiet nach oben aus dem Mund), muss sichergestellt werden, dass dieses endotracheal liegende Fremdmaterial nach Abschluss der operativen Massnahmen zuverlässig entfernt wird. Da dieser Streifen meist nicht direkt vom Operationsgebiet aus zu sehen ist, sollte der Operator gezielt danach gefragt werden.

Alternativ gibt es weitere laserresistente Tuben mit geringen Unterschieden:
- Laser-Flex® (Stahltubus, doppelter Cuff) (Mallinckrodt Medical GmbH)
- Silikontubus (Gummitubus mit Laserguard-Folie, Doppelcuff ineinander) (Willy Rüsch AG)
- Lasershield II (Aluminium-Teflonfolie, Einzelcuff mit Farbindikator, inkl. armierter Wattestreifen) (Xomed Deutschland GmbH)

Die Laserguard-Folie zeigte in einer Untersuchung gewisse Vorteile, da in der feuchten Schaumstoffschicht die Energie besser abgeleitet wird und sich der Tubus bei direkten Treffern nicht so erhitzt wie ein Metalltubus (Rieger 1995). Der Lasershield II darf nur mit einem CO_2- oder KTP-Laser (Kalium-Titanyl-Phosphat-Laser) verwendet werden, nicht jedoch mit einem NdYag-Laser. Durch seinen Niederdruckballon ist der Einsatz bei längeren Operationen ebenfalls möglich.
Liegt das Operationsgebiet nicht in Tubusnähe (z. B. Oropharynxoperation bei vorhandenem Tracheostoma, Nasenoperation, u.ä.) kann selbstverständlich ein normaler Tubus verwendet werden.

Jetventilation

Der Einsatz der Jetventilation (s. u.) ist besonders bei laryngealen Laseroperation sinnvoll. Hierbei kann:
- supralaryngeal beatmet werden (über eine Kanüle im Kleinsasserspatel bzw. einen speziellen Beatmungs-Kleinsasserspatel),
- ein Teflonkatheter intratracheal oder
- ein Kanal des Beatmungsbronchoskops genutzt werden.

Eine optische Kontrolle (z. B. Videosystem) ist bei der supralaryngealen Technik obligat. Alternativ ist eine transtracheale Jetventilation möglich.

Apnoeverfahren

Im Apnoeverfahren wird vor jeder Extubation mit einer FiO$_2$ von 1,0 hyperventiliert. Die Laserzeiten sollten 90–120 s nicht überschreiten. Extubation und Reintubation werden vom Operateur über den Kleinsasserspatel vorgenommen. Ein Aspirationsschutz wie beim Tubus oder der Jetbeatmung besteht dabei nicht.

Jetventilation

Die Jetventilation kann ein ideales Beatmungsverfahren bei Operationen an Kehlkopf oder Trachea sein, da der Platzbedarf zur Atemwegssicherung minimal ist (s. Tab. 6.**15**).
Die Indikationen sind in Tabelle 6.**16** aufgelistet.
Hierbei werden Gasportionen unter hohem Druck durch dünne und ungeblockte Katheter oder spezielle Kanülen in die nach aussen offenen Atemwege appliziert. Der Arbeitsdruck, der deutlich höher sein kann als bei konventioneller Beatmung, wird auf Grund des zwingend offenen Systems sowie dem dünnen Katheterlumen nicht in die Atemwege fortgeleitet. Dort sind die Beatmungsdrucke normalerweise sogar niedriger als bei IPPV. Durch den teilweise koaxial verlaufenden Gasein- und -ausstrom soll ab einer Beatmungsfrequenz von über 60/min eine Aspiration trotz offenen Systems vermieden werden.

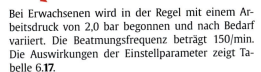

Bei Erwachsenen wird in der Regel mit einem Arbeitsdruck von 2,0 bar begonnen und nach Bedarf variiert. Die Beatmungsfrequenz beträgt 150/min. Die Auswirkungen der Einstellparameter zeigt Tabelle 6.**17**.
Der Atemwegsdruck kann durch die hohen Atemminutenvolumina sehr schnell ansteigen und zu einem Barotrauma mit Spannungspneumothorax führen. Alle Massnahmen, die den Atemweg verschliessen können, müssen unterbleiben. Bei plötzlichem Abfall der Sauerstoffsättigung und einer Kreislaufdepression muss sofort ein Spannungspneumothorax ausgeschlossen bzw. behandelt werden. Jetkatheter mit einem zweiten Lumen zur Drucküberwachung sind unbedingt zu bevorzugen.

Tabelle 6.**15** Kennzeichen der Jetventilation (nach Biro, P: Jetventilation. In: Kochs E, Krier C, Butzello W, Adams HA, Hrsg. Anästhesiologie, Thieme 2001)

- offenes System
- stark beschleunigte Gasportionen durch dünne Austrittsöffnung („jet")
- grosses Gasvolumen (10–30 l/min)
- breiter Frequenzbereich (20–600/min)
- aktive Insufflation durch den Jetventilator und passive Exhalation über offenen Atemweg
- sequentielle und zeitweilig simultane In- und Exspiration
- koaxiale Gasflüsse in den Atemwegen

Tabelle 6.**16** Einsatz der Jetventilation in der HNO (modifiziert nach Biro 2001)

- Diagnostik des Kehlkopfs
- operative Abtragung gutartiger stimmstörender Veränderungen: Stimmlippenpolypen, -knötchen, endolaryngeale Zysten, juvenile Papillome, Reincke-Ödem, Granulome, Synechien
- operative Entfernung endolaryngealer Malignome
- Behandlung von funktionellen Stimm- oder Atemstörungen: Botulinustoxin-Injektion, Teflon-Injektion, Arytaenoidektomie, Glottisplastik
- Teil- bzw. Hemilaryngektomie
- Trachealplastik, Trachearesektion
- Im- und Explantation von laryngotrachealen Stents

Tabelle 6.**17** Einfluss der HFJV-Einstellparameter auf den arteriellen Blutgasstatus (gilt mit Einschränkungen auch für transkutane Blutgaswerte) (nach Biro, P: Jetventilation. In: Kochs E, Krier C, Butzello W, Adams HA, Hrsg. Anästhesiologie, Thieme 2001)

Parameter	paO$_2$	paCO$_2$
Erhöhung der FiO$_2$	+++	∅
Senkung der FiO$_2$	– – –	∅
Erhöhung des Arbeitsdrucks	++	– – –
Senkung des Arbeitsdrucks	– –	+++
Erhöhung der Beatmungsfrequenz	+	+
Senkung der Beatmungsfrequenz	–	–
Erhöhung der Inspirationsdauer	+	∅
Senkung der Inspirationsdauer	–	∅
Verstärkung des Venturi-Effekts	– –	– –
Verminderung des Venturi-Effekts	++	++

+ = Anstieg des Partialdrucks; – = Abfall des Partialdrucks; ∅ = geringer oder kein Einfluss auf den Partialdruck

Bei der Applikation des Jetstroms sind 4 Möglichkeiten zu unterscheiden.

Die *supraglottische Position* (spezielle Kanüle im Kleinsasserspatel oder modifizierter Kleinsasserspatel) ist dann notwendig, wenn bei sehr hochgradigen Kehlkopfstenosen eine Intubation mit einem Endotrachealtubus nicht möglich ist und die subglottische Jetkathetereinlage durch den behinderten Ausstrom zum Barotrauma führen könnte. Durch die supraglottische Lage hat der Operator freie Sicht, der Kleinsasserspatel muss aber bei allen Manipulationen korrekt auf den Kehlkopf positioniert bleiben. Eine Überwachung über ein Kamerasystem am Operationsmikroskop ist obligat. Zur besseren CO_2-Elimination ist die kombinierte niederfrequente-hochfrequente Jetventilation (superponierte Hochfrequenz-Jetventilation SHFJV) zu empfehlen (Aloy 1995).

Die *subglottische, supraläsionale Applikation* wird in der Regel mit dem starren Beatmungsbronchoskop durchgeführt. Zur Gewährleistung der Ausatmung dürfen weder das Beobachtungsfenster verschlossen noch, wie bei der konventionellen Beatmung, der Mund mit einem feuchtem Tuch abgedichtet werden. In beiden genannten Positionen der Jetapplikation muss die Narkose über eine Larynxmasken- oder Gesichtsmaskenbeatmung ausgeleitet werden. Auch kann es bei beiden Verfahren zu Partikel- und Blutverschleppung in die Lungen kommen, da der Jetstrahl oberhalb der Läsion eingeleitet wird.

Die *subglottisch-subläsionale Beatmung* erfolgt mit einem dünnen doppellumigen Katheter, der bis zum Aufwachen in situ belassen werden kann. Bei hochgradigen Stenosen (< 20 % Atemwegsquerschnitt) ist dieses Verfahren jedoch nicht geeignet.

Die vierte Möglichkeit besteht in der *transtrachealen Jetbeatmung* (Kap. 4.10).

Die Entscheidung, welche Katheterart bzw. -position im Einzelfall zu verwenden ist, muss in Absprache mit dem Operator und in Abhängigkeit vom Hauptbefund, der Intubierbarkeit des Patienten, Lage und Ausdehnung einer eventuellen Atemwegsstenose, der Art des Eingriffs und der erforderlichen Lasersicherheit getroffen werden.

Bei der Anwendung der Jet-Beatmung müssen die Nebenwirkungen durch hohe Atemminutenvolumina mit trockenen kalten Gasen (Austrocknung der Bronchialschleimhaut, Auskühlung des Patienten) beachtet werden, die ohne Atemgaskonditionierung das Verfahren zeitlich begrenzen (< 1 h).

Bei pathologischer Lungenfunktion kann die HFJV erschwert sein, deshalb muss immer auch die Möglichkeit einer konventionellen Beatmung bestehen.

Da die endexspiratorische CO_2-Messung nur näherungsweise mit erhöhtem Aufwand möglich ist, sollte zusätzlich zur Pulsoximetrie mittels transkutaner pCO_2-Messung der Trendverlauf dokumentiert werden.

■ Fazit

- Durch die enge Nachbarschaft des Operationsgebietes zu den oberen Luftwegen muß der Atemwegszugang in enger Kooperation mit den operativen Fachkollegen gewählt werden.
- Bei Operationen an/in der Nase und den Nebenhöhlen muß durch eine Tamponade eine Aspiration bzw. ein Abfließen des Blutes in den Magen verhindert werden.
- Patienten mit obstruktiver Schlafapnoe haben häufig sowohl kardiovaskuläre Vorerkrankungen (Cor pulmonale, Herzinsuffizienz, KHK, Hypertonie, zerebrovaskuläre Insuffizienz) als auch Intubationserschwernisse (enger, kollaptischer Pharynx mit schlaffem Schleimhautüberschuß, voluminöser Zungengrund, kurzer adipöser Hals).
- Ein präkordiales Stethoskop ist obligat zur Überwachung der Atmung bei allen Operationen im Kindesalter, bei denen der Operator im Bereich des Atemwegs manipuliert (Lippen/Gaumenplastik, AT, TE, etc.) verwendet werden. Es ist somit möglich neben der Herzüberwachung bereits vor Sättigungsabfall über eine Veränderung des Atemgeräusches Komplikationen zu erkennen.
- Bei erschwerter Beatmung bei Verwendung einer Larynxmaske zur Tonsillektomie sollte nicht gezögert werden, zu einer endotrachealen Intubation überzugehen. Insbesondere dürfen erhöhte Beatmungsdrücke (> 25 mmHg) bei Verwendung einer Larynxmaske nicht toleriert werden, da durch eine Magenüberblähung die Aspirationsgefahr steigt.
- Bei Adenotomie und Tonsillektomie kann die reinforced-LMA zur Atemwegssicherung eingesetzt werden.
- Bei Blutungen in der Mundhöhle und des Pharynx muß sehr individuell über das Verfahren zur Atemwegssicherung entschieden werden. Durch die Einlage einer Choanal- oder Bellocq-Tamponade kann es durch starken Vagusreiz zur Bradykardie und Asystolie kommen.
- Blutungen aus Tumoren im Oropharyngealbereich sowie Larynx stellen immer eine dramatische Situation dar, da zusätzlich zur Blutungsproblematik die Intubation häufig durch den Tumor selbst oder vorangegangene operative Massnahmen sehr erschwert sein kann.
- Operationen am Kehlkopf und der Trachea können durch Schwellung postoperativ Atemnot verursachen, wenn nicht primär ein Tracheostoma angelegt wird. Bei Trachealplastiken und Stimmband-

operationen kann durch die Jetventilation die Übersicht für den Operateur verbessert werden.
- Tumoren des oberen Luft- und Speisewegs können die Intubation sehr erschweren. Die präoperativen Spiegelbefunde geben wertvolle Hinweise über die Tumorausdehnung und müssen beim Atemwegsmanagement berücksichtigt werden. Neben der primären Tracheotomie müssen verschiedene Verfahren zur Atemwegssicherung (Fiberoptik, Modifikationen nach Bonfils oder Bullard, Intubationstracheoskop) beherrscht werden. Bei diagnostischen Staging-Untersuchungen sowie bei Zweiteingriffen nach Tumorentfernung bzw. nach Bestrahlung ist ebenso mit erschwerten Intubationsbedingungen zu rechnen.
- Zur Bronchoskopie mit dem starren Rohr ist eine totalintravenöse Anästhesie zur Vermeidung von Raumluftkontamination zu empfehlen.
- Durch Operationen am Hals (z. B. Neck dissection) kann es zu Funktionsbeeinträchtigungen wichtiger Kopfnerven kommen, die zu postoperativen Atemstörungen führen können.
- Bei Laser-Operationen wird durch extreme Fokussierung eine sehr hohe Energiedichte erreicht. Für den Patienten entstehen Gefahren (Tubusbrand), wenn der Laser im Bereich des Atemweges bzw. in der Nähe von Fremdmaterial (Tubus, Magensonde, etc.) eingesetzt wird. Durch hohe Sauerstoffkonzentrationen oder den Einsatz von Lachgas wird die Brandgefahr erhöht. Neben besonderen Beatmungsverfahren (Jet-Ventilation, Apnoetechnik) müssen auch spezielle Tuben verwendet werden. Ein geeigneter Algorithmus zum Vorgehen bei Tubusbrand muß allen Beteiligten vertraut sein.
- Bei der Jetventilation, die bei Operationen an Kehlkopf und Trachea eingesetzt wird, werden kleine Gaseinzelvolumina unter hohem Druck mit unterschiedlich hohen Frequenzen in die nach aussen offenen Atemwege appliziert. Durch die hohen Atemminutenvolumina kann es sehr schnell zum Barotrauma kommen, wenn die Ausatmung behindert ist. Eine endexspiratorische CO_2-Messung ist nur näherungsweise möglich und sollte durch eine transkutane Messung ergänzt werden.

6.9 Besonderheiten der Atemwegssicherung in der Thoraxchirurgie

K. Wiedemann, U. Klein

◼ Indikationen zur Seitentrennung der Atemwege

Vermeidung von Sekretübertritt

Der Übertritt von Eiter, Sekret (tuberkulöse Kaverne, Tumorzerfallshöhle, Abszeß / Empyem mit Bronchialanschluß) bei sog. „feuchter Lunge" aber auch von Blut (z. B. massive Hämoptysen) von der erkrankten, zu operierenden auf die andere (gesunde) Lungenseite muß unbedingt verhindert werden. Mögliche Folgen wären sonst Kontamination der nicht exponierten Seite, Atelektasenbildung und Gefährdung der Ventilation.

Sicherung der Lungenventilation

In verschiedenen Situationen kann die Ventilation über einen Endotrachealtubus erschwert oder unmöglich sein und somit die Ein-Lungen-Ventilation notwendig werden. Dies gilt für Leckagen am Lungenparenchym (bronchopleurale/-kutane Fistel, Dekortikation) oder der Atemwege (Trauma, chirurgische Eröffnung größerer Luftwege), bei denen ohne seitengetrennte Beatmung die nicht befallenen Lungenabschnitte je nach Verlust des Atemhubvolumens minderventiliert bleiben. Größere Bullae oder Zysten können überdehnt werden bzw. platzen und somit die funktionstüchtige Ventilationsfläche einschränken oder zum Spannungspneumothorax führen.

Ruhigstellung der chirurgisch exponierten Lungenseite

Die Ein-Lungen-Ventilation mit Ruhigstellung, Volumenminderung oder sogar Kollaps der Lunge auf der operierten Seite dient außerdem zur Unterstützung des operativen Vorgehens bei lungenchirurgischen, aber auch extrapulmonalen Operationen (Eingriffe an Herz, großen thorakalen Gefäßen, Oesophagus und Wirbelsäule). Die videoassistierte Thoraxchirurgie erfordert zur Gewährleistung des Sichtfeldes für den Operator generell eine Volumenminderung der Lunge auf der entsprechenden Seite.

Anwendung differenzierter Ventilationsverfahren

Die strikte Ein-Lungen-Ventilation geht manchmal mit Störungen der Ventilation, insbesondere mit Gefährdung der Oxygenierung infolge der pulmonalen Shuntproblematik einher. Um dies zu vermeiden, bietet sich an, die „stillgelegte" Lunge durch die Anwendung von CPAP („continuous positive airway pressure") im Sinne der apnoeischen Oxygenierung (Kap. 5.1) in den Gasaustausch einzubeziehen (Benumof 1995, Wiedemann 1996). Dies erfolgt, in dem die nichtoperierte Seite z. B. über ein Lumen des primär gelegten Doppellumentubus herkömmlich beatmet wird und das andere Tubuslumen (operierte Seite) mit einer CPAP-Einheit konnektiert wird. Bei der Notwendigkeit, die distal einer Eröffnung konduktiver Luftwege befindlichen Lungenanteile zu ventilieren (bronchoplastischer Eingriff, Atemwegsverletzung), besteht die Möglichkeit der Anwendung der aufwendigeren Technik der Hochfrequenz-Jetventilation. Dabei wird auf der operierten Seite ein Jetkatheter so eingeführt, daß er die Atemwegsdurchtrennung überbrückt und die Hochfrequenz-Jetventilation der distalen Lungenbereiche ermöglicht. Diese in der Thoraxanästhesie verbreiteten differenzierten Ventilationsverfahren setzen die Seitentrennung der Atemwege voraus.

◼ Technische Möglichkeiten zur Seitentrennung der Atemwege

Der Doppellumentubus

Doppellumentubus-Typen und -Auswahl

Am häufigsten werden zur Luftwegtrennung Doppellumentuben für die links- und rechtsendobronchiale Intubation eingesetzt. Sie bestehen aus einem kürzeren trachealen und einem längeren endobronchialen Schenkel. Dabei haben sich die Modelle nach Robertshaw aus PVC ohne Karinasporn durchgesetzt (Benumof 1995).

Der Karinasporn bei Doppellumentuben ist entbehrlich, da er
- die Intubation erschwert,
- zur sicheren Plazierung nicht beiträgt und
- das Risiko tracheobronchialer Verletzungen erhöht.

Linke und rechte Doppellumentuben unterscheiden sich entsprechend der Anatomie des Bronchialbaumes (Abb. 6.**37**). Die Trennung der Atemwege ist durch einen trachealen Cuff, der die Abdichtung nach außen sichert und eine endobronchiale Manschette, welche die Separation der einen von der anderen Lungenseite gewährleistet, möglich. Das tracheale Tubuslumen endet distal der Trachealmanschette, die den gesamten Doppellumentubus umgibt, das bronchiale dagegen direkt im jeweils intubierten Stammbronchus.

Es ist sinnvoll, bei offenen Thorakotomien jeweils den Hauptbronchus der nichtoperierten Seite zu intubieren, um vom chirurgischen Eingriff, einschließlich Änderungen der Strategie während der Operation, unabhängig zu sein. Die infolge des längeren linken Hauptbronchus (48 + 8 mm) größere Toleranz für einen sicheren Sitz macht jedoch den linksseitigen Doppellumentubus zum Instrument der Wahl.

Für thorakoskopische und extrapulmonale Operationen sind generell linksseitige Tuben indiziert. Bei

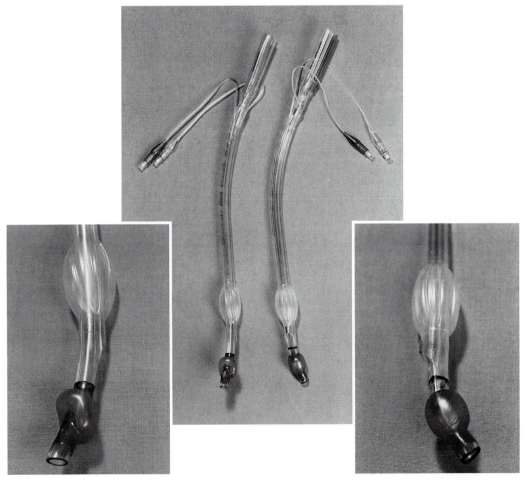

Abb. 6.**37** Rechts- und linksseitiger Doppellumentubus nach Robertshaw. Distaler Anteil jeweils vergrößert dargestellt. Beachte bei *rechtsseitigem* Doppellumentubus: schräggestellte schmalere bronchiale Manschette und seitliches Fenster zur Belüftung des rechten Oberlappens; bei *linksseitigem* Doppellumentubus: einfache walzenförmige Manschette (Erklärung s. Text).

Anwendung rechtsseitiger Doppellumentuben mit speziell für die Belüftung des Oberlappens vorgesehenem Auge und deshalb schmalerer bronchialer Manschette kann sich in einigen Fällen die Seitentrennung der Lunge *oder* die sichere Belüftung des rechten Oberlappens schwierig gestalten. Dies ist anatomiebedingt auf die kurze Distanz (17+8 mm) zwischen Karina und Oberlappenabgang zurückzuführen. Deshalb ist der rechtsseitige Doppellumentubus schwieriger in seiner Position zu halten (Klein 1998).

Zur Wahl der Doppellumentubus-Größe werden vorrangig Geschlecht und Größe des Patienten berücksichtigt. Neuerdings scheint die Weite der Luftröhre, aus der posterior-anterior durchgeführten Röntgen-Thorax-Aufnahme bestimmt, ein besseres Maß für die Wahl zumindest von linksseitigen Doppellumentuben zu sein (Tab. 6.**18** + 6.**19**). Daraus folgend werden unter Berücksichtigung von Sicherheit in Tubusposition, Separation der Atemwege und geringerer Verletzungsgefahr durch den bronchialen Tubusanteil Doppellumentubus-Größen von (35) 37–39 Ch für Frauen und 39-41 Ch für Männer empfohlen.

Kontraindikationen sind für die neueren Doppellumentuben aus PVC zu relativieren. Dennoch sind in einigen Fällen Überlegungen über spezielle Vorgehensweisen bzw. Alternativen zum Doppellumentubus, auch unter Erweiterung des Begriffs „Schwieriger Atemweg", angezeigt (s. u.). Dies gilt für:
- pathologische Befunde entlang des Intubationsweges mit Verletzungsgefahr (z. B. Stenosierungen, gefäßreiche Tumore, Läsionen nach Atemwegstrauma). Daraus ergibt sich, daß vor Intubation mit einem Doppellumentubus möglichst ein Bronchoskopiebefund des Patienten vorliegt!,
- Intubation bei „vollem Magen",
- Kinder unter 10 Jahren und kleinwüchsige Erwachsene,
- schwierige Intubation,
- Umintubation von Endotrachealtubus auf Doppellumentubus.

Tabelle 6.**18** Auswahl linksseitiger Doppellumentuben nach der Weite der Trachea. Der kalkulierte Durchmesser des linken Hauptbronchus errechnet sich aus der Tracheaweite × 0,68 (Fitzmaurice 1999). *M*: Mallinckrodt Medical GmbH: BronchoCath®; *R*: Willy Rüsch AG: Bronchopart®

Durchmesser Trachea gemessen (mm)	Durchmesser Hauptbronchus links berechnet (mm)	Doppellumentubus Größe (Ch)	Außendurchmesser (mm)			
			Schaft		Bronchialer Schenkel	
			M	R	M	R
≥ 18	≥ 12,2	41	14–15	14,7	10,6	11,5
≥ 16	≥ 10,9	39	13–14	14,0	10,1	10,6
≥ 15	≥ 10,2	37	13–14	13,3	10,0	10,0
≥ 14	≥ 9,5	35	12–13	12,5	9,5	9,3
≥ 12,5	≥ 8,5	32	10–11	–	8,3	–
≥ 11	≥ 7,5	28	9,4	9,1	7,4	7,7
keine Zahlen	keine Zahlen	26	–	9,0	–	7,2

Tabelle 6.**19** Größe handelsüblicher Tubuswechsel-Katheter für Doppellumentuben. Vor Anwendung stets prüfen, ob Tubuswechsel-Katheter und Doppellumentubus passend gewählt sind!

Hersteller	Bezeichnung	Außendurchmesser	Innendurchmesser des Doppellumentubus (mm)	Größe des Doppellumentubus (Ch)
Kendall Tyco Healthcare Deutschland GmbH	5–24002	3,2 mm	4,0-6,0	35-39
	5-24004	4,8 mm	6,0-8,5	41
Cook Critical Care	CAE-11,0-/-DLT	11,0 Ch	≥4	35, 37
	CAE-14,0-/-DLT	14,0 Ch	≥5	39, 41

Intubation und klinische Lagekontrolle des Doppellumentubus

Die Intubation mit einem Doppellumentubus gestaltet sich leichter, wenn dieser zuvor mittels eines Mandrins im bronchialen Schenkel der Form des Magill-Tubus angeglichen wird.

Beim Passieren der Tubusspitze durch den Larynxeingang befindet sich der tracheale Cuff in Höhe der oberen Schneidezähne, weshalb dieser besonders bei schwieriger Intubation nicht selten beschädigt wird. Hat der bronchiale Schenkel die Glottis passiert, kann der Mandrin entfernt und der Tubus unter geringer Streckung und leichter Drehung von Kopf und Hals zur Gegenseite des zu intubierenden Hauptbronchus vorgeführt werden. Die geringe Drehung des linksseitigen Doppellumentubus gegen den Uhrzeiger-, des rechtsseitigen Doppellumentubus dagegen im Uhrzeigersinn, erleichtert die seitenentsprechende bronchiale Intubation. Der rechtsseitige Doppellumentubus läßt sich aufgrund seines weniger abgewinkelten Weges in der Regel besser plazieren als der linksseitige.

Ein linksseitiger Doppellumentubus liegt für eine Körpergröße von 170 cm bei etwa 29 cm ab Zahnreihe korrekt, für ± 10 cm Körpergröße soll die Intubationstiefe um ± 1 cm korrigiert werden (Brodsky 1991).

Danach erfolgt die vorsichtige Blähung der trachealen Manschette, jene des endobronchialen Cuffs soll (außer in besonderen Fällen) erst später unter spezieller Kontrolle (s. u.) durchgeführt werden.
Die Prüfung der regelrechten Doppellumentubus-Position kann unter manueller Beatmung zunächst klinisch, nach dem Prinzip „looks good, feels good, sounds good" erfolgen (Benumof 1995, Wiedemann 1996). Dies kann durch wechselweises Abklemmen beider Tubusschenkel unter Beatmung erfolgen, wobei auf der jeweils abgeklemmten Seite Thoraxbewegung und Atemgeräusch bei moderatem Beatmungsdruckanstieg fehlen (Abb. 6.**38**). Voraussetzung ist, daß der endobronchiale Doppellumentubus-Schenkel im entsprechenden Hauptbronchus plaziert werden konnte.

Bei Verdacht auf Fehllage (hohe Beatmungsdrucke, irregulärer Auskultationsbefund) ist nicht mehr als *ein* nochmaliger Korrekturversuch angezeigt; besser sollte bereits hier die fiberoptische Bronchoskopie zur Klärung der Ursache und optischen Positionierung des Doppellumentubus herangezogen werden.

Um druckbedingte Schäden im Bereich des Hauptbronchus zu vermeiden, soll die Blähung der endobronchialen Manschette frühestens jetzt oder sogar erst nach definitiver Lagerung des Patienten zur Operation, am besten unter fiberoptischer Sicht, erfolgen. Lediglich bei „feuchter Lunge" oder großen Bullae bzw. Atemwegsleckagen erfolgt nach der trachealen sofort auch die „blinde" bronchiale Blockade mit maximal 2–3 ml Luft, die später ebenfalls zu kontrollieren und ggf. zu korrigieren ist. Die Prüfung der sicheren Seitentrennung kann mittels „bubble"-Methode oder Kapnographie (vgl. Dichtigkeitskontrolle von Bronchusblockern (Abb. 6.**42** – Seite 354) durchgeführt werden. Dabei wird eine inkomplette bronchiale Abdichtung durch Entweichen von Luft über die endobronchial intubierte Seite nach deren Ventilationsausschluß unter Beatmung über den trachealen Doppellumentubus-Schenkel angezeigt.

Die Intubation mit einem linksseitigen Doppellumentubus gestaltet sich im Vergleich zu rechtsseitigen etwas schwieriger. Dagegen sind linksseitige gegenüber rechtsseitigen Doppellumentuben problemloser bezüglich Sicherheit der Separation, Belüftung der einzelnen Lungenlappen und Lagestabilität.

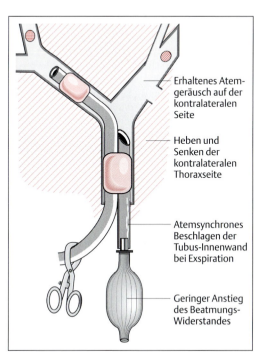

Abb. 6.**38** Klinisch korrekte Lage des Doppellumentubus nach Abklemmen eines Tubusschenkels.

Einsatz der fiberoptischen Bronchoskopie

Es ist mit klinischen Mitteln schwer, Fehllagen und Fehlfunktionen von Doppellumentuben sicher zu erkennen. Zudem haben Seitenlagerung sowie vorbestehende pulmonale Erkrankungen Einfluß auf Inspektion, Auskultation und Ventilation.

Auch wenn die klinische Lagekontrolle den korrekten Sitz des Doppellumentubus anzeigt, ergibt die Überprüfung mittels flexibler fiberoptischer Bronchoskopie in 30–50 % irreguläre Befunde, die in 25 % klinische Relevanz besitzen (Klein 1998). So hat sich weitgehend die Empfehlung durchgesetzt, die fiberoptische Kontrolle bei jeder Anwendung eines Doppellumentubus einzusetzen. Der rechtsseitige Doppellumentubus ist ohne fiberoptische Bronchoskopie kaum zuverlässig anzuwenden.

In der Thoraxanästhesie sind Fiberbronchoskope mit größerer Steifigkeit und einer Arbeitslänge von 600 mm (z. B. sog. Intubationsfiberskope) am besten geeignet. Der Außendurchmesser entsprechender Geräte sollte etwa 4 mm und der Durchmesser des Instrumentierkanals nicht wesentlich unter 1,5 mm betragen. Die Kombination von Fiberbronchoskopie und Videotechnik ermöglicht einen schnelleren Lerneffekt in der Methodik, gestattet eine bessere Befunddokumentation und unterstützt die Kooperation mit dem Operateur.

Der Einsatz der fiberoptischen Bronchoskopie bei der Anwendung von Doppellumentuben ist indiziert:
- *In Rückenlage nach „blinder" Intubation, besonders wenn eine Fehlposition zu vermuten ist:*
Die fiberoptische Bronchoskopie dient dazu, die Situation hinsichtlich Ursache der Fehllage, Ausschluß und Bereinigung zusätzlicher die Intubation erschwerender Probleme (z. B. Sekretion oder Blutung) einschließlich der instrumentellen Unterstützung als Mandrin bei der Plazierung des Tubus zügig zu beherrschen.
- *Bei Patienten mit „schwierigem Atemweg" (s. u.):*
Dazu zählen auch Hindernisse für eine Doppellumentubus-Plazierung, wie z. B. irreguläre Befunde entlang des Intubationsweges mit Verletzungsgefahr (z. B. Stenosierungen, gefäßreiche Tumore) oder bereits vorhandene Läsionen (z. B. Thoraxtrauma).
- Nach *jeder* Umlagerung des Patienten sowie intraoperativ:
wenn irgendwelche Zweifel bezüglich der korrekten Tubusposition oder -Funktion und wenn Probleme bei der Beatmung, insbesondere der Oxygenierung auftreten.

Prinzipiell soll die fiberoptische Bronchoskopie nach Intubation, spätestens aber nach jeder Umlagerung des Patienten sowie intraoperativ eingesetzt werden, wann immer sich Hinweise auf eine Lageveränderung des Tubus, Probleme der Seitentrennung oder eine Tubusverlegung ergeben. Eine einzige Bronchoskopie dient *gleichzeitig* der optischen Kontrolle der funktionsgerechten Doppellumentubus-Position, als Plazierungshilfe (im Sinne eines Mandrins) für den Tubus sowie dem schonenden Absaugen unter direkter Sicht.

Die bronchoskopischen Kriterien für die regelgerechten Doppellumentubus-Positionen sind (Slinger 1989):
- linksseitiger Doppellumentubus (Abb. 6.39)
  - *Blick durch tracheales (rechtes) Tubuslumen:* Sicht auf distale Trachea, Hauptkarina sowie in den rechten Stammbronchus (die Bifurkation soll mittelständig und nicht durch den bronchialen Cuff in Richtung rechter Hauptbronchus verdrängt sein); die bronchiale Manschette soll

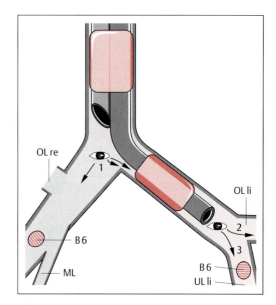

Abb. 6.**39** Regelrechte Lage eines *linksseitigen* Doppellumentubus (schematisch; OL re = rechter Oberlappenbronchus, OL li = linker Oberlappenbronchus, UL li = linker Unterlappenbronchus, ML = Mittellappenbronchus, B6 = Segmentbronchus des rechten bzw. linken Unterlappenspitzensegments; „Augen" sind wichtige Orientierungspunkte).

distal der Hauptkarina zu sehen sein (eine Herniation aus dem linken Stammbronchus ist zu korrigieren).
- *Blick durch bronchiales (linkes) Tubuslumen:* uneingeschränkte Sicht auf die Aufteilung des Hauptbronchus in Ober- und Unterlappenbronchus (Identifizierung von B6 ist hilfreich).
• rechtsseitiger Doppellumentubus (Abb. 6.**40**)
- *Blick durch tracheales (linkes) Tubuslumen:* Sicht auf distale Trachea, Bifurkation und linksseitiges Bronchialsystem; die bronchiale Manschette sollte wie beim linksseitigen Doppellumentubus distal der Hauptkarina noch gesehen werden.
- *Blick durch bronchiales (rechtes) Tubuslumen:* uneingeschränkte Sicht auf die Aufteilung des Bronchus intermedius in Mittel- und Unterlappenbronchus (Identifizierung von B6 gegenüber dem Abzweig des Mittellappenostiums ist hilfreich). Durch das seitliche „Auge" des rechten Doppellumentubus-Schenkels sollte die Sicht in den rechten Oberlappenbronchus möglich sein.

Alternativen zum Doppellumentubus

Endobronchiale Intubation

Die einfachste Form der Lungenseparation ist die endobronchiale Intubation. Sie hat einen beschränkten Indikationsbereich, so z.B. für Revisionen nach rechtsseitiger Pneumonektomie (Bronchusstumpfinsuffizienz), Eingriffe im Säuglingsalter oder Notfälle. So kann bei einem Thoraxtrauma zur Überbrückung einer zentralen Atemwegs-Leckage vorübergehend mit einem dünnen Endotrachealtubus endobronchial intubiert und eine Lungenseite mit Sauerstoff beatmet werden. Dabei ist es günstiger, wenn der Tubus linksseitig plaziert werden kann. Die von der Ventilation ausgeschlossene Lunge ist dann allerdings für Absaugmanöver oder Bronchoskopie nicht zugänglich.

In den rechten Hauptbronchus gelangt der Endotrachealtubus regelmäßig bei der üblichen Ausrichtung der Spitze nach ventral und der Biegung nach dorsal. Dabei muß mit Verlegung des Oberlappen-Einganges rechts und somit dem Risiko deutlicher Hypoxämie gerechnet werden.
Der linke Hauptbronchus wird recht sicher mit dem um 180° gedrehten Endotrachealtubus erreicht. Das Fiberbronchoskop ist hier als Leitschiene besonders nützlich. Wenn irgend möglich, sollte es zur Durchführung der endobronchialen Intubation, mindestens aber zur umgehenden Lagekontrolle, verfügbar sein (Abb. 6.**44**).

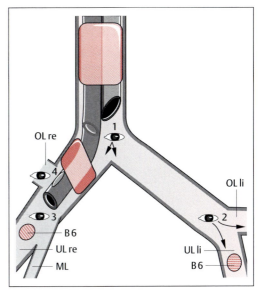

Abb. 6.**40** Regelrechte Lage eines rechtsseitigen Doppellumentubus (schematisch; OL re = rechter Oberlappenbronchus, OL li = linker Oberlappenbronchus, UL re = rechter Unterlappenbronchus, UL li = linker Unterlappenbronchus, ML = Mittellappenbronchus, B6 = Segmentbronchus des rechten bzw. linken Unterlappenspitzensegments; „Augen" sind wichtige Orientierungspunkte).

Bronchusblockade

Hierzu sind zwei Varianten zu nennen, entweder die Kombination eines isolierten Bronchusblockers mit einem Endotrachealtubus oder die Anwendung eines speziellen Endotrachealtubus (Univent®, Hudson RCI Deutschland GmbH) mit bereits integriertem beweglichem Bronchusblocker (Abb. 6.**41**). Bei letzterem ist die Plazierung des Blockers erleichtert. Die Beatmung der zu ventilierenden Lunge erfolgt jeweils über den primär tracheal plazierten Tubus, während der Ausschluß der anderen Lungenseite durch den in der Regel nach Intubation fiberoptisch in den Hauptbronchus der anderen Lungenseite positionierten Bronchusblocker erreicht wird. Dies wird durch Dirigieren des Tubus in Richtung des für die Blockade vorgesehenen Hauptbronchus unterstützt. Anschließend erfolgt die bedachtsame Blähung des Blockercuffs unter fiberoptischer Sicht. Die Prüfung auf zuverlässige Abdichtung der Manschette wird analog zu jener der bronchialen eines Doppellumentubus vorgenommen (s.o.) (Abb. 6.**42**).

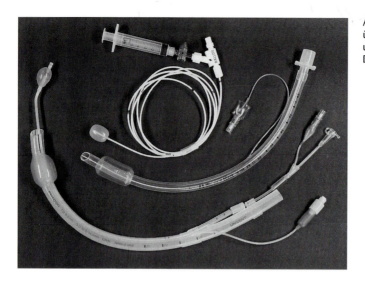

Abb. 6.41 Bronchusblocker mit üblichem Endotrachealtubus (oben) und Univent®-Tubus (Hudson RCI Deutschland GmbH) (unten).

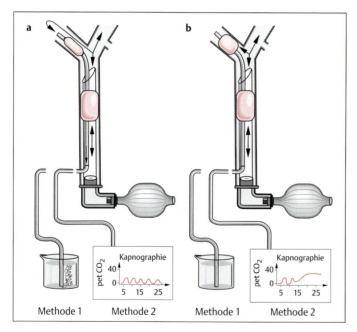

Abb. 6.42a u. b Varianten zur Überprüfung der funktionsgerechten bronchialen Blockade (hier am Beispiel eines Endotrachealtubus mit integrierter Blockermanschette, sog. Univent®-Tubus - Hudson RCI Deutschland GmbH): a sog. „bubble"-Methode, b Nutzung der Kapnographie. Solange die Seitentrennung nicht ausreichend erfolgt ist, strömt beatmungssynchron Luft über das Innenlumen des Bronchusblockers, was im Rhythmus der Beatmung entweder zu Blasenbildung im Wasserglas oder zu kapnographisch nachweisbaren pCO_2-Schwankungen führt. Nach funktionsgerechter Blähung der bronchialen Manschette sistieren Blasenbildung bzw. pCO_2-Schwankungen.

Bei Anwendung von Techniken der Bronchusblockade ist die fiberoptische Bronchoskopie absolute Voraussetzung.

Univent®-Tuben liegen in den Größen 3,5 bis 9,0 mm (Innendurchmesser) vor, wobei der 8,5 mm-Tubus vom Beatmungsquerschnitt den Lumina eines 35 Ch Doppellumentubus, vom äußeren Durchmesser jedoch einem 39 Ch Doppellumentubus gleichkommt.

Wichtig ist auch, daß der Außendurchmesser des kleinsten Univent® (ID 3,5 mm) einem Außendurchmesser von 7,5–8,0 mm und somit einem üblichen 24-25 CH- Endotrachealtubus mit einem Innenlumen von 5,5 bis 6,0 mm entspricht. Damit ist die Seitentrennung mittels Univent®-Tubus bei Kindern unterhalb von etwa 6 Jahren und einem Gewicht von 20 kg nicht empfehlenswert (Hammer 1998). Bei Kombination von isoliertem Bronchusblocker mit Endotrachealtubus kann der Blocker außerhalb oder - unter Verwendung geeigneter Konnektoren mit Bronchoskopieport - innerhalb des Tubus geführt werden. Bei letzterem Vorgehen wird ähnlich wie beim Univent®-Tubus verfahren. Muß der Blocker bei Konflikt zwischen verfügbarem Tubuslumen und benötigtem Platz für Blocker plus Fiberbronchoskop neben dem Endotrachealtubus geführt werden (kleine Kinder und Säuglinge), so gelingt es nicht immer, den Blocker entlang der distalen Trachea mittels Fiberbronchoskop im Tubus in seine Position zu befördern. So bleibt nur, erst den Blocker unter fiberoptischer Sicht auf die entsprechende Seite zu dirigieren und dann zu intubieren.

Vergleich von Doppellumentubus und Bronchusblocker

Neuere Untersuchungen zeigen keine Unterschiede für Plazierungszeit und Zahl der notwendigen Bronchoskopien zwischen Doppellumentubus und Univent®-Tubus. Dagegen scheint die Zahl notwendiger intraoperativer Korrekturen der Blockermanschette höher zu sein (proximale Migration der Blockermanschette häufiger), bzw. die Seitentrennung kann nur mit höheren Cuff-Drücken erreicht werden. Dies schränkt die Sicherheit der Lungenseparation mittels Bronchusblockern ein (Campos 1996).
Weitere Vorteile von Doppellumentuben sind:
- schnelle Be- und Entlüftung der von der Ventilation ausgeschlossenen Seite bei konsequenter Erhaltung der Seitentrennung (Sichtverhältnisse bei videoassistierte Thoraxchirurgie; Probleme der Oxygenierung unter Ein-Lungen-Ventilation!),
- CPAP-Applikation sowie Anwendung der Hochfrequenz-Jetbeatmung bei kompletter Seitentrennung unproblematisch,
- Entfernen von Sekret oder Blut bei Doppellumentuben-Anwendung im Vergleich zu Bronchusblockern mit ihrem dünnen Innenkanal auf der von der Ventilation ausgeschlossenen Seite erleichtert (Lumen-Verlegung durch Sekret / Blut bei Bronchusblockern häufiger).

Vorteile von Bronchusblockern sind (können sein):
- Möglichkeit der selektiven Blockung einzelner Bronchien,
- Umgehen von Umintubation (bereits herkömmlich intubierter Patient, geplante Nachbeatmung),
- manchmal sinnvolle Alternative zum Doppellumentubus bei „erschwerter Intubation" oder Hindernissen in distaler Trachea bzw. Stammbronchien (z. B. Tumorinfiltration, Stenosierungen, Atemwegsverletzung s. u.),
- Anwendung bei Kindern und kleinwüchsigen Erwachsenen.

Tracheostoma und Seitentrennung der Luftwege

Durch ein Tracheostoma ist ein Doppellumentubus leichter als durch den Larynx einzuführen. Um Verletzungen der Trachealhinterwand zu vermeiden, soll ohne Mandrin intubiert werden. Die tracheale Manschette liegt oft teilweise außerhalb des Stomas, sodaß Sicherung der Tubuslage und Abdichtung häufig erschwert sind.
Ist die Larynxpassage noch möglich, wird deshalb die orotracheale Doppellumentubus -(Um-) Intubation empfohlen.
Bei endständigem Tracheostoma (nach Laryngektomie) muß der instabile Sitz des Doppellumentubus, besonders in Seitenlage, sorgfältig überwacht werden.
Diese Probleme können mit Doppellumentrachealkanülen umgangen werden (Rommelsheim 1985), doch erschwert die vorgegebene Distanz von Kanüle zu endobronchialer Tubusspitze die Anpassung an die individuelle Luftwegsanatomie.

Ein frisch angelegtes Tracheostoma sollte nie für Doppellumentubus oder Univent®-Tubus benutzt werden, da Steife, Durchmesser und Form zur Zerstörung von Tracheostoma und Luftwegszugang führen können.
Bei unabdingbarer Seitentrennung sind Alternativen:
1. orotracheale Doppellumentubus-Intubation,
2. Bronchusblocker über herkömmliche Trachealkanüle (Cohen 1999).

Der Tubuswechsel-Katheter

Der Tubuswechsel-Katheter (TWK) dient dazu, unter Sicherung der Oxygenierung:
1. Luftwege gegeneinander auszutauschen (Endotrachealtubus gegen Doppellumentubus, Larynxmaske gegen Endotrachealtubus) oder
2. als belassene Führungsschiene die Re-Intubation bei schwer einsehbarem Kehlkopfeingang zu erleichtern.

Als Tubuswechsel-Katheter dienen halbfeste Sonden mit endständig seitlichen Öffnungen von der mindestens doppelten Länge des zu wechselnden Trachealtubus. Ihr Durchmesser sollte dem Innendurchmesser dieses Tubus möglichst nahekommen, ohne daß die Ventilation behindert wird.
Für die O_2-Insufflation oder Jet-Ventilation werden passende Tubuskonnektoren oder Injektionskanülen in das proximale Ende gesteckt (Benumof 1996, Hagihira 1998). Handelsübliche Tubuswechsel-Katheter (Tracheal Tube Exchanger®: Kendall Tyco Healthcare

Deuschland GmbH, Airway Exchange Catheter®: Cook Critical Care) besitzen abnehmbare Konnektoren für Jet- und Kreissystem (Abb. 6.**43**).

Beim Wechsel von einem liegenden Endotrachealtubus auf andere Atemwege (neuer Endotrachealtubus, Doppellumentubus etc.) wird der Tubuswechsel-Katheter über ein Bronchoskopiediaphragma so weit in den Endotrachealtubus vorgeschoben, bis sich beider Längenmarkierungen decken. Nun kann der Endotrachealtubus über den Tubuswechsel-Katheter entfernt, der neue Luftweg dann auf den Tubuswechsel-Katheter aufgeschoben und in die Luftröhre eingebracht werden. Während des gesamten Wechselvorganges wird der Tubuswechsel-Katheter zur O_2-Insufflation oder Jet-Ventilation benutzt.

Ein Laryngoskop ist hilfreich, um den neuen Luftweg durch die Glottis zu leiten. So wird die häufige Verkeilung an Stimmband und rechtem Aryknorpel erkannt, die durch Drehung des neuen Tubus um 90° gegen den Uhrzeigersinn behoben werden kann (Cohen 1999).

Über die Standard-Larynxmaske gelingt die Einführung eines Tubuswechsel-Katheters zwar in 80% blind, doch ist die fiberoptische Kontrolle dringend anzuraten.

Die sicherste Sequenz (s.u.) scheint ohnehin, durch die Standard-Larynxmaske einen passenden Endotrachealtubus unter fiberoptischer Kontrolle einzuführen, und durch diesen den Tubuswechsel-Katheter zu legen.

Die bedeutsamste Komplikationsquelle der Tubuswechsel-Katheter ist die zu tiefe Einführung mit dem Risiko der bifurkationsnahen Perforation und Barotrauma durch Jet-Ventilation (De Lima 1991).

Die schwierige Intubation in der Thoraxchirurgie

Hämoptyse

Massive Hämoptyse ist ein besonderer respiratorischer Notfall, weil Sicherung der Ventilation und Seitentrennung der Atemwege gleichzeitig erforderlich sind. Die Ursachen sind überwiegend entzündliche Prozesse (Bronchiektasen), Malignome, kardiovaskuläre Erkrankungen (Mitralstenose, Lungenembolie), Thoraxtraumen und invasive Diagnostik.

Das allgemeine Risiko besteht in der unberechenbaren Entwicklung von Expektoration geringer Blutspuren bis zur plötzlichen massiven Hämoptyse. Die Lebensbedrohung liegt in der Asphyxie durch Ertrinken in der Blutung, seltener im Blutverlust (Blutsturz).

Die Hämoptyse ist lebensbedrohlich bei:
- akuter Atemwegsverlegung und
- transfusionsbedürftiger Kreislaufdepression.

Bei schwerer Hämoptyse haben drei Maßnahmen Vorrang:
1. Erstickung verhindern
2. Blutungsquelle isolieren
3. Bronchialtoilette

1. Erstickung verhindern

Sauerstoffzufuhr ist grundsätzlich notwendig. Oberstes Ziel ist, die Überflutung der gesunden Lunge zu verhindern. Bei bekannter Seitenlokalisation wird der Patient mit der erkrankten Seite nach unten

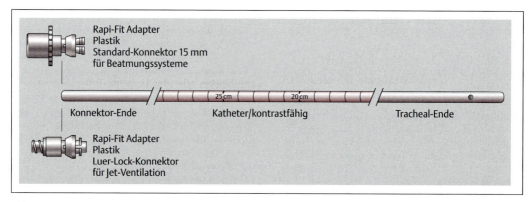

Abb. 6.43 Tubuswechsel-Katheter mit Rapi-Fit™-Adapter für Narkosekreis-System (Normkonnektor 15mm) und Rapi-Fit™-Adapter mit Luer-Lock Konnektor für Jet-Ventilator, die zum Auffädeln oder Entfernen eines Tubus abgenommen werden. Arbeitslänge 83 cm (Cook Critical Care).

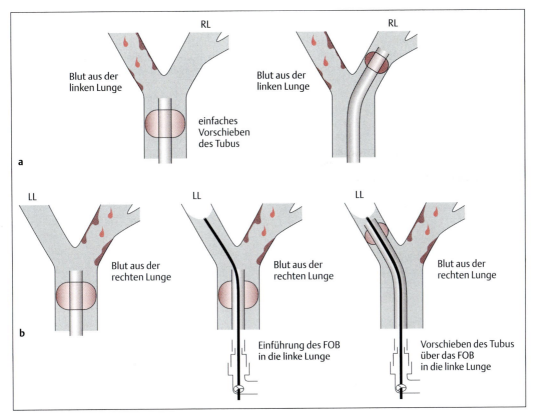

Abb. 6.44 Seitentrennung der Atemwege mit Endotrachealtubus (ETT) am Beispiel massiver Hämoptyse. **a** Zur Isolation der Blutung aus der *linken* Lunge wird der ETT tief eingeführt und gelangt damit nahezu immer in den rechten Hauptbronchus. Beachte: Die Belüftung des rechten Oberlappens ist gefährdet. **b** Die Intubation des linken Hauptbronchus zur Isolation einer Blutungsquelle in der *rechten* Lunge gelingt selten nur durch Drehen des Kopfes nach rechts. Wird das Fiberbronchoskop als Mandrin benutzt, kann der ETT sicher in den linken Hauptbronchus geführt werden (Bonumof JL. 1995).

seitlich gelagert. Kann das Blut nicht mehr abgehustet werden, ist die Intubation notwendig.

Die Intubation wird, wie bei Aspirationsgefahr, vorbereitet mit Präoxygenierung, halbsitzender Lagerung und leistungsstarker Saugung. Die Regurgitation von Sekret und verschlucktem Blut (!) muß erwartet werden. Bei andauernd schwerer Hämoptyse ist eine Wachintubation notwendig, da unter dem Blutschwall der Glottiseingang verfehlt werden kann.

■ **2. Blutungsquelle isolieren**

Die Vorteile des Doppellumentubus sind sichere Seitentrennung der Atemwege, differenzierte Beatmungsmöglichkeit und erleichterte Operationsbedingungen.

Unter Hämoptyse kann die Primärintubation mit einem Doppellumentubus (stets linksendobronchial) schwierig werden, die Absaugmöglichkeiten sind beschränkt. Deshalb sind Endotrachealtuben mit Bronchusblocker oder der Univent®-Tubus Alternativen. Liegt bereits ein Endotrachealtubus, kann über diesen unter fiberoptischer Sicht mit einem Bronchusblocker, notfalls einem Fogarty-Embolektomiekatheter, der Hauptbronchus der blutenden Lunge verschlossen werden.

Notfallmäßig muß ein Endotrachealtubus zur Isolierung der Blutungsquelle genügen, der in den Hauptbronchus der (mutmaßlich) gesunden Lunge vorgeschoben wird (Abb. 6.44). Das Fiberbronchoskop erleichtert die endobronchiale Intubation, zur baldigen Lagekontrolle des Tubus ist es unerläßlich.

Ein gesicherter einfacher Luftweg soll nur für einen komplizierteren aufgegeben werden, wenn Übung, Umstände und Oxygenierung dies erlauben.

Ein Tubuswechsel wird durch einen Tubuswechselkatheter (s.o.) sicherer und leichter.

3. Bronchialtoilette

Zur Reinigung der *gesunden* Lunge werden weitlumige Saugkatheter benutzt. Bronchusverschließende Blutkoagel werden unter fiberoptischer Bronchoskopie mit einem Fogarty-Katheter unterfahren und extrahiert.

Inspektion und Reinigung der *blutenden* Lunge erfolgen durch den Erfahrenen in Operationsbereitschaft.

Schwierige Intubation zur Seitentrennung der Atemwege

Fiberoptische Intubation bei Hindernissen in Trachea und Hauptbronchien

Zur Seitentrennung der Atemwege ist die Einführung eines Luftweges (Doppellumentubus, Univent®-Tubus, Bronchusblocker) bis in einen Hauptbronchus notwendig. Hindernisse auf diesem Weg umfassen
- äußere Kompression von Trachea oder Hauptbronchien durch Struma oder Lymphome,
- Verformung durch Skoliose oder Mediastinaltumor,
- intraluminale Raumforderungen wie Strikturen, Tumore oder Lymphknoten,
- tracheobronchiale Traumen und
- drohende Anastomosendehiszenz nach Atemwegschirurgie.

Oft können aus Röntgenbild, CT und Endoskopiebefund Ausmaß und Lage des Hindernisses erkannt und daraus Vorgehen und Wahl des Luftweges abgeleitet werden.

Je weiter distal und/oder mäßig ausgeprägt das Hindernis, desto eher kann ein Doppellumentubus eingesetzt werden.
Je weiter proximal und/oder stark ausgeprägt, kann nur ein Bronchusblocker über einen Endotrachealtubus oder über eine Larynxmaske angewandt werden.

Ist mit der Überwindung des *erwarteten Hindernisses* durch einen Doppellumentubus zu rechnen, wird nach Narkoseeinleitung unter Laryngoskopie der endobronchiale Schenkel des Doppellumentubus in den Larynx gebracht. Dann wird unmittelbar das Fiberbronchoskop durch das endobronchiale Lumen geführt und versucht, den Doppellumentubus unter Sicht an dem Hindernis vorbei zu positionieren.
Tracheale Hindernisse müssen für beide Lumina, also doppelten Durchmesser, passierbar sein!
Hier ist zusätzliche fiberoptische Kontrolle durch das tracheale Lumen nötig.
Läßt sich bei der Doppellumentubus-Intubation ein *unerwarteter Widerstand*, der nicht offensichtlich auf falscher Tubusgrößenwahl beruht (Wechsel), nicht überwinden, ist sofort das Fiberbronchoskop durch den Doppellumentubus zur weiteren Abklärung einzusetzen.

Die Überwindung eines Hindernisses mit dem Doppellumentubus darf niemals erzwungen werden.
Auch eine fiberoptische Kontrolle schützt dann nicht vor schwerem Atemwegstrauma.

Wenn das Atemwegshindernis mit dem Doppellumentubus unter fiberoptischer Führung nicht zu überwinden ist, muß die Seitentrennung der Atemwege durch Bronchusblockade (evtl. über den Doppellumentubus in trachealer Stellung), durch einen Univent®-Tubus oder Endotrachealtubus, manchmal durch eine Larynxmaske, vorgenommen werden.

Erwartete schwierige Intubation

Fiberoptische Wachintubation mit Doppellumentubus

Die Indikationen zur Wachintubation in Lokalanästhesie sind für den Doppellumentubus dieselben wie für den Endotrachealtubus (Kap. 4.5):
- schwere Verformung der Hals- und Brustwirbelsäule,
- erschwerte Mundöffnung bei gleichzeitigem Regurgitationsrisiko,
- eingeschränkte Zugänglichkeit des Mund-Gesichtbereiches,
- orofaciale Traumen (Patane 1990).

Wegen des Umfangs der Doppellumentuben ist nur die orotracheale Intubation möglich.
Oberflächenanästhesie und adjuvante Sedierung werden nach den in den Kapiteln 4.5 und 5.2 beschriebenen Verfahren durchgeführt.
Das Fiberbronchoskop sollte den Anforderungen der Thoraxanästhesie entsprechen (s.o.)
Der Doppellumentubus wird mit seinem endobronchialen Lumen auf das Fiberbronchoskop aufgescho-

ben, bis er an dessen Handgriff festsitzt. Mit dem verhältnismäßig dünnen Fiberbronchoskop ist der Larynx bei oralem Weg schwieriger als bei nasotrachealem Zugang unter der Zunge zu finden. Dies gelingt leichter mit Vorziehen der Zunge, unter Phonation, mit Einführungshilfen wie Optosafe® und Guedeltubus für die fiberoptische Intubation®.
Das Fiberbronchoskop muß durch die Glottis bis zur trachealen Bifurkation vorgeführt werden, bevor der Doppellumentubus vom Fiberbronchoskop abgestreift und in den Larynx eingebracht wird. Die gebogene Spitze des bronchialen Lumens verfängt sich leicht in der vorderen Kommissur. Drehung des linksseitigen Doppellumentubus um 180° *gegen*, des rechtsseitigen Doppellumentubus *im* Uhrzeigersinn bringt die Spitze achsengerecht in die Trachea. Bei der Einführung des trachealen Lumens entsteht wegen des erheblichen Kalibersprungs ein erneuter Widerstand. Er wird vermindert, wenn durch Drehung des Doppellumentubus um 90° Stimmritze und größter Tubusdurchmesser zusammenfallen. Mit der üblichen Lagekontrolle über das Fiberbronchoskop wird die Intubation abgeschlossen.

- Je größer der Doppellumentubus, je dünner - vor allem flexibler - das Fiberbronchoskop, desto eher kann dieses aus der Trachea herausgezogen werden, wenn der Tubus unbemerkt am Kehlkopf vorbeigeschoben wird. Bifurkationsnahe Plazierung des Fiberbronchoskops und ständige Beobachtung schützen vor Verlust des Fiberbronchoskops als Führungsschiene.
- Ist die Oxygenierung des Patienten gefährdet, wird der Doppellumentubus vor dem Aufschieben auf das Fiberbronchoskop vollständig gebrauchsfertig, einschließlich des Y-Konnektors, zusammengesetzt. Sobald das endobronchiale Lumen die Glottis passiert hat, kann sofort mit der Ventilation (bei Abklemmen des trachealen Schenkels) begonnen werden.

Fiberoptische Intubation mit Doppellumentubus in Allgemeinanästhesie

Die wesentlichen Schritte der Doppellumentubus-Intubation über das Fiberbronchoskop sind in Allgemeinanästhesie dieselben wie unter Oberflächenanästhesie.
Allerdings ist der Zugang zur Glottis hinter der zurückgefallenen Zunge erheblich schwieriger, weshalb der Zungengrund mittels Laryngoskop angehoben werden muß. Ist die Epiglottis erkannt, wird sie mit dem Fiberbronchoskop unterfahren, um den Kehlkopfeingang einzusehen. Geringer Durchmesser und hohe Beweglichkeit der Fiberbronchoskop-Spitze können dies - bei Befund Cormack IV - so erschweren, daß der Vorgang zur Oxygenierung über Maske unterbrochen werden muß. Ist das Fiberbronchoskop bis zur Tracheabifurkation eingeführt, kann der Doppellumentubus wie oben plaziert werden.

Bei gefährdeter Oxygenierung des Patienten oder nach wiederholtem Abbruch des Intubationsversuchs ist der Übergang auf die Larynxmaske als Ausgangspunkt weiterer Intubationsschritte dringend anzuraten.

Unerwartet schwierige Intubation zur Seitentrennung der Luftwege

Ist bei unerwarteten Intubationsschwierigkeiten eine Maskenbeatmung möglich, wird die Doppellumentubus-Intubation unter fiberoptischer Sicht wie oben vorgenommen.
Ist die Beatmung über Maske nicht möglich oder wird durch Wiederholung der Intubationsversuche die Oxygenierung gefährdet („can't ventilate, can't intubate"), kann über die Standard-Larynxmaske die Beatmung gesichert werden, wenn periglottische und intratracheale Prozesse als Ventilationshindernisse ausgeschlossen sind (Kap. 4.8).

Die Larynxmaske nimmt bei schwieriger Intubation eine Schlüsselstellung für alle weiteren Verfahren der Seitentrennung der Luftwege ein (Benumof 1996)

1. Über die Standard-Larynxmaske kann unter fiberoptischer Sicht ein Endotrachealtubus der Größe 6.5 in die Trachea vorgeschoben, durch diesen dann ein geeigneter Tubuswechsel-Katheter eingeführt werden. Vor einer blinden Intubation mit dem Endotrachealtubus oder Insertion des Tubuswechsel-Katheters durch die Standard-Larynxmaske allein ist abzuraten. Nach Entfernung von Standard-Larynxmaske und Endotrachealtubus zugleich bildet der Tubuswechsel-Katheter die Führungsschiene für einen:
   a) Doppellumentubus,
   b) Univent®-Tubus,
   c) größeren Endotrachealtubus mit Bronchusblocker (s.o.).
   Während all dieser unter Umständen zeitraubenden Verfahren ist über den Tubuswechsel-Katheter die O_2-Zufuhr zeitlich unbegrenzt gesichert.
2. Erscheint das Risiko des Wechsels auf differenzierte Luftwege zur Seitentrennung oder auf einen größeren Endotrachealtubus zu hoch - in Abwä-

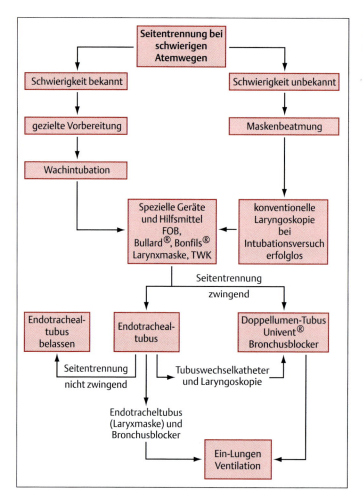

Abb. 6.45 Algorithmus zur Seitentrennung bei schwierigen Atemwegen (Cohen 1999).

gung gegen die beengte Passage von Fiberbronchoskop oder anderen Instrumenten - kann auch über den belassenen Endotrachealtubus (ID 6.5) ein Bronchusblocker eingeführt werden.
3. Stellen sich bei der fiberoptischen Inspektion durch die Standard-Larynxmaske endotracheale anatomische Hindernisse für differenzierte Atemwege heraus, kann die Standard-Larynxmaske allein zur Einlage eines Bronchusblockers für die Seitentrennung benutzt werden.

Abbildung 6.45 faßt die Verfahrensweisen der Seitentrennung bei schwierigen Atemwegen zusammen.

Austausch eines Endotrachealtubus gegen einen Doppellumentubus

Muß ein Endotrachealtubus gegen einen Doppellumentubus ausgetauscht werden, ist ein schwieriger Wechsel zu erwarten bei:

1. vorangegangener Intubationsschwierigkeit,
2. Tubuswechsel in Seitenlage.

Die Umintubation wird über das Fiberbronchoskop oder über den Tubuswechsel-Katheter vorgenommen.

Tubuswechsel über Fiberbronchoskop

Nachdem der Doppellumentubus auf das Fiberbronchoskop aufgeschoben wurde (s.o.), wird die Fiberbronchoskop-Spitze unter Einsatz des Laryngoskops neben den liegenden Endotrachealtubus in die Trachea gebracht. Dann wird dieser mit entleertem Cuff entfernt und der Doppellumentubus in Trachea und vorgesehenen Hauptbronchus eingeführt.

RISIKO: Gelingt die Zweitintubation mittels Doppellumentubus über Fiberbronchoskop nicht, ist die Oxygenierung gefährdet.

Tubuswechsel über Tubuswechsel-Katheter

Der Endotrachealtubus wird mit einem Diaphragmakonnektor (Bronchoskopie-Swivel-Konnektor) versehen, wohin durch ein Tubuswechsel-Katheter passenden Durchmessers für den vorgesehenen Doppellumentubus (s.o.) endotracheal eingeführt wird. Während der Entfernung des Endotrachealtubus wird der Tubuswechsel-Katheter zur O_2-Insufflation oder Jet-Ventilation benutzt.
Danach wird der bronchiale Schenkel des Doppellumentubus auf den Tubuswechsel-Katheter geschoben und in den Larynx geleitet. Über den trachealen Schenkel wird mit dem Fiberbronchoskop die Kehlkopfpassage überwacht. Nach Eintritt des trachealen Cuffs in die Trachea wird der Tubuswechsel-Katheter entfernt und der Doppellumentubus endgültig plaziert.

VORTEIL: Bei Tubuswechsel über Tubuswechsel-Katheter ist die Oxygenierung durchgehend gesichert.

Schwierige Extubation nach Seitentrennung der Luftwege

Die Entwöhnung von prolongierter postoperativer Beatmung wird erleichtert, wenn der intraoperativ benutzte Doppellumentubus gegen einen Endotrachealtubus ausgewechselt wird. Bei vorbekannter Intubationsschwierigkeit, vor allem aber bei Larynxödem, das wegen ungünstiger intraoperativer Lagerung oder durch großlumige Doppellumentuben entstanden ist, kann dieser Vorgang unerwartet schwierig werden.

Vor einem Tubuswechsel ist durch Laryngoskopie stets der Zugang zum Kehlkopf zu überprüfen. Ist ein schwieriger Austausch der Luftwege abzusehen, wird ein Tubuswechsel-Katheter eingesetzt.

Kann bei bekannt schwierigem Luftwegszugang bei der Extubation eine spätere Reintubation nicht ausgeschlossen werden, wird der Tubus über einen zuvor eingelegten Tubuswechsel-Katheter entfernt. Dieser verbleibt dann in der Trachea einerseits zur Sauerstoffinsufflation und bedarfsweiser Ventilationsunterstützung (s.o.), andererseits als Leitschiene für einen neuen Luftweg (Kap. 5.4).

Fazit

- Die Sicherung der Atemwege bei thoraxchirurgischen Eingriffen stellt für den Anästhesisten eine besondere Herausforderung dar.
- Wichtige Indikationen zur Seitentrennung der Atemwege sind die Vermeidung von Sekretübertritt, Ruhigstellung der chirurgisch exponierten Lungenseite und Sicherung der adäquaten Lungenventilation, inklusive Anwendung differenzierter Ventilationsverfahren.
- Hierfür ist der Einsatz geeigneter Doppellumentuben als Methode der Wahl anzusehen.
- In besonderen Fällen kann die Bronchusblockade, seltener die endobronchiale Intubation eine Alternative sein.
- Grundsätzlich ist für alle Verfahren die flexible fiberoptische Bronchoskopie unabdingbarer Bestandteil des Vorgehens. Sie dient insbesondere der korrekten Plazierung sowie der direkten optischen Funktionsüberwachung der künstlichen Luftbrücken einschließlich ihrer für die Bronchusblockade bestimmten Teile, darüber hinaus der gezielten Freihaltung der Atemwege von Sekret und Blut.
- Den Einsatz des Fiberskops vorausgesetzt, werden herkömmliche Kontraindikationen für den Doppellumen-Tubus relativiert. So kann auch zweifelhafte Nüchternheit nicht mehr als solche gelten.
- Ein schwieriger Atemwegszugang wegen pathologischer Befunde entlang des Intubationsweges, Stenosen, Tumore, Atemwegsverletzungen, schließt Doppellumentubus-Anwendung nicht aus, weil mit dem Fiberbronchoskop beurteilt werden kann, ob Lage und Ausmaß des Hindernisses die Passage für diesen Luftweg erlauben. Allerdings müssen Alternativen wie Univent®-Tubus und Bronchusblocker vertraut und vorhanden sein.
- Auch bei erwartet oder unerwartet schwierigem Zugang zum Larynx ist für die Seitentrennung der Luftwege überwiegend der Doppellumen-Tubus anwendbar, wenn nach den Regeln für die schwierige Intubation verfahren und das Fiberbronchoskop benutzt wird.
- Eine Schlüsselrolle kommt hier der Larynxmaske als zuverlässigem Luftweg und, ergänzt um den Tubuswechsel-Katheter, als Führungsschiene für sämtliche Techniken der Seitentrennung zu.
- Ein umfassendes System von Fiberoptik, Luftbrücken und Hilfsinstrumenten, mit Umsicht und Sorgfalt eingesetzt, erlaubt die Seitentrennung der Atemwege bei jeder dem Patienten dienlichen Indikation.

6.10 Besonderheiten der Atemwegssicherung in der Intensivmedizin

T. Lukaschewski

Der sichere Zugang zu den Atemwegen ist eine zwingende Voraussetzung für die intensivmedizinische Respiratortherapie. Zu Beginn und in Notfall-Situationen wird nahezu immer die orotracheale Intubation durchgeführt werden. Auch für die längerdauernde maschinelle Beatmung hat sich die orotracheale Intubation weitestgehend durchgesetzt, da das ohnehin schon hohe Risiko des Intensivpatienten, eine Infektion der Nasennebenhöhlen zu erleiden, durch eine nasotracheale Intubation möglicherweise noch weiter erhöht wird (Michelson 1991). Auch wenn dieses Risiko derzeit noch kontrovers diskutiert wird, wurde auf vielen Intensivstationen, mit Ausnahme der pädiatrischen Intensivmedizin, die nasotracheale Intubation zugunsten der orotrachealen als Standard-Technik wieder verlassen. Um die Folgen und Nebenwirkungen der Langzeitintubation zu vermeiden, wurde in den letzten Jahren die Tracheotomie wieder verstärkt in Erwägung gezogen. Aber erst die neuen bettseitigen perkutanen Punktionstracheotomietechniken brachten hier eine wirkliche Veränderung mit sich. Das wirklich neue an diesen Methoden ist die von Toy und Weinstein 1969 beschriebene *Kombination* aus einer Punktion der Trachea in Seldinger-Technik und nachfolgender Dilatation und Einführung der Kanüle über den liegenden Seldinger-Draht. Der direkte perkutane Zugang zur Trachea gehört ansonsten zu den ältesten überlieferten chirurgischen Techniken: Aus der Zeit 2000 bis 1000 vor Christus datieren Schriften der Ägypter sowie der hinduistischen Medizin, und im 17. Jahrhundert wurden Trachea-Punktionstechniken von italienischen Medizinern beschrieben (Westphal 1999). Im zweiten Weltkrieg standen japanischen Soldaten sogar komplette Punktions-Tracheotomie-Sets als Notfallinstrumente zur Verfügung (Wenig 1991).

◼ Warum tracheotomieren?

Bei der Indikation zur Tracheotomie stehen die folgenden Erwägungen im Vordergrund:
- Bei der orotrachealen oder nasotrachealen Langzeitintubation ist mit erheblichen Kehlkopfschäden, subglottischen Stenosen sowie mit Läsionen im Oropharynx zu rechnen.
- Nicht zu unterschätzende Probleme kann die Tubusfixierung mit sich bringen. Die sichere und stabile Klebefixierung führt langfristig zu Hautläsionen. Andere Fixierungsformen sind entweder sehr teuer oder haben, insbesondere beim unruhigen Patienten, ein höheres Risiko der akzidentellen Extubation mit nachfolgend längerem Intensivstations- und Klinik-Aufenthalt (Atkins 1997).
- Nach langdauernder Respiratortherapie oder bei schwieriger Entwöhnung aus anderen Gründen ermöglicht die Tracheotomie einen häufigen problemlosen Wechsel zwischen Eigenatmung mit geringem Totraumvolumen und erneuter maschineller Beatmung. Gleichzeitig ist jederzeit eine sorgfältige Bronchialtoilette möglich. Beides ist von grossem Wert, wenn als Alternative sonst nur eine Reintubation mit erneuter Analgosedierung zur Verfügung steht.

Gerade in der Entwöhnungphase mit spontan atmenden Patienten sind geringe Atemwegswiderstände von grösster Wichtigkeit. Bei der translaryngealen Intubation werden erst ab einem Tubusinnendurchmesser (ID) von 8,5–9,5 mm physiologische Werte erreicht, so dass bei Tuben unter 8,5 mm ID mit einer erhöhten Atemarbeit zu rechnen ist. Tuben dieser Grösse lassen sich nasotracheal nur selten platzieren und müssten unter dem Gesichtspunkt der Druckschädigung gegenteilige Anforderungen erfüllen. In der aryepiglottischen Region erhöht sich der Auflagedruck proportional zur Tubusgrösse, so dass bei Tuben mit geringen Atemwegswiderständen mit einer höheren Zahl von Larynxläsionen zu rechnen ist.
Eine vollständige Liste der Vorteile der Tracheotomie gegenüber der translaryngealen Intubation findet sich nach Westphal (1999) in der Tabelle 6.**20**.

◼ Wann tracheotomieren?

Die Frage nach dem „richtigen" Zeitpunkt zur Tracheotomie ist bis heute nur sehr schwierig zu beantworten. 1989 vereinbarte die „Consensus conference on artificial airways in patients receiving mechanical ventilation" (Plummer 1989) die folgenden Eckdaten:

- translaryngeale Intubation bei einer voraussichtlichen Intubationsdauer bis zu 10 Tagen,
- frühelektive Tracheotomie am 3. bis 5. Tag falls mit einer Intubationsdauer von mehr als 21 Tagen zu rechnen ist,

Tabelle 6.20 Vorteile der Tracheotomie gegenüber der translaryngealen Intubation (modifiziert nach Westphal et al. 1999)

- Vermeidung von Larynx- und Trachealschäden
- Totraumverkleinerung
- verminderte Atemarbeit
- bessere Fixierung, insbesondere bei mobilen Patienten
- Erleichterung der Entwöhnung vom Respirator
- Verbesserung der Mund-Rachen-Pflege
- Erleichterung der Bronchialtoilette auch beim spontan atmenden, wachen Patienten
- geringerer Bedarf an Analgetika und Sedativa
- höherer Patientenkomfort
- Sprechmöglichkeit über Spezialkanülen

- solange die voraussichtliche Intubationsdauer nicht abgeschätzt werden kann, sollte täglich unter Abwägung der Vor- und Nachteile über die Durchführung einer Tracheotomie entschieden werden.

Allerdings mussten Maziak et al. 1998 im Rahmen einer Literaturübersicht feststellen, dass für keine der oben genannten Empfehlungen ausreichende Studiendaten existieren. Noch zu Beginn der 80er Jahre galten die hohen Komplikationsraten von über 60 % bei elektiven Tracheotomien als ausreichender Grund, diese frühestens nach 3 Wochen Beatmungsdauer durchzuführen (Stauffer 1981). Neuere Untersuchungen terminieren die Zeit der Manifestation von Larynx- und Trachealschäden bei 7 bis 11 Tagen Intubationsdauer und lassen daher die oben genannten 21 Tage als nicht mehr zeitgemäss erscheinen. Einzelne Untersuchungen (Rodriguez 1990, Lesnik 1992) belegen sogar Vorteile für den frühzeitig tracheotomierten Patienten bezüglich kürzerer Behandlungsdauer, rascherer Entwöhnung vom Respirator und geringerer Inzidenz an nosokomialen Pneumonien. Diese konnten zwar von anderen Autoren nicht bestätigt werden, aber unterschiedliche Studiendesigns lassen hier den direkten Vergleich auch nicht zu.
So bleibt es bis heute die alltägliche schwierige Aufgabe der Intensivmediziner, am Krankenbett für jeden Patienten eine individuelle Entscheidung zu treffen.

Wer soll tracheotomieren?

Einhellig wird in der Literatur der Standpunkt vertreten, dass die Tracheotomie des Intensivpatienten unabhängig von der gewählten Technik in die Hand eines erfahrenen Anwenders gehört. Dem Drang, diesen „kleinen" Eingriff aus personellen Nöten heraus einem Anfänger zuzuordnen, darf nicht nachgegeben werden, da dem schwerkranken Patienten hieraus ein unnötiges Risiko erwächst. Dies gilt für die konventionelle Tracheotomie ebenso wie für die perkutanen Punktionstechniken. Für letztere wird zusätzlich gefordert, dass jederzeit ein Operateur zur Verfügung steht, der die konventionelle Tracheotomie beherrscht. Häufig werden perkutane Tracheotomien von anästhesiologischen oder internistischen Intensivmedizinern durchgeführt, so dass hier durch Absprachen innerhalb der Klinik die Verfügbarkeit eines Operateurs der Fachgebiete Chirurgie oder HNO sichergestellt werden muss. Ebenso muss ein in der Bronchoskopie geübter Anwender den Eingriff unterstützen.

Techniken zur perkutanen Punktionstracheotomie

Alle heute gebräuchlichen Techniken unterscheiden sich bis zur Einlage eines Seldinger-Drahts in die Trachea nicht voneinander.

Lagerung und Vorbereitung

Der Patient wird mit rekliniertem Kopf gelagert, so dass Larynx und Trachea zuverlässig palpierbar sind. Es wird der Hals bis zum Sternum desinfiziert und mit Klebetüchern steril abgedeckt. Nun wird in der Regel durch einen zweiten Anwender die Bronchoskopie begonnen. Der liegende Endotrachealtubus wird nach Entblockung unter Sicht soweit zurückgezogen, bis die Erweiterung der unteren Larynxapertur erkennbar wird. Hier erfolgt eine manuelle Fixierung des Tubus sowie eine vorsichtige Blockung, da der Cuff im Bereich der Stimmbänder liegen kann. Eine persistierende Leckage lässt sich nicht immer vollständig vermeiden und kann für die kurze Zeit des Eingriffs meist akzeptiert werden. Die manuelle Palpation der geplanten Punktionsstelle wird unter bronchoskopischer Sicht verifiziert. So lassen sich eine ausreichend subglottische Lage und die Punktion der Trachea korrekt mittig überwiegend zuverlässig vorplanen. Ob die eigentliche Punktion kontinuierlich visuell kontrolliert werden muss oder das Bronchoskop zum Schutz vor akzidenteller Punktion aus dem Tubus zurückgezogen werden soll, ist unter den Anwendern weiterhin umstritten. Einerseits können durch häufige Verletzungen der Bronchoskopaussenhaut so hohe Reparaturkosten entstehen, dass erhebliche Teile des gesamten Jahresbudgets der Intensivstation hierfür verbraucht werden. Anderseits steht unwidersprochen die medikolegale Forderung im Raum, den gesamten Vorgang der Punktion bis zur Platzierung des Seldinger-Drahts visuell zu kontrollieren, da nur so Schleimhautläsionen, Fehlpunktionen oder transtracheale Punktionen vermieden werden können.

Tracheapunktion

Unter sterilen Arbeitsbedingungen erfolgt nun durch den Operateur die Punktion der Trachea zwischen der 1. und 2. oder 2. und 3. Trachealspange, während die Trachea mit der freien Hand zwischen Daumen und Zeigefinger fixiert wird. Durch Luftaspiration in eine teilweise flüssigkeitsgefüllte Spritze kann die Kanülenlage in der Trachea verifiziert werden (Abb. 6.**46**). Eine bronchoskopische Kontrolle der korrekten medialen Lage der Punktionsstelle ist hilfreich. Entsprechend dem vorliegenden Einführungsset wird nun die äussere Kunststoffkanüle vorgeschoben und der scharfe Punktionsmandrin entfernt (Cook Critical Care, Portex-Medic Eschmann GmbH, Mallinckrodt Medical GmbH) oder die Spritze diskonnektiert (Willy Rüsch AG), um dann den Seldinger-Draht in üblicher Weise einzuführen und die Kanüle zu entfernen (Abb. 6.**47**). Spätestens jetzt muss eine neuerliche visuelle Kontrolle erfolgen, um die korrekte freie Lage des Seldingerdrahts nach distal (Abb. 6.**48**) bis kurz vor der Bifurkation zu verifizieren bzw. das Vorschieben des Drahtes durch den Larynx hindurch bei der translaryngealen Tracheotomie (TLT) zu verfolgen. Ab hier nun unterscheidet sich das weitere Vorgehen zwischen den verschiedenen Techniken.

Methode nach Ciagla (1985) (PDT = Perkutane Dilatative Tracheotomie)

Ausgehend vom medial liegenden Seldinger-Draht erfolgt nach beiden Seiten eine insgesamt ca. 1,5 cm lange transversale Hautinzision. Ein kurzer Primärdilatator (Abb. 6.**49**) ermöglicht nach seiner Entfernung die Armierung des Drahts mit einem Kunststoffkatheter (Abb. 6.**50**). Über diesen armierten Führungsdraht erfolgt nun die stufenweise Erweiterung der Trachea mit speziellen Kunststoffdilatatoren bis üblicherweise 36 Charriere (Abb. 6.**51**). Die auf einen 24- oder 28-Charriere-Dilatator aufgezogene Trachealkanüle kann nun in die Luftröhre eingeführt werden (Abb. 6.**52** – Seite 366). Hierbei kann durch die Stufe vom Dilatator zur Kanüle ein erheblicher Kraftaufwand notwendig sein, so dass ein Verletzungsrisiko für die Trachea-Rückwand besteht. Die Kanüle ist einsatzbereit, sobald der Dilatator mitsamt innenliegendem Seldinger-Draht entfernt und der Cuff geblockt ist. (Abb. 6.**53**).

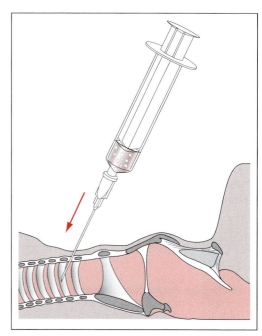

Abb. 6.**46** Die Trachea wird zwischen der 1. und 2. oder 2. Und 3. Trachealspange punktiert. Durch Luftaspiration in eine teilweise flüssigkeitsgefüllte Spritze kann die Kanülenlage in der Trachea verifiziert werden.

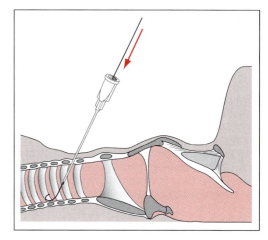

Abb. 6.**47** Durch die Kanüle wird ein Führungsdraht vorgeschoben. Hierzu wird die Kanüle etwas geneigt, so dass der Draht in Richtung Bifurkation gleitet.

Techniken zur perkutanen Punktionstracheotomie

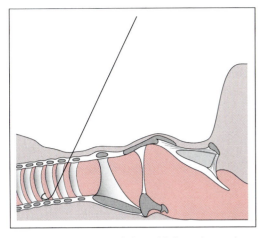

Abb. 6.**48** Der Führungsdraht verbleibt in der Trachea.

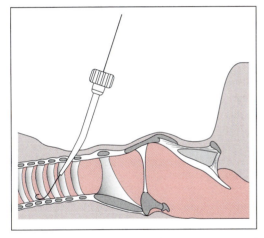

Abb. 6.**49** Nach einer transversalen Hautinzision wird ein Primärdilatator über den liegenden Führungsdraht vorgeschoben und wieder entfernt.

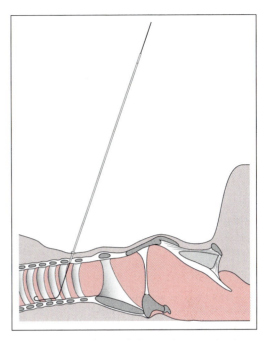

Abb. 6.**50** Der Führungsdraht wird nun mit einem Kunststoffkatheter armiert.

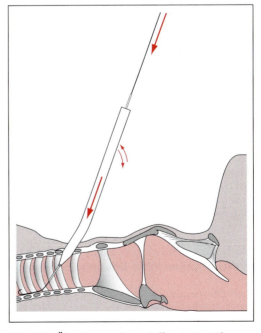

Abb. 6.**51** Über den nun kunststoffarmierten Führungsdraht erfolgt die stufenweise Erweiterung des Trachealfensters bis zur gewünschten Grösse.

Die von Ciagla (1985) erstmals beschriebene und seither geringfügig weiterentwickelte Methode konnte sich weltweit etablieren und gilt heute als die am häufigsten eingesetzte Technik zur perkutanen Tracheotomie.

In der Literatur findet sich diese Methode bei über 80 % der kontrollierten Patienten. Ob diese Technik beim Endanwender eine gleichartig hohe Beliebtheit besitzt oder andere Techniken in der klinischen Praxis häufiger eingesetzt werden als ihrem Stellenwert in der Literatur entspricht, ist nicht bekannt. Eine

Abb 6.52 Die Tracheostomiekanüle wird über den entsprechenden Dilatator in die Trachea eingeführt.

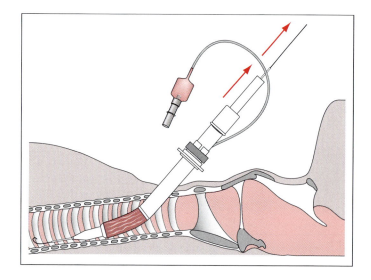

Abb. 6.53 Nach der korrekten Platzierung der Kanüle in der Trachea werden der Dilatator mit dem armierten Führungsdraht entfernt. Die Kanüle ist nun sofort nach der Blockung einsatzbereit.

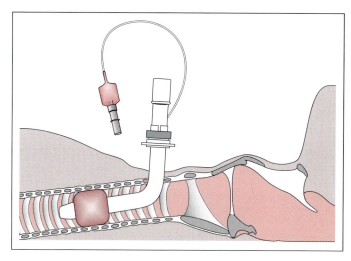

1997 durchgeführte Umfrage an deutschen Krankenhäusern (Bause 1999) ergab einen Verbreitungsgrad der Ciagla-Methode von 58 % gegenüber 35 % der Griggs-Technik und 7 % der noch jungen Methode nach Fantoni.

Methode nach Griggs (1990) (GWDF = Guide Wire Dilating Forceps)

Nach der ebenfalls durchzuführenden Hautinzision von 1–1,5cm wird ein kurzer Dilatator über den Draht eingeführt, der ein Trachealfenster in der Grösse der geschlossenen Dilatationszange herstellt. Nun wird der Draht durch die spezielle Kerbe (Abb. 6.54) in den geschlossenen Branchen der Zange geleitet und diese stumpf in die Trachea eingeführt. Durch Spreizen der Branchen wird die Trachea in einem Schritt auf das gewünschte Lumen dilatiert. Hierbei kann ein erneuter Hautschnitt entlang der geöffneten Branchen geführt werden, falls die erste Inzision zu klein gewählt wurde. Die Trachealkanüle wird mit Hilfe eines speziellen Obturators über den Draht eingeführt. Allerdings ist es ganz von der Erfahrung des Operateurs abhängig, dass der Zugang zur Trachea weder zu klein noch zu gross angelegt wird. Die zu kleine Öffnung führt zu einem frustranen Insertionsversuch mit nachfolgender erneuter Dilatation und lässt so den Zeitvorteil der Methode schrumpfen. Ein primär zu gross angelegter Zugang bietet keinen dichten Gewebeabschluss mit Kompression an der Kanüle, so dass hier höhere Blutungs-

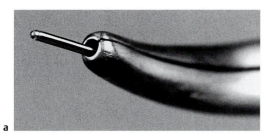

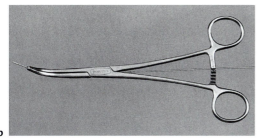

Abb. 6.54 Die Dilatationszange nach Griggs ist stumpf und allseits gerundet. Daher wird mit ihr das Gewebe gedehnt und nicht scharf durchtrennt. Zur Einführung über den liegenden Seldingerdraht enthalten die geschlossenen Branchen eine Bohrung, in die der Draht eingefädelt wird.

und Infektionsraten möglich sind. In der Praxis hat sich bei ausreichender Erfahrung mit der Technik beides als nicht klinisch relevant herausgestellt. Imponiert nach dem Entfernen der Zange eine Blutung aus dem Subkutangewebe, so kann diese durch Umstechung kontrolliert werden. Die Methode hat geringfügige Zeitvorteile gegenüber den anderen Techniken, so dass hier die Phasen mit reduzierter Ventilatorkapazität besonders kurz gehalten werden können.

Gelegentlich wird die Methode nach Griggs auch fälschlich als „Rapitrac-Technik" bezeichnet. Diese Methode wurde von Schachner (1989) inauguriert und darf als Vorläufer der Griggs-Technik angesehen werden. Hier wird ebenfalls mit Hilfe einer Zange, die über einen Führungsdraht eingeführt wird, die Trachea in einem Schritt dilatiert. Allerdings ist das Instrument, zur leichten Penetration der Trachea, scharf geschliffen, was eine hohe Komplikationsrate von 22,9 % zur Folge hat (Trachealverletzung, Tubusdefekt, Pneumothorax, peritracheale Einführung der Kanüle) (Powell 1998). Die Methode hat sich in der Folge nicht weiter durchsetzen können.

Methode nach Fantoni (1997) (TLT = Translaryngeale Tracheotomie)

Der Draht wird hier im Gegensatz zu den anderen Methoden nach kranial eingeführt und neben dem Tubus durch den Larynx geschoben. Ist dies nicht möglich, so kann er auch mit einer Bronchoskopzange gefasst und samt dem liegenden Tubus in den Pharynx gezogen werden. Hier wird unter laryngoskopischer Sicht der Draht mit einer Magill-Zange aufgenommen und aus dem Mund ausgeleitet. Sofort anschliessend erfolgt die Intubation mit einem dünnen (ID 5,0 mm) überlangen Tubus, der direkt vor der Carina platziert wird. Der Draht wird innerhalb des konisch geschliffenen Dilatators der Trachelkanüle konnektiert (Abb. 6.55). Durch Zug, unter Zuhilfenahme eines Handgriffs, und manuelle Gegenkompression an der Punktionsstelle, wird die Spezialkanüle durch Pharynx und Larynx geführt. Das zugeschlif-

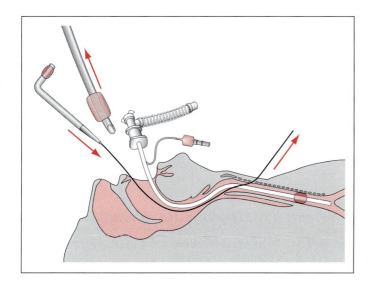

Abb. 6.55 Nachdem die Trachealpunktion wie oben beschrieben erfolgt ist, wird der Draht in Richtung Pharynx vorgeschoben. Der Patient wird extubiert und der Draht laryngoskopisch oder bronchoskopisch aus dem Mund ausgeleitet. Nach der Reintubation mit einem langen dünnen Tubus kann der Draht an der Dilatationskanüle fixiert werden.

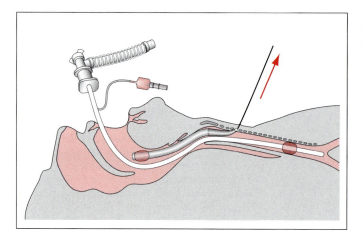

Abb. 6.**56** Durch Zug am Draht unter Gegenkompression der Halsweichteile erfolgt die Dilatation des Tracheostomas von innen nach aussen.

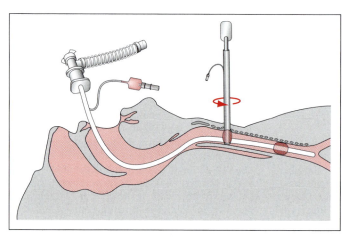

Abb. 6.**57** Nach Abschneiden des konischen Kanülenendes wird ein Obturator in die Kanüle eingeführt und diese aufgerichtet, um sie dann endgültig zu platzieren. Anders als in der Abbildung dargestellt wird heute häufig zuerst der dünne Tubus entfernt, um die Kanüle während des Wendemanövers leicht blocken zu können. Dies verhindert ein versehentliches Herausrutschen während des Aufrichtens.

fene Ende der Kanüle durchdringt die Trachealwand von innen ebenso wie die Halsweichteile (Abb. 6.**56**). Eine regelmässig notwendige Hautinzision von 0,5 – 1 cm erlaubt das vollständige Penetrieren des konischen Teils der Kanüle. Nach Abschneiden des konischen Kanülenendes wird der dünne Endotrachealtubus entfernt und der Cuff leicht geblockt, um ein versehentliches Herausrutschen während des nachfolgenden Manövers zu vermeiden. Mit Hilfe eines Obturators (Abb. 6.**57**) wird die Kanüle intratracheal um 180° gedreht, in Richtung Bifurkation geschoben und mit dem Respirator konnektiert (Abb. 6.**58**).

Die Methode nach Fantoni gilt als am wenigsten traumatisch und sogar für Kinder und Säuglinge geeignet, da die Trachea zu keinem Zeitpunkt komprimiert werden muss. Allerdings sind zwei Operationsphasen unvermeidbar, in denen keine durchgehende Beatmung des Patienten möglich ist.

Bedeutung des Bronchoskops

Einhellig wird heute in der Literatur die Bronchoskopie als fester Bestandteil der perkutanen Punktionstracheotomie-Techniken betrachtet (Deitmer 1999, Bause 1999). Die bronchoskopische Kontrolle ermöglichte, neben zunehmender operativer Erfahrung mit der Technik, einen weiteren Rückgang der Komplikationsraten in den letzten Jahren. Nur mit ihrer Hilfe können Fehlpunktionen und Schleimhautläsionen frühzeitig diagnostiziert oder sogar vermieden werden. Dexter konnte 1995 zeigen, dass sich nur 55 % der blind durchgeführten Punktionen in der beabsichtigten Position befanden.

Die Aspiration von Luft bestätigt zwar die Lage in der Trachea, aber nicht die korrekte mittige Position, die zur Vermeidung von Spätschäden gefordert werden muss.

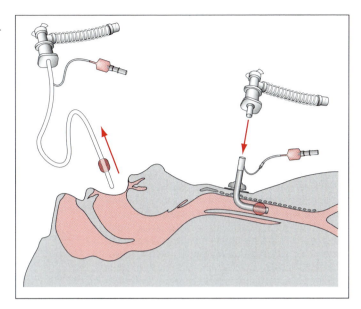

Abb. 6.58 Nach Befestigung der Kanüle und Blockung in korrekter Position ist das Tracheostoma einsatzbereit.

Auch *nach* dem Einsetzen der Trachealkanüle wird mit dem Bronchoskop die genaue Lage verifiziert und eventuell eingedrungenes Blut und Sekret abgesaugt.

Minitracheotomie

1984 wurde die Minitracheotomie von Matthews und Hopkinson für die Behandlung von thoraxchirurgischen Patienten inauguriert. Bald bewährte sich diese Methode auch bei anderen Ursachen einer tracheobronchialen Sekretretention. Über einen kleinen ungeblockten Tubus (ID 4,0 bis 4,5mm) im Lig. cricothyroideum wird ein kontinuierlicher Zugang zu den Atemwegen aufrechterhalten (Abb. 6.59). Der beim spontan atmenden Patienten temporär verschlossene Tubus erlaubt rasche und häufige Absaugmanöver auch beim wachen Patienten. Für diese wenig invasive Massnahme konnte gezeigt werden, dass sie die pulmonale Gasaustauschfunktion deutlich verbessern kann (Joosten 1994). Da über die Spätkomplikationen dieser Methode kaum kontrollierte Daten vorliegen und die o.g. perkutanen Tracheotomieverfahren nicht zuletzt aufgrund ihrer ebenfalls geringen Komplikationsraten auf dem Vormarsch sind, verliert die Minitracheotomie zugunsten der perkutanen Tracheotomien rasch an Bedeutung.

Die Minitracheotomie bietet keinerlei Möglichkeit, einem wachen Patienten eine Atmungsunterstützung zukommen zu lassen, da eine Atemwegstherapie über diesen dünnlumigen Zugang nicht möglich ist und in der Regel auch kein Konnektor zum Respirator existiert. Insoweit ist diese Methode den perkutanen Tracheotomietechniken zweifelsfrei unterlegen.

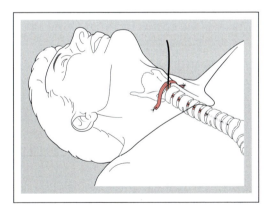

Abb. 6.59 Ein 4,5 mm Endotrachealtubus wird gekürzt und am distalen Ende 2–3 cm längs eingeschnitten, so dass 2 Laschen entstehen. Nach chirurgischer oder dilatativer Fensterung des Lig. cricothyroideum werden der Tubus eingeführt und die Laschen durch Naht an der Haut fixiert. Mit einem Absaugkatheter ist nun jederzeit eine Bronchialtoilette durchführbar. Nach dem Absaugen wird der Tubus verschlossen.

◼ Vorteile und Nachteile der dilatativen Methoden im Vergleich zur konventionellen Tracheotomie

Einer der Hauptvorteile der perkutanen Techniken für den Intensivmediziner liegt sicher in der einfachen, raschen, bettseitigen Anwendung, ohne die Notwendigkeit von Absprachen mit Operateuren und ohne langes Warten auf OP-Kapazitäten. Erfreulicherweise fand sich dazu in mehreren Studien, dass diese Methoden bezüglich der Früh- und Spätkomplikationen sogar bessere Ergebnisse erbrachten als die konventionelle Tracheotomie. Dies war nicht unbedingt zu erwarten, da bei den dilatativen Techniken nicht wie bei der offenen Chirurgie das ganze OP-Gebiet visuell kontrolliert werden kann. Holdgaard et al. berichteten 1998 von einem hochsignifikanten Vorteil der perkutanen dilatativen Tracheotomie nach Ciagla im Vergleich zur konventionellen Tracheotomie bezüglich intraoperativer wie auch postoperativer Blutungen. Stoeckli et al. (1997) beobachteten eine signifikant niedrigere Gesamtmorbiditätsrate von 6,4 versus 36,1 % zugunsten der dilatativen Tracheotomie. Postoperativ war nicht nur die Inzidenz von Blutungen niedriger (2,1 versus 13,9 %), sondern auch die Zahl an Wundinfektionen wurde von 22,2 % auf 0 gesenkt.

Besonders die Vermeidung dieser sehr häufigen Infektionen von konventionellen Stomata ist heute eine der vom Intensivmediziner am meisten geschätzten Eigenschaften.

Das durch die Dilatation aufgedehnte Gewebe kontrahiert sich nach dem Einsetzen der Kanüle. So kommt es zu einem dichten Abschluss an der Kanüle und zu einer Kompressionswirkung im Gewebe, die in der Regel etwaige Blutungen sistieren lässt.
Der Operateur einer konventionellen Tracheotomie wird in der Regel das Arbeiten an einem schmalen OP-Tisch vorziehen, da er hier wesentlich näher am OP-Gebiet stehen kann. Prinzipiell ist die konventionelle Tracheotomie im Patientenbett möglich, aber mit Nachteilen verbunden (unergonomische Haltung des Operateurs, schlechtere Lichtverhältnisse, Fehlen einer leistungsstarken Absaugung). Der Transport des Intensivpatienten ist aber immer mit zusätzlichen Belastungen und Risiken verbunden oder aufgrund der Invasivität der Beatmung unmöglich. Hier liegen weitere deutliche Vorteile für die perkutanen Puntionstechniken, da diese leicht bettseitig durchführbar sind.

Trotz aller Vorteile ist die perkutan dilatative Tracheotomie keine Methode, die für alle Patienten geeignet ist. Eine Voraussetzung ist die zuverlässige Beatmungsmöglichkeit durch Intubation oder Maskenbeatmung, da es auch unter bronchoskopischer Kontrolle jederzeit während des Eingriffs zu einer akzidentellen Extubation kommen kann. Weiterhin darf die Anatomie im OP-Gebiet keine Besonderheiten aufweisen, und die Trachea muss nach korrekter Lagerung eindeutig palpabel sein.

Auch beim Vorliegen einer Struma muss nach den aktuellen Kenntnissen von einer PDT abgeraten werden, wenn die Punktion durch Strumagewebe erfolgen müßte. Die chirurgische Tracheostomaanlage erlaubt es, den Endotrachealtubus während des gesamten Eingriffs unterhalb des OP-Gebiets zu belassen und bietet so eine zuverlässige Beatmungmöglichkeit sowie Schutz vor der Aspiration von Blut aus dem OP-Gebiet. Die Punktionstechniken verlangen ein Zurückziehen des Tubus bzw. eine Umintubation auf einen langen, dünnen Tubus und bedingen so Phasen, in denen eine Hypoxie und/oder Hyperkapnie möglich wird. Da das OP-Gebiet nach distal offen ist, besteht weder ein Schutz gegenüber einer Blutaspiration noch ist eine temporäre Leckage durch das OP-Gebiet zuverlässig zu vermeiden. Bei entsprechend reduzierter Lungenfunktion machen diese Punkte den an sich minimal invasiven Eingriff unmöglich.

◼ Kontraindikationen

Die allgemein anerkannten Kontraindikationen der verschiedenen Techniken sind in der Tabelle 6.21 aufgelistet. Danach bestehen bei den Punktionstechniken wesentlich mehr Einschränkungen als bei der konventionellen Tracheotomie.
Die Anwendung der perkutanen Dilatationstracheotomie in einer Notfallsituation mit unmöglicher Intubation muss differenziert betrachtet werden. Selbstverständlich muss in einer solchen Situation immer ein erfahrenes OP-Team alarmiert werden, aber bis die personelle und materielle OP-Bereitschaft am Patientenbett hergestellt ist, kann manchmal viel Zeit vergehen. In dieser Zeit muss weiterhin versucht werden, eine Oxygenierung aufrecht zu erhalten. Ist auch eine Maskenbeatmung nicht möglich, so wird heute die Notfall-Koniotomie mit vorkonfektionierten Koniotomie-Sets (Kap. 4.10) propagiert. Für die Koniotomie bestehen aber prinzipiell die gleichen anatomischen und lagerungstechnischen Bedingungen wie für die Punktionstechniken, so dass ein geübter Anwender nach erfolgreicher Punktion der Tra-

Tabelle 6.21 Kontraindikationen der perkutanen dilatativen Tracheotomietechniken

	Konventionelle Tracheotomie	Perkutane Dilatative Tracheotomie
Alter	keine Einschränkungen	Jugendliche und Kinder unter 15 Jahren (mit Ausnahme der TLT)
Gerinnung	Schwere Gerinnungstörungen:	TPZ < 50 %; Thrombozyten < 40.000
Atmung	Relative Kontraindikation: $FIO_2 > 0,8$ oder Oxygenierungsindex < 100	• Spontanatmung • $FIO_2 > 0,6$ und PEEP > 10 cmH_2O • $FIO_2 > 0,8$ oder Oxygenierungsindex < 100
Anatomische Verhältnisse	keine Einschränkungen	• Trachea nicht eindeutig palpierbar • Z.n. Neck dissection • Z.n. vorangegangener Tracheotomie • Strumagewebe im Punktionsgebiet • Halsdeformitäten • Instabile HWS bzw. HWS nicht überstreckt lagerbar • Infektion der Tracheotomieregion • Tracheaabnormitäten
Notfallsituation	keine Einschränkungen	• erschwerte oder unmögliche Intubationsbedingungen • notfallmässige konventionelle Tracheotomie nicht jederzeit möglich

chea in wenigen Sekunden einen grosslumigen Atemwegszugang schaffen kann. Dieser hat gerade in der Hypoxiesituation gegenüber den sehr dünnen Koniotomie-Kanülen nachvollziehbare Vorteile. Hier hat die Methode nach Griggs mit der Dilatationszange einen eindeutigen Zeitvorteil gegenüber den beiden anderen gebräuchlichen Techniken, allerdings darf gerade in der Notfallsituation nur eine häufig geübte Technik eingesetzt werden. In der Literatur sind positive Erfahrungen mit perkutanen Punktionstechniken in Notfallsituationen vorgestellt worden (Dob 1998). Auch tierexperimentell liess sich zeigen, dass durch den geübten Anwender eine Trachealkanüle in durchschnittlich 89 s (Spanne:69 s–105 s) (Technik nach Griggs) bzw. 217 s (Spanne: 180 s–267 s) (Technik nach Ciagla) zu platzieren war, jedoch kam es bei 4 der 10 Tiere zu einer akzidentellen Punktion oder Perforation der Tracheahinterwand (McLure 1997). Solange keine kontrollierten Daten existieren, die perkutane Tracheotomietechniken mit den üblichen Koniotomiesets vergleichen, gilt wohl auch hier der Grundsatz, dass diejenige Methode die bessere ist, die einfacher auszuführen und schneller verfügbar ist. Dies wird in der Mehrzahl der Fälle die Koniotomie sein.

Nur Anwendern mit grosser Erfahrung in der Ausübung der Griggs-Technik werden ähnlich kurze Eingriffszeiten wie bei der Koniotomie von 80–120 s ausreichen, um eine perkutane Tracheotomie durchzuführen. Nur dieser Personenkreis darf in der Notfall-Situation eine perkutane Tracheotomie in Erwägung ziehen. Grundsätzlich darf aber eine mögliche konventionelle Tracheotomie nicht durch einen Punktionsversuch verzögert werden.

Die Altersbeschränkung für die Techniken nach Ciagla und Griggs bestehen aufgrund der noch sehr elastischen Trachea von Kindern und Jugendlichen. Hier wird bei der Einführung von Dilatatoren oder der Dilatationszange die Trachea so weit komprimiert, dass der Führungsdraht oder die Dilatationsinstrumente die Tracheahinterwand leicht verletzen können. Da bei der TLT die Dilatation von innen nach aussen erfolgt, wird diese auch im Kindesalter für möglich erachtet. Da bisher keine kontrollierten Daten für Kinder vorliegen, kann die Frage nach der Anwendbarkeit von perkutanen Verfahren in dieser Altersgruppe derzeit noch nicht endgültig beantwortet werden.

◼ Komplikationen

Bei tracheotomiebedingten Komplikationen werden Früh- und Spätkomplikationen unterschieden. Zu den Frühkomplikationen werden alle perioperativen Zwischenfälle bis zur endgültigen Dekanülierung gerechnet, wohingegen alle Probleme nach der Dekanülierung als Spätkomplikationen erfasst werden.

Frühkomplikationen

Für die konventionelle Tracheotomie des Intensivpatienten ist eine grosse Zahl vielfältiger Frühkomplikationen beschrieben worden:
- Blutungen,
- Haut- und Mediastinalemphysem,
- Pneumothorax,
- Atemwegsverlegung,
- Aspiration,
- Wundinfektionen,
- Todesfälle.

Stauffer et al. stellten 1981 sogar fest, dass die chirurgische Tracheotomie beim Intensivpatienten aufgrund der hohen Rate an intra- und postoperativen Zwischenfällen keine sinnvolle Alternative zur translaryngealen Intubation bei langzeitbeatmeten Patienten darstellt.

Bei den perkutanen Punktionstechiken werden prinzipiell vergleichbare Komplikationen in allerdings geringerer Häufigkeit beobachtet. Durch die straffe, zirkuläre Gewebeummantelung gelingt einerseits eine gute Fixierung der Kanüle mit geringerer Gefahr der akzidentellen Dekanülierung, andererseits verringert der hohe Kompressionsdruck die Inzidenz an postoperativen Blutungen, das Eindringen von bakteriellen Keimen sowie die Entwicklung von Haut- und Mediastinal-Emphysemen.

Noch einmal muss festgestellt werden, dass der bedeutendste Vorteil für den Intensivmediziner in der erheblichen Reduktion der Infektionen nach Anlage eines perkutanen Tracheostomas liegt. Während nach konventionellen Tracheotomien mit 20–30 % an Infektionen zu rechnen ist und schon daher eine ausserordentlich strenge Indikationstellung notwendig war, liegen die Infektionsraten bei perkutanen Tracheotomien zwischen 1 und 3 %. Allerdings besteht in den ersten Tagen nach der Anlage das Risiko einer sofortigen Gewebsretraktion mit Verschluss des Stomas, sobald die Kanüle entfernt wird.

Die erneute Einführung einer Kanüle ist ohne Hilfsmittel praktisch unmöglich. Ernste und sogar tödliche Zwischenfälle nach akzidenteller Dekanülierung (Berrouschot 1997) oder einem elektiven Kanülenwechsel (Walz 1998) wurden beschrieben. Viele dieser ernsten Verläufe lassen sich allerdings vermeiden, wenn der Versuch der Wiedereinführung der Kanüle frühzeitig zugunsten einer translaryngealen Intubation abgebrochen wird.

Mit steigender Erfahrung und durch konsequenten Einsatz des Bronchoskops lässt sich sogar ein weiteres Absinken der Komplikationsraten konstatieren. So gehen die Probleme im Zusammenhang mit Fehlpunktionen, Punktionen lateral der Mittellinie, Schleimhautläsionen bzw. Perforation der Tracheahinterwand sowie durch paratracheales Einsetzen der Kanüle stark zurück, wenn jeder Arbeitsschritt auch endotracheal visuell kontrolliert wird. Eine Übersicht über die Komplikationen in verschiedenen Studien findet sich in Tabelle 6.**22**.

Spätkomplikationen

Nach der Dekanülierung finden sich sowohl bei der konventionellen als auch bei der perkutanen Tracheotomie qualitativ vergleichbare Komplikationen. Trachealstenosen und unakzeptable Narbenverhältnisse sind die zahlenmässig häufigsten Probleme. Stimmveränderungen oder Heiserkeit imponieren als überwiegend passagere Beeinträchtigungen, während die Ausbildung von tracheoösophagealen und tracheokutanen Fisteln als seltene Ereignisse beschrieben werden.

Die klinisch bedeutsamste und den Patienten am stärksten belastende Komplikation ist die symptomatische Trachealstenose. Ruhe- und Belastungsdyspnoe, Husten mit Sekretretention sowie Stridor werden jedoch erst ab Lumeneinengungen von mehr als 70 % registriert.

Betrachtet man nur diese klinisch symptomatische Gruppe, so liegt diese für die perkutanen Punktionsverfahren mit unter 2 % der Patienten wiederum günstiger als bei der konventionellen Tracheotomie. Ob diese besseren Ergebnisse der perkutanen Verfahren durch eine kürzere Intubationsdauer vor der Tracheotomie bedingt sind oder einen methodischen Hintergrund haben, lässt sich derzeit nicht zufriedenstellend beantworten.

■ Trachealkanülenwechsel nach perkutaner Tracheotomie

Während ein Wechsel der Trachealkanüle nach einer konventionellen Tracheotomie mit Anlage eines epithelialisierten Tracheostomas jederzeit problemlos möglich ist, stellt sich dies, bedingt durch die dilatative OP-Technik, für die perkutanen Methoden gänzlich anders dar.

Tabelle 6.22 Frühkomplikationen der verschiedenen Tracheotomietechniken

Studie	Art der Tracheo-tomie	Zahl (n)	Blutung	Infektion	Pneu	Kanülen-fehllage/-defekt	andere	Operative Letalität	Früh-kom-plikationen gesamt
Stauffer 1981	konventionell	51	35 %	36 %	4 %	4 %	13 % Emphysem	1/51 (2 %)	32/51 (63 %)
Griggs 1991	konventionell	74	3/74	7/74	1/74		1/74	1/74 (1,4 %)	13/74 (18 %)
Ciagla 1992	PDT	170	3/170	2/170		1/170	8/170	0/170	14/170 (8 %)
Toursarkissan 1994	PDT	141	11/141	2/141	1/141	3/141	8/141	1/141 (0,7 %)	27/141 (19 %)
Winkler 1994	PDT	71	2/71	1/71			1/71	0/71	4/71 (6 %)
Bause 1995	PDT	151	2/151		1/151	5/151	3/151	0/151	11/151 (7 %)
Walz 1996	PDT	300	4/300	4/300		6/300	11/300	2/300 (0,6 %)	27/300 (9 %)
Heuer 1997	PDT	195	5/195	1/195		1/195	3/195	0/195	13/195 (6,6 %)
Byhahn 1999	TLT	47	0	0			0	0/47	0
Treu 1997	PDT + GWDF	112	0	0		2/112	3/112	0/112	5/112 (4,5 %)
Walz 1997	TLT	24	1/24	1/24			1/24	0/24	3/24 (12,5 %)

Durch die im Abschnitt Frühkomplikationen aufgezeigten Risiken in den ersten Tagen nach perkutaner Punktionstracheotomie darf ein elektiver Kanülenwechsel erst nach Ablauf von 7–10 Tagen vorgenommen werden. Kommt es innerhalb der ersten Woche zu einer ungeplanten Dekanülierung oder zu Komplikationen, die einen Kanülenwechsel erforderlich machen, sollte der Patient zunächst translaryngeal intubiert werden. Die Einführung einer neuen Kanüle erfolgt dann nach Sicherung der Atemwege unter Zuhilfenahme des ursprünglichen Einführbestecks.

Hieraus lässt sich ableiten, dass Patienten, bei denen Intubationshindernisse bekannt oder zu erwarten sind, keiner perkutanen Tracheotomie unterzogen werden dürfen.

■ Kosten

In Zeiten mit ständig knapper werdenden Budgets müssen neue Verfahren neben den medizinischen auch unter ökonomischen Aspekten betrachtet werden. Allgemein bekannt ist, dass die Errichtungs- und Betriebskosten für einen OP-Saal einen grossen Anteil an den Kosten eines Eingriffs ausmachen. Ebenso entstehen zusätzliche Personalkosten, wenn ein Patient von der Intensivstation in den OP transportiert werden muss. Daher ist es naheliegend, dass eine perkutane Tracheotomie, die am Patientenbett auf der Intensivstation durchgeführt wird, einen Kostenvorteil (25–50 %) gegenüber einer konventionellen Tracheotomie im OP mit sich bringt. Dies liess sich auch in kontrollierten Untersuchungen bestätigen (Rosenbower 1998, Hill 1996). Obwohl die Materialkosten für die perkutanen Techniken höher liegen, verursachen sie durch kürzere OP-Zeiten auch dann geringere Kosten als konventionelle Tracheotomien, wenn beide Verfahren im OP durchgeführt werden (Cobean 1996, McHenry 1997). Für einen direkten Vergleich beider Eingriffe bettseitig auf der Intensivstation liegen keine Daten vor. Ob diese amerikanischen Ergebnisse auf deutsche Verhältnisse übertragbar sind, ist noch nicht sicher geklärt. Da aber keine grundsätzlichen Unterschiede im operativen Vorgehen und den Kostenstrukturen existieren, darf man hiervon ausgehen.

◘ Fazit

- Schon innerhalb von 7–10 Tagen Intubationsdauer ist mit der Manifestation von Larynx- und Trachealschäden zu rechnen. Daher sollte bei absehbarer Langzeitintubation die Tracheotomie frühzeitig erwogen werden.
- Die perkutanen Tracheotomie-Verfahren sind kosteneffektive Methoden mit geringen Komplikationsraten. Sie lassen sich rasch am Patientenbett auf der Intensivstation durchführen.
- Das Ergebnis ist ein eng an der Kanüle abschließendes Tarcheostoma mit so geringen Infektions- und Blutungsraten, daß die Indikation zur Frühtracheotomie in Zukunft wohl wieder häufiger gestellt werden kann.
- Die Technik nach Ciagla ist derzeit die am besten untersuchte Methode und wird weltweit am häufigsten eingesetzt. Aber auch die Verfahren nach Griggs und Fantoni gewinnen zunehmend an Bedeutung. Für direkte Vergleiche zwischen diesen unterschiedlichen Techniken existieren derzeit keine ausreichenden Daten, so daß der jeweilige Stellenwert der einzelnen perkutanen Tracheotomietechnik noch nicht abschließend beurteilt werden kann.
- Trotz vieler Vorteile sind die perkutanen Dilatationstechniken nicht für alle Patienten geeignet.
- Vor dem Eingriff zu überprüfen sind eine sichere Beatmungsmöglichkeit durch Intubation oder Maskenbeatmung sowie die eindeutige Palpabilität der Trachea ohne anatomische Besonderheiten im Punktionsgebiet.
- Perkutane Tracheotomietechniken haben prinzipiell vergleichbare Früh- und Spätkomplikationen wie die offenen operativen Techniken, allerdings in geringerer Häufigkeit. Die Methode nach Fantoni gilt als die am wenigsten traumatische Technik und ist als einzige für Kinder und Säuglinge geeignet.
- Bei der Durchführung einer perkutanen dilatativen Tracheotomie muß die bronchoskopische Kontrolle der Punktion und Drahtlage heute als Standard gefordert werden, um Fehlpunktionen und akzidentelle Läsionen auszuschließen.
- Innerhalb der ersten Tage nach Anlage eines dilatativen Tracheostomas ist das erneute Einführen einer entfernten Trachealkanüle praktisch unmöglich. Daher darf ein geplanter Kanülenwechsel erst nach 7–10 Tagen stattfinden. Bei akzidenteller Extubation oder anderen Komplikationen die einen Kanülenwechsel erforderlich machen ist der Patient zunächst translaryngeal zu intubieren.

6.11 Sicherung der Atemwege und Latexallergie
J. F. Lutz, I. Steele, P. G. Bender

■ Inzidenz

In den letzten Jahren ist ein stetiger Anstieg von Typ-I-Sensibilisierungen gegen Naturlatexprodukte zu verzeichnen (Baur 1996, Heese 1995). Besonders betroffen sind Beschäftigte im Gesundheitswesen. Hier besteht laut BGFA (Berufsgenossenschaftliches Forschungsinstitut für Arbeitsmedizin) eine Sensibilisierungsrate von 5–18 % (Baur 1999). Patienten mit häufigen operativen Eingriffen, besonders Kinder mit Spina bifida und anderen Fehlbildungen (Tosi 1993), sowie Beschäftigte in der latexverarbeitenden Industrie sind besonders betroffen. Dies hängt nicht zuletzt mit einem im Rahmen der AIDS-Prävention gestiegenen Verbrauch von Latexhandschuhen zusammen.
Die Inzidenz allergischer Reaktionen während einer Narkose wird, unabhängig von der Ursache auf 1 : 3500 – 1 : 25 000 geschätzt. Die Letalität liegt dabei bei signifikanten 3–6 %! (Theissen 1995, Morgan 1995).
Nicht nur die Häufigkeit, sondern auch der Schweregrad allergischer Reaktionen auf Latex hat zugenommen.

■ Allergene

Als Allergene bei der Latexallergie gelten Latexproteine (in 96 % der Fälle), die durch Haut- und Schleimhautkontakt, aber auch per inhalationem und parenteral in den Körper der Betroffenen gelangen. Ein zentrales Problem im Gesundheitswesen ist die Kontamination von Räumen (OP-Saal, Untersuchungsräume u. a.) mit Puder aus OP- bzw. Untersuchungshandschuhen. Nicht der Puder selbst (Maisstärke) ist dabei das Antigen (Jaeger 1992), sondern er wirkt als Träger von Latexproteinen und transportiert diese zuverlässig in die Atemwege von Personal und Patienten.

■ Allergische Reaktionen

Kommen betroffene Patienten mit Latex in Kontakt, können unterschiedliche Reaktionen hervorgerufen werden. Meist handelt es sich dabei um allergische Reaktionen vom Typ I (Anaphylaxie oder Soforttyp, IgE-vermittelt) oder vom Typ IV (verzögerter Typ, T-Zell vermittelt).
Bei der Anaphylaxie werden 4 Stufen unterschieden (von Krogh 1981):
- Stufe 1: Kontakturtikaria,
- Stufe 2: Flush, generalisierte Urtikaria, Lidödeme oder Lippenschwellung (Abb. 6.**60**),
- Stufe 3: Schleimhautbeteiligung (Abb. 6.**61**), Konjunktivitis, Rhinitis und Atemwegsobstruktion bis hin zum Lungenödem,
- Stufe 4: anaphylaktischer Schock.

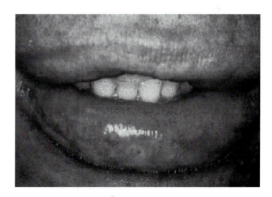

Abb. 6.**60** Periorales Ödem bei Latexallergie.

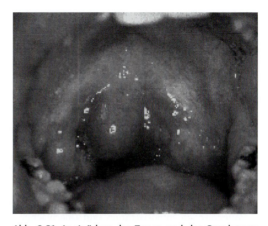

Abb. 6.**61** Angioödem der Zunge und des Oropharynx bei Latexallergie.

Die allergische Reaktion vom Typ IV imponiert klinisch als Kontaktdermatitis und macht sich nach 4–48 Stunden bemerkbar. Patienten mit dieser Form der Allergie sind durch die herabgesetzte Schutzfunktion der Haut einem erhöhten Risiko einer Typ-I-Sensibilisierung ausgesetzt (Leslie 1999).

Kontamination

Die Wege der Kontamination sind auch bei der Sicherung der Atemwege:
- *direkter Kontakt* (Beatmungsmaske, Handschuhe, Sonden, Tubus),
- *Inhalation* von Atemgasen über kontaminierte Atemschläuche und belastete Raumluft (s.o.),
- *parenterale* Infusion von Flüssigkeiten über kontaminierte Zuleitungen (z. B. durch latexhaltige Infusionsstopfen).

Typ I - Reaktionen auf Latex während einer Narkose machen sich meist nach einer Latenz von 20–60 min nach der Einleitung bemerkbar.

Das Spektrum an Symptomen kann alle Stadien der Typ-I-Reaktion (s.o.) umfassen, d.h. Flush, Angioödem, Bronchospasmus, Tachykardie und Hypotension bei niedrigem systemischen Gefässwiderstand. Die genannten Zeichen können auch unter adäquater Therapie mehrere Stunden bis Tage anhalten.

Akuttherapie

Die *Therapie der akuten Anaphylaxie* umfasst folgende Punkte (Kantor 1998):
1. sofortiger Stop jeglicher Allergenexposition, d. h. Austausch von OP-Handschuhen (außerhalb des OP!) und Wechsel des Narkosegeräts ein mit latexfreien Teilen aufgerüstetes Gerät,
2. Offenhalten der Atemwege und Gabe von 100 % Sauerstoff,
3. Unterbrechung der Applikation aller negativ inotropen Substanzen, auch der Anästhetika, bis zur Stabilisierung der Kreislaufsituation,
4. Volumenexpansion (Kristalloide oder Kolloide),
5. Adrenalingabe (Titration in 5–μg-Boli bis zur ausreichenden Blutdruckanhebung),
6. H_1- und H_2-Rezeptorenblockade,
7. schnellstmögliche Beendigung der chirurgischen Intervention,
8. Verlegung auf Intensivstation und Überwachung für 24 h.

Für den Beweis einer Anaphylaxie, können Mastzelltryptase- (erhöht während und bis 4 h nach dem Ereignis) und IgE-Spiegel weiterhelfen. Eine Latexallergie ist damit jedoch nicht zu beweisen.

Zur Diagnose einer Latexallergie eignen sich der RAST-Test, ein in-vitro-Test zum Nachweis von IgE-Antiköpern gegen Latex, und der Haut-Prick-Test.

Prophylaxe

Der beste Weg zur Vermeidung von Zwischenfällen ist die Vorbeugung. Latexhaltige Materialien sollten möglichst vollständig aus dem Arbeitsumfeld eliminiert werden. An erster Stelle gilt dies für gepuderte OP- und Untersuchungshandschuhe! Von der 1998 verabschiedeten und *rechtlich verbindlichen* „Technischen Regel für Gefahrstoffe" (TRGS 540) wird der Austausch aller gepuderten Latexhandschuhe gefordert. Baur et al. (1999) empfehlen, nur entsprechend ausgewiesene Produkte mit einem Allergengehalt von weniger als $5 \mu g$ pro Gramm Gummi (Proteinrichtwert $< 10\ \mu g/g$ Gummi) zu verwenden.

Die zweite wichtige Massnahme zur Prophylaxe ernster Zwischenfälle ist die rechtzeitige Identifikation von Patienten, die schon sensibilisiert sind. Es sollte immer eine entsprechende Anamnese erfolgen, die neben allgemeinen Fragen zu Allergien und assoziierten Symptomen, wie Rhinitis, Konjunktivitis und Asthma, auch die Frage nach Lebensmittelallergien einschliesst. Der Grund dafür liegt in den inzwischen bekannten Latex-Kreuzallergien zu einer ganzen Reihe von Lebensmitteln (Tab. 6.23).

Atembeschwerden bei Ballonaufblasen oder dem Aufkleben von Briefmarken (Klebefläche ist latexhaltig) können ernstzunehmende Hinweise auf eine Latexallergie sein. Patienten mit mehreren Voroperationen, besonders urologischen Operationen (häufige

Tabelle 6.**23** Latex-Kreuzallergien

- Ananas
- Avokado
- Bananen
- Cashewnüsse
- Esskastanie
- Kartoffeln (?)
- Kiwi
- Mango
- Melone
- Papaya
- Pfirsich
- Tomaten (?)
- Walnüsse

Tabelle 6.24 Latexfreies Zubehör für die Atemwegssicherung („Stuttgarter Latex-Liste")

Zubehör für die Atemwegsicherung (speziell)	Hersteller / Lieferant
Allround Narkosemaske aus Silkomed Gr. 1–3	Willy Rüsch AG
Kindernarkosemaske aus Silkomed nach Rendell-Baker-Soucek, Gr. 0-3	Willy Rüsch AG
Atembeutel aus Silkomed 0,5 / 1,5 / 2,3 / 3,0 Liter	Willy Rüsch AG
Beatmungsschläuche Silikon für Erwachsene versch. Längen	Willy Rüsch AG
Beatmungsschläuche Silikon für Kinder versch. Längen	Willy Rüsch AG
Optosafe, Beißschutz aus Rüschelit I.D.7,0 / 11,0 / 13,0 / 15,0 mm	Willy Rüsch AG
Oropharyngealtubus aus Rüschelit Guedel-Airway Gr. 000-6	Willy Rüsch AG
Mainzer Universaladapter	Willy Rüsch AG
Mainzer Universaladapter mit zusätzlichem Ansatz für LMMA und Tuben	Willy Rüsch AG
Beatmungsfilter Hygroboy	Mallinckrodt Medical GmbH
Beatmungsfilter Hygrobac	Mallinckrodt Medical GmbH
Beatmungsfilter Barrierbac	Mallinckrodt Medical GmbH
COPA™ Tubus, Länge 8 / 9 / 10 / 11cm	Mallinckrodt Medical GmbH
Einmal – Endotrachealtuben mit Manschette, I.D. 3,0–10,0mm	Mallinckrodt Medical GmbH
Einmal – Endotrachealtuben ohne Manschette, I.D. 2,0-7,0mm	Mallinckrodt Medical GmbH
Einmal – Spiraltubus mit Manschette, I.D. 3,0-9,5mm	Mallinckrodt Medical GmbH
Einmal – Spiraltubus ohne Manschette, I.D. 2,5-7mm	Mallinckrodt Medical GmbH
Laser – Endotrachealtubus I.D. 4,5-6,0mm	Mallinckrodt Medical GmbH
Nasopharyngeal-Tubus, I.D. 6,0 / 7,0 n/ 8,0 / 9,0mm	Portex, Medic-Eschmann GmbH
Airway Exchange Katheter, I.D. 1,6 / 2,3 / 3,0 / 3,4mm	Cook Critical Care
Wärme und Feuchtigkeitsaustauscher Humid-Vent Micro	Medimex GmbH & Co. KG
Wärme und Feuchtigkeitsaustauscher Humid-Vent Mini	Medimex GmbH & Co. KG
Wärme und Feuchtigkeitsaustauscher mit Filter Humid Vent Pedi	Medimex GmbH & Co. KG
Beatmungsbeutel aus Silikon, versch. Größen	VBM Medizintechnik GmbH
Endoskopiemaske Gr. 1 / 3 / 5	VBM Medizintechnik GmbH
Larynx-Tubus Gr. 1–5	VBM Medizintechnik GmbH
Quicktrach Koniotomie – Besteck	VBM Medizintechnik GmbH
Combitube	Tyco Healthcare Deutschland GmbH Kendall
LMA-Classic, Larynxmaske mit Standard Tubus, Gr. 1-5	LMA VertriebsGmbH
LMA-Flexible, Larynxmaske mit flexiblem Tubus, Gr. 2-5	LMA VertriebsGmbH
LMA-Fastrach, Intubationslarynxmaske, Gr. 3-5	LMA VertriebsGmbH
Spezial Trachealtubus für Fastrach 7,0mm, 7,5mm, 8,0mm	LMA VertriebsGmbH
Beatmungsbalg Dräger-Ventilog	Drägerwerk AG
Tubus Adapter Nr. 6002	B+P Beatmungsprodukte GmbH
Hunsaker Mon-Jet Ventilation Tube	Xomed Deutschland GmbH
Periduralkatheter 18 G, 1,05 × 0,6 mm, Best.Nr: 04513266 (Zur Einführung in den Arbeitskanal des Fiberendoskops und Applikation von Lokalanästhetika bei der fiberoptischen Intubation)	B.Braun Melsungen AG

Zubehör allgemein	
Abdecktuch selbstklebend 50 × 75 cm	Seidel-Medipool Logistik+Service
Absaugkatheter gerade Ch 8 – 16	B.Braun Melsungen AG
Absaugschlauch Ch 25 mit Fingertip	International Medical Product
EKG – Elektroden	Dahlhausen Medizin Technik
Fingertip Ansaugsatz	Dahlhausen Medizin Technik
Albuplast – T, Pflaster 1,25 / 2,5 cm breit	Smith & Nephew Deutschland GmbH
OP-Handschuhe Ethiparat Gr. 6–8	Johnson & Johnson Medical GmbH
OP-Handschuhe Derma-Prene	Ansell GmbH
Sauerstoff Katheter	Dahlhausen Medizin Technik
Sauerstoffkatheter mit Kompresse	Uno Plast - PFM (Produkte für die Medizin) AG
Sauerstoffleitung 2m	Intersurgical Beatmungsprodukte
Spritzen 2 ml – 20ml	B.Braun Melsungen AG
Sterifix Mini Spike	B.Braun Melsungen AG

Blasenkatheter), und Kinder mit Spina bifida und anderen Fehlbildungen tragen ein hohes Risiko einer Latexallergie.

Es hat sich bewährt im OP-Bereich zur Behandlung von Patienten mit Latexallergie ein OP-und Anästhesie-Set mit latexfreien Produkten zur Verfügung zu stellen.
Am OP-Termin sollten diese Patienten an erster Stelle des OP-Programms stehen, um auf ein möglichst gering kontaminiertes Umfeld zu treffen.
Eine prophylaktische Medikation mit H_1- und H_2-Blockern wird derzeit kontrovers diskutiert.

Die in Tabelle 6.**24** aufgeführten Produkte stellen eine Auswahl aus verschiedenen Firmen (s. Addendum) dar. Sie sind der „Stuttgarter Latex-Liste" (http://www.katharinenhospital.de) entnommen. Weitere Internetadressen zum Thema Latexallergie sind:
- http://www.laiv.de (Latex-Allergie Informations-Vereinigung),
- http://www.bgfa.ruhr-uni-bochum.de/extern/ws-latex.html (Berufsgenossenschaftliches Forschungsinstitut für Arbeitsmedizin),
- http://www.latex-allergy.org (ELASTIC: Education for Latex Allergy Support Team & Information Coalition Inc.),
- http://www.uni-erlangen.de/docs/FAUWWW/Klinikum/Krankenpflege/latexli.htm (Erlanger Liste latexfreier Medizinprodukte).

Aufgrund der Nachfrage bieten inzwischen nahezu alle Firmen latexfreie Produkte an. Dies gilt im besonderen für Tuben, Intubations- und Beatmungshilfsmittel. Dem Leser wird empfohlen, sich über die Produktpalette der zuliefernden Firmen informieren zu lassen.

Fazit

- Die Inzidenz allergischer Reaktionen während einer Narkose wird, unabhängig von der Ursache auf 1 : 3500 – 1 : 25 000 geschätzt. Die Letalität liegt dabei bei signifikanten 3 – 6 %! Bei Beschäftigte im Gesundheitswesen besteht eine Sensibilisierungsrate für Latex von 5 – 18 %.
- Als Allergene bei der Latexallergie gelten in 96 % Latexproteine, die durch Haut- und Schleimhautkontakt, aber auch per inhalationem und parenteral in den Körper gelangen.
- Bei einem Latexkontakt können unterschiedliche Reaktionen hervorgerufen werden: allergische Reaktionen vom Typ I (Anaphylaxie oder Soforttyp, IgE-vermittelt) oder vom Typ IV (verzögerter Typ, T-Zell vermittelt).
- Typ I - Reaktionen auf Latex während einer Narkose machen sich meist nach einer Latenz von 20 – 60 min nach der Einleitung bemerkbar.
- Zur Diagnose einer Latexallergie eignen sich der RAST-Test, ein in-vitro-Test zum Nachweis von IgE-Antiköpern gegen Latex, und der Haut-Prick-Test.
- Für Patienten mit Latexallergie muß ein OP-und Anästhesie-Set mit latexfreien Produkten zur Verfügung stehen. Am OP-Termin sollten diese Patienten an erster Stelle des OP-Programms stehen, um auf ein möglichst gering kontaminiertes Umfeld zu treffen.

7 Ausbildung und Training der Atemwegssicherung

7.1 Airway management im Spiegel der Rechtsprechung
E. Biermann

■ Sorgfaltsmassstab

„Das Mass der erforderlichen Sorgfalt hängt vor allem auch von der Grösse der vom Patienten abzuwendenden Gefahr ab ... Gerade im Bereich der Narkose ist im besonderen Mass die Aufmerksamkeit des verantwortlichen Arztes gefordert." (Biermann 1997)

Denn es werden „vitale Funktionen ausgeschaltet und vom Anästhesisten übernommen. Dies kann zur Verletzung der Zähne, Läsion der Stimmbänder und der Trachea, zu hyperergen Reaktionen, malignen Hyperthermien, postoperativem Erbrechen, hypoxämischen Folgezuständen, Amnesien und Merkschwächen führen und birgt sogar eine Gefahr für das Leben in sich." (OLG Hamm 1991).

Die Rechtsprechung stellt hohe Anforderungen an die Sorgfaltspflicht des Anästhesisten. Bei einem Zwischenfall, der zu einer Schädigung des Patienten geführt hat, prüft die Rechtsprechung, ob im konkreten Fall die zum Zeitpunkt der Behandlung geltenden Leistungs- und Sorgfaltsstandards des Fachgebietes eingehalten wurden, die dem Juristen in der Regel durch medizinische Sachverständige des bzw. der jeweiligen Fachgebiete vermittelt werden

■ Voruntersuchung

Während die Rechtsprechung einen diagnostischen Irrtum eher entschuldigt, ist sie unnachsichtig, wenn notwendige Befunde nicht erhoben wurden.

Zum Umfang der anästhesiologischen Voruntersuchung darf auf die Entschliessung der DGAI von 1982/1990 (DGAI 1998) sowie auf die Leitlinie der DGAI zur anästhesiologischen Voruntersuchung (DGAI 1990) verwiesen werden.

Nach dem Oberlandesgericht (OLG) Düsseldorf (1996) reicht es zur Prüfung der „Narkosefähigkeit" in Bezug auf die Atemwege aus, vor einer Intubationsnarkose den Mund- und Gaumenbereich zu inspizieren; weitergehende diagnostische Massnahmen sollen auch dann nicht erforderlich sein, wenn eine Struma II. Grades festgestellt wird und der Rachenraum des Patienten nur beschränkt einsehbar ist. Denn, wie das Gericht sachverständig beraten mitteilt, hätte auch die „vermisste Laryngoskopie keine verlässlichen Erkenntnisse bezüglich der zu erwartenden anatomischen Verhältnisse erbracht ... Hindernisse, die die Einführung eines verhältnismässig starren Tubus erschweren können, sind durch die bei einer Kehlkopfspiegelung verwendete flexible Optik häufig nicht als solche zu erkennen."

Nur in engen Grenzen berücksichtigt die Rechtsprechung bislang wirtschaftliche Aspekte. Zwei Urteile beschäftigen sich mit dem diagnostischen Aufwand bei der Voruntersuchung. Nach dem Bundesgerichtshof (BGH 1974) hätte der Patient zwar grundsätzlich einen Anspruch „auf eine vorsorgliche Untersuchung auf Halsrippen", die bei der Intubation zu Lähmungserscheinungen führen könnten, selbst dann, „wenn diese ... bisher nirgends üblich sein sollte." Doch weil nur besonders stark ausgebildete und ungünstig gelagerte Halsrippen die Gefahr einer Nervenschädigung in sich bergen würden und diese Gefahr „weit unter 1 %" liege, seien routinemässige Untersuchungen nicht erforderlich.

Ähnlich urteilt der Bundesgerichtshof (BGH 1995) im Zusammenhang mit dem „Thoracic-Outlet-Syndrom", das „extrem" selten ist (1 Fall auf 1 Mio.). Liegt eine derart seltene und mit vertretbarem Aufwand nicht vorab aufdeckbare Anomalie vor und kommt es zu Lagerungsschäden, so führt dies nicht automatisch zur Haftung.

Vorsicht ist aber geboten, denn die Rechtsprechung betont stets den Grundsatz, dass im Spannungsverhältnis zwischen Sorgfaltspflichten und wirtschaftlichen Erwägungen den Sorgfaltspflichten den Vorrang gebührt.

Zahnstatus erheben

Ansprüche gegen den Anästhesisten wegen angeblicher Zahnschäden im Zusammenhang mit In- oder Extubationen häufen sich. Deshalb sollte die Prüfung des Zahnstatus bei der Prämedikation, vor der Intubation, nach der Extubation sowie im Aufwachraum vor der Übergabe an die Bettenstation geprüft und dokumentiert werden.

Unter Umständen müssen gelockerte Zähne entfernt werden. Nach dem OLG München (1995) „kann ein gelockerter, aber noch relativ fest sitzender Milchzahn ..." bei einer Intubationsnarkose verbleiben, zumal wenn es sich um einen Zahn im Unterkiefer handelt. „Nur ein deutlich wackelnder Milchzahn, der nur noch am Zahnfleisch hängt, sollte entfernt werden". Sichtkontrolle und „mit dem Finger über die Zahnreihe fahren" erachtete das Gericht in einem Fall für ausreichend, in dem sich vor der Intubation und bei der Extubation keine Auffälligkeiten zeigten, es jedoch später im Aufwachraum zur Aspiration eines Zahnes kam. Überwachungsfehler konnte das Gericht nicht feststellen. Nach der Extubation reiche eine Sichtkontrolle, weitere Kontrollen seien nur erforderlich, wenn „Anhaltspunkte für eine weitere Lockerung wie Blutspuren oder Schiefstehen vorhanden" sind.

Zahnschäden sind nicht zwangsläufig ein Indiz für eine ärztliche Sorgfaltspflichtverletzung.

Es kann „allein aus dem Eintritt des Zahnschadens nicht auf eine fehlerhafte Durchführung der Intubation geschlossen werden". Auch wenn aufgrund der Voruntersuchungen „nicht mit Intubationsschwierigkeiten gerechnet werden musste, so schliesst dies ... nicht aus, dass es intraoperativ zu Schwierigkeiten kommen konnte, die es erforderlich machten, etwas mehr Kraft und eine grössere Hebelwirkung auf den Kehlkopfspiegel auszuüben, um die Intubation erfolgreich durchführen zu können. Dabei ist ... nicht immer zu vermeiden, dass es zu einer Beschädigung des Zahnschmelzes oder einer Zahnkrone kommt ...", so das OLG Hamburg (1995). Zu weit geht das OLG Dresden (1995): Sachverständig beraten meint es, weil bei der Intubation die oberen Schneidezähne als Hebelansatzpunkt für das Laryngoskop benutzt werden könnten, sei „bei gelockerten Zähnen vor der Intubation eine Schienung der Zähne durch einen Zahnarzt notwendig".
Das OLG Düsseldorf (1993a) stellt fest, dass es „auch in der Aufwachphase zu mehr oder weniger ausgeprägten unwillkürlichen Kau- und Beissbewegungen kommen könne. Diese Beissbewegungen könnten im Einzelfall so stark sein, dass sich Zähne im Frontbereich zu lockern vermögen", es handele sich dabei „um ein allgemeines, bei jeder Intubationsnarkose bestehendes Risiko, für das die behandelnden Ärzte unter dem Gesichtspunkt eines Behandlungsfehlers nicht einzustehen haben". Zu den diagnostischen und therapeutischen Aspekten bei Zahnschäden in Zusammenhang mit einer Intubation ist an anderer Stelle ausführlich Stellung genommen worden (Deppe 1998).

Die Rechtsprechung erkennt also an, dass ein Zahnschaden anlässlich von In- oder Extubation nicht notwendigerweise auf einen Behandlungsfehler hindeutet, es sei denn, die Voruntersuchungen waren mangelhaft oder die Intubation erfolgte gegen die Regeln des Fachs. Die Richter wägen auch die Situation ab, in der die Intubation vorgenommen werden musste (z. B. notfallmässige Intubation / schwierige Intubation am Unfallort). Liegt kein Behandlungsfehler vor und konnte der Zahnschaden auch bei Einhaltung der nach den Regeln des Fachgebietes gebotenen Sorgfalt nicht sicher vermieden werden, dann handelt es sich um ein Eingriffsrisiko, das der Patient tragen muss, es sei denn, der Patient ist im Rahmen der Aufklärung auf dieses Risiko nicht hingewiesen worden. Die vom Berufsverband Deutscher Anästhesisten im Einvernehmen mit der DGAI empfohlenen Aufklärungs- und Anamnesebögen weisen auf die Gefahr des Zahnschadens hin (Diomed-Verlag).

Sollte der Patient nicht ausreichend aufgeklärt worden sein und behauptet der Arzt, der Patient hätte auch bei Aufklärung über das Risiko von Zahnschäden eingewilligt, muss nun der Patient plausibel darlegen, dass er bei Mitteilung des Risikos in einen wirklichen Entscheidungskonflikt geraten wäre, eine Intubationsnarkose durchführen zu lassen; wie er sich tatsächlich entschieden hätte, braucht er allerdings nicht darzutun.

Intubationsfehler

Methodenwahl

Die Rechtsprechung betont stets das Prinzip der Nichteinmischung des Rechts in die ärztliche Methoden- und Therapiefreiheit.

Ob die endotracheale Intubation, die Larynxmaske oder der Combitube® gewählt werden, hat der behandelnde Anästhesist im Einzelfall abzuwägen. Das schliesst aber nicht aus, dass der Patient nach einem Zwischenfall die gewählte Methode gleichwohl beanstandet: Bei einem übergewichtigen, hypertonen Patienten, bei dem notfallmässig eine Appendektomie durchgeführt werden musste, gelang dem Anästhesisten die erste blinde Intubation nicht, der Patient aspirierte Magensaft, nach einer Bronchialtoilette gelang die zweite Intubation. Aufgrund hypoxischer Schäden ist der Patient arbeitsunfähig. Er wirft dem behandelnden Anästhesisten vor, die falsche „Narkoseart" gewählt zu haben, statt der Intubationsnarkose hätte er eine rückenmarksnahe Leitungsanästhesie oder eine Maskennarkose durchführen müssen. Dabei geht der Patient davon aus, dass die Intubationsnarkose „eine ganz spezielle, besonders schwierige und selten angewandte Narkoseart" sei. Das OLG Bamberg (1978) kommt zu dem Ergebnis, dass mit der Intubationsnarkose „keine falsche Wahl getroffen worden sei". Es folgt dem Sachverständigen, der darauf hinweist, „dass bei der Lumbalanästhesie ... je nach Erfahrung des Anästhesisten in rund 5 % der Fälle damit gerechnet werden muss, dass keine volle Narkosewirkung eintritt und dann doch noch eine Intubationsnarkose angeschlossen werden muss". Eine Maskennarkose scheidet im konkreten Fall aus, denn bei ihr ist „die Gefahr einer Aspiration nach Regurgitation erheblich grösser, weil der mechanische Schutz gegen Aspiration gänzlich fehlt". Den Hinweis des Patienten, die Intubationsnarkose sei aufwendiger, weil technisch schwieriger, lässt das OLG nicht gelten: „Das mechanisch Schwierige bei ihr, die Einführung des Tubus in den Bronchialraum, erlernen beispielsweise Schwestern, die auf Intensivstationen eingesetzt werden sollen, oder Notfallärzte in Schnellkursen von 4 Wochen Dauer." Die Narkose sei nicht fehlerhaft ausgeführt worden, auch wenn es „... nicht gelang, den Luftröhreneingang im Laryngoskop sichtbar zu machen", und deshalb erfolglos versucht wurde, „blind zu intubieren ... Handeln am menschlichen Körper lässt sich nicht mit mathematischer Genauigkeit im voraus dergestalt festlegen, dass der gewünschte Erfolg stets absolut sicher ist. Nicht jede ‚Fehlleistung' ist bereits einem Fehler im Sinn einer rechtlich vorwerfbaren Pflichtwidrigkeit gleichzusetzen. Gelingen oder Misslingen hängen nicht nur vom Geschick des Arztes ab, das naturgegeben unterschiedlich ist, und damit auch von der augenblicklichen Verfassung des einen Eingriff Ausführenden, sondern ebenso von den besonderen und jeweils verschiedenen körperlichen Gegebenheiten des zu behandelnden Patienten. Auch erfahrenste Fachanästhesisten erleben es immer wieder einmal, dass sich der Luftröhreneingang nicht darstellen lässt, und auch ihnen können Blindintubationen misslingen. Das sind keine ‚Pflichtwidrigkeiten', sondern nicht vorwerfbare Negativresultate, die sich weder durch Willensanspannung noch durch Anwendung grösserer Sorgfalt vermeiden lassen."

Dabei spielt auch eine Rolle, unter welchen Bedingungen die Intubation erfolgen muss. Anlässlich eines Einsatzes im Rettungsdienst führt das OLG Hamm (1996) aus, „dass ein zweimaliges Misslingen in jeder Situation, also sogar im Krankenhaus und nicht nur in der Hektik des Unfalleinsatzes, vorkommen kann."

Kontrolle der Tubuslage

Nach dem OLG Bamberg (1987) ist eine Fehlintubation jedoch „nach wie vor" ein „schuldhafter ärztlicher Fehlgriff ..., zumindest, wenn nicht eine Kontrolle des Tubus und eine sofortige Behebung des fehlerhaften Sitzes des Tubus vorgenommen wird".

Die Auskultation allein bezeichnete der Sachverständige als unsichere Überprüfungsmethode. Zu den sicheren Zeichen einer Intubationskontrolle gehört „das Heben beider Lungenspitzen, das Verschwinden einer Zyanose und die Ausscheidung von CO_2 im Kapnogramm. ... Eine Fehlintubation sei nicht auszuschliessen, wenn diese Kontrollen nicht möglich seien."
Auch einem erfahrenen Anästhesisten könne es passieren, „dass er bei einem Asthmatiker die „Belüftung" des Magens für eine solche der Lungen hält." Mag dies nach dem Landgericht (LG) Stuttgart (1990) „allein noch kein vorwerfbarer Behandlungsfehler sein ... so liegt doch ein vorwerfbarer Behandlungsfehler darin, dass diese Fehlintubation in der Folgezeit nicht erkannt und nicht beseitigt wurde." Denn die Blutgaswerte belegten einen extremen Sauerstoffmangel und extrem erhöhte CO_2-Werte. „Es hätte daran gedacht werden müssen, dass sich der Tubus nicht in der richtigen Lage befindet und deshalb keine Beatmung der Lungen erfolgt." Nach dem OLG Stuttgart (1992) entspricht es „anerkanntem und gesichertem Stand in der Anästhesiologie, dass der Anästhesist durch genaue Beobachtung der Narkoseabläufe und des Patienten sicherzustellen habe, den Zustand einer Sauerstoffunterversorgung innerhalb des Zeitraums von 1 min zu erkennen." Und es sollte „schon der Anästhesist – und nicht erst der Operateur bei seiner chirurgischen Tätigkeit – rechtzeitig bemerken, dass eine Fehlintubation vorliegt." (OLG Celle 1980). Das gelte insbesondere dann, wenn blind intubiert wurde.
Dabei betont auch die Rechtsprechung den Grundsatz „when in doubt, take it out" – gemeint ist natürlich der Tubus – zumindest beim Auftreten unerwarteter Probleme im Zusammenhang mit einer Intubationsnarkose. Denn es gehört „die unverzügliche Überprüfung der Lage des Tubus zu den zu erhe-

benden elementaren Kontrollbefunden. Schwierigkeiten bei der Spontanatmung wird beispielsweise durch unverzügliche (Neu-)Intubation begegnet, deren Wirksamkeit und Dauer weiterhin überprüft wird ..." Im konkreten Fall war die Ursache eines Herzstillstandes unklar, es „musste mit allen zur Verfügung stehenden Mitteln die ordnungsgemässe Plazierung des Tubus festgestellt und – sofern daran Zweifel blieben – der Tubus gewechselt werden. ...In dieser Situation gehört der laryngoskopische Nachweis der ausreichenden Beatmung über einen korrekt plazierten Tubus zu den unverzichtbaren Kontrollmassnahmen, von der das weitere medizinische Vorgehen abhängt ..." (OLG Oldenburg 1990a).

Zu späte Intubation

Auch die zu späte Intubation kann ein Behandlungsfehler sein. Das OLG Köln (1986) sah es bei einem gastrointestinal Erkrankten als fehlerhaft an, ihn nach der Narkoseeinleitung und vor der Intubation aus dem Vorraum in den Operationsraum zu transportieren und dort noch umzulagern, weil „bei der Narkotisierung des Patienten keine Vorsichtsmassregeln gegen die angesichts der Art seiner Erkrankung sehr naheliegende Gefahr einer Regurgitation von Magensaft in Form einer „stillen Aspiration" getroffen worden sind ..." Hier hätte eine sofortige Intubation erfolgen müssen, der Transport des nicht intubierten Patienten wurde von dem Gericht als fehlerhaft angesehen.

Ambulante Patienten

Besondere Sorgfalt verlangen Eingriffe bei ambulanten Patienten.

Das OLG Hamm (1994) hatte sich mit einem Fall zu beschäftigen, in dem bei einem ambulanten gynäkologischen Eingriff der Sauerstoffsättigungswert der Patientin unter der Narkose absank, nach Operationsabbruch zwar wieder anstieg, dann jedoch trotz zwischenzeitlicher Maskenbeatmung nach der Extubation wieder abfiel. Als fehlerhaft wertete es das Gericht, dass der Anästhesist „nicht sogleich beim erneuten Absinken des Sättigungswertes nach der Extubation die Patientin wieder intubiert, eine sofortige Verlegung in die stationäre Behandlung veranlasst und bis zur Aufnahme dort eine ununterbrochene und konsequente künstliche Beatmung in Intubation veranlasst hat ... Der Versuch ..., der Situation trotz immer wieder schlechter Sättigungswerte nicht durch alsbaldige Reintubation und sofortige Verlegung, sondern durch Maskenbeatmung zu begegnen, ist als Behandlungsfehler zu werten. Zwar hat der Sachverständige ... die Behandlung ... als vordergründig richtig, irgendwie zielgerichtet und als Bemühen um eine Verbesserung der Sauerstoffversorgung insgesamt wohl nicht als fehlerhaft gewertet. Dem vermag der Senat nicht zu folgen: Wer als Anästhesist bei ambulanten Operationen die Narkose ausführt, muss nicht nur um die möglichen Komplikationen wissen, sondern sich auch stets bewusst sein, dass sie ursächlich unter den Bedingungen des ambulanten Operierens teilweise nicht zu klären und nicht zu bekämpfen sind und daher die bestmögliche Beatmung bei baldiger Verlegung oft der einzige Weg sein wird, dem Patienten unter solchen Komplikationen zu helfen."

Strukturqualität

Die angeführten Beispiele machen deutlich, dass eine sichere Intubation eine entsprechende Strukturqualität voraussetzt. Dies betrifft sowohl die Ausstattung der Arbeitsplätze, wofür die Richtlinien der DGAI Hinweise geben, auf die die Rechtsprechung bei der Beurteilung von Zwischenfällen Bezug nimmt (DGAI 1995).

Qualifikation

Zur Strukturqualität gehört es auch, die erforderliche persönliche Qualifikation, d. h. ausreichende theoretische Kenntnisse und praktische Fertigkeiten bei denjenigen sicherzustellen, die selbständig und eigenverantwortlich tätig werden sollen („Facharztstandard").

Der BGH (1993) hat speziell im Zusammenhang mit einer Intubationsnarkose erläutert, dass Facharztstandard nicht notwendigerweise bedeute, dass „ein in Weiterbildung zum Facharzt befindlicher Arzt ... auf dem Gebiet der Anästhesie stets nur unter der unmittelbaren Aufsicht eines Facharztes tätig werden" dürfe. Facharztstandard ist ein Qualitätsmassstab, der nicht notwendig mit der formellen Facharztanerkennung gleichzusetzen ist (Weißauer 1994). Es kommt vielmehr darauf an, ob der Arzt die „wissenschaftlichen und technischen Voraussetzungen ... in einer den fachärztlichen Standard gewährleistenden Weise beherrscht", so das OLG Oldenburg (1993). Ist dies der Fall, so ist eine „ständige persönliche Aufsicht" nicht erforderlich.
Der Arzt, der diesen Facharztstandard nicht sicherstellen kann, darf nicht eigenverantwortlich und

selbständig eingesetzt werden, „denn der Einsatz eines nicht qualifizierten Arztes stellt ... einen Verstoss gegen die bei der Behandlung des Patienten geschuldete Sorgfaltspflicht dar, wenn die Massnahme geeignet ist, den Patienten zusätzlich zu gefährden", so das OLG Zweibrücken (1987). Noch deutlicher betont der BGH (1993), „dass die Übertragung einer selbständig durchzuführenden Narkose auf einen dafür nicht hinreichend qualifizierten Arzt einen Behandlungsfehler im weiteren Sinn (Organisationsfehler) darstellt." Bei der „gerade 7 Wochen und 2 Tage währenden Assistenzarzttätigkeit in der Anästhesieabteilung" verfügte der im Fall des OLG Zweibrücken einen Patienten falsch behandelnde Arzt noch nicht über die notwendigen Kenntnisse und Fertigkeiten und bot damit „keine hinreichende Qualifikation für seine eigenverantwortliche Narkosetätigkeit". Vielmehr „hat der angehende Facharzt auf dem Gebiet der Anästhesie zu seiner Ausbildung *(gemeint sein dürfte: Weiterbildung, Anmerkung des Verfassers)* einen zeitlich nicht fixierten 8–Stufen-Plan zu durchlaufen, der den jungen Arzt vom reinen Zuschauen über das Einüben einzelner Verrichtungen und die sich unter Anleitung und Aufsicht eines erfahrenen Fachkollegen allmählich steigernder Übernahme einzelner und später auch zusammenhängender Teile eines Anästhesie-Vorgangs zur selbständigen Narkosetätigkeit führt. Dabei wird die sich nach diesem Ausbildungsplan ständig steigernde Selbständigkeit von einer in umgekehrter Tendenz schwächer werdenden Überwachung und Kontrolle eines erfahrenen Fachkollegen begleitet," stellt das OLG Zweibrücken unter Berufung auf Opderbecke (1983) fest. Nach diesem 8-Stufen-Plan sollte der Arzt nach etwa 6 Monaten in der Lage sein, eine Narkose selbständig durchzuführen, immer unter der Voraussetzung, auf einen Facharzt zurückgreifen zu können.

Aufsicht und Parallelnarkose

Geht es um Massnahmen, die der Arzt nicht sicher beherrscht oder die er bisher noch nicht durchgeführt hat, so hat ein erfahrener Facharzt ihn „zu beaufsichtigen", d. h., jeden Schritt „zu beobachten, zu verfolgen und gegebenenfalls korrigierend einzugreifen" (OLG Düsseldorf 1993c). Das OLG Zweibrücken (1994): „Bei einer Anfängernarkose muss ... dem lernenden Anästhesisten ein erfahrener Anästhesist dauernd zur Seite stehen, damit jederzeit der Standard eines erfahrenen Arztes gewährleistet ist ... und beim Auftreten ungewöhnlicher Umstände sofort die Möglichkeit des Eingreifens des erfahrenen Arztes besteht ...". Dieser muss sich im übrigen vor Beginn des Eingriffs darüber vergewissern, „dass ein Mitglied seines Teams in der Lage ist, den Defibrillator einzusetzen und zu bedienen", denn „das Eintreten von Herzrhythmusstörungen oder auch der Herzstillstand während der Durchführung einer Narkose sind Zwischenfälle, mit denen immer gerechnet werden muss, auch wenn die Anamnese des Patienten keine konkreten Anhaltspunkte für eine dahingehende Disposition ergibt."

„Von einem verantwortlichen Anästhesisten ist deshalb zu verlangen, dass er sowohl das Vorhandensein der bei einem solchen Zwischenfall benötigten Geräte und Einrichtungen überprüft als auch durch Auswahl geeigneter Mitarbeiter sicherstellt, dass diese Geräte im Notfall sofort zum Einsatz kommen können."

Dies war im Fall des OLG Zweibrücken nicht sichergestellt.
Im Rahmen der vertikalen Arbeitsteilung ist der Beaufsichtigte „an die Weisungen des die Aufsicht führenden Oberarztes gebunden", er darf sich „– seinem Ausbildungsstand entsprechend – auf die Richtigkeit der vom Oberarzt gebilligten Massnahmen verlassen", es sei denn, „er hätte einen höheren Kenntnisstand als der Oberarzt haben müssen." (OLG Zweibrücken 1997). Einen noch nicht ausreichend qualifizierten Anästhesisten an einem Tisch allein tätig werden zu lassen, ist fachlich und forensisch gefährlich, zumindest aber ist „für die ohnehin bedenkliche Parallelnarkose ... grundsätzlich Blick- oder wenigstens Rufkontakt zu einem Fachanästhesisten zu fordern, wenn ausreichende Aufsicht an beiden Operationstischen gewährleistet sein soll." (BGH 1982). Elf Jahre später erklärt der BGH (1993) zwar zunächst, dass er „es wiederholt nicht schon für prinzipiell unzulässig gehalten hat, wenn zwischen einem noch unerfahrenen Anästhesisten und dem im benachbarten Operationssaal tätigen Fachanästhesisten lediglich Blick- und/oder wenigstens Rufkontakt bestanden hat." Anlässlich einer intraoperativen Umlagerung, die der Anästhesist bisher noch nie zu betreuen hatte, erkannte dieser eine Tubusverlegung zu spät. Bei der Frage, ob Rufkontakt ausreiche, bemängelt der BGH aber dann, dass das insbesondere mit der Umlagerung „verbundene Narkoserisiko ... nicht schon ausreichend durch den möglichen Rufkontakt" zum Facharzt aufgefangen werde. Die besondere Problematik der Überwachung eines nicht ausreichend qualifizierten Arztes liege „gerade darin, dass dieser Arzt auftretende Komplikationen eventuell erst gar nicht bemerkt ... und deshalb von einem Rufkontakt nicht oder nicht rechtzeitig Gebrauch macht." Es kann im Ergebnis deshalb keine Rede davon sein, der Bundesgerichtshof habe seine Anforderungen an die „Parallelnarkose" gelockert.

Überprüfung der Qualifikation

Hohe Anforderungen stellt die Rechtsprechung auch an die Überprüfung der Qualifikation der eingesetzten Ärzte durch die für die Diensteinteilung Zuständigen (Chefarzt/Oberarzt).

Kommt durch den Einsatz eines nicht formell anerkannten Arztes ein Patient zu Schaden, werden die für die Diensteinteilung Zuständigen dem Gericht nachweisen müssen, wie sie sich von der Qualifikation dieses Arztes ins Bild gesetzt haben. Ein Hilfsmittel ist der von der DGAI empfohlene Weiterbildungsnachweis (DGAI 1997, 1998). Zur Haftung des Assistenzarztes, der zu einer bestimmten Aufgabe eingeteilt wird, führt der BGH (1994) aus: „Der Assistenzarzt kann grundsätzlich darauf vertrauen, dass die für seinen Einsatz und dessen Organisation verantwortlichen Entscheidungsträger auch für den Fall von Komplikationen, mit denen zu rechnen ist und für deren Beherrschung, wie sie wissen müssen, seine Fähigkeiten nicht ausreichen, organisatorisch die erforderliche Vorsorge getroffen haben." Die für die Diensteinteilung Zuständigen haften bei schuldhaften Fehleinschätzungen unter dem Gesichtspunkt des Organisationsverschuldens. Der Assistenzarzt darf darauf vertrauen, dass die für die Diensteinteilung Zuständigen seine Qualifikation richtig einschätzen. „Dies gilt nur dann nicht, wenn – für den Arzt erkennbar – Umstände hervortreten, die ein solches Vertrauen nicht gerechtfertigt erscheinen lassen" (BGH 1994), also in den Fällen, in denen der Assistenzarzt Mängel erkennt oder erkennen musste. Dann droht dem Assistenzarzt der Vorwurf des Übernahmeverschuldens.

Formelle Facharztqualifikation

Für den aufsichtsführenden Arzt verlangt die Rechtsprechung allerdings auch die formelle Facharztanerkennung.

Das OLG Düsseldorf (1993b) meint, es habe derjenige, der „seine fachärztliche Ausbildung formell abgeschlossen hat, gegenüber einem Berufsanfänger eine besondere Autorität, die ihm die Durchsetzung von Anweisungen erleichtert. Zum anderen sind zur Anleitung und Überwachung eines unerfahrenen Kollegen besondere Fähigkeiten notwendig.

Es genügt nicht, dass der die Aufsicht führende und für den Gesamtablauf verantwortliche Arzt die Durchführung des Eingriffs selbst sicher beherrscht; er muss darüber hinaus mit überraschenden Fehlern des Anfängers rechnen und stets bereit sein, korrigierend einzugreifen." Diese „weitreichenden Erfahrungen" sollen „durch die Facharztanerkennung nachgewiesen werden".

Der Facharztstandard ist übrigens stets, auch ausserhalb der Regeldienstzeiten, vorzuhalten, selbst nachts und in Notfällen, denn „diese sind organisatorisch einzukalkulieren" (OLG Zweibrücken 1987).

Zwischenfallmanagement: Rechtzeitig Hilfe holen

Neben der Faustregel „when in doubt, take it out" hat die Rechtsprechung wiederholt betont, wie wichtig es ist, rechtzeitig kompetente Hilfe hinzuzurufen.

Es muss der Versuchung entgegengewirkt werden, „zunächst den Zwischenfall selbst zu beherrschen zu suchen" (BGH 1982).

Das OLG Köln (1998) hatte einen Fall zu entscheiden, in dem eine kurz vor ihrer Facharztanerkennung stehende Anästhesistin nachts im Bereitschaftsdienst nach fehlgeschlagenen Intubationsversuchen zunächst einen weiteren Assistenzarzt von der Intensivstation zur Unterstützung herbeirief und erst nach dessen erfolglosem Bemühen die Oberärztin rief, der dann – es handelte sich um den 5. Intubationsversuch – eine regelrechte Intubation gelang. Die Patientin wurde jedoch zyanotisch, bradykard, es kam zu einem Herz-Kreislauf-Stillstand und schliesslich zum Tod der Patientin. Das OLG Köln legt der Anästhesistin zur Last, den Tod der Patientin schuldhaft mit verursacht zu haben. „Jedenfalls nach dem 2. erfolglosen Intubationsversuch war sie verpflichtet, die diensttuende Oberärztin hinzuzurufen, denn nach dem 2. Versuch war ihr klar geworden, dass die Intubation mit Problemen verbunden war, deren Bewältigung sie nicht gewachsen war ... Selbst wenn sie bereits eine erfahrene Anästhesistin war, durfte sie nach den 2 fehlgeschlagenen Versuchen gerade nicht darauf vertrauen, ihr werde gemeinsam mit einem weiteren Assistenzarzt die Intubation noch gelingen. ... Fehlten ihr aber hinreichende Erfahrungen und Fachkenntnisse, war sie erst recht nach dem 2. Versuch gehalten, die Oberärztin hinzuzuziehen." Sie wird wegen eines Übernahmeverschuldens verurteilt. Das Gericht kommt darüber hinaus zur Feststellung, dass die Anästhesistin „grob fehlerhaft" handelte. Dies führt nicht nur zu Beweiserleichterungen für die klagenden Angehörigen, sondern kann einen Regress des von den Angehörigen erfolgreich in Anspruch genommenen Krankenhausträgers bzw. der dahinter stehenden Haftpflichtversicherung nach sich ziehen (Weißauer 1998).

Gegen die Anästhesistin wurde ausserdem ein Strafverfahren eingeleitet, es erging gegen sie ein Strafbefehl mit Verurteilung zu einer Geldstrafe.

Kontrolle

Für die Organisation der Patientenversorgung bedeutet dies, dass die für die Diensteinteilung zuständigen Ärzte sicherstellen müssen, „dass die ärztliche Tätigkeit ... auch kontrolliert wird."

Es muss gewährleistet werden, dass sich der Assistenzarzt an die erteilten Anweisungen hält „und im Verlauf der Behandlung notwendig werdende weitere ärztliche Entscheidungen verantwortungsvoll und richtig" trifft, „vor allem sich in Zweifelsfragen an die erfahreneren Kollegen" wendet. Dabei reicht es nicht aus, dass der Oberarzt als „Ansprechpartner zur Verfügung" steht, wenn es dadurch „letztlich der eigenen Initiative der gänzlich unerfahrenen" Assistenzärzte überlassen bleibt, ob sie sich „die eigenständige Behandlung der Patienten ohne Einschaltung eines Facharztes" zutrauen oder nicht (BGH 1988).

Nicht nur die Überwachung, auch das Krisenmanagement müssen geregelt sein. Es ist Aufgabe des aufsichtsführenden Arztes, „von vornherein klar festzulegen, dass, wann und wo er bei auftretenden Komplikationen geholt werden" soll (BGH 1982).

Bei der Gestaltung von Dienstplänen und der Vermeidung von routinemässigen Parallelverfahren geht die „Sicherheit des Patienten allen anderen Gesichtspunkten vor; der gebotene Sicherheitsstandard (darf) nicht etwaigen personellen Engpässen geopfert werden". Dass unter Umständen „der Ablauf des Operationstages in Frage gestellt" wird, ist aus rechtlicher Sicht unerheblich: „Die Gesundheit des Patienten geht vor..." (BGH 1982). „Minderungen des organisatorischen Qualitätsstandards, die geeignet sind, den Behandlungserfolg zu gefährden", kön-

nen „nicht hingenommen werden" (OLG Köln 1990). Zu den Organisationspflichten des Krankenhausträgers und zur Haftung des Krankenhausträgers bei personeller Unterbesetzung hat der BGH (1985) Stellung genommen: „Zum Schutze der Patienten ... hätte der Krankenhausträger dafür Sorge tragen müssen, dass in seiner Klinik nur Operationen ausgeführt werden, die anästhesiologisch ordnungsgemäss betreut werden konnten. ... Keinesfalls durfte ... (er) ... vor den ... bekannten Zuständen mit der Gefahr „illegaler Praktiken" und sogenannter „Umimprovisationen" die Augen schliessen und darauf vertrauen, die in der Klinik tätigen Ärzte würden mit der jeweiligen Situation schon irgendwie fertig werden ...". Dies setzt aber voraus, dass der Krankenhausträger die Defizite kennt. Deshalb sollten die leitenden Ärzte den Krankenhausträger auf erkannte Mängel – notfalls wiederholt und schriftlich – hinweisen, selbst wenn dies die betroffenen Ärzte zivilrechtlich nicht und strafrechtlich allenfalls eingeschränkt schützt. Zumindest ist dem Krankenhausträger dann aber ein Regress abgeschnitten.

Keine Doppelverantwortung

Nur am Rande sei vermerkt, dass ein Operateur in keinem Falle die Doppelverantwortung für den operativen Eingriff und das Narkoseverfahren, insbesondere die Intubationsnarkose (OLG Hamm 1995) übernehmen darf.

Training

Sollen Methoden, die nicht oder noch nicht dem Standard des Fachgebietes entsprechen, zum Einsatz kommen, so muss dies im Einvernehmen mit dem Patienten geschehen. Dies gilt auch, wenn zu Trainingszwecken Verfahren oder Hilfsmittel eingesetzt werden, die im konkreten Fall nicht indiziert sind.

Werden neue Verfahren geübt, gilt im Prinzip nichts anderes als bei der „Anfängernarkose". Erfordert die Massnahme besondere theoretische Kenntnisse, sind diese zunächst zu überprüfen, die praktischen Fertigkeiten sind dann schrittweise zu erweitern und zu kontrollieren, etwa indem Übungen an Leichen und/oder am Phantom vorausgehen, soweit notwendig. Am Patienten können diese Massnahmen, soweit sie indiziert sind, dann vom Übenden unter unmittelbarer Aufsicht und Anleitung des erfahrenen Arztes nach den oben dargestellten Grundsätzen durchgeführt werden.

◼ Aufklärung

Nach der Rechtsprechung muss der Patient zwar nicht über die allgemeinen Risiken, wohl aber über die eingriffsspezifischen, typischen Risiken aufgeklärt werden, die, wenn sie sich verwirklichen, den Patienten in seiner Lebensführung nachhaltig beeinträchtigen (Biermann 1997).

Einwilligung wie Aufklärung sind, von spezialgesetzlichen Regelungen abgesehen, auch mündlich wirksam, sollten aus Beweissicherungsgründen aber schriftlich dokumentiert werden. Zu Einwilligung und Aufklärung hier nur folgende kurze Hinweise: Die vom Berufsverband Deutscher Anästhesisten im Einvernehmen mit der Deutschen Gesellschaft für Anästhesiologie und Intensivmedizin empfohlenen, im DIOmed-Aufklärungssystem herausgegebenen Aufklärungs- und Anamnesebögen (Biermann 1997) weisen in der dokumentierten Basisaufklärung bezüglich der Intubationsnarkose beispielhaft darauf hin, dass „lebensbedrohliche Komplikationen, z. B. Herz-Kreislauf-, bzw. Atemstillstand, Einatmen von Erbrochenem, Verschluss von Blutgefässen (Embolie) durch verschleppte Blutgerinnsel (Thromben) und schwerwiegende Unverträglichkeitsreaktionen" äusserst selten sind, „selbst bei Patienten in hohem Lebensalter, in schlechtem Allgemeinzustand oder mit Begleiterkrankungen ... Übelkeit und Erbrechen sind durch die neuen Verfahren seltener geworden. Selten kommt es zu einem krampfartigen Verschluss der Luftwege, der sich in aller Regel beherrschen lässt ... Die Intubation kann vorübergehend Schluckbeschwerden und Heiserkeit verursachen, sehr selten sind Stimmbandschädigungen mit bleibenden Stimmstörungen (Heiserkeit) und Atemnot. Zahnschäden sind insbesondere bei lockeren Zähnen möglich. Lähmungen an Armen oder Beinen durch Druck oder Zerrung durch die Lagerung während der Narkose lassen sich nicht absolut sicher ausschliessen; sie bilden sich meist innerhalb weniger Monate zurück." Soweit ein Auszug aus dem Aufklärungsbogen „Narkose / Erwachsene und Jugendliche". Sind im speziellen Fall konkrete risikoerhöhende Umstände ersichtlich, ist der Patient darauf hinzuweisen. Weitere Fragen des Patienten hat der Arzt zu beantworten. Über eine Aryknorpelluxation, die „auch bei regelrechter Verwendung des Tubus nicht gänzlich auszuschliessen" ist, braucht der Patient nicht aufgeklärt zu werden, da es sich um „ein ganz ausser Wahrscheinlichkeit liegendes Risiko" handelt, meint zumindest das OLG Frankfurt am Main (1988).

◼ Postoperative Zuständigkeit

Im Grundsatz endet die Verantwortung des Anästhesisten zwar mit der Verlegung des Patienten – idealerweise aus dem Aufwachraum – auf die jeweilige Bettenstation. Die fachliche und rechtliche Verantwortung für die weitere Überwachung des Patienten geht dann auf den bettenführenden Arzt und sein Personal über.

Nach interdisziplinären Absprachen ist es nun Aufgabe des bettenführenden Arztes, den Anästhesisten zu rufen, wenn sich anästhesiologisch bedingte Komplikationen auf der Bettenstation zeigen. Die Abgabe an die Station stellt aber keine absolute Zäsur dar. Besteht bei einem Patienten bei Ende des Eingriffes die Gefahr, dass er an einem atemdepressiv wirkenden Überhang von Medikamenten leidet, dann ist es nach dem OLG Oldenburg (1990b) nicht notwendig, die Sauerstofflage durch Blutgasanalysen zu kontrollieren, sondern „... im übrigen ist der Anästhesist so lange noch nicht aus seiner Verantwortung entlassen, als noch weiter die Gefahr unerwünschter Nebenwirkungen der Narkose besteht. Er hat dann erforderliche ärztliche Kontrollen und Beobachtungen des Patienten sicherzustellen und vorzunehmen. Wenn er nicht selbst tätig werden will, hat er, falls ausreichend, dem Pflegepersonal die erforderlichen Anweisungen zu erteilen und den in der chirurgischen Abteilung tätigen Arzt zu informieren, wenn wegen noch zu befürchtender unverwünschter Narkosenachwirkungen besondere Massnahmen, vor allem auch bei der weiteren Medikation, zu treffen sind."

◼ Fazit

- Während die Rechtsprechung einen diagnostischen Irrtum eher entschuldigt, ist sie unnachsichtig, wenn notwendige Befunde bei der Prämedikationsvisite z. B. zur Erkennung schwieriger Atemwege nicht erhoben wurden.
- Der Zahnstatus sollte bei der Prämedikation, vor der Intubation, nach der Extubation sowie im Aufwachraum vor der Übergabe an die Bettenstation geprüft und dokumentiert werden. Zahnschäden sind nicht zwangsläufig ein Indiz für eine ärztliche Sorgfaltspflichtverletzung. Es kann „allein aus dem Eintritt des Zahnschadens nicht auf eine fehlerhafte Durchführung der Intubation geschlossen werden".
- Eine Fehlintubation ist „nach wie vor" ein „schuldhafter ärztlicher Fehlgriff ...", zumindest, wenn nicht eine Kontrolle des Tubus und eine sofortige Behe-

bung des fehlerhaften Sitzes des Tubus vorgenommen wird". Auch die zu späte Intubation kann ein Behandlungsfehler sein. Neben der Faustregel „when in doubt, take it out" hat die Rechtsprechung wiederholt betont, wie wichtig es ist, rechtzeitig kompetente Hilfe hinzuzurufen.
- Zur Strukturqualität gehört es, die erforderliche persönliche Qualifikation, d. h. ausreichende theoretische Kenntnisse und praktische Fertigkeiten bei denjenigen sicherzustellen, die selbständig und eigenverantwortlich tätig werden sollen („Facharztstandard"). Der Arzt, der diesen Facharztstandard nicht sicherstellen kann, darf nicht eigenverantwortlich und selbständig eingesetzt werden. Hohe Anforderungen stellt die Rechtsprechung auch an die Überprüfung der Qualifikation der eingesetzten Ärzte durch die für die Diensteinteilung Zuständigen (Chefarzt/Oberarzt).
- Von einem verantwortlichen Anästhesisten ist zu verlangen, dass er sowohl das Vorhandensein der bei einem Zwischenfall benötigten Geräte und Einrichtungen überprüft als auch durch Auswahl geeigneter Mitarbeiter sicherstellt, dass diese Geräte im Notfall sofort zum Einsatz kommen können.
- Die für die Diensteinteilung zuständigen Ärzte müssen sicherstellen, „dass die ärztliche Tätigkeit ... auch kontrolliert wird." Nicht nur die Überwachung, auch das Krisenmanagement müssen geregelt sein. Es ist Aufgabe des aufsichtsführenden Arztes, „von vornherein klar festzulegen, dass, wann und wo er bei auftretenden Komplikationen geholt werden" soll.
- Sollen Methoden, die nicht oder noch nicht dem Standard des Fachgebietes entsprechen, zum Einsatz kommen, so muss dies im Einvernehmen mit dem Patienten geschehen. Dies gilt auch, wenn zu Trainingszwecken Verfahren oder Hilfsmittel eingesetzt werden, die im konkreten Fall nicht indiziert sind.
- Nach der Rechtsprechung muss der Patient zwar nicht über die allgemeinen Risiken, wohl aber über die eingriffsspezifischen, typischen Risiken aufgeklärt werden, die, wenn sie sich verwirklichen, den Patienten in seiner Lebensführung nachhaltig beeinträchtigen.

7.2 Ausbildung, Empfehlungen, Standards
R. Georgi, C. Krier

■ Ausbildung im internationalen Vergleich

Über 25 Jahre nach der ersten erfolgreichen fiberoptischen Intubation durch Murphy im Jahre 1967 und unzähligen Publikationen zu diesem Thema ist nun diese Methode der Atemwegssicherung Bestandteil der Weiterbildungsordnung in Deutschland.

USA

Obwohl die „ASA Task Force on Management of the Difficult Airway" 1993 ihre Richtlinien herausgegeben hat, dauerte es drei Jahre, bis diese in die Weiterbildungsordnung in den USA aufgenommen wurden. Die Bedeutung des erfolgreichen Managements schwieriger Atemwege wurde vom „Accreditation Council for Graduate Medical Education" (ACGME) 1995 erkannt und führte dazu, dass das „Resident Review Committee for Anesthesiology" ihre „Revisions to Program Requirements for Anesthesiology" (ACGME, Chicago 20.06.1995) vorlegte. Es werden in der Revision des Ausbildungsprogramms „ausreichende Erfahrungen mit zuverlässigen speziellen Techniken" verlangt, die die fiberoptische Intubation und den Gebrauch der Larynxmaske beinhalten müssen. Am 1. Juli 1996 traten diese Forderungen in den USA in Kraft. Dieser feste Bestandteil in der Weiterbildung zog automatisch das Problem nach sich, Ausbildungsprogramme anzubieten sowie die instrumentellen und personellen Voraussetzungen zu schaffen.

Tabelle 7.1 Techniken, die in verschiedenen Anästhesie-Ausbildungsprogrammen in den USA gelehrt werden (von 169 befragten Ausbildungsleitern haben 141 geantwortet), nach Koppel 1995

Technik	%
Bullard-Laryngoskop®	54
Combitube®	45
Krikothyreotomie	82
fiberendoskopische Intubation	99
Larynxmaske	87
Transillumination	70
retrograde Intubation	85
transtracheale Jet-Ventilation	91

Eine von Koppel et al. (1995) durchgeführte Umfrage unter 169 Ausbildungsleitern in der Anästhesiologie ergab die in Tabelle 7.1 dargestellten Ergebnisse. 60 % der Ausbildungsprogramme sahen für das Üben alternativer Methoden der Atemwegssicherung lediglich einen Zeitraum von maximal 1,5 Wochen vor. Die unterschiedlichen Ausbildungsprogramme in den einzelnen Techniken sind in Tabelle 7.2 zu sehen. Über die einheitliche Gestaltung der Ausbildungsprogramme gibt es keine Richtlinien. Koppel et al. (1995) stimmen eindeutig für die Aufnahme des „Difficult airway management training" als selbständigen Block in die Ausbildung, gleichbedeutend mit anderen Ausbildungsabschnitten z. B. Anästhesie in der Gynäkologie/Geburtshilfe, Schmerztherapie, Kinderanästhesie. Die Blockausbildung sollte aus einem theoretischen und einem praktischen Teil bestehen.

Tabelle 7.2 Unterschiedliche Ausbildungsmethoden in den Techniken der Atemwegssicherung in 141 Ausbildungsprogrammen (169 Ausbildungsleiter wurden befragt, 141 haben geantwortet) (nach Koppel 1995)

Technik	Total (n)	nur theoretische Ausbildung (%)	Ausbildung am Phantom (%)	Ausbildung am Patienten (%)
Bullard-Laryngoskop®	76	29	38	66
Combitube®	63	57	33	27
Krikothyreotomie	115	60	33	12
fiberendoskopische Intubation	140	1	71	96
Larynxmaske	123	10	46	86
Transillumination	99	22	27	78
retrograde Intubation	120	53	20	35
transtracheale Jet-Ventilation	128	46	30	38

Der praktische Teil sollte wiederum Workshops beinhalten, in denen das Üben an Modellen möglich ist. Auch das Üben an Tiermodellen wird vorgeschlagen, um ein Gefühl für den Umgang mit lebendem Gewebe im Vergleich zu den Plastikmodellen zu bekommen.

Die Autoren fordern das Üben folgender Techniken am Patienten in Narkose: Bullard-Laryngoskop®, Combitube®, fiberoptische Intubation, Larynxmaske und Transilluminationstechnik. Allen und Murray (1996) vertreten die gleiche Meinung (Üben alternativer Techniken ohne Einverständnis des Patienten). Sie beschränken sich dabei aber lediglich auf unterschiedliche Laryngoskopspatel, die Larynxmaske und die Transilluminationstechnik. Nach ihrer Meinung nimmt der Combitube® wegen der sehr seltenen aber fatalen Komplikation der Ösophagusruptur eine Sonderstellung ein. Sie plädieren für das Üben der fiberoptischen Intubation am anästhesierten Patienten ohne dessen Einverständnis. Diese Technik bietet nach Ansicht der Autoren grössere Sicherheit und ist schonender als die laryngoskopische Intubation. Unbedingtes Einverständnis des Patienten sollte ihrer Meinung nach vorliegen bei der fiberoptischen Intubation des wachen Patienten, allen retrograden Intubationstechniken und beim Anwenden verschiedener Techniken im Wechsel beim gleichen Patienten. Mit dieser Forderung stehen sie konträr zu Cooper und Benumof (in Benumof 1996), die den alternativen Einsatz unterschiedlicher Techniken am gleichen Patienten üben lassen (Abb. 7.1). Sogar die Intubation mit Doppellumentubus und Bronchusblockern kann dabei geübt werden. Der Umgang der beiden zuletzt genannten Techniken kann auch im Rahmen der Delegation in eine thoraxchirurgische Klinik erlernt werden. Trotz fachgerechter Intubation können die seltenen, aber fatalen Komplikationen der Tracheal- (Smith 1984) und Bronchialruptur (Eichler 1999) auftreten. Tracheobronchiale Verletzungen sind gerade nach wiederholten und forcierten Intubationsversuchen möglich (Wagner 1985).

Benumof und Cooper (1996) sind der Meinung, dass alle alternativen Methoden der Atemwegssicherung anerkannte Methoden sind, deren Risiken nicht das Einverständnis des Patienten erfordern, wenn diese Methoden mit Sorgfalt angewandt werden.

Die von Benumof beschriebenen Techniken und Methoden („UCSD-Airway-Rotation"-Training„) sind von der American Society of Anesthesiologists nicht offiziell anerkannt. Es gibt in Amerika bis heute keine einheitlichen Richtlinien über das *Lehren* alternativer Techniken der Atemwegssicherung. Es werde aber seit 1990 von allen Anästhesisten in Amerika ein Basiswissen über alternative Methoden verlangt.

Das Erwerben von Fertigkeiten in invasiven Techniken ist sehr schwierig. Das Beherrschen dieser Techniken ist aber erforderlich, da diese Verfahren meistens als ultima ratio zur Anwendung kommen. Es erscheint aber vertretbar und zumutbar, diese Techniken bei Patienten anzuwenden, die einen äusserst schwierigen Atemweg und mehrere misslungene Intubationsversuche in der Vergangenheit hinter sich haben (Harmer 1997 in Latto 1997).

Eine Umfrage des „American Board of Anesthesiology" unter Leitern von Anästhesiekliniken, niedergelassenen Anästhesisten und Mitgliedern der „Society of Education in Anesthesia" ergab die Forderung des Erlernens und der selbständigen Durchführung von 9 verschiedenen Massnahmen zur Sicherung der Atemwege, u. a. der fiberoptischen Intubation. Diese Fertigkeiten wurden als Massnahmen betrachtet, die ständig von Anästhesisten verlangt und untrennbar mit dem Fachgebiet in Verbindung gebracht werden (Spielmann 1988).

Generell sollten alle am Patienten Übenden von einem Erfahrenen überwacht werden.

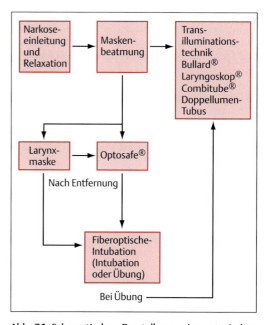

Abb. 7.1 Schematische Darstellung einer typischen Übungssequenz des „UCSD-Airway-Rotation"-Trainings (modifiziert nach Cooper und Benumof, 1996).

England

Eine Umfrage an 29 Anästhesiekliniken in Nordengland (Wood 1992) ergab folgende Ergebnisse: Nur 28 % der Oberärzte beherrschten die Technik der fiberoptischen Intubation, 49 % davon arbeiteten in Lehrkrankenhäusern oder Universitäten. In nur einem Krankenhaus existierte ein Ausbildungsprogramm für das Erlernen dieser Technik. An 23 Häusern wurde die fiberoptische Intubation an anästhesierten Patienten durchgeführt. Kein Haus führte *routinemässig* die fiberoptische Intubation am wachen Patienten durch, und 4 Häuser gaben an, dass die fiberoptische Intubation am wachen Patienten nie durchgeführt wurde. Die Autoren fordern, dass der Umgang mit dem Fiberendoskop die Basis für ein folgerichtiges klinisches Management der schwierigen Intubation sein muss.

Schweiz

In einer Arbeit von Keller et al. (1994) sind die Ergebnisse einer Umfrage über den Ausbildungsstand in der Technik der fiberoptischen Intubation in der Schweiz aus dem Jahr 1991 zusammengefasst (s. Tab 7.3). Die Inzidenz der schwierigen Intubation lag bei dieser Umfrage zwischen 1,27 – 1,59 %. Bei diesen schwierigen Intubationen wurden in Lernspitälern in ca. 87 %, an Spitälern ohne Lehrbetrieb nur in ca. 50 % die fiberoptische Intubationstechnik angewandt. An Lernspitälern waren 57 % der Oberärzte und 16 % der Assistenzärzte mit dieser Technik vertraut. An Spitälern ohne Lehrbetrieb waren es lediglich 36 bzw. 5 %. Insgesamt beherrschten 1991, laut Umfrage, in der Schweiz von 473 Chef-, Oberärzten und leitenden Ärzten 51 % (234) und von 372 Assistenzärzten nur 16 % (52) die Technik der fiberoptischen Intubation. Zur Verfügung standen insgesamt 94 Fiberendoskope (61 Fiberendoskope an 54 Lernspitälern und 33 Fiberendoskope an 68 Spitälern ohne Lehrbetrieb). In dieser Arbeit wurden 3 % der Indikationen für die fiberoptische Intubation als Training angegeben, obwohl 100 % der Anästhesisten an Lernspitälern und 98 % an den übrigen Spitälern der Meinung waren, dass die Beherrschung dieser Technik sinnvoll und zu deren Erlernung ein spezieller Kurs erforderlich sei.

Deutschland

In Deutschland wurde erst 1998 der Nachweis fiberoptischer Intubationen in die Weiterbildungsordnung für Anästhesiologie (Richtlinien der Weiterbildungsordnung der Landesärztekammern vom 1. März 1998) aufgenommen. Auch in Deutschland wird es jetzt in den einzelnen Anästhesieabteilungen und -kliniken erforderlich sein, im Rahmen der Weiterbildung Möglichkeiten zu schaffen, die Weiterbildungsrichtlinien zu erfüllen.

Es ist akzeptiert, dass die Sicherung der Atemwege eine fundamentale lebensrettende tägliche Aufgabe der anästhesiologischen Praxis ist, aber in vielen Ausbildungsprogrammen ist davon nichts zu finden. Den Grund hierfür mögen Crosby et al. (1998) entdeckt haben. Sie schreiben, dass erfahrene Anästhesisten, die auf zehntausende erfolgreiche laryngoskopische Intubationen zurückblicken können, in der Regel mit ihren standardisierten Techniken verbunden bleiben, auch wenn diese nicht optimal für alle zu bewältigenden Aufgaben sind.

In internationalen Statistiken ist übereinstimmend zu finden, dass 30 % aller anästhesierelevanten Kom-

Tabelle 7.3 Ergebnisse einer Umfrage von Keller et al. über die Anwendung der fiberoptischen Intubation in verschiedenen Spitälern in der Schweiz (modifiziert nach Keller et al. 1993)

Anzahl	Lernspitäler, n = 54	%	Spitäler ohne Lehrbetrieb, n = 68	%
operative Eingriffe	289 579		162 470	
Intubationen	166 979		77 085	
schwierige Intubationen	2 454	100	1 228	100
fiberoptische Intubationen	2 127	86,67	612	49,84
Oberärzte	307	100	165	100
fiberoptisch erfahrene Oberärzte	176	57,33	59	35,76
Assistenzärzte	313	100	41	100
fiberoptisch erfahrene Assistenzärzte	50	15,97	2	4,88

plikationen die Unmöglichkeit der Atemwegssicherung betreffen. Diese prozentuale Verteilung dürfte ohne weiteres auch auf Deutschland zutreffen.

Aufgrund der geringen Inzidenz von „cannot-ventilate-cannot-intubate"-Situationen bei der Atemwegssicherung ist nicht immer die Einsicht vorhanden, für diese seltenen Situationen ein zum Teil teures Zusatzinstrumentarium vorzuhalten. Es ist dennoch erforderlich, um diese seltenen Situationen ohne Schaden für den Patienten zu beherrschen.

In einer Untersuchung von Rose (1994) wurden bei einer Inzidenz
- von 2,5 % schwieriger Intubationen (> 3 Versuche),
- von 0,3 % unmöglicher Intubationen und
- von 0,01 % Situationen mit schwieriger oder unmöglicher Ventilation

nur in 1,9 % von 18.558 endotrachealen Intubationen von alternativen Techniken zur direkten Laryngoskopie Gebrauch gemacht.
Es ist daher nicht verwunderlich, daß in vielen Kliniken die Voraussetzungen für die fiberoptische Intubation nicht vorhanden sind. Ebenso erscheint vielerorts die Auffassung zu bestehen, die fiberoptische Intubation sei aus ethischen Gründen einem wachen Patienten nicht zumutbar.
Die unzureichende Verbreitung der Technik der fiberoptischen Intubation ist weder ein finanzielles Problem (Anschaffungskosten für das Instrumentarium) noch ein Problem der mangelnden Konzeption in der Ausbildung in dieser Technik. Es ist in erster Linie das Fehlen einer Richtlinie der Gesellschaften.

Das Erlernen alternativer Methoden der Atemwegssicherung sollte Bestandteil jeder Anästhesieausbildung sein. Die diagnostischen Möglichkeiten im Rahmen der Früherkennung von Problemen bei der Atemwegssicherung und die Techniken zur Beherrschung des schwierigen Atemweges müssen zu Beginn der Ausbildung vermittelt werden.

■ Lehren und Lernen der Fertigkeiten zur Beherrschung des schwierigen Atemweges

Der erste und entscheidende Schritt, ist die grundsätzliche Akzeptanz, daß alternative Methoden und Techniken der Atemwegssicherung neben der klassischen laryngoskopischen Intubation erforderlich sind. Der zweite Schritt ist die Konzeption eines Trainingsprogramms. Weltweit sind unterschiedliche Trainingsprogramme entwickelt worden; eine Auswahl dieser Programme wird im Addendum aufgeführt.
Die Problematik der Akzeptanz z. B. der fiberoptischen Intubationstechnik hat Ovassapian (1996) sehr gut beschrieben. Es wird gerade bei Notfällen zu spät an die Fiberoptik gedacht. Erst nach mehreren frustranen laryngoskopischen Intubationsversuchen mit zusätzlicher Traumatisierung der oberen Luftwege kommt die Fiberoptik zum Einsatz, weil sie dann als „Allheilmittel" angesehen wird. Wenn in dieser Situation noch Unerfahrenheit und Ungeübtsein mit der Technik hinzukommen, scheitert die fiberoptische Intubation. Durch die Traumatisierung der oberen Luftwege kann es dann zusätzlich zu der Situation „cannot ventilate" kommen. So ist die fehlerhafte Annahme unter Anästhesisten, daß die fiberoptische Intubation eine zu schwierige Technik sei, die nicht schnell genug zum Erfolg führt, zu verstehen. Somit kommt es auch in der Folge dazu, daß diese Technik nicht ausreichend Beachtung findet und geübt wird.

Die fiberoptische Intubation des wachen Patienten ist der Goldstandard bei bekannten Problemen der Atemwegssicherung. Bis auf wenige Ausnahmen beschäftigen sich fast alle bisher veröffentlichten Trainingsprogramme mit dem Erlernen der fiberoptischen Intubation, denn diese Technik erfordert eine neue psychomotorische Geschicklichkeit in dem kritischen Bereich der Atemwegssicherung (Dykes 1989). Da die Fiberoptik aber nicht in jeder Situation erfolgreich eingesetzt werden kann, ist es zwingend notwendig, daß die Trainingsprogramme auch die anderen Verfahren der Atemwegssicherung beinhalten.

Trainingsprogramme sollten folgende Inhalte vermitteln:
- Aufbau des Instrumentariums,
- Funktionsweise und Aufbereitung,
- Differentialindikation der unterschiedlichen Instrumente,
- Vorteile, Nachteile, Indikationen und Kontraindikationen der Technik.

Die Programme sollten das Studium der vorhandenen Literatur, die Nutzung von Videofilmen und seit einigen Jahren moderner multimedialer Kommunikationstechnologie berücksichtigen.
Im nächsten Schritt erfolgt die Anwendung der unterschiedlichen Verfahren unter der Aufsicht eines Erfahrenen, der Fehler korrigiert und Tips bei der Handhabung gibt (Nutzung von sog. „Teaching Systemen" s. Kapitel 4.6).

Phantome, Simulatoren und multimediale Techniken

Üben an Atemwegstrainern und Phantomen

Die Anschaffung eines sog. „Airway Managment Trainers" (Anschaffungspreis ca. DM 3000,-) ist eine sinnvolle Investition. Gravenstein (1988) stellt diesen Aufwand den Kosten für Flugsimulatoren in der zivilen Luftfahrt gegenüber. Diese Simulatoren sind ein wesentlicher Bestandteil der Pilotenausbildung und die Kosten betragen mehr als 10 Millionen Dollar für einen Simulator *eines* Flugzeugtyps.

Die „Airway-Management-Trainer" erlauben realitätsnahe Übungssituationen. Es gibt Intubationstrainer mit nachempfundener Anatomie von Säuglingen und Kindern. Die Atemwege der „Trainer" (separates Kehlkopfmodell und Bronchialbaum) sind ideal für die anatomische Orientierung und das Üben der manuellen Geschicklichkeit. Eine *reale* Simulation mit Husten, Schlucken und Abwehrbewegungen, die bei Patienten auftreten, ist nicht gegeben. Es ist notwendig, in diese Übungen auch das Anästhesiepflegepersonal einzubeziehen.

In einer vergleichenden Untersuchung von Ovassapian et al. (1988) zweier unterschiedlicher Übungsgruppen zum Erlernen der fiberoptischen Intubation wurde festgestellt, dass die Gruppe mit der längeren Übungszeit am Modell den besseren Erfolg am Patienten hatte. In der erfolgreicheren Gruppe wurden 1 h für Demonstration des Zubehörs und Einsatz am Modell, 2 h für das selbständige Üben am Modell ohne Instruktionen, 1,5 h für 6 Kehlkopfeinstellungen und 2 h für 6 Intubationen veranschlagt. Der Erfolg dieser Gruppe lag bei 89,6 %, 86 von 96 Patienten wurden erfolgreich fiberoptisch intubiert. Die Kontrollgruppe erhielt lediglich 1 h für die Demonstration des Zubehörs, 0,5 h für die Demonstration einer fiberoptischen Intubation und 2 h für sechs fiberoptische Intubationen.. Der Erfolg dieser Gruppe lag bei 66,5 %, lediglich 64 von 96 Patienten wurden erfolgreich intubiert. Ein wesentlicher Bestandteil dieser Arbeit war die strikte Durchführung der postoperativen Visite bei diesen Patienten und die Befragung nach dem Empfinden der „Prozedur". Von den 192 Patienten wollten sich nur 3 dieser Methode absolut nicht mehr unterziehen.

Die „Airway-Management-Trainer" werden von verschiedenen Firmen in unterschiedlicher Ausführung angeboten (Laerdal Medical, Ambu Deutschland).

Üben an Simulatoren

Der „Human Patient Simulator" („HPS" – Medical Education Technologies Inc.-METI – Internetseite s. Addendum) ist das derzeit am besten entwickelste Patienten-Simulations-System. Es hat eine realitätsnahe Anatomie und besitzt nachempfundene diffizile Systeme der Physiologie (es kann z. B. „atmen" und „hat Pulse") und der Pharmakologie. Die exakte Tubusplazierung kann z. B. auskultatorisch, pulsoxymetrisch und mit Hilfe der CO_2-Antwortkurve verifiziert werden. Es existiert eine Erwachsenen und eine pädiatrische Version des Simulators. In Deutschland sind diese Simulatoren zur Zeit der Drucklegung an den Universitäten in Hamburg, Berlin, Göttingen, Mainz, Heidelberg, Würzburg, Tübingen und Erlangen vorhanden. Ansprechpartner in Fragen zum „Human Patient Simulator" in Deutschland ist die Fa. Anaesth. Consult. (s. Addendum).

Im September 1998 fand in Erlangen die Gründungssitzung der Arbeitsgruppe „Simulation in der Anästhesie" statt. Ein Ziel dieser Arbeitsgruppe ist die Vereinheitlichung des Simulationstrainings in Deutschland und die Aufnahme dieses Trainings in das Curriculum zur Fort- und Weiterbildung. Dadurch soll die Narkosesicherheit erhöht und die sog. „human factors" (menschliches Versagen und Irrtum), deren Anteil an Zwischenfall-Ursachen bis zu 80 % beträgt (Cooper 1984, Chopra 1990, DeAnda 1990), als Ursachen für Narkosezwischenfälle minimiert werden (Roewer 1998, Lussi 1999, Schüttler 1999).

Zu den Mindestanforderungen der Kursinhalte gehört u. a. das Airway-Management (z. B. „difficult-airway-Algorithmus", Aspirationsgefährdung). Zusammen mit den Techniken des CRM („Crew"- bzw. „Crisis Resource Mangement") steht somit ein Instrumentarium zur Verfügung, das es erlauben sollte, die Hauptursache anästhesiebedingter Mortalität, nämlich das menschliche Versagen systematisch zu minimieren. Der Begriff „CRM " („Crew Resource Management") stammt aus der zivilen Luftfahrt und beinhaltet das Erlernen gezielter Kommunikationstechniken und die Integration aller vorhandenen personellen Ressourcen zur Bewältigung der vorgegebenen Probleme (Howard 1992).

Spezielle Simulatoren und Trainer für das Training kritischer Situationen bei der Atemwegssicherung werden von der Firma „Medical Plastics Laboratory, Inc." (s. Addendum) entwickelt: „Expert Difficult Airway Management Simulator", „Cricoid Stick Simulator". Beim „Expert Difficult Airway Management Simulator" können neben der Messung der SaO_2 und des endexpiratorischen CO_2 u. a. Spontanatmung, eingeschränkte Halsbewegungen und Mundöffnung, Schwellungen im Bereich der Zunge und des Pharynx und ein Laryngospasmus simuliert werden. Die Simulatoren sind zum Üben aller möglichen Methoden der Atemwegssicherung geeignet: Maskenbeatmung; oro- und nasopharyngeale Luftbrücken; orale, nasale, digitale, retrograde, fiberoptische Intubation; Larynxmaske; Combitube®; translaryngeale und transtracheale Techniken; Transilluminationstechnik; starre Optiken.

Üben mit interaktiven Computerprogrammen

Das bekannteste Computersimulationsprogramm für das interaktive Training des „difficult airway" ist „AlgoSim" („The Difficult Airway Algorithm Tutorial/Simulator" – Anesthesiology Department, Wilford Hall Medical Center, 59th Med. Wing, United States Air Force). AlgoSim kann als Mac-Version, über die Internetseite: http://gasnet.med.yale.edu/software/AlgoSim/ heruntergeladen werden (E-Mail: logicianacm.org). Nach der schrittweisen Demonstration des „ASA-Task-Force-Algorithmus" werden realistische Szenarien dargestellt, die ein sofortiges Handeln, Sicherung der Atemwege mit unterschiedlichen Techniken, erfordern. Der Bezug zur Realität wird durch eine Echtzeit-Pulsoxymetrie-Simulation hergestellt, die für das Outcome des virtuellen Patienten steht. Es ist dem Anwender nach der virtuellen Sicherung der Atemwege möglich, seine Ergebnisse und angewandten Techniken mit denen des ASA-Task-Force-Algorithmus – als Standard – zu vergleichen.

Üben am Patienten

Das Üben an Phantomen und Simulatoren ist kein Ersatz für das Üben am Patienten, sondern eine Vorbereitung darauf.

In einer Studie von Cole (1996) wurde Anästhesieanfängern in den ersten 4 Monaten ihrer Ausbildung parallel die laryngoskopische und die fiberoptische Intubation gelehrt. Nach einem 2-stündigen Unterricht über die Anatomie der oberen Luftwege und eine Einweisung in den Umgang und die Handhabung der Fiberoptik erfolgte ein 20-minütiges Training an einem Modell. Danach hatten die Teilnehmer Zeit zum individuellen Üben von bis zu 2 fiberoptischen Intubationen am Modell. Nach dieser Übungsphase erfolgte der Einsatz am Patienten. Die durchschnittliche individuelle Erfahrung nach 4 Monaten lag bei 58–120 laryngoskopischen und bei 16–47 fiberoptischen Intubationen. Die fiberoptischen Intubationen benötigten im Schnitt 22 s mehr Zeit als die konventionellen Intubationen. Bei 73 % der fiberoptischen Intubationen waren diese innerhalb von 60 s abgeschlossen. Keine dauerte länger als 81 s (Intubationszeit = Apnoezeit) bei Patienten mit normaler Anatomie. Diese Zeiten sind natürlich nicht auf pathologische Veränderungen übertragbar. Die Kernaussage dieser Arbeit lautet: Die fiberoptische Intubation sollte nicht Privileg Erfahrener sein, sondern Bestandteil zu Beginn jeder Facharztausbildung. Ein Problem, mit dem wir bei jeglicher Verzögerung der Anästhesie-Einleitung konfrontiert werden, wird auch angesprochen, die Ungeduld des Chirurgen. Um die Narkose-Einleitung in einem angemessenen zeitlichen Rahmen zu halten, erhielt jeder Teilnehmer nur 2 Versuche für die fiberoptische Intubation, danach wurde sie vom erfahrenen Anästhesisten vollendet.

Johnson et al. (1989) forderten, dass jeder Anästhesist in der Lage sein sollte, fiberoptisch zu intubieren. Um dies zu erlernen, halten die Autoren mindestens 10 fiberoptische Intubationen innerhalb eines Monats für erforderlich. Nach einem Training am Modell unter Aufsicht erfolgten fiberoptische Intubationen an sedierten relaxierten Patienten. Die benötigten Zeiten für die orotracheale fiberoptische Intubation lagen nach der 1. bei $4,00 \pm 2,91$ min, nach der 5. bei $1,92 \pm 0,42$ min, nach der 10. bei $1,53 \pm 0,76$ und nach der 15. bei $1,30 \pm 0,40$ min.

Die Fertigkeit im Umgang mit einem bestimmten Endoskoptyp kann natürlich nicht auf jeden anderen Typ übertragen werden. Wer mit einem Fiberendoskop mit einem Aussendurchmesser von 5,0 mm zahlreiche Intubationen erfolgreich durchgeführt hat, wird mit einem Fiberendoskop mit einem Aussendurchmesser von 2,2 mm sicherlich Startschwierigkeiten haben und eine Adaptationsphase benötigen. Erb et al. (1997) untersuchten das Erlernen der orotrachealen fiberoptischen Intubation an 2–9-jährigen anästhesierten Kindern. Die Intubationszeiten lagen für die laryngoskopische Intubation bei 34 ± 17 s, die fiberoptische Intubation ohne Endoskopiemaske bei 80 ± 39 s und für die fiberoptische Intubation mit Endoskopiemaske bei 167 ± 121 s. Alle Studienteilnehmer hatten Erfahrung mit der fiberoptischen Intubation Erwachsener, waren aber Anfänger in der Kinderanästhesie.

Kurse zum Erlernen alternativer Techniken

„Vor der Annahme, die Teilnahme an einem Kurs mit Übungen am Phantom sei eine ausreichende Voraussetzung für die Bewältigung schwieriger Situationen oder von Notfällen, muss gewarnt werden." (Kleemann 1995).

Als Wegbereiter der Einführung der fiberoptischen Intubationstechnik in den anästhesiologischen Alltag hat sich in Deutschland in unermüdlicher Weise der leider zu früh verstorbene Peter Paul Kleemann (Abb. 7.**2**) verdient gemacht. Es wird wohl kaum einen fiberoptischen Intubationskurs in Deutschland geben, deren Leiter nicht als Multiplikatoren des Mainzer „Kleemann-Kurses" agieren. Auch wir haben das Ausbildungskonzept von Kleemann, das sich an eine Modifikation des Vierstufenplans von Ovassapian (1988) anlehnt, Ende der 80er Jahren übernom-

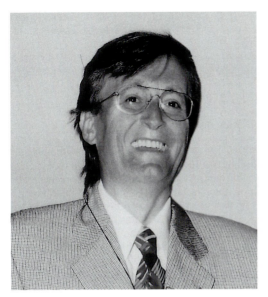

Abb. 7.2 Prof. Dr. med. Peter Paul Kleemann, Begründer der fiberoptischen Intubationskurse an der Universität in Mainz (geboren 27.11.1945, verstorben 05.03.1997).

men und modifiziert. Neben der fiberoptischen Intubation als Methode der Wahl bei bekannten Problemen bei der Atemwegssicherung vermitteln wir alle alternativen Verfahren bei schwieriger Atemwegssicherung.
Seit 1992 veranstalten wir am Katharinenhospital - Klinikum der Stadt Stuttgart – Kurse zum Erlernen alternativer Techniken zur Sicherung der Atemwege. Bisher konnten ca. 350 Kolleginnen und Kollegen in diesen praxisorientierten Kursen weitergebildet werden. Heute werden nahezu flächendeckend im gesamten Bundesgebiet ähnliche Kurse angeboten.

1. Stufe des Ausbildungskonzepts

Folgende Schwerpunkte sollten in dem *theoretischen Teil* von Kursen zum Erlernen alternativer Techniken der Atemwegssicherung vermittelt werden:
- Definition und Inzidenz von Situationen schwieriger Atemwegssicherung,
- Diagnostik der Symptome, die auf eine schwierige Atemwegssicherung hindeuten,
- Anatomie und funktionelle Zusammenhänge der anatomischen Bestandteile der oberen Luftwege,
- Indikationen, Kontraindikationen, Vorteile, Nachteile verschiedener alternativer Methoden und Techniken zur Sicherung der Atemwege,
- Patientenführung, Lokal- und Allgemeinanästhesie bei Patienten mit schwierigem Atemweg,
- spezielle Indikationen und Durchführung der fiberoptischen Intubation, besonders am wachen Patienten,
- Aufbau, Umgang, Pflege und Aufbereitung flexibler Optiken,
- Einsatz alternativer Techniken in speziellen klinischen Situationen,
- Erstellen und Training des Algorithmus „Schwierige Atemwegssicherung",
- Management der erwarteten und unerwarteten schwierigen Atemwegssicherung,
- Management der Extubation nach schwieriger Intubation,
- Nachsorge und Information dieser Patienten,

Besonderer Wert sollte beim Studium der Literatur auf die Erlernung der Anatomie der oberen Luftwege und die Diagnostik der schwierigen Atemwegssicherung gelegt werden.

Das Erkennen normaler Befunde und pathologischer Veränderungen an Epiglottis, Stimmbändern und der Trachea ist besonders wichtig.

Die im Addendum genannten Firmen sind nach unseren Erfahrungen bereit, Informationsmaterial und Video-Dokumentationen über ihre Produkte und die entsprechenden Techniken zur Verfügung zu stellen. Sie halten ebenfalls in vielen Fällen Literaturrecherchen bereit. Durch das Literaturstudium kommt es u. a. zur Sensibilisierung für dieses Thema und zur Einsicht, sich mit alternativen Techniken zur laryngoskopischen Intubation vertraut zu machen.
Ein weiterer Schwerpunkt in dieser Stufe ist der Umgang mit dem Fiberendoskop. Mason (1992) bezeichnet unzweifelhaft als Hauptschwierigkeiten im Umgang mit der Fiberoptik: das Halten des Instruments, die Manipulationen der Spitze und die axialen Bewegungen, um die Orientierung zu erzielen.

2. Stufe des Ausbildungskonzepts

Die 2. Stufe beinhaltet das *praktische Training*. Die Firmen sind in der Regel bereit, Instrumente zu Übungs- und Ausbildungszwecken zur Verfügung zu stellen. Vor der Anschaffung eines Zusatzinstrumentariums kann dieses eine gewisse Zeit getestet werden. Nur so kann festgestellt werden, ob dieses Instrument oder diese Technik den anästhesiologischen Anforderungen genügt und für das eigene Patientengut Sicherheit bietet. Fehlinvestitionen können somit vermieden werden.
Es sollte in jeder Klinik ein Anästhesist ausgebildet werden, der als Lehrer sowohl theoretische als

auch praktische Erfahrungen an die Mitarbeiter weitergeben kann (Vaughan 1991).

An Intubationtrainern können verschiedene Intubationssituationen simuliert werden, auch die Rolle von Hilfspersonen bei einer schwierigen Situation.

Die Inhalte der Stufen 1 und 2 des Ausbildungsprogramms können durchaus im Rahmen eines Workshops vermittelt und demonstriert werden. Das intensive Üben am Phantom und später am Patienten muss aber in jeder Anästhesieabteilung selbst organisiert werden.

3. Stufe des Ausbildungsprogramms

In dieser Stufe erfolgt die *Anwendung der erlernten Technik am Patienten* unter Anleitung bzw. Aufsicht eines Erfahrenen. Dieser Ausbildungsschritt ist erfahrungsgemäss der am schwierigsten zu realisierende. Zum einen bereitet die Auswahl der Patienten mit normaler Anatomie Probleme, zum anderen ist man bestrebt, den operativen Routineablauf nicht zu verzögern. Es ist durchaus vertretbar, die Indikation zur fiberoptischen Intubation des wachen, spontanatmenden Patienten grosszügig zu stellen. Wie über jede andere anästhesiologische Massnahme muss der Patient über die Notwendigkeit und den Ablauf sowie über Probleme dieser Technik informiert werden. Es ist nicht sinnvoll, primär an Patienten zu üben, die pathologische Veränderungen im Bereich der oberen Luftwege aufweisen.

Das Üben an gefährdeten Patienten (Patienten mit Luftnot oder Blutungen) sollte unterbleiben. Hier gilt die einfache Regel: Je grösser die Gefährdung des Patienten, desto erfahrener sollte der Anästhesist im Umgang mit alternativen Techniken zur Atemwegssicherung sein.

Mitunter werden ethische Probleme bei der Umsetzung der erlernten fiberoptischen Intubationstechnik für das Üben am wachen Patienten angegeben. In den letzten Jahren gehen immer mehr anästhesiologische Kliniken dazu über, eigene Trainingsprogramme zu erstellen, nicht zuletzt auch in Ermangelung von Richtlinien der Gesellschaften. Von der DGAI sind solche Richtlinien bei Drucklegung des Buches in Bearbeitung.
Hilfreich bei den Übungen unter Aufsicht ist die Verwendung eines Zweitbetrachters, der am Okular des Fiberendoskops angeschlossen werden kann, oder der etwas aufwendige Einsatz eines Videosystems (s. Kapitel 4.**6**).

Es ist sinnvoll, dem Übenden eine bestimmte Zeit bzw. eine Anzahl von Versuchen vorzugeben. In Abhängigkeit von der Patienten-Compliance sollte nach 10–15 min oder 3 frustranen Versuchen die fiberoptische Intubation vom Erfahrenen vollendet werden.

4. Stufe des Ausbildungsprogramms

Sie könnte mit der Bezeichnung: *„Vervollständigung der Fertigkeiten"* benannt werden. In dieser Stufe sollte der Anästhesist in der Lage sein, Patienten mit pathologischen Befunden fiberendoskopisch oder mit Hilfe einer anderen, dem Krankheitsbild angepassten, Technik zu intubieren. Sia et al. forderten bereits 1981 die erfolgreiche Durchführung von 30 fiberoptischen Intubationen (bei normaler Anatomie), bevor eine schwierige Intubation versucht wird.
Der vorgestellte Stufenplan gilt stellvertretend für alle in diesem Buch beschriebenen alternativen Techniken zur Sicherung der Atemwege.

Empfehlungen und Standards

Als *Fazit* dieses Buches sollen Empfehlungen für die schwierige Atemwegssicherung ausgesprochen und versucht werden, Standards zu formulieren. Als medizinischen Standard werden dabei allgemein gültige und akzeptable Bedingungen und Verfahren angesehen, die das höchstmögliche Mass an Patientensicherheit gewährleisten. Sie geben das in der ärztlichen Praxis Erprobte und wissenschaftlich Gesicherte wieder, können jedoch nicht den Anspruch der absoluten Verbindlichkeit erheben. Nach Ulsenheimer (1999) sind „die fachlichen Standards nicht etwas Vorgegebenes, Erreichtes, Abgeschlossenes, sondern ein fortschreitender Prozess, etwas relativ Bewegliches, ein ständiges Werden und Wechseln". Standards werden entweder von medizinischen Gesellschaften definiert oder sind Ergebnis eines Rechtsstreits. Eine wissenschaftliche Diskussion über die Einhaltung von Standards und die Folgen bei Nichtbeachtung ist in England (CEOPD – Confidential Enquiry into Perioperative Deaths) und den USA (ASA Closed Claims Studies) möglich. In Deutschland fehlen derzeit Richtlinien oder Standards für die Sicherung der Atemwege. Folgende Empfehlungen können als allgemeingültiger Konsens formuliert werden:

1. Die Ausbildung und regelmässige Schulung des ärztlichen und pflegerischen Personals in alternativen Methoden der Atemwegssicherung ist zu gewährleisten.

2. Für die Untersuchung von Patienten muss ein einheitliches Konzept von Tests und Methoden angewendet werden, um Patienten mit schwierigem Atemweg mit möglichst hoher Trefferquote zu erkennen.
3. Neben den personellen müssen auch die instrumentellen und logistischen Voraussetzungen zur Sicherung des schwierigen Atemweges geschaffen werden. Eine transportable Einheit mit Zusatzinstrumentarium für die schwierige Atemwegssicherung sollte in jeder OP-Bereich sowie auf der Intensivstation vorhanden sein. Das Zubehör zur fiberoptischen Intubation und zur chirurgischen Zugangssicherung der Atemwege sind unverzichtbarer Bestandteil einer Notfalleinheit für den schwierigen Atemweg. Darüberhinaus stehen eine Vielzahl an weiteren Hilfsmitteln zur Verfügung, deren Vorhaltung klinikspezifisch auf das Patientenkollektiv und den Versorgungsauftrag abgestimmt sein sollte.
4. Zur rechtzeitigen Strategieplanung ist es sinnvoll, einen klinikspezifischen „Algorithmus für die schwierige Atemwegssicherung" zu erstellen, der alle vorhandenen Techniken, Instrumente und Geräte beinhaltet. Dieser Algorithmus soll das alternative Zusammenspiel aller vorhandenen Methoden zur Sicherung der Atemwege darstellen und für jede Situation eine Entscheidungshilfe anbieten.

Für die klinische Praxis der Atemwegssicherung wird folgendes Vorgehen empfohlen:
- die routinemässige Präoxygenierung bei allen Patienten,
- die Gabe von Muskelrelaxantien erst nach gesicherter Maskenbeatmung,
- bei bekannten Problemen der Atemwegssicherung, die primäre fiberoptische Intubation des wachen spontanatmenden Patienten,
- bei unvorhergesehenen Intubationsproblemen:
  - sofort einen erfahrenen Mitarbeiter zu Hilfe zu rufen und die mobile Einheit „Schwieriger Atemweg" zu holen,
  - nach mehr als 3 Versuchen die Larynxmaske (auch in der Geburtshilfe) oder den Combitube® zu plazieren oder die fiberoptische Intubation vorzunehmen,
- bei der Situation „cannot ventilate, cannot intubate":
  - sofort einen erfahrenen Mitarbeiter zu Hilfe zu rufen und die mobile Einheit „Schwieriger Atemweg" zu holen,
  - als supraglottische Verfahren die Larynxmaske oder den Combitube® einzusetzen,
  - als infraglottische Verfahren die transtracheale Oxygenierung oder die Koniotomie als die Methode der Wahl in dieser Situation durchzuführen,
- die routinemässige Bestimmung der korrekten Tubusposition durch:
  - direkte Sicht (Stimmbandpassage des Tubus),
  - Auskultation,
  - Kapnographie,
  - ggf. fiberendoskopische Inspektion.

Auch für die *Extubation nach schwieriger Atemwegssicherung* muss ein Konzept vorliegen. Mit der Meisterung schwieriger Atemwegssituationen sollte automatisch die Planung der in absehbarer Zeit bevorstehenden Extubation beginnen, denn die Strategie der Extubation ist die konsequente Fortführung der Strategie der Atemwegssicherung. Es müssen die gleichen personellen und instrumentellen Voraussetzungen wie für die Intubation geschaffen werden, damit erneute Notfallsituationen vermieden werden können.

Die *Nachsorge von Patienten mit schwierigen Atemwegsverhältnissen* ist untrennbarer Bestandteil des gesamten Atemwegs-Managements. Auf jeden Fall sollte eine postoperative Visite erfolgen. Bei Äusserung von Beschwerden ist eine Nachuntersuchung (fiberendoskopische Inspektion in Lokalanästhesie oder HNO-ärztliche Untersuchung) dieser Patienten erforderlich. Eine exakte Dokumentation ist zwingend.

Die Beherrschung des schwierigen Atemweges hat nicht die endotracheale Intubation zum obersten Ziel, sondern die Ventilation und Oxygenierung des Patienten. Durch ein *differenziertes* Atemwegs-Management sollen Hypoxie, Hirnschaden und Tod sicher vermieden werden.

„Hypoxia and death result from failure to oxygenate and ventilate, or from unrecognized intubation of the oesophagus, not from failed tracheal intubation" (Davies 1989).

Addendum
R. Georgi

◨ Internationale Ausbildungsprogramme und Richtlinien

Die Liste erhebt keinen Anspruch auf Vollständigkeit und spiegelt den Stand Mitte 2000 wider.

Ausbildungsprogramme in den USA

Trainingsprogramm der fiberoptischen Intubation der Northwestern University Medical School Chicago (Ovassapian 1996):

Stufe: Kennenlernen des Instruments
Lernziele: Der Übende sollte in der Lage sein:
- den physikalischen Aufbau, die Funktionsweise und die Eigenschaften des Fiberendoskops und der Lichtquelle zu beschreiben, um den effektiven Einsatz des Fiberendoskops einzuschätzen,
- das System zu kontrollieren und das Instrument zu bedienen,
- die Hauptursachen und deren Vermeidung von Schäden zu kennen, um z. T. enorme Reparaturkosten zu vermeiden,
- das Instrument sorgsam zu behandeln.

Stufe: Bedienung des Instruments
Lernziele: Der Übende sollte in der Lage sein:
- das Fiberendoskop so zu bedienen, dass es in eine vorgegebene Richtung dirigiert werden kann („Bronchoscopy Teaching Model", „Hit-the-Hole Model" und „Intubation Mannequin Model"),
- das Sichtfeld durch das Fiberendoskop einzuschätzen,
- das Einführungsteil und das Kontrollteil synchron zu bedienen,
- die Bedeutung der Vermeidung von Knick- und Schleifenbildungen zu erkennen,
- die Anatomie des Tracheobronchialsystems zu beherrschen,
- die Intubation des wachen und des sedierten Patienten Schritt für Schritt zu beschreiben,
- den Abstand zwischen Carina und Tubusspitze zu messen,
- Probleme beim Vorschieben des Tubus über das Fiberendoskop zu beherrschen,
- einen orotrachealen Tubus gegen einen nasotrachealen Tubus zu wechseln.

Stufe: Fiberoptische Intubation von Patienten
Lernziele: Der Übende sollte in der Lage sein:
- die fiberoptische Intubation am anästhesierten Patienten durchzuführen,
- die fiberoptische Intubation am anästhesierten Patienten nach unmöglicher laryngoskopischer Intubation durchzuführen,
- anderen Übenden bei der fiberoptischen Intubation von anästhesierten Patienten zu helfen,
- die „conscious sedation" durchzuführen,
- die topische Anästhesie der Atemwege durchzuführen,
- die fiberoptische Intubation überzeugend an einem wachen sedierten Patienten vorzunehmen,
- Probleme, die bei der Intubation von wachen Patienten auftreten können, zu beherrschen.

Stufe: Praxis der Positionierung von Doppellumen-Tuben
Lernziele: Der Übende sollte in der Lage sein:
- verschiedene Techniken der fiberoptischen Positionierung von endobronchialen Tuben und Blockern anwenden zu können.
- die korrekte Lage von endobronchialen Tuben und Blockern zu verifizieren,
- dislozierte endobronchiale Tuben und Blocker mit Hilfe des Fiberendoskops zu korrigieren,
- die Indikationen der Ein-Lungen-Anästhesie zu kennen,
- die Charakteristika von Doppellumen-Tuben und des „Univent-Blockers" zu beschreiben.

Stufe: Positionierung von endobronchialen Tuben und Blockern im Patienten
Lernziele: Der Übende sollte in der Lage sein, mit Hilfe des Fiberendoskops im Patienten:
- Doppellumen-Tuben zu platzieren,
- Bronchus-Blocker zu platzieren,
- die Ursachen von nichtfunktionierenden endobronchialen Tuben und Blockern zu erkennen,
- dislozierte endobronchiale Tuben und Blocker in Seitenlage zu korrigieren.

Stufe: Erkennung und Management des schwierigen Atemwegs
In dieser Ausbildungsstufe sind die Anästhesisten meistens in der Lage, das Fiberendoskop universell einzusetzen: zur präoperativen Diagnostik, im OP, im Aufwachraum und auf der Intensivstation.

Für besonders Interessierte wird ein 6-monatiger Kurs für ein erweitertes Training des Atemwegsmanagements angeboten.

Das „Atemwegs-Rotations-Training" der Universität Kalifornien San Diego (Benumof 1996: „The UCSD Airway Rotation")

Grundprinzipien
- Ursache der Entwicklung des Algorithmus „Schwieriger Atemweg" (Ergebnisse der „ASA Closed Claims Study"),
- Erlernen der Möglichkeiten des Airway-Managements,
- Literaturstudium, Videos, Demonstrationen, Phantomübungen, Erlernen des Umgangs mit den Instrumenten, Teilnahme an speziellen Kursen „Atemwegsmanagement".

Festlegen des Rotationsprinzips, Beachtung der folgenden Punkte
- Integration des Airway-Management-Trainings in das Rotationsprinzips der Weiterbildung nach Zustimmung des Ausbildungsverantwortlichen und/oder des Ausbildungskomitees (bevorzugt werden Auszubildende mit einem Minimum von 9 Monaten Anästhesieerfahrung),
- erfahrene Instruktoren müssen vorhanden sein (diese Ausbilder sollten Interesse an der Problematik „difficult airway" haben, über ein erhebliches Mass an Erfahrung verfügen und im Rahmen ihrer speziellen klinischen Tätigkeit täglich mit dem Instrumentarium umgehen),
- Erstellen eines täglichen und monatlichen Zeitplans, Koordinierung der Supervision in Abhängigkeit vom Ausbildungsstand,
- Festlegen der Didaktik (die Auszubildenden erhalten ein Kompendium mit den wichtigsten Literaturstellen über die schwierige Atemwegssicherung, den Techniken und dem Instrumentarium, Demonstrationen und Übungen am Phantom sowie Demonstrationen in der Anatomie sind Bestandteil dieses Ausbildungsabschnitts,
- Instrumentarium für den schwierigen Atemweg (die Kenntnis der speziellen fahrbaren Einheit, in der das Instrumentarium organisiert ist, muss ebenfalls vorhanden sein).

Tägliche Umsetzung
　Patientenauswahl (Patienten der ASA-Klassen I und II, die eine Allgemeinanästhesie ohne invasives Monitoring erhalten; keine Kopf-Hals-Operationen; Operation muss in Rückenlage durchgeführt werden. Somit kann der Auszubildende an 2–4 Patienten pro Tag [40–50/Monat] Erfahrungen gewinnen.)

Präoperative Bedingungen

- Untersuchung des Patienten – Atemwegsdiagnostik (Ergebnisse der speziellen Atemwegsdiagnostik und die Einstufung des Patienten müssen mit dem Supervisor besprochen werden.),
- Vorbereitung für die wache fiberoptische Intubation (Vorbereitung des Patienten – Lokalanästhesie und Nervenblockaden – und die Durchführung der Intubation unter Aufsicht des Supervisors),
- typische Abläufe der Allgemeinanästhesie und Atemwegssicherung,
- Prämedikation (z. B. Salivationshemmung, Anxiolyse), Basismonitoring, Narkoseeinleitung: nach der Narkoseeinleitung Prüfen der Maskenbeatmung, danach Relaxierung des Patienten und Fortführung der Maskenbeatmung, jetzt wird das Okay zum OP-Beginn gegeben. Während der Operation kann unter suffizienter Maskenbeatmung der Auszubildende verschiedene Techniken in Folge, inklusive der orientierenden Aufsuchung der Segmentbronchien, ohne Zeitdruck unter Aufsicht üben. Die Überwachung der Relaxation erfolgt mit dem neuromuskulären Monitoring.

Ausbildungskonzepte in Frankreich

In einer Arbeit von Boisson-Bertrand et al. (1996), die die Zusatzüberschrift „Société française d'anesthésie et de réanimation – Expertise collective" trägt, werden die Vorstellungen namhafter Autoren aus ganz Frankreich dargestellt.
Es werden zwei Ebenen der Fortbildung unterschieden:
　1. Ebene:　Weiterbildung für alle Anästhesisten,
　2. Ebene:　Weiterbildung für die Anästhesisten, die in Fachgebieten mit einer erhöhten Inzidenz der schwierigen Intubation arbeiten.

Die Unterrichtung der Techniken der schwierigen Intubation in der Weiterbildung umfasst einen theoretischen und einen praktischen Teil.

Theoretischer Teil:
- Kenntnisse der Anatomie des Larynx,
- klinische Zeichen, die auf eine schwierige Intubation hinweisen,
- Aufstellung und Diskussion von Algorithmen in Funktion der zur Verfügung stehenden Mittel und Techniken und der vorliegenden Anomalie.

Praktischer Teil:
- Vermittlung von Basiswissen:
　– Position des Patienten zur Intubation,
　– veränderte Lagerungen (Jackson),

- Techniken der Laryngoskopie beim Erwachsenen und beim Kind,
- Techniken der Kontrolle der korrekten Lage des Tubus,
- Handhabung einfacher Mittel zur Überwindung einer schwierigen Intubation (unterschiedliche Laryngoskopspatel, Krikoiddruck, Bougiemethoden etc.).
- Erweitertes Wissen:
  - Positionierung der Larynxmaske,
  - Intubation durch die Larynxmaske,
  - transtracheale Oxygenation,
  - retrograde Intubation,
  - fiberoptische Intubation.

Die Autoren erwähnen, dass diese Techniken in der Anatomie und an Demonstrationsphantomen erlernt werden können. Erst danach werden diese Methoden auch am Patienten geübt.
Für die kontinuierliche Fortbildung der Fachärzte werden Kurse vorgeschlagen, die auf der Basis einer Institution, z. B. dem französischen Verband der Anästhesisten, organisiert werden sollten. Diese Kurse erlauben ebenfalls eine theoretische und eine praktische Fortbildung. Am Ende wird ein Zertifikat ausgegeben. Es wird empfohlen alle 2–5 Jahre einen solchen Kurs zu wiederholen. Zusammenfassend glauben die Autoren folgende Techniken als obligat bezeichnen zu müssen: Gebrauch von Laryngoskopen mit geradem Spatel, Gebrauch unterschiedlicher Mandrins, Positionierung der Larynxmaske, transtracheale Oxygenation, retrograde Intubation.

Ausbildungskonzepte in der Schweiz

Nach einer Auskunft vom designierten Präsidenten der Schweizer Gesellschaft für Anästhesie und Reanimation Prof. Dr. med. Franz Frei gibt es derzeit keine offiziellen Richtlinien bezüglich des Managements schwieriger Atemwegssituationen. Ein Nachweis über die Beherrschung alternativer Methoden zur Atemwegssicherung für die Facharztprüfung ist nicht erforderlich.

Das Basler Lernprogramm für die fiberoptische Intubation (aus Biro, Pasch; 1995):

Stufe 1: Instruktionsvideos:
- Aufbau und Funktion des Endoskops, Ablauf der fiberoptischen Intubation.

Stufe 2: Training am Intubationsphantom:
- der Intubationstrainer muss in 5 aufeinanderfolgenden Versuchen in je 30 s oral und nasal erfolgreich intubiert werden können, nach 3–10 Sitzungen am Tracheobronchialbaum muss das Aufsuchen jedes gewünschten Segmentbronchus möglich sein.

Stufe 3: Orotracheale fiberoptische Intubation am anästhesierten Patienten:
- maximal 180 s pro Versuch in Apnoe werden gewährt, es wird bewusst auf die gleichzeitige Beatmung verzichtet, um langdauernde Manipulationen, die dann möglich wären, zu vermeiden,
- wahlweise können in dieser Stufe 5–10 nasotracheale fiberoptische Intubationen durchgeführt werden.

Stufe 4: Orotracheale fiberoptische Intubation am wachen Patienten: die Sedierung erfolgt mit 50–200 μg Fentanyl und 5–10 mg Disoprivan.

Am Ende des Trainingsprogramms müssen schwierige Intubationen in der HNO- und ZMK-Heilkunde durchgeführt werden.
Bemerkenswert ist die Definierung von Erfolgskriterien als Ausdruck der Absolvierung der einzelnen Lernstufen, besonders das letzte Kriterium:
- erfolgreich abgeschlossene Phantomintubation innerhalb von 30 s,
- 3 Segmentbronchien am Modell nach Wahl des Instruktors aufsuchen können,
- 8–10 orale fiberoptische Intubationen am anästhesierten und relaxierten Patienten, davon 3 innerhalb von 60 s,
- fakultativ 3–5 nasale fiberoptische Intubationen (Bedingungen wie oben),
- 1 orale fiberoptische Intubation am wachen Patienten (Kriterium: Patient muss um den Tubus herum lächeln können).

Ausbildungskonzepte in den Niederlanden

Nach Auskunft des Vorsitzenden der Vereinigung für Anästhesiologie Prof. Dr. med. R.A. Thieme Groen ist innerhalb der 5 Jahre dauernden Facharztausbildung das Erlernen der fiberoptischen Intubation, der retrograden Intubation, der Krikothyreotomie und der transtrachealen Ventilation fester Bestandteil. In einem speziellen Kurs „Airway Management" kann das Wissen aktualisiert und erweitert werden.

Ausbildungskonzepte in England

The Association of Anaesthetists of Great Britain and Ireland (AAGBI) (Spezialgesellschaft: Difficult Airway Society)
Nach Dr. Ian Calder („Honorary Secretary 1998 of the Difficult Airway Society" National Hospital for Neu-

rology and Neurosurgery in London) sollten die Anästhesisten innerhalb der 7-jährigen Facharztausbildung mit den Basismethoden der Atemwegssicherung vertraut sein. Die Beherrschung der erweiterten Techniken (fiberoptische, retrograde Intubation, transtracheale Jet-Ventilation, Krikothyreotomie) ist nicht allgemein üblich. Im 2. und 3. Jahr der Ausbildung werden vom „Royal College of Anaesthesists" anästhesiologische Zwischenprüfungen (fellowship examination) durchgeführt. Die erfolgreiche Teilnahme berechtigt zur Fortsetzung der Ausbildung, um das „Certificate of Specialist Training" zu erhalten.

Liste der Firmen / Bezugsquellen

Die nachfolgende Liste der Firmen und Bezugsquellen entspricht dem Stand der Drucklegung (Juni 2000). Sie erhebt keinen Anspruch auf Vollständigkeit. Aufgrund von Firmenzusammenlegungen und sonstiger schnelllebiger Veränderungen auf dem Medizinproduktemarkt wird darauf aufmerksam gemacht, daß Änderungen nach Drucklegung auftreten können. Die Aktualität der Firmenbezeichnungen und der Anschriften bezieht sich somit lediglich auf den Zeitpunkt der Drucklegung des Buches.

Aktiv Druck & Verlag GmbH
An der Lohwiese 36
97500 Ebelsbach
Telefon   09522-943561
Telefax   09522-943567
E-Mail   aktiv_druck@t-online.de
Internet   http://www.mcn-nuernberg.de/aktiv/index.htm

Ambu (Deutschland) GmbH
Herr Robert Schmid
Strassheimer Straße 1
61169 Friedberg
Telelefon 06031-7374-0
Telefax   06031-7374-20
E-Mail   info@ambu.de
Internet   http://www.ambu.de

Anaesth. Consult.
Henricustraße 15
61440 Oberursel/Ts.
Telefon   06171-581358
Telefax   06171-581359
E-Mail   ANAESTH-CONSULT@t-online.de
Internet   http://www.anaesthconsult.de

Ansell GmbH
Stahlgruberrring 3
81829 München
Telefon   089-45118-0
Telefax   089-45118-140
E-Mail   webmaster@ansell.de
Internet   http://www.ansell.de

Arco Medic Ltd.
Omer Industrail Park
Omer 84965, Israel
Telefon   00972-(3)-516-6832;
           00972-(7)-649-9466
Telefax   00972-(3)-516-6833;
           00972-(7)-649-9488
E-mail   info@arcomedic.com
Internet   http://www.arcomedic.com

Bivona Medical Technologies
Gary, Indiana 46406
Telefon   1-219-989-9150
Telefax   1-219-989-7435
E-Mail   über Internetseite
Internet   http://www.bivona.com

B. Braun Melsungen AG
Postfach 1120
34209 Melsungen
Telefon   05661-71-0
Telefax   05661-71-2044
E-Mail   bbraun@bbraun.com
Internet   http://www.bbraun.de

Brüel + Kær
Naerum Hovedgade 18
DK-2850 Naerum
Telefon   0045-4580-0500
Telefax   0045-4580-1405
E-Mail   info@bk.dk
Internet   http://www.bk.dk

B+P Beatmungsprodukte GmbH
Talstraße 16
53819 Neunkirchen-Seelscheid
Telefon   02247-6644
Telefax   02247-6733
E-Mail   b-und-p@t-online.de
Internet   http://www.b-und-p.com

Circon GmbH
Mehlbeerenstraße 2
82024 Taufkirchen
Telefon   089-6219070
Telefax   089-61290766
E-Mail   circonweb@magnet-attractions.com
Internet   http://www.circoncorp.com

Cook Critical Care
P. O. Box 489
Bloomington, IN 47402 U.S.A.
Telefon   1-812-339-2235 oder 1-800-457-4500
           (Toll Free)
Telefax   1-800-554-8335 (Toll Free)
E-Mail   über Internetseite
Internet   http://www.cookgroup.com

Cook Deutschland GmbH
Malmedyer Straße 10
41066 Mönchengladbach
Telefon   02161-99400-0
Telefax   02161-99400-50
E-Mail   Post@cook-d.com
Internet   http://www.cookgroup.com

Dahlhausen Medizin Technik
Emil-Hoffmann-Straße 53
50996 Köln
Telefon   02236-3913-0
Telefax   02236-3913-49
E-Mail   verkauf-krankenhaus@dahlhausen.de
Internet   http://www.dahlhausen.de

Drägerwerk AG
Corporate Communications
Moislinger Allee 53/55
23542 Lübeck
Telefon   0451-882-0
Telefax   0451-882-2080
E-Mail   presse@draeger.com
Internet   http://www.dwhl.de/german/index.htm

EHS Medizintechnik GmbH & Co. KG
Julius-Hölder-Straße 30
70597 Stuttgart
Telefon   0711-7265-0
Telefax   0711-7265-199
E-Mail   email@ehs-med.de
Internet   http://www.ehs-med.de

Fujinon (Europe) GmbH
Halskestraße 4
47877 Willich
Telefon   02154-924-0
Telefax   02154-924-290
E-Mail   Fujinon@fujinon.de
Internet   http://www.fujinon.co.jp
           oder http://www.fujinon.de

Henkel Hygiene GmbH
Henkelstraße 67
40191 Düsseldorf
Telefon   0211-797-0
Telefax   0211-798-4008
E-Mail   über Internetseite
Internet   http://www.henkel.de/deutsch/
           index.html

Hudson RCI Deutschland GmbH
Raiffeisenstraße 5a
53797 Lohmar
Telefon   02246-9247-0
Telefax   02246-9247-77
E-Mail   hudson@hudsonrci.de
Internet   http://www.hudsonrci.de

International Medical Product
Benzstraße 2
47533 Kleve
Telefon   02821-75100
Telefax   02821-20245
E-Mail   wanstoet.ansturz@products.com
Internet   http://www.allegiance.de

Intersurgical Beatmungsprodukte GmbH
Siegburgerstraße 39
53757 St. Augustin
Telefon   02241-311063
Telefax   02241-313143
E-Mail   info@intersurgical.de
Internet   http://www.intersurgical.co.uk

Johnson & Johnson Medical GmbH
Oststraße 1
22844 Norderstedt
Telefon   040-52207-0
Telefax   040-52207-365
E-Mail   über Internetseite
Internet   http://www.jnj.com

Karl Storz GmbH & Co.
Mittelstraße 8
78532 Tuttlingen
Telefon 07461-7080
Telefax 07461-708-377
E-Mail   karlstorz-webmaster@karlstorz.de
Internet   http://www.karlstorz.de

Kendall Tyco Healthcare Deutschland GmbH
Raffineriestraße 18
93333 Neustadt (Donau)
Telefon   09445-959-0
Telefax   09445-959-155
E-Mail   über Internetseite
Internet   http://www.kendall.com

Laerdal Medical GmbH & Co.
Am Loferfeld 56
81249 München
Telefon   089-8642000
Telefax   089-8643484
E-Mail   laerdal_ger@t-online.de
Internet http://www.laerdal.com

LMA – VertriebsGmbH
Klarenplatz 11
53578 Windhagen
Telefon   02645-971111
Telefax   02645-971112
E-Mail   FrankG_LMA@t-online.de
Internet http://www.LMACO.com

LogoMed GmbH
Klarenplatz 11
53578 Windhagen
Telefon   02645-9531-0
Telefax   02645-9531-31
E-Mail   LogoMed@t-online.de
Internet http://www.LogoMed.de

Louis Gibeck AB
p.o.box 711
s-19427 Upplands Väsby, Sweden
Telefon   0046-8-594-102 00
Telefax   0046-8-590-705 55
E-Mail   info@gibeck.se
Internet http://www.Gibeck.com

3M Medica
Gelsenkirchener Straße 11
46325 Borken
Telefon   02861-95-0
Telefax   02861-63631
E-Mail   webmaster@3m-medica.de
Internet http://www.3m-medica.de

Mallinckrodt Medical GmbH
Josef-Dietzgen-Straße 1–3
53761 Hennef
Telefon   02242-887-0
Telefax   02242-887-135
E-Mail   über Internetseite
Internet http://www.mallinckrodt.de

Medical Education Technologies Inc. (METI)
Sarasota, Florida 34232
6000 Fruitville Road
Telefon   1-941-377-5562
Telefax   1-941-377-5590
E-Mail   storroni@meti.com
Internet http://www.METI.com/

Medical Plastics Laboratory, Inc.
P.O. Box 38
226 FM 116
Gatesville, TX 76528
Telefon   1-254-865-7221
Telefax   1-254-865-8011 (24 Stunden)
E-Mail   über Internetseite
Internet http://www.medicalplastics.com

Medice
Chemisch-Pharmazeutische Fabrik
Pütter GmbH & Co. KG
Kuhloweg 37–39
58634 Iserlohn
Telefon 02371-9370
Telefax 02371-937239
E-Mail   info@medice.de
Internet http://www.medice.de

Medimex GmbH & Co. KG
Königsreihe 22
22041 Hamburg
Telefon   040-65886-500
Telefax   040-65886-599
E-Mail   info@medimex.de
Internet http://www.medimex.de

Medtronic Xomed Deutschland GmbH
Talhofstraße 24B
82205 Gilching
Telefon 08105-37-550
Telefax 08105-37-5555
E-Mail   xomedgermanygm@gmx.de
Internet http://www.xomed.com

Olympus Optical & Co. (Europa) GmbH
Wendenstraße 14-16
20097 Hamburg
Telefon   040-23773-0
Telefax   040-23773-249
E-Mail   andre.henke@olympus-europa.com
Internet http://www.olympus-europa.com/
          endoscopy/endo_de/index.htm

Parker Medical
109 Inverness Dr. East, Suite J
Englewood, CO. 80112-5105
Telefon   1-303-799-1990
Telefax   1-303-799-1996
E-Mail   ToLife@parkermedical.com
Internet http://www.parkermedical.com

Pentax GmbH
Julius-Vosseler-Straße 104
22527 Hamburg
Telefon 040-561-92-114
Telefax 040-560-42-13
E-Mail photo@pentax.de
Internet http://www.pentax.de

P.J. Dahlhausen & Co. GmbH
Emil-Hoffmann-Straße 53
50996 Köln
Telefon 02236-3913-0
Telefax 02236-3913-48 + 49
E-Mail info@dahlhausen.de
Internet http://www.dahlhausen.de

Portex, Medic-Eschmann GmbH
Hauptstraße 45 – 47
85614 Kirchseeon
Telefon 08091-5510
Telefax 08091-2967
E-Mail m-e@sims-deutschland.com
Internet http://www.portex.de

Richard Wolf GmbH
Pforzheimer Straße 32
75438 Knittlingen
Telefon 07043-35-0
Telefax 07043-35-300
E-Mail über Internetseite
Internet http://www.richardwolf.com

Seidel-Medipool Logistik + Service
Stockdorfer Weg 16
82131 Buchendorf
Telefon 089-85604-0
Telefax 089-85604-219
E-Mail info@seidelmedipool.de
Internet nicht vorhanden

Simulaids, Inc.
12 Dixon Avenue
PO Box 807
Woodstock, NY 12498
Telefon 1-914-679-2475
Telefax 1-914-679-8996
E-Mail info@simulaids.com
Internet http://www.simulaids.com

Smith & Nephew Deutschland GmbH
(Medical Division)
Max-Planck-Straße 1 – 3
34253 Lohfelden
Telefon 0561-9514-200
Telefax 0561-9514-271
E-Mail über Internetseite
Internet http://www.smith-nephew.com

Uno Plast - PFM (Produkte für die Medizin) AG
Wankelstraße 60
50996 Köln
Telefon 02236-9641-0
Telefax 02236-9641-20
E-Mail über Internetseite
Internet http://www.pfm-ag.de

VBM Medizintechnik GmbH
Robert-Bosch-Straße 7
72172 Sulz am Neckar
Telefon 07454-9596-0
Telefax 07454-9596-33
E-Mail info@vbm-medical.de
Internet http://www.vbm.com

Willy Rüsch AG
Willy-Rüsch-Straße 4 – 10
71394 Kernen-Rommelshausen
Telefon 07151-406-0
Telefax 07151-406-150
E-Mail info@rueschag.de
Internet http://www.rueschag.de

Literaturverzeichnis

[Anonymus]. Preoxygenation: physiology and practice [editorial]. Lancet 1992; 339 : 31 – 2.

Abou-Madi M, Keszler H, Yacoub O. A method for prevention of cardiovascular reactions to laryngoscopy and intubation. Can Anaesth Soc J 1975; 22 : 316 – 29.

Abrams KJ, Desai N, Katsnelson T. Bullard Laryngoscopy for Trauma Airway Management in Suspected Cervical Spine Injuries. Anesth Analg 1992; 74 : 623.

Acalovschi I, Miclescu A, Bugov L. The effect of propofol on laryngeal reactivity and haemodynamic response to laryngeal mask insertio. Europ J Anaesth. 1995; 12 : 351 – 6.

Adams HA. S-Ketamine – clinical utility and problems. Anaesthesiol Intensivmed Notfallmed Schmerzther. 1998; 33 : 761 – 3

Adams HA, Sefrin P, Brummerloh C. Kardiopulmonale Reanimation. In: Hempelmann G, Adams HA, Sefrin P, Hrsg. AINS Band 3: Notfallmedizin. Stuttgart: Thieme Verlag; 1999.

Adamo AK, Katsnelson T, Rodriguez ED, Karasik E. Intraoperative airway management with pan-facial fractures: alternative approaches. J Cranio-Maxillofac Trauma. 1996; 2 : 30 – 5.

Adnet F, Borron SW, Racine SX, Clemessy JL, Fournier JL, Plaisance P, Lapandry C. The Intubation Difficulty Scale (IDS). Anesthesiology. 1997; 87 : 1290 – 7.

Agro, F, M Giampalmo, Brimacombe J. Retrograde blind nasal intubation via the intubating laryngeal mask. Anaesthesia. 1998; 53 : 205.

Ahnefeld FW. 1984, persönliche Mitteilung.

Aiello G, Metcalf I. Anesthetic implications of temporomandibular joint disease – Occasional Review. Can J Anaesth. 1992; 6 : 610 – 6.

Ainsworth QP, Howells TH. Transilluminated tracheal intubation. Br J Anaesth. 1989; 62 : 494 – 7.

Akers JA, Riley RH. Failed extubation due to „sutured" double-lumen tube. Anaesth Intensive Care. 1990 : 577.

Alexander AE Jr, Lyons GD, Fazekas-May MA. Utility of helical computed tomography in the study of arytenoid dislocation and arytenoid subluxation. Ann Otol Rhinol Laryngol. 1997; 12 : 1020 – 3.

Alexander CA, Leach AB. Incidence of sore throat with the laryngeal mask. Anaesthesia. 1989; 44 : 791.

Alexander R, Hodgson P, Lomax D, Bullen C. A comparison of the laryngeal mask airway and Guedel airway, bag and facemask for manual ventilation following formal training. Anaesthesia. 1993; 48 : 231 – 4.

Alexander R, Swales H, Pickford A, Smith GB. The laryngeal mask airway and the tracheal route for drug administration. Br J Anaest. 1997; 78 : 220 – 1.

Allen G, Murray WB.. Teaching airway management skills. What about patient consent? Anesthesiology. 1996; 85 : 437 – 8.

Allison A, McGrory J. Tracheal placement of a gum elastic bougie using the laryngeal mask airway. Anaesthesia. 1990; 45 : 419 – 20.

Aloy A, Schachner M, Spiss C, Cancura W. Tubuslose translaryngeale superponierte Jet-Ventilation. Anaesthesist. 1990; 39 : 493 – 8.

Aloy A, Schragl E. Jet-Ventilation, Technische Grundlagen und klinische Anwendungen. 1. Aufl. Wien: Springer; 1995.

Altemir FH. The submental route for endotracheal intubation: a new technique. J Maxillofac Surg. 1986; 14 : 64 – 5.

Ambesh SP, Kaushik S. Blind orotracheal intubation with the Augustine Guide™: A prospective study. Anesth Analg. 1998; 86 : 435 – 7.

American Heart Association. Combination Esophageal-Tracheal Tube. In: Guidelines for Cardiopulmonary Resuscitation and Emergency Cardiac Care – Recommendations of the 1992 National Conference of the American Heart Association. JAMA. 1992; 268 : 2203.

American Heart Association. Standards for cardiopulmonary resuscitation (CPR) and emergency cardiac care (ECC). JAMA. 1974; 227 : Supplement.

American Society of Anaesthesiologists Task Force on Management of the Difficult Airway. Practice guidelines for management of the difficult airway. Anesthesiology. 1993; 78 : 597 – 602.

Anene O, Meert KL, Uy H, Simpson P, Sarnaik AP. Dexamethasone for the prevention of postextubation airway obstruction: a prospective, randomized, double-blind, placebo-controlled trial. Crit Care Med. 1996; 24 : 1666 – 9.

Anton WR, Gordon RW, Jordan TM et al: A disposable end – tidal CO_2 detector to verify endotracheal intubation. Ann Emerg Med 1991; 20 : 271 – 5

Andreassian B, Gehanno P, Dusaintpere C. Esophageal perforation during tracheal intubation. Report on 6 cases. Ann Otolaryngol Chir Cervicofac. 1982; 99 : 35 – 40.

Arai T, Hatano Y, Mori K. Transcutaneous monitoring during high-frequency jet ventilation. Crit Care Med. 1987; 15 : 882 – 3.

Archer GW, Marx GF. Arterial oxygen tension during apnoea in parturient women. Br J Anaesth. 1974; 46 : 358.

Arens JF, Lejeune FE, Webre DR. Maxillary sinusitis, a complication of nasotracheal intubation. Anesthesiology 1974; 40 : 415 – 6.

Arné J, Descoins P, Fusciardi J, Ingrand P, Ferrier B, Boudigues D, Ariès J. Preoperative assessment for difficult intubation in general and ENT surgery. predictive value of a clinical multivariate risk index. Br J Anaesth. 1998; 80 : 140 – 6.

Arrowsmith JE, Robertshaw HJ, Boyd JD. Nasotracheal intubation in the presence of frontobasal skull fracture. Can J Anaesth. 1998; 45 : 71 – 5.

Ashok KS, Higgins M, Walker G, Badr A, Berman L. Comparison of awake endotracheal intubation in patients with cervical spine disease. The lighted intubating stylet versus the fiberoptic bronchoscope. Anesth Analg. 1998; 87 : 477 – 9.

Association of Anaesthetists of Great Britain and Ireland. Survey of anaesthetic practice. London: Association of Anaesthetists of Great Britain and Ireland; 1988.

Atherton GL, Johnson JC. Ability of paramedics to use the Combitube in prehospital cardiac arrest. Ann Emerg Med. 1993; 22 : 1263 – 8.

Atkins PM, Mion LC, Mendelson W, Palmer RM, Slomka J. Characteristics and outcomes of patients who self-extubate from ventilatory support. Chest. 1997; 112 : 1317 – 23.

Avrahami E, Frishman E, Spierer I, Englender M, Katz R. CT of minor intubation trauma with clinical correlations Eur J Radiol. 1995; 1 : 68 – 71.

Ayuso MA, Luis M, Sala X, Martinez G, Sanchez J, Alarco N. Estudio comparativo de la ventilacion con jet a alta frequencia en quatro tipos de pacientes sometidos a microcirurgia laringea. Rev Esp Anestesiol Reanim. 1997; 44 : 7 – 12.

Bach LF, Wanner-Olsen H, Andersen BN, Madsen IK, Kruse S. Continuous end-tidal carbon dioxide monitoring during normofrequent jet-ventilation. Acta Anaesthesiol Scand. 1996; 40 : 1238 – 41.

Baer GA, Paloheimo M, Rahnasto J, Pukander J. End-tidal oxygen concentration and pulse oximetry for monitoring oxygenation during intratracheal jet ventilation. J Clin Monitor. 1995; 11 : 373 – 80.

Bähr W, Stoll P. Nasal intubation in the presence of frontobasal fractures: a retrospective study. J Oral Maxillofac Surg. 1992a; 50 : 445.

Bähr W, Stoll P, Schilli W, Scheramer R. Nasale Intubation bei Frontobasisfrakturen? Dtsch Zahnärztl Z. 1992b; 47 : 43 – 5.

Bainton CR. [Editorial]. Difficult intubation - what's the best test? Can J Anaesth. 1996; 43 : 541 – 3.

Ball Ch, R Westhorpe. Clearing the airway - the cuffed pharyngeal airway. Anaesth Intensive Care. 1997; 6 : 603.

Banyai M, Falger S, Röggla M. Emergency intubation with the Combitube in a grossly obese patient with bull neck. Resuscitation. 1993; 26 : 271 – 6.

Baraka A, Muallem M, Sibai AN, Louis F. Bullard laryngoscopy for tracheal intubation of patients with cervical spine pathology, Can J Anaesth. 1992; 39 : 513 – 4.

Baraka A. Intravenous lidocaine controls extubation laryngospasm in children. Anesth Analg. 1978; 57 : 506.

Baraka AS, Taha SK, Aouad MT, El-Khatib MF, Kawkabani NI. Preoxygenation: comparison of maximal breathing and tidal volume breathing techniques. Anesthesiology. 1999; 91 : 612 – 6.

Bardenheuer HJ, Taut F. Inzidenz und Pathophysiologie der postoperativen Übelkeit und des Erbrechens. Anästhesiol Intensivmed Notfallmed Schmerzther. 1997; 32 : 617 – 9.

Barker P, Langton JA, Murphy PJ, Rowbothan DJ. Regurgitation of gastric contents during general anaesthesia using the laryngeal mask airway. Br J Anaesth. 1992; 69 : 314 – 5.

Barrio P, Riou B. Retrograde technique for tracheal intubation in trauma patient. Critical Care Medicine. 1988; 16 : 712.

Baskett PJF, Bossaert L, Carli P, Chamberlain D, Dick W, Nolan JP, Parr MJA, Scheidegger D, Zideman D. Guidelines for the advanced management of the airway and ventilation during resuscitation: A statement by the airway and ventilation management working group of the European resuscitation council. Resuscitation. 1996; 31 : 201 – 30.

Baskett PJF, Nolan JP, Pair MJ. Tidal Volumes perceived to be adequate for resuscitation. Resuscitation. 1996; 31 : 231 – 234.

Baskett PJF. Guidelines for the basic management of the airway and ventilation during resuscitation. Resuscitation. 1996; 31 : 187 – 200.

Baud C. Une nouvelle mensuration du profile. SMFZ. 1966; 9 : 741 – 8.

Baud C. Le calcul de la beauté. SMFZ. 1973; 11 : 1309 – 26.

Baur X, Allmers H. Anamnese und arbeitsplatzbezogener Expositionstest bei Latexallergie. Dtsch Ärzteblatt. 1999; 96(47) : A135 – 53.

Baur X, Chen Z, Allmers H. Can a threshold limit value for natural rubber latex airborne allergens be defined? J Allergy Clin Immunol. 1998; 101 : 24 – 7.

Baur X, Zhiping C. Reduktion des Allergierisikos durch Naturgummi-Produkte. Dtsch Ärzteblatt. 1996; 93(57) : A1043 – 45.

Bause H, Prause A. Alternative Atemwege. Anästhesiol Intensivmed Notfallmed Schmerzth. 1998; 33 : 501.

Bause H, Prause A. Stellenwert und Komplikationen der minimalinvasiven perkutanen Tracheotomieverfahren. Anästhesiol Intensivmed Notfallmed Schmerzth. 1999; 34 : 659 – 64.

Becker E. Ein einfacher Handgriff bei Narkosenasphyxie. Dtsch Zschr f Chir. 1925; 192 : 345 – 7.

Becker E. Über Narkosenasphyxie. ZbL Chir. 1926; 20 : 1243 – 50.

Becker HD, Kayser K, Schulz V, Tuengerthal S, Vollhaber HH. Atlas der Bronchoskopie. Technik-Diagnose-Differentialdiagnose-Therapie. Stuttgart: Schattauer: 1990.

Becker HD, Wiedemann K, Großpietsch C, Frietsch Th, Ott S. Der Hochrisikopatient in der Bronchologie - Indikationen, Prognosefaktoren, Verfahren. Anästhesiol Intensivmed Notfallmed Schmerzther. 1997; 32 : 747 – 50.

Bedger RC jr, Chang JL. A jet-stylet endotracheal catheter for difficult airway management. Anesthesiology. 1987; 66 : 221.

Bellhouse CP. An angulated laryngoscope for routine and difficult tracheal intubation. Anesthesiology. 1988; 69 : 126.

Bellhouse CP, Dore C. Criteria for estimating likelihood of difficulty of endotracheal intubation with the Macintosh laryngoscope. Anaesth Intensive Care. 1988 : 16 : 329 – 37.

Benhamou D, Ecoffey C, Rouby JJ, Fusciardi J, Viars P. Impact of changes in operating pressure during high-frequency jet ventilation. Anesth Analg. 1984; 63 : 19 – 24.

Bennett J, Petito A, Zandsberg S. Use of the laryngeal mask in oral and maxillofacial surgery. J Oral Maxillofac Surg 1996; 54 : 1346 – 51.

Benson M, Junger A, Quinzio L, Fuchs C, Böttger S, Hempelmann G. Evaluierung von Prädiktoren einer schwierigen Laryngoskopie mit einem Anästhesie-Informations-Management-System (AIMS). Anästhesiol Intensivmed. 2000; 41 : 182 – 8

Benumof JL. Management of the difficult airway. Anesthesiology. 1991; 75 : 1087 – 110.

Benumof JL, ed. Clinical procedures in anesthesia and intensive care. Philadelphia: JB Lippincott Comp; 1992.

Benumof, JL. Laryngeal mask airway. Indications and contraindications. Anesthesiology 1992. 77 : 843 – 6.

Benumof JL. Anesthesia for thoracic surgery. 2. Philadelphia: Saunders, 1995

Benumof JL. Laryngeal mask airway and the ASA difficult airway algorithm. Anesthesiology 1996a; 84 : 686 – 99

Benumof, JL. The ASA difficult airway algorithm: new thoughts/considerations. In: ASA refresher courses in Anesthesiology. Barash PG, Deutsch S, Tinker J, eds. Philadelphia: Linppincott Raven; 1996b; 24 : 211, 1 – 7.

Benumof JL. Airway management. Principles and Practice. St Louis: Mosby, 1996.

Benumof JL. Intubation Difficulty Scale. Anticipated best use. Anesthesiology. 1997; 87 : 1273 – 4.

Berrouschot J, Oeken J, Steiniger L, Schneider D. Perioperative complications of percutaneous dilational tracheostomy. Laryngoscope. 1997; 107 : 1538 – 44.

Berry CB, Myles PS. Preoxygenation in healthy volunteers: a graph of oxygen „washin" using end-tidal oxygraphy. Br J Anaesth. 1994; 72 : 116 – 8.

Betbese A-J, Perez M, Bak E, Rialp E, Mancebo J. A prospective study of unplanned endotracheal extubation in intensive care unit patients. Crit Care Med. 1998; 26 : 1180 – 6

BGH, Urteil v 08.10.1974, AHRS. 1862/3.

BGH, Urteil v 30.11.1982, NJW. 1983, 1374 (1376).

BGH, Urteil v 18.06.1985, NJW. 1985; 2189; dazu Weissauer W. Haftung des Krankenhausträgers bei personeller Unterbesetzung der Anästhesieabteilung – Urteil des BGH vom 18.06.1985, Anästh Intensivmed. 1986; 24; ähnlich BGH, Urteil v 03.10.1989, NJW. 1990; 759.

BGH, Urteil v 26.04.1988, NJW. 1988; 2298(2300).

BGH, Urteil v 15.06.1993, NJW. 1993; 2989.

BGH, Urteil v 12.07.1994, VersR. 1994; 1303.

BGH, Urteil v 24.01.1995, VersR. 1995; 539.

Bhaskar PB, Scheffer RB, Drummond JN. Bilateral fixation of a nasotracheal tube by transfacial Kirschner wires. Journal of Oral and Maxillofacial Surgery. 1987; 45 : 805.

Bidwai AV, Rogers C, Stanley TH. Prevention of post-extubation laryngospasm after tonsillectomy. Anesthesiology. 1979; 51 (suppl 3) : 50.

Biedler A, Feifel G, Mertzlufft F. Das Boerhaave-Syndrom. Eine interdisziplinäre Herausforderung. Anästhesiol Intensivmed Notfallmed Schmerzther. 1994; 30 : 257 – 60.

Biedler A, Mertzlufft F, Feifel G. Apnoische Oxygenierung bei Boerhaave-Syndrom. Anästhesiol Intensivmed Notfallmed Schmerzther. 1995; 30 : 257 – 60.

Biedler A, Wilhelm W, Grüneß V. Überprüfung von CO_2-Meßgenauigkeit und CO_2-Bereichspräzision zweier für den potentiellen Einsatz im Rettungsdienst konzipierter Kapnometer. Anaesthesist. 1996; 45 : 957 – 64.

Biedler A, Wilhelm W, Mertzlufft F. Transportable Kapnographen im Rettungsdienst. Ein Gerätevergleich. Anaesthesiol Reanimat. 1999; 24 : 71 – 8.

Biermann E. Einwilligung und Aufklärung in der Anästhesie – Rechtsgrundlagen und forensische Konsequenzen. AINS. 1997; 427.

Biermann E. Mail-box. Anästhesiol Intensivmed Notfallmed Schmerzther. 1999; 34 : 379.

Bigatello LM, Zapol WM. New approaches to acute lung injury. Br J Anaesth. 1996; 77 : 99 – 109.

Bigenzahn W, Pesau B, Frass M. Emergency ventilation using the Combitube in cases of difficult intubation. Eur Arch Oto-Rhino-Laryngol. 1991; 248 : 129 – 31.

Biro P. Damage to laryngeal masks during sterilisation. Anesth Analg. 1993; 77 : 1079.

Biro P, Moe KS. Emergency transtracheal jet ventilation in high grade airway obstruction. J Clin Anesth. 1997; 9 : 604 – 7.

Biro P, Pasch TH. Die schwierige Intubation. Erschwert zugängliche Atemwege. Biro P, Pasch TH,eds. Bern-Göttingen-Toronto-Seattle: Verlag Hans Huber; 1995.

Biro P, Schmid S. Anästhesie und Hochfrequenz-Jetventilation (HFJV) für operative Eingriffe an Larynx und Trachea. HNO. 1997; 45 : 43 – 52.

Biro P, Wiedemann K. Jetventilation und Anästhesie für diagnostische und therapeutische Eingriffe an den Atemwegen. Anaesthesist. 1999; 48 : 669 – 85.

Biro, P. Jetventilation. In: Kochs E, Krier C, Butzello W, Adams HA, eds. Anästhesiologie. Stuttgart-New York: Thieme; 2001.

Birt C, Cole PV. Some physiological effects of closed circuit anaesthesia. Anaesthesia. 1965; 20 : 258 – 68.

Bishop MJ. Mechanisms of laryngotracheal injury following prolonged tracheal intubation. Chest. 1989; 96 : 185 – 6.

Bishop MJ, Kharasch ED. Is the Combitube a useful emergency airway device for anesthesiologists? Brief communication. Anesth Analg. 1998; 86 : 1141 – 2.

Bister D. Besonderheiten bei laserchirurgischen Eingriffen. Fortschr Anästh. 1993; 7 : 20 – 9.

Black RE, Choi KJ, Syme WC, Johnson DG, Matlak ME. Bronchoscopic removal of aspirated foreign bodies in children. Am J Surg. 1984; 148 : 778 – 81.

Black TE, Kay B, Healy TE. Reducing the hemodynamic responses to laryngoscopy and intubation. A comparison of alfentanyl with fentanyl. Anaesthesia. 1984; 39 : 883 – 7.

Blanc VF, Tremblay NA. The complications of endotracheal intubation: a new classification with review of the literature. Anesth Analg. 1974; 53 : 202 – 13.

Bleß D, Plinkert PK. Fremdkörperentfernung aus dem Tracheobronchialsystem im Kindesalter. HNO. 1998; 46 : 799 – 803.

Bloor BC. Clonidine and other alpha adrenergic agonists: an important new drug class for the perioperative period. Sem Anesth. 1988; 7 : 170 – 7.

Blostein PA, Koestner AJ, Hoak S. Failed rapid sequence intubation in trauma patients. Esophageal tracheal Combitube is a useful adjunct. J Trauma. 1998; 44 : 534 – 7.

Bobo ML, McKenna SJ. The current status of percutaneous dilational tracheostomy. An alternative to open tracheostomy. J Oral Maxillofac Surg. 1998; 56 : 681 – 5.

Bodart E, de Bilderling G, Tuerlinckx D, Gillet JB. Foreign body aspiraton in childhood: management algorithm. Eur J Emerg Med. 1999; 6 : 21 – 5.

Bogdonoff DL, Stone DJ. Emergency management of the airway outside the operating room. Can J Anaesth. 1992; 39 : 1069.

Bogetz MS, Tupper BJ, Vigil AC. Too much of a good thing: uvular trauma caused by overzealous suctioning. Anesth Analg. 1991; 72(1) : 125 – 6.

Böhrer H, Goerig M. Einfache Narkosehandgriffe und Hilfsmittel. AINS. 1994; 29 : 178 – 9.

Boisson-Bertrand D. Tonsillectomies and the reinforced laryngeal mask. Can J Anaesth. 1995; 42 : 857 – 61

Boisson-Bertrand D, Bourgain JL, Camboulives J, Crinquette V, Cros AM. Intubation difficile. French Society of Anesthesia and Intensive Care. A collective expertise. Ann Fr Anesth Reanim. 1996; 15 : 207 – 14.

Bonde J, Norgaard N, Antonsen K, Faber T. Implementation of percutaneous dilation tracheotomy – value of preincisional ultrasonic examination?. Acta Anaesthesiol Scand. 1999; 43 : 163 – 6.

Bonfils P. Schwierige Intubation bei Pierre-Robin-Kindern, eine neue Methode. der retromolare Weg. Anaesthesist. 1983; 32 : 363 – 7.

Borasio P, Ardissone F, Chiampo G. Post-intubation tracheal rupture. A report on ten cases. Eur J Cardio Thorac Surg. 1997; 12(1) : 98 – 100.

Borland LM, Casselbrant M. The Bullard Laryngoscope. A new indirect oral laryngoscope (Pediatric Version). Anesth Analg. 1990; 70 : 105 – 8.

Borland LM. Airway management for CO_2 laser surgery on the larynx. Venturi jet ventilation and alternatives. Int Anesthesiol Clin. 1997; 35 : 99 – 106.

Bossaert L. Atemwegsmanagement. Die neuen ERC-Leitlinien 1998. Notfall & Rettungsmedizin. 1999; 2 : 66 – 83.

Bossaert L. European Resuscitation Council Guidelines for Resuscitation. Amsterdam: Elsevier; 1998.

Bourke D, Levesque PR. Modification of retrograde guide for endotracheal intubation. Anesth Analg. 1974; 53 : 1013 – 4.

Bowman FP, Menegazzi JJ, Check BD, Duckett TM. Lower esophageal sphincter pressure during prolonged cardiac arrest and resuscitation. Ann Emerg Med. 1995; 26 : 216 – 9.

Boyle MF, Hatton D, Sheets C. Surgical cricothyroidotomy performed by air ambulance flight nurses: a 5 year experience. J Emerg Med. 1999; 11 : 41 – 5.

Bradley PJ. Management of the obstructed airway and tracheostomy. In: Hibbert J, ed. Laryngology and Head and Neck Surgery. Scott-Brown's Otolaryngology 6th ed., Vol.5. Oxford: B+H; 1997: 5/7/1 – 5/7/20.

Brain AIJ. The laryngeal mask – a new concept in airway management. Br J Anaesth. 1983; 55 : 801 – 5.

Brain AIJ. Three cases of difficult intubation overcome by the laryngeal mask airway. Anaesthesia. 1985; 40 : 353 – 5.

Brain AIJ. Die Kehlkopfmaske, the laryngeal mask, Anweisung für den Gebrauch. Copyright Brain Medical Limited; 1993a.

Brain AIJ. Einsatz der Kehlkopfmaske in England. Anästhesiol Intensivmed Notfallmed Schmerzther. 1993b; 28 : 135 – 6.

Brain, AIJ. Die Kehlkopfmaske. Anweisungen für den Gebrauch. 1st ed. Henley-on-Thames, England: Intavent Research Ltd.; 1993c : 1 – 64.

Brain AIJ. The Fastrach – a new way of intubating the trachea. In: Intubation and the upper airway. Paris, France: Masson-Williams & Wilkins; 1997a : 157 – 62.

Brain AIJ, Verghese C, Addy EV, Kapila A. The intubating laryngeal mask. I. development of a new device for intubating the trachea. Br J Anaesth 1997b; 79 : 699 – 703.

Brain AIJ, Verghese C, Addy EV, Kapila A, Brimacombe J The intubating laryngeal mask. II. a preliminary clinical report of a new means of intubating the trachea. Br J Anaesth. 1997c; 79 : 704 – 9.

Brain AIJ, Verghese C, Strube PJ. The LMA „ProSeal" – a laryngeal mask with an esophageal vent. Br J Anaesth. 2000; 84 : 650 – 4

Brandt L, Pokar H, Schütte H. 100 Jahre Intubationsnarkose. Aanesthesist. 1983a; 32 : 200 – 4.

Brandt L, Pokar H. Das Rediffusionssystem. Limitierung der lachgasbedingten Cuffdruckanstiege von Endotrachealtuben. Anaesthesist. 1983b; 32 : 459 – 64.

Brandt L, Rudlof B, Merkelbach D. Präoxygenierung. Anspruch und Wirklichkeit. Anästh Intensivmed Notfallmed Schmerzther. 1994; 29 : 227 – 30.

Branthwaite MA. An unexpected complication of the intubating laryngeal mask. Anaesthesia. 1999; 54 : 166 – 7.

Braun H. Anästhesierungsmethode. In: Bier-Braun-Kümmell, ed. Chirurgische Operationslehre Band I. Leipzig: Ambrosius Barth; 1914.

Braun U, Fritz U. Die Kehlkopfmaske als Instrument. Anästhesist. 1994a; 43 : 129 – 42.

Braun U, Fritz U. Die Kehlkopfmaske in der Kinderanästhesie. Anästhesiol Intensivmed Notfallmed Schmerzther. 1994b; 29 : 286 – 8.

Braun U, Hudjetz W. Dauer der Praeoxygenation bei Patienten mit regelrechter und gestörter Lungenfunktion. Anaesthesist. 1980; 29 : 125 – 31.

Brimacombe JR, Berry A. Insertion of the laryngeal mask airway – a prospective study of four techniques. Anaesth Intensive Care. 1993, 21 : 89 – 92.

Brimacombe JR, Berry A. The incidence of aspiration associated with the laryngeal mask airway – a meta-analysis of published literature. J Clin Anesth. 1995; 7 : 297 – 305.

Brimacombe JR. The advantages of the LMA over the tracheal tube or facemask: a meta-analysis. Can J Anaesth. 1995a; 42(11) : 1017 – 23.

Brimacombe JR, Brain AIJ. The laryngeal mask airway. Current Opinion in Anaesthesiology. 1995b 8 : 478 – 84.

Brimacombe JR. Difficult airway management with the intubating laryngeal mask. Anesth Analg. 1997 85 : 1173 – 5.

Brimacombe JR, Berry AM. Cricoid pressure. Can J Anaesth. 1997a; 44 : 414 – 25.

Brimacombe JR, Brain AIJ, Berry AM. The laryngeal mask airway – A review and practical guide. W B Saunders Company Ltd; 1997b : 285 – 7.

Brimacombe JR, Keller C. A comparision of pharyngeal mucosal pressure and airway sealing pressure with the laryngeal mask airway in anesthetized adult patients. Anesth Analg. 1998; 87(6) : 1379 – 82.

Brimacombe JR, Berry A. The cuffed oropharyngeal airway for spontaneous ventilation anaesthesia. Anaesthesia. 1998a; 53 : 1074 – 9.

Brimacombe JR, Brimacombe JC, Berry AM. A comparison of the laryngeal masl airway and cuffed oropharyngeal airway in anesthetized adult patients. Anesth Analg. 1998b; 87 : 147 – 52.

Brimacombe JR, Keller C. Recurrent laryngeal nerve injury with the laryngeal mas. Anästhesiol Intensivmed Notfallmed Schmerzther. 1999; 34 : 189 – 92.

Brock-Utne JG, Jaffe RA, Robins B, Ratner E. Difficulty in extubation. Anaesthesia. 1992; 47 : 229.

Brodsky JB, Benumof JL, Ehrenwerth J, Ozaki GT. Depth of placement of left double-lumen endobronchial tubes. Anesth Analg 1991; 73 : 570 – 2

Brown ES. Aspiration and lung surfactant. Anesth Analg. 1967; 46 : 665 – 72.

Browne B, Adams CN. Postoperative sore throat related to the use of a Guedel airway. Anaesthesia. 1988; 43 : 590 – 1.

Browning MJ. The McCoy laryngoscope blade. Anaesthesia. 1997; 52 : 185.

Bruns O, Thiel C. Die Wiederbelebung. Berlin-Wien: Urban & Schwarzenberg; 1928.

Bryson TK, Benumof JL, Ward CF. The esophageal obturator airway. A clinical comparison to ventilation with a mask and oropharyngeal airway. Chest. 1987; 74 : 537 – 9.

Bucx MJL, Scheck PAE, van Geel RTM, den Ouden AH, Niesing R. Measurement of forces during laryngoscopy. Anaesthesia. 1992; 47 : 348 – 51.

Bucx MJL, Snijders CJ, van Geel RTM. Forces acting on the maxillary incisor teeth during laryngoscopy using the Macintosh laryngoscope. Anaesthesia. 1994; 49 : 1064 – 70.

Bucx MJL, vanGeel RTM, Scheck PAE, Stijnen T, Erdmann W. Forces applied during laryngoscopy and their relationship with patient characteristics. Anaesthesia. 1992; 47 : 601 – 3.

Bucx MJL, van Geel RTM, Wegener JT, Robers C, Stijnen T. Does experience influence the forces exerted on maxillary incisors during laryngoscopy? A manikin study using the Macintosh laryngoscope. Can J Anaesth. 1995; 42(2) : 144 – 9.

Bumm P. Intubationshilfe durch starre Endoskope. Anästhesiol Intensivmed Notfallmed Schmerzther. 1992; 27 : 279 – 85.

Bund M, Walz R, Logemann F, Seitz W, Kirchner F. Ventilation über einen transnasal im Pharynx plazierten Tubus. Anästhesiol Intensivmed Notfallmed Schmerzther. 1996; 31 : 420 – 4.

Bunegin L, Albin MS, Smith RB. Canine tracheal blood flow after endotracheal tube cuff inflation during normotension and hypotension. Anesth Analg. 1993; 76(5) : 1083 – 90.

Burgard G, Moellhoff T, Prien T. The effect of laryngeal mask cuff pressure on postoperative sore throat incidence. J Clin Anesth. 1996; 8 : 198 – 201.

Butler FS, Cirillo AA. Retrograde tracheal intubation. Anesth Analg. 1960; 39 : 333 – 8.

Butler PJ, Dhara SS. Prediction of difficult laryngoscopy. An assessment of the thyromental distance and Mallampati predictive test. Anaesth Intens Care. 1992; 20 : 139 – 42.

Cameron JL, Sebor J, Anderson RP, Zuidema GD. Aspiration pneumonia. Results of treatment by positive-pressure ventilation in dogs. J Surg Res. 1968; 8 : 447 – 57.

Campos JH, Reasoner DK, Moyers JR. Comparison of a modified double-lumen endotracheal tube with a single-lumen tube with enclosed bronchial blocker. Anesth Analg. 1996; 83 : 1268 – 72

Caplan RA, Posner KL, Ward RJ, Cheney FW. Adverse respiratory events in anesthesia.. A closed claims analysis. Anesthesiology. 1990; 72 : 828 – 33.

Carmichael FJ, Cruise CJE, Crago RR, Paluck S. Preoxygenation. A study of denitrogenation. Anesth Analg. 1989; 68 : 406 – 9.

Carr R, Reyford H, Belani K, Boufflers E, Krivosic-Horber R, Palahniuk R. Evaluation of the Augustine Guide for difficult tracheal intubation. Can J Anaesth. 1995; 42 (12): 1171 – 5.

Caruso DM, Kasspooles AL, Matthews MR, Weiland DE, Schiller WR, Burn J. Rationale for early percutaneous dilatational tracheostomy in patients with burn injuries. Care Rehabil 1997; 18 : 424 – 8.

Casati A, Fanelli G, Cappelleri G, Albertin A, Anelati D, Magistris L, Torri G. Arterial to end-tidal carbon dioxide tension difference in anaesthetized adults mechanically ventilated via a larngeal mask or a cuffed oropharyngeal airway. Eur J Anaesthesiol. 1999; 16 : 534 – 8.

Castella X, Gilabert J, Perez C. Arytenoid dislocation after tracheal intubation: an unusual cause of acute respiratory failure? Anesthesiology. 1991; 74 : 613 – 5.

Cataneo AJM, Reibscheid SM, Ruiz Jr RL ,Ferrari GJ. Foreign bodies in the tracheobronchial tree. Clin Pediatr. 1997; 36 : 701 – 6.

Chadd GD, Ackers JW, Bailey PM. Difficult intubation aided by the laryngeal mask airway. Anaesthesia. 1989; 44 : 1015.

Charters P. Analysis of mathematical model for osseous factors in difficult intubation. Can J Anaesth. 1994; 41 : 594 – 602.

Chen JJ, Susetio L, Chao CC. Oral complications associated with endotracheal general anaesthesia. Anaesth Sinica. 1990; 28 : 163 – 9.

Chen YH, Chen JY, Hsu CS, Huang CT, So E. Recurrent epistaxis following nasotracheal intubation – a case report. Acta Anaesthesiol Sin. 1996; 34(2) : 93 – 6.

Cheney FW, Posner KL, Caplan RA. Adverse respiratory events infrequently leading to malpractice suits. Anesthesiology. 1991; 75 : 932 – 9.

Chestnut DH. Anesthesia and maternal mortality. Anesthesiology. 1997; 86 : 273 – 6.

Chevron V, Menard J-F, Richard J-C, Girault C, Leroy J, Bonmarchand G. Unplanned extubation: Risk factors of development and predictive criteria for reintubation. Crit Care Med. 1998; 26 : 1049 – 53

Chopra V, Bovill JG, Spierdijk J. Accidents, near accidents and complications during anaesthesia. Anaesthesia. 1990; 45 : 3 – 6.

Chou HC, Wu TL. Mandibulohyoid distance in difficult laryngoscopy. Br J Anaesth. 1993; 71 : 335 – 9.

Chou HC, Wu TL. Letter. Thyromental distance – shouldn't we redefine its role in the prediction of difficult laryngoscopy? Acta Anaesthesiol Scand. 1998; 88 : 136 – 7.

Chung DC, Rowbottom SJ. A very small dose of suxamethonium relieves larygospasm Anaesthesia. 1993; 48 : 229 – 30.

Ciagla P, Firsching R, Syniec C. Elective percutaneous dilatational tracheostomy. A new simple bedside procedure; preliminary report. Chest. 1985; 87 : 7151.

Ciaglia P, Graniero KD. Percutaneous dilatational tracheostomy. Chest. 1992; 101 : 464 – 7.

Clausen RJ. Unusual sequela of tracheal intubation. Proc R Soc Med. 1932; 25 : 1507.

Clinton JE, Ruiz E. Emergency airway management procedures. In: Clinical Procedures in Emergency Medicine. 2nd ed. Roberts JR, Hedges JR, eds. WB Saunders Comp; 1991; 7 – 8.

Cobean R, Beals M, Noss C, Bredenberg CE. Percutaneous dilatational tracheostomy: a safe, cost-effective bedside procedure. Arch Surg. 1996; 131 : 265 – 71.

Cobley M, Vaughan RS. Recognition and management of difficult airway problems. Br J Anaesth. 1992; 68 : 90 – 7.

Cohen E, Benumof JL. Lung separation in the patient with a difficult airway. Curr Opin Anaesthesiol 1999; 12 : 29 – 35

Cohen SM, Laurito CE, Segil LJ. Examination of the hypopharynx predicts ease of laryngoscopic visualization and subsequent intubation. A prospective study of 665 patients. J Clin Anesth. 1992; 4 : 310 – 4.

Cohn AI, McGraw SR, King WH. Awake intubation of the adult trachea using the Bullard laryngoscope. Can J Anaesth. 1995; 42 : 246 – 8.

Cohn AI, Zornow MH. Awake endotracheal intubation in patients with cervical spine disease: A comparison of the Bullard laryngoscope and the fiberoptic bronchoscope. Anesth Analg. 1995; 81 : 1283 – 6.

Cole AFD, Mallon JS, Rolbin SH, Ananthanaraya N. Fiberoptic intubation using anesthetized, paralyzed, apneic patients. Anesthesiology. 1996; 84 : 1101 – 6.

Collins VJ, ed. Principles of Anesthesiology. Philadelphia: Lea & Febiger; 1993.

Colman MF, Reynolds R. The use of topical lidocaine to prevent laryngospasm after general anesthesia on endoscopy procedures. Laryngoscope 1985; 95 : 474.

Conetta R, Niermann DM. Pneumocephalus following nasotracheal intubation. Ann Emerg Med. 1992; 21(1) : 100 – 2.

Cook TM, Tuckey JP. A comparison between the Macintosh and the McCoy laryngoscope blades. Anaesthesia. 1996; 51 : 977 – 80.

Cook-Sather SD, Schreiner MS. A simple homemade lighted stylet for neonates and infant: a description and case report of its use in an infant with the Pierre Robin anomaly. Paediatr Anaesth. 1997; 7 : 233 – 5.

Cooper JB, Newbower RS, Kitz RJ. An analysis of major errors and equipment failures in anaesthesia management: considerations for prevention and detection. Anesthesiology. 1984; 60 : 34 – 42.

Cooper MG, Donnelly J, Overton JH. Assessment of an angulated laryngoscope for difficult paediatric intubation. Paediatric Anaesthesia. 1993; 3 : 33 – 6.

Cooper RM. Clinical use of an endotracheal ventilation catheter for airway management. 202 consecutive cases. Can J Anesth. 1996; 43 : 90.

Cooper RM. Use of an endotracheal ventilation catheter for difficult extubations. Can J Anaesth. 1992; 39 : Suppl.A 107.

Cooper SD, Benumof JL, Ozaki GT. Evaluation of the Bullard laryngoscope using the new intubation stylet. Comparison with conventional laryngoscopy. Anesth Analg. 1994; 79 : 965 – 70.

Cooper SD, Benumof JL, Reisner LS. The difficult airway. Risk, prophylaxis, and management In: Chestnut DH, ed. Obstetric anesthesia. St Louis: Mosby; 1994 : 577 – 605.

Coppolo DP, May JJ. Self-extubations. a 12-month experience. Chest. 1990; 98:165–9.

Cormack RS. Anesthesia with the difficult airway. (Correspondence). Anesthesia. 1997; 52:710.

Cormack RS, Lehane J. Difficult tracheal intubation in obstetrics. Anaesthesia. 1984; 39:1105–11.

Cossham PS. Difficult intubation. Br J Anaesth. 1985; 57:239.

Coté CJ, Eavey RD, Todres ID. Cricothyroid membrane puncture. Oxygenation and ventilation in a dog model using an intravenous catheter. Crit Care Med. 1988; 16:615–9.

Coté CJ, Todres ID. The pediatric airway. In: Coté CJ, Ryan JF, Todres ID, et al, eds. A practice of anesthesia for infants and children. Philadelphia: WB Saunders; 1993:55–83.

Couser RJ, Ferrara TB, Falde B, Johnson K, Schilling CG, Hoekstra RE. Effectiveness of dexamethasone in preventing extubation failure in preterm infants at increased risk for airway edema. J Pediatr. 1992; 121:591–6.

Cozine K, Stone G. The take-back patient in ear, nose, and throat surgery. In: Benumof JL, ed. Anesthesiology Clinics of North America. WB Saunders Comp. 1993; Vol. 11, No.3:672–3.

Craft TM, Chambers P, Ward ME, Goat VA. Two cases of barotrauma associated with transtracheal jet-ventilation. Br J Anaesth. 1990; 64:524.

Craven DE, Steger KA, Barber TW. Preventing nosocomial pneumonia: state of the art and perspectives for the 1990s. Am J Med. 1991; 91 (3B):44S–53S.

Crawford JS. The "contra cricoid" cuboid aid to tracheal intubation. Anaesthesia. 1982; 37:345.

Crawley BE, Cross DE. Tracheal cuffs: A review and dynamic pressure study. Anaesthesia. 1975; 30:4–11.

Crippen D, Olvey S, Graffis R. Gastric rupture: An Esophageal Obturator Airway complication. Ann Emerg Med. 1981; 10:370–3.

Cros AM, Colombani S. Preliminary study of intubation with a new laryngeal mask for difficult intubation. Anesthesiology 1997a; 87:3A.

Cros AM, Pitti R, Conil C, Giraud D, Verhulst J. Severe dysphonia after use of a laryngeal mask airway. Anesthesiology. 1997b; 86:498–500.

Crosby ET, Cooper RM, Douglas MJ, et al. The unanticipated difficult airway with recommendations for management. Can J Anaesth. 1998; 45:757–76.

Czech K, Röggla G. Persönliche Mitteilung. 1997.

Czempin A. Die Technik der Chloroformnarkose für Ärzte und Studierende. Berlin: Verlag Otto Enslin, Buchhandlung für Medizin; 1897.

Darmon JY, Rauss A, Dreyfuss D, Bleichner G, Elkharrat D, Schlemmer B, Tenaillon A, Brun-Buisson C, Huet Y. Evaluation of risk factors for laryngeal edema after tracheal extubation in adults and its prevention by dexamethasone. Anesthesiology. 1992; 77:245.

Daschner F. Praktische Krankenhaushygiene und Umweltschutz. Berlin-Heidelberg-New-York: Springer Verlag; 1997.

Dason KR, Niswander D. Additional Bullard™ Tips. Anesth Analg. 1999; 89; 266.

Daugherty A, Hess D, Simmons M. Evaluation of the Fenem end – tidal CO_2 detector during inhospital patient transport (abstract). Respir Care. 1991; 35:1116–7.

Davies JE, Lesser TH, Cobley MA. Intubation trauma: a comparison of two different endotracheal tubes. J Laryngol Otol. 1988; 102:822–3.

Davies JM, Eagle CJ. MOUTHS. Can J Anaesth 1991; 38:687–8.

Davies JM, Weeks S, Crone LA, Pavlin E. Difficult intubation in the parturient. Can J Anaesth. 1989; 36:668–74.

Davis L, Britten JJ, Morgan M. Cholinesterase: Its significance in anaesthetic practice. Anaesthesia. 1997; 52:244–60.

Daya H, Fawcett W, Weir N. Vocal cord palsy after use of the laryngeal mask airway. J Laryngol Otol. 1996; 110:383–4.

Dean VS, Jurai SA, Bethelmy L. Gum elastic bougies and the laryngeal mask. Anaesthesia. 1996; 51:1078.

DeAnda A, Gaba DM. Unplanned incidents during comprehensive anaesthesia simulation. Anesth Analg. 1990; 71:77–82.

Debeljak A, Sorli J, Music E, Kecelj P. Bronchoscopic removal of foreign bodies in adults: experience with 62 patients from 1974–1998. Eur Respir J. 199; 14:792–5.

Debo RF, Colonna D, Dewerd G, Gonzalez C. Cricoarytenoid subluxation: complication of blind intubation with a lighted stylet. Ear Nose Throat J. 1989; 68:517–9.

De Grood PMRM, Mitsukuri S, Van Egmond J, Rutten JMJ, Crul JF. Comparison of Etomidate and Propofol for anaesthesia in microlaryngeal surgery. Anaesthesia 1987; 42:366–72.

Deitmer T. Die Tracheotomie in der Intensivmedizin – wo, wie, wer und bei wem? [Editorial] Anaesthesist. 1999 48:139–41.

Delaire J, Precious DS, Gordeef A. The advantage of wide subperiostal exposure in primary surgical correction of labial maxillary clefts. Scand J Plast Reconstr Surg Hand Surg. 1988; 22:147–51.

Delilkan AE. Pre-anaesthetic prediction of difficult intubation – a warning sign. Malaysian J Surg. 1979; 5:68–72.

DeLima L, Bishop M. Lung laceration after tracheal extubation over a plastic tube changer. Anesth Anlag 1991; 73:350–1.

Deller A. Die schwierige Intubation unter Notfallbedingungen. Der Notarzt. 1990; 6:12–4.

Deller A: Inzidenz und Vorhersagbarkeit der schwierigen Intubation. Anästhesiol Intensivmed Schmerzther 1995; 30:169–71.

Denman WT, Hayes M, Higgins D. The Fenem CO_2 detector device. An apparatus to prevent unnoticed esophageal intubation. Anaesthesia. 1990; 45:465–7

Department of Health, Welsh Office, Scottish Office and Health Departement, Department of Health and Social Services, Northern Ireland. Report on confidential enquiries into maternal deaths in the United Kingdom 1991–1993. London: HMSO; 1996.

Department of Health. Report on confidential enquiries into maternal deaths in England and Wales, 1982–84. London: HSMO; 1989.

Deppe H, Reeker W, Horch HH, Kochs E. Intubationsbedingte Zahnschäden – diagnostische und therapeutische Aspekte. Anästhesiol Intensivmed Notfallmed Schmerzther. 1998; 33:722–5.

Devitt JH, Wenstone R, Noel AG, O'Donnel MP. The laryngeal mask airway and positiv-pressure ventilation. Anesthesiology 1994; 80:550–5.

Devlin HB, Lunn JN. Confidential inquiry into perioperative deaths. Br Med J (Clin Res Ed). 1986; 292:1622–3.

Dexter TJ. A cadaver study appraising accuracy of blind placement of percutaneous tracheostomy. Anaesthesia. 1995; 50:863–4.

DGAI Anästh Intensivmed. 1990; Heft 5:150–1.

DGAI Qualitätssicherung in der Anästhesiologie. Anästh Intensivmed. 1995:Heft 9:250–4.

DGAI. Zu beziehen über DGAI-Geschäftsstelle, Roritzerstr. 27, 90419 Nürnberg (Anästh Intensivmed 1997; Heft 11:570–86), zur haftungsrechtlichen Bedeutung: s. Ulsenheimer K. Leserbrief zu den Empfehlungen zum Weiterbildungsnachweis zur Erlangung der

Bezeichnung Fachärztin/Facharzt für Anästhesiologie, Anästh Intensivmed 1998; 211; zur arbeitsrechtlichen Bedeutung: Biermann E. Zur Befristung von Arbeitsverträgen und zur Neufassung des Gesetzes über befristete Arbeitsverträge mit Ärzten in der Weiterbildung, Anästh Intensivmed 1998; 207.

Dhara SS, Butler PJ. High frequency jet ventilation for microlaryngeal laser surgery. Anaesthesia. 1992; 47:412–24.

Diaz JH. Is uvular edema a complication of endotracheal intubation? Anesth Analg. 1993; 76(5): 1139–41.

Dieffenbach J. Der Aether gegen den Schmerz. Berlin: A Hirschwald; 1847.

Dimitriou V, Voyagis GS. Light guided tracheal intubation using a prototype illuminated flexible catheter through the intubation laryngeal mask. Eur J Anaesthesiol. 1999; 16:448–53.

Dingley J, Asai T. Insertion methods of the laryngeal mask airway: A survey of current practice in Wales. Anaesthesia. 1996; 51:596–9.

Dingley J, Whitehead MJ. A comparative study of sore throat with the laryngeal mask airway. Anaesthesia. 1994; 49:251–4.

Diomed-Verlag. Musterexemplare können angefordert werden bei Diomed Velags GmbH, An der Lohwiese 8, 97500 Ebelsbach, Tel. 09522/279, Fax-Nr. 09522/7673.

Dirks B. Beatmung bei der Reanimation. In: Sefrin P, ed. Beatmung im Rettungsdienst. München, Bern, Wien, New York: W Zuckschwerdt; 1996:74–83.

Dirks B. Respiratorische Notfälle im präklinischen Bereich. In: Dick WF, Ahnefeld FW, Knuth P, eds. Logbuch der Notfallmedizin, Algorithmen und Checklisten. 2nd ed. Berlin, Heidelberg: Springer; 1999:35–42.

Dob DP, McLure HA, Soni N. Failed Intubation and emergency percutaneous tracheostomy. Anaesthesia. 1998; 53:69–78.

Dobrin P, Canfield T. Cuffed endotracheal tubes: mucosal pressures and tracheal wall blood flow. Am J Surg. 1977; 133:562–8.

Dörges V, Ocker H, Hagelberg S, Idris AH, Schmucker P. Smaller tidal volumes and room-air: Possible in Basic Life Support (BLS)? 1999: Atlanta, Georgia, November 7–10, 1999. Circulation 1999; 100(3497): 1663.

Dörges V, Ocker H, Wenzel V, Schmukker P. The laryngeal tube: a new simple airway device. Anesth Analg. 2000; 90:1–3

Dogra S, Falconer R, Latto IP. Successful difficult intubation: Tracheal tube placement over a gum-elastic bougie. Anaesthesia. 1990; 45:774.

Don Michael TA, Lambert EH, Mehran A. Mouth-to-lung airway for cardiac resuscitation. Lancet. 1968; 2:1329.

Dounas M, Mercier FJ, Valmier M, Laboutique X, Benhamou D. Evaluation de l'apprentissage de l'intubation a l'aide d'un laryngoscope rigide a fibres optiques (UpsherScope). Ann Fr Anesth Reanim. 1998; 17:669–73.

Downs JB, Chapman RL, Modell JH. An evaluation of steroid therapy in aspiration pneumonitis. Anesthesiology. 1974; 40:129.

Doyle HJ, Napolitano AE, Lippmann HR, Cooper KR, Duncan JS, Eakins K, Glauser FL. Different humidification systems for high-frequency jetventilation. Crit Care Med. 1984; 12:815–9.

Draper WB, Whitehead RW. Diffusion respiration in the dog anesthetized by penthotal sodium. Anesthesiology. 1944; 5:262–73.

Drolet P, Girad M, Poirier J, Grenier Y. Facilitating submental endotracheal intubation with an endotracheal tube exchanger. Anesth Analg. 2000; 90:222–3.

Dryden GE. Circulatory collapse after pneumonectomy (an unusual complication from the use of a Carlens catheter): case report. Anaesth Analg. 1977; 56:451.

Drysdale AJ, Fawcett WJ, Hollway TE, Moore-Gillon V. Ventilatory monitoring during microlaryngeal surgery using jet insufflation anaesthesia. J Laryngol Otol. 1992; 106:42–3.

Dudley JP, Mancuso AA, Fonkalsrud EW. Arytenoid dislocation and computed tomography. Arch Otolaryngol. 1984; 110(7):483–4.

Dulguerov P, Gysin C, Perneger TV, Chevrolet JC. Percutaneous or surgical tracheotomy: a meta-analysis. Crit Care Med. 1999; 27:1617–25.

Dumont F. Handbuch der allgemeinen und lokalen Anaesthesie für Ärzte und Studierende. Berlin-Wien: Urban & Schwarzenberg; 1903.

Dupont X, Hamza J, Jullien P. Risk factors associated with difficult airway in normotensive parturients (abstract). Anesthesiology. 1990; 73: A999.

Dykes MHM, Ovassapian A. Dissemination of fibreoptic airway endoscopy skills by mean of a workshop utilizing models. Br J Anaesth 1998; 63:595–7.

Dyson A, Harris J, Bhatia K. Rapidity and accuracy of tracheal intubation in a mannequin: comparison of the fiberoptic with the Bullard laryngoscope. Br J Anaesth. 1990; 65:268–70.

Eckenhoff JE. Some anatomic considerations of the infant larynx influencing endotracheal anesthesia. Anesthesiology. 1951; 12:401–10.

Eckmann DM, Glassenberg R, Gavriely N. Acoustic reflectometry and endotracheal intubation. Anesth Analg. 1996; 83:1084–9.

ECRI. Pulse oximeters. Health Devices 1989; 18:185–230.

Egan TD, Lemmens HJ, Fiset P, Hermann DJ, Muir KT, Stanski DR, Shafer SL. The pharmacokinetics of the new short-acting opioid remifentanil (GI87084B) in healthy adult male volunteers. Anesthesiology. 1993; 79:881–92.

Eichinger S, Schreiber W, Heinz T, et al. Airway management in a case of neck impalement: Use of the esophageal tracheal combitube airway. Br J Anaesth. 1992; 68:534–5.

Eichler W, Sedemund-Adib B, Schumacher J, Klotz KF. Diagnostik, Procedere und konservative Therapie einer Bronchialruptur nach Doppellumentubusintubation. Anästhesiol Intensivmed Notfallmed Schmerzther. 1999; 34:66–70.

Eisenmenger V. Zur Tamponade des Larynx nach Prof. Maydl. Wien Med Wochenschr. 1893; 43:199–200.

El-Ganzouri AR, McCarthy RJ, Tuman KJ, Tanck EN, Ivanovich AD. Preoperative airway assessment: Predictive value of a multivariate risk index. Anesth Analg. 1996; 82:1197–204.

Ellis PDM, Pallister WK. Recurrent laryngeal nerve palsy and endotracheal intubation. J laryngol otology. 1975; 89:823–6.

Ellis SF, Pollak AC, Hanson DG, Jiang JJ. Videolaryngoscopic evaluation of laryngeal intubation injury: incidence and predictive factors. Otolaryngol Head Neck Surg. 1996; 114(6):729–31.

Ellison RG, Ellison LT, Hamilton WF. Analysis of respiratory acidosis during anaesthesia. Ann Surg. 1955; 141:375–82.

Ellmauer S. Prophylaxe und Therapie des Säure-Aspirations-Syndroms. Anaesthesist. 1987; 36:599–607.

Emerson BM, Wrigley SR, Newton M. Pre-operative fasting for paediatric anaesthesia. A survey of current practice. Anaesthesia. 1998; 53:326–30.

Enghoff H, Holmdahl, MH, Risholm L. Diffusion respiration in man. Nature. 1951; 168:830.

Erb T, Marsch SCU, Hampl KF, Frei FJ. Teaching the use of fiberoptic intubation for children older than two years of age. Anesth Analg. 1997; 85 : 1037–41.

Esmarch F. Zum neuen Handgriff bei der Chloroformnarkose. Bln klin Wochenschr. 1874; 52 : 657–8.

Esmarch JF, ed. Handbuch der kriegschirurgischen Technik. Hannover: Karl Rumpler; 1877.

European Resuscitation Council Writing subcommittee. Baskett, PJF, Bossaert, L, Carli, P, Chamberlain, D, Dick, W. Guidelines for the advanced management of the airway and ventilation during resuscitation. Resuscitation. 1996. 31 : 201–30.

Eyres RL, Bishop W, Oppenheim RC, Brown TC. Plasma lignocaine concentrations following topical laryngeal application. Anaesth Intensive Care. 1983; 11 : 2326.

Ezekiel MR, Riazi J. Pediatric airway management. In: Hanowell LH, Waldron RJ, eds. Airway management. Philadelphia: Lippincott-Raven; 1996 : 321–41.

Fagraeus L. Difficult extubation following nasotracheal intubation. Anesthesiology. 1978; 49 : 43.

Fahri LE. Gas stores of the body. In: Fenn WO, Rahn H, eds. Handbook of Physiology, section 3 : Respiration (VoL I). American Physiological Society, Baltimore: Williams and Wilkins; 1964 : 873–85.

Fan LL, Flynn JW, Pathak DR. Risk factors predicting laryngeal injury in intubated neonates. Crit Care Med. 1983; 11 : 431–3.

Fantoni A, Ripamonti D. A non-derivative, non-surgical tracheostomy: the translaryngeal method. Intensiv Care Med. 1997; 23 : 386–92

Farcon EL, Kim MH, Marx GF. Changing Mallampati score during labor. Can J Anaesth. 1994; 41 : 50–1.

Farr J. Intrapulmonale O_2-Speicherung bei Säuglingen und Kleinkindern [Dissertation]. Klinik für Anaesthesiologie und Intensivmedizin, Universitätskliniken Homburg/Saar: Universität des Saarlandes; 2000.

Feneis H. Anatomisches Bildwörterbuch. Stuttgart: Thieme Verlag; 1974.

Fenlon S, Pearce A. Sevoflurane induction and difficult airway management. Anaesthesia. 1998; 52 : 285–6

Fernandez R, Blanch L, Mancebo J, et al. Endotracheal tube cuff pressure assessment: pitfalls of finger estimation and need for objective measurement. Crit Care Med. 1990; 18 : 1423–6.

Ferson DZ, Brimacombe JR, Brain AI, Verghese C. The intubating laryngeal mask airway. Int Anesthesiol Clin. 1998 36 : 183–209.

Fischler M, Seigneur F, Bourreli B, Melchior JC, Lavaud C, Vourc'h G. Jet ventilation using low or high frequencies during bronchoscopy. Br J Anaesth. 1985; 57 : 382–8.

Fitzal S. Allgemeine Techniken in der Notfallmedizin In: Hempelmann G, ed. Notfallmedizin. Stuttgart-New York: Thieme-Verlag; 1999 : 42–66.

Fitzmaurice BG, Brodsky JB. Airway rupture from double-lumen tubes. J Cardiothorac Vasc Anesth 1999; 13 : 322–9

Fitzpatrick PC, Guarisco JL. Pediatric airway foreign bodies. J La State Med Soc. 1998; 150 : 138–41.

Folkesson HG, Matthay MA, Herbert CA, Broaddus VC. Acid aspiration-induced lung injury in rabbits is mediated by interleukin-8-dependent mechanisms. J Clin Invest. 1995; 96 : 107–16.

Folwaczny M, Hickel R. Oro-dentale Verletzungen während der Intubationsnarkose. Anaesthesist. 1998; 47 : 707–31.

Frass M, Frenzer R, Ilias W, Lackner F, Hoflehner G, Losert U. Esophageal Tracheal Combitube (ETC): Experimental studies with a new airway in emergency cardiopulmonary resuscitation. Anästh Intensivther Notfallmed. 1987a; 22 : 142–4.

Frass M, Frenzer R, Rauscha F, Weber H, Pacher R, Leithner C. Evaluation of esophageal tracheal combitube in cardiopulmonary resuscitation. Crit Care Med. 1987b; 15 : 609–11.

Frass M, Frenzer R, Zahler J, Ilias W, Lackner F. First experimental studies with a new device for emergency intubation (Esophageal tracheal combitube). Intensivmed Notfallmed. 1987c; 24 : 390–2.

Frass M, Frenzer R, Mayer G, Popovic R, Leithner C. Mechanical ventilation with the esophageal tracheal combitube (ETC) in the intensive care unit. Arch Emerg Med. 1987d; 4 : 219–25.

Frass M, Frenzer R, Zdrahal F, Hoflehner G, Porges P, Lackner F. The esophageal tracheal combitube: Preliminary results with a new airway for CPR. Ann Emerg Med. 1987e; 16 : 768–72.

Frass M, Frenzer R, Zahler J. Respiratory tube or airway. US-Patent NO 4,688,568, 1987f.

Frass M, Frenzer R, Rauscha F, Schuster E, Glogar D. Ventilation with the esophageal tracheal combitube in cardiopulmonary resuscitation: Promptness and effectiveness. Chest. 1988; 93 : 781–4.

Frass M, Rödler S, Frenzer R, Ilias W, Leithner C, Lackner F. Esophageal tracheal combitube, endotracheal airway and mask: Comparison of ventilatory pressure curves. J Trauma. 1989; 29 : 1476–9.

Frass M. The Combitube: Esophageal/Tracheal Double Lumen Airway. In : Benumof JL, ed. Airway Management - Principles and Practice. ISBN 0-8151-0625-4. St. Louis, USA: Mosby; 1996; 444–54.

Frei FJ, Ummenhofer W. Besonderheiten bei der Prä-Oxygenierung von Kindern. Anästhesiol Intensivmed Notfallmed Schmerzther. 1994; 29 : 233–5.

Frei FJ, Ummenhofer W. Difficult intubation in paediatrics. Paediatric Anaesthesia. 1996; 6 : 251–63.

Frerk CM. Predicting difficult intubation. Anaesthesia. 1991; 46 : 1005–8.

Frerk CM, Till CBW, Bradley AJ. Difficult intubation: Thyromental distance and the atlanto-occipital gap. Anaesthesia. 1996; 51 : 738–40.

Fridrich, P, Frass M, Krenn CG, Weinstabl C, Benumof JL, Kraft P. The Upsher-Scope™ in routine and difficult airway management: A randomized, controlled clinical trial. Anesth Analg. 1997; 85 : 1377–81.

Friedmann PG, Rosenberg MK, Lebensbom-Mansour M. A comparison of light wand and suspension laryngoscopic intubation techniques in outpatients. Anesth Analg. 1997; 85 : 578–82.

Frumin MJ, Epstein RM, Cohen G. Apneic oxygenation in man. Anesthesiology 1959.; 20 : 789–98.

Fuchs-Buder T. Neue Muskelrelaxanzien: Update Mivacurium, Rocuronium und Cis-Atracurium. Anaesthesist. 1997; 46 : 350–9.

Gabbott DA. Laryngoscopy using the McCoy laryngoscope after application of a cervical collar. Anaesthesia. 1996; 51 : 812–4.

Gaiser RR, Castro AD. The level of anesthesia resident training does not affect the risk of dental injury. Anesth Analg. 1998; 87 : 255–7.

Gaitini LA, Vaida SJ, Somri M, Fradis M, Ben-David B. Fiberoptic-guided airway exchange of the esophageal-tracheal Combitube in spontaneously breathing vs mechanically ventilated patients. Anesth Analg. 1999, [accepted].

Garnett AR, Gervin CA, Gervin AS. Capnographic waveforms in esophageal intubation: Effect of carbonated beverages. Ann Emerg Med. 1989; 18 : 387–90

Gastmeier P, Rüden H, Lode H, Ekkernkamp A, Seifert J. Qualitätssicherung in der nosokomialen Infektiologie. Stuttgart: Aesopus; 1998.

Gataure PS, Hughes JA. The laryngeal mask airway in obstetrical anaesthesia. Can J Anaesth. 1995; 42: 130–3.

Gauss A, Treiber HS, Haehnel J, Johannsen HS. Spontaneous reposition of dislocated arytenoid cartilage. Br J Anaesth. 1993; 70: 591–2.

Genzwuerker HV, Hilker T, Hohner E, Kuhnert-Frey B. The laryngeal tube: a new adjunct for airway management. Prehospital Emergency Care. 2000; 4: 168–72

Georgi R, Henn-Beilharz A, Ullrich W, Kienzle F. Anästhesie in der Zahn-, Mund- Kiefer- und Gesichtschirurgie, der Hals-, Nasen- und Ohrenheilkunde und in der Augenchirurgie, Teil 1: Allgemeine Aspekte und spezifische Aspekte in der Zahn-, Mund- Kiefer- und Gesichtschirurgie. Anästhesiol Intensivmed Notfallmed Schmerzther. 1999; 34: 45–65.

Georgi R, Meyer HJ, Krier C, Terrahe K. Intubationsprobleme in der Hals-Nasen-Ohrenheilkunde. Anästhesiol Intensivmed Notfallmed Schmerzther. 1991; 26: 258–69.

Gertler JP, Cameron DE, Shea K, Baker CC. The Esophageal Obturator Airway: Obturator or Obtundator? J Trauma. 1985; 25: 424–6.

Gillmann GS, MacRae DL. Prospective Evaluation of endoscopically assisted percutaneous dilational tracheostomy. J of Otolaryngology. 1996; 6: 383–7.

Glauber DT. Facial paralysis after general anesthesia. Anesthesiology. 1986; 65: 516–7.

Glosten B. Anesthetic management of obstetric emergencies: General anesthesia in obstetrics, obstetric hemorrhage, and fetal distress. Anesth Analg. 1995; 80: 74–81.

Godberson GS, Werner JA, Schröder H, Rabenhorst G, Gutschmidt HJ. Endogene Tracheobronchialfremdkörper. HNO. 1991; 39: 392–5.

Goerig M. Franz Kuhn (1866–1929) zum 125. Geburtstag. Anästhesiol Intensivmed Notfallmed Schmerzther. 1991; 8: 416–24.

Goerig M. Who was Otto Kappeler? In: Raymond B, ed. The History of Anesthesia. Third International Symposium. Fink Wood Library Museum of Anesthesiology, Park Ridge, Ill; 1992: 199–205.

Goerig M. Alternativen zur Intubationstechnik: Eine anästhesiologische Herausforderung gestern und heute. Anaesthesist. 1993; 42: Suppl 1, 138.

Gold M, Swartz JS, Braude BM. Intraoperative anaphylaxis: an association with latex sensitivity. J Allerg Clin Immunol. 1991; 87: 662–6.

Gold MI. Preoxygenation [editorial]. Br J Anaesth. 1989; 62: 241–2.

Goldberg JS, Rawle PR, Zehnder JL. Colorimetric end–tidal carbon dioxide monitoring for tracheal intubation. Anesth Analg. 1990; 70: 191–4

Goldman G, Welbourn R, Klausner JM, Kobzik L, Valeri CR Shepro D, Hechtmann HB. Leukocytes mediate acid aspiration-induced multiorgan edema. Surgery. 1993; 114: 13–20.

Goldmann G, Bornscheuer A, Kirchner E. Auswirkungen von Intubation und direkter Laryngoskopie auf Halswirbelsäule und Kiefergelenke. Anästhesiol Intensivmed. 1996; 2(37): 87–90.

Golisch W, Hönig JF, Lange H, Braun U. Schwierige Intubationen bei Gesichtsfehlbildungen im Kindesalter. Anästhesist. 1994; 43; 753–5.

Gontermann C. Ein neuer Handgriff zur Narkose. Zbl f Chir 1911; 50: 1626–7.

Gottschalk A, Mirza N, Weinstein GS, Edwards MW. Capnography during jet ventilation for laryngoscopy. Anesth Analg. 1997; 85: 155–9.

Goudsouzian N, Szyfelbein SK. Management of upper airway following burns. In: Martyn JA, ed. Acute management of the burned patient. Philadelphia: WB Saunders; 1990: 46–65.

Graham DR, Hay JG, Clague J, Nisar M, Earis JE. Comparison of three different methods used to achieve local anaesthesia for fiberoptic bronchoscopy. Chest. 1992: 102: 704–7.

Grasl MC, Donner A, Schragl E, Aloy A. Tubeless laryngotracheal surgery in infants and children via jet ventilation laryngoscope. Laryngoscope. 1997; 107: 277–81.

Gravenstein JS. Gas monitoring and pulse oximetry. Boston: Butterworth-Heinemann; 1990.

Green K, Beger T. Proper use of the Combitube. Anesthesiology. 1994; 81: 513.

Greenberg RS. A randomized controlled trial comparing the cuffed oropharyngeal airway and the laryngeal mask airway in spontaneously breathing anesthetized adults. Anesthesiology. 1998; 88: 970–7.

Greenberg RS. The cuffed oropharyngeal airway for use in general anesthesia. Critical Care International. 1999; March-April: 9–10.

Greenberg RS, Kay NH. Cuffed oropharyngeal airway (COPA) as an adjunct to fiberoptic tracheal intubation. Br J Anaesth. 1999; 82: 395–8.

Griggs WM, Worthley LIG, Gilligan JE, Thomas PD, Myburgh JA. A simple percutaneous tracheostomy technique. Surg Gynecol Obstet. 1990; 170: 543–5

Grimm JE, Knight RT. An improved intratracheal technique. Anesthesiology. 1943; 4: 4–11.

Groves ND, Rees JL, Rosen M. Effects of benzodiazepines on laryngeal reflexes. Anaesthesia 1987; 42: 808–14.

Gründling M, Kuhn SO, Reidel T, Feyerherd F, Wendt M. Anwendung der Larynxmaske für die elektive perkutane Dilatationstracheotomie. Anaesthesiol Reanimat. 1998; 23/2: 32–6.

Guedel AE. A nontraumatic pharyngeal airway. JAMA. 1933; 100: 1862–3.

Guggenberger H, Lenz G, Federle R. Early detection of inadvertent esophageal intubation: pulse oximetry vs. capnography. Acta Anaesthesiol Scand. 1989; 33: 112–5

Gunawardana RH. Difficult laryngoscopy in cleft lip and palate surgery. Br J Anaesth. 1996; 76: 757–9.

Gursoy F, Algren JT, Skjonsby BS. Positive pressure ventilation with the laryngeal mask airway in children. Anaesth Analg. 1996; 82: 33–8.

Habibi A, Bushell E, Jaffe AR, Giffard RG, Brock-Utne JG. Two tips for users of Bullard™ Intubation Laryngoscope. Anesth Analg. 1998; 87: 1206–7.

Hackl W, Regal W, Lichtenberger M, Donner E, Strasser K, Watzak-Helmer M. Intraoperative complcations: aspiration. Acta Anaesthesiol Scand. 1997; 41: Suppl 308–10.

Hagihira S, Takashina M, Mori T, Yoshiya I. One-lung ventilation in patients with difficult airways. J Cardiothorac Vasc Anesth 1998; 12: 186–8

Hakala P, Randell T. Comparison between two fibrescopes with different insertion cords for fibreoptic intubation. Anaesthesia. 1995; 50: 735–7.

Haldane JS, Priestley JG. Respiration. Oxford: Clarendon Press; 1935: 181–206.

Hall M. Asphyxia, its rationale and its remedy. Lancet. April 12th 1856: 393–4.

Hallstrom A, Cobb L, Johnson E, Copass M. Cardiopulmonary resuscitation by chest compression alone or with mouth-to-mouth ventilation. New Engl J Med. 2000; 342: 1546–53.

Halvorson DJ, Merritt RM, Mann C, Porubsky ES. Mangement of subglottic foreign bodies. Ann Otol Rhinol Laryngol. 1996; 105: 541–4.

Hamada T, Higa K, Dan K. Efficacy of the cuffed oropharyngeal airway

in spontaneously breathing patients. Masui 1999; 48 : 650 – 1.
Hamilton WK, Eastwood DW. A study of denitrogenation with some inhalation anesthetic systems. Anesthesiology. 1955; 16 : 861 – 7.
Hammargren Y, Clinton JE, Ruiz E. A standard comparison of esophageal obturator airway and endotracheal tube ventilation in cardiac arrest. Ann Emerg Med. 1985; 14 : 953 – 8.
Hammer GB, Brodsky JB, Redpath JH, Cannon WB. The Univent tube for single-lung ventilation in paediatric patients. Paediatr Anaesth 1998; 8 : 55 – 7
Handley AJ, Becker LB, Allen M, van Drenth A, Kramer EB, Montgomery WH. Single-Rescuer adult basic life support. An advisory statement from the Basic Life Support Working Group of the International Liaison Committee on Resuscitation. Circulation. 1997; 95 : 2174 – 9.
Hanowell LH, Waldron RJ. Airway management. Hanowell LR, Waldron RJ, eds. Philadelphia: Lippincott-Raven; 1996.
Harbord RP, Homi J. Microscopic changes in living lung after aspiration. Anesth Analg. 1970; 49 : 835 – 46.
Harding CJ, McVey FK. Interview method affects incidence of postoperative sore throat. Anaesthesia. 1987; 42 : 1104 – 7.
Hartley M, Morris S, Vaughan RS. Teaching fibreoptic intubation: Effect of alfentanil on the haemodynamic response. Anaesthesia. 1994; 49 : 335 – 7.
Hartley M. Difficulties at tracheal extubation. In: Latto IP, Vaughan RS, eds. Difficulties in tracheal intubation. 2nd Edition. Philiadelphia: WB Saunders Company Ltd; 1997.
Haselby KA, McNiece WL. Respiratory obstruction from uvular edema in a pediatric patient. Anesth Analg. 1983; 62 : 1127 – 8.
Hastings RH, Vigil AC, Hanna R, Yang BY, Sartoris D. Cervical spine movement during laryngoscopy with the Bullard, Macintosh, and Miller laryngoscopes. Anesthesiology. 1995; 82 : 859 – 69.
Hastings RH, Wood PR. Head extension and laryngeal view during laryngoscopy with cervical spine stabilization maneuvers. Anesthesiology. 1994; 80 : 825 – 31.
Hawkins LJ, Koonin LM, Palmer SK, Gibbs CP. Anesthesia related deaths during obtetric delivery in the US 1979 – 1990. Anesthesiology 1997; 86 : 277 – 84.
Hawthorne L, Wilson R, Lyons G. Failed intubation revisited: 17-yr experience in a teaching maternity unit. Br J Anaesth. 1996; 76 : 680 – 4.
Hazard PB, Garrett HE, Adams JW, Robbins ET, Aguillard RN. Bedside percutaneous tracheostomy: Experience with 55 elective procedures. Ann Thorac Surg. 1988; 46 : 63 – 7.
Heath, ML, Allagain, J. Intubation through the laryngeal mask: A technique for unexpected difficult intubation. Anaesthesia. 1991; 46 : 545 – 8.
Heese A. Soforttyp-Allergien gegen Latexhandschuhe. Dtsch Ärzteblatt 1995; 92 : A2914 – 22.
Heese A.. Allergien gegen Latexhandschuh: Studien zu Ursachen, Häufigkeit und Risikofaktoren. Landsberg: ecomed Verlagsgesellschaft; 1997.
Heffner JE. Timing of tracheotomy in ventilator-dependent patient. Clin Chest Med. 1991; 12 : 611 – 25.
Heiberg J. A new expedient in administering chloroform. Med and Surg Gaz. 1874a; 1 : 36.
Heiberg J. Ein neuer Handgriff bei der Chloroformirung. Bln klin Wochenschr. 1874b; 42 : 449.
Heimlich HJ. A life-saving maneuver to prevent food-choking. J Amer Med Ass. 1975; 234 : 398 – 401.
Heimlich HJ. Heimlich maneuver: lecture at conference on emergency airway management. Washington: National Academy of Science; 1976.
Heinemann M, Kalff G. Mögliche Mechanismen, Differentialdiagnose und Prophylaxe bei Stimmlippenlähmungen nach endotrachealer Intubation. Anaesthesist. 1982; 31 : 353 – 8.
Hempel V. Larynxmaske – Die Vorteile überwiegen. Anästhesist 2000; 49 : 705
Hempel V. Schäden und Gefahren durch Einsatz der Kehlkopfmaske. Anaesthesist. 1999; 48 : 399 – 402.
Henderson PS, Cohen JL, Jarnberg P-O, et al. A canine model for studying laryngospasm and its prevention. Laryngoscope. 1992; 102 : 1237 – 41.
Henle J. Zur Topographie der Bewegungen am Halse bei Drehung des Kopfes auf die Seite. Beitr z Anat u Embryologie. 1882; 112 – 8.
Henn-Beilharz A, Ullrich W, Georgi R, Kienzle F. Anästhesie in der Zahn-, Mund- Kiefer- und Gesichtschirurgie, der Hals-, Nasen- und Ohrenheilkunde und in der Augenchirurgie, Teil 2: Spezifische Aspekte in der Hals-, Nasen- und Ohrenheilkunde und in der Augenchirurgie. Anästhesiol Intensivmed Notfallmed Schmerzther. 1999; 34 : 147 – 70.
Hensel M, Stober HD. Erfahrungen mit der Kehlkopfmaske. Anästhesiol Intensivmed. 1991; 12 : 339 – 42.
Heringlake M, Doerges V, Ocker H, Schmucker P. A comparison of the cuffed oropharyngeal airway (COPA) with the laryngeal mask airway (LMA) during manually controlled positive pressure ventilation. J Clin Anesth. 1999; 11 : 590 – 5.
Herlevsen P, Bredahl C, Hindsholm K, Kruhoffer PK. Prophylactic laryngo-tracheal aerosolized lidocaine against postoperative sore throat. Acta Anaesthesiol Scand. 1992; 36 : 505 – 7.
Heuer B, Deller A. Früh- und Spätresultate der perkutanen Dilatationstracheostomie (PDT Ciaglia) bei 195 Intensivpatienten. AINS. 1998; 33 : 306 – 12.
Hewitt FW. An artificial „air-way" for the use during anaesthetisation. Lancet. 1908; 490 – 1.
Heyfelder J F. Die Versuche mit dem Schwefeläther und die daraus gewonnenen Resultate in der chirurgischen Klinik zu Erlangen. Erlangen: Verlag von Carl Heyder; 1847.
Higgins D, Hayes M, Denman W. Effectiveness of using end tidal carbon dioxide concentration to monitor cardiopulmonary resuscitation. Br Med J. 1990; 300 : 581
Hill BB, Zweng TN, Maley RH, Charash WE, Toursarkissan B, Kearney PA. Percutaneous dilational tracheostomy: report of 356 cases. J Trauma. 1996; 40 : 238 – 44.
Hilley MD, Henderson RB, Giesecke AH. Difficult extubation of the trachea. Anesthesiology. 1983; 59 : 149.
Hinterer I, Wurmitzer H, Wanzel O. Use of the pediatric Combitube. Proceedings of the Vienna International Anesthesiology & Intensive Care Congress, Vienna, Oct 2 – 5, 1996. Acta Anaesthesiol Scand. 1996; 40 : 245.
Hirshman CA. Latex anaphylaxis [Editorial]. Anesthesiology. 1992; 77 : 223 – 5.
Hobbensiefken G, Sauermüller G, Arldt T, Schippers CG, Lehrbach G. Die Anwendung der Larynxmaske in der Mund-, Kiefer- und Gesichtschirurgie. Anaesthesiol Intensivmed Notfallmed Schmerzther 1998; 33 : 484 – 8.
Hoffmann M, Grossenbacher R. Dislocation of the cricoarytenoid joint: diagnosis and therapy. Laryngorhinootologie. 1998; 77(7) : 367 – 70.
Hoffmann-Axthelm W. Lexikon der Zahnmedizin. 6. Aufl. Berlin; Chicago; London; São Paulo; Tokio: Quintessenz; 1995.

Hogan K, Rusy D, Springman SR. Difficult laryngoscopy and diabetes mellitus. Anesth Analg. 1988; 67: 1162–5.

Holdgaard HO, Pedersen J, Jensen RH, Outzen KE, Midtgaard T, Johansen LV, Moller J, Paaske PB. Percutaneous dilatational tracheostomy versus conventional surgical tracheostomy. Acta Anaesthesiol Scand. 1998; 42: 545–50.

Holdgaard HO, Pedersen J, Schurizek BA, Melsen NC, Juhl B. Complications and late sequelae following nasotracheal intubation. Acta Anaesthesiol Scand. 1993; 37(5): 475–80.

Holdsworth JD. Relationship between stomach contents and analgesia in labor. Br J Anaesth. 1978; 50: 1145.

Holzapfel L, Chastang C, Demingeon G, Bohe J, Piralla B, Coupry A. A randomized study assessing the systematic search for maxillary sinusitis in nasotracheally mechanically ventilated patient: Influence of nosocomial maxillary sinusitis on the occurrence of ventilator-associated pneumonia. Am J Respir Crit Care Med. 1999; 159(3): 695–701.

Holzki J, Laschat M, Stratmann C. Stridor in the neonate and infant – Implications for the pediatric anaesthetist: Prospective description of 155 patients with congenital and acquired stridor in early infancy. Paediatr Anaesth. 1998; 8(3): 221–17.

Holzki J. Die Gefährdung des Kehlkopfes durch Intubation im frühen Kindesalter. Dtsch Ärzteblatt 1993; 90: A1586–1592.

Holzman RS. Latex allergy: An emerging operating room problem. Anesth Analg. 1993; 76: 635–41.

Hooke R. An account of an experiment made by M Hooke, of preserving animals alive by blowing through their lung with bellows. Phil Trans Roy Soc. 1667; 2: 539–40.

Horch R, Dahl HD, Jaeger K, Schafer T. The incidence of recurrent laryngeal nerve paralysis following thyroid surgery. Zentralbl Chir. 1989; 114(9): 577–82.

Horton WA, Fahy L, Charters P. Disposition of cervical vertebrae, atlantoaxial joint, hyoid and mandible during x-ray laryngoscopy. Br J Anaesth. 1989; 63: 435–8.

Howard SK, Gaba DM, Fish KJ, Yang G, Sarnquist FH. Anesthesia crisis resource management training: teaching anesthesiologists to handle critical incidents. Aviat Space Environ Med. 1992; 63: 763–70.

Hsu WC, Sheen TS, Lin CD, Tan CT, Yeh TH, Lee SY. Clinical experiences of removing foreign bodies in the airway and esophagus with a rigid endoscope: a series of 3217 cases from 1970 to 1996. Otolaryngol Head Neck Surg. 2000; 122: 450–4.

Hsu YW, Pan MH, Huang CJ, Cheng CR, Wu KH, Wie TT, Chen CT. Comparison of the cuffed oropharyngeal airway and laryngeal mask airway in spontaneous breathing anesthesia. Acta Anaesthesiol Sin. 1998; 36: 187–92.

Hudson LD, Milberg JA, Anardi D, Maunder RJ. Clinical risks for developement of the acute distress syndrome. Amer J Respir Crit Care Med. 1995; 151: 293–301.

Hughes CA, Baroody FM, Marsh BR. Pediatric tracheobronchial foreign bodies: historical review from the John Hopkins Hospital. Ann Otol Rhinol Laryngol. 1996; 105: 555–61.

Hung OR, Pytka S, Morris I. Lightwand intubation II: clinical trial of a new lightwand for tracheal intubation in patients with difficult airways. Can J Anaesth. 1995; 42: 826–30.

Hunsaker DH. Anesthesia for microlaryngeal surgery: the case for subglottic jet ventilation. Laryngoscope. 1994; 104: 1–30.

Hunter AR, Moir DD. Confidential enquiry into maternal deaths. Br J Anaesth 1983; 55: 367–9.

Hunter J. Proposals for the recovery of people apparently drowned. Phil Trans. 1776; 66: 412–25.

Ikari T, Sasaki CT. Glottic closure reflex: control mechanisms. Ann Otol Rhinol Laryngol. 1980; 89: 220–4.

Ikeda S, N Yanai, S Ishikawa. Flexible bronchofiberscope. Keio Journal of Medicine. 1969; 1: 1–16.

Isaacs JH, Pedersen AD. Emergency cricothyroidotomy. Am Surg. 1997; 63: 346–9.

Ishimura H, Minami K, Sata T, Shigematsu A, Kadoya T. Impossible insertion of the laryngeal mask airway and oropharyngeal axes. Anesthesiology. 1995; 83: 867–9.

Isono S, Tanaka A, Tagaito Y, Sho Yasuhide, Nishino T. Pharyngeal patency in response to advancement of the mandible in obese anesthetized persons. Anesthesiology. 1997; 87: 1055–62.

Jackson C. Peroral endoscopy and laryngeal surgery. Vol. 4. St Louis: The Laryngoscope Company; 1915: 67–8.

Jacobsen J, Jensen E, Waldau T, Poulsen TD. Preoperative evaluation of intubation conditions in patients scheduled for elective surgery. Acta Anaesthesiol Scand. 1996; 40: 421–4.

Jaeger D, Kleinhans D. Latex-specific proteins causing immediate-type cutaneous, nasal, bronchial, and systemic reactions. J Allergy Clin Immunol. 1992 Mar; 89(3): 759–68.

Jaehnichen G, Golecki N, Lipp MDW. A case report of difficult ventilation with the Combitube™ – valve-like upper airway obstruction confirmed by fiberoptic visualisation. Resuscitation. 2000; 44: 71–4.

Jantzen JP, Gouldsen R, Giesecke AH. Airway management for the trauma patient. Seminars in Anesthesia. 1993; 3: 192–7.

Jantzen JP, Piek J. Leitlinien zur Primärversorgung von Patienten mit Schädel-Hirn-Trauma. Anästhesiol Intensivmed. 1997; 38: 89–93.

Jaschinski U, Eckart J. Erste Erfahrungen mit starren Winkeloptiken als Intubationshilfe bei der schwierigen Intubation. Anästhesiol Intensivmed Notfallmed Schmerzther. 1992; 27: 286–9.

Jawan B, Lee JH. Aspiration in transtracheal jet ventilation. Acta Anaesthesiol Scand. 1996; 40: 684–6.

Jayousi N, Charters P. Predicting difficulty – clinical indices and their statistical equivalents. Br J Anaesth. 1996; 77: 338.

Jephcott A. The Macintosh laryngoscope. Anaesthesia. 1984; 39: 474–9.

Jesudian MCS, Estes M. Organization of an emergency airway management kit. Anesthesiology. 1986; 65: 127–8.

Joh S, Matsuura H, Kotani Y. Change in tracheal blood flow during endotracheal intubation. Acta Anaesthesiol Scand. 1987; 31: 300–4.

Johannsen HS. Stimmlippenstillstand nach Intubation – neurogen oder durch Ankylose des Cricoarytenoidgelenkes? Laryngol Rhinol. 1984; 63: 255.

Johannsen HS, Pirsig W. Therapie der Ankylose des Krikoarytenoidgelenkes nach Intubation. Laryngol Rhinol Otol. 1987; 66: 82–3.

Johnson C, Roberts JT. Clinical competence in the performance of fiberoptic laryngoscopy and endotracheal intubation: A study of resident instruction. J Clin Anesth. 1989; 5: 344–9.

Johnson DR, Dunlap A, McFeeley P, Gaffney J, Busick B. Cricothyroidotomy performed by prehospital personnel: a comparison of two techniques in human cadaver model. Am J Emerg Med. 1993; 11: 207–9.

Johnson JC, Atherton GL. The esophageal tracheal combitube: An alternate route to airway management. JEMS. 1991; 29–34.

Johnson JC. Persönliche Mitteilung. 1995.

Johnson KR, Genovesi MG, Lassar KH. Esophageal obturator airway: Use and complications. JACEP. 1976; 5:36–9.

Johnston JR, Coppel DL, Wilson JJ, McLaughlin BF, Hildebrand PJ. High frequency jet ventilation. Anaesthesia. 1984; 39:163–6.

Jones MW, Catling S, Evans E, Green DH, Green JR. Hoarseness after tracheal intubation. Anaesthesia. 1992; 47:213–6.

Joosten U, Meyer G, Rupp D, Hohlbach G. Die Bedeutung der Minitracheotomie als neue interventionelle Technik zur Behandlung der postoperativen tracheobronchialen Sekretretention. AINS. 1994; 29:210–20.

Joshi GP, Smith I, White PF. Laryngeal mask airway. In: Benumof Jl, ed. Airway management. St Louis: Mosby; 1996:353–73.

Joshi W, Mandavia SG, Stern L, Wiglesworth FW. Acute lesions by endotracheal intubation: Occurence in the upper respiratory tract of newborn infants with respiratory distress syndrome. Am J Dis Child. 1972; 124:646.

Jung OR, Pytka S, Morris I, Murphy M, Launcelott G, Stevens S, MacKay W, Stewart RD. Clinical trial of a new lightwand device (Trachlight) to intubate the trachea. Anesthesiology. 1995; 83:509–14.

Kadry M, Popat M. Pharyngeal wall perforation – an unusual complication of blind intubation with a gum elastic bougie. Anaesthesia. 1999; 56:404–5.

Kallar SK, Everett LL. Potential risks and preventive measures for pulmonary aspiration: new concepts in preoperative fasting guidelines. Anesth Analg. 1993; 77:171–82.

Kallius H U. Ein einfacher Kieferhalter an der üblichen Narkosemaske. Zbl f Chir. 1928; 38:408–9.

Kambic V, Radsel Z. Intubation lesions of the larynx. Br J Anaesth. 1978; 50:587–90.

Kaneda N, Goto R, Ishijima S, Kawakami S, Park K, Shima Y. Laryngeal granuloma caused by short-term endotracheal intubation. Anesthesiology. 1999; 90:1482–3.

Kanto JH. Midazolam: the first water soluble benzodiazepine. Pharmacology, pharmacokinetics, and efficacy in insomnia and anesthesia. Pharmacotherapy. 1985; 5:138–55.

Kantor G, Smith MP, Kalhan S. Perioperative Management of the LATEX-ALLERGIC Patient. Cleveland Clinic Foundation. 1998 (peer-reviewed). httP://www.anes.ccf.org:8080/pilot/latex/latexhome.htm.

Kapadia FN, Bajan KB, Raje KV. Airway accidents in intubated intensive care unit patients: An epidemiological study. Crit Care Med. 2000; 28:659–64

Kapila A, Addy EV, Verghese C, Brain AIJ. Intubating laryngeal mask airway: preliminary assessment of performance. Br J Anaesth. 1995; 75:228–9.

Kaplan RF, Graves SA. Anatomic and physiologic differences of neonates, infants and children. Semin Anesth. 1984; 3:1.

Kappeler O. Anaesthetica. Stuttgart: Enke Verlag; 1880.

Karkouti K, Rose DK, Ferris LE, Wigglesworth DF, Meisami-Fard T, Lee H. Inter-observer reliability of ten tests used for predicting difficult tracheal intubation. Can J Anaesth. 1996; 43:554–9.

Kasemsuwan L, Nubthuenetr S. Recurrent laryngeal nerve paralysis: a complication of thyroidectomy. J Otolaryngol. 1997; 26(6):365–7.

Katoh H, Saitoh S, Takiguchi M, Yamasaki Y, Yamamoto M. A case of tracheomalacia during isoflurane anesthesia. Anesth Analg. 1995; 80:1051–3.

Katsnelson T, Farcon E, Schwalbe SS, Badola R. The Bullard Laryngoscope and the right arytenoid. Can J Anesth. 1994; 41:552–3.

Katsnelson T, Frost EAM, Farcon E, Goldiner PL. When the endotracheal tube will not pass over the flexible fiberoptic bronchoscope. Anesthesiology 1992; 76:151–2.

Katz J, Steward DJ, eds. Anesthesia and uncommon pediatric diseases. Philadelphia: WB Saunders; 1993:732.

Kautzky M, Franz P, Krafft P, Fitzgerald RD. Traumatizing effects of blind oral intubation using the Augustine Guide. J Oral Maxillofac Surg. 1996; 54 (2):156–61.

Keenan RL, Boyan P. Cardiac arrest due to anaesthesia. JAMA. 1985; 253:2373–7.

Keller C, Brimacombe J, Agro F. A pilot study of pharyngeal pulse oximetry with the laryngeal mask airway: a comparison with finger oximetry and arterial saturation measurements in healthy anesthetized patients. Anesth Analg 2000; 90:440–4.

Keller C, Brimacombe JR. Pharyngeal mucosa pressures, airway sealing pressures, and fiberoptic position with the intubating versus the standard laryngeal mask airway. Anesthesiology. 1999a; 90:1001–6.

Keller C, Brimacombe JR, Benzer A. Calculated vs measured pharyngeal mucosal pressures with the laryngeal mask airway during cuff inflation: assessment of four locations. Br J Anaesth. 1999b; 82(3):399–401.

Keller C, Brimacombe JR. Mucosal pressure from the cuffed oropharyngeal airway vs the laryngeal mask airway. Br J Anaesth. 1999c; 82:922–4.

Keller HL, Schneider M, Strebel S, Schaefer HG. Die fiberoptische endotracheale Intubation in der Schweiz – eine Standortbestimmung. Acta Anaesthesiol Helv. 1994; 4:4–8.

Kelly SM, Marsh BR. Airway foreign bodies. Chest Surg Clin N Am. 1996; 6:253–76.

Kemper KJ, Benson MS, Bishop MJ. Predictors of postextubation stridor in pediatric trauma patients. Crit Care Med. 1991; 19:352–4.

Kennedy TP, Johnson KJ, Kunkel RG, Ward PA, Knight PR, Finch JS. Acute acid aspiration lung injury in the rat: biphasic pathogenesis. Anesth Analg. 1989:69:87–92.

Kern-Waechter E. Desinfektion flexibler Endoskope. Management & Krankenhaus 1992; 59–62.

Kettler D, Sonntag H. Apnoische Oxygenation unter Verwendung von Trispuffer während Bronchographie. Anaesthesist. 1971; 20:94–8.

Kharasch ED. Angiotensin-converting enzyme inhibitor induced angioedema associated with endotracheal intubation. Anesth Analg. 1992; 74:602–4.

Khine HH, Corddry DH, Kettrick RG. Comparison of cuffed and uncuffed endotracheal tubes in young children during general anesthesia. Anesthesiology. 1997; 86(3):627–31.

Kidd JF, Dyson A, Latto IP. Successful difficult intubation: Use of the gum elastic bougie. Anaesthesia. 1988; 43:437–8.

Kiefer G, Hentrich B. Das Bullard-Laryngoskop – eine Hilfe bei unerwartet schwieriger Intubation. Anaesthesist. 1996; 45:70–4.

Kiernan PD, Hernandez A, Byrne WD. Descending cervical mediastinitis. Ann Thorac Surg. 1998; 65(5):1483–8.

Kingreen O. Chirurgische Operationslehre. München-Berlin: Urban & Schwarzenberg; 1952.

Kinouchi K, Fukumitsu K, Tashiro C, Takauchi Y, Ohashi Y, Nishida T. Duration of apnoea in anaesthetized children required for desaturation of haemoglobin to 95%: comparison of three different breathing gases. Paediatr Anaesth. 1995; 5:115–9.

Kirk GA. Anesthesia for ear, nose and throat surgery. In: Rogers MC, Tinker JH, Covino BG, Longnecker DE,

eds. Principles and Practice of Anesthesiology. St Louis: Mosby; 1993.
Kirschner M, A Schubert. Allgemeine und Spezielle Chirurgische Operationslehre. Erster Band, Allgemeiner Teil. Berlin: Springer; 1927.
Kirstein A. Autoskopie des Larynx und der Trachea (Besichtigung ohne Spiegel). Bln klin Wochenschr. 1895; 22 : 476 – 8.
Kleemann PP. Die fiberoptische Intubation: Ausbildung in der Technik. Anästhesiol Intensivmed Notfallmed Schmerzther. 1995; 30 : 141 – 5.
Kleemann PP. Fiberoptische Intubation: Anwendung fiberendoskopischer Geräte in Anästhesie und Intensivmedizin. Stuttgart: Thieme Verlag; 1997.
Klein U, Gottschall R, Hannemann U, Kämpf R, Knebel FG, Schönherr V. Kapnographie zur Bronchoskopie mit starrer Technik unter Hochfrequenz-Jetventilation (HFJV). Anästhesiol Intensivmed Notfallmed Schmerzther. 1995; 30 : 276 – 82.
Klein U, Hannemann U, Knebel FG, Gottschall R, Claußen D. O_2-Applikation und O_2-Monitoring bei Jetventilation. Anästhesiol Intensivmed Notfallmed Schmerzther. 1996; 31 : 385 – 9.
Klein U, Karzai W, Bloos F. Role of fiberoptic bronchoscopy in conjunction with the use of double-lumen tubes for thoracic anesthesia: a prospective study. Anesthesiology 1998; 88 : 346 – 50
Klemm E. Tracheotomie: Diskussion zur Methodik und Mitteilung erster Erfahrungen mit der Argon-Plasma-Coagulation. Laryngo Rhino Otol. 1999; 78 : 86 – 90.
Kluge E, Börner U, Hempelmann G. Atemwegsdruck und transkutane O_2- und CO_2-Partialdrücke als Monitorgrößen für die High Frequency Jet-Ventilation? Anästh Intensivther Notfallmed. 1986; 21 : 198 – 202.
Kluger MT, Short TG. Aspiration during anaesthesia: a review of 133 cases from the Australian Anaesthetic Incident Monitoring Study (AIMS). Anaesthesia. 1999; 54 : 19 – 26.
Kluger MT, Willemsen G. Anti-aspiration prophylaxis in New Zealand: a national survey. Anesth Intens Car.e 1998; 26 : 70 – 7.
Knill JR. Difficult laryngoscopy made easy with a "BURP". Can J Anaesth. 1993; 40 : 279 – 82.
Koay CK. Difficult tracheal intubation-analysis and management in 37 cases. Singapore Med J. 1998; 39 : 112 – 4.
Koc C, Kocaman F, Aygenc E, Ozdem C, Cekic A. The use of preoperative lidocaine to prevent stridor and laryngospasm after tonsillectomy and adenoidectomy. Otolaryngol Head Neck Surg. 1998; 118 : 880.
Koppel JN, Reed AP. Formal instruction in difficult airway management: A survey of anesthesiology residency programs. Anesthesiology. 1995; 83 : 1343 – 6.
Kovac AL. Contolling the hemodynamic response to laryngoscopy and endotracheal intubation. J Clin Anesth. 1996; 8 : 63 – 79.
Krafft P, Krenn CG, Fitzgerald RD, Pernerstorfer T, Fridrich P, Weinstabl C. Clinical trial of a new device for fiberoptic orotracheal intubation (Augustine Scope). Anesth Analg. 1997a; 84 (3) : 606 – 10.
Krafft P, Röggla M, Fridrich P, Locker GJ, Frass M, Benumof JL. Bronchoscopy via a re-designed Combitube™ in the esophageal position: A clinical evaluation. Anesthesiology. 1997b; 86 : 1041 – 5.
Kramer TA, Riding KH, Salkeld LJ. Tracheobronchial and esophageal foreign bodies in the pediatric population. J Otolarngol. 1986; 15 : 355 – 8.
Kretz FJ, ed. Anästhesie, Intensiv- und Notfallmedizin bei Kindern. Stuttgart: Thieme Verlag; 1998.
Kretz FJ, Reimann B, Stelzner J, Heumann H, Lange-Stumpf U. Die Larynmaske bei Adenotonsillektomie bei Kindern. Anästhesist 2000; 49 : 706 – 12.
Krier C, Hempel V. Kehlkopfmaske. Mini-Symposium. Anästhesiol Intensivmed Notfallmed Schmerzther. 1994; 29 : 282 – 93.
Krier C, Weingart D. Versorgung frontobasaler Frakturen: eine interdisziplinäre Herausforderung. Anästhesiol Intensivmed Notfallmed Schmerzther. 1997; 32 : 69 – 71.
Kronschwitz H. Die nasotracheale Intubation mit einem Intubations-Fiberskop. Anästhesist. 1969; 18 : 58 – 9.
Krucylak CP, Schreiner MS. Orotracheal intubation of an infant with hemifacial microsomia using a modified lighted stylet. Anesthesiology. 1992; 77 : 826 – 7.
Krüger E. Frakturen und Verletzungen im Bereich des Gesichtsschädels. In: Krüger E, ed. Lehrbuch der chirurgischen Zahn-, Mund- und Kieferheilkunde (Bd 2). Berlin Chicago London: Quintessenz; 1988 : 67 – 214.
Ku PKM, Tong MCF, Ho KM, Kwan A, van Hasselt CA. Traumatic esophageal perforation resulting from endotracheal intubation. Anesth Analg. 1998; 87 : 730 – 1.
Kubota H, Kubota Y, Toyoda Y, Ishida H, Asada A, Matsuura H. Selective blind endobronchial intubation in children and adults. Anesthesiology 1987; 67 : 587 – 9
Kühl W. Ein neuer Handgriff für die Narkose. Münch med Wochenschr. 1909; 34 : 1736 – 7.
Kühl W. Der Kinn-Schulter Griff, ein Prophylaktikum gegen die Asphyxie in der Narkose. Dtsch med Wochenschr. 1921; 47 : 563.
Kühl W. Handbuch der Narkose und der Vorbereitung von Operationen. Hamburg: W Gente, Wissenschaftlicher Verlag; 1922.
Kuhn F. Perorale Tubage mit und ohne Druck. II. Teil: Perorale Tubage mit Überdrucknarkose. Dtsch Zschr f Chir. 1905; 78 : 148 – 207.
Kuhn F. Die Perorale Intubation. Berlin: Karger; 1911.
Kulozik U, Georgi R, Krier C. Intubation mit dem Combitube™ bei massiver Blutung aus dem Locus Kiesselbachii. Anästhesiol Intensivmed Notfallmed Schmerzther. 1996; 31 : 191 – 3.
Lagerkranser M. Difficult intubatio. Acta Anaesthesiol Scand. 1997; 110 : 65 – 6.
Lahiri SK, Thomas TA, Hodgson RM. Single-dose antacid therapy for the prevention of Mendelson's syndrom. Brit J Anaesth. 1973; 45 : 1143 – 6.
Landgericht Stuttgart, Urteil V 07.12.1990, AHRS 2320/40.
Landsman IS. Mechanisms and treatment of laryngospasm. Int Anesthesiol Clin. 1997; 35 : 67 – 73.
Lang I. Zungenhalter für die Tiefnarkose. Zbl f Chir. 1929; 38 : 2384 – 6.
Lang S, Johnson DH, Lanigan DT, Ha H. Difficult tracheal extubation. Can J Anaesth. 1989; 36 : 340.
Lang SA, David AE, Hong C. Pulmonary edema associated with airway obstruction. Can J Anaesth. 1990; 37 : 210 – 8.
Langenstein H. Die Kehlkopfmaske bei schwieriger Intubation. Anästhesist. 1995; 44 : 712 – 8.
Langenstein H, Cunitz G. Die schwierige Intubation beim Erwachsenen. Anästhesist. 1996; 45 : 372 – 83.
Langenstein H, Möller F; Krause R. Die sichere Handhabung der Larynxmaske bei Augenoperationen. Anaesthesist. 1997; 46 : 389 – 97.
Langenstein H, Möller F. Erste Erfahrungen mit der Intubating Laryngeal Mask (Fastrach). Anaesthesist. 1998a 47 : 311 – 319.
Langenstein H, Möller F. Der Stellenwert der Larynxmaske bei schwieriger Intubation. Anaesthesiol Intensivmed Notfallmed Schmerzther. 1998b; 33 : 771 – 81.
Langenstein H, Möller F, Andres AH. The ILM and the immobile spine. Br J Anaesth. 2000 [eingereicht).

Langenstein H, Möller F. Blinde Intubation durch die Intubating Laryngeal Mask und ein Vergleich zur fiberoptischen Intubation bei schwieriger Intubation. [Publikation in Vorbereitung].

Langenstein H, Möller F. Der Erfolg der blinden Intubation durch eine Intubations-Larynxmaske und eine Standard-Larynxmaske bei Patienten mit schwieriger Intubationssiutation. In: Internationales Symposium für Anästhesie-, Notfall- Schmerz- und Intensivbehandlungsprobleme 1999. St Anton, Arlberg, Österreich, 30.1.–6.2.1999. [Publikation in Vorbereitung].

Langer T, Bezel R, Haeckl M, Brändli O. Wie belastend ist die Fiberbronchoskopie in Lokalanästhesie? Schweiz med Wschr. 1984; 114/46 : 1651–5.

Langeron O, Riou B, Lambert Y, Viars P. Intubation tracheale des traumatises du rachis cervical a l'aide d'un laryngoscope a fibres optiques. Ann Fr Anesth Reanim. 1992; 11 : 388–91.

Langeron O, Masso E, Huraux C, Guggiari M, Bianchi A, Coriat P, Riou B. Prediction of difficult mask ventilation. Anesthesiology. 2000; 92 : 1229–36.

Lano CF, Werkhaven J. Airway management in a patient with Hechts's syndrom. South Med J. 1997; 90 : 1241–3.

Larsen R. Anästhesie. 6. Aufl. München: Urban & Schwarzenberg, 1999.

Larson CP. Laryngospasm – the best treatment. Anesthesiology. 1998; 89 : 1293–4.

Lathan SR, Silverman ME, Thomas BL, Waters WC. Postoperative pulmonary edema. South Med J. 1999; 92 : 313–5.

Latorre F, Hofmann M, Kleemann PP, Dick WF. Fiberoptische Intubation und Streß. Anaesthesist. 1993; 42 : 423–6.

Latto IP, Rosen M, eds. Die endotracheale Intubation, Voraussetzungen, Methoden, Komplikationen. Mit Beiträgen von Harmer M, Murrin KR, Ng WS, Vaughan RS. Übersetzt von Heipertz W. Stuttgart: Enke; 1992.

Latto IP, Vaughan RS. Difficulties in tracheal Intubation 2nd Edition. London: WB Saunders Company; 1997.

Laurent SC, de Melo AE, Alexander-Williams JM. The use of the McCoy laryngoscope in patients with simulated cervical spine injuries. Anaesthesia. 1996; 51 : 74–5.

Lawes EG, Campbell E, Mercer D. Inflation pressure, gastric insufflation and rapid sequence induction. Br J Anaesth. 1987; 59 : 315–8.

Laxton CH, Kipling R. Lingual nerve paralysis following the use of the laryngeal mask airway. Anaesthesia. 1996; 51 : 869–70.

Layman PR. An alternative to blind nasal intubation. Anaesthesia. 1983; 38 : 165.

Leach AB, Alexander CA. The laryngeal mask – an overview. Eur J Anaesthesiol. 1991; 4 : 19–31.

Lebenbom-Mansour MH, Oesterle JR. The Incidence of latex sensitivity in ambulatory surgical patients: A correlation of historical factors with positive serum immunoglobin E levels. Anesth Analg. 1997; 85 : 44–9.

Lee C, Schwartz S, Mok MS. Difficult extubation due to transfixation of a nasotracheal tube by a Kirschner wire. Anesthesiology. 1977; 46 : 427.

Lee JJ. Laryngeal mask and trauma to the uvula. Anaesthesia. 1989; 44 : 1014–5.

Lee KWT, Downes JJ. Pulmonary edema secondary to laryngospasm. Anesthesiology. 1983; 83 : 347–9.

Lee TS, Jordan JS. Pyriform sinus perforation secondary to traumatic intubation in a difficult airway patient. J Clin Anesth. 1994; 6(2) : 152–5.

Leech BC. The pharyngeal bulb gasway; a new aid in cyclopropane anesthesia. Anesth Analg. 1937; 22–5.

LeFort RL. Etude expérimentale sur les fractures de la machoise superieure. Jahresber Fortschr Chir. 1901; 3 : 441.

Leicht P, Wisborg T, Chraemmer-Jorgensen B. Does intravenous lidocaine prevent laryngospasm after extubation in children? Anesth Analg. 1985; 64 : 1193.

Leslie CT. Latex allergy: Another complication for anesthesiology, part 2. ASA Newsletter Anesthesiology. 1999; 63(5).

Lesnik I, Rappaport W, Fulginiti J. The role of early tracheostomy in blunt, multiple organ trauma. Am Surg. 1992; 58 : 346–9.

Levitan RM, Kush S, Hollander JE. Devices for difficult airway management in academic emergency department: results of a national survey. Ann Emerg Med. 1999; 33 : 694–8.

Lewandowski K, Pappert S, Kuhlen R, Rossaint R, Gerlach H, Falke KJ. Klinische Aspekte des ARDS. Anaesthesist. 1996; 45 : 2–18.

Lewinski A. Evaluation of methods employed in the treatment of the chemical pneumonitis of aspiration. Anesthesiology. 1965; 26 : 37–44.

Lewis M, Keramati S, Benumof JL, Berry CH. What is the best way to determine oropharyngeal classification and mandibular space length to predict difficult laryngoscopy Anesthesiology. 1994; 81 : 69–75.

Leyden H. Ein neuer Zungenhalter. Dtsch med Wochenschr. 1904; 21 : 1241–2.

Liao D, Shalit M. Successful intubation with the Combitube in acute asthmatic respiratory distress by a paramedic. J Em Med. 1996; 14 : 561–3.

Lim SL, Tay DH, Thomas E. A comparison of three types of tracheal tubes for use in laryngeal mask assisted blind orotracheal intubation. Anaesthesia. 1994; 49 : 255–7.

Link R. Fremdkörper der Trachea und der Bronchien. In: Berendes J, Link R, Zöllner F, Hrsg. HNO-Heilkunde, Band 2. Stuttgart: Thieme; 1977; 33 : 1–33.16.

Linko K, Paloheimo M, Tammisto T. Capnography for detection of accidental esophageal intubation. Acta Anaesthesiol Scand. 1983; 27 : 199–202.

Lipp M, von Domarus H, Daubländer M, Leyser KH, Dick W. Auswirkungen der Intubationsnarkose auf die Kiefergelenke. Anaesthesist. 1987; 36 : 442–5.

Lipp M, Brandt L, Daubländer M, Peter R, Bärz L. Häufigkeit und Ausprägung von Halsbeschwerden nach Allgemeinanaesthesien bei Einsatz verschiedener Endotrachealtuben. Anaesthesist. 1988a; 37 : 758–66.

Lipp M, Daubländer M, Ellmauer ST, von Domarus H, Stauber A, Dick W. Untersuchungen zur Veränderung der Kiefergelenkfunktionen unter verschiedenen Allgemeinanaesthesieverfahren. Anaesthesist. 1988b; 37 : 366–73.

Lipp M, Daubländer M, Thierbach A, Reuss U. Bewegungen der Kiefergelenke während der endotrachealen Intubation. Anaesthesist. 1996a; 45 : 907–22.

Lipp M, de Rossi L, Daubländer M, Thierbach A. Die Transilluminationstechnik. Anaesthesist. 1996b; 45 : 923–30.

Lipp M, Thierbach A, Daubländer M, Dick W. Clinical evaluation of the Combitube. 18th Annual Meeting of the European Academy of Anaesthesiology, August 29–September 1. Copenhagen, Denmark 1996c; 43.

Lipp M. Persönliche Mitteilung. 1997.

Lipp M, Thierbach A. Atemwegsmanagement beim traumatisierten Patienten. Notfall & Rettungsmedizin. 1998; 1 : 242–55.

Listello D, Sessler CN.. Unplanned Extubatio – Clinical predictors for reintubation. Chest. 1994; 105 : 1496.

Lleu JC, Forrler M, Pottecher T. Retrograde intubation using the subcri-

coid region [Letter]. Br J Anaesth. 1983; 55 : 855.
Lloyd Jones FR, Hegab A. Recurrent laryngeal nerve palsy after laryngeal mask airway insertion. Anaesthesia. 1996; 51 : 171 – 2.
LMA-Fastrach Gebrauchsanweisung. Henley on Thames, Oxon: The Laryngeal Mask Company; 1998; 1 – 20.
Lockhart PB, Feldbau EV, Gabel RA, Connolly SF, Silversin JB. Dental complications during and after tracheal intubation. J Am Dent Assoc. 1986; 112 : 480 – 3.
Loeser EA, Stanley TH, Jordan W, Machin R. Postoperative sore throat – influence of tracheal tube lubrication versus cuff design. Can J Anaesth. 1980; 27 : 156 – 8.
Loewy A, Meyer G. Ein einfaches Verfahren zur Verhütung des Rücksinkens der Zunge bei Bewusstlosen. Münch med Wochenschr. 1918; 25 : 679 – 80.
Lopes J Jr, Ortega RA. Difficult ventilation caused by profused hemorrhage after dislodging a tooth. Anesth Analg. 1993; 76(6) : 1373 – 4.
Lopez-Gil M, Brimacombe JR, Cebrian J, Arranz J. Laryngeal mask airway in pediatric practice: A prospective study of skill acquisition by anesthesia residents. Anesthesiology. 1996; 84 : 807 – 11.
Loudermilk EP, Hartmannsgruber M, Stoltzfus DP, Langevin PB. A prospective study of the safety of tracheal extubation using a pediatric airway exchange catheter for patients with a known difficult airway. Chest. 1997; 111 : 1160.
Lowe AA, Gionhaku N, Takeuchi K. Threedimensional CT reconstruction of tongue and airway in adult subjects with obstructive sleep apnea. Am J Orthod Dentofacial Orthop. 1986; 90 : 364 – 73.
Lu JK. Lasers in medicine, Implications for the anesthesiologist. In: Lake CL, Barash PG, Sperry RJ, eds. Advances in Anesthesia, Vol. 11. St Louis: Mosby; 1994.
Lubnin AI. Orotracheal intubation in unstable cervical part of the spine: an alternative approach. Anestesiol Reanimatol. 1994 : 44 – 5.
Lüllwitz E, Bodhammer K, Bechstein WO, Steinert R, Piepenbrock S. Perkutane transtracheale Ventilation (PTV) mit dem Krikothyreotomiebesteck Nu-Trake® und tracheoskopische Kontrolluntersuchungen. Anästh Intensivther Notfallmed. 1989; 24 : 105 – 10.
Lumbard J E. Helps in surgical anesthesia. JAMA. 1912; IX : 1853 – 4.
Lussi C, Grapengeter M, Schüttler J. Simulatortraining in der Anästhesie.
Möglichkeiten und Stellenwert. Anästhesist. 1999; 48 : 433 – 8.
MacEwen W. Introduction of tracheal cubes by the mouth instead of performing tracheotomy or laryngotomy. BMJ. 1880; 2 : 122 – 4.
Macintosh RR. An aid to oral intubation. Br Med J. 1949; 1 : 28.
Macintosh RR, Richards H. Illuminated introducer for endotracheal tubes. Anaesthesia. 1957; 12 : 223.
MacKenzie CF, Klose S, Browne DRG. A study of inflatable cuffs on tracheal tubes. Br J Anaesth. 1976; 48 : 105 – 9.
MacLeod BA, Heller M, Gerard J. Verification of endotracheal tube placement with colorimetric end – tidal CO_2 detection. Ann Emerg Med. 1991; 20 : 267 – 70
Magnin C, Bory EN, Motin J. Traumatismes dentaires au cours de l'intubation: un nouveau dispositif de prevention. Ann Fr Anesth Rean. 1991; 10 : 171 – 4.
Mahiou P, Ecoffey C, Mazoit X. Clinical effects and pharmacokinetics of lidocaine when used for laryngeal block. Eur J Anaesth. 1990; 7 : 241 – 5.
Mahul P, Auboyer C, Jospe R, Ros A, Guerin C, El Khouri Z, Galliez M, Dumont A, Gaudin O. Prevention of nosocomial pneumonia in intubated patients – respective role of mechanical subglottic secretions drainage and stress ulcer prophylaxis. Intensive Care Med. 1992; 18 : 20 – 5.
Mallampati SR, Gatt StP, Gugino LD, Desai SP, Waraksa, Freiberger D, Liu PL. A clinical sign to predict difficult tracheal intubation: A prospective study. Can Anaesth Soc. 1983; 32 : 429 – 33.
Mallick A, Quinn AC, Bodenham AR, Vucevic M. Use of the Combitube for airway maintenance during percutaneous dilatational tracheostomy. Anaesthesia. 1998; 53 : 249 – 55.
Mandoe H, Nikolajsen L, Lintrup U, Jepsen D, Møglaard J. Sore throat after endotracheal intubation. Anesth Analg. 1992; 74 : 897 – 900.
Mangano DT. Perioperative cardiac morbidity. Anesthesiology. 1990; 72 : 153 – 84.
Marks SC, Marsh BR, Dudgeon DL. Indications for open surgical removal of airway foreign bodies. Ann Otol Rhinol Laryngol. 1993; 102 : 690 – 4.
Marlow TJ, Goltra DD Jr, Schabel SI. Intracranial placement of a nasotracheal tube after facial fracture: a rare complication. J Emerg Med. 1997; 15(2) : 187 – 91.
Marom EM, McAdams HP, Erasmus JJ, Goodman PC. The many faces of
pulmonary aspiration. Am J Roentgenol. 1999; 172 : 121 – 8.
Marriott WM. The determination of alveolar carbon dioxide tension by a simple method. JAMA. 1916; 66 : 1594 – 6
Marshall KA. Complication of Bullard laryngoscope: dislodgement of blade-extender resulting in an upper airway foreign body. Anesthesiology. 1998; 98 : 1604 – 5.
Marsh AM, Nunn JF, Taylor SJ, Charlesworth CH. Airway obstruction associated with the use of the Guedel airway. Br J Anaesth. 1991; 67 : 517 – 23.
Marsh NJ. Easier fiberoptic intubation. Anesthesiology. 1992; 76 : 860 – 1.
Marty-Ane CH, Picard E, Jonquet O, Mary H. Membranous tracheal rupture after endotracheal intubation. Ann Thorac Surg. 1995; 60(5) : 1367 – 71.
Matthay MA, Rosen GD. Acid aspiration induced lung injury: New insights and therapeutic options. Am J Respir Crit Care Med. 1996; 154 : 227 – 78.
Matthews HR, Hopkinson RB. Treatment of sputum retention by minitracheotomy. Br J Surg. 1984; 71 : 147 – 50.
Mattinger C, Hörmann K. Nottracheotomie bei Göttinger Miniaturschweinen – Vergleich: Konventionelle Technik gegenüber Nu-Trake Koniotomie Set. Laryngo Rhino Otologie. 1999; [im Druck].
Maurette P, O'Flaherty D, Adams AP. Pre-oxygenation: an easy method for all elective patients. Eur J Anaesthesiol. 1993; 10 : 413 – 7.
May AE. The confidential enquiry into maternal deaths 1988 – 1990. Br J Anaesth- 1994; 73 : 129 – 31.
Mayall RM. The Belscope for management of the difficult airway. Anesthesiology. 1992; 76 : 1059.
Maziak DE, Meade MO, Todd TRJ. The timing of tracheotomy. Chest. 1998; 114 : 605 – 9.
McCoy EP, Mirakhur RK. The levering laryngoscope. Anaesthesia. 1993; 48 : 516 – 9.
McCoy EP, Mirakhur RK, Rafferty C, Bunting H, Austin BA. A comparison of the forces exerted during laryngoscopy. Anaesthesia. 1996; 51 : 912 – 5.
McCrirrick A, Pracilio JA. Awake intubation – a new technique. Anaesthesia. 1991; 46 : 661 – 3.
McCulloch TM, Richardson MA, Flint PW, Bishop MJ. Lidocaine effects on the laryngeal chemoreflex, mechanoreflex, and afferent electrical stimulation reflex. Ann Otol Rhinol Laryngol. 1992; 101 : 583 – 9.

McGovern FH, Fitz-Hugh GS, Edgemon LJ. The hazards of endotracheal intubation. Ann Otol Rhinol Laryngol. 1971; 80 : 556 – 64.

McGuirt WF, Holmes KD, Feehs R, Brown JD. Tracheobronchial foreign bodies. Laryngoscope. 1998; 98 : 615 – 8.

McHardy FE, Chung F. Postoperative sore throat: cause, prevention and treatment. Anaesthesia. 1999; 54 : 444 – 53.

McHenry CR, Reaburn CD, Lange RL, Priebe P. Percutaneous Tracheostomy. A cost-effective alternative to standard open tracheostomy. The American Surgeon. 1997 63 : 646 – 52

McIntyre JWR. Oropharyngeal and nasopharyngeal airways: I (1880 – 1995). Can Anaesth Soc J. 1996; 6 : 629 – 35.

McLure HA, Dob DP, Mannan MM, Soni N. A Laboratory comparison of two techniques of emergency percutaneous tracheostomy. Anaesthesia. 1997; 52 : 1199 – 201.

Mellin-Olsen J, Fasting S, Gisvold SE. Routine preoperative gastric emptying is seldom indicate. A study of 85.594 anaesthetics with special focus on aspiration pneumonia. Acta Anaesthesiol Scand. 1996; 40 : 1184 – 8.

Mendel P, Bristow A. Anaesthesia for procedures on the larynx and pharynx: The use of the Bullard laryngoscope in conjunction with high frequency jet ventilation. Anaesthesia. 1993; 48 : 263 – 5.

Mendel P, Bristow A. New methods of dealing with the complications of panendoscopy. J Laryngol Otol. 1992; 106 : 903 – 4.

Mendelson CL. The aspiration of stomach contents into the lungs during obstetric anesthesia. Amer J Obster Gynecol. 1946; 52 : 191 – 205

Mentzelopoulos SD, Augustatou CG, Papageorgiou EP. Capnography – guides nasotracheal intubation of a patient with a difficult airway and unwanted respiratory depression. Anesth Analg. 1998; 87 : 734 – 6.

Mercer M, Gabbott D. The influence of neck position on ventilation using the Combitube airway. Anaesthesia. 1998; 53 : 146 – 50.

Merkle NM. Tracheotomie und Minitracheotomie. Chirurg 1992; 63 : 1015 – 20.

Merritt RM, Bent JP, Porubsky ES. Acute laryngeal trauma in the pediatric patient. Ann Otol Rhinol Laryngol. 1998; 107(2) : 104 – 6.

Mertzlufft F. Non-invasive continuous measurement of arterial partial O_2 saturation: Pulse oxymetry. In: Zander R, Mertzlufft F, eds. The oxygen status of arterial blood. Basel: Karger; 1991 : 106 – 23.

Mertzlufft F, Biedler A, Risch A. Invasives Monitoring des pulmonalen Gasaustausches. Intensivmed. 1998; 35 (SuppL 1) : 36 – 42.

Mertzlufft F, Brandt L, Stanton-Hicks M, Dick W. Arterial and mixed venous blood gas status during apnea of intubation – proof of the Christiansen-Douglas-Haldane effect in vivo. Anesth Intens Care. 1989; 17 : 325 – 31.

Mertzlufft F, Zander R. A new device for the oxygenation of patients: The „Nasoral" System. Adv Exp Med Biol. 1992; 317 : 421 – 7.

Mertzlufft F, Zander R. Perioperative respiratory monitoring of oxygen transport. Infusionsther Transfusionsmed. 1993; 20 : 180 – 4.

Mertzlufft F, Zander R. Die intrapulmonale O_2-Speicherung mit dem NasOral-System. Anästhesiol Intensivmed Notfallmed Schmerzther. 1994a; 29 : 235 – 7.

Mertzlufft F, Zander R. Optimal preoxygenation: The Nasoral System. Adv Exp Med Biol. 1994b; 345 : 45 – 50.

Mertzlufft F, Zander R. Optimale O_2-Applikation über den nas-oralen Weg. Anästhesiol Intensivmed Notfallmed Schmerzther. 1996; 31 : 381 – 5.

Metrangelo S, Monetti C, Meneghini L, Zadra N, Giusti F. Eight year's experience with foreign body aspiration in children: what is really important for timely diagnosis? J Pediatr Surg. 1999; 34 : 1229 – 31.

Meuser T, Eichler F, Grond S, Winkler B, Lehmann KA. Anästhesieverfahren zur Sectio caesarea in Deutschland. Anaesthesist. 1998; 47 : 557 – 64.

Meyer HJ. Vor- und Nachteile des Intubationstracheoskops („Notrohr"). Notfallkoniotomie, Notfalltracheotomie. AINS. 3 : 133 – 208.

Michelson A, Kamp HD, Schuster B. Sinusitis bei langzeitintubierten Intensivpatienten: Nasale versus orale Intubation. Anaesthesist. 1991; 40 : 100 – 4

Miller MJ, Carlo WA, Strohl KP. Effect of maturation on oral breathing in sleeping premature infants. J Pediatr. 1986; 109 : 515 – 9.

Miller RA. The development of the laryngoscope. Anaesthesist. 1972; 3 : 145 – 7.

Miller RD, ed. Anesthesia. New York: Churchill Livingstone; 1994.

Milner R. Schutz gegen Hitzschlag auf Märschen und im Felde. Leipzig: Walter Möschke; 1917.

Minnigerode B. Doppelseitige Ankylose des Cricoarytenoidgelenkes und obturierende subglottische Kehlkopfstenose nach mehrtägiger translaryngealer trachealer Intubation. Anaesthesist. 1968; 17 : 230 – 2.

Miyazawa N, Shigematsu T, Kaneko S. A new method for endotracheal intubation with the Bullard laryngoscope. Jpn J Anesthesiol. 1992; 41 : 263 – 9.

Monden Y, Morimoto T, Tanikj T, Uyama T, Kimura S. Flexible bronchoscopy for foreign body in airway. Tokushima J Exp Med. 1989; 36 : 35 – 9.

Moorthy SS, Dierdorf SF. An unusual difficulty in fiberoptic intubation. Anesthesiology. 1985; 63 : 229.

Moreno E. Combitubo para el manejo de vía aérea (Combitube for control of the airway). XXIV Congreso Latinoamericano de Anestesiologia (Clasa), XXV Congreso Chileno de Anestesiologia, Diego Portales Convention Center, Santiago de Chile, Oct 1 – 4, 1997.

Morgan GE, Mikhail MS. Clinical Anesthesiology. 2nd ed. Lange Medical Book; 1995.

Moritsch P. Die Schmerzverhütung bei chirurgischen Eingriffen. Wien: Verlag Wilhelm Maudrich; 1949.

Morray JP, Geiduschek JM, Caplan RA. A comparison of pediatric and adult anesthesia closed malpractice claims. Anesthesiology. 1993; 78 : 461 – 7.

Morris G, Latto IP. An electropneumatic instrument for measuring and controlling the pressure in the cuffs of tracheal tubes: The Cardiff „Cuff Controller". J Med Eng Technol. 1985; 9 : 229 – 30.

Morrison DE, Sanchez A, Ghouri A. Retrograde intubation and transtracheal jet ventilation. In: Hanowell MD, Waldron MD, eds. Airway Management. Philadelphia: Lippincott-Raven; 1996.

Mort TC. Unplanned tracheal extubation outside the operating room: A quality improvement audit of hemodynamic and tracheal airway complications associated with emergency tracheal reintubation. Anesth Analg. 1998; 86 : 1171 – 6

Müller E. Behandlung nach Aspiration von Mageninhalt. AINS. 1996; 31 : 265 – 9.

Mullin V. Topical and regional anesthesia of the upper airway. In: Norton ML, ed. Atlas of the difficult intubation. St Louis: Mosby Year-Book; 1996 : 84 – 94.

Munro FJ, Makin AP, Reid J. Airway problems after carotoid endarterectomy. Br J Anaesth. 1996; 76 : 156.

Murphy P. A fibre-optic endoscope used for nasal intubation. Anaesthesia. 1967; 22 : 489 – 91.

Murphy PJ, Lanston JA, Barker P, Smith G. Effect od oral diazepam on the sensitivity of upper airway reflexes. Br J Anesth. 1993; 70 : 131 – 4.

Myer CM, Reed JM, Cotton RT, Willging JP, Shott SR. Airway management in Pierre Robin sequence. Otolaryngol Head Neck Surg. 1998; 118 : 630 – 5.

Nadal JLY, Fernandez BG, Escobar IC, Black M, Rosenblatt WH. The palm print as a sensitive predictor of difficult laryngoscopy in diabetes. Acta Anaesthesiol Scand. 1998; 42 : 199 – 203.

Nader-Djalal N, Knight PR, Davidson BA, Johnson K. Hyperoxia exacerbates microvascular lung injury following acid aspiration. Chest. 1998; 112 : 1607 – 14.

Nair I, Bailey PM. Review of uses of the laryngeal mask in ENT anaesthesia. Anaesthesia. 1995; 50 : 898 – 900.

Nakata Y, Goto T, Uezono S, Sasaki F, Morita S. Relationship between end-tidal and arterial carbon dioxide partial pressure using a cuffed oropharyngeal airway and a tracheal tube. Br J Anaesth. 1998; 80 : 253 – 4.

Nakhosteen JA, Inderbitzi R. Atlas und Lehrbuch der thorakalen Endoskopie-Bronchoskopie-Thorakoskopie. Springer, Berlin Heidelberg, 3. Aufl. 1993.

Nath G, Sekar M. Predicting difficult intubation – A comprehensive scoring system. Anaesth Intens Care. 1997; 25 : 482 – 6.

Netter FH. Atlas der Anatomie des Menschen. Stuttgart-New York: Thieme; 1997.

Neubauer B, Zander R. Apnoe von 15 Minuten Dauer am wachen Probanden. Anaesthesist. 1996; 45 (SuppL 2) : A 87.

Newnam PTF, Fry ENS. Modified Macintosh laryngoscope blade and the real McCoy. Anaesthesia. 1995; 50 : 1008.

Nguyen TH, Saidi N, Lieutaud T, Bensaid S, Menival V, Duvaldestin P. Nitrous oxide increases endotracheal cuff pressure and the incidence of tracheal lesions in anesthetized patients. Anesth Analg. 1999; 89 : 187 – 90.

Nichol HC, Zuck D. Difficult laryngoscopy – the „anterior" larynx and the atlanto-occipital gap. Br J Anaesth. 1983; 55 : 141 – 4.

Nichols KP, Tornow MH. A potential complication of fiberoptic intubation. Anesthesiology. 1989; 70 : 562 – 63.

Niemann JT. Cardiopulmonary resuscitation. Current concepts. N Engl J Med. 1992; 327 : 1075 – 80.

Niijima K, Seto A, Aoyama K, Takenaka I, Kadoya T. An illuminating stylet as an aid for tracheal intubation via the intubating laryngeal mask airway. Anesth Analg. 1999; 88 : 470.

Nimagadda U. Preoxygenation: a comparison of three different systems. Anesthesiology. 1998; 89 : A587

Nimagadda U, Salem MR, Joseph NJ, Lopez G, Wafai Y. Preoxygenation in the critical care setting: a comparison of four systems. Anesth Analg. 1999; 88(2S) : S127.

Nishiyama T, Matsukawa T, Hanaoka K. Optimal length and angle of a new lightwand device (Trachlight). J Clin Anaesth. 1999; 11 : 332 – 5.

Nishiyama T, Matsukawa T, Hanaoka K. Safety of a new lightwand device (Trachlight ™): Temperature and histopathological study. Anesth Analg. 1998; 87 : 717 – 8.

Nordin U, Lindholm C, Walgast M. Blood flow in the rabbit tracheal mucosa under normal conditions and under the influence of tracheal intubation. Acta Anaesthesiol Scand. 1977; 21 : 81 – 94.

Norton ML. Atlas of the difficult airway. St Louis: Mosby Year Book Inc; 1996.

Nunn JF. Applied Respiratory Physiology. 4th ed. Oxford: Butterworth-Heinemann; 1993.

O'Callaghan JP, Williams RT. Confirmation of tracheal intubation using a chemical detector (abstract). Can J Anaesth. 1988; 35 : S59

O'Neill BL, Foley EP, Chang A. Effects of humidification of inspired gases with the laryngeal mask airway. Anesthesiology. 1994; 81(3A) : A52.

O'Reilly MJ, Reddick EJ, Black W. Sepsis from sinusitis in nasotracheally intubated patients: A diagnostic dilemma. Am J Surg. 1984; 147(5) : 601 – 4.

Oates JDL, Macleoa AD, Oates PD, Pearsall FJ, Howie C, Murray GD. Comparison of two methods for predicting difficult intubation. Br J Anaesth. 1991; 66 : 305 – 9.

Obrebowski A, Wojnowski W. Hoarseness from post-intubation arytenoid cartilage subluxation in an 11-year-old girl. Otolaryngol Pol. 1998; 52(2) : 223 – 6.

Oguz F, Citak A, Ünüvar E, Sidal M. Airway foreign bodies in childhood. Int J Pediatr Otorhinolaryngol. 2000; 52 : 11 – 6.

Oikkonen M, Aromaa U. Leakage of fluid around low-pressure tracheal tube cuffs. Anaesthesia. 1997; 52 : 567 – 9.

OLG Bamberg, Urteil v. 17.04.1978, AHRS. 2320/16.

OLG Bamberg, Urteil v. 14.07.1987, AHRS. 2320/32.

OLG Celle, Urteil v. 01.12.1980, AHRS. 2320/20.

OLG Dresden, Urteil v. 30.11.1995, AHRS. 2320/118.

OLG Düsseldorf, Urteil v. 03.06.1993a, AHRS. 2320/102.

OLG Düsseldorf, Urteil v. 07.10.1993b, VersR. 1994; 603.

OLG Düsseldorf, Urteil v. 16.09.1993c, VersR. 1994; 352.

OLG Düsseldorf, Urteil v. 18.04.1996, AHRS. 1830/102).

OLG Frankfurt/M, Urteil v. 18.11.1988, AZ. 27 : U 226/87.

OLG Hamm, Urteil v. 01.07.1991, AHRS. 2320/42.

OLG Hamm, Urteil v. 20.04.1994, AHRS. 2320/105.

OLG Hamm, Urteil v. 06.02.1995, AHRS. 6570/119.

OLG Hamm, Urteil v. 14.08.1996, AHRS. 2610/102.

OLG Hamburg, Urteil v. 20.10.1995, AHRS. 2320/117

OLG Köln, Urteil v. 03.02.1986, AHRS. 2320/30.

OLG Köln, Urteil v. 04.07.1990, VersR. 1992; 452.

OLG Köln, Urteil v. 09.11.1998, AHRS. 2320/35.

OLG München, Urteil v. 20.07.1995, AHRS. 2320/116.

OLG Oldenburg, Urteil v. 08.06.1993, VersR. 1994; 180.

OLG Oldenburg, Urteil v. 15.05.1990a, AHRS. 2320/39.

OLG Oldenburg, Urteil v. 18.12.1990b, AHRS. 1830/2.

OLG Stuttgart, Urteil v. 02.07.1992, AHRS. 2320/46.

OLG Zweibrücken, Urteil v. 07.10.1987, AHRS. 3010/31.

OLG Zweibrücken, Urteil v. 13.07.1994, AHRS. 3010/108.

OLG Zweibrücken, Urteil v. 18.02.1997, VersR. 1997; 883.

Olsson GL, Hallen B. Laryngospasm during anesthesia: A computer-aided incidence study in 136.929 patients. Acta Anaesthesiol Scand. 1984; 28 : 567 – 75.

Olsson GL, Haalen B, Hambraeus-Johnzon K. Aspiration during anaesthesia: a computer-aided study of 18.5358 anaesthetics. Acta Anaesthesiol Scand. 1986; 30 : 84 – 92.

Ooi R, Joshi P, Soni N. A high-flow semi-open system for preoxygenation: An evaluation. Br J Anaesth. 1992; 68 : 39 – 42.

Opderbecke HW. Die Delegation von Aufgaben an Ärzte in Abhängigkeit vom Weiterbildungsstand in der Anästhesiologie. Anästh Intensivmed. 1983, 105.

Ovassapian A, Krejcie TC. Conscious sedation. In: Ovassapian A, ed. Fiberoptic and the difficult airway. 2nd Edition, Chapter 5. Philadelphia-New York: Lippincott-Raven; 1996.

Ovassapian A, Yelich SJ, Dykes MH, Brunner EE. Fiberoptic nasotracheal intubation-incidence and cause of failure. Anesth Analg. 1983; 62 : 692 – 695.

Ovassapian A, Yelich SJ, Dykes MH, Golman ME. Learning fibreoptic intubation: Use of simulators vs traditional training. Br J Anaesth. 1988; 61 : 217 – 20.

Ovassapian A. Fiberoptic endoscopy and the difficult airway. 2. Aufl. Lippincott-Raven; 1996.

Ovassapian A. Persönliche Mitteilung. 1995.

Owen RL, Cheyney FW. Use of an apnea monitor to verify endotracheal intubation. Respir Care. 1985; 30 : 974 – 6

Paech MJ. Obstetric airway management. In: Hanowell LH, Waldron RJ, eds. Airway management. Philadelphia: Lippincott-Raven; 1996 : 343 – 55.

Palmisano BW, Severinghaus JW. Transcutaneous PCO_2 and PO_2: a multicenter study of accuracy. J Clin Monitor. 1990; 6 : 189 – 95.

Panning B, Piepenbrock S. The Combitube: A new alternative for emergency intubation. Anesth Resus. 1994; 30 : 165 – 7.

Panning B. Persönliche Mitteilung. 1996.

Parmet JL, Colonna-Romano P, Horrow JC, Miller F, Gonzales J, Rosenberg H. The laryngeal mask airway reliably provides rescue ventilation in cases of unanticipated difficult tracheal intubation along with difficult mask ventilation. Anesth Analg. 1998; 87 : 661 – 5.

Patane PS, Sell BA, Mahler ME. Awake fiberoptic endobronchial intubation. J Cardiothorac Anesth 1990; 4 : 229 – 31

Patel RI, Hannallah RS, Norden J, Casey WF, Verghese ST. Emergence airway complications in children: A comparison of tracheal extubation in awake and deeply anesthetized patients. Anesth Analg. 1991; 73 : 266.

Patil VU, Buckingham T, Willoughby P, Szeverenyi NM. Magnetic orotracheal intubation: a new technique. Anesth Analg. 1994; 78 : 749 – 52.

Patil VU, Stehling LC, Zauder HL. Endotracheal intubation without direct laryngoscopy. Anesthesiology Review. 1983a; 10 : 22 – 3.

Patil VU, Stehling LC, Zauder HL. Predicting the difficulty of intubation utilizing an intubation gauge. Anesthesiology Review. 1983b; 10 : 32 – 3.

Paulsen FP, Rudert HH, Tillmann BN. New insights into the pathomechanism of postintubation arytenoid subluxation. Anesthesiology. 1999; 91 : 659 – 66.

Pavlin EG, Van Nimwegan D, Hornbein TF. Failure of high-compliance low-pressure cuff to prevent aspiration. Anesthesiology. 1975; 42 : 216 – 9.

Payne J. The use of the fibreoptic laryngoscope to confirm the position of the laryngeal mask. Anaesthesia. 1989; 44 : 865.

Payne JP. Apnoeic oxygenation in anaesthetized man. Acta Anaesth Scand. 1962; 6 : 129 – 42.

Pedersen J, Schvrizek BA, Melsen NC, Jahl B. The effect of nasotracheal intubation on the paranasal sinuses. Acta Anaesthesiol Scand. 1991; 35 : 11 – 3.

Pels-Leusden F. Chirurgische Operationslehre für Studierende und Ärzte. Berlin-Wien: Urban & Schwarzenberg; 1910.

Pennant JH, Pace NA, Gajraj NM. Role of the laryngeal mask airway in the immobile cervical spine. J Clin Anesth. 1993. 5 : 226 – 30.

Peppard SB, Dickens JH. Laryngeal injury following short-term intubation. Ann Otol Rhinol Laryngol. 1983; 92 : 327 – 30.

Petring OU, Adelhoj B, Jensen BN, Pedersen NO, Lomholt N. Prevention of silent aspiration due to leaks around cuffs of endotracheal tubes. Anesth Analg. 1986; 65 : 777 – 80.

Petroianu GA, Subotic S, Heil P, Jatzko A, Maleck WH. Intubation with transillumination: nasal or oral? Prehospital Disaster Med. 1999; 14 : 104 – 6.

Petros S, Engelmann L. Percutaneous dilatational tracheostomy in a medical ICU. Intensive Care Med. 1997 23 : 630 – 4.

Piotrowski D, Gaszynski W, Wacowska-Szewczyk M, Kaszynski Z. Intubation with the esophageal tracheal combitube for elective laparatomy. Anaesthesiology Intensive Therapy. 1995; 27 : 25 – 30.

Plummer AL, Gracey DR. Consensus conference on artificial airways in patients receiving mechanical ventilation. Chest. 1989; 96 : 178 – 80.

Porembka DT, Kier A, Sehlhorst S, Boyce S, Orlowski JP, Davis K. The pathophysiologic changes following bile aspiration in a porcine lung model. Chest. 1993; 104 : 919 – 24.

Porri F, Pradal M. Association between latex sensitization and repeated latex exposure in children. Anesthesiology. 1997; 86; 599 – 602.

Pothmann W, Füllekrug B, Schulte am Esch J. Fiberoptische Befunde zum Sitz der Kehlkopfmaske. Anaesthesist. 1992; 41 : 779 – 84.

Pothmann W, Füllekrug B. Dichtigkeit und Narkosegasbelastung. Anästhesiol Intensivmed Notfallmed Schmerzther. 1994; 29 : 290 – 2.

Pothmann W, Reissmann H, Bartling K, Nierhaus A. Decrease of nosocomial pneumonia by automatical cuff-pressure regulation. Intensive Care Med. 1997 : 23 : Suppl 1 S 150.

Powell DM, Price PD, Forrest LA. Review of percutaneous tracheostomy. Laryngoscope. 1998; 108 : 170 – 7.

Preis CA, Hartmann T, Zimpfer,M. Laryngeal mask airway facilitates awake fiberoptic intubation in a patient with severe oropharyngeal bleeding. Anesth Analg. 1998; 87 : 728 – 9.

Priestley J. The discovery of oxygen. In: Faulconer A, Keys TE, eds. Foundations of anesthesiology. Vol 1. Springfield, Ill: Charles C Thomas; 1965 : 46 – 7.

Pritchard C. Comparison of the Macintosh and McCoy laryngoscope blades. Anaesthesia. 1997; 52 : 185 – 6.

Quinones FR, Saez MM, Serrano EMP, Gonzales AH, Otero SQ, Rosso SP. Magill forceps: a vital forceps. Pediatr Emerg Care. 1995; 11 : 302 – 3.

Ramadhani SAL, Mohamed LA, Rocke DA, Gouws E. Sternomental distance as the sole predictor of difficult laryngoscopy in obstetric anaesthesia. Br J Anaesth. 1996; 77 : 312 – 6.

Rampil IJ. Anesthesia for laser surgery. In: Miller RD, ed. Anesthesia. 4th ed. Churchill Livingstone; 1994.

Randell T. Prediction of difficult intubation. Acta Anaesthesiol Scand. 1996; 40 : 1016 – 23.

Rateitschak KH. Farbatlanten der Zahnmedizin, Bd 1 (Parodontologie). Stuttgart-New York: Thieme; 1984.

Ravussin P, Freemann J. A new transtracheal catheter for ventilation and resuscitation. Can Anaesth Soc J. 1985; 32 : 60 – 4.

Ravussin PA, Cros AM. Airway management. Curr Opin Anaethesiol. 1993; 6 : 904.

Redden RJ, Miller M, Campbell RL. Submental administration of succinylcholine in children. Anesth Progress. 1990 : 296 – 300.

Redding JS. The choking controversy: critique of evidence on the Heimlich maneuver. Crit Care Med. 1979; 7 : 745.

Reed AP. Current concepts in airway management for cardiopulmonary resuscitation. Mayo Clin Proc. 1995; 70 : 1172 – 84.

cardiovascular response to microlaryngoscopy. Acta Anaesthesiol Scand. 1995; 39:381–9.
Sellick BA. Cricoid pressure to control regurgitation of stomach contents during induction of anaesthesia. Lancet. 1961; 2:404.
Seudeal I, Garner CV, Kaye W. Accidental extubation in the ICU [abstract]. Chest. 1992; 102:184S
Shampaine EL. Internatinal latex conference: sensitivity to latex in medical devices. Anesthesiology. 1993; 79:207–8.
Sharma HS, Sharma S. Management of laryngeal foreign bodies in children. J Accid Emerg Med. 1999; 16:150–3.
Shea SR, MacDonald JR, Gruzinski G. Prehospital endotracheal tube airway or esophageal gastric tube airway: A critical comparison. Ann Emerg Med. 1985; 14:102–12.
Sherman JM, Lowitt S, Stevenson C, Ironson G. Factors influencing aquired subglottic stenosis in infants. J Pediatr. 1986; 109:322–7.
Sherry KM. Ulceration of the inferior turbinate: a complication of prolonged nasotracheal intubation. Anesthesiology. 1985; 59(2):148–9.
Shigematsu T, Miyazawa N, Kobayashi M, Yorozu T, Toyoda Y, Morisaki H. Nasal intubation with the Bullard laryngoscope: a useful approach for difficult airways. Anesth Analg. 1994; 79:132–5.
Shimokojin T, Takenoshita M, Sakai T, Yoshikawa K. Vocal cord bowing as a cause of long-lasting hoarseness after a few hours of tracheal intubation. Anesthesiology. 1998; 89:785–7.
Shulmann GB, Connelly NR, Gibson C. The adult Bullard laryngoscope in paediatric patients. Can J Anaesth. 1997; 44:969–72.
Sia RL, Edens ET. How to avoid problems when using fibreoptic bronchoscope for difficult intubations. Anaesthesia. 1981; 36:74–5.
Siker ESA. A mirror laryngoscope. Anesthesiology. 1956; 17:38.
Silk JM, Hill HM, Calder I. Difficult intubation and the laryngeal mask. Eur J Anaesthesiol. 1991; Suppl 4:47–51.
Silva AB, Muntz HR, Clary R. Utility of conventional radiography in the diagnosis and management of pediatric airway foreign bodies. Ann Otol Rhinol Laryngol. 1998; 107:834–8.
Singh M, Rao KLN, Kumar L. Role of flexible fiberoptic bronchoscopy in the diagnosis of tracheobronchial foreign bodies in children. Indian Pediatrics. 1999; 36:386–9.

Slater JE. Latex allergy. J Allergy Clin Immunol. 1994; 94:139–49.
Slinger PD. Fibreoptic bronchoscopic positioning of double lumen tubes. J Cardiothorac Vasc Anesth. 1989; 3:486–96.
Smith BCA, Hopkinson RB. Tracheal rupture during anaesthesia. Anaesthesia. 1984; 39:894–8.
Smith BL. Brain airway in anesthesia for patients with juvenile arthritis. Anesthesia. 1988; 43:421–2.
Smith CE, Sidhu TS, Lever J, Pinchak AB. The complexity of tracheal intubation using rigid fiberoptic. Anesth Analg. 1999; 89:236–9.
Smith I, White PF. Use of the laryngeal mask airway as an alternative to a face mask during outpatient arthroscopy. Anesthesiology. 1992; 77:850–5.
Smith RH, Volpitto PP. Simple method of determining CO_2 content of alveolar air (letter). Anesthesiology. 1959; 20:702–3
Smith RL, Planzos H. Unplanned extubation. Chest. 1995; 107:887.
Snow J. On the inhalation of the vapour of ether in surgical operations. London: 1847.
Snow J. On Chloroform and other anaesthetics: their action and administration. London: 1858.
Sosis M, Lazar S. Jaw dislocation during general anaesthesia. Can J Anaesth. 1987; 34:407–8.
Spangenberg P, Scherer R, Stolke D. Posttraumatische Rhinoliquorrhoe. Anästhesiol Intensivmed Notfallmed Schmerzther. 1997; 32:105–8.
Sparr HJ, Giesinger S, Ulmer H, Hollenstein-Zacke M, Luger TJ. Influence of induction technique on intubation conditions after rocuronium in adults: comparison with rapid-sequence induction using thiopentone and suxamethonium. B J Anaesth. 1996; 77:339–42.
Spencer RF, Rathmell JP, Viscomi CM. A new method for difficult endotracheal intubation: the use of a jet stylet introducer and capnography. Anesth Analg. 1995; 81:1079–83.
Spielman FJ, Levin KJ, Matherly JA, Waterson CK. Which procedural skills should be learned by anesthesiology residents. Anesthesiology. 1988; 69:A798.
Splinter WM, Smallmann B, Rhine EJ, Komocar L. Postoperative sore throat in children and the laryngeal mask airway. Can J Anaesth. 1994; 41:1081–3.
Staffel JG, Weissler MC, Tyler EP, Drake AF. The prevention of postoperative stridor and laryngospasm with topical lidocaine. Arch Otolaryngol Head Neck Surg. 1991; 117:1123–8.

Stallinger H, Wurnig P. Fremdkörperaspiration im Kindesalter. Atemw Lungenkr. 1989; 12:10–4.
Stammberger H, Greistorfer K, Wolf G, Luxenberger. Operativer Verschluß von Liquorfisteln der vorderen Schädelbasis unter intrathekaler Natriumfluoreszeinanwendung. Laryngo-Rhino-Otol. 1997; 76:595–607.
Stanley TH. Nitrous oxide and pressure and volumes of high- and low-pressure endotracheal-tube cuffs in intubated patients. Anesthesiology. 1975; 42:637–40.
Staudinger T, Brugger S, Watschinger B. Emergency intubation with the Combitube: comparison with the endotracheal airway. Ann Emerg Med. 1993; 22:1573–5.
Stauffer JL, Olson DE, Petty TL. Complications and consequences of endotracheal intubation and tracheotomy – a prospective study of 150 critically ill adult patients. Am J Med. 1981; 70:65–76.
Stein S, Daud AS. Retropharyngeal abscess: an unusual complication of tracheal intubation. Eur J Anaesthesiol. 1999; 16:133–6.
Steiner W. Endoskopische Laserchirurgie der oberen Luft- und Speisewege. 1. Aufl. Stuttgart: Thieme; 1997.
Stephens P, Saunders P, Bingham R. Neonatal cleft lip repair: a retrospective review of anaesthetic complications. Paediatric Anaesthesia. 1997; 7:33–6.
Stiles CM, Stiles QR, Denson JS. A flexible fibre optic laryngoscope. JAMA. 1972; 221:1246–7.
Stoeckli SJ, Breitbach T, Schmid S. A clinical and histologic comparison of percutaneous dilational versus conventional surgical tracheostomy. Laryngoscope 1997; 107:1643–6.
Stolke D, Winkelmüller W. Perforierende Schädelhirnverletzung als Komplikation einer nasal eingeführten Magensonde – Fallbericht. Anästh Intensivmed Notfallmed. 1982; 17:104–5.
Stoll P, Wächter R, Bähr W, Galli C. Panfaziale Frakturen – submandibuläre endotracheale Intubation (S.E.I.) oder Tracheotomie? Dtsch Z Mund Kiefer Gesichtschir. 1993; 17:197–9.
Stone D, Bogodaneff D. Airway considerations in the management of patients requiring long term endotracheal intubation. Anesth Analg. 1992; 74:276–87.
Stout DM, Bishop MJ, Dwersteg JF, Cullen BF. Correlation of endotracheal tube size with sore throat and hoarseness following general anesthesia. Anesthesiology. 1987; 67:419–21.

Stride PC. Postoperative sore throat: topical hydrocortison. Anaesthesia. 1990; 45 : 968 – 71.

Szekely SM, Webb RK, Williamson JA, Russel WJ. The Australian Incident Monitoring Study. Problems related to the endotracheal tube: an analysis of 2000 incident reports. Anaesth Intensive Care. 1993, 21 : 611 – 6.

Szigeti CL, Baeuerle JJ, Mongan PD. Arytenoid dislocation with lighted stylet intubation: case report and retrospective review. Anesth Analg. 1994; 78 : 185 – 6.

Tagaito Y, Isono S, Nishino T. Upper airway reflexes during a combination of propofol and fentanyl anesthesia. Anesthesiology. 1998; 88 : 1459 – 66.

Talmi YP, Wolf, M, Bar-Ziv J, Nusem-Horowitz S, Kronenberg J. Postintubation arytenoid subluxation. Ann Otol Rhinol Laryngol. 1996; 105(5) : 384 – 90.

Tanaka H, Tetsuo Y, Hiroharu, Shuji S. Comparison of esophageal gastric tube airway, laryngeal mask, Combitube, and face mask ventilation in prehospital cardio-pulmonary arrest patients. 25th Educational and Scientific Symposium, New Orleans, Louisiana, Feb 5 – 9, 1996. Critical Care Medicine. 1996; Suppl 24 : A112,257.

Tanigawa K, Shigematsu A. Choice of airway devices for 12.020 cases of nontraumatic cardiac arrest in Japan. Prehospital Emergency Care. 1998; 2 : 96 – 100.

Tellez DW, Galvis AG, Storgion SA, Amer HN, Hoseyni M, Deakers TW. Dexamethasone in the prevention of postextubation stridor in children. J Pediatr. 1991; 118 : 289 – 94.

Tesinsky P. Persönliche Mitteilung. 1996.

Tham EJ, Gildersleve CD, Sanders LD, Mapleson WW, Vaughan RS. Effects of posture, phonation and observer on Mallampati classification. Br J Anaesth. 1992; 68 : 32 – 8.

Theissen JL, Zahn P, Theissen U, Brehler R. Allergic and pseudo-allergic reactions in anesthesia: I. Pathogenesis, risk factors, substances. Anaesthesiol Intensivmed Notfallmed Schmerzther. 1995 Feb; 30(1) : 3 – 12.

Thermann M, Feltkamp M, Elies W, Windhorst T. Recurrent nerve paralysis after thyroid gland operations: Etiology and consequences. Chirurg. 1998; 69(9) : 951 – 6.

Thierbach A, Lipp M, Dick W. Management der Atemwege im Notfall – Teil 1 und Teil 2. Notfallmedizin. 1997; 8 : 352 – 61 und 408 – 11.

Thomas R, Kumar EV, Kameswaran M. Post intubation sequelae in an intensive care unit. J Laryngol Otol. 1995; 109(4) : 313 – 6.

Thomas LC, Skerman JH. Latex allergy: another complication for anesthesiology, Part 1 ASA Newsletter 1999 April

Thomas LC, Skerman JH. Latex allergy: another complication for anesthesiology, Part 2 ASA Newsletter 1999 May

Thomson IR. The hemodynamic response to intubation: a perspective. Can J Anaesth. 1989; 36 : 367 – 9.

Thomson, KD. A blind nasal intubation using a laryngeal mask airway. Anaesthesia. 1993; 48 : 785 – 7.

Thust W. Die ärztliche Versorgung in der Bundesrepublik Deutschland. Ergebnisse der Ärztestatistik zum 31. Dezember 1998. Dtsch Ärzteblatt 1999 (suppl) : 26.

Tietjen PA, Kaner RJ, Quinn CE. Aspiration emergencies. Clin Chest Med. 1994; 15 : 117 – 35.

Tillmann B. Farbatlas der Anatomie. Zahnmedizin – Humanmedizin; Kopf, Hals, Rumpf. Stuttgart-New York: Thieme; 1997.

Tindol GA, DiBenedetto RJ, Kosciule L. Unplanned extubations. Chest. 1994; 105 : 1804 – 7

Tolley NS, Cheesman TD, Morgan D, Brookes GB. Dislocated arytenoid: an intubation induced injury. Annals of the Royal College of Surgeons of England. 1990; 72 : 353 – 6.

Torres A, Serra-Battles J, Ros E, Piera C, de la bella Casa JP, Cobos A, Lomena F. Pulmonary aspiration of gastric contents in patients receiving mechanical ventilation: the effect of body position. Ann Intern Med. 1992; 116 : 540 – 3.

Tosi LL, Slater JE, Shaer C. Latex allergy in spina bifida patients: prevalence and surgical implications. J Pediatr Orthop. 1993; 13 : 709 – 12.

Treu TM, Knoch M, Focke N, Schulz M. Die perkutane dilatative Tracheotomie als neues Verfahren in der Intensivmedizin. Dtsch Med Wschr. 1997; 122 : 599 – 605.

Tse JC, Rimm EB, Hussain A. Predicting difficult endotracheal intubation in surgical patients scheduled for general anesthesia: a prospective blind study. Anesth Analg. 1995; 81 : 254 – 8.

Tunstall ME. Failed intubation drill. Anesthesia. 1976; 31 : 850.

Uchida T, Hikawa Y, Saito Y, Yasuda K. The McCoy levering laryngoscope in patients with limited neck extension. Can J Anaesth. 1997; 44 : 674 – 6.

Ullrich B, Listyo R, Gerig HJ, Gabi K, Kreienbühl G. Die schwierige Intubation : Der Nutzen von BURP und die Aussagekraft von Prädiktoren. Anästhesist. 1998; 47 : 45 – 50.

Ulsenheimer K. Das Leid mit den Leitlinien. Anästhesiol Intensivmed Notfallmed Schmerzther. 1999 : 34 : 198 – 203.

Van Damme E. Die Kehlkopfmaske in der ambulanten Anästhesie – Eine Auswertung von 5000 ambulanten Narkosen. Anastehsiol Intensivmed Notfallmed Schmerzther. 1994; 28 : 284 – 6.

Van Heurn LWE, Goei R, de Ploeg I, Ramsay G, Brink PRG. Late complications of percutaneous dilatational tracheotomy. Chest. 1996; 110 : 1572 – 6.

Van Natta TL, Morris JA, Eddy VA, Nunn CR, Rutherford EJ, Neuzil D, Jenkins JM, Bass JG. Elective bedside surgery in critically injured patients is safe and cost-effective. Ann Surg. 1998; 227/5 : 618 – 25.

Van Vlymen JM, Fu W, White PF, Klein KW, Griffin JD. Use of the cuffed oropharyngeal airway as an alternative to the laryngeal mask airway with positive pressure ventilation. Anesthesiology. 1999; 90 : 1306 – 10.

Vaughan RS. Training in fibreoptic laryngoscopy. Br J Anaesth. 1991; 66 : 538 – 40.

Verbandsmitteilung.. Anästhesie-Ausweis der DGAI. Anästhesiol Intensivmed. 1999; 40 : 515.

Verghese C, Brimacombe JR. Survey of laryngeal mask airway usage in 11.910 patient safety and efficacy for conventional and nonconventional usage. Anesth Analg. 1996; 82 : 129 – 33.

Vesalius A. De humani corporis fabrica libri septem. Basel; 1543. Faksimileausgabe. Brüssel: Sammlung Medicinae Historia; 1970.

Vézina D, Lessard MR, Bussières J, Topping C, Trépanier CA. Complications associated with the use of the esophageal-tracheal Combitube. Can J Anaesth. 1998; 45 : 76 – 80.

Vogel C. Zahnverletzungen während der Allgemeinnarkose und ihre Haftpflichtfolgen. Anaesthesist. 1979; 28 : 347 – 9.

Voigt E. Effektivität eines herkömmlichen Kreissystems zur Prä-Oxygenierung. Anästhesiol Intensivmed Notfallmed Schmerzther. 1994; 29 : 231 – 3.

Volhard F. Über künstliche Atmung durch Ventilation der Trachea und eine einfache Vorrichtung zur rhythmischen künstlichen Atmung. Münch med Wochenschr. 1908; 55 : 209 – 11.

Vollrath M. Kehlkopf und Trachealchirurgie bei Kindern. In: Hildmann H,

Koch U, eds. Hals-Nasen-Ohren-Chirurgie im Kindes- und Jugendalter. Verhandlungsberichte 1999: 145–227.

Volpi D, Lin PT, Kuriloff DB, Kimmelman CP. Risk factors for intubation injury of the larynx. Ann Otol Rhinol Laryngol. 1987; 96:684–6.

von Krogh G, Maibach HI. The contact urticaria syndrome – an updated review. J Am Acad Dermatol. 1981; 5:328–42.

von Lanz T, Wachsmuth W. Praktische Anatomie, Band I, Lang J, Wachsmuth W, eds. Berlin: Springer-Verlag; 1985.

Voss H, Herrlinger R. Taschenbuch der Anatomie, Band 2. Stuttgart: Gustav Fischer Verlag; 1974: 123–32.

Voyagis GS, Kyriakis KP, Dimitriou V, Vrettou I. Value of oropharyngeal Mallampati classification in predicting difficult laryngoscopy among obese patients. Europ J Anaesth. 1998; 15:330–4.

Voyagis GS, Kyriakis KP, Roussaki-Danou K, Bastounis EA. Evaluating the difficult airway. Minerva Anesthesiol. 1995; 61:483–9.

Wafai Y, Salem MR, Baraka A, Joseph NJ, Czinn EA, Paulissian R. Effectiveness of the self-inflating bulb for verification of proper placement of the esophageal-tracheal Combitube. Anesth Analg. 1995; 80:122–6.

Wafai Y, Salem MR, Lang DJ, Lang DO, El-Orbani M, Podraza AG. Evaluation of the new Combitube. Anesth Analg. 1997; 84:S277.

Wagner DL, Gammage GW, Wong ML. Tracheal rupture following the insertion of a disposible double-lumen endotracheal tube. Anesthesiology. 1985; 63:698–700.

Wakeling HG, Butler PJ, Baxter PJC. The laryngeal mask airway: A comparision between two insertion techniques. Anesth Analg. 1997; 85:687–90.

Wakeling, HG, A Ody, and A Ball, Large goitre causing difficult intubation and failure to intubate using the intubating laryngeal mask airway: lessons for next time. Br J Anaesth. 1998; 81:979–81.

Wakeling HG, Nightingale J. The intubating laryngeal mask airway does not facilitate tracheal intubation in the presence of a neck collar in simulated trauma. Br J Anaesth. 2000; 84:254–6.

Waldeyer A. Anatomie des Menschen: Zweiter Teil. Waldeyer A, ed. Berlin: Walter de Gruyter Verlag; 1975.

Walker P, Forte V. Failed extubation in the neonatal intensive care unit. Ann Otol Rhinol Laryngol. 1993; 102:489.

Walker RW. The laryngeal mask airway in the difficult paediatric airway: an assessment of positioning and use in fiberoptic intubation. Paediatr Anaesth 2000; 10:53–8.

Walz K, Hellinger A, Walz MV, Nimtz K, Peitgen K. Die translaryngeale Tracheostomie. Chirurg. 1997; 8:531–5.

Walz MK, Peitgen K. Punktionstracheostomie versus translaryngeale Tracheostomie. Chirurg. 1998; 69:418–22.

Walz MK, Thürauf N, Eigler FW. Die Punktionstracheostomie beim Intensivpatienten. Zentralbl Chir. 1993; 118:406–11.

Wang LP, Hägerdal M. Reported anaesthetic complications during an 11-year period: A retrospective study. Acta Anaesthesiol Scand. 1992; 36:234–40.

Ward RF, Jones J, Carew JF. Current trends in pediatric tracheotomy. Int J Pediatr Otorhinolaryngol. 1995; 32:233–9.

Warner DO. Airway pharmacology. In Benumof JL, ed. Airway management. Boston: Mosby; 1996:74–101.

Warner MA, Warner ME, Weber JG. Clinical significance of pulmonary aspiration during the perioperative period. Anesthesiolgy. 1993; 78:56–62.

Warner ME, Benefeld SM, Warner MA, Schroeder DR, Maxson PM. Perianesthetic dental injuries. Anesthesiology. 1999; 90:1302–5.

Watanabe S, Suga A, Asakura N. Determination of the distance between the laryngoscope blade and the upper incisors during direct laryngoscopy: comparisons of a curved, an angulated straight, and two straight blades. Anesth Analg. 1994; 79(4):638–41.

Watts AD, Gelb AW, Bach DB, Pelz DM. Comparison of the Bullard and Macintosh laryngoscopes for endotracheal intubation of patients with a potential cervical spine injury. Anesthesiology. 1997; 87:1335–42S.

Webb AR, Fernando SSD, Dalton HR, Arrowsmith JE, Woodhead MA, Cummin AR. Local anaesthesia for fiberoptic bronchoscopy: transcricoid injection or the „spray as you go" technique? Thorax. 1990; 45:474–7.

Wedekind LV, Krier C. Kehlkopfmaske – Eine Übersicht 1983–1993. Anäsiol Intensivmed Notfallmed Schmerzther. 1993; 28:137–47.

Weeks DB, Bland KB, Koufman JA. Jet venturi ventilation via the Bullard laryngoscope. Anesthesiology. 1993; 79:866–7.

Wehrle HJ, Gottstein P. Erfahrungen zur Anwendung der Kehlkopfmaske mit flexiblem, drahtverstärktem Tubus bei HNO-Eingriffen im Kindesalter. Anästhesiol Intensivmed Notfallmed Schmerzther. 1997; 32:151–4.

Weißauer W, Opderbecke HW. Eine erneute Entscheidung der BGH zur „Facharztqualität". Anmerkungen zum Urteil v 15.06.1993, AZ VI ZR 195/92. Anästh Intensivmed. 1994; 119.

Weißauer W, Weis E. Zum arbeitsrechtlichen Regress. Vgl. Neue Serviceleistungen des Berufsverbandes für seine Mitglieder. Rahmenvertrag für eine spezielle Berufshaftpflichtversicherung. Anästh Intensivmed. 1998; 267.

Wendl HK. The story of the Wendl-tube and its use. In: Schulte am Esch J, Goerig M, eds. Proceedings of The Fourth International Symposium on the History of Anaesthesia. Lübeck: DrägerDruck; 1998:531–4.

Wenig BL, Applebaum EL. Indications for and techniques of tracheotomy. Clinics in Chest Medicine. 1991; 12/3:545–53.

West JB, ed. Ventilation, blood flow, and gas exchange. 3. Aufl. Oxford: Blackwell Scientific Publications; 1970.

Westphal K, Byhahnn C, Lischke V. Die Tracheotomie in der Intensivmedizin. Anaesthesist. 1999; 48:142–56.

Wetmore RF, Marh RR, Thompson ME, Tom LW. Pediatric tracheostomy: a changing procedure? Ann Otol Rhinol Laryngol. 1999; 107:695–9.

Whelan J, Simpson SQ, Lewy H. Unplanned extubation: predictors of successful termination of mechanical ventilatory support. Chest. 1994; 105:1808.

White A, Kander PL. Anatomical factors in difficult direct laryngoscopy. Br J Anaesth. 1975; 47:468–74.

White AP, Billingham IM. Laryngeal mask guided tracheal intubation in paediatric anaesthesia. Paediatr Anaesth. 1992; 2:265.

White DC. The laryngeal mask – a non-invasive airway. Eur J Anaesthesiol. 1991; S4:1–4.

Whited RE. Laryngeal dysfunction following prolonged intubation. Ann Otol Rhinol Laryngol. 1979; 88:474–8.

Whited RE. A study of post-intubation laryngeal dysfunction. Laryngoscope. 1985; 95:727–9.

Whitehead EM, Smith M, Dean Y. An evaluation of gastric emptying times in pregnancy and the puerperium. Anaesthesia. 1977; 2:372.

Wiedemann K, Klein U. Der Doppellumen-Tubus-Aspekte der klinischen Anwendung. Cinema-Studios Hörstel-Dreierwalde. Wissenschaftliches Video, 1996

Wiedemann B, Stein M, Kästner R, Herbst A. Ergebnisse fiberoptischer Kontrolluntersuchungen nach perkutaner Tracheotomie. Journal für Anästhesie und Intensivbehandlung. 1998; 212 – 5.

Wilkinson D. Keeping the airway open: Esmarch's manouevre or Heiberg's heave? In: Raymond B, ed. The History of Anesthesia: Third International Symposium. Park Ridge, Ill: Fink Wood Library Museum of Anesthesiology; 1992: 443 – 6.

Wilkinson JA, Mathis RD, Dire DJ. Turbinate destruction – a rare complication of nasotracheal intubation. J Emerg Med. 1986; 4(3): 209 – 12.

Williams AR, Burt N, Warren T. Accidental middle turbinectomy: a complication of nasal intubation. Anesthesiology. 1999; 90: 1782 – 4.

Williams PJ, Bailey PM. Comparison of the reinforced laryngeal mask airway and tracheal intubation for adenotonsillectomy. Br J Anaesth. 1993; 70: 30 – 3.

Williams PJ, Thompsett C, Bailey PM. Comparison of the reinforced laryngeal mask airway and tracheal intubation for nasal surgery. Anaesthesia. 1995; 50: 987 – 9.

Williamson JA, Webb RK, Szekely S, Gillies ERN, Dreosti AV. Difficult intubation: an analysis of 2000 incident reports. Anaesth Intens Care. 1993; 21: 602 – 7.

Williamson JA; Webb RK; Cockings J; Morgan C. The Australian Incident Monitoring Study. The capnograph: applications and limitations – an analysis of 2000 incident reports. Anaesth Intensive Care. 1993; 21: 551 – 7.

Williamson R. Dental damage and laryngoscopy. Anaesth Intens Care. 1988; 16: 241.

Williamson R. Predicting difficulty of laryngoscopy. Anaesth Intens Care. 1993; 21: 896 – 7.

Wilson ME, Spiegelhalter D, Robertson JA, Lesser P. Predicting difficult intubation. Br J Anaesth. 1988; 61: 211 – 6.

Wiltschke C, Kment G, Swoboda H. Ventilation with the Combitube during tracheotomy. Laryngoscope. 1994; 104: 763 – 5.

Winkler WB, Karnik R, Seelmann O, Havlicek J, Slany J. Bedside percutaneous dilational tracheostomy with endoscopic guidance: experience with 71 ICU patients. Intensive Care Med. 1994; 20: 476 – 9.

Wissler RN. The esophageal-tracheal Combitube. Anesth Review. 1993; 20: 147 – 52.

Wittenborg MH, Gyepes MT, Crocker D. Tracheal dynamics in infants with respiratory distress, stridor and collapsing trachea. Radiology. 1967; 88: 653 – 62.

Witzel O. Wie sollen wir narkotisieren? Münch med Wochenschr. 1902; 48: 1994 – 8.

Wolfe JE, Bone RC, Ruth WE. Effects of corticisteroids in the treatment of patients with gastric aspiration. Am J Med. 1977; 63: 719 – 22.

Wood PR, Dresner M, Lawler PGP. Training in fibreoptic tracheal intubation in the north of England. Br J Anaesth. 1992; 69: 202 – 3.

Wooldridge WJ, Dearlove OR. Anaesthesia for Cockayne's syndrome: Contemporary solutions to an old problem. Paediatric Anaesthesia. 1994; 4: 191 – 5.

Worthley LIG, Holt A. Percutaneous tracheostomy. Intensive Care World. 1992; 9: 187 – 92.

Wrenger K, Puchstein C. Ist das traditionelle Nüchternheitsgebot noch sinnvoll? Anästhesiol Intensivmed Notfallmed Schmerzther. 1996; 31: 250 – 4

Wu FL, Razzaghi A, Souney PF. Seizure after lidocaine for bronchoscopy: Case report and review of the use of lidocaine in airway anesthesia. Pharmacotherapy. 1993; 13: 72 – 8.

Wulf H, Siems R, Beckenbach S, et al. Objektivierbare Schäden und subjektive Beschwerden nach Allgemeinanästhesie – Ein Vergleich von Intubation und Kehlkopfmaske. Anästhesiol Intensivmed Notfallmed Schmerzther. 1994; 29: 288 – 9.

Wunsch R, Wunsch C, Darge K. Fremdkörperaspiration. Radiologe. 1999; 39: 467 – 71.

Wynne JW, Reynolds JC, Hood CL, Auerbach D, Ondrasick. J. Steroid therapy for pneumonitis induced in rabbits by aspiration of foodstuff. Anesthesiology. 1979; 51: 11 – 9.

Yamamoto K, Tsubokawa T, Shibata K, Ohmura S, Nitta S, Kobayashi T. Predicting difficult intubation with indirect laryngoscopy. Anesthesiology. 1997; 86: 316 – 21.

Yamamura H, Yamamoto T, Kamiyama M. Device for blind nasal intubation. Anesthesiology. 1959; 20: 221 – 2.

Yamaya K, Ujike Y, Namiki A. Tracheobronchomalacia occurring under general anesthesia: a case report. J Clin Anesth (Rinsho Masui). 1986; 10: 337 – 40.

Yang KL. Tracheal stenosis after a brief intubation. Anesth Analg. 1995; 80: 625 – 7.

Yardeni IZ, Abramowitz A, Zelman V. A new laryngoscope with flexible adjustable rigid blade. Br J Anaesth. 1999; 83: 537 – 9.

Yoshino A, Hashimoto Y, Hirashima J. Low-dose succinylcholine facilitates laryngeal mask airway insertion during thiopental anaesthesia. Br J Anaesth 1999; 83: 279 – 83.

Young PJ, Rollison M Downward G, Henderson S. Leakage of fluid past the tracheal tube cuff in a benchtrop model. Br J Anaesth. 1997; 78: 557.

Zalzal GH, Cotton RT. Adenotonsillar disease. In: Cummings CW, ed. Otolaryngology, Head and Neck Surgery, Vol II. Mosby; 1986.

Zander R. Hand-Pulsoxymeter. Quali-Test. 1998; 3: 1 – 8.

Zander R, Martin E, Larsen R. The intrapulmonary oxygen pool [editorial]. Anästhesiol Intensivmed Notfallmed Schmerzther. 1994; 29: 222 – 3.

Zander R, Mertzlufft F. Clinical use of oxygen stores: pre-oxygenation and apneic oxygenation. Adv Exp Med Biol. 1992a; 317: 413 – 20.

Zander R, Mertzlufft F. Überprüfung der Präzision von Kapnometern. Anästhesiol Intensivmed Notfallmed Schmerzther. 1992; 27: 42 – 50.

Zander R, Mertzlufft F. Sauerstoffversorgung trotz Atemstillstandes. Anästhesiol Intensivmed Notfallmed Schmerzther. 1994; 29: 223 – 7.

Zander R, Mertzlufft F. Optimale Prä-Oxygenierung mit dem Nasoral-System. In: Lawin P, ed. Jahrbuch der Anästhesiologie und Intensivmedizin. Zülpich: Biermann; 1995: 275 – 80.

Zander R, Mertzlufft F. Therapeutische Grenzwerte der akuten, arteriellen Hypoxie. Anästhesiol Intensivmed Notfallmed Schmerzther. 1996; 31: 372 – 4.

Zbinden S, Schupfer G. Detection of esophageal intubation: The cola complication (letter). Anaesthesia. 1989; 44: 81

Zerella JT, Dimler M, McGill LOC, Pippus KJ. Foreign body aspiration in children: value of radiography and complications of bronchoscopy. J Pediatr Surg. 1998; 33: 1651 – 4.

Sachverzeichnis

A

Abstand
- atlanto-okzipitaler 133
- mandibulo-hyoidaler 130
- sternomentaler nach Sacvva und Ramadhani 116
- thyromentaler 115

Abszess
- Halsbereich 325 f
- intranasaler 84, 152
- Intubationstracheoskop 171
- Kieferklemme 326
- Mundboden 45
- Mund-Kiefer-Gesichtsbereich 325
- palatinaler 326
- parapharyngealer 206
- retropharyngealer 162
- Tonsillarbereich 326
- Zungengrund 45

ACE-Hemmer 146
Achondroplasie 337
Acute Respiratory Distress Syndrome 305
Adenoid 122
Adenoidektomie 85
Adenotomie 337
Adipositas 121 f, 136, 162
- schwierige Maskenbeatmung 113
Aerosoltherapie, Aspiration 307
AGT-Tubus 176
Airway risk index nach El-Ganzouri 125
Airtrapping 344
AKD s. Alveolar-Kanten-Distanz
Akromegalie 118
Alfentanil 186, 254
Alkalose, respiratorische 299
Allergen 375
Allergie, topische Anästhesie 182
Allergische Reaktion 375
Allround-Narkosemaske 73
Alveolar-Kanten-Distanz 117
Ambu-Maske 73
American Society of Anesthesiologists 211
Analgosedierung 185
- Spontanatmung 186
Anamnesebogen 387
Anaphylaxie 375
- akute, Therapie 376
- Stufen 375
Anästhesie
- infraglottische 184
- topische 181, 252
Anästhesie-Ausweis 279
Anästhetikaauswahl 252 ff
Anatomie
- Kehlkopf, Kind und Erwachsener 285
- Vergleich der Atemwege, Kind und Erwachsener 284

Anatomisch-Geformter-Tracheal-Tubus, Fixierung 325
Angioödem
- Oropharynx, Latexallergie 375
- Zunge, Latexallergie 375
Ankylose 147
Antibiotikaprophylaxe, Aspiration 308
Anxiolytika 252 ff
Aphonie 148
Apnoe 50 ff
- Kind 286
ARDS s. Acute Respiratory Distress Syndrome
ARI s. Insuffizienz, akute respiratorische
Arteria
- carotis externa 20
- – – Arrosion 26
- – – interna 20
- – – Arrosion 26
- sphenopalatina 20
- – – Läsion 22
Arthritis 142
Arthropathia deformans 45
Aryknorpelluxation 147 f
- anteriore 148
- Diagnose 148 f
- Fehlinterpretation 149
- posteriore 148
- Symptome 148 f
- Therapie 149
Aryknorpelsubluxation 147
Arytenoidknorpel 143
ASA Task Force 101
Aspiration 78
- Aerosoltherapie 307
- alternative Relaxationstechniken 311
- Bronchoskopie 307
- Diagnostik und Therapie 306
- Flüssigkeitstherapie 307
- Larynxmaske 100
- manifeste, klinisch-pathologischer Verlauf 305
- Morbidität 304
- Muskelrelaxierung mit Succinylcholin 310
- Pathophysiologie 305
- radiologischer Befund 306
- Vorgehen 306
Aspirationsgefahr, erhöhte, Schwangere 294
Aspirationsprophylaxe 308
- Evaluation des Patienten 308
Aspirationsrisiko
- erhöhtes 308

- Reduktion, Medikamente 309
Asthma bronchiale 62
Atemantrieb, O_2-getriggerter 298
Atemfrequenz 58
Atemgas-Monitoring 317
Atemgeräusch, Qualität 298
Atemindikator, kolorimetrischer 217
Ateminsuffizienz 301
Atemnot, postoperative 148
Atemstillstand 301
- Hypoxiegefahr 242
- prähospitaler 218
Atemwege
- schwierige, Algorithmus 138
- – Definition 107
- – Lehren und Lernen der Fertigkeiten 392
- – verengte, Kapnogramm 63
Atemwege, Sicherung und Latexallergie 375 ff
Atemwegsnotfall, Problemspektrum 297
Atemwegsbrücke 6
Atemwegsdruck 57 f
Atemwegs-Leckage, zentrale 353
Atemwegsmanagement 298
- Beatmung 299
- differenziertes 397
- Hilfsmittel 300
Atemwegsobstruktion 70 f, 100
- Erkennen 70 f
- Sofortmaßnahme 71
Atemwegs-Rotations-Training 399
Atemwegssicherung
- Allgemeinanästhesie, Gegenüberstellung der Fehlerquoten alternativer Techniken 109
- chirurgische 259
- Erlernen alternativer Methoden 392
- gehäuftes Auftreten in den Fachbereichen HNO und ZMK 110
- und Intubation 70 ff
- schwierige, Anamnese 113 f
- – Diagnostik 113 f
- – Inzidenz 108 ff
- – klinische Untersuchung 113
- – Komplikationen 111
- – radiologische Diagnostik 133
- – Schäden 111
- – Vorhersagbarkeit 113
- Wachzustand, Gegenüberstellung der Fehlerquoten alternativer Techniken 109
Atemwegstrainer 393
Atemwegsverlegung 301
Atemwegsverletzung, Lokalisation 139
Atemwegsverschluss, inkompletter 315, 322

Atemwegsverschluss, kompletter 315, 322
Atmung
– Bewertung, Begleitsymptome 298
– – Notfall 297 f
– spezielle Physiologie 50 ff
Atropinsulfat 256
Aufbissschiene 142
Aufklärung 279
– Rechtssprechung 387
Aufklärungsbogen 387
Aufsicht und Parallelnarkose 384 f
– – Rechtssprechung 384
Augustine Guide 194
– Scope 195, 167
Ausbildung 389 ff
– im internationalen Vergleich 389
Ausbildungskonzepte
– England 400 f
– Frankreich 399 f
– Niederlande 400
– Schweiz 400
Ausbildungsmethoden, unterschiedliche 389
Ausbildungsprogramme
– internationale und Richtlinien 398
– USA 398
Ausrüstung, unzulängliche 109
Austrian Difficult Airway/Intubation Registry 281

B

Backwards Upwards Rightwards Pressure s. BURP
Ballonhernie des Tubus 63
Bandscheibenerkrankung 142
Barbiturate 253
Bariumsulfataspiration 314
Barometerdruck 60
Barotrauma 339
Basler Lernprogramm für die fiberoptische Intubation 400
Batterie-Intubationsfiberendoskop, technische Spezifikationen 174
Beatmung
– ausreichende, Rechtssprechung 383
– Fiberoptik 135
– Management der schwierigen Atemwegssicherung 259
– maschinelle, Aspiration 306
– prolongierte postoperative, Entwöhnung 361
Becker-Kieferhebel 7 f
Beissschutz 189, 193
Bellocq-Tamponade 338
– schwierige Maskenbeatmung 113
Belscope-Spatel, Zahnschaden 141
Benzocain 182
Benzodiazepine 186
– in Kombination mit Opiaten 253
Benzodiazepinantagonisten 253
Berufsverband Deutscher Anästhesisten 381
Beutel-Masken-Beatmung 300

Bewusstlosigkeit ohne Schutzreflexe 301
Blowtorch-like-flame 343
Blue Bloater 298
Blut, verschlucktes 357
Blutgasstatus, arterieller, Einfluss der HFJV-Einstellparameter 345
Blutgaswert, arterieller und zentralvenöser 56
Blutkaliumkonzentration, exzessive succhinylcholininduzierte Steigerung 310
Blutsturz 356
Blutung
– Intubationstechnik 338 f
– Tubus 85
Blutungsquelle, Isolation 357 f
Body mass index 122
Bolusaspiration 71
Bolustod 70
Bonfils-Optik 340
Bougies, Management der schwierigen Atemwegssicherung 267
Bronchialtoilette 358
Bronchodilatation 307
Bronchoskop
– Bedeutung 368
– wasserdichtes 201
– – manuelle Aufbereitung 201
Bronchoskopie
– Aspiration 307
– fiberoptische 352
– – Doppellumentubus 352
– flexible, Kindesalter 289
Bronchoskopie-Swivel-Konnektor 361
Bronchusblockade 353 f
– fiberoptische Bronchoskopie 354
– Varianten zur Überprüfung 354
Bronchusblocker, Vorteile 355
Bronchusobstruktion 62
Bronchusstumpfinsuffizienz 353
Bubble-Methode 351
Bullard-Laryngoskop 164 ff, 340
– Anwendung 165
– Indikation 165
– mit Spatelverlängerung 165
– Wachintubation 165
BURP 156, 263
BURP-Manöver 106

C

Cannot ventilate, cannot intubate 211, 261
– Definition 107
Cartilago arytaenoidea 30 f
Charrière FRench 90
Cheiropathie, diabetische 122
Chenoweth-Stylet 158 f
Choanalatresie 85, 152
Choanal-Tamponade 338
CO_2-gesteuerte blinde Intubation 162
CO_2-Messung, endexpiratorische 264
CO_2-Monitoring
– kolorimetrisches 66
– qualitatives 66

CO_2-Partialdruck 58
CO_2-Wert
– kapnometrischer, Erhöhung 61
– – Erniedrigung 61
Cola-Komplikation 61
Combitube 107
214 ff
Combitube 214 ff
– Anwendung in der Anästhesie 217 f
– Auswahl 215
– Einführungstechnik 215
– Entwicklung 214
– Geburtshilfe 219 f
– Kind 289
– Kontraindikation 221
– Management von Problemen bei der Ventilation 260
– – der schwierigen Atemwegssicherung 267
– mögliche Komplikationen 221
– Notfall 302
– Notfallintubation 218 f
– prähospitaler Atemstillstand 218
– Schwangere 295
– Traumapatient 219
– Übungsprogramme 222
– Umgang, Tricks 216 f
– Vor- und Nachteile 220
– Vorschläge zur Umintubation 217
– Weiterbildung 222
Computerprogramm, interaktives, Üben 394
Conchae, Abscheren 85
Conscious sedation 185, 252
Consensus conference on artificial airways in patients receiving mechanical ventilation 275
Contra Cricoid Cuboid 156
COPA™-Tubus 159 f, 77
– Anwendungskriterien 159
– Größen 159
– Halsschmerz 159
– Kontraindikation 160
– ungeschultes medizinisches Personal 159
CPAP-Maske, Schlafapnoesyndrom 336
Crisis Resource Management 393
Cuff 91 ff
– Abdichtfunktion, Beeinträchtigung 93
– Aspiration 93
– Keimwanderung 93
– Lachgasdiffusion 93
– Material, Form und Funktion 91 f
Cuff-Druck 39
– Auswirkung auf die tracheale Schleimhaut 91
– Erhöhung 150
– postoperative Halsbeschwerden 146
Cuff-Druckänderung 93
– dynamische 93 f
Cuff-Druckregulator, automatischer 94
Cuff-Druckregulierung 87 ff, 93 f
Cuffed Oropharyngeal Airway s. COPA

Cuff-Eigenschaften 93
Cuffentblockung, Unmöglichkeit 277
Cuff-Hernienbildung 93
Cuff-Schutzsonde 85

D

Daumen-Insertionstechnik 98
Deep sedation 185
Defibrillation 297
Definitionen 106 ff
Denitrogenisierung 245
Dentitio difficilis 44
Desinfektion, Qualität 201
Deutschland, Ausbildung 391 f
DGAI 381
Diabetes mellitus 122
Diazepam 186
Difficult airway s. Atemwege, schwierige
– intubation s. Intubation, schwierige
– laryngoscopy s. Laryngoskopie, schwierige
– ventilation s. Ventilation, schwierige
Diffusionsatmung s. Oxygenierung, apnoische
Dilatationstracheotomie, perkutane 266
Dilatationszange nach Griggs 367
DIOmed-Aufklärungssystem 387
Divertikel 29
Dokumentation 279 ff
Doppellumentrachealkanüle 355
Doppellumentubus 348 f
– Alternativen 353
– und Bronchusblocker, Vergleich 355
– Fehllage 351
– fiberoptische Bronchoskopie 352
– – Intubation, in Allgemeinanästhesie 359
– Größe 350
– Hämoptyse 357
– Intubation 351
– klinische Lagekontrolle 351
– linksseitiger 351
– – Auswahl 350
– – Intubationstiefe 351
– rechts- und linksseitiger 349
– – – nach Robertshaw 349
– rechtsseitiger, fiberoptische Bronchoskopie 352
– – regelgerechte Lage 353
– Tracheostoma 355
– Tubuswechselkatheter 350
– Typen und Auswahl 348
– Vorteile 355
Dreifach-Handgriff 70
Druck
– positiver end-exspiratorischer 218
– – – Combitube 218
Druckbeatmung, positive 93
Ductus thyreoglossus 26
Dysgnathie 333 f
Dyspnoe
– Aspiration 306
– klinisch manifeste 147

– Notfallmedizin 297
Dysproportion, maxillo-mandibuläre 333

E

Einführhilfe, Vorschieben des Tubus 157 f
Einführtechnik, blinde, Optimierung 162
Einführungsmandrin 156 f
Eingriffsrisiko, Rechtssprechung 381
Ein-Lungen-Beatmung 71
Embolus 64
Empfehlungen 389 ff
Endoskop
– starres, Erwachsener, technische Daten 316
– – Fremdkörper 315
– – Kind, technische Daten 316
Endoskopiemaske 191
Endotrachealtubus
– Austausch gegen einen Doppellumentubus 359
– mit Bronchusblocker, Hämoptyse 357
– Durchmesser 145
– Halsbeschwerden 144
– laryngo-tracheale Schädigung 145
– Seitentrennung der Atemwege 357
– versus Kehlkopftubus 144
– – – postoperative Halsbeschwerden 144
Endotrol®-Tubus 165
England, Ausbildung 391
Entflammung 343
Enzymreiniger 201
EOA s. Esophageal Obturator Airway
Epiduralkatheter 228
Epiglottis 30, 32, 136
Epiglottitis 289 f
Epinephrin 273
Epipharynxspiegel 24
Epistaxis 152, 338
Erbrechen
– Kopftieflagerung 306
– ösophageale Fehlintubation 306
Erkrankung
– akute, entzündliche, Tracheotomie 231
– rheumatische, atlanto-okzipitales Gelenk 121
Erstickungsalgorithmus 299
Esmarch-Handgriff 70, 276, 298
– Laryngospasmus 323
– Notfall 298
– verbesserter 76
Esmarch-Heiberg-Handgriff 3 f
Esophageal Obturator Airway 214
Etomidate 254
Extubation
– akzidentelle 189, 275
– Durchführung, Tubuswechsel-Katheter 274
– Einsatz der Fiberoptik 274 f
– Management 274
– – Instrumentarium 274

– schwierige 277
– – nach Seitentrennung der Luftwege 361
– nach schwieriger Intubation 272
– – – Algorithmus 275
– – – Kontrollinspektion 272
– – – Monitoring 273
– – – Sofortkomplikationen 276
– – – Spätkomplikationen 277
– – – Systematik 272
– – – Vorbereitung 272
– Tracheotomie 275

F

Facharztqualifikation, formelle 385
Facharztstandard 383
Falte, aryepiglottische 118
Fehlbildung, schwierige Maskenbeatmung 113
Fehlintubation
– ösophageale 61
– Rechtssprechung 382
Fentanyl 186, 254
Fiberbronchoskop
– Tubuswechsel 359
Fiberendoskop
– Anschaffungskosten 176
– Arbeitskanal, Durchspülen 202
– mit aufgesetztem Kamera-Adapter 196
– Dichtigkeitstest 202
– flexibles, Aufbau 174
– – Funktionsteile 173
– – Standardausrüstung 174 f
– – Versorgungsteil 174
– – Zuordnung von Tubus- zu Endoskopgrössen 175
– mit integriertem Micro-Video-Modul 197
– Mindestarbeitslänge 176
– Reinigung, Bürsten 203
– rigide Hindernisse 179
– Stenose 179
Fiberoptik 257
– Extubation 274 f
Fieber 151
Firmenadressen 401 ff
Fixation, maxillo-mandibuläre 118
Flexiblade-Spatel 167
Flimmerepithel 19, 22
Flumazenil 253
Flush 376
Flüssigkeitstherapie, Aspiration 307
Flüsterstimme 148
Fogarty-Embolektomiekatheter 357
Fogarty-Katheter, Fremdkörper 318
Foramen
– incisivum 14
– mandibulae 14
– mentale 14
– palatinum majus 14
Foregger-Spatel 79, 264 f
Fossa-Canina-Abszess 326
Frakturlinien nach Le Fort 327
FRC s. Residualkapazität, funktionelle

Fremdkörper
- aspirierter 312 ff
- Algorithmus 319
- – anästhesiologisches Management 317 f
- – Inzidenz und Altersverteilung 312
- – Komplikationen 318
- – Narkoseeinleitung 318
- im Bereich des Larynx 313
- – der Trachea 313
- im bronchialen Bereich 313
- Entfernung unter Sicht 299
- Oberbauchkompression 299
- ösophagealer 314
- vollständig verlegender 299
Fremdkörperentfernung, digitale 315
Fremdkörperextraktion 342
- Bronchoskopie mit starrem Rohr 342
- flexibles Bronchoskop 317
- ösophageale 342
Fremdkörpermobilisation 315
Frontzahn
- Schädigungsrisiko 140
Frühgeborenes
- intrapulmonaler O$_2$-Speicher 53 f
- Kortikosteroide 273
Führungsdraht 264
- Management der schwierigen Atemwegssicherung 267
- Verwendung 228 f
Führungsmandrin, 288
Führungsstab (s. auch Einführungsmandrin) 80, 157
- Intubation 263
- Laryngoskopie 263
- mit Spiraltubus 80

G

Gasausstrom, unbehinderter 226
Gasfluss, gerichteter unidirektionaler 247
Gaumen
- harter 13 f
- weicher 25
Gaumenmandel, Hyperplasie 28
Gaumenmuskulatur 25
Gaumenspalte, isolierte 331
Gebiss 40 f
- Erwachsener 40 f
- Kind 41
Geburtshilfe 293 ff
- anästhesiebedingte Todesfälle, Ursachen 293
- Atemwegssicherung, gehäuftes Auftreten 110 f
- Combitube 219 f
- Sicherung der Atemwege, Diagnostik 293 f
- – – Hilfsmittel und Durchführung 294
- Ventilations- und Intubationsschwierigkeiten, Algorithmus 296
Gefässobstruktion
- pulmonale 64

Gelenk
- atlanto-axiales, Bewegungseinschränkung 136
- atlanto-okzipitales 120
- – Bewegungseinschränkung 136
- – Morbus Down 121
- – rheumatische Erkrankung 121
- temporo-mandibuläres, Bewegungseinschränkung 136
Gerinnungsstörung 152
Geschichte 2 ff
Geschmackssinn 17
Gesichtschirurgie, Besonderheiten der Atemwegssicherung 325 ff
Gesichtsmaske 73 f, 142 f
- postoperative Halsbeschwerden 142 f
- sekundäre Techniken 258
Giemen, Aspiration 306
Glandula
- sublingualis 40
- submandibularis 40
Gleitmittel, lokalanästhetikahaltige 146
Glottisverschluss 30
Glycopyroniumbromid 256
Gontermann-Handgriff 6
Granulom, laryngeales 146
Guedel-Tubus 75 f
- Kind 285
- korrekte Lage 77
- Management der schwierigen Atemwegssicherung 267
Guerin-Querfraktur 327
Guide Wire Dilating Forceps 366
Gummibougie 263
Gummy smile 45
Gut-Kieferhalter 8
GWDF s. Guide Wire Dilating Forceps

H

H-2–Blocker 309
Haemophilus influenzae 289
Haftpflichtversicherung 386
Halothan 290, 323
Hals 119
- Anatomie 266
- – Ventilation 266
- kurzer 119
Halsbeschwerden
- postoperative, nach Allgemeinanästhesie 142
- – Ursachen 144
Hals-Nasen-Ohren-Heilkunde 336 ff
Halsoperation 342 f
Halsschmerz 142
- Extubation 276
- postoperative Visite 279
Halswirbelsäule 142
- Auswirkungen des Intubationsvorganges 141 f
- Immobilisierung, Combitube 219
- instabile, Intubation 208 f
- verminderte Beweglichkeit 142
Halszyste, mediane 342
Hämatom, laryngeales 146 f

Hämoglobin, fetales 59
Hämoptyse 356 ff
- Doppellumentubus 357
- schwere, Maßnahmen 356
Handgriff nach Hippokrates 142
Hands free ventilation 160
Hartgummitubus, von Eisenmenger 10
Hauptbronchien, Hindernisse, fiberoptische Intubation 358
Hautemphysem 152
HbF s. Hämoglobin, fetales
Hebel-Laryngoskop
- nach McCoy 166
- – Anwendung 166
- – Indikation 166
- – Kombination mit Bonfils-Optik 166
Heimlich-Handgriff 71 f
- Fremdkörper 299
- Fremdkörpermobilisation 315
- Kontraindikation 71
- Laryngospasmus 323
Heiserkeit 35, 136, 142
- Kind 286
- postoperative 146
Herz-Kreislauf-Stillstand 297
- Combitube 219
Herz-Lungen-Wiederbelebung 214
High-volume-low-pressure-cuff 93, 145
Hilfsmittel
- einfache 156 ff
- Management von Problemen bei der Ventilation 261
Hirnschädigung 111
HIV, Mund-zu-Mund-Beatmung 299
Hochdruckmanschette 93
HPS s. Human Patient Simulator
Hubvolumen 58
Human Patient Simulator 393
Hunsaker-Katheter 344
Husten
- akuter 35
- aspirierter Fremdkörper 313
- chronischer 35
- fiberoptische Intubation 190 f
Hustenreiz 38
HWS-Fraktur 101
Hyperkapnie 51
Hyperoxie
- intrapulmonaler O$_2$-Speicher 51 f
- O$_2$-Speicher, intrapulmonaler 51 f
Hyperthermie, maligne 310
Hyperventilation 299
Hypnotika 252 ff
Hypopharynx 22, 28 ff
- anatomische Strukturen und physiologische Aufgaben 28 f
- Bezug zur Intubation 30
- Grenzen 28
- Untersuchungsmethoden 29 f
- Verletzung 151
Hypoxie 50, 113
- akute arterielle 50, 56, 243 f
- – – Definition 243
- – – fakultative und obligatorische Grenzwerte 50 f
- – – perioperative Ursachen 243

Hypoxieprophylaxe
- Praxis 246
- Theorie 244 ff
Hypoxie-Schutz, absoluter 55
Hypoxygenation 50

I

IFS s. Intubationsfiberskop, retromolares nach Bonfils
Ileus 309
ILM s. Intubationslarynxmaske
Indischer Seiltrick 209
Inhalationsanästhetika 255
Inhalationstrauma 301
Inspektion, fiberoptische 137
Insuffizienz, akute respiratorische 305
Intensivmedizin 362 ff
Intermediate cuff 93
Intra-Cuff-Druck, postoperative Halsbeschwerden 146
Intubating Laryngeal Mask, siehe Intubationslarynxmaske 96
Intubatio guide s. Tubus-Einführhilfe
Intubation
- blinde, Intubationslarynxmaske 208
- - - nasale 85, 211, 258
- - - - Kind 288
- - - - wacher Patient 258
- - - Kontraindikation 152
- - - Risiken 152
- - - orale, Kind 288
- - - Standard-Larynxmaske 207 f
- CO_2-gesteuerte blinde 162
- - digitale, Geschichte 10
- - direkte laryngoskopische 257
- - einseitige endobronchiale 62
- - endobronchiale 353 f
- - endotracheale 79 ff
- - - Aspiration 306
- - - Fixation des Tubus 81
- - - Lagerung 81 f
- - - Laryngoskopie 81
- - - Notfall 300 f
- - - Prävention laryngealer Schäden 150
- - - wacher Patient 85 f
- - erfolglose tracheale 86
- - fiberoptische 107, 176, 258
- - - Abwehrreaktion des Patienten 190 f
- - - Hilfsmittel 187, 191
- - - Instrumentarium 187
- - - Intubationshilfen 192 f
- - - Intubationslarynxmaske 208
- - - Kindesalter 289
- - - Management der schwierigen Atemwegssicherung 267
- - - Nachbesprechung 196
- - - Nasentropfen 183
- - - Plazieren des Tubus 187 f
- - - Probleme 190 f
- - - spezielle Indikation 180
- - - Standard-Larynxmaske 208
- - - videogestützte Teaching-Systeme 196 ff

- - - wacher Patient 179 ff, 258
- - - - Aufklärung 180
- - - - Indikation 179 f
- - - - Komplikationen 181
- - - - Prämedikation 181
- - - - Vorteile 181
- - indirekte 263 f
- - Kind 285
- - korrekte, Notfall 301
- - magnetisch gesteuerte orotracheale 162
- - Management der schwierigen Atemwegssicherung 259, 267
- - Maßnahmen zur Optimierung 156
- - misslungene, Geburtshilfe 268
- - nasale, Hindernis 22
- - nasotracheale 84 f
- - - fiberoptische, Besonderheiten 190
- - - Kontraindikation 84
- - Notfall, Indikation 301
- - orotracheale, anatomische Masse 176
- - - fiberoptische, Besonderheiten 189 f
- - - Geschichte 10
- - retrograde 228 ff, 257, 261
- - - mit Führungsdraht plus Fiberoptik 229
- - - Indikation 228
- - - Komplikationen 229 f
- - - Kontraindikation 230
- - - Modifikation 228 f
- - - relative Kontraindikation 229
- - - wacher Patient 258
- - Schallwellen-gesteuerte nasotracheale 162
- - schwierige 107
- - - bildgebende Verfahren 130
- - - Definition 107
- - - Geschichte 11 f
- - - Inzidenz, in Abhängigkeit vom Schwierigkeitsgrad 109
- - - Notfall 302
- - - Patientenkollektiv, unterschiedliche Prävalenz 130
- - - Risikofaktoren, Genauigkeit bei der Vorhersage 129
- - - Ursachen 109
- - - vereinfachter Score zur Vorhersagbarkeit 128
- - - Vorhersagbarkeit 114
- - - traumatische, Definition 107
- - - Inzidenz 111
- - unerwartet schwierige, Kind 291
- - zu späte, Rechtsprechung 383
„Intubation Difficulty Scale" nach Adnet 127
Intubationsapnoe 250
Intubationsfehler, Rechtsprechung 381
Intubationsfiberendoskop, technische Spezifikation 176 f
Intubationsfiberskop
- retromolares nach Bonfils 167 ff
- - - Anwendung 168
- - - Indikation 168
Intubationsgranulom 146

Intubationshindernis
- periglottisches 209
- supraglottisches 208
Intubationskissen 81
Intubationskontrolle, Rechtsprechung 382
Intubationslagerung 156
Intubationslarynxmaske 204
- Anwendungsbeschränkung 206
- Aufbau 204 f
- blinde Intubation 208
- Einführtechnik 205
- - wacher Patient 205 f
- fiberoptische Befunde zur Lageposition 210
- - Intubation 208
- Kind 289
- Kontraindikation 206
- Liegezeiten 205
- Management von Problemen bei der Ventilation 261
- Schwangere 295
- Üben im Umgang 206
- Up-and-Down-Manöver 205
- Ventilation bei schwierigem Atemweg 206 f
Intubationsposition, altersentsprechende, Kopf und Schultern 286
Intubationsprobleme, Fiberoptik 135
Intubationsschäden 139 ff
- Inzidenz, Komplikationen, Konsequenzen 139 ff
Intubationsspatel, Größen 79
Intubations-System
- fahrbares videofiberskopisches 198
Intubationstracheoskop 171 ff
- Durchführung der Intubation 171
- Grenzen 172
- Hebelkräfte 171
- Indikation 171 f
- Notfall 172
Intubationstrainer 219
Intubationsversuch 262
Intubationsvorgang, oraler, laryngoskopische Sicht 83
Intubationsweg
- nasotrachealer 81
- orotrachealer 81
Intubationszange 80
Intuboscope 167
Intuboskop 176
Inzidenz 108 ff
Inzidenz-Statistik 112
IOS s. O_2-Speicherung, intrapulmonale

J

Jetbeatmung, transtracheale 346
Jetventilation
- Trachealplastik 339
- translaryngeale, Ravussin-Kanüle 227
- transtracheale 226, 261
- - intratracheale Lage der Kanüle 226
Just-seal-Blockung 93

K

Kammerflimmern 297
Kammertachykardie 297
Kapnogramm
– Checkliste 60
– Originalregistrierung 65
Kapnographie 60
Kapnometer, Plethysmogramm 59
Kapnometrie 58, 60 f
Kappeler-Handgriff 4
Kardiaokklusion 309
Karinasporn, Doppellumentubus 349
Kataraktoperation, LMA-Narkose 103
Kaumuskulatur 15, 44
– Veränderung 44
Kauorgan
– funktionelle Aspekte 40 ff
– iatrogene Schäden 47
– spezielle Anatomie 40 ff
Kehldeckel s. Epiglottis 32
Kehlkopf 30 ff
– Bezug zur Intubation 37 f
– Gefässversorgung 34 f
– Langzeitintubation 37
– Laser-Operation 344
– Lymphabfluss 35
– Muskulatur 321
– nervale Versorgung 35
– Nerven 321
– Operation 339
– Untersuchungsmethoden 35 f
Kehlkopfetage, verschiedene 32
Kehlkopfmuskulatur
– äußere 32
– Funktionsbereiche 33
Kehlkopfneigung 132
– direkte Messung, modifiziert nach Roberts 132
– Formel 132
Kehlkopfregion, Inspektion und Palpation 35
Kehlkopfspiegel 27, 29
Kehlkopftumor 257
– Bullard-Laryngoskop 165
Ketamin 255
Kieferchirurgie, Besonderheiten der Atemwegssicherung 325
Kiefergelenk 43 f
– Auswirkungen des Intubationsvorganges 141 f
– Bewegungen bei der Mundöffnung 44
– Handgriff nach Hippokrates 142
– Veränderung 45
– vorbestehende degenerative Veränderung 142
Kiefer-Gesichtsbereich
– Verletzungen 327 f
– – Notfall-Koniotomie 327
– – panfaziale Fraktur 328
Kieferklemme 28, 44
– arthrogene 45
– dermatogene 45
– myogene 44 f
– neurogene Ursachen 45
Kiefersperre 44
Kiefersperrer 5

Kind
– aspirierter Fremdkörper 314 f
– Atemwegsverletzung 151
– Hilfsmittel für die Sicherung der Atemwege 288
– Insertionstiefe, Formel 83
– Intubation 285
– körperliche Untersuchung 286
– Krankheiten und Syndrome mit schwieriger Intubation 287
– Laryngospasmus 320
– Larynxödem 273
– Notfall 289, 301
– perkutane Punktionstracheotomie, Methode nach Fantoni 368
– physiologische Unterschiede zum Erwachsenen 284
– Pierre-Robin-Syndrom 332 f
– Reanimation 299
– Sicherung der Atemwege 284 ff
– Tracheotomie, operative Besonderheiten 235
– Ventilation 285
Kinderanästhesie, Larynxmaske 103
Kindermasken 73
Kinn-Schulter-Griff 5
Kleemann 394 f
Kleinkind
– anteriorer Larynx 133
– Präoxygenierung 250
Klossgefühl, schmerzhaftes 148
Koagulopathie 84
Kokain 182
Kombitubus, s. Combitube
Kompression, subdiaphragmale abdominale 71
Koniotomie 223 ff, 259, 266
– chirurgische 225
– – Hautschnitt 225
– – Vorgehensweise 225 f
– Indikation 223
– Notfall 302
– Vorgehensweise 224 f
Konjunktivitis, Latexallergie 376
Kooperation 259
Kopf-Hals-Beweglichkeit 119 f
– schwierige Maskenbeatmung 113
Kopftieflagerung 268
Kopfüberstreckung, Notfall 298
Korrekturoperation, Nase, nasotracheale Intubation 84
Kortikosteroide 273
– Aspiration 308
Kreislaufinsuffizienz 301
Kreuzgriff 70
Krikoarytenoidegelenk, postintubationelle Funktionsstörung 147
Krikoid-Druck
– Fremdkörper 317
– nach Sellick 300
Krikothyreotomie 261
Krikothyreotomieset 291
Krisenmanagement, Rechtsprechung 386

L

Lachgasdiffusion in den Cuff 93
Laerdal-Maske 73
Lagerungskissen 116, 156
Lagerungstechniken, Geschichte 4 f
Langzeitintubation
– und Komorbidität 147
– nasotracheale, Schäden 362
Laparotomie, elektive, Combitube 218
Laryngeal Mask Airway s. Larynxmaske
Laryngektomie-Tubus 341
Laryngitis, Extubation 276
Laryngo-pharyngeale Beschwerden 144
Laryngoskop 79 ff
– Entwicklung zur Fiberoptik 11
– Kind 288
– Spatelgrundtypen 79
Laryngoskopie 79 ff, 258
– einwirkende Kräfte 140
– Gradeinteilung nach Cormack und Lehane 114 f
– – – – Modifikation nach Wils 115
– indirekte nach Yamamoto 134
– Kind 285
– Kraftaufwand 130
– Management der schwierigen Atemwegssicherung 259
– schwierige, Definition 106
– wacher Patient 258
Laryngoskopmodifikation 164 ff
– nach Bumm 168 f
– Wertung 169 f
Laryngoskop-Spatel 264
– Kind 288
– Form und Größe 141
– nach McCoy 264 f
Laryngospasmus 100, 261, 320 ff
– Anatomie und Physiologie 320
– Auslöser 321 f
– Diagnose 322
– Extubation 277
– fiberoptische Intubation 190
– flache Narkose 321
– kompletter Atemwegsverschluss 322
– Pathophysiologie 320 f
– Prävention 323 f
– Schweregrad 323
– Therapie 322 f
Laryngospasmus-Druckpunkt 324
Laryngo-Tracheo-Broncho-Skopie 315
Laryngozelen 339 f
Larynx 34
– Anästhesie 183
– anteriorer 133
– Bewegungseinschränkung 136
– Kontrollinspektion 272
– Tumor 340
– – Bonfils-Optik 340
– – Bullard-Laryngoskop 340
– Verletzungen 146
Larynxkarzinom, supraglottisches 340

Larynxmaske 11 f, 96 ff, 107, 143 f, 257, 264
– absolute und relative Kontraindikation 100
– alternative Einführungstechniken 98 f
– Anweisungen für den Gebrauch 97 f
– Arbeitsplatzbelastung 101
– Aufbau 96
– Aufbereitung 99 f
– und Cuff-Druck 146
– Einsatzgebiete 101 f
– Entfernung 99
– Entwicklung 7 f
– erfolgreiche Intubation, Tubuswechsel 209 f
– ernsthafte laryngo-pharyngeale Komplikationen 143
– fiberoptische Intubation 192
– Indikation 101 f
– Kind 289
– Komplikationen 100
– laryngo-pharyngeale Beschwerden, Häufigkeit 145
– Management von Problemen bei der Ventilation 260
– – der schwierigen Atemwegssicherung 267
– Narkose 97 f
– Notfall 301
– Schwangere 295
– sekundäre Techniken 258
– Selbstpositionierung 98
– Standardtechnik 98
– Stellenwert, bei schwieriger Intubation 204 ff
– Typen 96 f
– Vor- und Nachteile, im Vergleich zu Gesichtsmaske 102
– – – – – Tubus 102
Larynxödem
– Extubation 276
– Kind 273
– Kortikosteroide 273
– Prophylaxe 273
Larynx-Tubus™ 160 f
– Kontraindikation 161
– Management von Problemen bei der Ventilation 260
– technische Daten 160
Laserchirurgie 343 ff
– Apnoeverfahren 345
– Entflammung 343
– – Schutzmassnahmen 343
– Jetstrom, Applikation 346
– Jetventilation 343
– konventionelle Intubation 343
Laser-Flex 344
Lasershield II 344
Laser-Tubus 344
Latexallergie 375
– Internetadressen 378
– Kontamination 376
– latexfreies Zubehör 377
– Prophylaxe 376
– Stadien 376
Latex-Kreuzallergie 376
Lavage, endobronchiale, Aspiration 307

Le Fort, Frakturlinien 327
Lebensmittelallergie 376
Lebensmittel-Fremdkörper 317
Letalität, anästhesierelevante 111
Leukozytose 152
Lidocain 181 f, 273, 323
– und Phenylephrin 183
Ligamentum laterale, Ruptur 142
Light wand 264
Line of vision 131 f
Linksseitenlagerung 268
Lippen-Kiefer-Gaumenspalte 331 f
– Lippenverschluss 331
– Operationszeitpunkt 331
Lippenspalte, bilaterale 332
Lippenverletzung 139
Liquorfistel 85
LMA s. Larynxmaske
LMA-Fastrach 96
– mit eingeführtem Euromedical Endotracheal-Tubus 204
LMA-Flexible 96
LMA-ProSeal 96 f
LMA-Unique 96
LMB s. Laryngoskopmodifikation nach Bumm
Lo-Contour-Tubus 176
Locus Kiesselbachii 20
Lokalanästhesie, Fragen 257
Lokalanästhetikum, Applikation 85
Luftbrücke 7
Luftnot 38
Luftröhre s. Trachea
Luftweg, normaler kindlicher 284
Luftwege
– obere, Blutung 337 f
– – Inspektion mit Fiberoptik 135
– – Obstruktion nach Extubation 276
– – spezielle Anatomie 13 ff
– – Stenose 136
– – Trauma 162
– – Tumor 339
– – Seitentrennung 355
– – unerwartet schwierige Intubation 359 f
Luftwegsanomalie
– Kindesalter 286
– – Art des Vorgehens und Alternativen 288
– – Diagnostik 286 f
– – Hilfsmittel und Techniken 288
– – Planung und Vorbereitung 287 f
– – Zeitpunkt des Eingriffs 288
Luftwegsverengung 62 f
Lunge, vollständige Denitrogenisierung 249
Lungenfunktionsprüfung 137
Lungenödem 305 f
– Extubation 277
Lungenseparation 353
– mittels Bronchusblocker 355
Lungenventilation, Sicherung 348
Lupenlaryngoskop 37

M

Macintosh-Spatel 79, 265
– postoperative Halsbeschwerden 144
– Zahnschaden 141
Magen, Insufflation 78
Magenentleerung, mechanische 309
Magenentleerungsstörung, Schwangere 294
Mageninhalt, saurer, Aspiration 305
Magensaft, Physiologie 304
Magill-Tubus 91
– klassischer 88
Magill-Zange 80 f, 265
– Fremdkörper 318
Magnesiumsilikat 309
Mainzer Adapter, Kind 289
Mainzer-Universaladapter 191
Makroaspiration 93
Makroglossie 122
Malignom 310
Management
– der Extubation 259
– von Problemen bei der Ventilation 260
– – – Combitube 260
– – – Maskengröße 260
– – – Relaxierung 260
– der schwierigen Atemwegssicherung 257 ff
– – – Algorithmus 267, 269 f
– – – Voraussetzung 258 f
Mandibula 13 f
– enge, Kind 287
– retrognathe, Kind 287
Manujet 227
Maske
– Aufsetzen auf den Nasenrücken 76
– Kopf in Esmarch-Position 76
Maskenauswahl 75
Maskenbeatmung 73 ff
– Handhabung 75 f
– Hilfsmittel 76 f
– Kontraindikation 78
– Management der schwierigen Atemwegssicherung 267
– Nachteile 74
– Probleme 74 f
– schwierige 113
– – Inzidenz 108
– – Warnsymptome 74
– unmögliche, Inzidenz 108
– Ventilationsparameter 78
– Vorteile 74
Maskenhaltung, mittels C-Griff und Unterstützung der Finger 76
Maskenschluss, nicht ausreichender 76
Massenspektrometer 250
Maxilla 13 f
McCoy-Laryngoskop, Schwangere 295
McCoy-Spatel, postoperative Halsbeschwerden 144
Mediastinaltumor, Intubationslarynxmaske 206
Mediastinum, shifting 315

Medic Alert Foundation 280
Melker-Notfall-Katheter-Set 224
Membrana cricothyroidea 229
Merocel-Laserguardfolie 344
Midazolam 186, 252
Mikrognathie 122
Mikrolaryngoskopie 341
Mikro-Video-Modul-System 197
Miller-Spatel 79
– Zahnschaden 141
Minimal-occlusive-Technik 216
Minitracheotomie 369
Minor laryngopharyngeal morbidity 143
Mittelgesichtsfraktur
– Le Fort 328
– Liquorfistel 328
– nasotracheale Intubation 329
– tube exchanger 329
MLS s. Mikrolaryngoskopie
Mobile Einheit „Schwieriger Atemweg" 236 ff
– – – – Absaugvorrichtung 236
– – – – empfohlener Inhalt 236, 238
Monitoring 56 ff, 260, 273
– klinisches 56
– neuromuskuläres 110
Monitoringverfahren, Gegenüberstellung, Eignung zur Diagnose 57
Morbus
– Bechterew 188
– Down, atlanto-okzipitales Gelenk 121
MOUTS nach Davies und Eagle 123 f
Mukolyse 307
Multifunktionsstylet 165
Multiorganversagen 305
Mundboden 40
Mundbodenmuskulatur 14
Mundchirurgie, Besonderheiten der Atemwegssicherung 325 ff
Mundhöhle 13 ff, 40
– anatomische Strukturen 13 ff
– Bezug zur Intubation 18
– Freimachen 70
– Inspektionsbefund 18
– Operation 19
– physiologische Aufgaben 13 ff
– Untersuchungsmethoden 18
Mund-Kiefer-Gesichtsbereich, Fehlbildung 331
Mundöffnung 117
– Einschränkung 44
Mundrachen 25 ff
– anatomische Strukturen 25 ff
– Lymphabfluss 26
– physiologische Aufgaben 25
– Untersuchungsmethoden 27 f
Mundspeicheldrüsen 40
Mundsperre 5 f
Mund-zu-Mund-Beatmung 299 f
Mund-zu-Nase-Beatmung 299 f
Murphy-Auge 88
Musculus
– arytaenoideus transversus 34
– buccinator 16
– chondroglossus 16
– constrictor pharyngis inferior 29

– – – medius 25
– cricoarytaenoideus lateralis 34
– – – posterior 34
– digastricus 14
– geniohyoideus 14
– hyoglossus 16
– masseter 15
– mylohyoideus 14
– orbicularis oris 16
– palatoglossus 26
– pterygoideus lateralis 16
– – medialis 16
– styloglossus 16
– temporalis 15 f
Muskelerkrankung, myotonische 310
Muskelrelaxantien 255 f, 259
– depolarisierende 256
– nicht depolarisierende 256
Muskelrelaxierung mit Succinylcholin 310
Muskulatur, mimische 16
Myotonie 310

N

N_2-Elimination 245, 249
– Füllung der Lunge mit Sauerstoff 249
N_2-Messung, indirekte 65
Nachsorge, postoperative 279
Nahrungskarenz 304
Nahrungsverweilzeit, verlängernde Faktoren 304
Naloxon 255
– Wirkungsdauer 255
Narkose
– endotrachealer Tubus 91
– Larynxmaske 97 f
Narkosearzt, Handwerkszeug, Geschichte 5
Narkoseeinleitung, Kind 289
Narkosefähigkeit, Prüfung 380
Narkosekreis-System, Tubuswechselkatheter 356
Narkosemaske aus Gummi 73
Nase 19 ff
– anatomische Strukturen 19 ff
– Bezug zur Intubation 21 f
– – – Schädigungen 21 f
– – – – längere Tubuslage 22
– Funktionsprüfung 21
– Gefäss- und Nervenversorgung 20 f
– Inspektion 21
– knöcherne und knorpelige Strukturen 19
– Operation 336
– – Blutung 336
– physiologische Aufgaben 19 ff
– Untersuchungsmethoden 21
Nasenatmung, behinderte 24
Nasenbluten 20, 152
– schwer stillbares 84
Nasenhöhle
– Blutversorgung 20
– Passage 121
Nasenlöcher 19
Nasenmuschel 19

– und Schädelbasis 330
Nasennebenhöhlen
– Affektionen 152 f
– Infektion 152
– Operation, Blutung 336
Nasenpassage 121
Nasenpolyp 84
Nasenrachen 22 ff
– sensible nervale Versorgung 24
Nasentropfen, Lokalanästhesie 183
Nasopharynx 22 ff
– Anästhesie 183
– anatomische Strukturen 22
– Begrenzung 22
– Bezug zur Intubation 24 f
– Computertomographie 24
– Endoskopie 24
– Inspektion 24
– Passage 121
– physiologische Aufgaben 22
– Untersuchungsmethoden 24
Nasopharynxwand, seitliche 23
NasOral-System 248
– Kleinkind 248
– Schwangere 295
National Difficult Airway/Intubation Registry 281
Natriumzitrat 309
Naturlatexprodukte 375
– Sensibilisierungsrate 375
Neck dissection 342
Nervenblockade
– periphere 184
– – Kontraindikation 184
Nervenschäden 111
Nervus
– glossopharyngeus 26
– – Blockade 185
– – periphere Nervenblockade 85
– – sensible Innervation 184
– laryngeus inferior, Ausfall 35
– – superior, Ausfall 35
– – – Blockade 185
– – – – Komplikationen 185
– – – Läsion 35
– – – periphere Nervenblockade 85
– maxillaris, Blockade 185
– recurrens, beidseitige Lähmung 35
– – einseitiger Ausfall 35
– trigeminus 20
– – sensible Innervation 184
– vagus, sensible Innervation 184
Neugeborenes, intrapulmonaler O_2-Speicher 53
Niederdruckmanschette 93
– hochvolumige 93
– – wellenförmige 93
Normoventilation 299
Normoxie, O_2-Speicher, intrapulmonaler 51 f
Northwestern University Medical School, Trainingsprogramm 398
Notfall
– endotrachealer Tubus 87
– Koniotomie 223
– Maskenbeatmung 78
– Überwachung der Beatmung 303
Notfallbeatmung, Geräte 220

Notfallbeatmungsgerät, CPAP-Funktion 301
Notfallbedingungen, schwierige Atemwegssicherung, Inzidenz 111
Notfalleinheit
- mobile 237
- tragbare 239
Notfall-Insertionstechnik 98
Notfallintubation, Combitube 218 f
Notfallkrikoidpunktion, Neugeborenes 291
Notfallkrikothyreotomieset, Kind 289
Notfallmedizin 297 ff
- Beatmung, Methodenspektrum 297
- Besonderheiten 297
- Freimachen der Atemwege, Methodenspektrum 297
- Leitsymptome 297
- schwierige Intubation, Massnahmenkatalog 302
Notfallset, Schwieriger Atemweg, Kinderanästhesieabteilung 291
Notfallsituation, Kindesalter 289
Notfall-Tracheoskopie-Set 317
Notfall-Tracheotomie 232
Notrohr 171 ff
NU-Trake 224

O

O_2-Applikation, nas-orale 247
O_2-Fraktion, inspiratorische 56 f
O_2-Insufflation 355
- Tubuskonnektor 355
O_2-Partialdruck
- alveolärer 52, 244
- kutaner 58
O_2-Reserve 243
- pulmonale, Verminderung, Schwangere 294
- Risikopatient 53
O_2-Sättigung, partielle arterielle 59
O_2-Speicher
- intrapulmonaler 51 f
- - Einschränkungen 53 f
- - klinischer Nutzen 52 f
- normoxischer effektiver 244
O_2-Speicherung
- intrapulmonale 246 f
- - Effektivität 248 f
- - funktionelle Residualkapazität 245
- - Nasoral-System 249
- - Praxis 247 f
- - Prinzip 246 f
O_2-Verbrauch 243
O_2-Vorrat
- Erwachsener 247
- hypoxischer effektiver 244
- Kleinkind 247
- schwangere Frau 247
Oberkiefer s. Maxilla
Obstruktion 257
Ödem
- angioneurotisches 146
- periorales, Latexallergie 375
- pharyngolaryngeales 294
OELM 263
Okular 174
Operateur, Doppelverantwortung, Rechtssprechung 386
OP-Handschuhe, gepuderte 376
Opiat 254
- Wachsedierung, Eigenschaften 255
Opiatantagonisten 255
Opioide 186
Optik
- flexible 173 ff
- - Aufbereitung 201 ff
- - - Stufen 201
- - Aufbewahrung 201 ff
- - Beschädigung 201 f
- - Desinfektion und Klarspülung 202 f
- - Dichtigkeitstest 202
- - Reinigung 202
- - Sterilisation 201 ff
- - Trocknung und Aufbewahrung 203
- starre 164 ff
- - nach Bumm 168 f
- - - Anwendung 168
- - - Indikation 169
- - - Management der schwierigen Atemwegssicherung 267
- - - Wertung 169 f
Optimal external laryngealmanipulation 156
Optosafe 193, 359
- mit Endotrachealtubus 194
- Grössen 193
Oropharynx, Anästhesie 182 f
Oropharyngealballon, Aufblasen 216
Oropharyngealtubus 6, 193
Oropharynx 22
- Begrenzung 25
- Bezug zur Intubation 28
- bildgebende Untersuchungsverfahren 27
- Hochgeschwindigkeitskinematographie 28
- Kehlkopfspiegel 27
- Palpation 27
- sensible Versorgung 26
- Untersuchungsmethoden 27
Os
- ethmoidale 20
- frontale 329
OSAS s. Schlafapnoesyndrom, obstruktives
Ösophagus
- Intubation 61 f
- Verletzung 151
Oxford-Tubus 91
Oxybuprocain 182
Oxygenierung, apnoische 54 f, 65, 247
Oxygraphie 58, 64 f, 250
Oxymetazolin 183

P

„Palm print"-Methode 123
Panendoskopie 341
pAO_2 s. O_2-Partialdruck, alveolärer
Papilla(e)
- filiformes 17
- foliatae 17
- fungiformes 17
- vallatae 17
Parker Intubation Guide 194
Parker-Flex-Tip Tube 193
Parodontitis, apikale 44
Parodontium, gesundes 43
Parodontose 43, 136
Pars membranacea, Ruptur 150
Patient
- ambulanter, Rechtssprechung 383
- Luftnot, fiberoptische Intubation 188
- nicht nüchterner 85, 304 ff
- - - Intubation 85
- Üben am Patient 394
Patientenerfassung, zentrale, internationaler Vergleich 280 f
Patientennachsorge 279 ff
Patientenpass 113
Patientenversorgung, Kontrolle 386
pB s. Barometerdruck
PDT s. Tracheotomie, perkutane dilatative
PEEP s. Druck, positiver endexspiratorischer
Peitschenphänomen 189
Perforation, iatrogene pharyngoösophageale 151
Performance Index nach Lewis 124
Perfusion, inadäquate 63 f
Peritonsillarabszess 290 f
Pertik-Divertikel 29
- Luftnot, fiberoptische Intubation 188
Phantome 393
- Üben 393
Pharyngeal bulb gasway 7
Pharyngo-Laryngo-Ösophago-Tracheo-Bronchoskopie 341
Pharyngo-Laryngo-Tracheo-Bronchoskopie 118
Pharynx
- Kontrollinspektion 272 f
- Operation 337
- Tumor 340
Pharynxdivertikel, laterales 29
Pharynxperforation 28
Phenylephrin 183
Phlegmone 136
- Halsbereich 325 f
- Mund-Kiefer-Gesichtsbereich 325
Pierre-Robin-Syndrom 332 f, 337
Plasmacholinesterase, atypische 310
Plethysmogramm 59
PLÖB s. Pharyngo-Laryngo-Ösophago-Tracheo-Bronchoskopie
Pneumomediastinum 152
Pneumonie, bakterielle 305
Pneumothorax 264
Polyarthritis rheumatica 45

Postextubationsstridor 151
– Kind 151
Präeklampsie 294
Prämedikationsvisite 140
– Zahnstatus 140
Präoxygenierung 52, 81, 242 ff, 257, 268
– Geschichte 242 f
– Kind 285
– optimale 52, 54
Priming-Pharmaka 256
Priming-Technik 311
Prognathie, maxilläre, schwierige Intubation 118
Propofol 97, 186, 217, 253
Protrusion, alveoläre 46
Pulmonalisarterie, Obstruktion 64
Pulsoxymeter 50, 55
Pulsoxymetrie 58 ff, 249
Punktion, perkutane transtracheale 266
Punktionskoniotomie 224
– Hautschnitt 225
– Vorgehensweise 224 f
Punktionstracheotomie 37
– dilatierende, Notfall 302
– perkutane 363 f
– – Altersbeschränkung 371
– – dilatative, Frühkomplikationen 372
– – Komplikationen 371 f
– – Kontraindikation 371
– – Spätkomplikationen 372
– – Intensivpatient 370
– – Kontraindikation 370
– – Lagerung und Vorbereitung 363 f
– – Methode nach Ciagla 364
– – – nach Fantoni 367 f
– – – – Kind 368
– – – nach Griggs 366 f
– – Technik 363 f
– – Tracheapunktion 364

Q

Qualifikation
– persönliche, Rechtssprechung 383
– Überprüfung 385
Qualitätskontrolle 112
Quicktrach 224

R

Rachenmandel, hyperplastische s. Tonsilla pharyngea
Rapid sequence induction 80, 309 f
Rapitrac-Technik 367
Rasselgeräusch 298
– Aspiration 306
Ravussin-Kanüle 227
Reanimationsbeatmung 299
– ILCOR-Empfehlung 299
Rechtssprechung 380 ff
Regionalanästhesie 257 f
Regurgitation 100
Reinforced-LMA 337

Reintubation
– nach Extubation, Instrumentarium 274
– prädiktive Faktoren 276
Reintubationshilfe 274
Reklination, forcierte 4
Rekurrenslähmung 149
Rekurrensparese 339
Relaxationstechniken, alternative 311
Remifentanil 186, 254
Rendell-Baker-Maske 75
Residualkapazität
– funktionelle 65
– – Zusammensetzung 245
Retrognathie 118
– mandibuläre 47, 333 f
– – schwierige Intubation 118
– – – Laryngoskopie 118
– – – Maskenbeatmung 113
Retropharyngealabszess 27
Rhinitis, Latexallergie 376
Rima glottidis 33
Ringknorpel s. Cartilago cricoidea
Risk-Management 112
Rocking motion 215
Rocuronium 256, 311

S

Safar „triple-air-way"-Manöver 70
Safety-Flex 176
Salivationshemmung 181 f
Sänger 217
Sauerstoffaufnahme trotz Atemstillstand 54
Sauerstoffpartialdruck, Combitube 218
Sauerstoffreserve
– intrapulmonale, Hyperoxie 244
– – Hypoxie 244
– – Normoxie 244
Sauerstoffsättigung
– partielle arterielle 249
– – – pulsoxymetrische Überwachung 249
Säugling
– anteriorer Larynx 133
– Intubation 133
– kutane pO_2-Messung 58
– perkutane Punktionstracheotomie, Methode nach Fantoni 368
Schädel-Hirn-Trauma, Notfallintubation 327
Schallwellen-Reflexions-Messung nach Eckmann 134
Schauspieler 217
Schichttamponade, endonasale 338
Schilddrüse, Operation 342
Schilddrüsenisthmus, Unterminierung 233
Schilddrüsenkarzinom mit Nervenresektion 35
Schilddrüsenoperation 142
Schildknorpel s. Cartilago thyroidea
Schimmelbusch-Maske 73
Schlaf-Apnoe-Syndrom 122
– obstruktives 336 f

– – und Fehlbildung 337
– – postoperative intensivmedizinische Überwachung 336 f
– Wachintubation 122
Schleimhautveränderung
– entzündlich-hämorrhagische 305
Schluckbeschwerden 136, 142, 151
– postoperative Visite 279
Schlucken 22
Schlundmuskulatur, Muskelfasern 23
Schmerz, postoperative Visite 279
Schnarchen, Kind 286
Schneidezähne, obere, Fehlstellung 45 f
Schneidezahn-Kanten-Distanz 117
Schnüffelposition 156
Schroeder-Mandrin 158
– Management der schwierigen Atemwegssicherung 267
Schulung, regelmässige 396
Schwangere
– Präoxygenierung 250
– Zunahme des Körpergewichts 294
Schwangerschaft, intrapulmonaler O_2-Speicher 53 ff
Schweiz, Ausbildung 391
Sectio caesarea 54
– – O_2-Reserve 54
Sedierung 252
Seitenlagerung, stabile 72, 298
Seitentrennung 358
Sekretolyse 307
Sekretübertritt, Vermeidung 348
Sekuseptplus Lösung 203
Sensibilität 135
Sensivität 113
Septumverletzung 84 f
Sevofluran 290, 323
Shifting 315
Shunt, anatomischer, Kapnogramm 64
Silikon-Anästhesiemaske 73
Silikon-Spray 187
Simulation in der Anästhesie 393
Simulator 393
Sinus Morgagni, Aussackung 33
SIRS s. Systemic Inflammatory Response Syndrom
SKD s. Schneidezahn-Kanten-Distanz
SLM s. Standard-Larynxmaske
Sniffing position 82
Sorgfaltsmassstab 380
Sorgfaltspflichtverletzung 381
Spannungspneumothorax 226 f
Spastik
– Aspiration 306
– exspiratorische 298
Spatel nach Huffmann 167
Spatelmodifikation nach Dörges 166
Speicheldrüsen 42
Speicheldrüsenoperation 342 f
Speicher, intrapulmonaler 244
Speisenregurgitation 29 f
Speiseröhre, Intubation 61
Speisewege
– obere, Blutung 337 f
– – Tumor 339

Spezialmagensonde 309
Spezifität 113
Spiegel-Untersuchung, hals-nasen-
   ohrenärztliche 137
Spina bifida, Latexallergie 375, 378
Spiraltubus 91
Spirometrie 58
Spontanatmung 298
– Erhalt 180
Sprache
– klossige 136
– – Abszess 326
– – schwierige Maskenbeatmung 113
– – – supraglottische Obstruktion
   119
Spray-as-you-go-Methode 183
Standard-Larynxmaske 204
– ASA-Algorithmus 212
– blinde Intubation 207
– Einführtechnik 205
– – wacher Patient 205 f
– fiberoptische Befunde zur Lage-
   position 210
– – Intubation 208
– instabile Halswirbelsäule 208 f
– internationale Empfehlungen 211 f
– Management von Problemen bei der
   Ventilation 261
– Position, fiberoptische Daten 209
– supraglottisches Intubations-
   hindernis 208
– Üben im Umgang 205
– Ventilation bei schwierigem Atem-
   weg 206 f
– Standards 389 ff, 396 f
Stellknorpel s. Cartilago arytaenoidea
Stenose der oberen Luftwege 136
Stethoskop, präkordiales 337
Stickstoffauswaschung 81
Stimmband 32
– Akromegalie 118
– Paramedianstellung 35
Stimme 119
– schwache 148
Stimmerzeugung 31
Stimmlippe 143
– ipsilaterale 148
Stimmlippengranulom 146
Stimmlippenlähmung 149
Stimmlippenspanner 33
Stimmlippenstillstand 147, 149
– Differenzialdiagnose 149
Stimmprothese 341
Stimmritzenöffner 33
Stimmritzenschliesser 33
Stimmritzenverschluss, einfacher
   320
Stoma
– chirurgisches 231
– Kleinkind 235
Stomapatient, Notfall 302
Stridor 148, 162
– exspiratorischer 118
– inspiratorischer 35, 118, 273
– – Epinephrin 273
– Kind 286
– schwierige Maskenbeatmung 113
Strukturqualität 383

Struma 136, 209
– nodosa 162
– perkutane Punktionstracheotomie
   370
Strumektomie 35
Stuttgarter-Latex-Liste 377
Stylet (s. auch Einführungsmandrin)
   157
Subglottis, Schädigung 150
Submandibulärer Raum 131
– – mathematische Analyse 131
Succinylcholin 256, 310
– absolute Kontraindikation 310
Sufentanil 186, 254
Supraglottis 290
Systemic Inflammatory Response
   Syndrom 305

T

Tachykardie 276
Taschenfalte, Hypertrophie 118
Task Force on Management of the
   Difficult Airway 236
Teaching-Adapter 196
Teaching-Systeme, videogestützte
   196 ff
Technik
– alternative, Kurse zum Erlernen
   394 f
– multimediale 393
– Übungsprogramme 390
Test 135
– airway risk index nach El-Ganzouri
   125
– nach Bellhouse und Doré 120, 131
– nach Delilkan 119 f
– indirekte Laryngoskopie nach
   Yamamoto 134
– „Intubation Difficulty Scale"
   nach Adnet 127
– nach Mallampati 114, 340
– – und Patil 114
– MOUTS nach Davies und Eagle 123
– „Multifaktor-Risiko-Index" nach
   Arné 127
– obligater bei Prämedikationsvisite
   136
– nach Patil 115
– nach Samsoon und Young 114
– Schallwellen-Reflexions-Messung
   nach Eckmann 134
– Scoring System nach Nath
   und Kaul 126
– nach Vaughan 119
– Wilson-Risiko-Score 123
Testergebnis, Reproduzierbarkeit
   134 f
Testkombination
– performance Index nach Lewis 124
– nach Rocke 124
– nach Tse 125
Tetanus 44
Tetracain 182
Thiopental 253
Thoracic-Outlet-Syndrom, Rechtssprechung 380

Thoraxchirurgie 348 ff
– schwierige Intubation 356 ff
Thoraxstabilität, einseitiger Verlust
   298
Timing-Technik 311
TLT s. Tracheotomie, translaryngeale
Tod 111
Todesfall
– direkter mütterlicher, Ursache 111
– – – in Zusammenhang mit
   Anästhesie 110
Tonsilla pharyngea 23
Tonsillektomie 337
– Nachblutung 338
Tonsillen 122
– Gefäßversorgung 26
– hyperplastische 152
Tornwaldt-Zyste 23
Tracer, intragastral applizierter 93
Trachea 38 ff
– Anästhesie 183
– anatomische Strukturen und
   physiologische Aufgaben 38
– Bezug zur Intubation 39
– eröffnete, chirurgische Koniotomie
   226
– Hindernisse, fiberoptische Intuba-
   tion 358
– Operation 339
– perforierende Verletzung 150
– Schädigung 150
– Untersuchungsmethoden 38 f
Trachealabriss 302
Trachealkanülenwechsel, perkutane
   Tracheotomie 372 f
Trachealkollaps, Kind 290
Tracheallumen, Stenose 150
Trachealschleimhaut 39
– Cuff-Druck 150
Trachealstenose
– Intubationslarynxmaske 206
– symptomatische 372
Tracheapunktion 364
Tracheavorderwand, Freilegung 233
Tracheoquick 224
Tracheostoma
– endständiges 355
– epithelialisiertes 231
– – Indikation für die Anlage 231
– perkutanes, Reduktion der Infek-
   tionen 372
– und Seitentrennung der Luftwege
   355
Tracheostomie
– chirurgische Technik 232 f
– Definition 231
– erschwerter Kanülenwechsel 234 f
– Instrumente 232
– Komplikationen 235
– Lagerung 233
– Nachbehandlung 234
– Operationsschritte 233
– Wahl der Kanüle 233 f
Tracheotomie 231 ff, 275
– Anwender 363
– Definition 231
– dilatative, Vor- und Nachteile im
   Vergleich zur konventionellen 370

- Entwicklung zur Intubation 8 f
- frühelektive 275
- Indikation 231, 362
- Komplikationsrate 363
- perkutane 231
- – dilatative 364 f
- – Intensivmedizin 231
- – Trachealkanülenwechsel 372 f
- translaryngeale 367
- Vorteile gegenüber der translaryngealen Intubation 363
- Zeitpunkt 362
Tracheotomietechnik, verschiedene, Frühkomplikationen 373
Trachlight 161 f
- nasotracheale Intubation 162
Training
- praktisches 395
- Rechtssprechung 386
- theoretisches 395
Trainingsprogramme 392
Tränenwegssondierung, LMA-Narkose 103
Transillumination 263 f
Transilluminationstechnik 161 f, 258
- Kind 289
- Kontraindikation 162
- Management der schwierigen Atemwegssicherung 267
Translaryngeale Techniken, Management der schwierigen Atemwegssicherung 267
Transtracheale Techniken, Management der schwierigen Atemwegssicherung 267
Trauma, perforierendes 139
Traumapatient, Combitube 219
Traumatic intubation s. Intubation, traumatische
Treacher-Collins-Syndrom 337
Trendelenburg, Tracheotomietubus 9
Trendelenburg-Lagerung, Larynxmaske 101
T-tube nach Montgomery 339
Tuba auditiva 23
Tube exchanger 210 f
Tubus
- endotrachealer 87 ff
- – Cuff 91 f
- – Funktion 87
- – Haupttypen 88
- – innerer Durchmesser 89 ff
- – Konstruktion 87
- – sekundäre Techniken 258
- – Vergleich der Materialien 87
- Entwicklung 7 f
- Fixierung durch Schrauben, Drähte oder Nähte 277 f
- mit Murphy-Auge 88
- Schäden 278
Tubusart und Cuff 144 f
- Formen 89
Tubusausleitung, submentale 330
Tubus-Austausch-Manöver 209
Tubusauswahl 89 f
Tubusbrand, Verhalten 343
Tubus-Einführhilfe 157
Tubusfixation 277

Tubusform 88 f
Tubusgrösse und Insertionstiefe, abhängig vom Alter 90 f
Tubuskonnektor 355
Tubuslage
- endotracheale, Intubation 261
- – Laryngoskopie 261
- Kontrolle, Rechtssprechung 382
Tubusmaterial 87
- Anforderungen 87 f
Tubusobstruktion 63
Tubusplazierung, korrekte 86
Tubuswechsel
- nach erfolgreicher Intubation 209 f
- über Fiberbronchoskop 359
- – Tubuswechsel-Katheter 361
Tubuswechsel-Katheter 274, 355 f
Tubuswechselverfahren 209
Tumor
- Blutung im Oropharyngealbereich 338
- Gesichtsbereich 335
- Hypopharynx 340
- Intubationslarynxmaske 206
- Intubationstracheoskop 171
- Kieferbereich 335
- Operation am Hals 342
- oropharyngealer 162
- Tracheotomie 231
- Zungengrund 340
Tuohy-Nadel 228

U

UCSD-Airway-Rotation, typische Übungssequenz 390
Ultraschallvernebler 86
Univent-Tubus 354
- Grössen 354
- Hämoptyse 357
- Kinder 354
Universal-Bronchoskop, starres 316
Unterkiefer 13
- Fehlbildung 47
Unterkieferbeweglichkeit 117 f
Unterkieferfraktur 328
- maxillo-mandibuläre Fixation 329
Unterkieferhypoplasie, schwierige Intubation 118
Unterkieferrekonstruktion 334
Unterrichtssystem, optimales 196
Untersuchungshandschuhe, gepuderte 376
UPPP s. Uvulo-Palato-Pharyngeal-Plastik
Upsher-Scope 167
USA, Ausbildung 389 f
Uvula
- Mundöffnung 117
- Verletzungen 141
- Zungenbeweglichkeit 117
Uvulo-Palato-Pharyngeal-Plastik 336

V

Ventilation 266
- inadäquate 61
- Kindesalter 285
- schwierige 272
- – Definition 106
- – Relaxierung 106
Ventilationseigenschaften, Vergleich von Masken 207
Ventilationsverfahren, differenzierte, Anwendung 348
Ventilstenose, exspiratorische 88
Verletzung, oro-dentale 139 ff
Vestibulum laryngis 33
Video-Monitor
Vitalkapazität, inspiratorische 118
Vorhersagbarkeit, Trefferquote 113
Voruntersuchung, anästhesiologische, Rechtssprechung 380

W

Wachintubation
- fiberoptische, mit Doppellumentubus 358 f
- Kind 289
- Management der schwierigen Atemwegssicherung 259
Waldeyer-Rachenring 23, 26
Wendl-Tubus 76
- korrekte Lage 77
- Management der schwierigen Atemwegssicherung 267
Wilson-Risiko-Score 123
Winkeloptik, starre 265
Wisconsin-Spatel, Zahnschaden 141
Witzel-Lagerung 4
Workshop 390
Würgen, fiberoptische Intubation 190
Wu-Scope 167

X

Xenonlichtquelle 174
Xylometazolin 183

Z

Zahn, Replantation 141
Zahnchirurgie, Besonderheiten der Atemwegssicherung 325 ff
Zahnhalteapparat 41 f
Zahn-Mund-Kieferklinik, Larynxmaske 103
Zahnrettungsbox 141
Zahnschaden, Rechtssprechung 381
Zahnschädigung 140 f
- Aufwachphase 140
- Extubation 140
- vorbestehende Erkrankung 140
Zahnschema
- bleibendes Gebiss 42
- Milchgebiss 43
Zahnstatus 118

– Rechtssprechung 381
Zahnverletzung 48 f
Zange nach Ehrensberger 80 f
Zenker-Divertikel 29, 162
Zunge 13, 16 f
– Akromegalie 118
– arterielle Gefäßversorgung 17
– Beweglichkeit 118
– Grösse 118
– Hämangiom 118
– Teilresektion 118
– Untergliederung 16
– Vergrösserungen 47
Zungenbeweglichkeit, Uvula 117
Zungenfasszange 194
Zungengrund, Zurückfallen 71
Zungengrundhyperplasie 26
Zungengrundstruma 26
Zungenmuskeln 17
Zungenoberfläche, Systemerkrankungen 18
Zungenpapillen 17
Zungenspatel 194
Zungenzange 5 f
– mit Gummibelag 81
Zuständigkeit, postoperative, Rechtssprechung 387
Zwischenfallmanagement, Rechtssprechung 385
Zyste, follikuläre, Unterkiefer 47